パーシャルデンチャーの基本を押さえた IOD・IARPDの臨床

藤関雅嗣　著

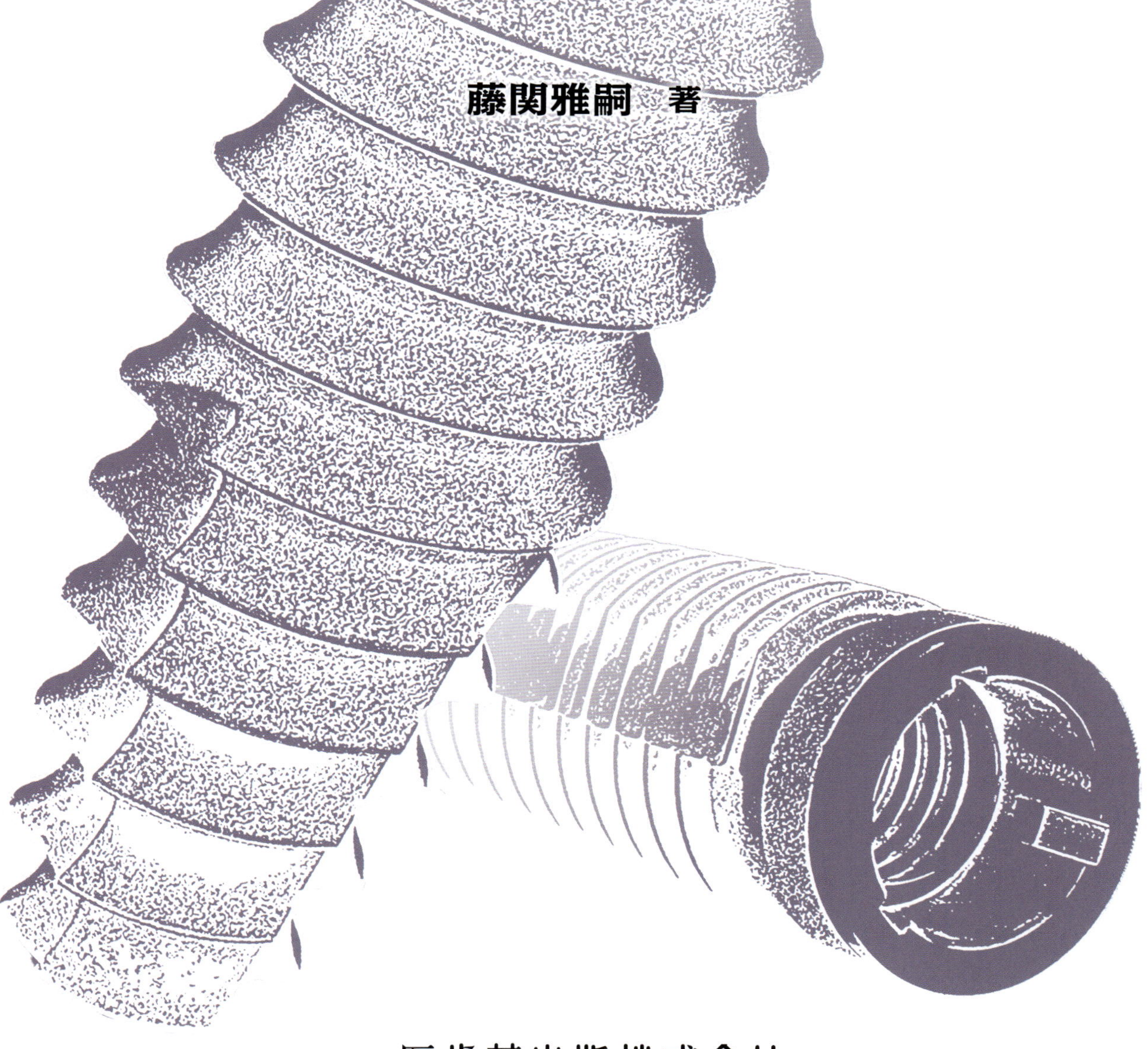

医歯薬出版株式会社

This book is originally published in Japanese
under the title of:

PASHARU DENCHA NO KIHON WO OSAETA IOD・IARPD NO RINSHO
(Clinical practices of IOD・IARPD based on the theory of the partial denture)

FUJISEKI, Masatsugu
Fujiseki Dental Clinic

ISHIYAKU PUBLISHERS, INC.
7-10, Honkomagome 1 chome, Bunkyo-ku,
Tokyo 113-8612, Japan

推薦の言葉

「正しいこと」と「正しく」を求めて

「正しいことを行うこと，それを正しく行うこと」——藤関雅嗣先生の著書『パーシャルデンチャーの基本を押さえたIOD・IARPDの臨床』の内容に触れてすぐに頭に浮んだのがこの「正しいことを…」というフレーズだった．

1996（平成8）年にDr. JA Muir Grayがイギリスから来日し，Evidence-Based Medicineの推進のために日本各地で講演を行った．そのときの言葉だそうだ．

臨床のなかで「正しく行うこと」はもちろん大切だが，当時イギリスでは前段「正しいことを行う」のほうに強力なドライブがかかっている．すなわち，「有効性」が実証された治療法だけを実施しようという動き，これが「EBM」の主要な目的だと熱演する．

一方，本書の著者の藤関先生は，現在はジェネラリストであるが専門は局部義歯学で，大学医局員時代はパーシャルデンチャーの研究に従事し，そのうえでインプラントの専門資格と長い臨床経験を背景に，開業の傍ら臨床教育にも深く携わってきた．そのキャリアのなかで，本書の構成へのこだわりが生まれたのではないか．

インプラントは専門的な技術が要求されるほか，画像解析など高度な機器が開発され，それらは今も刻々と進化を遂げている．そうした流れのなかで若手の歯科医師の関心が後段の「正しく行うこと」という技術習得に傾くことを著者は危惧し，警告もしている．書名に「IOD/IARPDの臨床」とあるように，インプラントといってもそのベースにパーシャルデンチャーの視点が欠かせないはずで，Dr. Muir Grayの「正しいことを…」の指摘が欠損補綴でも大きな意味をもつ．

本書は3階建になっていて，「3章：インプラント」の踏み台として「2章：パーシャルデンチャー」があり，その前に「1章：欠損歯列・欠損補綴」がインプラント臨床の土台をガッチリと支えている．ここに著者のこだわりが見てとれる．

インプラント応用義歯がメインテーマであることは間違いないが，その前にパーシャルデンチャーの視点や欠損歯列のリスクが考慮されていない設計が珍しくない現状に異を唱えることが，こだわりの出発点になっているのではないか．そのこだわりこそ，本書がハウツーものと一線を画し，インプラント臨床への貴重な必需品になっている．

パーシャルデンチャーの役割は機能回復と同時に歯列の重症化防止であり，その両方にインプラントの果たす役割はきわめて大きいはずで，「正しく行ったそのインプラント」が本当に「正しいインプラント」だったかは長い経過のジャッジが不可欠で，そのためにも本書を診療室の身近な所において経過のチェックリストとしても活用されることを強くお勧めしたい．

もちろん「正しい」や「正しく」が，臨床のなかでクリアカットに表現しにくいこともまた事実かもしれない．その意味でも，著者が豊富な症例の長い経過から臨床の多様性についても示唆に富んだ問題提起を行っていることも見逃すことができない．

2024年10月　**宮地建夫**

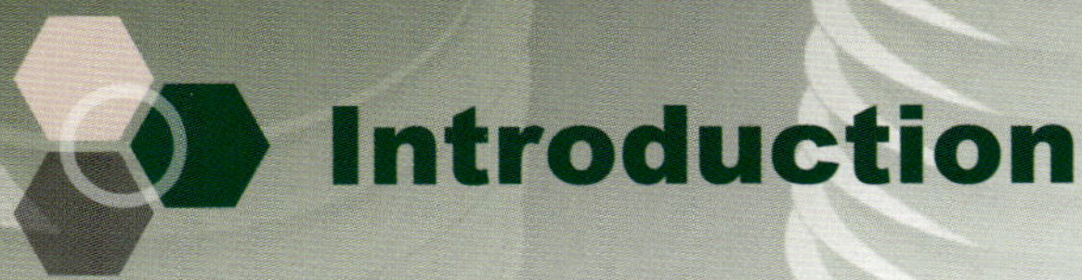

IOD/IARPD に，なぜパーシャルデンチャーの知識が必要なのか？

――McGill コンセンサスへの疑問と欠損歯列・欠損補綴

無歯顎あるいは欠損歯列において，インプラントによる補綴治療は有効な選択肢になってきており，現在のインプラント治療としては，その上部構造の機構から大きく次の 2 つの方法が行われています．

一つは固定性上部構造（fixed implant-supported prosthesis）によるものです．スクリューリテイン（スクリュー固定）またはセメント固定をして，患者さんは補綴装置を外せない状態となります．どうしても可撤性が嫌で固定性への希望が強い患者さん，あるいは今働き盛りで仕事をバリバリやっているという年代の方などには，この方法がとられることが多いと思います（**図 1**）．

もう一つは，本書で取り上げる（IOD：インプラントオーバーデンチャー，IARPD：インプラントアシステッドリムーバルパーシャルデンチャー）です．**図 2** は，50 歳代で残存歯が 1 歯のみという，相当に重度の歯周病に罹患された患者さんでした．まだまだ現役世代ではありますが，少しでも安定した状態で噛みたいという希望と，経済的な制限もあり，長い目で見て，クリーニングやメインテナンスの容易さを優先し，インプラントオーバーデンチャーを製作することになった例です．**図 1，2** ともに，術後 10 年を経過しています．

さて，IOD/IARPD をテーマとした本書のタイトルには，「パーシャルデンチャーの基本を押さえた～」との前置きを付けました．IOD/IARPD とパーシャルデンチャー（PD）は，全く別な治療と思われる方も多いでしょう．また，PD ではなくフルデンチャー（FD）との関連のほうが大きいと考えられる方も多いはずです．実際，多くの IOD/IARPD のセミナーや手引き書に PD についての記述が存在することは稀なことです．

なぜ本書では，ことさら PD を強調するのでしょうか？　それは，PD の臨床では「欠損歯列を読む」というステップを経ることに他なりません．さらに，1 歯欠損から 1 歯残存まで，多様な欠損歯列の状態に対応する PD では，ことさら欠損歯列の診断が重要になり，

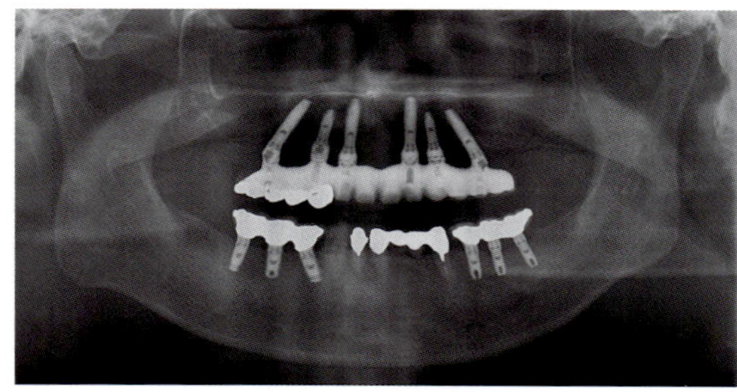

図 1　固定性上部構造の一例

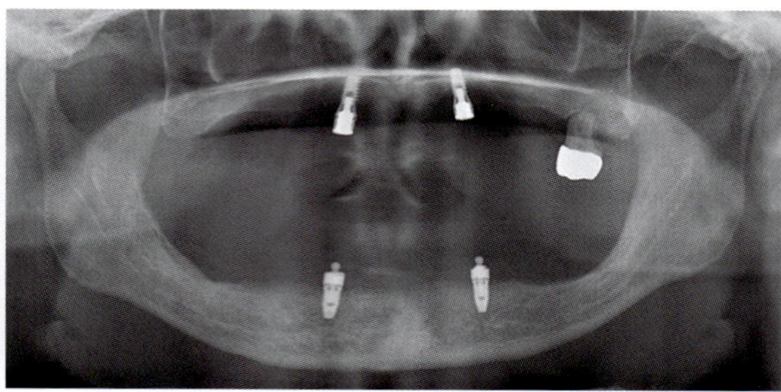

図 2　下顎 2-IOD の一例

IOD/IARPD に繋がるからです.

そもそも，IOD が市民権を得る大きなきっかけとなったのは，2002 年に報告された「McGill Consensus Statement」(McGill コンセンサス)[1] です．下顎無歯顎に対しては，オトガイ孔間前歯部領域に埋入した 2 本のインプラント支持によるオーバーデンチャー (2-IOD) を第一選択とすべきとの提言であり，以降積極的に臨床応用されるようになりました．また，2009 年の「York Consensus Statement」(York コンセンサス)[2] でも，下顎 IOD による患者満足度，QOL の報告から，マギル声明が補強されています．

これらの声明に共通するのは，いずれもインプラントを埋入する下顎の条件にしか触れていないということです．また，片顎単位の顎堤の，V -shaped，U-shaped といった水平的な形態によって自動的にアタッチメントを選択できるような情報も多く存在します．しかしながら実際の臨床では，上顎も無歯顎なのか，上顎に全部歯があるのか，上下顎のアーチフォームの形態や残存歯がシザースバイトになっているなど，上下顎の咬合支持の状態も考慮する必要があります．さまざまな欠損形態が存在するなかで，設計にもさまざまな配慮が求められるのではないでしょうか？

従来の PD の設計においては，上下顎の対向関係のみならず，加圧因子・受圧条件の検討など，欠損歯列・欠損補綴を読むという作業がたいへん重要になることは，多くの先生方が共有する価値観であろうと思います．たとえば先ほどの下顎 2-IOD の症例では，対向関係にインプラントを 2 本埋入し，加圧因子・受圧条件のバランスをとることができて，はじめて IOD が患者満足に繋がる欠損補綴になるはずです．広く行われている IOD/IARPD が，欠損歯列・欠損補綴の基本的な理解のないままに行われているのではないかというのが，本書の発行に至る問題意識になっています．

「PD の基本を押さえた～」とは，「欠損歯列・欠損補綴の基本を押さえた～」と同義であり，欠損歯列の理解に基づく欠損補綴として IOD/IARPD を位置づけ，その臨床の実際を 1 冊を通して考えていくことが，本書の目的となります．

そこで本書では，IOD/IARPD を臨床応用する際に考慮すべき要素を 3 つに分解し，それぞれ解説を行います．

第 1 章：“欠損歯列”“欠損補綴”の要素
第 2 章：“パーシャルデンチャー”の要素
第 3 章：“インプラント”の要素

第 1 章「**“欠損歯列”の要素**」とは，症例の欠損歯列の悪化度を知る作業となります．具体的には，目の前の患者さんの欠損歯列の病態を，レベル・パターン・スピードの視点から把握するためのノウハウを解説します．本章の内容は宮地建夫先生の理論に基づいた考察になります[3]．

「レベル」とは，病期，または欠損歯列の悪化度とも表現されます．アイヒナー分類は臼歯部咬合支持の，部位と数に着目して検討を行い，現状の下顎位の安定性を診査していくものです．宮地の咬合三角は，歯数や咬合支持がどのように推移していくかを探るために提案されました．これら臨床的評価方法を活用して，欠損歯列の悪化度（レベル）を把握していきます．

「パターン」とは病型とも表現され，欠損がどのようなコースで進行していく傾向にあるのかを見極める作業になります．私はカマーの分類に当てはめて検討するようにしています．

「スピード」とは，宮地先生は「リスク」とも表現され，年齢と歯数，ならびに咬合支持数で表現される歯の生涯図を利用したり，丁寧な問診から，欠損が最近始まったのか，ゆっくり進行しているのかを，推測していく工程になります．

これらの作業により欠損歯列の現状把握と未来予測を行うことを，本書では「IOD/IARPD 臨床における“欠損歯列”の要素」と位置づけました．

また「**“欠損補綴”の要素**」とは，実際に補綴装置製作にあたっての難易度を知る作業です．具体的には，「受圧条件（片顎単位の残存歯の歯列内配置）」と「加圧因子（欠損部位に補綴装置を装着時の，対合歯による為害作用）」の検討，個々の残存歯の安定度，信頼度の診査，残存歯の上下的，左右的な配置バランス，顎堤の条件（骨の状態，粘膜の厚み），カリエスタイプかペリオタイプか，ブラキシズムや TCH の傾向の把握…等々を診査していきます．そのうえで，支台装置の選択や，義歯床外形のデザイン，さらには患者さんの想いや希望なども加味して治療計画を検討していくことになります．

欠損歯列を診断し，欠損補綴の難易度を把握し，患者さん個人の多様性を検討するステージを経て，第 2 章では，IOD/IARPD 臨床における「**“パーシャルデンチャー”の要素**」を解説します．パーシャルデンチャーの設計原則は，IOD/IARPD の設計原則でもあります．IOD/IARPD の臨床を行うにあたっては，本章の内容を確実に押さえておく必要があります．

第 1 章，第 2 章の過程は，主に PD 製作の実際として，これまでもいろいろな機会に報告してきたことですが，IOD/IARPD の臨床において，避けては通ることにできないステップであると考えています．少なくとも，Kennedy 分類のような片顎の視点しかもたないまま IOD/IARPD を計画することの弊害を認識していただくためにも，ぜひお読みいただきたい内容と自負しています．

さて，第 3 章「**“インプラント”の要素**」では，インプラントを用いることによる特有の技術や，検討要素を知ることが主眼です．

具体的には，まず年齢の要素です．無歯顎あるいは多数歯欠損の場合，おおむねご高齢の患者さんが多くなります．全身状態を把握し，BP 製剤，デノスマブ，HbA1c などインプラント学会の治療指針を基本に考えていくことが重要です．さらに，埋入本数の制限や既存骨の条件等，また侵襲そのものへの許容度などを把握していくことになります．また，一回法か二回法かといった術式，埋入ポジションの検討，インプラント頚部の歯肉環境の評価も重要です．粘膜の可動性や付着歯肉の有無などの検討は，ブラッシング，メインテナンスの成否に関わります．荷重のタイミングや免荷期間のプロビジョナルの検討，連結に関するデザイン，さらにここが IOD/IARPD にとって最も重要と考えているのですが，インプラント・歯・義歯床下粘膜それぞれの被圧変位量，特性の違いを，テンポラリーデンチャーを活用して整合性を図っていくことなど，設計に関わるあらゆる検討のための情報を，「IOD/IARPD 臨床における“インプラント”の要素」として網羅します．

全編を通じて，私の診療室での長期経過症例を紹介しながら，上記の内容を学習していく展開としています．読者の方それぞれにおいて，ご自身の臨床経験に引き寄せながら読み進めていただければ幸いです．

最後に，本書では多くの患者さんのお顔写真を掲載しております．いずれもご本人に快くご承諾いただいておりますことを，本書の冒頭に記載させていただきます．

2024 年 10 月　藤関雅嗣

パーシャルデンチャーの基本を押さえた

IOD・IARPD の臨床

CONTENTS

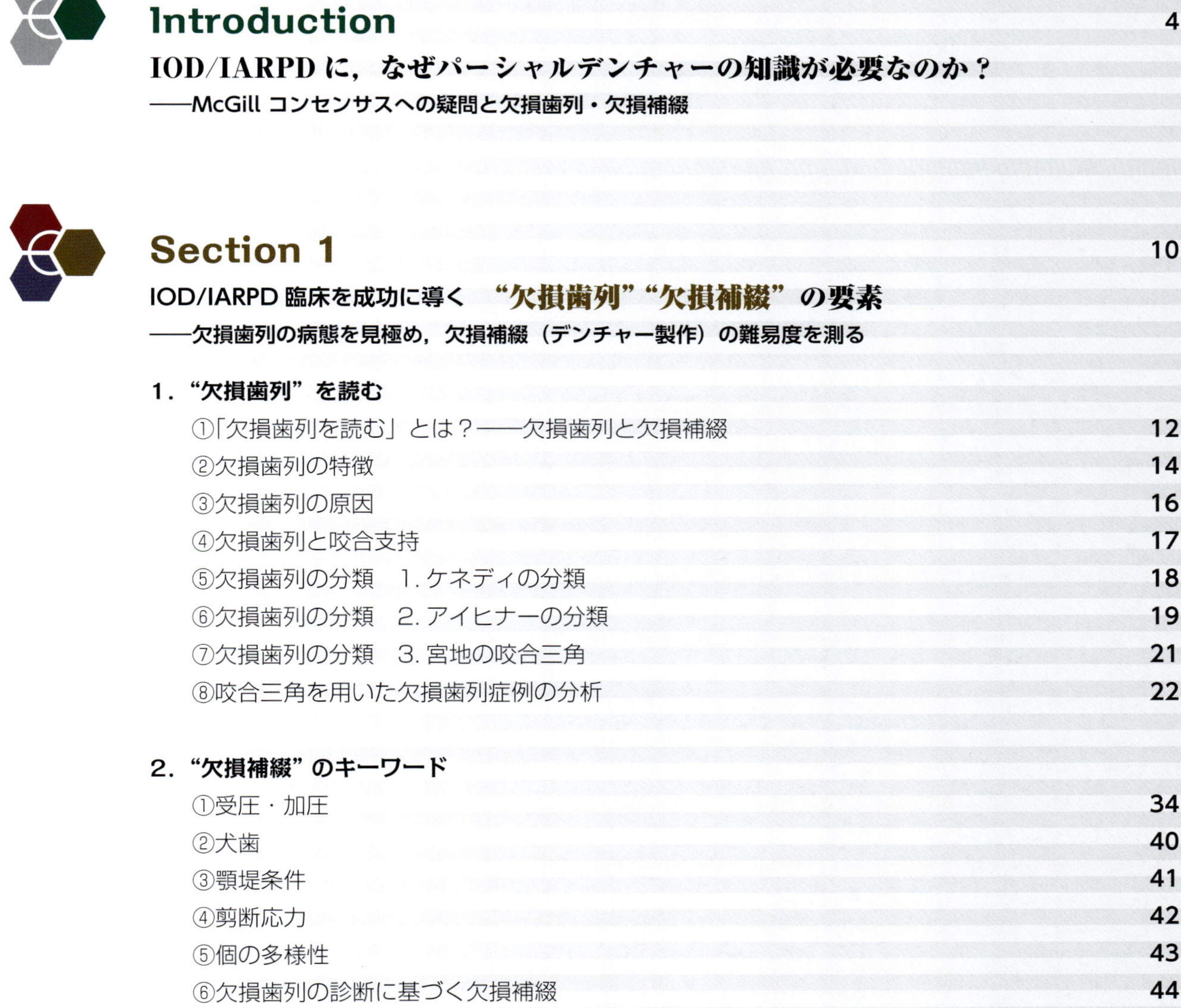

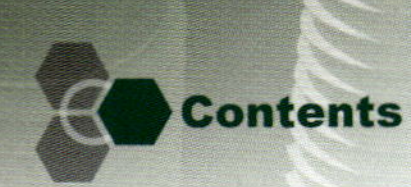

Contents

Section 2

Section 3

コラム：Stepup のためのワンポイント

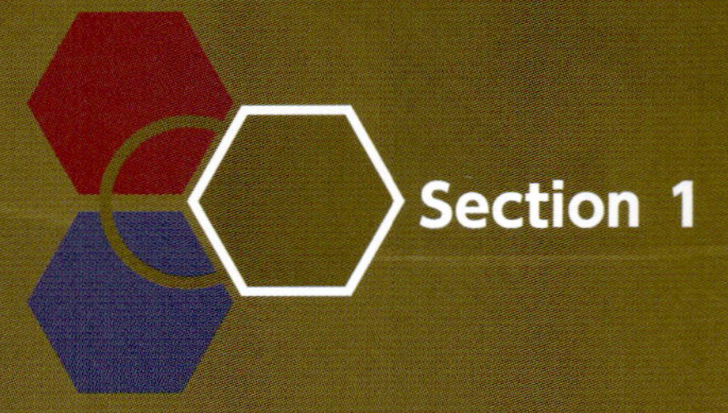

IOD/IARPD 臨床を成功に導く

“欠損歯列”“欠損補綴”の要素

——欠損歯列の病態を見極め，欠損補綴（デンチャー製作）の難易度を測る

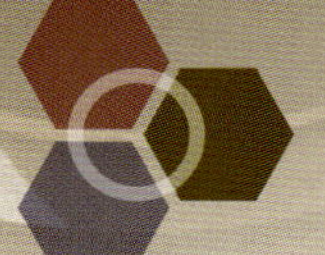

1．“欠損歯列”を読む

①「欠損歯列を読む」とは？

――欠損歯列と欠損補綴

「欠損歯列を読む」――これは一言で表すと「欠損症例の病態悪化度のスクリーニング」です．一方「欠損補綴」というのは，総義歯，パーシャルデンチャー，ブリッジ，IOD/IARPDを含むインプラント補綴等の「補綴装置の作り方」の話です．

私たち歯科医師は6年間の大学教育のなかで補綴の勉強を行います．私は東京歯科大学の出身ですが，総義歯から始まって，部分床義歯，クラウン・ブリッジと，歯科医学として習っていきました．そこで学ぶのは義歯やブリッジの「作り方」でした．これは今でも大きくは変わらないと思います．

もちろんこの「作り方」は，歯科医師になるうえでは避けて通れないステップであり，実際に歯科技工士さんとコラボレーションして仕事をしていくなかで必須の知識と技術です．

しかし，実際の臨床現場では，学んできたすべての歯科医学を駆使して，目の前の欠損を有する患者さんに対して歯科医療を遂行していくことになります．「何で欠損になってしまったのか?」「この欠損状態はどの程度，重症なのか?」「この欠損は今後どのように進展していく可能性があるのか?」といったことを把握したうえで補綴装置をデザインしないと，患者さんに適した補綴装置は提供できないと考えています．そのためのスクリーニングが，「欠損歯列を読む」という作業になっていくのです．

本章では，このスクリーニングの考え方と実際の手法について紹介していきます．

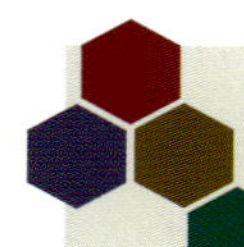

Step up のためのワンポイント 1

パーシャルデンチャーへの関心は低い？

【インプラント 19,900,000】
【入れ歯 8,610,000】

この数字は，とある日の Google 検索のヒット数です（**図 A**）. インプラントと義歯ではヒットの桁が違います. Google 検索なので一般の方も含めての検索数ですが，パーシャルデンチャーの関心度は今ひとつのようです.

しかしながら，保険診療の算定実績では全体の 12% が義歯（総義歯含む）の算定によるものであり，欠損補綴におけるパーシャルデンチャーのニーズは依然として高いものがあると思われます（**図 B**）.

またおかげさまで，筆者が行っている「GC ベーシックセミナー（パーシャルデンチャー）」（ジーシー）や「パーシャルデンチャーを極める」（メディナ）などの講演会も，毎年満員御礼の状態が続いており，歯科医師におけるパーシャルデンチャーの関心の高さを実感しています（**図 C**）.

19,900,000	インプラント
8,610,000	入れ歯
5,800,000	部分入れ歯
5,800,000	パーシャルデンチャー

図 A Google 検索でのヒット数（2024 年 8 月 8 日）

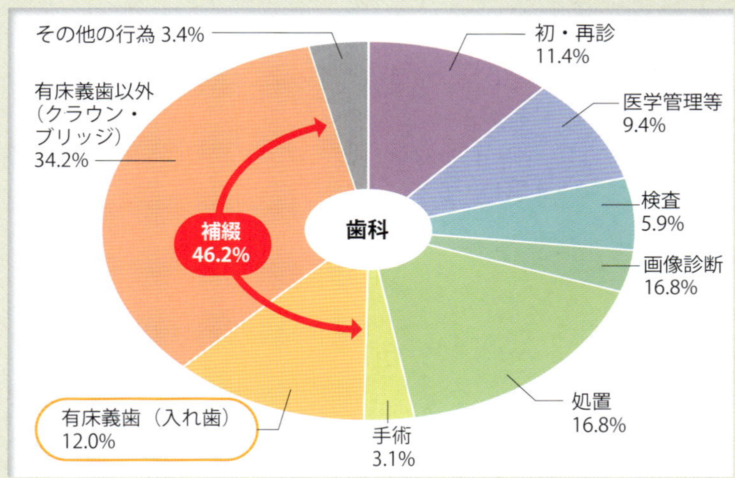

図 B 厚労省[1]より

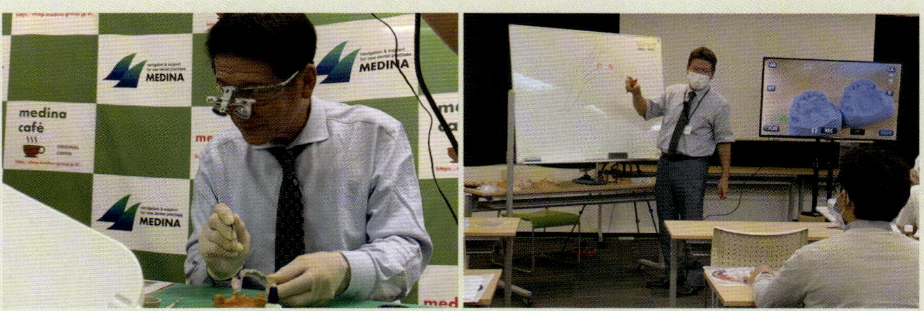

図 C パーシャルデンチャーのセミナーは毎回盛況

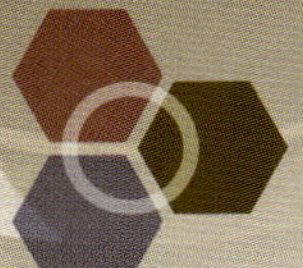

1. “欠損歯列” を読む

② 欠損歯列の特徴

欠損歯列というのは，教科書的には歯が欠損した結果としての「状態」を示しますが，宮地は，歯の欠損がまさに進んでいる「病態」と捉えるべきと述べています．歯科疾患は慢性疾患としての側面が大きく，長い時間をかけて欠損が進行し悪化していくものです．患者さんが来院した時の患者年齢も加味して欠損歯列の悪化度を知ることで，同じ欠損形態であっても，その評価が変わってくるのです．

欠損歯列には，**図 1** のような多くの問題点が混在しており，それらがさまざまな現象を引き起こし，その進行によって機能障害を導くという，まさに慢性疾患の経過を示します（**図 2**）．

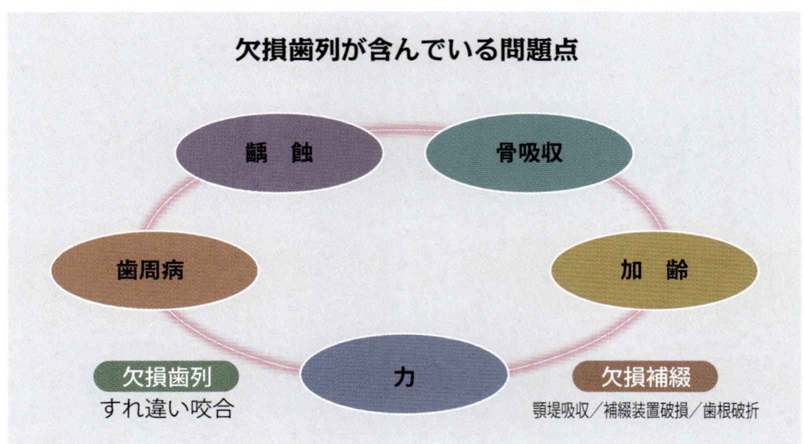

図 1　欠損歯列では，残存歯に齲蝕や歯周病という疾病を抱えている場合がほとんどであり，また少なくなった残存歯は咬合力の負担も大きい状態となる．欠損部を中心に顎堤吸収が進み，患者の加齢に伴う変化も絡んでくる．これらの多くの問題点の混在が欠損歯列の特徴と言える

欠損歯列の特徴

- さまざまな疾病が混在している
- 咬合欠陥を有する慢性疾患
- 進行すると機能障害が起きる

図 2　欠損歯列を「慢性疾患」が進行している「病態」と捉えることが，IOD/IARPD を含めた義歯臨床成功のためのファーストステップと考えている

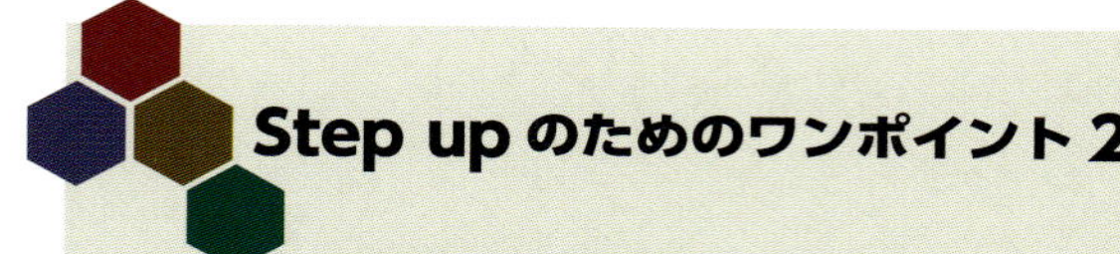

歯式で書く

保険のカルテには歯式を記入しますが，どのように表記しているでしょうか？

私は開業当初は「$\frac{7\,|\,7}{7\,|\,7}$P」のように記入していましたが，今では「$\frac{7654321\,|\,1234567}{7654321\,|\,1234567}$P」のように，残存歯をすべて記入するようにしています．「何でそんな面倒なことを…」と思われるかもしれません．しかし欠損歯列の評価においては，上下の歯の咬合関係，咬合支持の状態の把握がとても重要になってきます．残存歯をすべて表記することで，上下の歯がどのような配置で残存し，どのように咬合しているかが大雑把に把握できるのです．

もちろん，あくまで歯式上の咬合状態ですので，実際にはシザースバイトであったり，近遠心に移動していて 1 歯対 1 歯または 2 歯咬合であったりするわけですが，大まかな欠損歯列のスクリーニングとして，まずは習慣づけていただきたい作業になります（**図 A**）．

		上顎（右│左）	下顎（右│左）
①	歯式を書く	7654321│1234567	7654321│1234567
②	咬合支持数を確認（咬合支持数 11）	7654321│1234567	4321│1234567
③	臼歯部咬合支持数を確認（咬合支持数 2）	7　│　7	7654321│1234567
④ ⑤	アイヒナーや咬合三角などの評価方法にあてはめてみる 4 犬歯の存在を確認する（歯列の四隅に犬歯が残存）	7654321│1234567	4321│12345
⑥	上下歯数のバランス	7654321│1234567	│
⑦	左右歯数のバランス	│1234567	7654321│

図 A　歯式をすべて表記することで見えてくることがある

臼歯部でどのくらい咬んでいるのか？　犬歯が失われているのか？　同じ残存歯数でも症例の難易度は大きく異なってくる．たとえば，⑥⑦のシチュエーションでは，14 歯残存ではあるが，咬合支持数 0 で，上下あるいは左右すれ違い咬合の状態である．欠損歯列はきわめて悪化していて，欠損補綴の困難さがうかがえる（すれ違い咬合は，上・下・左・右の 4 パターンから成る）

③ 欠損歯列の原因

欠損歯列を前にして，まず考えたいのが，どのような経緯を辿って今の欠損の状態になっているのか，その背景を把握することです．

問診でこれまでのいきさつを十分に聞くことと，口腔内の診査から探っていくことになるのですが，私は「疾病」の要素（＝個体差）と，「患者さん個人の特性」の要素（＝個人差）の２つの視点から考えるようにしています（**図３**）．

たとえば，残存歯の多くにクラウンが装着されていれば，カリエスリスクが高く，齲蝕で歯を失ってきた経緯が読み取れます．動揺度のばらつきや歯周ポケット検査からはペリオリスクの傾向を判断します．それから，咬合力の要素も重要で，下顎角の張り方や咬耗の状態から推し測りますが，なかなか判断は難しいものがあります．テンポラリーデンチャーの壊れ方やプロビジョナルクラウンの脱離の仕方などから時間をかけて把握することを試みます．

それから，患者さん個人の特性にも注目します．患者さんが高齢になればなるほど，補綴治療に対するリスクは上がり，ブラッシングスキルにも影響してきます．また自身の口腔内や治療への関心度，歯科治療への恐怖心なども把握しておくべきです．担当の歯科衛生士が熱心に指導してもなかなか磨いてもらえなかったり，歯科が怖くて怖くて，でもやっと来ましたという患者さんもいるわけです．それから，糖尿病などの全身の状態，喫煙などの生活習慣も欠損歯列の原因を知り，補綴治療の方針を大きく左右する要素になります．

これらの多様な視点から現状の欠損歯列を評価し，どのような形で患者さんに噛める状態を提供していくか？　患者さんの希望は何か？　患者さんと私たちが双方納得のうえで最終的な補綴装置を計画していきたいと考えます．

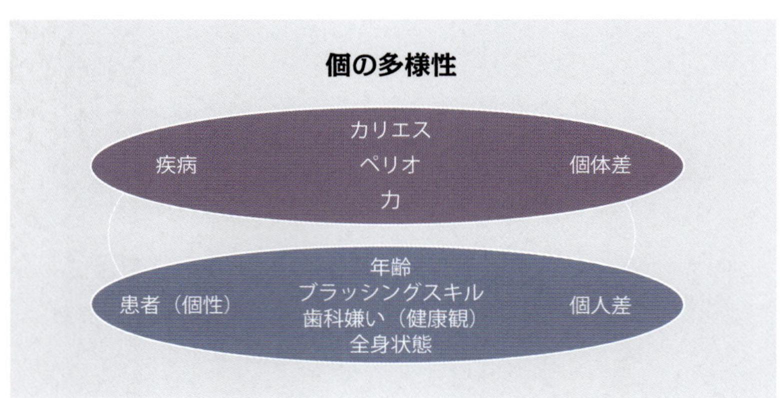

図３　欠損になった原因を考える

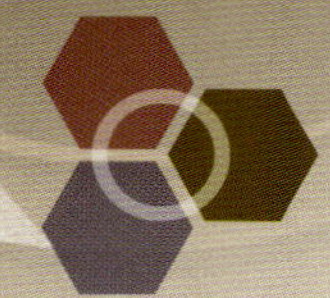

1．“欠損歯列”を読む

④ 欠損歯列と咬合支持

12 歯が欠損し，16 歯が残存している状態を考えてみましょう（**図 4**）．

A も B も，同じ 16 歯残存ですが，欠損歯列の重症度の様相が全然違うことがわかると思います．A は上下の歯 8 カ所で咬んでいるので，8 カ所の咬合支持がありますが，B は 2 カ所しかありません．それも上下中切歯のみの支持で，1|1 は 1|1 の突き上げで動揺度が増加して危うい状態だと容易に想像できます．いわゆるすれ違い咬合の一歩手前で，1|1 が欠損するとすれ違い咬合ということになります．A と B では下顎位の安定度が大きく異なり，義歯製作の難易度が全然違うものになるでしょう．

つまり，欠損歯列の評価においては，咬合支持の数がとても重要になってくるのです．B の欠損歯列において，たとえば 76|，|67 部にインプラントを埋入するとします．これは歯がなくなった部位を補うということはもちろんですが，臼歯部の咬合支持を回復させているという行為であるということを理解する必要があります（⬮はインプラントを示す）．

宮地は，咬合支持数により欠損歯列という病態の分類を提唱しました（**図 5**）．「咬合欠損」「咬合欠陥」「咬合崩壊」「咬合消失」という 4 つのエリアに分類しました．有名な「宮地の咬合三角」です．詳細は次項以降でじっくり解説していきます．

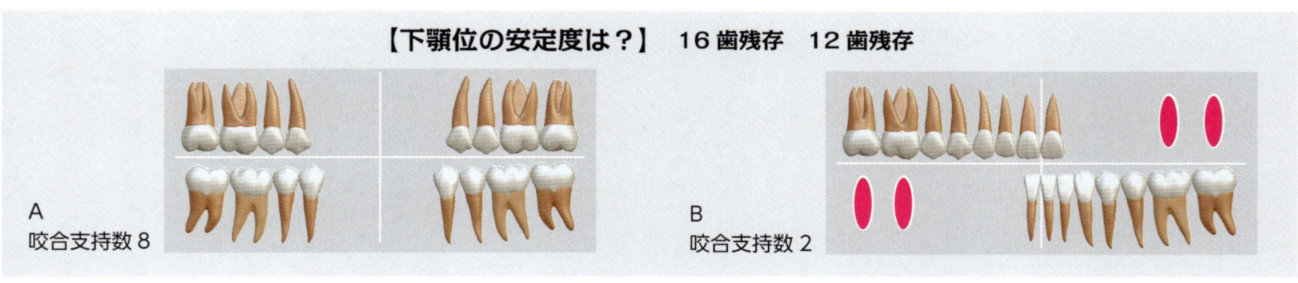

図 4　同じ欠損歯数でも，A と B では下顎位の安定度が全く異なる

咬合支持数 13 ～ 10	少数歯欠損	咬合三角第 1 エリア	咬合欠損
咬合支持数 9 ～ 5	多数歯欠損	咬合三角第 2 エリア	咬合欠陥
咬合支持数 <4	多数歯欠損	咬合三角第 3 エリア	咬合崩壊
咬合支持数 >4	少数歯残存	咬合三角第 4 エリア	咬合消失

図 5　宮地の咬合三角における欠損歯列の 4 つのエリア

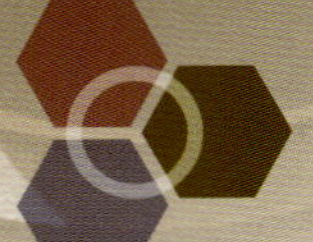

1．“欠損歯列”を読む

⑤ 欠損歯列の分類

1．ケネディの分類

欠損歯列の評価を試みるための，さまざまな分類が存在します．代表的な分類を紹介していきます．

まず，「ケネディの分類」．国家試験にも出ますので，なじみのある方も多いと思います．Ⅰ～Ⅳの“級”で，両側遊離端なのか片側遊離端なのか前方遊離端なのかを表現しています（**図6**）．そのうえで中間欠損数を“類”で示します．

しかし，どの本を見ても，上顎の図しか出てこない分類となっていて，上顎義歯を製作する際のレストの配置や，フレームワークの設計などには有効なのかもしれませんが，実際の義歯製作の場面では，上下でどのように咬合していくかという視点が重要になります．

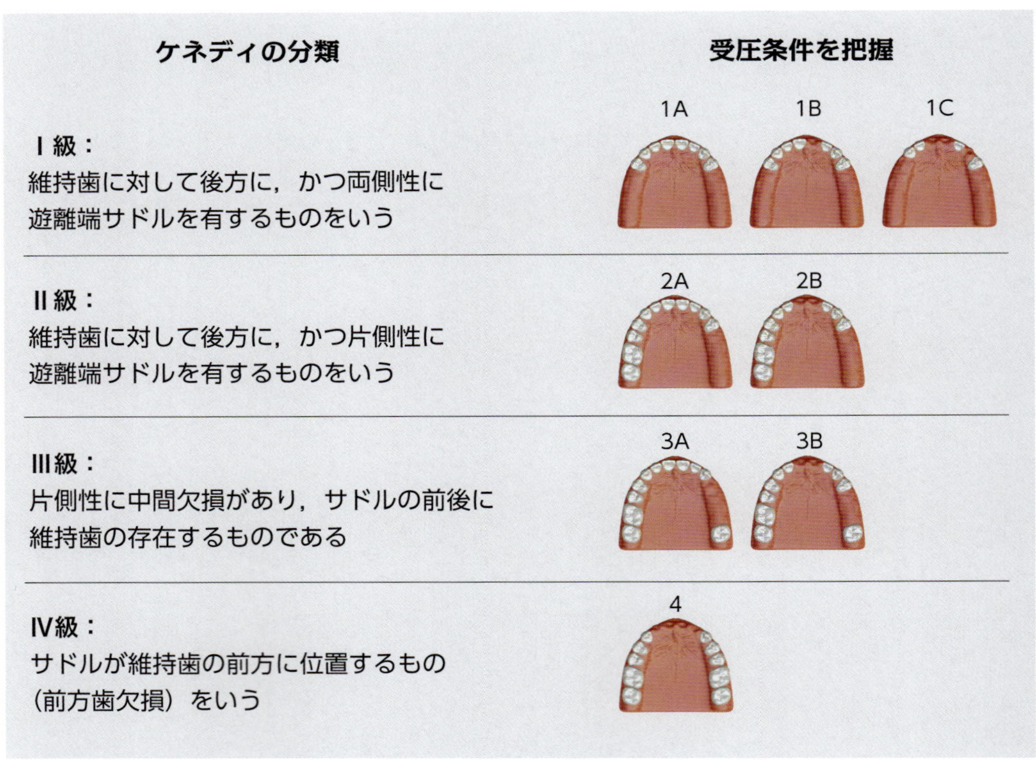

ケネディの分類
受圧条件を把握
Ⅰ級：
維持歯に対して後方に，かつ両側性に
遊離端サドルを有するものをいう
1A
1B
1C
Ⅱ級：
維持歯に対して後方に，かつ片側性に
遊離端サドルを有するものをいう
2A
2B
Ⅲ級：
片側性に中間欠損があり，サドルの前後に
維持歯の存在するものである
3A
3B
Ⅳ級：
サドルが維持歯の前方に位置するもの
（前方歯欠損）をいう
4

図6　ケネディの分類．上顎の受圧条件の把握や，上顎の義歯設計には有効な分類

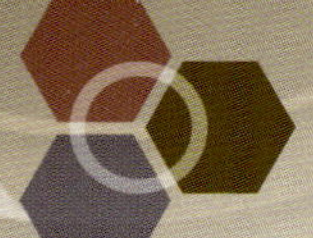

1．“欠損歯列”を読む

⑥ 欠損歯列の分類

2．アイヒナーの分類

アイヒナー分類は，臼歯部での咬合支持域に焦点を絞った分類で，残存歯での下顎位の安定度をある程度推し測れる評価法とされます．歯式上で876を大臼歯群，54を小臼歯群として，4つの咬合支持域の残存状態をカウントします．それぞれの支持域の中で1歯ずつでも咬合支持があれば，咬合支持域として数えます．すべての咬合支持域が存在すればアイヒナーA，1カ所臼歯群が喪失した場合をB1，2カ所の喪失をB2，3カ所の喪失をB3，4カ所の喪失をB4としています．前歯も含め咬合接触，つまり咬合支持をすべて失った症例群をアイヒナーCと評価します（**図7～9**）．

もちろん前述のように，1歯対1歯咬合や1歯対2歯咬合など，実際の口腔内ではいろいろな条件があるので，大雑把な咬合支持の把握にはなります．ただ，臨床のなかで歯科技工士との情報共有や，歯科医師同士での症例検討の際の共通言語として，ぜひ使用してほしい欠損歯列の分類です．

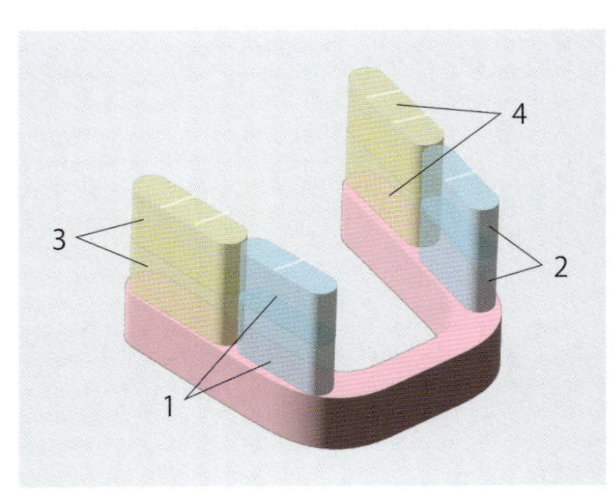

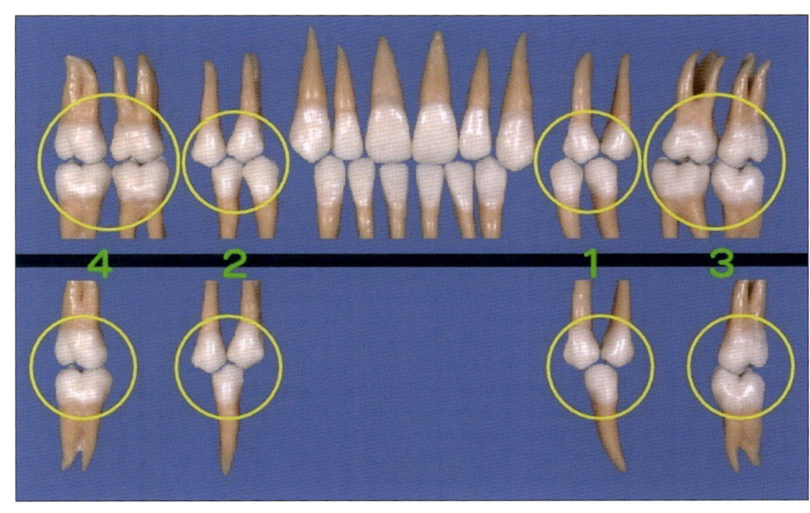

図7 アイヒナー分類では，臼歯部の咬合支持域に着目する
咬合接触を，左右側それぞれの大臼歯群と小臼歯群，計4つの咬合支持域に分割し，その残存状況から欠損歯列を評価する．各支持域は，1歯でも歯式上の咬合接触があれば，咬合支持があるものとしてカウントする

A. 四つの支持域すべてに対合接触のあるもの

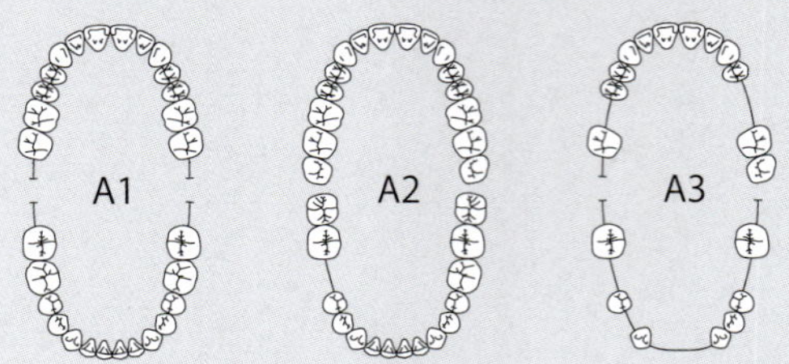

A1：歯冠修復されているが，上下の全歯牙がそろっているもの
A2：片顎には全歯牙があるが，対顎に限局的な欠損があるもの
A3：上下顎に欠損があるが，四つの支持域すべてに指示があるもの

B. 四つの支持域全部には対合接触のないもの

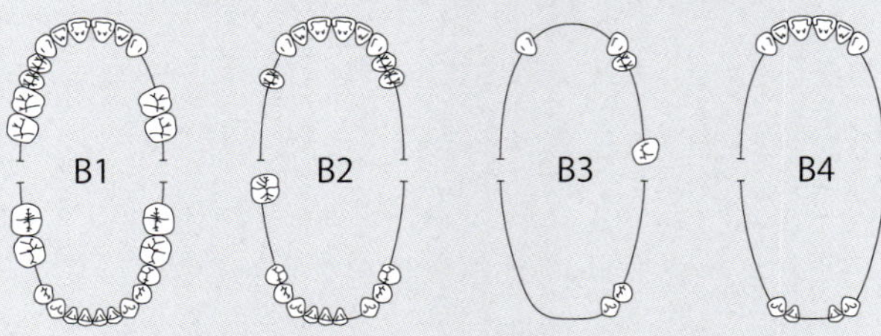

B1：三つの支持域に対合接触のあるもの
B2：二つの支持域に対合接触のあるもの
B3：一つの支持域に対合接触のあるもの
B4：支持域外（前歯部）に対合接触のあるもの

C. 対合接触のまったくないもの

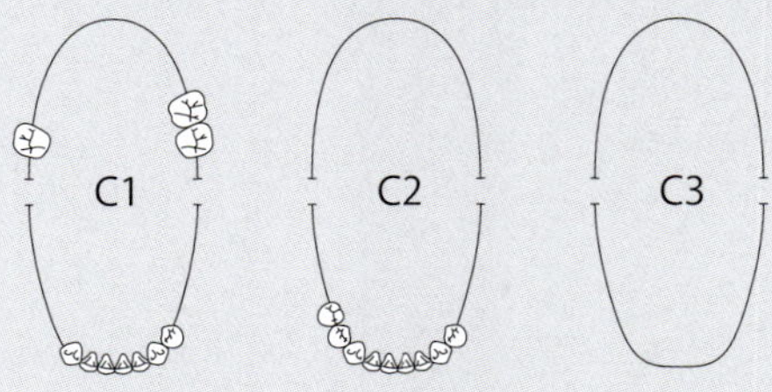

C1：上下顎に残存歯があるが，対合接触のないもの
C2：片顎は無歯顎で，対顎に残存歯があるもの
C3：上下顎とも無歯顎のもの

図 8　A，B，C それぞれの症例群は，咬合支持の喪失状況によりさらに細分類される

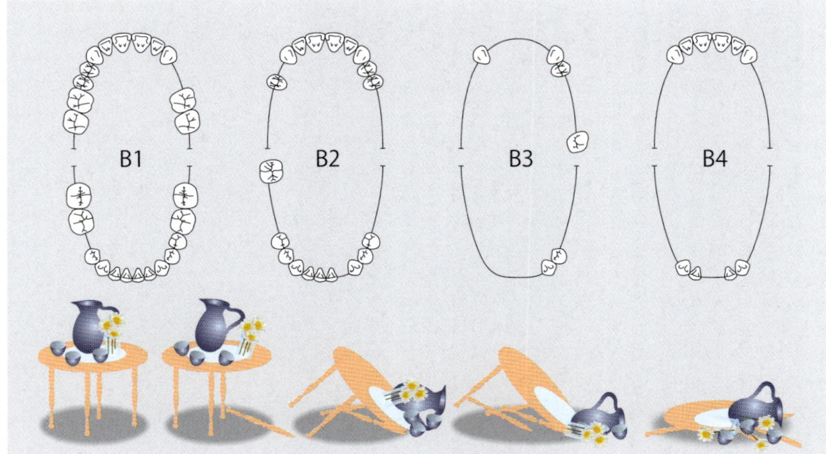

図 9　4 本脚のテーブルをイメージすると理解しやすい．4 脚とも残存する場合はアイヒナー A であり，1 カ所脚がとれてしまうと B1 に，2 カ所とれたら B2，3 カ所とれたら B3，全くなくなったら B4 となる．そして，対合接触が全くない状態が C となり，すれ違い咬合は C に含まれる．臨床感覚としては，B2 と B3 の間を境界に，症例の悪化度が違ってくると感じている

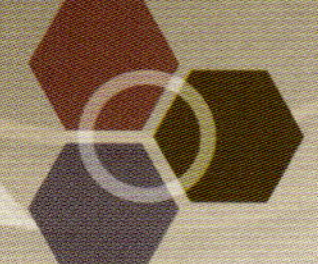

1．“欠損歯列”を読む

⑦ 欠損歯列の分類

3．宮地の咬合三角

続いて紹介する分類は，宮地の咬合三角です．

縦軸を0～14カ所の「咬合支持数」とし，それから横軸を0～28本の「欠損歯数」とした座標に口腔内の状況を当てはめていきます．そうすると，**図10**に示す三角形の中にすべての欠損歯列のパターンが配置されることになることから「咬合三角」と名付けられました．そして，この三角形を第1～第4エリアに分類することで，欠損歯列の悪化度のスクリーニングに用いるという分類です．詳細は，宮地先生の著書『欠損歯列の臨床評価と処置方針』（医歯薬出版）[2]にまとめられています．

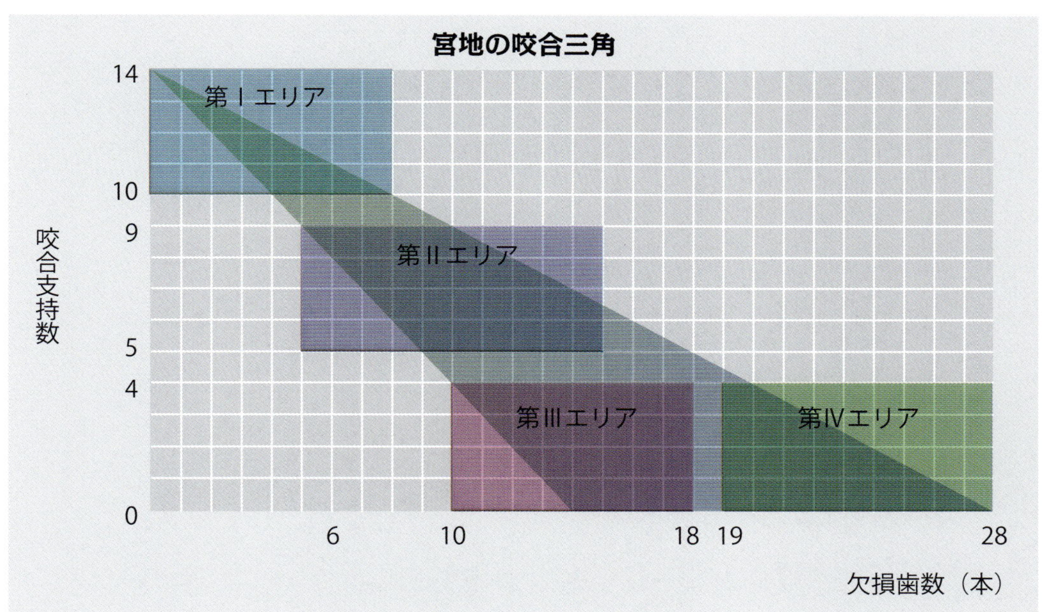

図10　宮地の咬合三角（宮地[2]より）

【第Ⅰエリア】少数歯欠損のため咬合は安定．ブリッジワークや，あるいは補綴しないという選択肢もあるエリア（咬合支持数：14～10）

【第Ⅱエリア】このエリアの上部にプロットされる場合は，控えめな介入のなかで生体の反応をみながら治療を進めていくことが多い（咬合支持数：9～7）．一方，下部にプロットされる場合は，第Ⅲエリアに進行させないことが求められることから，積極的な治療介入を行っていくことが多い（咬合支持数：6～5）

【第Ⅲエリア】このエリアは，すれ違い咬合一歩手前や，すれ違い咬合のような難症例が存在する（咬合支持数：4以下）

【第Ⅳエリア】少数歯残存症例で，加圧因子となる歯の本数も少なく，比較的穏やかに推移するとされる（咬合支持数：4以下、欠損歯数：19～28）

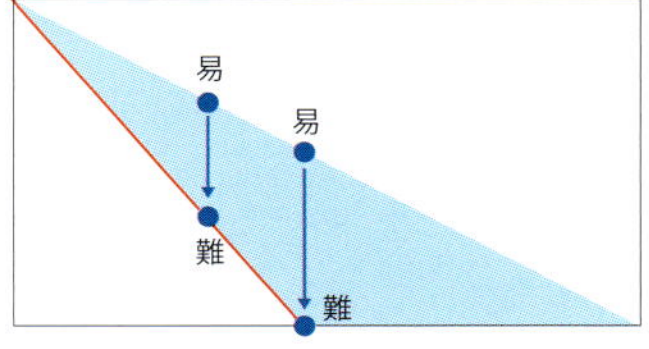

付）三角形の左辺にプロットされる症例では，同じ残存歯数でも咬合支持数が少なく，難症例となることが多い

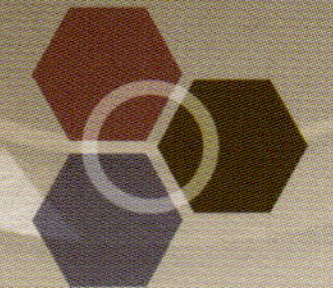

1．“欠損歯列”を読む

⑧ 咬合三角を用いた欠損歯列症例の分析

咬合三角は，日本補綴歯科学会の症型分類のベースに採用されるなど，欠損歯列のスクリーニングとして重宝されるものです．ここでは，Ⅰ～Ⅳの４つのエリアの特徴を理解し，実際の症例を当てはめて見ていきましょう．

【第Ⅰエリア】

症例 A は $\frac{6}{6}\Big|$ の欠損で，第Ⅰエリアで●のプロットで示される一例です．ブリッジで十分な対応と思われ，もちろんインプラントを希望される場合もあるでしょう．患者さんとの話し合いのなかで補綴方針を決めればよい症例と思われます．

一方，**症例 B** は両側遊離端欠損症例となり●のプロットで示される一例です．同じ第Ⅰエリアでも，下部に進むほど必要な介入の程度は大きくなる傾向にあります．

いずれの場合でも重要なことは「下顎位は安定している」ということです．もちろん歯周病が重篤で重度広汎型慢性歯周炎で動揺がひどい場合などは別ですが，あくまで欠損歯列のスクリーニングとしては，悪化度は低い症例群と言えます．

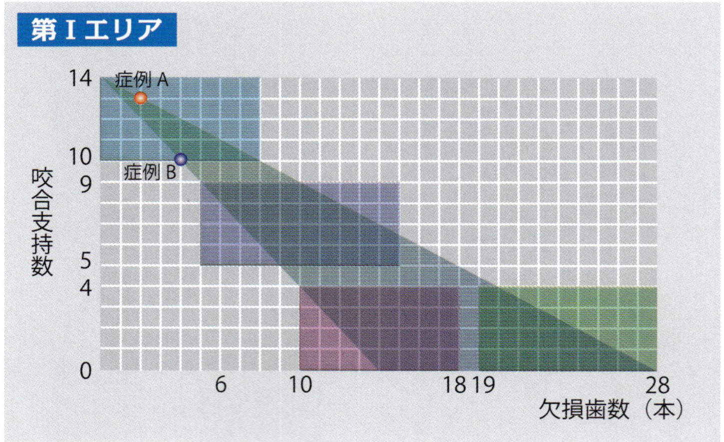

図 11　第Ⅰエリア

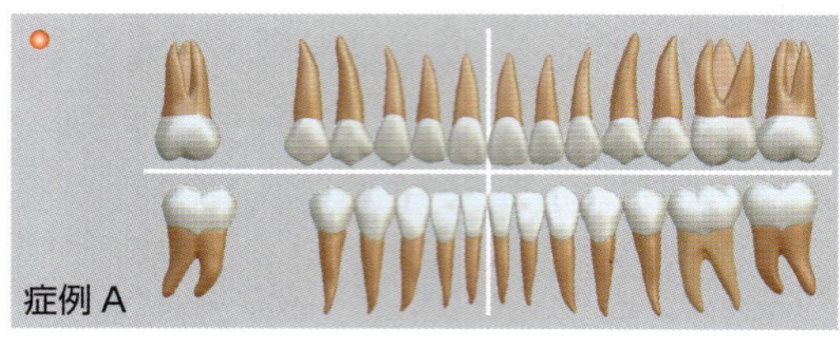

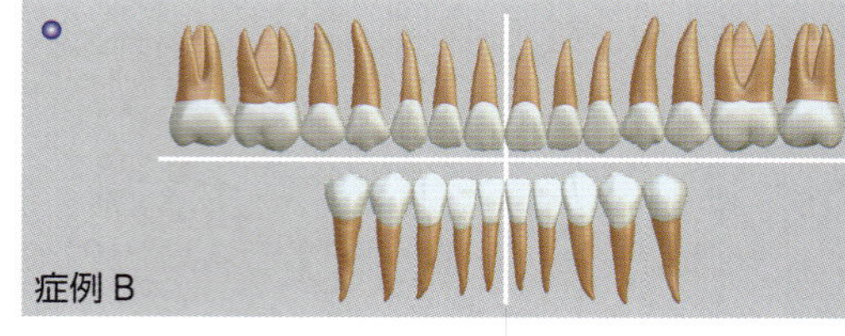

【第Ⅱエリア】

症例 A は第Ⅱエリア中の●のプロットの一例で，第二小臼歯までの咬合支持があります．短縮歯列でも不便なく噛めている場合も多いでしょうし，女性の患者さんで大臼歯部に歯がないと頬がくぼんで嫌だという患者さんも多いエリアです．**症例 B** は●でプロットされる一例で，やはり咬合支持はしっかりしていて下顎位は安定している症例群と言えるでしょう．ブリッジタイプの補綴で問題ないと思います．つまり，第Ⅱエリアの上部は咬合支持が維持されている安定群ということになるでしょう．

ところが，**症例 C**（●のプロット）や**症例 D**（●のプロット）は臼歯部の咬合支持が少なくなってきている状態で，下顎位が不安定になっています．第Ⅲエリアに進行させないために，大きめな介入も必要になる局面も多くなります．場合によっては，歯髄を犠牲にしてでも強固な補綴装置が優先されることもあるでしょう．**図 13** のように，臼歯部の咬合支持をインプラントで回復するといった大きな介入も考えられる症例群です．

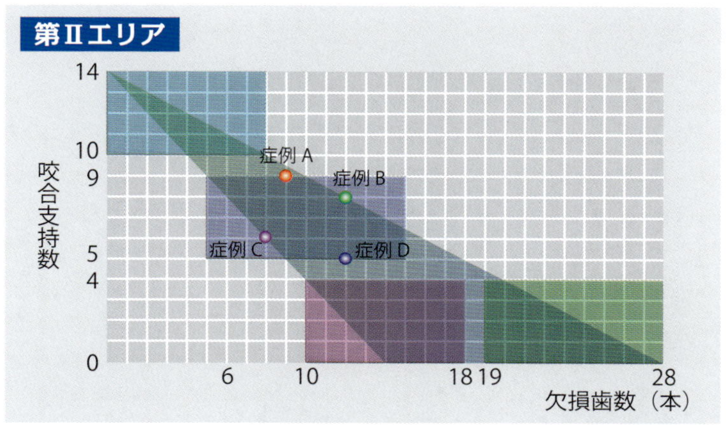

図 12　第Ⅱエリア

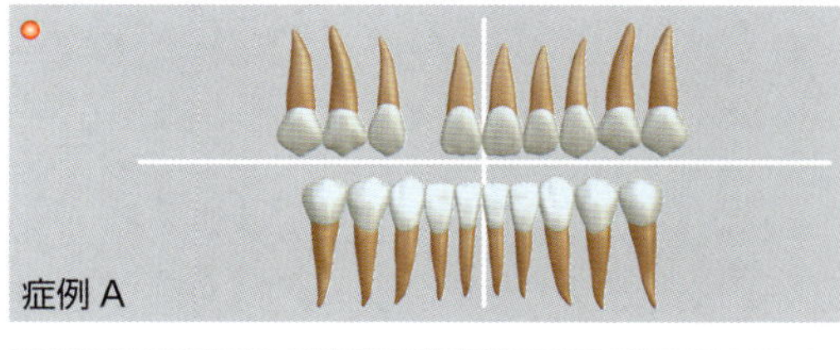

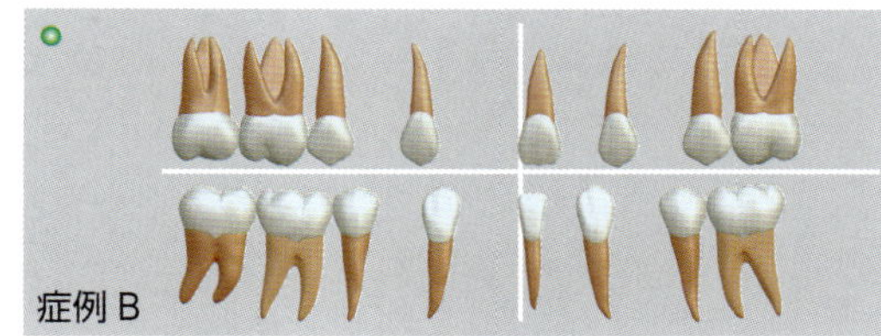

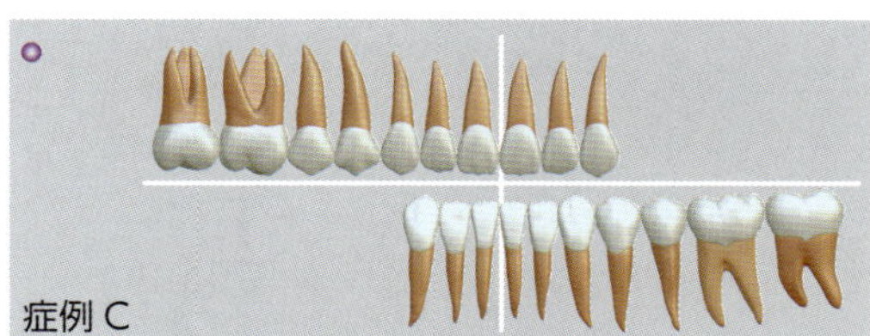

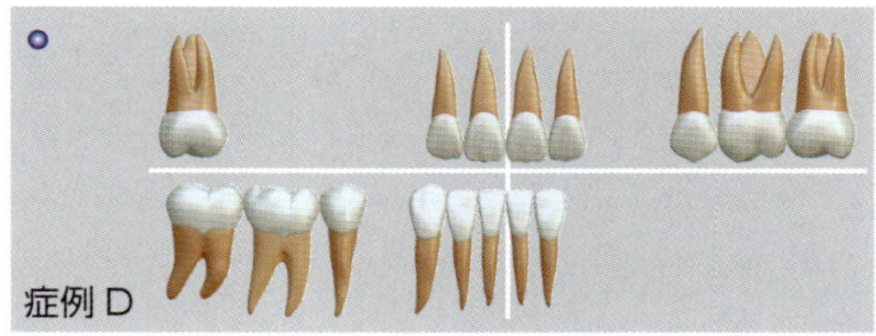

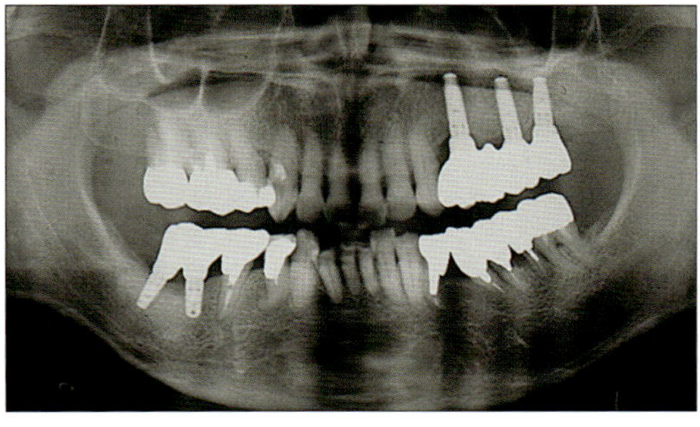

図 13　重度の歯周病の治療が終了した段階で当院を紹介された．インプラントで臼歯部咬合支持を回復し，15 年経過した状態

【第Ⅲエリア】

第Ⅲエリアは，残存歯数に比較して咬合支持数が少ない，きわめて悪化した欠損歯列の状態を呈します．その後の欠損補綴でも難症例となります．

症例 A（●のプロット）は，臼歯部での咬合支持がすべて喪失しており，前歯群３カ所のみの咬合支持となっています．適切な補綴装置が使用されていない場合，前噛み傾向で下顎前歯の突き上げにより 31|1 はフレミタスの増加，あるいはフレアアウトの状態が想像できます．さらに，下顎位が低下し咬合位も前方に偏位していると考えられます．

欠損歯列として悪化した状態で，その後の欠損補綴でも適正な垂直的・水平的な顎位の採得，臼歯部咬合支持の必要性，残存歯の動揺度の差，その他多くの問題が含まれている，きわめて難症例となります．

症例 B（●のプロット）は左右的すれ違い咬合で，欠損歯列の終末像となります．多くの症例で欠損部顎堤の高度な骨吸収もあり，噛めるための歯科医療を行うにあたり，補綴装置の製作は困難を極めます．

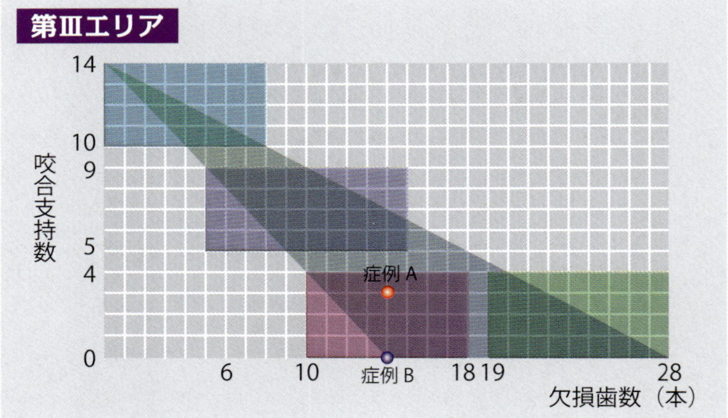

図 14　第Ⅲエリア

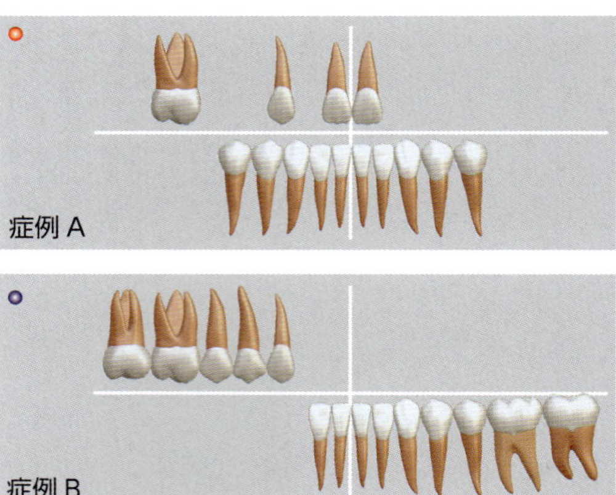

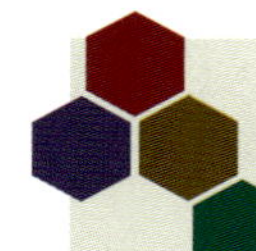

Step up のためのワンポイント 3

欠損歯列のエンドポイント

私は長い間，欠損歯列のエンドポイントはすべての歯がなくなる無歯顎だと思っていました．しかし，開業していろいろな症例の経過をみていくと，左右的あるいは前後的なすれ違い咬合といった，完全に咬合支持が失われているケースこそが欠損歯列のエンドポイントであると認識するようになってきました．時間をかけて丁寧に煮詰めていった補綴装置を装着するものの，「あっちが痛い」「こっちが壊れた」と，頻繁に待合室にいらっしゃり，ある意味とても印象深いケースになることが多いのです．

なぜすれ違い咬合が欠損歯列のエンドポイントとなるのでしょうか？　それは，力の要素をずっと消すことができず，潜在的に継続してしまうことによると考えています．

図 A は前後的すれ違い咬合ですが 765|567 が下顎の義歯に力をかけて押し込みます．一方，下顎前歯部の 21|12 も上顎前歯部の欠損顎堤に力を加えます．その結果，上顎顎堤はフラビー傾向に，下顎顎堤は高度に吸収し，義歯の前後的回転をどうしても防ぐことができず，痛くて噛めないという状態になり，当然のように下顎位は不安定になります．

図 B は，1990 年の初診から 11 年が経過して左右的すれ違い咬合一歩手前になってしまった症例です．|4567 が下顎の義歯を加圧し，顎堤が垂直的に吸収していきます．765| も上顎欠損部を加圧します．そして咬合平面がどんどん左下がりに傾いていくわけです．そこからさらに 13 年，初診からは 24 年が経過していますが，ここまで傾いてしまうのです．下顎の義歯は同じものを使用していますが，上顎義歯は 10 年ごとにクラスプ，金属床の破断を繰り返しています．

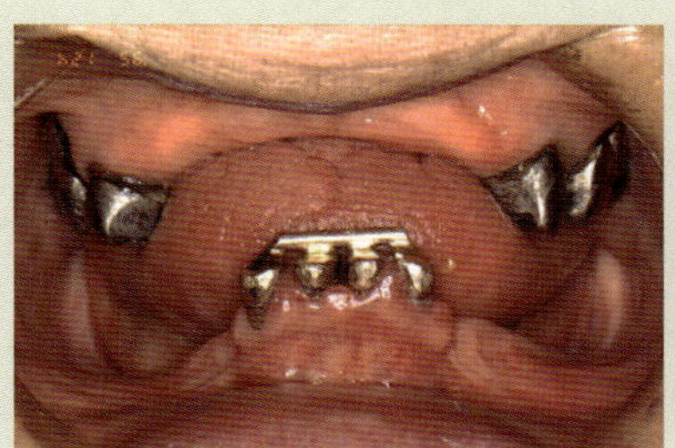

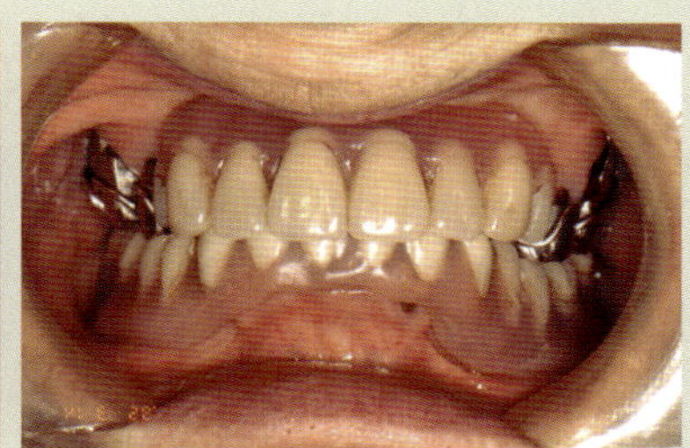

図 A　前後的すれ違い咬合

図 B　左右的すれ違い咬合

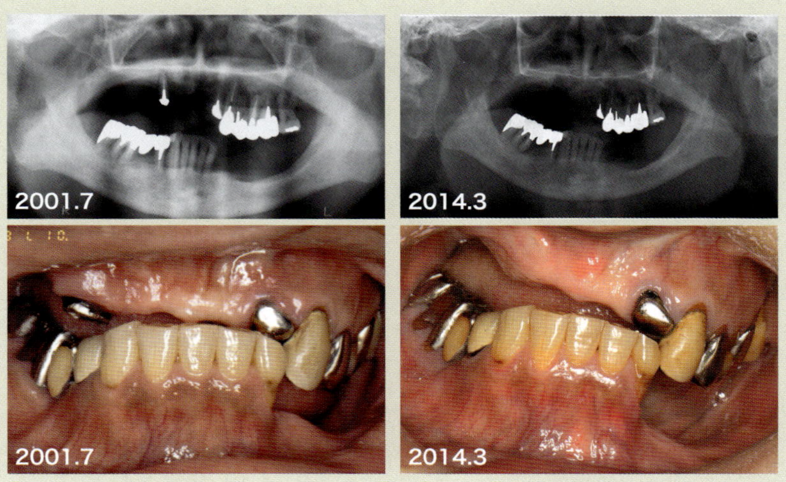

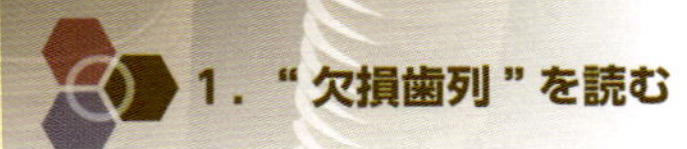

【第Ⅳエリア】

第Ⅳエリアは，咬合崩壊がさらに進行し，少数歯残存となる症例群です．

咬合支持は4カ所以下となりますが，**症例 A**（●のプロット）のように，犬歯が上下顎に残存していればかなり安定が望まれます．**症例 B**（●のプロット）のように下顎2歯残存でも，義歯は安定が見込まれます．加圧因子となる歯が少なくなるという点で，穏やかに推移する症例群とされます．しかしながら，少数歯残存でもすれ違い咬合の傾向となると様相は違ってきます．

本書のテーマであるIOD/IARPDの登場場面が多くなるエリアでもあります．いくつかの参考症例でみていきます．

図16は犬歯が上下左右4歯とも残存している症例で，$\frac{3|2}{3|3}$の咬合支持が維持されているので下顎位は安定しており，剛性の高いパーシャルデンチャーで対応し，18年間ノンリライニングで経過しています．

一方，**図17**は，三角形の底辺にプロットされるケースで，前医の治療により，上顎には固定性のブリッジ，下顎にはコーヌスデンチャーが装着されている，すれ違い咬合傾向の症例です．上顎に多くの歯が残っている状況で，コーヌスデンチャーの支台に咬合支持歯がないので外冠が浮いてしまい，下顎義歯が外れて噛めない，という主訴でした．その結果，顎堤でサポートする形になってしまい，右側の顎堤がどんどん吸収してしまっている状況でした．70歳という年齢から，当院でオトガイ孔間前歯部領域に2本のインプラントを埋入しバーアタッチメントのIARPDとし，サポートを重視した設計にして義歯の沈下を防いでいます．$\lceil 7$は前医の設計どおりコーヌス内外冠としました．この対応で，患者さんはようやく噛めるようになりました．

図18も咬合支持のないすれ違い咬合傾向の症例です．患者さんの言葉を借りると「入れ歯が口の中で踊ってしまう」という状態でした．下顎の前歯部領域，オトガイ孔間に4本のインプラントを埋入し，咬合面をワンユニットとしたIARPDを装着しました．11年が経過し，義歯は一度作り直していますが，インプラント，残存歯ともに良好な経過です．

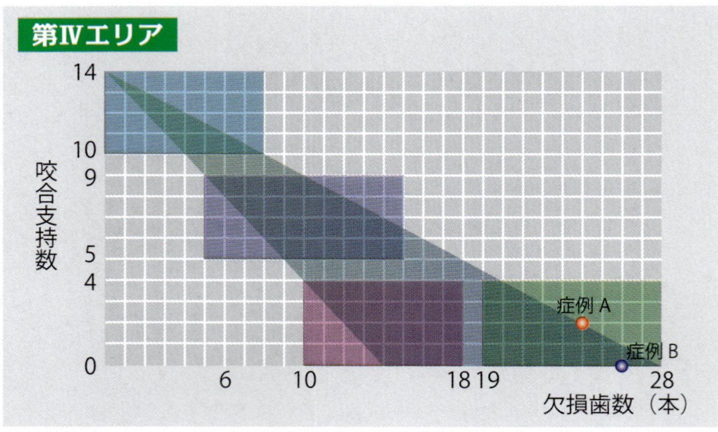

図15 第Ⅳエリア

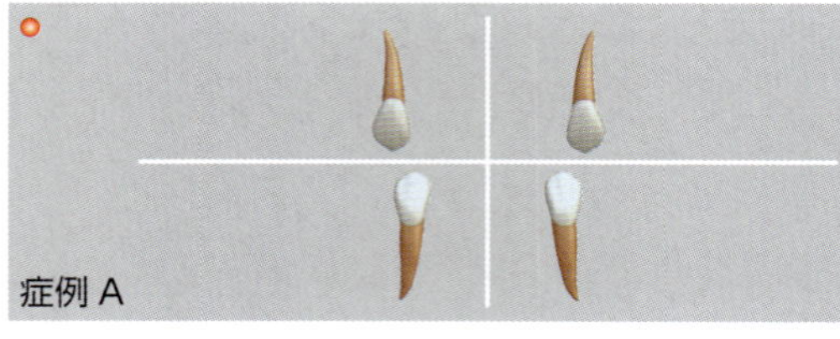

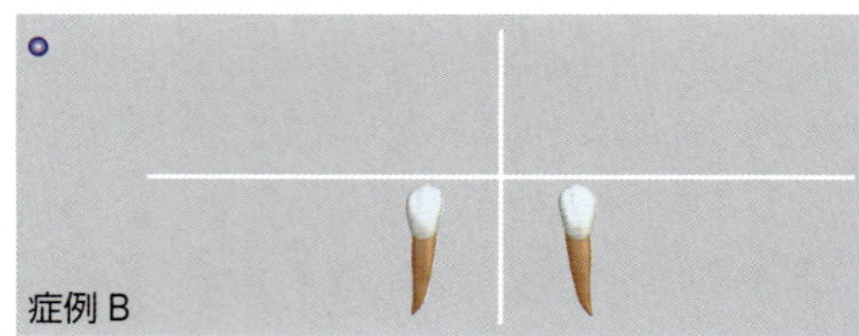

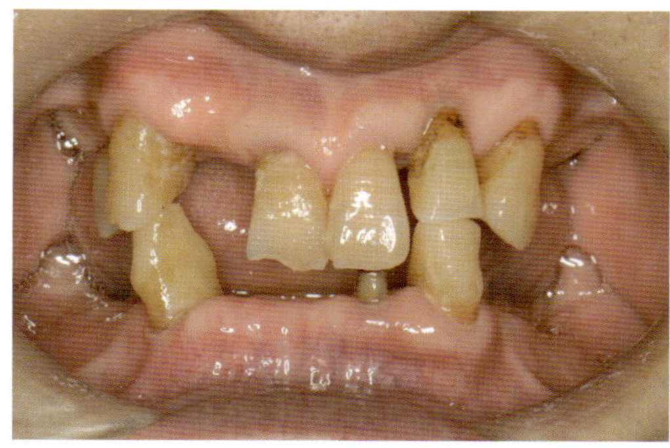
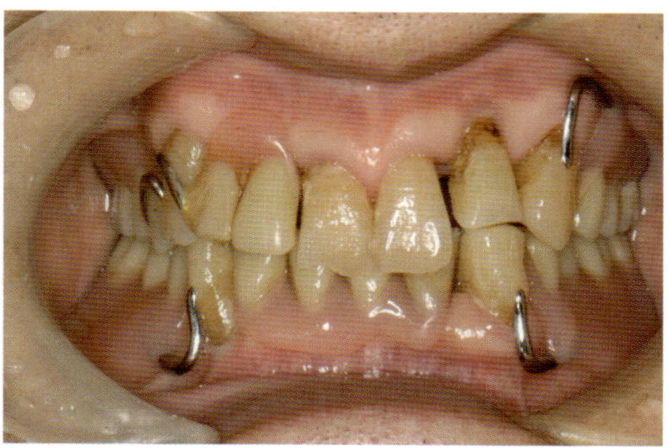

図 16　65 歳男性．8 歯残存．$\frac{3|2}{3|3}$ の咬合支持があり上下顎義歯は 18 年間，ノンリライニングで経過している．右は 18 年経過時

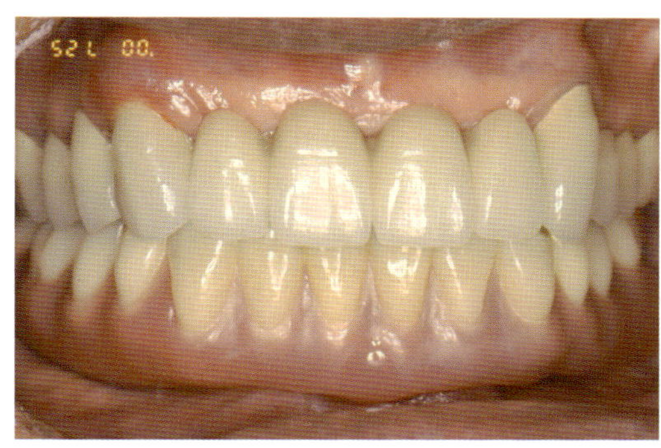
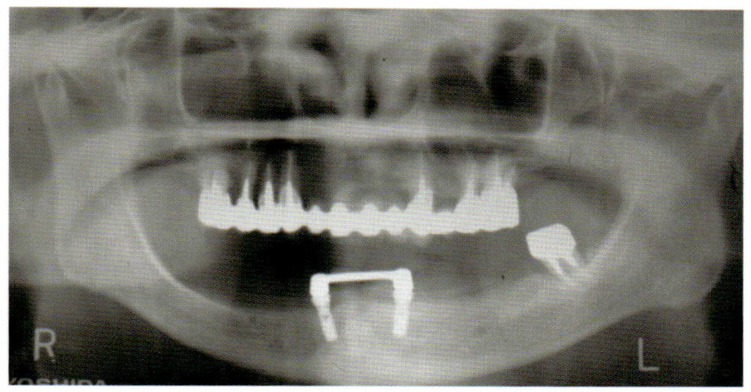

図 17　80 歳女性．8 歯残存．すれ違い咬合傾向
上顎の補綴はそのままに，下顎オトガイ孔間前歯部領域に 2 本のインプラントとバーを設定した．|7 はコーヌス内外冠としたIARPD を新製

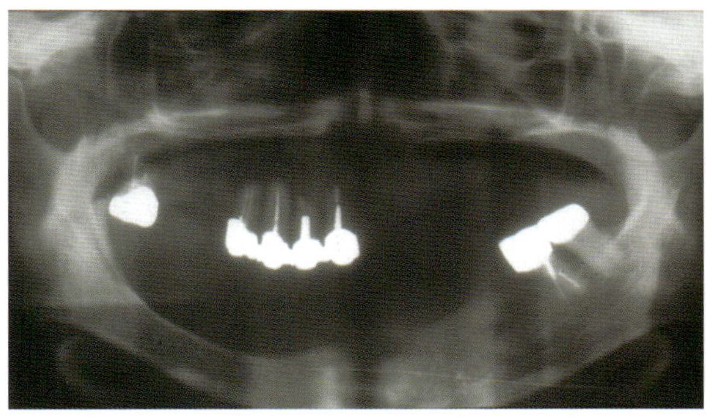
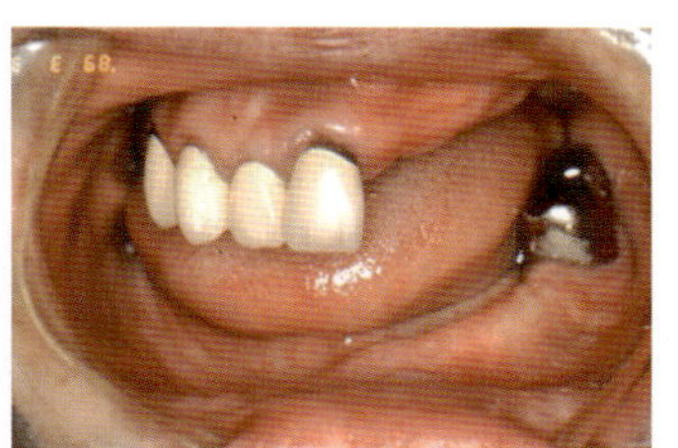
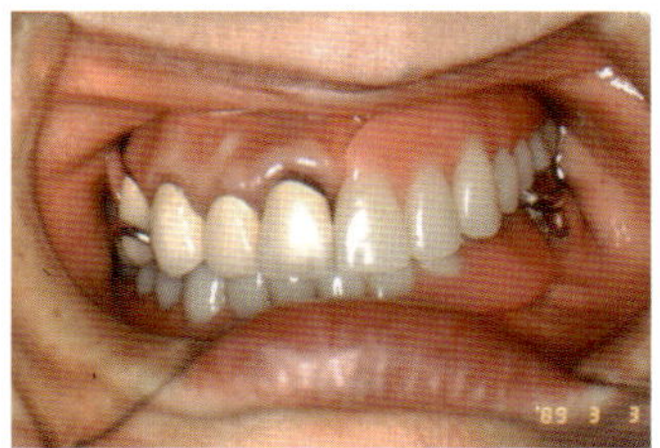
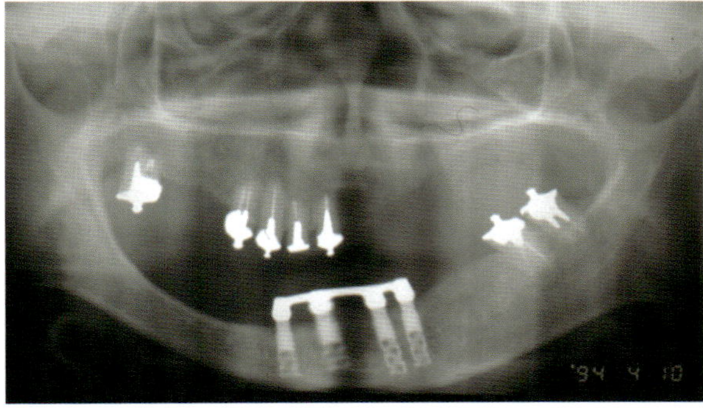
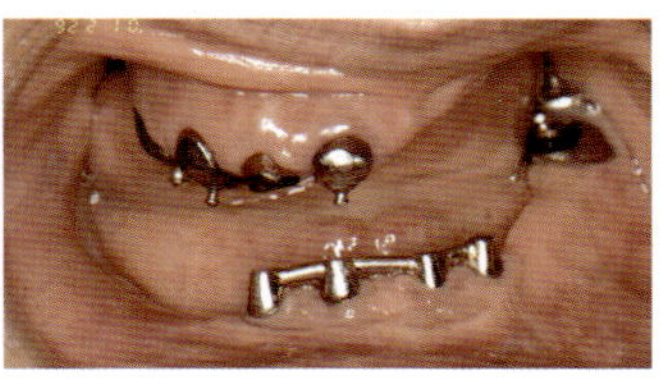
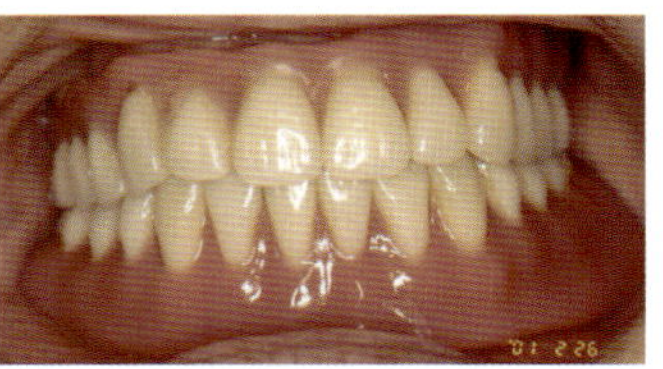

図 18　67 歳女性．7 歯残存．すれ違い咬合傾向
上：1987 年，初診時．下：1998 年，11 年経過．患者の咀嚼機能は良好である

Step up のためのワンポイント 4

10 歯前後欠損症例

すれ違い咬合が欠損歯列のエンドポイントとすると，そこに至る手前での対応が重要になります．**図 A** は，2008 年に 72 歳で 11 歯欠損の状態で来院されました．上顎右側が長い遊離端欠損，下顎左側も遊離端欠損で，すれ違い咬合の一歩手前です．「噛めるようになりたい．義歯がとても不安定で嫌だ」とのことで，72 歳とはいってもとてもお元気な方でしたので，インプラントで対応し，15 年が経過した 2023 年時点で 87 歳になられます．コロナで来院が途絶えがちになるものの，現在もメインテナンスに来院されています．2019 年頃，|5 と 6| の近心根を歯根破折で失いましたが，その後は安定して 15 年で喪失歯 1.5 本という経過でした．

10 歯前後欠損の状態は，その後の患者さんの QOL のターニングポイントになることが多いと感じています．QOL の向上につながる場合がある一方，ひとつ間違えると，特にインプラントで加圧因子を増す結果になってしまうと，さらに厄介な状態になってくるという，まさに欠損歯列の岐路にあると考えています（**図 B**）．

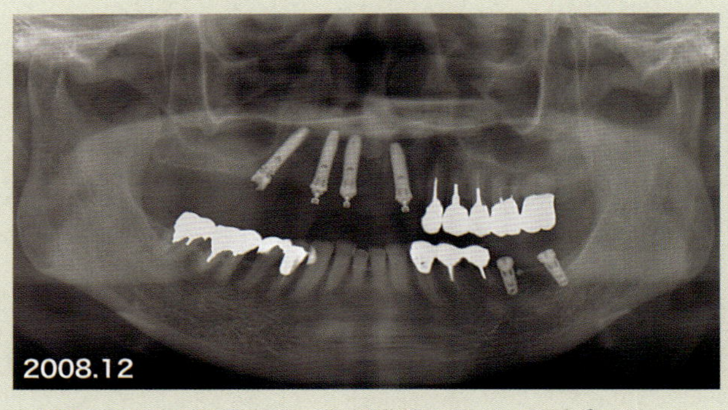

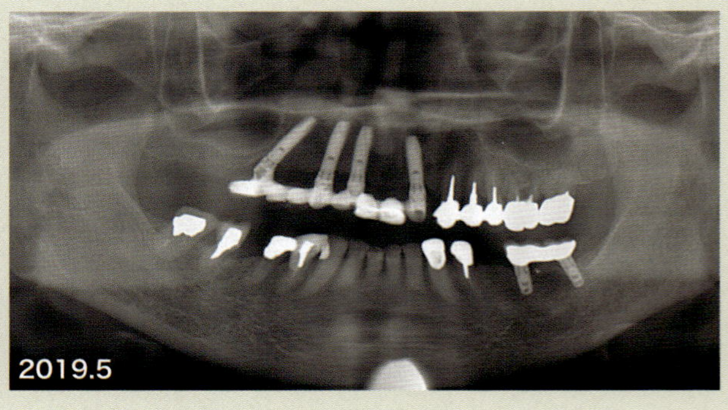

図 A　10 歯前後欠損は，欠損進行のターニングポイント
左：2008 年 12 月．上下顎インプラント埋入後の免荷期間の状態
右：2019 年 5 月．6| 近心根と |5 を歯根破折で失ったが，咀嚼機能に問題はない

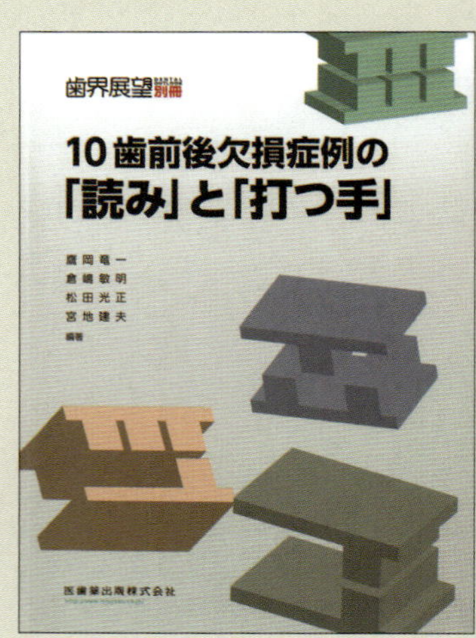

図 B　歯界展望別冊（2013 年）[3]
『10 歯前後欠損症例の「読み」と「打つ手」』
「10 歯前後欠損」の概念が多くの症例報告とあわせてまとめられている．図 A の症例の途中経過も収載されている

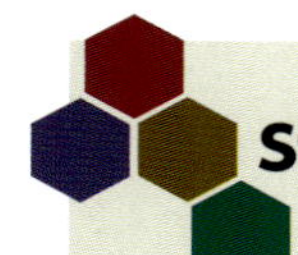

Step up のためのワンポイント 5

咬合三角にみるインプラント応用の傾向

宮地の咬合三角上に，当院の 10 年以上の経過のあるインプラント症例を当てはめて，その傾向を示します（**図 A**）.

第Ⅰエリアから第Ⅱ，第Ⅲエリアにかけてだんだんと咬合支持が不安定になるにつれインプラントの本数が増えていきます．一方，第Ⅲエリア下部から第Ⅳエリアにかけては，固定性の補綴ではなく，本書のテーマである IOD/IARPD の登場場面が多くなってくることから，インプラントの本数は少なくなっています．注意が必要なのは，第Ⅱエリアでインプラントの本数が多い症例での経過対応（10 ～ 20 年）で，失活歯が多い場合，歯根破折でさらなる欠損拡大に遭遇した症例があります．失活歯が多い症例では，経過対応を行うなかでインプラントの本数が増える可能性を，初診の段階で患者に説明しておくとトラブル回避できるでしょう．

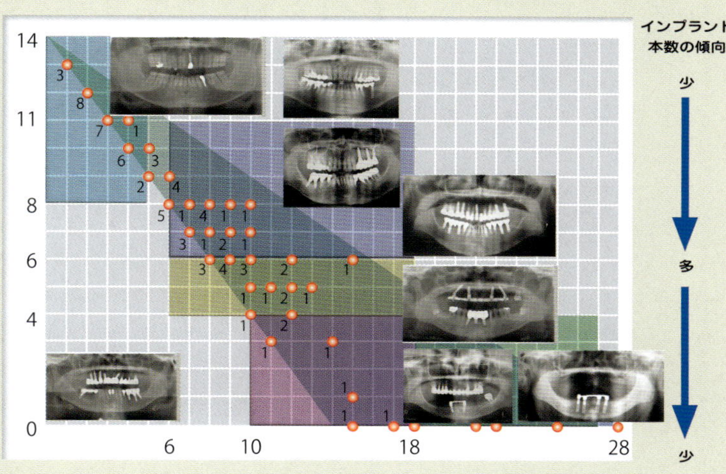

図 A 宮地の咬合三角上に，当院におけるインプラント治療初期 10 年間のインプラント応用症例数をプロット（1987 ～ 1997 年）．

第Ⅰ，第Ⅱエリア上部が多く少数本のインプラントの使用である反面，第Ⅲエリアではインプラント使用症例は少なく，パーシャルデンチャーで対応している（数字は症例数）

では，義歯とインプラントのそれぞれで対応した症例はどのように推移するでしょうか．**図 B，C** に，装着後 5 年以内に抜歯を経験した症例の咬合三角上の変化を調べました．インプラントでの対応のほうが，抜歯となった場合でも欠損歯列の進行は防げている可能性があります．

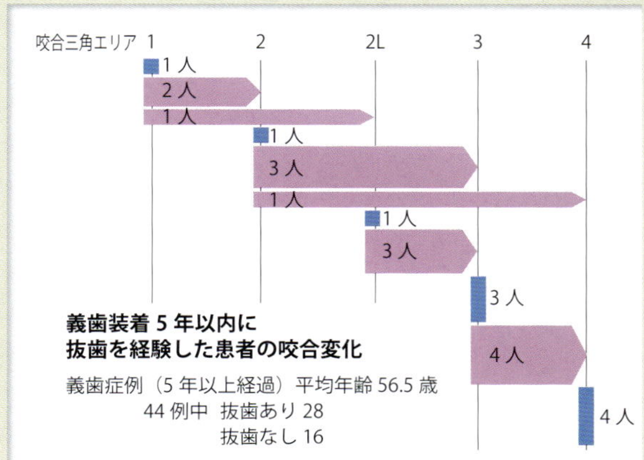

図 B 義歯装着後に抜歯を行った症例の咬合三角上の推移．残根や動揺歯といった抜歯前提の歯も含まれ，義歯に増歯修理が可能なため抜歯数が多くなったと思われる

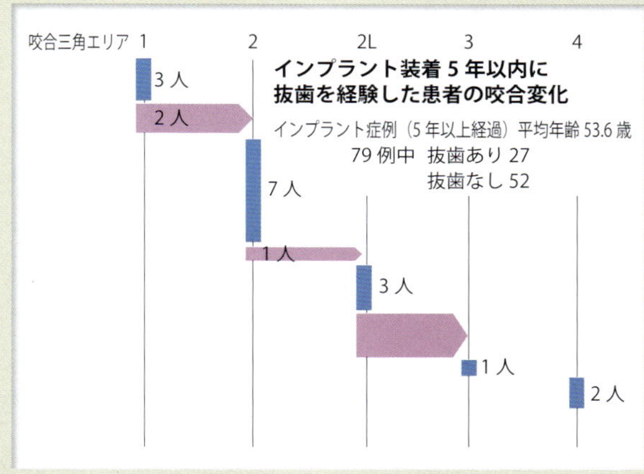

図 C インプラント装着後に抜歯を行った症例の咬合三角上の推移

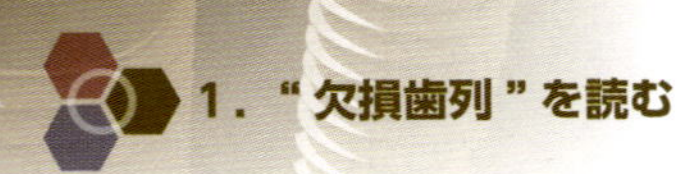

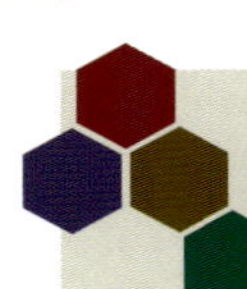

Step up のためのワンポイント 6

歯科医院単位でみた，患者さんの欠損歯列の傾向

図 A は，私が開業して 10 年目に，ある 2 カ月のレセプトから，患者さんの欠損歯列の傾向を調査し，宮地の咬合三角に当てはめてみました．

歯科医師の年齢が若いと，やはり若い患者さんが多くなるのでしょうか．1997 年当時は第Ⅰエリアが 70%．第Ⅲエリアの難症例のケースは 7%しかいませんでした．しかしこの 7%の患者さんは，義歯のトラブルも多く，頻繁に来院されるので，皆さんとても印象深い方が多くなります．

一方，**図 B** は，2024 年 8 月時点での，同様の調査結果です．開業場所が変わったり，また歯科医師も私だけではなく複数で診療を行っているなど，1997 年当時と単純に比較することはできませんが，医院全体としての傾向はほとんど変化がない状況にあります．難症例の第Ⅲエリアの割合も少ないわけですが，難症例として印象に残る患者さんたちであることも事実です．さらに，私の担当患者に絞ると，長く関わっている方が多くなっていますので，進行した欠損歯列の患者さんが多い感触があります．

第Ⅰエリア	71.0%
第Ⅱエリア上部	10.1%
第Ⅱエリア下部	5.9%
第Ⅲエリア	7.1%
第Ⅳエリア	5.9%

図 A　1997 年時点での当院初診患者の欠損歯列の状況（総数 460 人）

第Ⅰエリア	74.44%
第Ⅱエリア上部	12.97%
第Ⅱエリア下部	4.45%
第Ⅲエリア	5.03%
第Ⅳエリア	3.10%

図 B　2024 年 8 月現在での当院患者の欠損歯列の状況（総数 1,033 人）

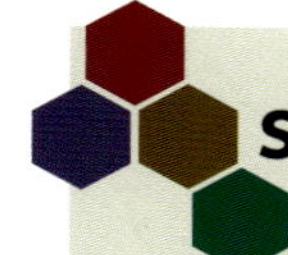

Step up のためのワンポイント 7

時間軸での診断――「歯の生涯図」

宮地の咬合三角は歯数や咬合支持がどのように推移していくのかを探るために提案されました．欠損歯列のスクリーニングとしてとても便利な指標ですが，一つ足りないものがあり，それが時間軸でした．宮地先生は自身のクリニックの 2,000 症例を超えるデータと，厚生労働省による歯科疾患実態調査から，年齢による平均残存歯数と平均咬合指数を算出した「歯の生涯図」を作成しました（**図 A**）．

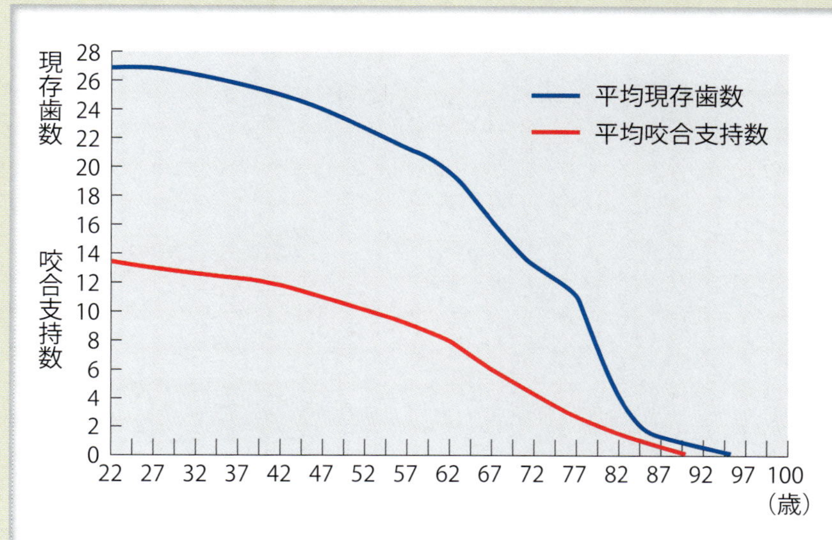

図 A　歯の生涯図
宮地先生が，自院の 2,000 超の症例をもとに，歯科疾患実態調査およびスタディグループ KDM（熊本デンティストミーティング）での臨床統計データでの検証を経て作成

図 B は，57 歳時に初診で来院された患者さんの 20 年経過のプロットです．

「現状は平均値以下なんですよ」「しっかり噛めるようにして，メインテナンスをしっかりしましょう．これ以上歯を失いたくないですよね」という説明がビジュアル的にできるわけです．また，メインテナンス時には「平均値を超えましたよ．よかったですね」「さらに頑張りましょう」などと，患者さんのモチベーションの維持にも活用できます．

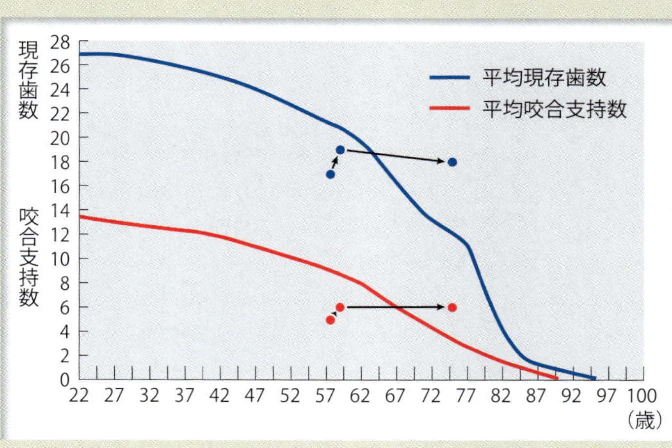

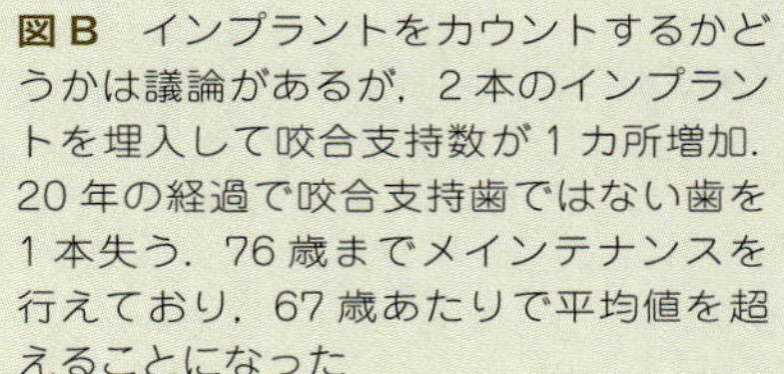

図 B　インプラントをカウントするかどうかは議論があるが，2 本のインプラントを埋入して咬合支持数が 1 カ所増加．20 年の経過で咬合支持歯ではない歯を 1 本失う．76 歳までメインテナンスを行えており，67 歳あたりで平均値を超えることになった

Step up のためのワンポイント 8

慢性疾患としての病態診断

宮地先生は欠損歯列は慢性疾患であると述べています．そして，その病態の診断には「レベル・パターン・スピード」の 3 つの視点が重要であると強調されています（**図 A**）．詳細は，宮地建夫著『症例でみる欠損歯列・欠損補綴』[4] をぜひ参照してください．

「レベル」は欠損歯列の悪化度を示し，咬合三角に現状を当てはめて診断します．

「パターン」は，病気として捉えたときの病型にあたるもので，上下の歯の数のバランスの良否を，カマーの分類に当てはめて把握していきます．

「スピード」は，急激に進行しているのか，穏やかな進行の中にあるのかを見ていきます．宮地先生は「将来のリスク」とも表現されます．年齢と歯数によって未来予測を行うことになります．

レベル	悪化度	咬合三角　パーセンタイル　その他
パターン	病型	上・下歯数バランス　カマーの分類
スピード	リスク	年齢と歯数　未来予測　歯の生涯図

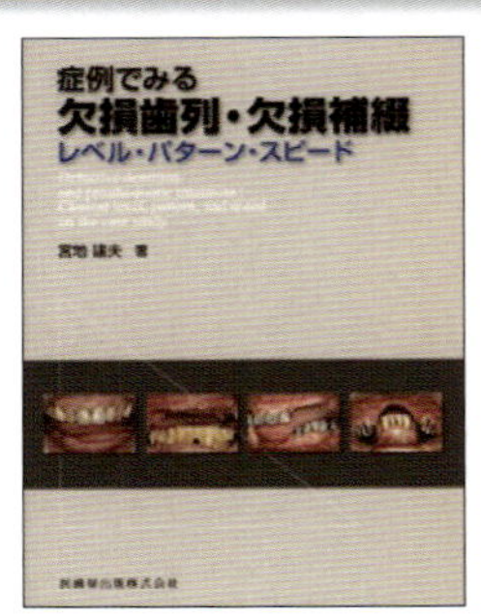

図 A　宮地による「レベル・パターン・スピード」

一方，黒田昌彦先生は咬合支持の有無と咬合位の崩壊過程から症例を区分して処置方針を決定していく方法を提示しました（**図 B**）．欠損状態と咬合関係の条件を重ね合わせた症例の把握と，大まかな処置方針や対応の難易度の把握に役立ちます．こちらの詳細は，黒田昌彦著『コーヌスクローネ』[5] をぜひ手に取って下さい．

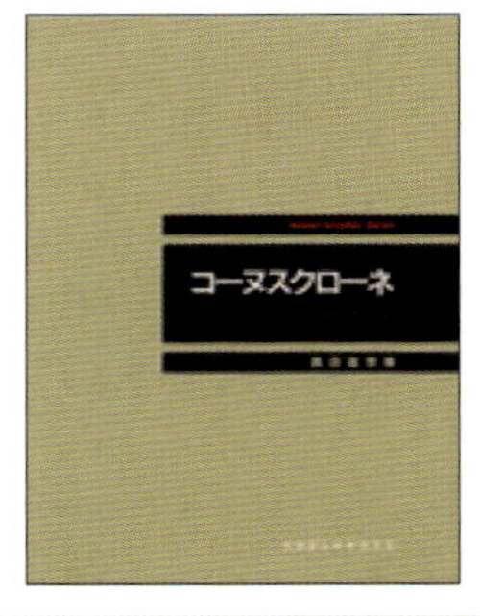

咬合支持（Vertical stop）		咬合位の崩壊過程からみた位置づけ	処置方針
あり	咬頭嵌合位安定	咬合位安定群	ブリッジ 可撤性ブリッジ
	咬頭嵌合位不安定	診断重要期群	可撤性ブリッジ 多レスト P.D. One-unit P.D.
なし	残存歯が多い	なしくずし型咬合位崩壊群	
	残存歯が少ない	少数歯安定群	オーバーデンチャー
	残存歯なし	（無歯顎）	（総義歯）

図 B　黒田による，咬合支持の有無による欠損歯列の病態診断

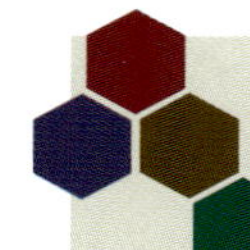

Step up のためのワンポイント 9

金属アレルギー　――長期経過と患者さんの全身状態の変化

インプラント手術を行う際には，血圧，口腔内細菌の状態，さらに金属アレルギーの有無や HbA1c のコントロール状況，PT-INR の把握など，全身的な状態のチェックが必要です．

図 A の患者さんは，1992 年に最初のインプラント治療を 1| 部に行い，その後，歯根破折により追加のインプラント治療も行いながら，21 年が経過しています．そして 21 年経過後の 2013 年に，上顎左側のブリッジが二次カリエスで脱落したため，欠損部にインプラントを埋入することになりました．

手術が終わって翌日です．「先生，手がこんなになっちゃったよ」と来院されました．チタンアレルギーの可能性が考えられます．最初のインプラント治療時の検査や，その後の治療経過の中でもアレルギー反応は一切ありませんでしたので，ドキッとしました．

皮膚科に行ってもらい，汗疱状湿疹（天疱瘡）という診断で，1 週間後に治りました．今回はチタンアレルギーの可能性は低かったわけですが，アレルギーというのは，体が許容しているときには発現していないだけで，それまで問題がなかったからと言って安心していてはいけないものであることを知った経験です．チタンアレルギーの頻度は少ないと思いますが，全身状態との関わりには常に注意が必要です．

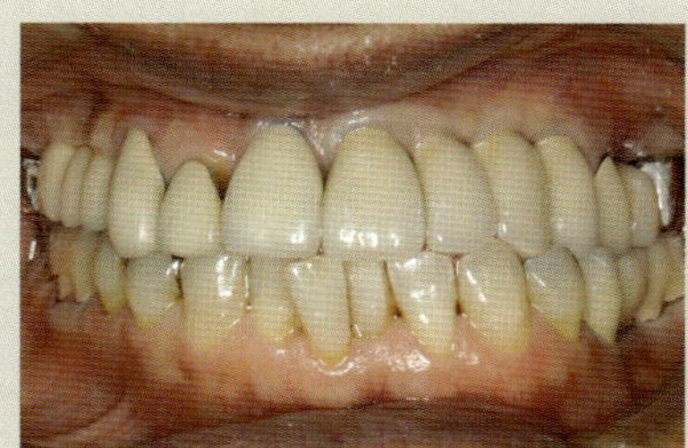

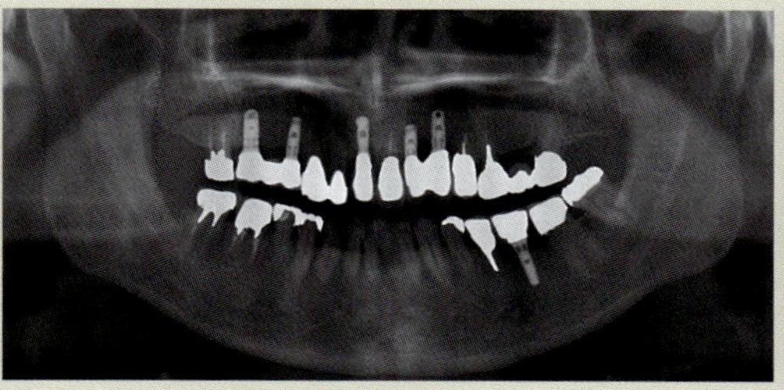

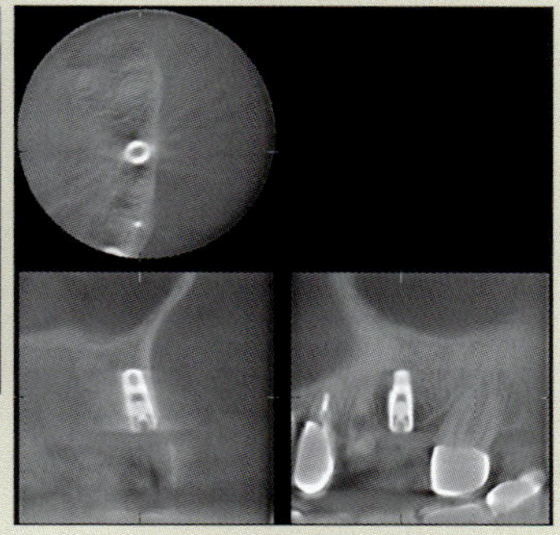

2013 年 6 月．最初のインプラント治療の 21 年経過後に上顎左側ブリッジの脱落．|6 部にインプラントを埋入した．|5 は保存予定である．埋入後の CBCT 画像を示す

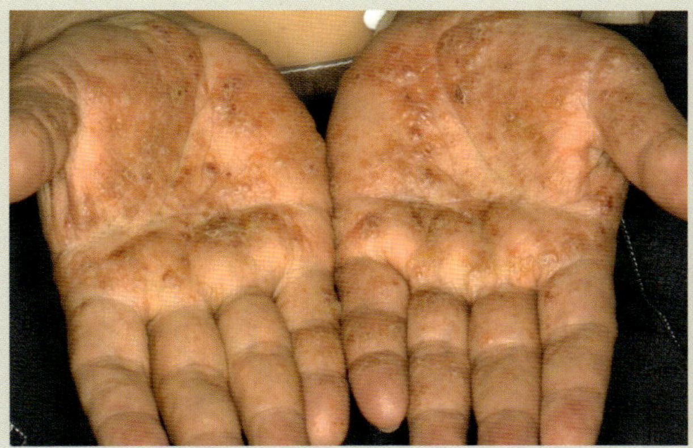

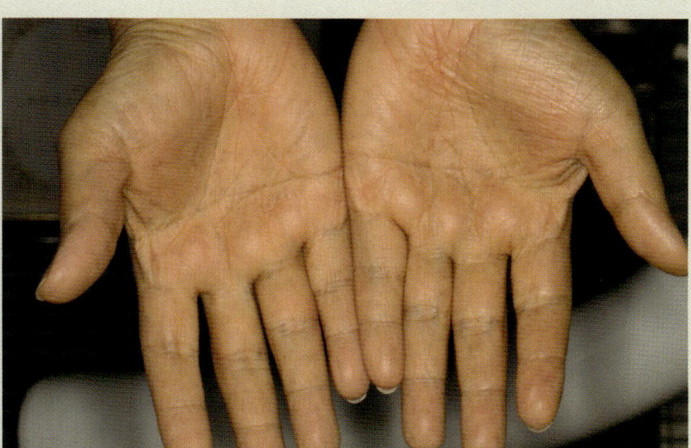

インプラント手術の翌日に汗疱状湿疹を発症．1 週間後に症状は治まった

図 A　1992 年 3 月初診の 41 歳男性．同時期に最初のインプラント治療（ 1| 部）を行う．アレルギー所見はなし

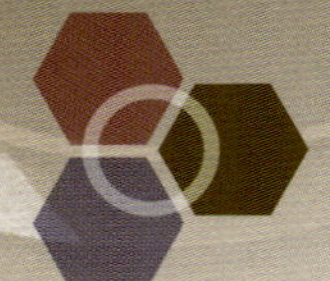

2．“欠損補綴”のキーワード

①受圧・加圧

欠損歯列の診断を経て，欠損補綴の難易度を把握していきます．いくつかのキーワードで考えていきたいと思います．

まず最初に取り上げるのは「加圧」と「受圧」です．加圧とは加圧要素（加圧因子）のことで，受圧とは受圧要素（受圧条件）を表します．この受圧条件・加圧因子は欠損歯列の診断において取り扱う場合がありますが，筆者は補綴装置を口腔内に装着したときに発生する現象・問題点なので，欠損補綴のキーワードとして取り上げます（**図1，2**）．

【加圧因子】

図1のAの歯列では，下顎の 7654｜4567 遊離端欠損にパーシャルデンチャーを装着した時に，上顎の 7654｜4567 が下顎の義歯をどんどん押し込んで（加圧して）いきます．この場合の上顎の歯が加圧因子となります．また，上顎前歯部の 21｜12 欠損は前方遊離端欠損と考えられ，その部位に補綴装置を装着した場合，それに対向する下顎前歯 21｜12 も加圧因子となります．

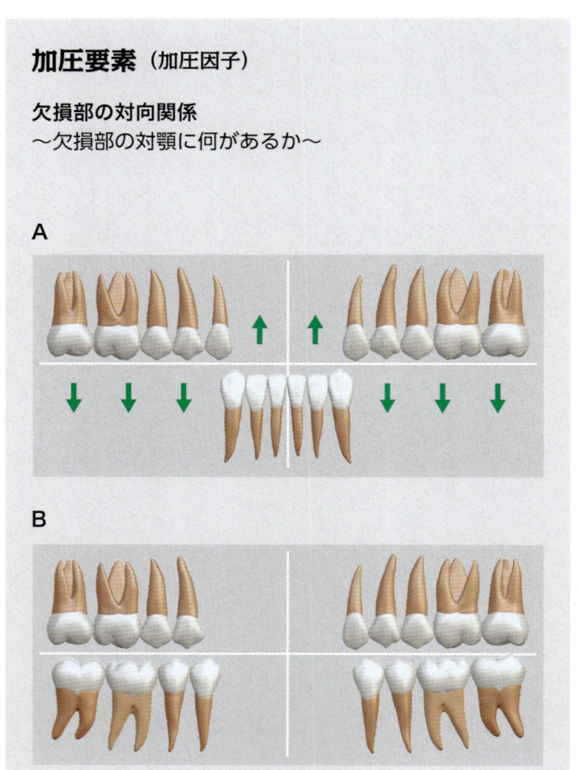

図1　加圧因子（加圧要素）
16歯残存，12歯欠損で歯列内配置の異なったA・Bの欠損状態を比較する．欠損部に補綴装置を装着した際，Aの歯列では，➡部が対顎の補綴装置に対する加圧因子となる．Bの歯列では加圧因子は存在しない

つまり，遊離端欠損部に補綴装置を装着した場合に，その補綴装置を加圧して沈下させ下顎位の安定に悪影響を与えるような，対顎に存在する歯が「加圧因子」となります．インプラント臨床では，インプラントが加圧因子となる状況は特に注意が必要です

図１のＢの歯列では，すべての残存歯が咬合接触していて，咬合支持が８カ所あり下顎位は安定し，欠損部に装着された補綴装置に対する加圧因子はゼロとなります．このような場合，補綴装置の強度はほどほどでよいと考えることもできます．

なお加圧因子とは，あくまで対顎との関係性の概念になりますので，Ａの歯列で下顎に補綴装置（パーシャルデンチャー）を使用しなければ，上顎の歯は加圧因子とはなりません．

【受圧条件】

図２のＡは，上顎に ７３｜３７ の４本の歯が残っています．このように歯列アーチの四隅に歯があると，テーブルの脚が４本あるように，安定した義歯のサポート（支持）が得られます．この場合の受圧条件は良好と捉えます．しっかりしたレストを付与してサポート（支持）を重視することで，予後の良い義歯を製作できると考えます．

ところが，同じ４本の残存でも，Ｂのように，長い遊離端欠損を抱えるシチュエーションでは，義歯の安定は困難となります．どれだけクラスプをたくさんつけていてもなかなか難しいことは先生方も経験されていると思います．このような場合の受圧条件は不良で，●の２カ所にインプラントを埋入して受圧条件を改善することで，義歯の安定につなげるという発想になっていきます．また，フルクラムラインを結んだ線で構成される台形面積が大きいほど，受圧条件は良好で，補綴装置は安定します（72 頁「支台装置」参照）．

加圧因子は，上下顎の対向関係を観察しているのに対して，受圧条件は片顎単位での歯の歯列内配置を観察しています．

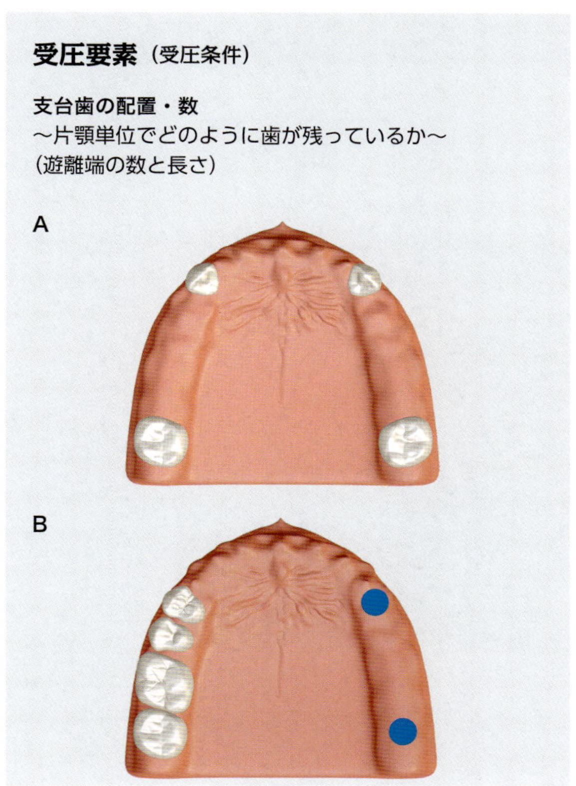

図２　受圧条件（受圧要素）
同じ４歯残存でも，Ａの歯列では補綴装置のサポート（支持）は安定する．一方Ｂの歯列では受圧条件の改善が必要となる（●部へのインプラント埋入または自家歯牙移植など）

【加圧要素の考慮】

症例 1 はブリッジが頻繁に外れるとのことで来院された，45 歳の男性です．1| はセメントのウォッシュアウトが認められ，臨床的動揺度は 3 度．その他の歯もメタルコアごと脱離し歯根破折を起こしていました．下顎は両側遊離端欠損で 10 数年前に義歯を製作したものの，下顎舌側のリンガルバー等の違和感が強くて使っていないとのことでした．上顎のロングスパンのブリッジと下顎前歯部のみで噛んでいることになります．

下顎に義歯を製作して臼歯部の咬合支持を獲得することが求められますが，左右側とも上顎の歯が加圧因子となります．義歯を使用していなかったことによるのか，下顎の顎堤吸収がほとんどない状況であったため，インプラントを埋入して臼歯部咬合支持を獲得する治療計画を考えました．上顎はテンポラリーパーシャルデンチャーとして経過観察を行うことにしました．

10 年経過前後に一度，上顎義歯が壊れて 2 つめの義歯となっていますが，20 年経過した時点で，インプラント，残存歯ともに問題は生じていません．臼歯部での咬合支持を獲得し加圧因子を相殺するようにインプラントが機能していると考えています．

症例 1　2000 年 4 月．45 歳，男性

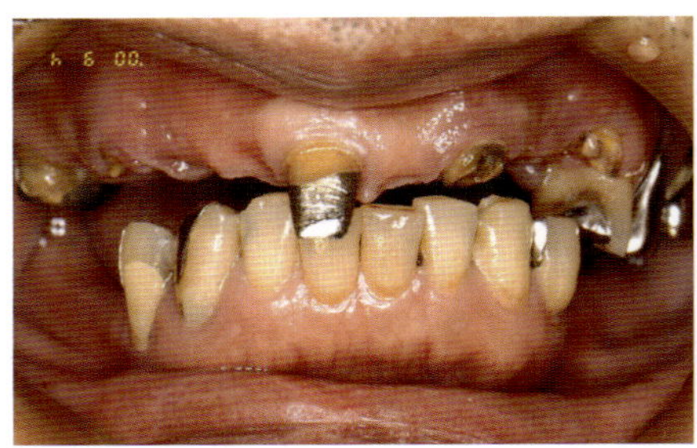

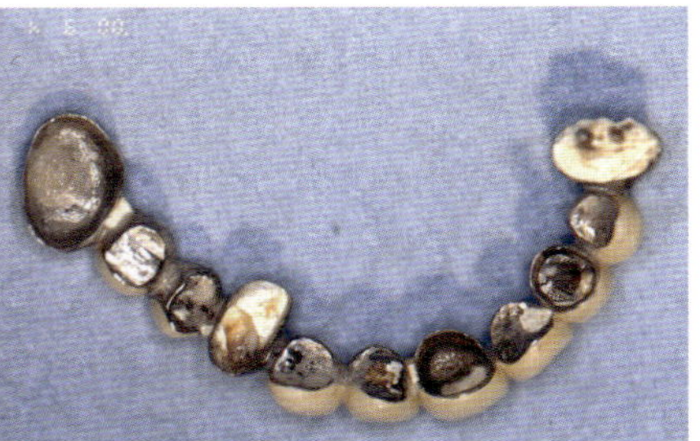

1-1　ブリッジ脱離で来院．すでに何回も脱離して他院で再装着を繰り返していた．7 1| はセメントのウォッシュアウト．4 | 2 4 は歯根破折しメタルコアごと脱離していた．1| は臨床的動揺度 3 度の状態であった．またすぐに脱離することを説明のうえ再合着したが，1 週間後に脱離で来院した

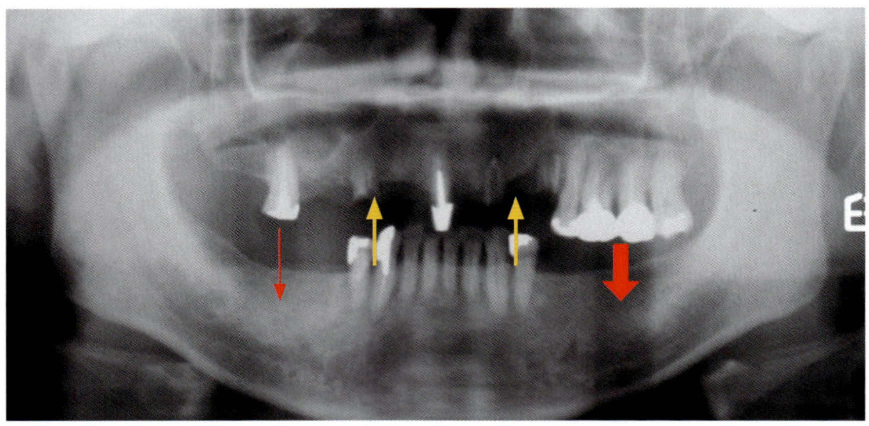

1-2　初診時のパノラマ X 線写真．1| は太いメタルコアが装着されており，4 | 2 4 は歯根破折していた．下顎両側遊離端欠損部の顎堤は骨吸収がほとんどない状態であった．

上顎ブリッジを脱離させた下顎前歯部が加圧因子となるほか，下顎遊離端欠損に補綴装置を装着すると，上顎左側臼歯部が大きな加圧因子に，上顎右側臼歯部が小さな加圧因子となると考えた

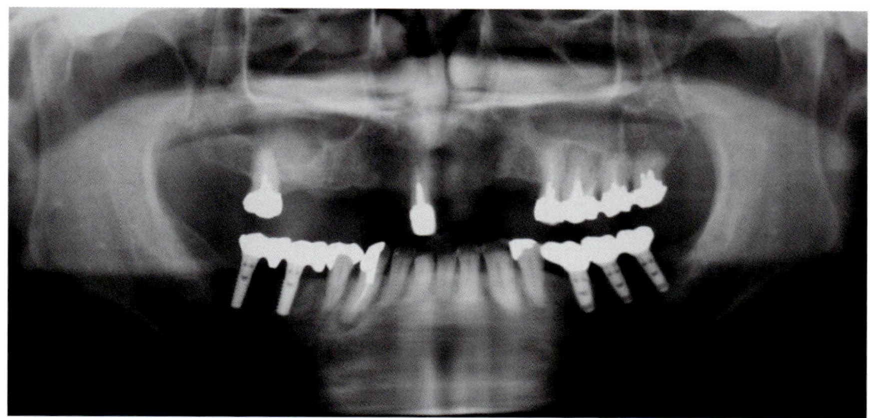

1-3　下顎にテンポラリーデンチャーを装着したが，やはり違和感で使用できなかった．そこで，患者と治療方針を相談し，パーシャルデンチャーではなくインプラント治療を行うことになった．上顎はテンポラリーデンチャーを装着すると違和感なく使用できたため義歯治療を計画した．上顎左側の挺出した |5 6 7 8 を再補綴してクラウン装着することでレベリングを行い，同時に 7| もレベリングを行った．クラウンにはガイドプレーン，ボックス形態のレスト座，双子鉤レストのための深いグループを付与した．

1| は動揺度３度であったが臼歯部咬合支持獲得後の前歯部負担軽減の評価のために保存した．はじめに上顎左側の大きな加圧因子に対抗するインプラント３本を下顎左側に埋入して咬合支持を獲得した．

１年後，上顎右側の小さな加圧因子に対して咬合支持獲得のために下顎右側にインプラント２本で治療を行った

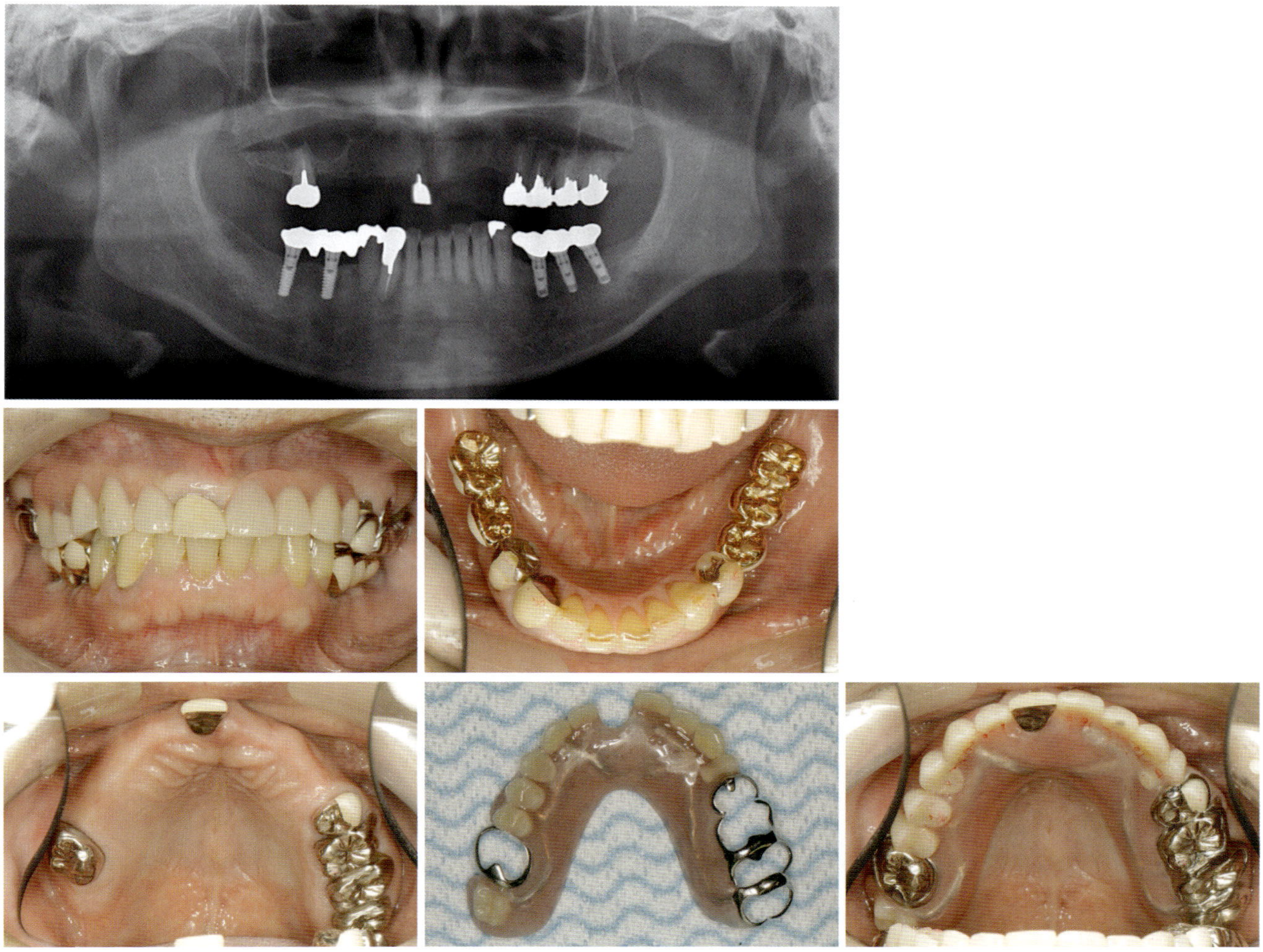

1-4　2020 年６月，術後 20 年経過した状態．臼歯部咬合支持獲得の評価基準として保存した 1| は臨床的動揺度１度まで改善した．インプラント頚部の骨吸収もほとんどなく，残存歯にも問題なく経過している．患者はほぼ３カ月に一度のメインテナンスに来院している．２代目の上顎義歯は 10 年経過しているが，強度確保のため補強装置を設計しているので破折もなく経過している．2024 年６月時点でも大きな変化はなく，良好に経過している

【受圧条件を整える】

症例 2 は，受圧条件の改善にインプラントを応用した症例です．他院で数年前に 63|3 支台のコーヌスデンチャーを装着され，2000 年 3 月に 7654| 欠損へのインプラント治療のため当院を紹介され来院されました．経過のなかで |3 の動揺が増加してきたため，上顎左側の長い遊離端欠損を解消することで受圧条件を改善しようと，2003 年に |7 部にインプラントを埋入しました．コーヌス支台と併用する形の IARPD としています．

18 年の経過のなかで，6|，|6，それから動揺が増してきていた |3 も歯根破折で失いました．上顎右側には 6| の喪失前に 7| 部にインプラントを埋入しています．上顎は 7|7 部に 2 本のインプラントとなり，当初の義歯を改造して使用し続けています．後方のインプラントと 3| の天然歯による安定した受圧条件のもと，良好な経過が得られていると考えています．

症例 2　2003 年 6 月．61 歳，女性

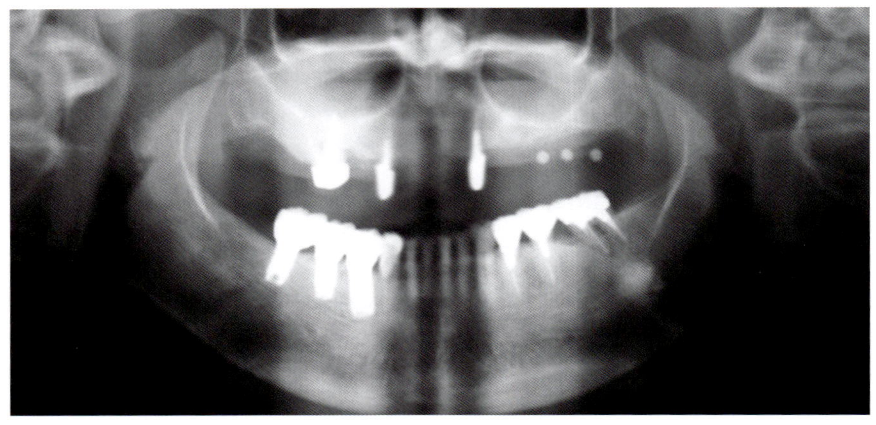

2-1　2000 年に，7654| 欠損部に対し，インプラントを 654| 部の 3 本埋入し，上部構造を装着した．上顎は 63|3 支台のコーヌスデンチャーがすでに装着されていた．約 3 年の経過観察を行ったが，|3 の動揺度の増加傾向を認めたため，受圧条件の改善のために上顎左側大臼歯部へのインプラント埋入を計画した．
当時，直径 2mm のセラミックホールを埋入候補部位に配置したテンプレートを装着して，パノラマ X 線撮影を行った．受圧条件改善のためには |6 部あたりが左右対称で理想的であるが，骨量の関係から上顎洞内に骨増生の必要のない |7 部にインプラント埋入を決定した

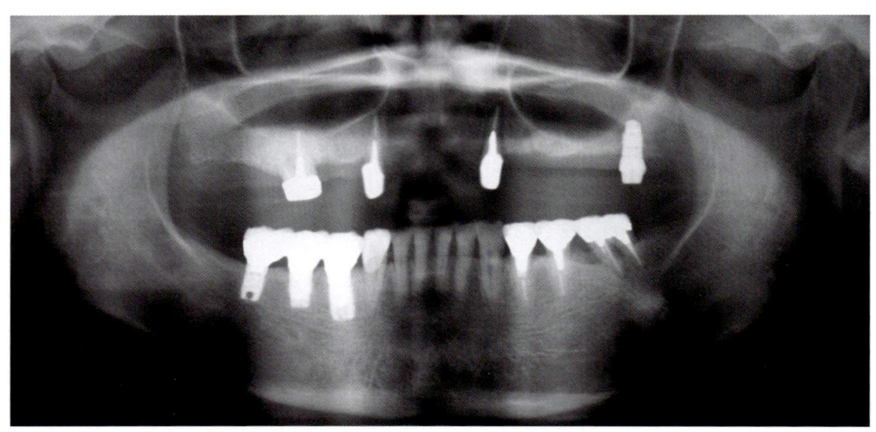

2-2　2003 年 10 月．|7 部インプラント埋入．インプラントは 2 回法として，約 4 カ月の免荷期間ののち二次手術を行い，アバットメントを装着した．その間，既存のコーヌスデンチャーは |7 部義歯床内をくり抜いて咬合圧を回避した状態で使用した．インプラントアバットメント装着後に 63|3 内冠を含めコーヌスデンチャーを新製した

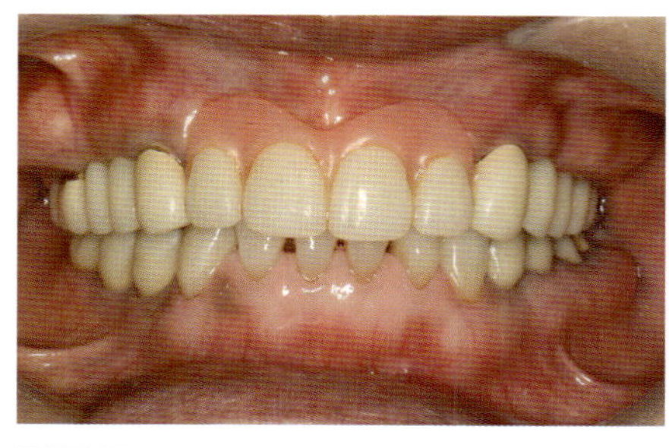
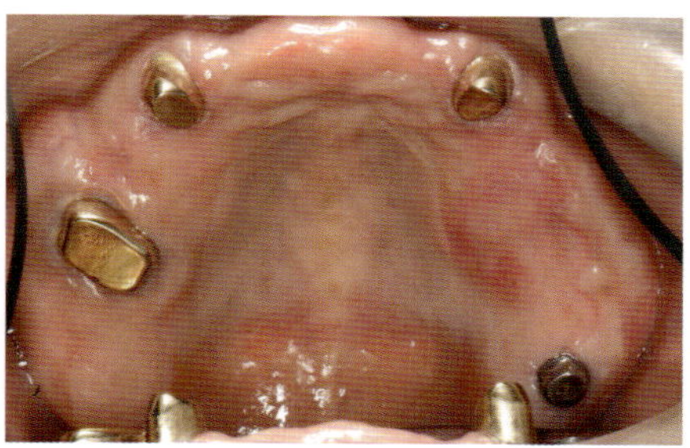
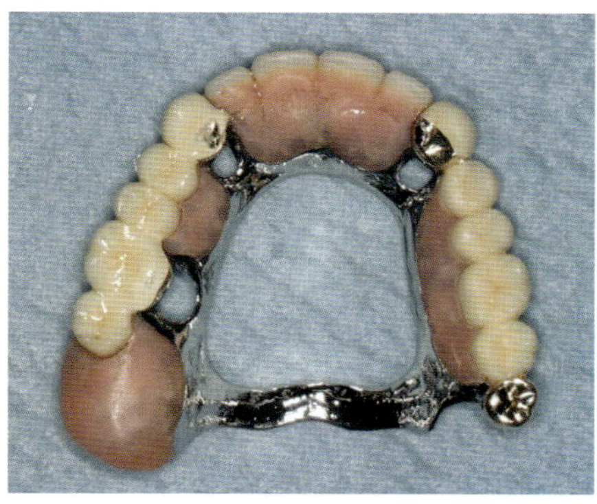
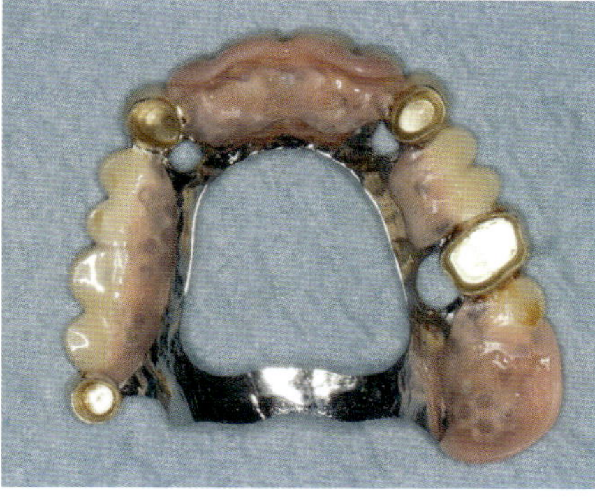

2-3　2003年10月．新製されたコーヌステンチャーと口腔内の状態．インプラント部はアバットメント天井のサポート（支持）と軸面のブレーシング（把持）機能をもたせてある．リテンションは付与しない．リテンションはコーヌス支台の63｜3で司る形態としている．患者は極度の義歯嫌いで，義歯床は可能な限り小さくして取り外しができるブリッジという説明を行い，納得して使用してもらっている．また特記事項として，患者はヘビースモーカーで喫煙の為害作用は十分に説明し，同意のうえ治療を行った

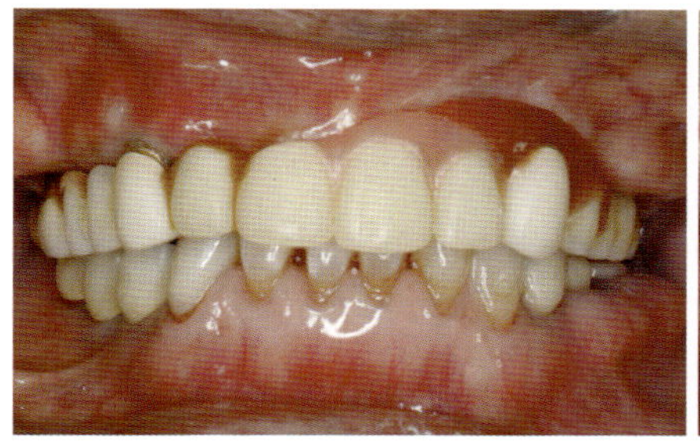
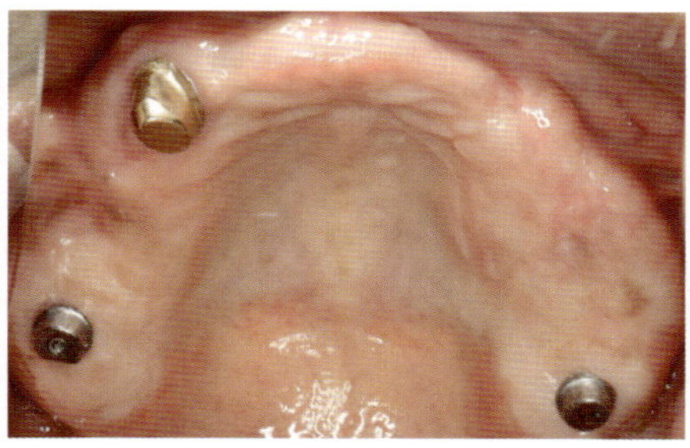
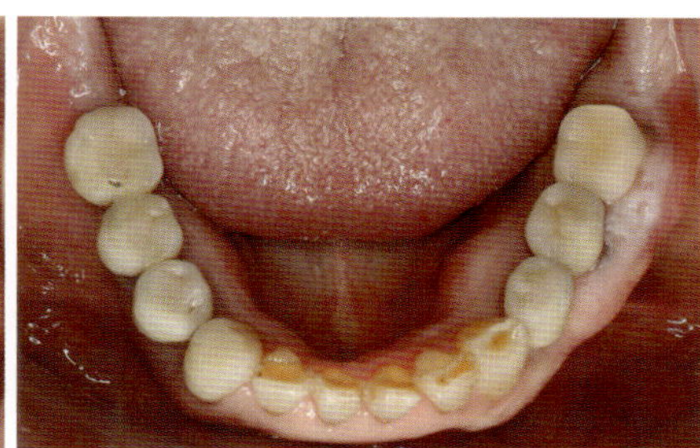
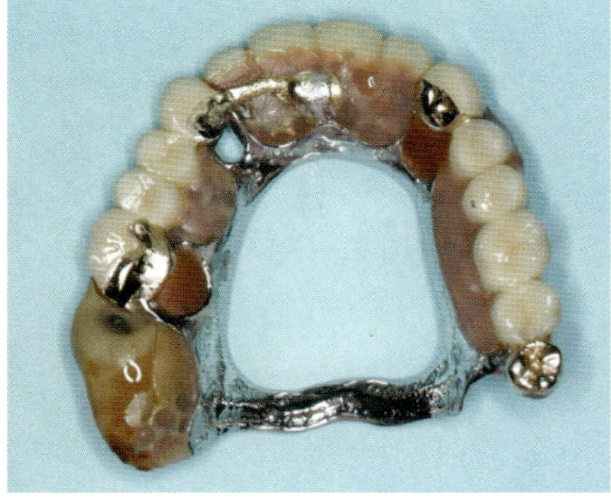
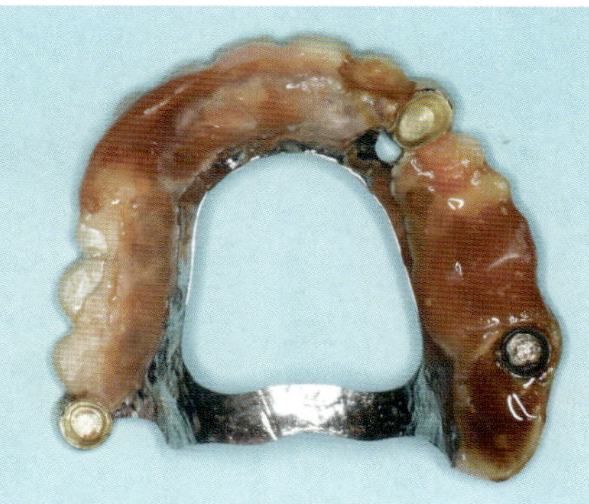
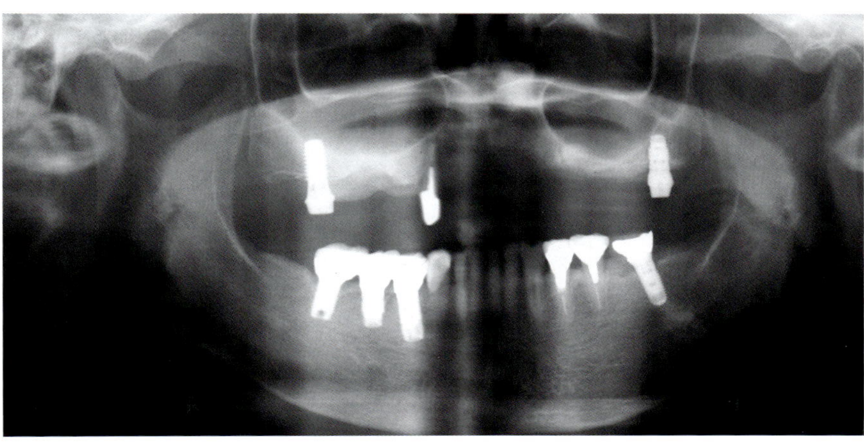

2-4　2023年7月．義歯装着後20年約20年の経過で|6，6｜3を喪失した．6|は二次カリエスで根分岐部から破折したが，抜歯前に7|部にインプラントを追加埋入してアバットメントに対応する支持・把持機能のキャップを製作し既存義歯に組み込んでいる．維持は3|のコーヌスで司っている．|3は動揺度の増加で喪失したが20年経過した2023年時点も上顎義歯は機能している．患者は断固として禁煙していない．義歯床の変色と義歯床下粘膜の貧血状態がタバコの為害性を示している

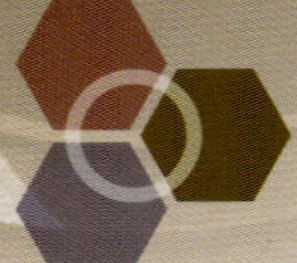

②犬歯

続いては，犬歯の存在の重要性を考えます．

症例 3 は初診時，マグネットを使用した，他院で製作されたパーシャルデンチャーが装着されていましたが，右側で噛むと義歯が外れてしまうという主訴でした．

3| を失っているため，欠損顎堤が V シェイプになっていて，唇側から顎堤が大きく吸収し骨頂部が内側に入ってしまっています．義歯の人工歯はリップサポートを必要としますから顎堤より外側に出ますので，人工歯と歯槽頂部に距離が生じ，水平的ディスクレパンシーが大きくなってしまいます．特にマグネットはリテンションの発現ストロークが短いので，義歯が回転沈下すると外れてしまうことになります．3| が加圧因子となり義歯の回転が起こりやすく，上顎歯列アーチの要のポジションにある犬歯を失うと難症例になってしまう理由がここにあるのです．犬歯はすべての歯のなかで最も歯根が長く，本来なら残存率の高い歯です．上下左右の 4 犬歯の存在は，欠損補綴を行ううえで重要です．

さらに，すれ違い傾向にある歯の喪失状況も，この症例では大きな問題となります．

症例3　2012 年 6 月．77 歳，女性

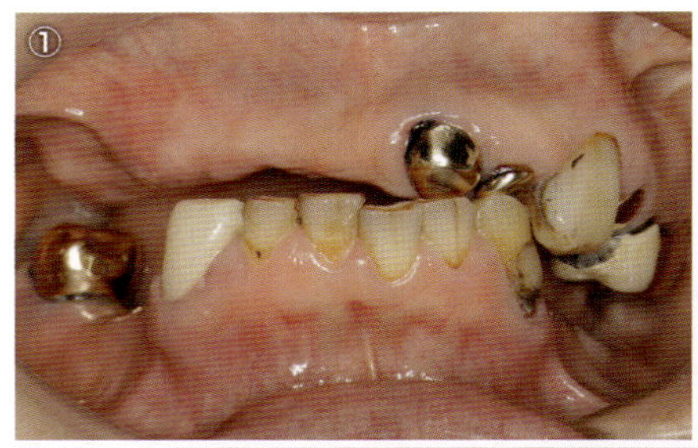
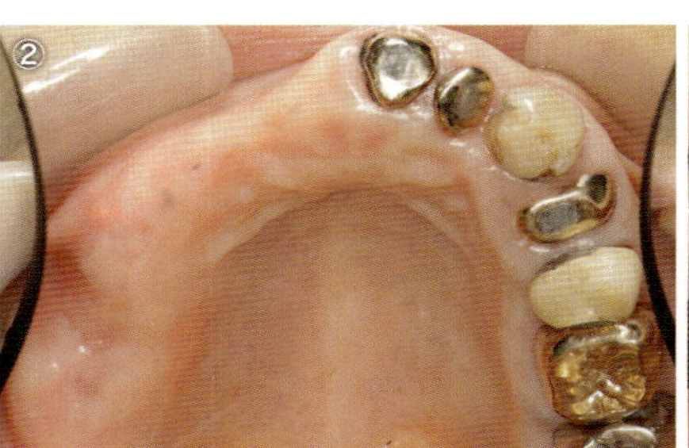
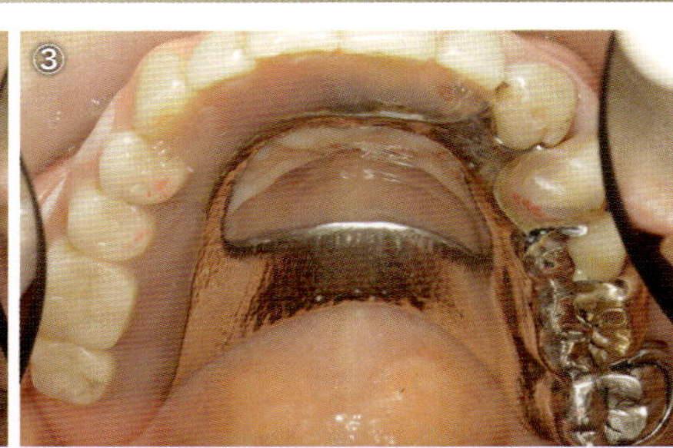
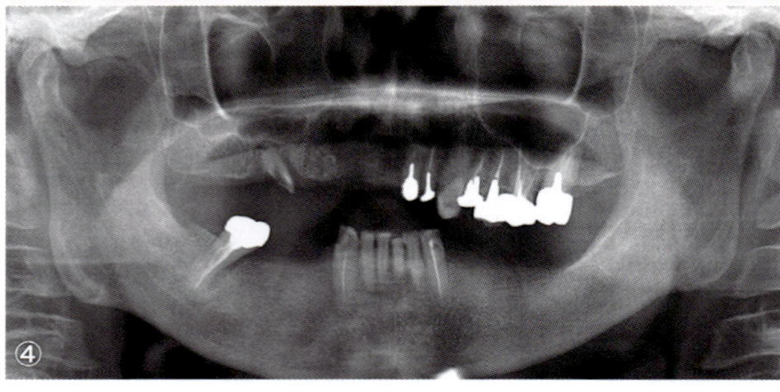
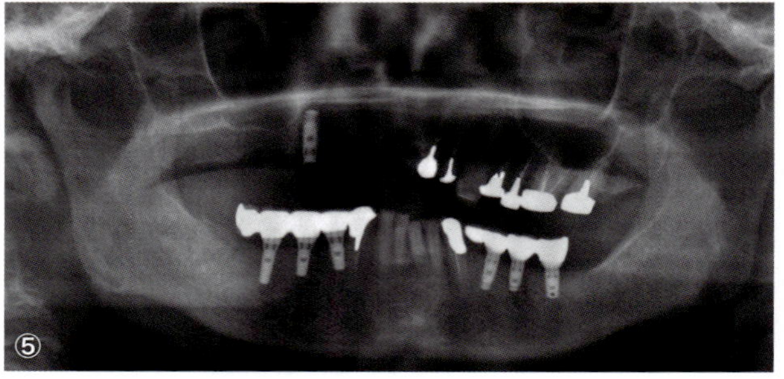

3-1　①〜④主訴は「上顎義歯が食事中に外れてしまう」とのこと．前医は |7 にレストなしエーカースクラスプ，|1 4 にマグネットコーピング，|2 にメタルコーピングの金属床義歯で治療していた．2013 年 12 月に，上顎は 5| 部にインプラントとロケーター，|5 6 7 は二重冠クラウンの IARPD で対応した．下顎はインプラントブリッジで対応して経過観察になった．⑤ 2024 年 3 月．11 年経過した．患者は腰が曲がってしまい，上手く撮影できなかったが，上下顎のインプラントならびに天然歯には特に問題は認められず，上顎義歯は安定している

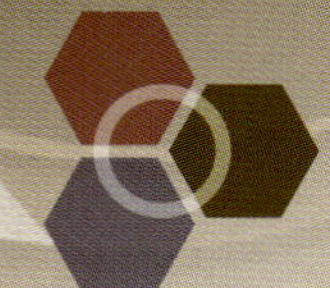

2. “欠損補綴”のキーワード

③顎堤条件

次は顎堤の条件で，これも義歯を製作していくうえで重要な要素です．

症例 4 で説明します．主訴は，上顎前歯部の義歯破折を何度も起こすことでした．下顎については，優形な顎堤ですので，一般的な設計のパーシャルデンチャーとし，大きなレストによる歯牙支持と，優型な顎堤の義歯床下粘膜による粘膜支持で安定を得ることは難しくないでしょう．ところが上顎は，先ほどと同様，3| の欠損によりVシェイプになりつつある状態です．さらに下顎前歯の突き上げでフラビー様を呈し，歯肉の被圧変位量が増えていることがわかります．頻繁に義歯の前歯部が折れるのはこのためです．

上顎は義歯の強度を確保するため，金属床をメタルバッキングとして下顎前歯切端が上顎金属床部分に咬み込むようにして，壊れない設計としています．また |3 は舌側にシングラムレストを設計し支持の強化を図っています．

症例4　2005年5月．68歳，男性

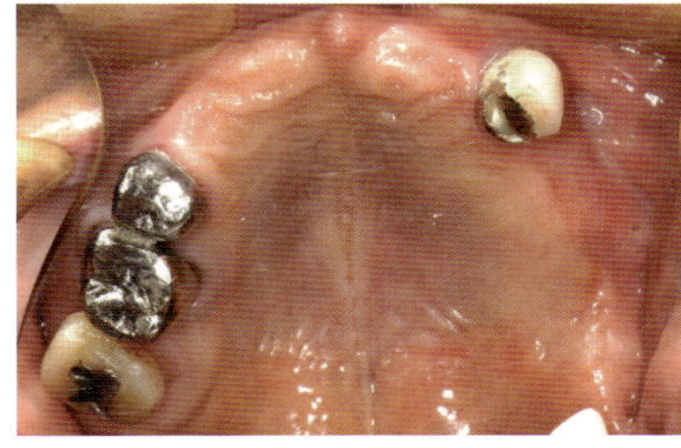
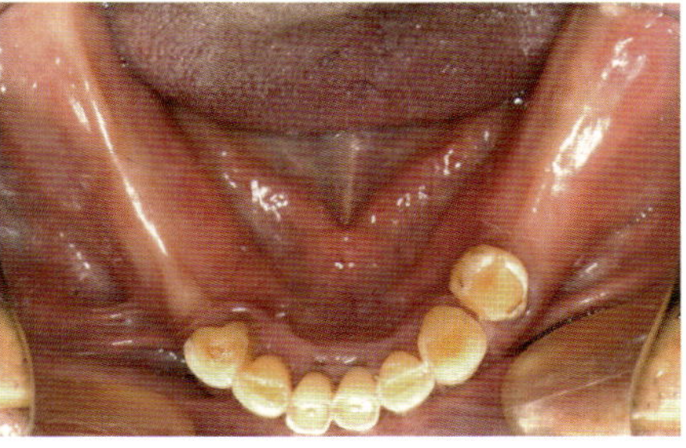

4-1　4321|124567 欠損で，主訴は「上顎義歯がよく割れる」とのこと．咬合支持は |3/|3 の1カ所のみで，下顎位も不安定であり，3| 欠損のため歯槽頂が内側に入った状態であった．|3 をクラウンにより小臼歯化して咬合支持の補強を図り，シングラムレストが機能する形態にした．下顎両側遊離端欠損部の顎堤は優形で粘膜負担能力は高い

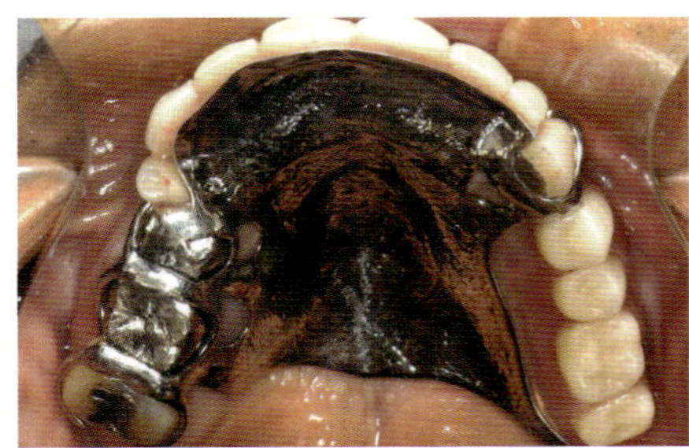
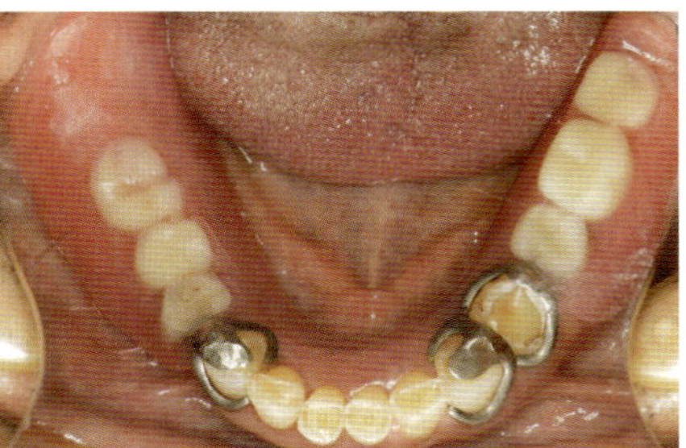

4-2　2020年9月．装着後15年が経過した．上顎前歯部の破折はない．下顎は |4 のレストが破折したが修理で対応している．76| の加圧因子を考慮して 7| は人工歯排列を行っていない

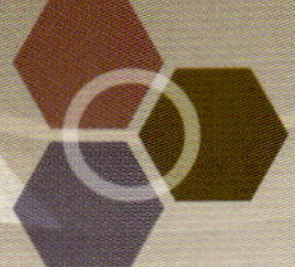

2. “欠損補綴”のキーワード

④剪断応力

次のポイントは，剪断応力という現象です．ブリッジの設計の際によく耳にする用語と思います．

症例 5 は，下顎右側ブリッジのポンティック部の破断で来院されました．ブリッジの対合の上顎右側には 7⏌ がなく 6⏌ がブリッジポンティック部の加圧因子となり，ブリッジを切り離すような力，つまり剪断力として働きます．7⏋ クラウンと 6⏋ ポンティック部の断面積が小さいことも一因となります．

この症例では剪断応力に対抗できるようインプラントを用いましたが，義歯であればレスト部や把柄（床内保持装置）への応力集中などに注意して設計する必要があるでしょう．

症例5　1992 年 4 月，52 歳，女性

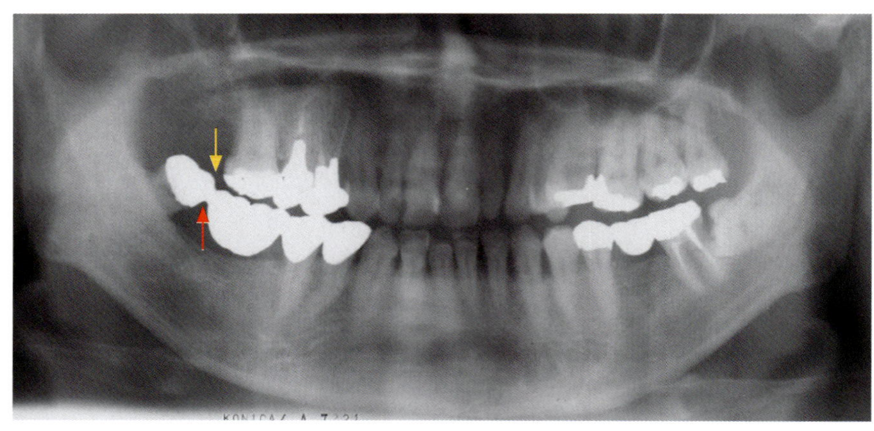

5-1　「右下のブリッジ部で噛めない」と来院．6⏋ ポンティック部遠心が破断していた．1992 年 9 月．インプラント上部構造を装着した．剪断応力はクラスプ支台装置の把柄（ラグ）部にも発生することがあり，強度を得る設計が必要となる

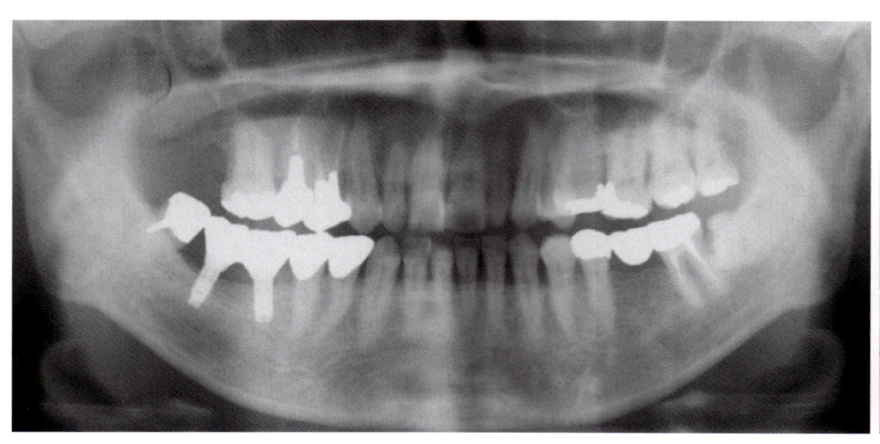

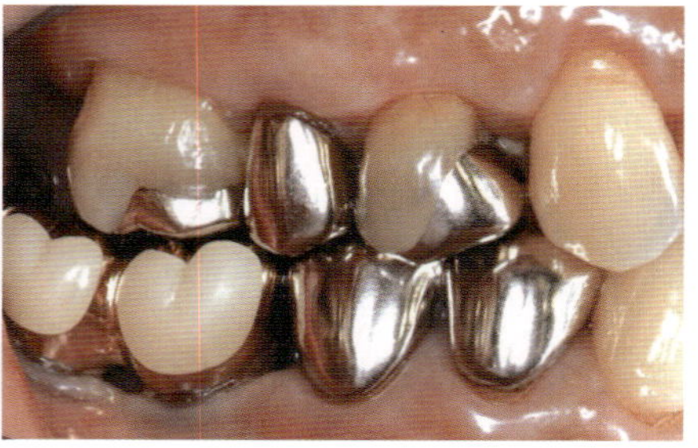

5-2　2010 年 11 月．18 年経過

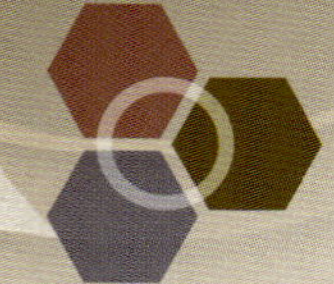

2. “欠損補綴”のキーワード

⑤個の多様性

最後に考えなければいけないのが「個の多様性」という，少々聞きなれない言葉かもしれません．

これまでに検討したキーワードは，口腔内視診，口腔内写真や模型，パノラマX線写真などの観察によって行う作業で，いわば「形態分析」といえるものでした．一方でこの「個の多様性」の検討は，欠損になった原因を考え，欠損補綴に求められる要素を考えていくという作業であり，時間をかけて患者さんの個性，ペリオ，カリエス等の疾病への抵抗力などを観察し，患者さんが求めている治療を理解し，患者さんとの関係を築き上げながら見極めていく作業であるといえます．

症例の抱えるカリエスのリスク，ペリオのリスクを知るには，初診時の問診で把握できることだけでなく，歯周基本治療の時間を利用して歯肉の反応や患者のブラッシングの改善，さらに糖尿病などの全身疾患があった場合，歯周基本治療と患者のブラッシングの向上でHbA1cの数値改善や歯周病の炎症程度を知るPESA，PISAなどの指標の変化等，甘味嗜好，治療に対する熱意，気づきなどさまざまな反応を見ながら判断していくことも多くなります．また，咬合力の関与については，テンポラリーデンチャーがどの部位で壊れるか，プロビジョナルクラウンが外れやすいか，といった経過をみながら見極めていく必要があります．

患者さんの年齢とブラッシングのスキルの問題や，歯科治療における価値観，健康観といったものは，患者さんと長い時間を共有しながら，患者さんの個性を理解していくことになります（**図3**）．歯周基本治療の時期，テンポラリー補綴装置を使用する時間は，そのためにもあるわけです．

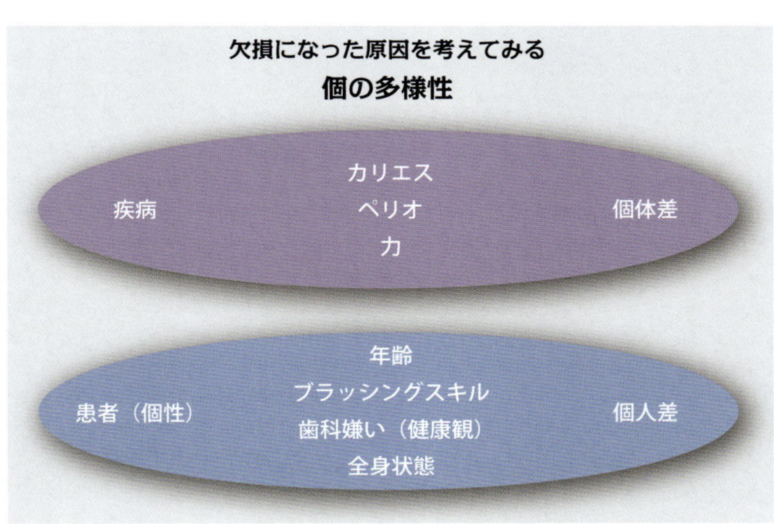

図3 カリエス，ペリオ，力などの疾病に対する抵抗力は遺伝的に左右されることもあり，個体差と捉えたい．また患者の性格，価値観，健康観といったものは個性に左右され，個人差と捉えたい．それらを総合的に判断して慢性疾患としての欠損歯列に対し欠損補綴として患者が求めている治療を提供していきたい．しかしながら，歯科医学的に不可能と思える患者要求に対しては，患者に迎合することなく，不可能と断る勇気も必要になる

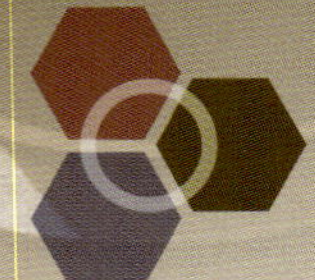

2．“欠損補綴”のキーワード

⑥欠損歯列の診断に基づく欠損補綴

Section1 のまとめです．どのように欠損歯列を診断し欠損歯列の悪化度を知り，欠損補綴の難易度を見極め，補綴戦略を組み立てていくのか，欠損補綴で考えていく要素を改めて整理します．

症例 6 は，初診時 65 歳の女性の患者さんで，義歯を装着してはいるものの，「右下が痛くて噛めない」という主訴での来院です．

まず，加圧因子はどうでしょうか？　下顎義歯装着時に上顎右側の臼歯群が加圧因子として働き，下顎義歯を圧下させます．動きの大きな義歯では顎堤吸収も進行します．その結果，ひも状の細い顎堤になってしまっています．しかしながら左側は上下顎とも加圧因子はなく顎堤は保全されています．また，下顎前歯部の加圧（突き上げ）により根面板となっている 1|2 は歯根破折を起こしています．続いて受圧条件はどうでしょう？　下顎は両側遊離端欠損で，上顎も前歯部は歯根破折も疑われ保存の状況如何では，やはり長い遊離端欠損が生じます．受圧条件が不良な，さらに左右的なすれ違い咬合一歩手前の状況といえるでしょう．

症例6　1992 年 7 月．65 歳，女性

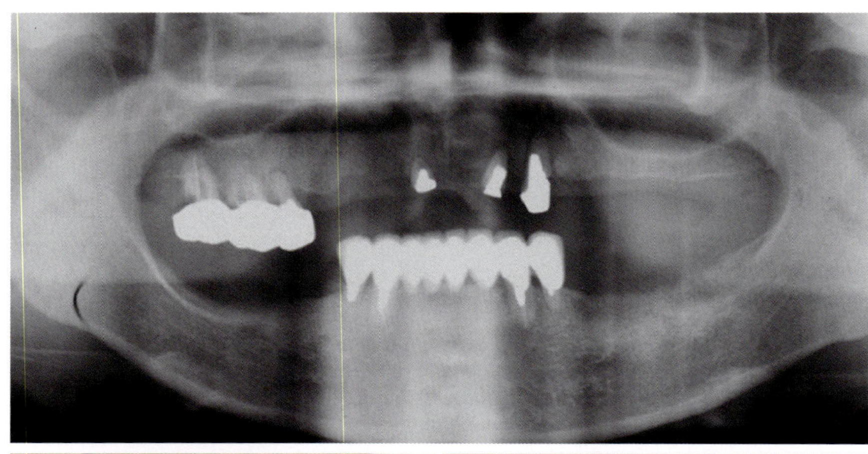

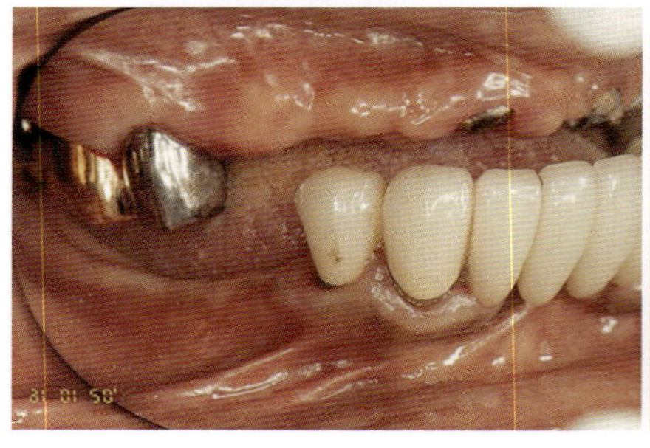

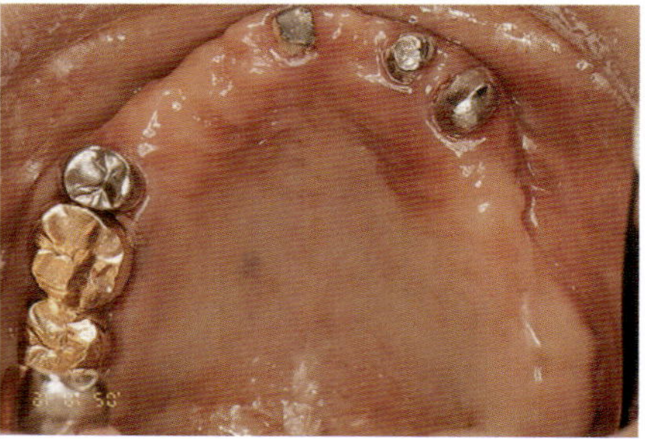

6-1　65 歳，女性．初診時の状態．義歯を装着してはいるものの，「右下が痛くて噛めない」という主訴

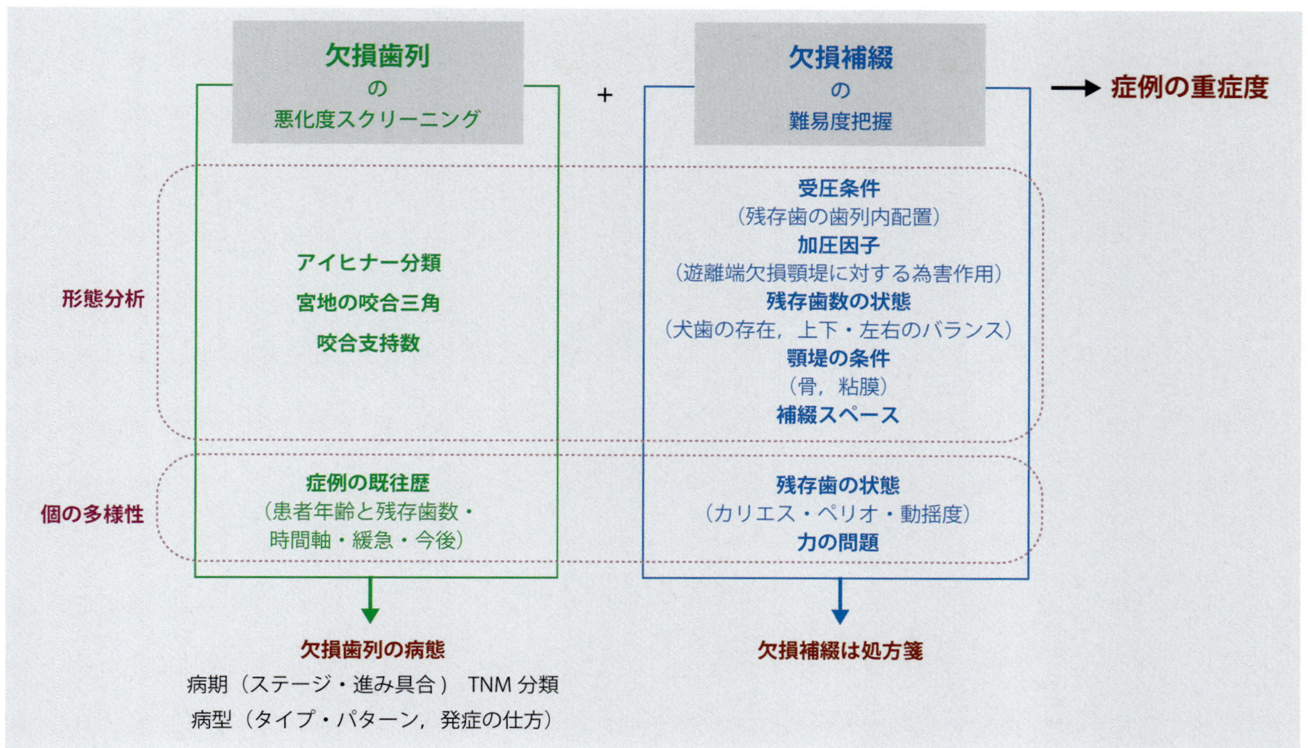

図 4　欠損歯列の診断と欠損補綴の戦略
形態分析と個の多様性の分析を行い，欠損歯列の悪化度のスクリーニングと，欠損補綴を行ううえでの症例の難易度把握を行い，症例の重症度を知るように努めている

次に犬歯の状態をみていきます．左側はかろうじて残存しますが，右側は上顎犬歯が欠損しています．アーチもＶシェイプを呈し，顎堤の条件は，下顎右側はひも状で劣形のため負担能力が低く，上顎前歯部は一部フラビーガム傾向がある．上下顎間距離は十分にあり，補綴スペースは確保できる状態と言えます．

そのうえで，個の多様性を検討していきます．すべての残存歯が失活歯で補綴されており，7| の遠心にはカリエスがあることから，カリエスタイプであることが容易に想像できます．食生活や甘味嗜好には注意が必要でしょう．残存歯の歯質の脆弱性にも注意が必要です．ペリオの状況は悪くない状態で，動揺も認められません．力の問題は，テンポラリーデンチャーで検証する必要があります．

こういった見方を整理しながら，補綴設計の戦略を練っていくことになります．

まとめると**図 4** のようになります．

緑で示す項目が欠損歯列の診断に関わるものです．アイヒナー分類や宮地の咬合三角，歯の生涯図を用いて欠損歯列の悪化度をスクリーニングしていきます．

青で示す項目が欠損補綴に関わるものです．義歯を製作するうえでの症例を難易度，つまり歯列内配置における受圧条件と加圧因子．残存歯の状態，犬歯の残存状況，顎堤の条件，補綴スペースさらに個々の残存歯の状態，歯周基本治療での歯肉の反応，テンポラリー義歯を使用しながら力の要素などを把握します．

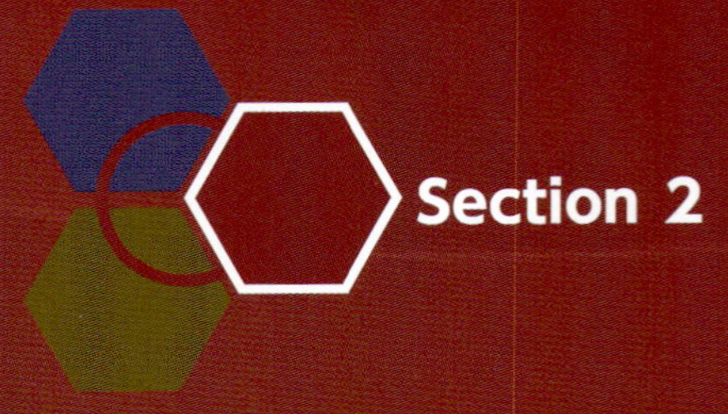

IOD/IARPD 臨床を成功に導く

“パーシャルデンチャー”の要素

――パーシャルデンチャー設計の基本を IOD/IARPD に活かす

1．パーシャルデンチャー設計の基本

【コラム：StepUp のためのワンポイント】

1．パーシャルデンチャー設計の基本

①パーシャルデンチャーの構成要素

欠損歯列を診断し悪化度を知り，欠損補綴の難易度を把握し症例の重症度を知ったうえで，パーシャルデンチャーを設計していくことになります．本章では，パーシャルデンチャーの設計の要点を解説していきます．パーシャルデンチャーの設計原則は，IOD/IARPD の設計原則でもあります．IOD/IARPD の臨床を行うにあたっては，本章の内容を確実に押さえておく必要があります．

パーシャルデンチャーを構成する要素についてのおさらいから始めましょう．**図 1** の下顎パーシャルデンチャーを例に考えていきます．

まずは義歯床と人工歯，そして大小のコネクター（連結装置）と支台装置により構成されます．そして大切なことは，それらの構成要素に関連，対応する口腔内の組織への認識です（**図 2**）．

義歯床に対しては，義歯床下粘膜になります．人工歯に対しては，対合歯である天然歯，あるいは対合が義歯の場合はその人工歯になります．それから大小の連結装置は口腔粘膜に沿わせることになります．部分的に残存歯に乗せる場合もあるでしょう．そして，支台装置はもちろんクラスプがかかる支台歯になります．

これらの関係性を意識して，パーシャルデンチャーを設計していく必要があります．次項より，それぞれ具体的に解説していきます．

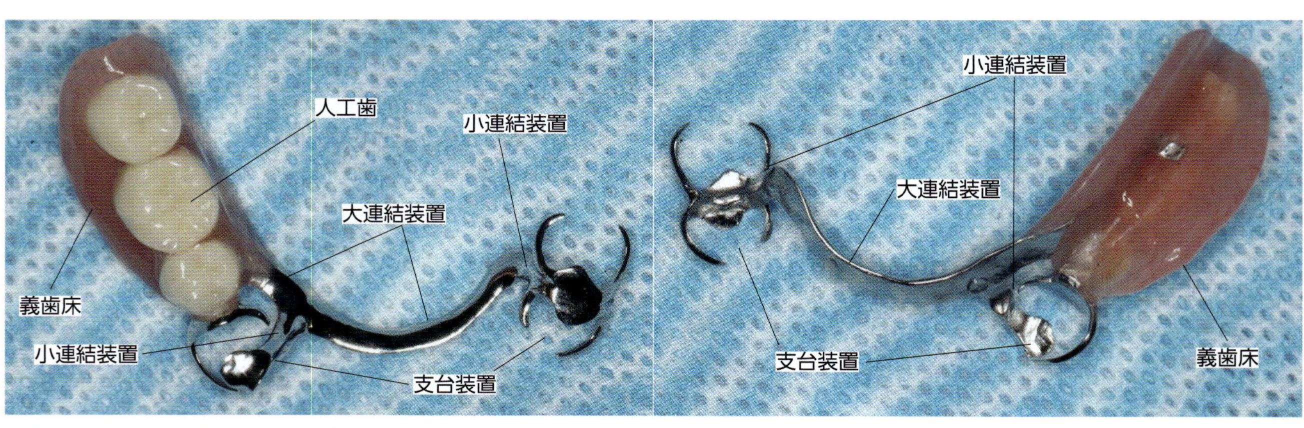

図 1　パーシャルデンチャーの構成要素

義歯床	➡	粘膜
人工歯	➡	歯・人工歯
連結装置（大・小）	➡	粘膜
支台装置	➡	歯

図 2　パーシャルデンチャーの構成要素と口腔内組織との関係が重要

②義歯床

義歯床から考えていきましょう．

まず，義歯の床縁はどのように設定されているでしょうか？　教科書には，「床縁はコルベン状とし，十分な長さと厚みをもたせる」などと書かれているのですが，十分な条件とはどのようなイメージでしょうか．私の経験では，モデリングコンパウンドで各個トレーに一生懸命に筋圧形成し，そのトレーで加圧印象を行うと，多くの場合，床が長くなる傾向があります．頑張るほどに長い床縁が粘膜に押し込まれていってしまうわけです．咀嚼粘膜は非可動性ですが，被覆粘膜は可動性だからです．

図３は，下顎義歯床縁の長さによる義歯の浮き上がりを調べた研究です．床縁の長さごとに，舌の巻き上げ，前方運動，口角をなめる，最大開口するといった動作を付与した実験です．長すぎると，義歯の動きが大きくなり，短いと義歯は動きませんが食渣がたまるという不具合に繋がることになるでしょう．

では，その症例ごとの適切な床縁はどのように決めればよいのでしょうか？　これは各個トレーを製作しモデリングコンパウンドで筋圧形成し，シリコーン印象材を使用した，機能印象（加圧印象）1 回の採得で決まるものではないという認識が必要です．もちろん遊離端欠損症例でこの印象方法は必須なのですが，私はこの印象方法で製作したテンポラリーデンチャーを使用していただくなかで，患者さんの感触を聞き，義歯床下粘膜やその他の口腔

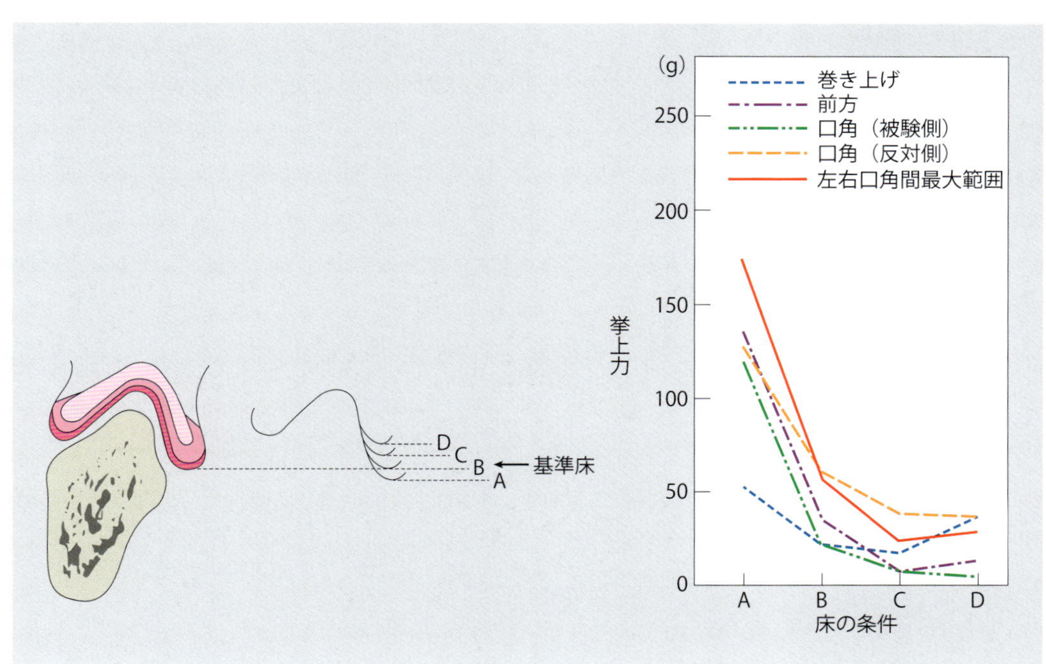

図３　義歯床縁の設定と義歯の浮き上がり（大澤[1]より）

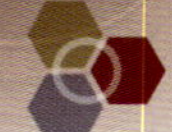

内の状態を確認していく作業を経て，床縁の長さを決定していきます．それを時間をかけて煮詰めていき，最終的なテンポラリーデンチャーの床外形形態を完成義歯として再現させていくことになります．

次に，義歯床下粘膜の評価を考えていきます．

解剖学的には，口腔粘膜は筋肉の裏打ちがある可動組織（被覆粘膜），義歯床下粘膜は歯槽粘膜であり筋肉の裏打ちがない非可動組織（咀嚼粘膜）ということになります．非可動組織といっても粘膜ですから，押せば凹みますので，それがいわゆる粘膜の被圧変位量と，被圧変位特性になるわけです．

粘膜の被圧変位量の診査はシンプルで，**図 4** のようにストッパーの丸い部分を使って，へ

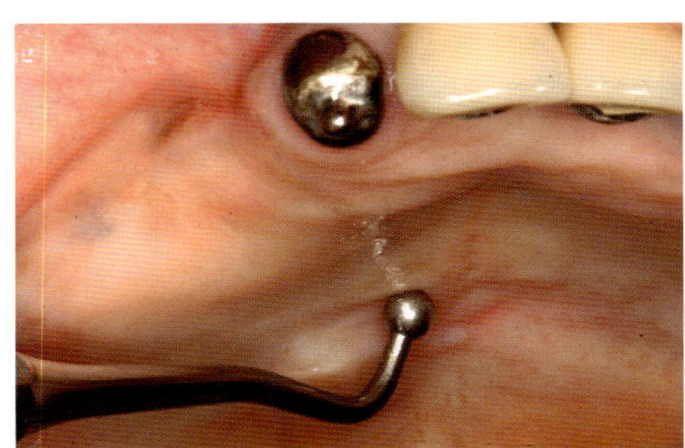
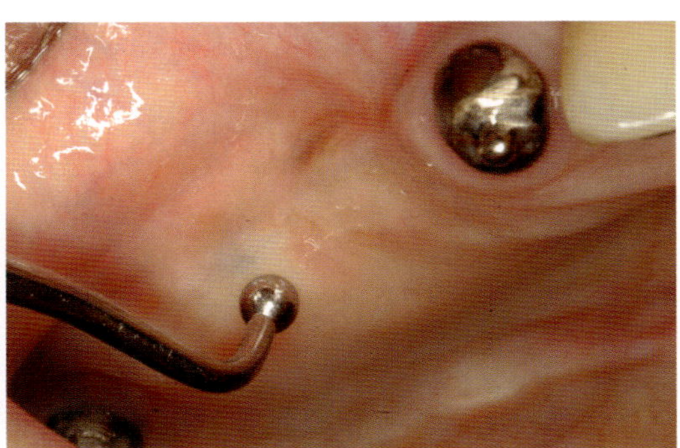

図 4　歯槽堤粘膜の被圧変位量診査

平田幹男．無歯顎粘膜の被圧縮度に関する臨床的研究．日補綴歯会誌．1959；3（1）：14-27.[2)]

溝上隆男．臼歯部における咀嚼圧の時相と負担機構とに関する研究．歯科学報．1966；66：217-272.[3)]

宮下恒太．顎粘膜の局所被圧変位度と咬合力による義歯床の沈下度とに関する研究．歯科学報．1966；70：38-68.[4)]

大島健嗣．総義歯床座粘膜の被圧縮時における荷重量および圧縮量に関する研究．日補綴歯会誌．1968；12（2）：245-291.[5)]

岸　正孝．歯槽堤粘膜の被圧変位性に関する加圧面の面積と変位量との関係についての実験的研究．歯科学報．1972；72：1043-1071.[6)]

佐藤志貴．口蓋粘膜のクリープと荷重量との関係．日補綴歯会誌．1979；23（1）：103-125.[7)]

鈴木みどり．粘膜調整による義歯床下粘膜の生理的回復と被圧変位量の経日的変化．日補綴歯会誌．2000；44（1）：43-52.[8)]

図 5　歯槽堤粘膜の被圧変位量に関する文献[2〜8)]
いずれも，クリープ現象に着目している

こみの程度を調べます．部位によってかなり違いがあり，上顎と下顎でも大きく異なります．私はインプラント手術に関連して粘膜骨膜弁を形成することが多いのですが，上顎臼歯部の口蓋側は4～5mmと厚いことが多く，下顎の臼歯部は2～3mmと薄いことが多い感触があります．そういった傾向を知っておくことが重要になります．

歯槽堤粘膜の被圧変位量の特性に関する報告は古くから多く（**図5**），議論は尽くされた感があります．要するに，義歯床下粘膜の塑性変形（クリープ現象）を意識した義歯製作が重要ということになります（**図6**）．間接法で義歯を製作していく工程上，加圧印象を経た石膏模型で作業を進めていくわけですが，1回の機能印象では適正な義歯床下粘膜の形状を被圧変位がない石膏模型に再現することは，難しいと考えています．

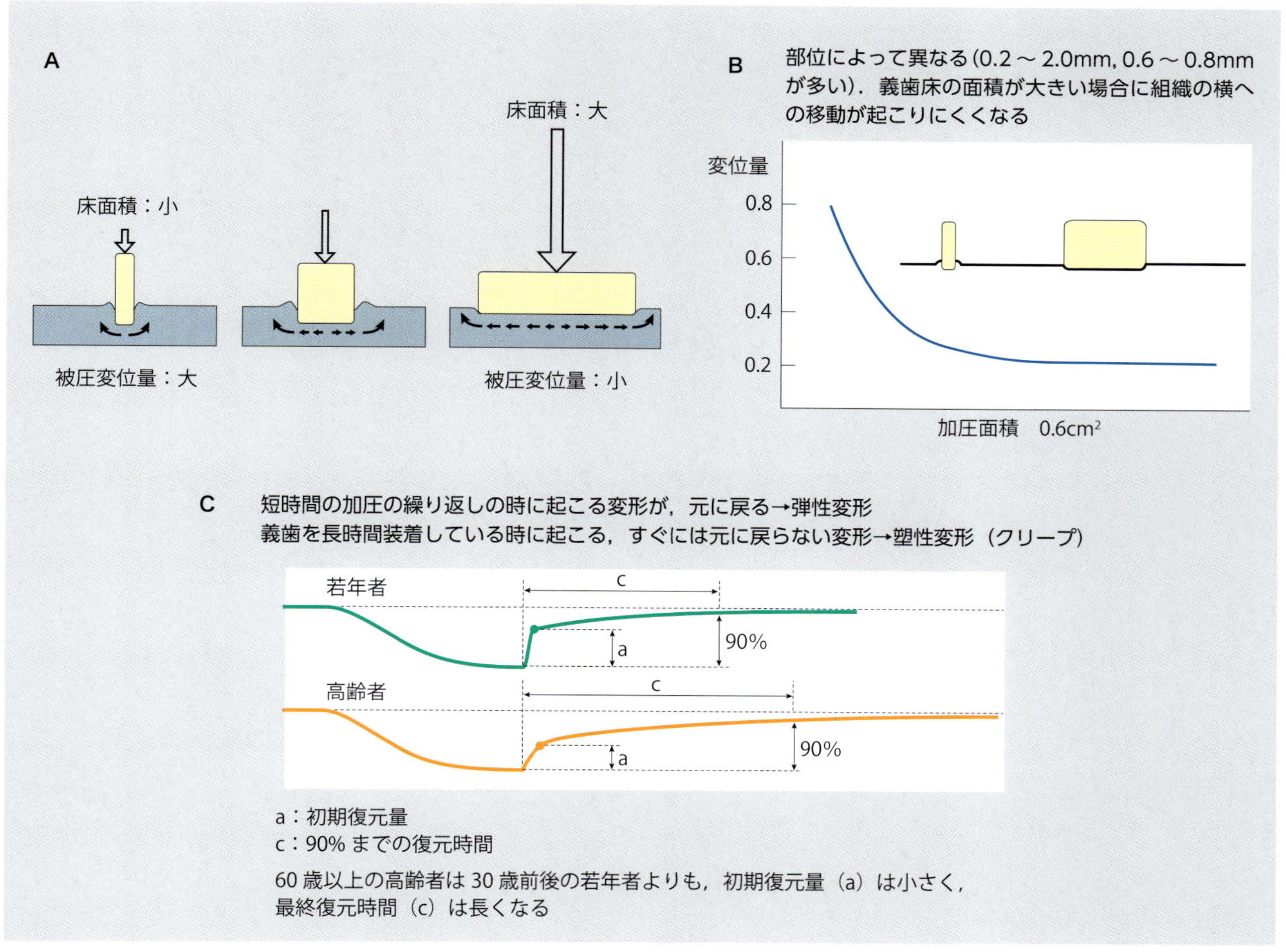

図6　被圧変位量・特性とクリープ現象（A：関根[9]，B：岸[6]，C：吉田[10]より）

咬合力が義歯床を介して粘膜を圧迫すると粘膜は変形する．この変形量を粘膜の被圧変位量といい，床面積が大きければ被圧変位量は少なく，力に対する負担能力は高くなる（A，B）．

さらに義歯を長期間装着していると，すぐにはもとに戻らない塑性変形（クリープ）が義歯床下粘膜に起こる．この特性を利用して，テンポラリーデンチャーを装着して粘膜に十分に機能圧をかけて塑性変形を起こした状態，つまり義歯がセトリングした状態で最終印象を採得し，その作業用石膏模型上で義歯を完成するようにしている（C）

したがって，義歯床下粘膜が痛くなくて発赤のない状態で，ある程度シャープに義歯床外縁の圧痕がつくところまでテンポラリーデンチャーを追い込んでいって，つまり義歯がセトリングした状態で印象を採得する必要があると考えています（**図 7**）．そのためには，テンポラリーデンチャーを調整しながら使って義歯床下粘膜を機能圧下の状態にして，クリープ現象を起こす必要があります．IOD の場合，義歯床下粘膜とインプラントの被圧変位量・特性，IARPD の場合はさらに歯根膜の被圧変位量・特性を考慮することになります．

今後，インターオーラルスキャナーの登場で，このあたりの工程がどのように進化していくのか，期待しているところです．

図 8 は，大学の医局に残り 2 年目の 1982 年に，初めてコーヌスデンチャーを製作したときのテンポラリーデンチャーから最終義歯までの製作過程です．テンポラリーデンチャーから完成義歯まで，義歯床の外形が同じデザインで，床縁部がほとんど同じ形状になっており，テンポラリーデンチャーから最終コーヌスデンチャーまで，同じ床面積で義歯床下粘膜

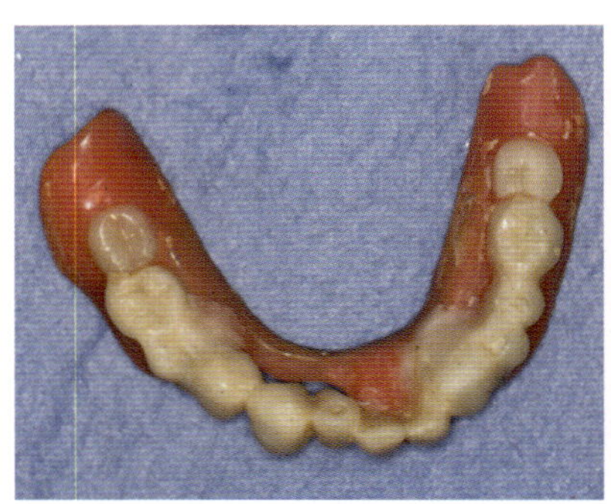
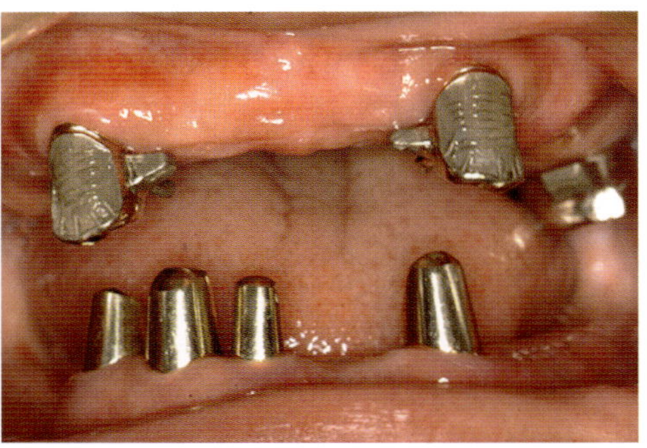

発赤のない状態になるまで，テンポラリーデンチャーを装着（コーヌスタイプのテンポラリーデンチャー）

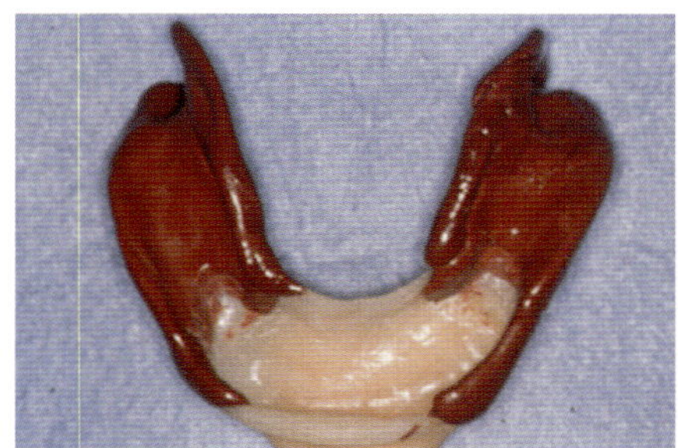
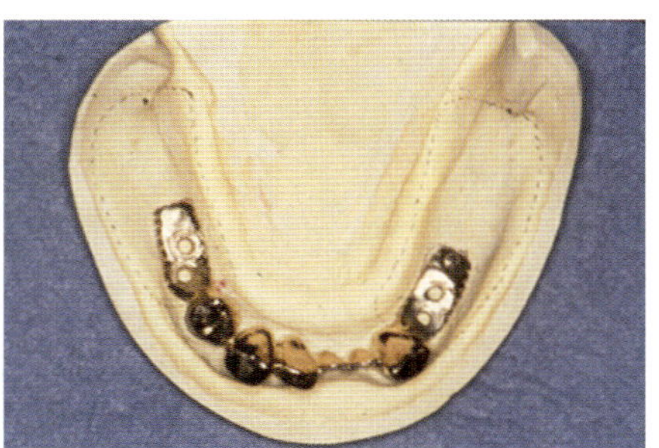

下顎義歯床の筋圧形成と機能印象を行い完成した作業模型

図 7 テンポラリーデンチャーで機能圧を十分にかけ，塑性変形を起こした状態で最終印象を行う

に機能圧をかけ続け，セトリング状態にした結果，コーヌス内冠・外冠をピタッと定位置に装着することができました．

当時はコーヌスデンチャーの製作法に関する情報がほとんどなく，医局内でも，ブリッジタイプの床のないプロビジョナル外冠を使用していて，最終機能印象の作業模型で床を最終コーヌスデンチャーに付与した場合，義歯床が十分にクリーピングしていない義歯床下粘膜にはじかれて内冠と外冠がシートせず，リテンションが生じず装着時に義歯が外れてしまうという現象を散見していました．筆者はこの経験から，テンポラリーデンチャーで粘膜を加圧して機能的な状態に置いてクリープ現象を起こし，そこで機能印象を採得し石膏模型にすることが重要であると気がついたわけです．

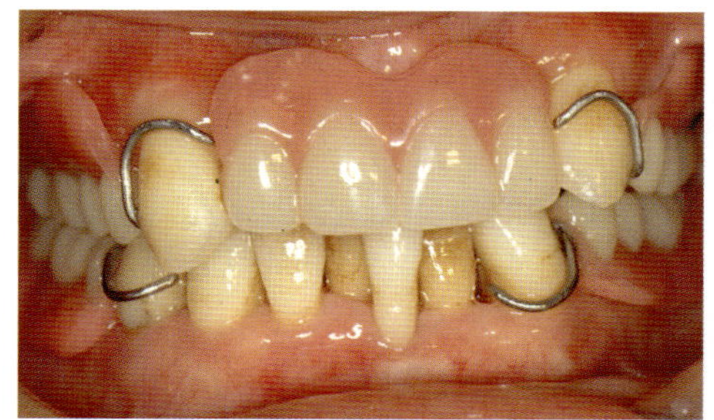

テンポラリーデンチャー装着時

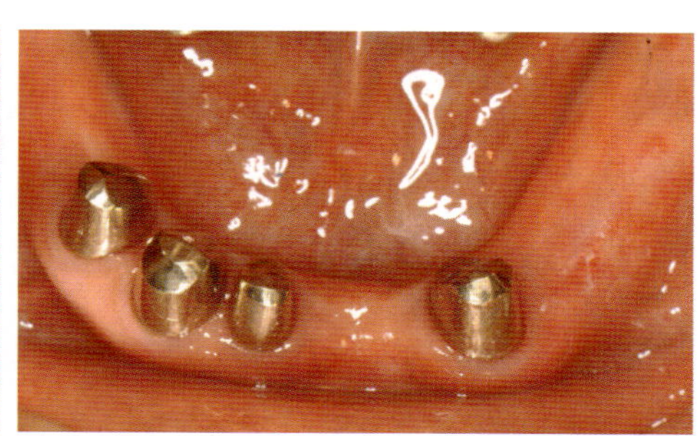

下顎コーヌス内冠装着時

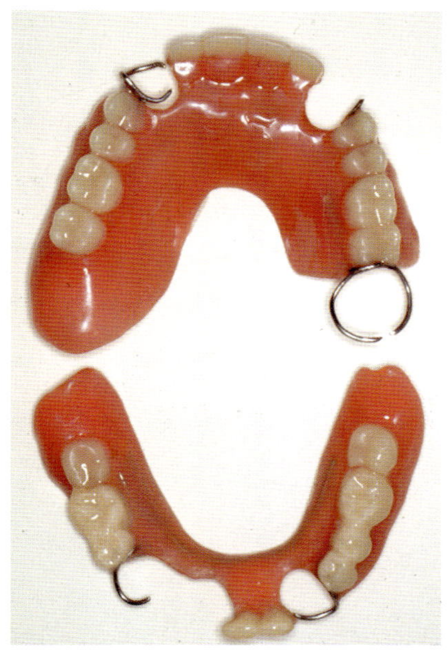

a：一次テンポラリーデンチャー

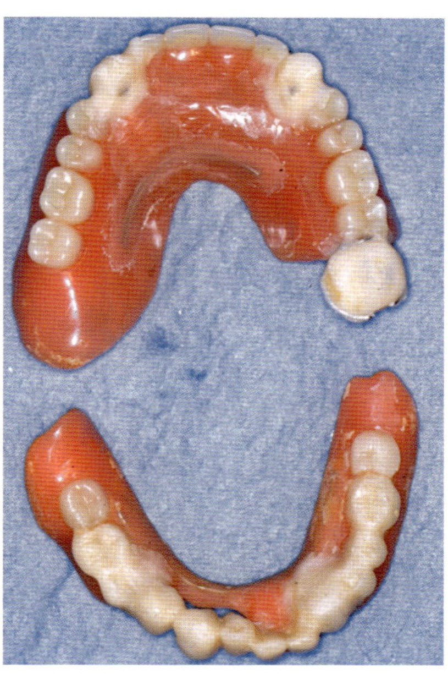

b：二次テンポラリー（コーヌス内冠装着後，外冠テンポラリーデンチャーの状態）

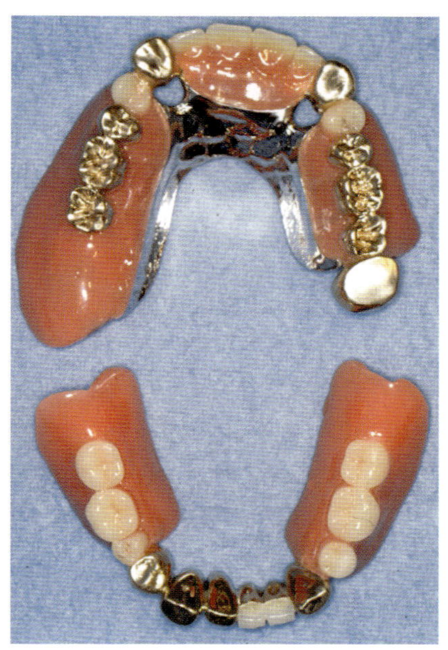

c：完成コーヌスデンチャー

図 8　テンポラリーデンチャーを活用した義歯床縁の決定

筆者が大学病院補綴科在籍中に，重度歯周炎で多数歯を一挙に抜歯された状態で担当した症例（42 歳，女性，1982 年 6 月初診）．7 歯残存，咬合支持数 2，EichnerB4．

テンポラリーデンチャーを急いで製作，時間的制約からレストまで製作できなかった（a）．二次テンポラリーも同じ床外形にして義歯床下粘膜に機能圧をかけ（b），塑性変形（クリープ）を起こした状態で最終印象を行い，コーヌスデンチャーを完成させた．上顎は 20 年，さらに二代目となるコーヌスデンチャーを 20 年使用．下顎は 40 年，リライニングを 1 回も行わず使用している（c）．一次テンポラリーから最終義歯まで床外形はほとんど同様であることに着目してほしい

③人工歯

続いては，人工歯排列の話題です．

多くの教科書では，20 度前後の咬頭展開角でよく噛めるといわれています．人工歯に食塊を粉砕する能力が求められ，小さい力で食べ物を細かくできれば，支台歯にも義歯床下粘膜にも負担が少なくなるというわけです．最近は陶歯の人工歯がめっきり少なくなって，硬質レジン人工歯が一般的に多く使用されています．しかし，硬質レジンの層は非常に薄いので，たとえば装着時にバイトが高くなってしまったからといって削って合わせてしまうと，硬質レジン層がなくなってしまって柔らかいレジン部分が露出し，あっという間に咬耗が始まってしまいます．一度ラボに戻して人工歯を外してもらい，再度咬合採得を行うほうが賢明です．

一方，装着時に削合しなかったとしても，10 年，20 年と経過するなかでは，咬合面は減っていきます．対策として私が行っていることは，スピルウェイ，いわゆる遁路の再形成です（**図 9**）．フラットになった咬合面に山と谷を形成することで食べ物の流れができ，非常に小さい力で食塊を粉砕できる，副隆線の刃先効果―いわゆる包丁とまな板の関係―を得ることができると考えています．

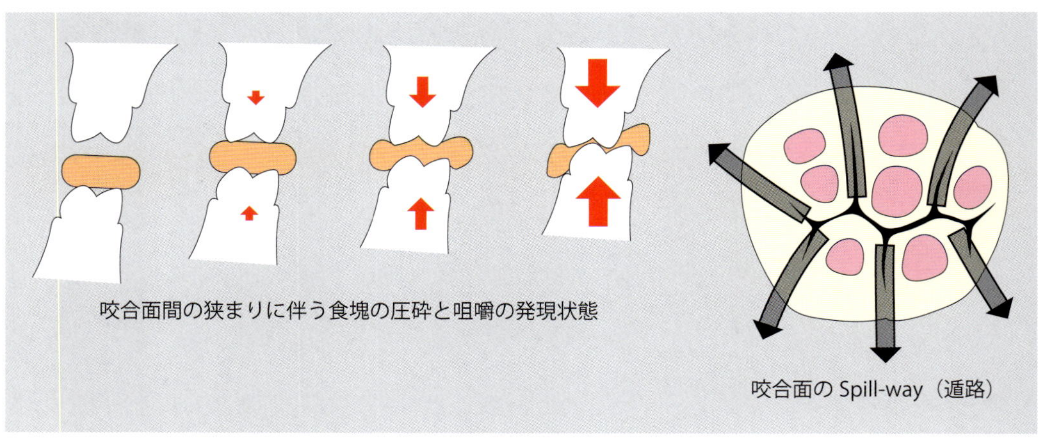

図 9 人工歯に形成するスピルウェイと食塊の圧搾効率（関根[11]より）

次に，排列位置です．パーシャルデンチャーの場合，対合歯が天然歯であることが多いので，必ずしもそのまま通用する訳ではありませんが，**図 10** の総義歯の人工歯排列を例に考えていきます．

総義歯の臨床では，歯槽頂間線法則，あるいは排列共通帯法による排列許容域の設定により両側性均衡を得るための工夫が行われてきました．しかし，欠損部顎堤というのは，上顎は内側に，下顎の臼歯部は外側に歯槽頂が移動していきますので，そのまま素直に排列してしまうと，上顎のほうは幅狭になり，反対咬合になってしまう場合があります（**図 10 左**）．つまり舌房が狭い義歯となってしまい，患者さんにとってはとても窮屈な入れ歯となってしまいます（**図 11**）．

訪問歯科のパイオニアであり，総義歯臨床で高名な加藤武彦先生は，「デンチャースペース」という概念を提唱され，表情筋群や舌筋群の動きを利用して，舌房を確保する排列にするほうが義歯は安定するとおっしゃっています（**図 12**）．上顎無歯顎で IOD や固定性インプラント上部構造を計画する場合，インプラント埋入ポジションは注意が必要です．骨の条件の良好な骨頂部に埋入した場合，インプラントの軸方向によっては，IOD にせよ固定性上部構造にせよ，舌側に突出した補綴形態になり，舌房が狭窄して患者のクレーム対象となってしまうことがあります．詳細は「Section 3：インプラントの要素」で述べています．

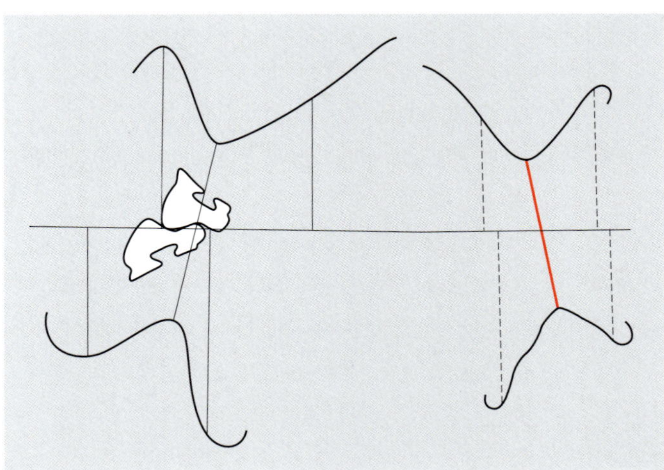

図 10 共通帯法による排列許容域の設定（柳川[12] より）

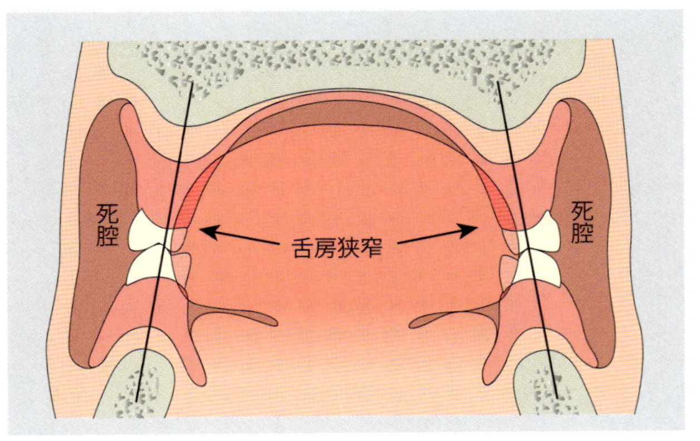

図 11 歯槽頂間線法則で排列すると舌房が狭窄する（関根[13,14] より）

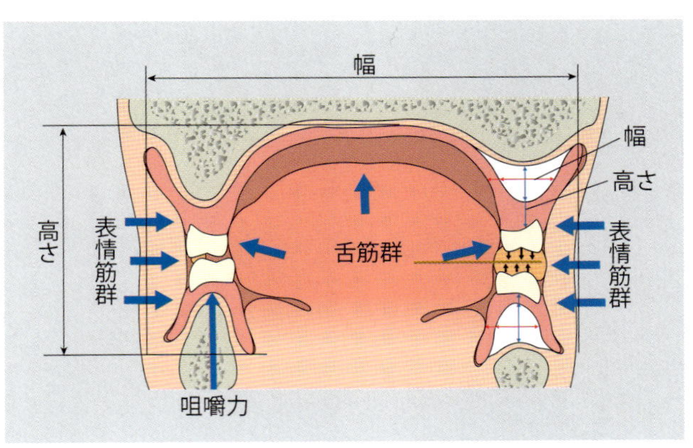

図 12 デンチャースペースの概念での排列（加藤[15] より）

④連結装置

大連結装置（メジャーコネクター）には，上顎ではパラタルバー，ストラップ，プレート，ホース・シュー・プレート，下顎ではリンガルバー，リンガル・プレート（リンガル・エプロン）などがあります．粘膜上に設定されるため，粘膜の厚さや被圧変位量・特性を考慮することと，設定範囲と可動組織の境界を把握することが重要です．

小連結装置（マイナーコネクター）は，近心レストや切端レストを大連結装置に連結する役目があります．強度を増し舌感を損ねない形態にするための配慮が求められます．また，リンガルバーでは，舌の可動範囲を見極めるため，テンポラリーデンチャーでの確認が重要となります．

【リンガルプレート】

図 13 は，私が所属していた講座のデータで，歯頚部からの距離を変えたリンガルプレートを複数の患者さんに 1 年間装着してもらった貴重な研究です．

歯頚部からの距離を 0，1，2，3，5mm と開放していき，発赤と腫脹を調べたところ，5mm 開放していると発赤，腫脹はほとんどありません．また，0mm では真っ赤になりますが押されているので腫脹はしていません．一方で，1mm，2mm，3mm ではハイジーンコントロールが難しくなることから，支台歯，残存歯の歯周環境の悪化が認められます．「ミニマムカバレッジ」の考え方で，このことは，IOD/IARPD でのインプラント支台装置と義歯床，コネクターの設計にも当てはまります．開放できるときには開放しようということになります．

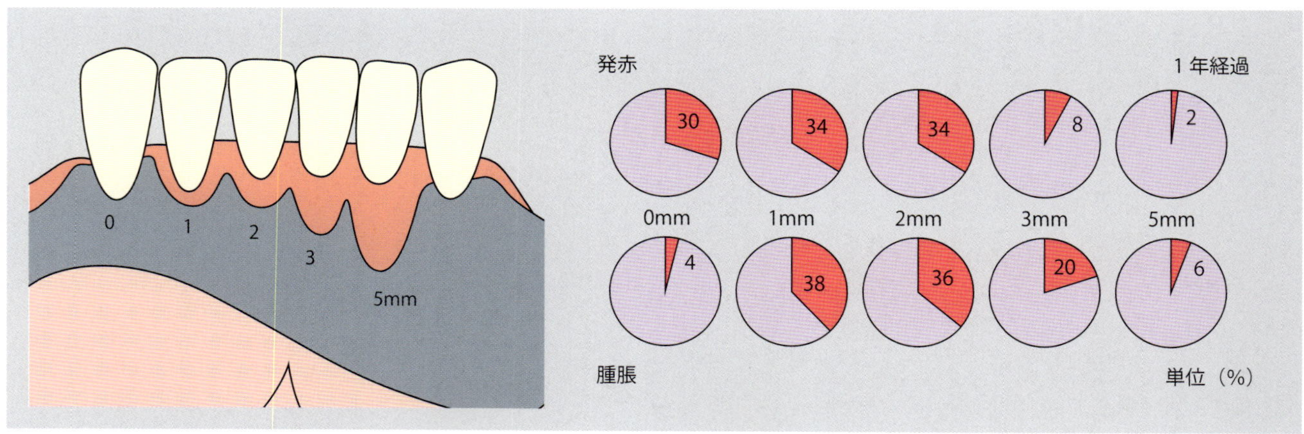

図 13　大・小連結装置と歯肉縁の位置関係は，歯肉の炎症を抑えるためにできるだけ覆わない設計が有効とされている．
連結装置の辺縁を歯頚部から種々の距離に設定し，歯頚部の発赤・腫脹を調べた研究（矢崎[16]）では，5mm の距離を置いたものは義歯の影響をほとんど受けていないことがわかる

【リンガルバー】

リンガルバーの設定位置も重要です．**図 14** のように，下顎の残存歯の切縁と舌側歯肉の最大豊隆部を結んだラインと，義歯の着脱方向のラインを重ねた時の三角のエリアの中にリンガルバーの断面が収まる状態であれば，患者さんはほとんど違和感がないということもわかっています．ところが，このような環境にあることはなかなか多くはなく，斜面状になっていたり，舌小帯が高位に付着して幅が確保できないために，薄い板状にしたメタルアップ，レジンアップにより歯頸部や歯面を覆うようなプレートを製作する場面も出てきます．**図 15** は実際のケースで，耐火模型をカットしてもらってリンガルバーの走行を確認しています．**図 15A** では違和感のない設定になりますが，**図 15B** では舌尖の違和感を訴える可能性があります．

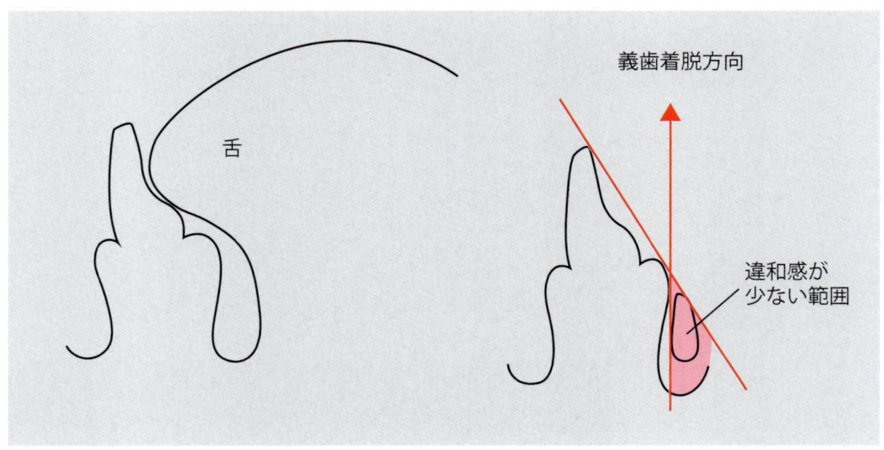

図 14　リンガルバーを設定すべき位置（関根[17]より）

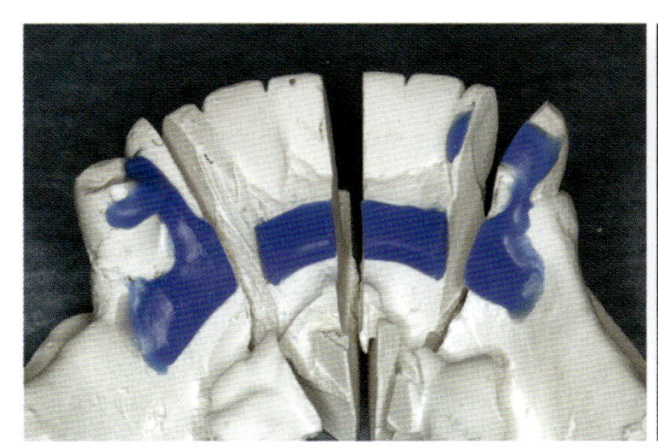

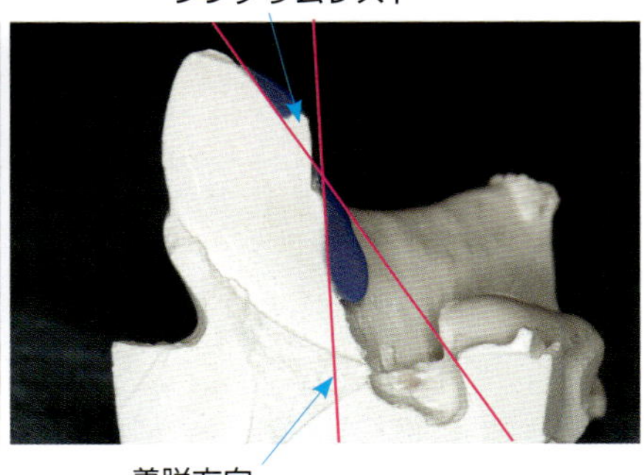

図 15A　シングラムレストとリンガルバーの構造
違和感の少ないエリアに設定できている

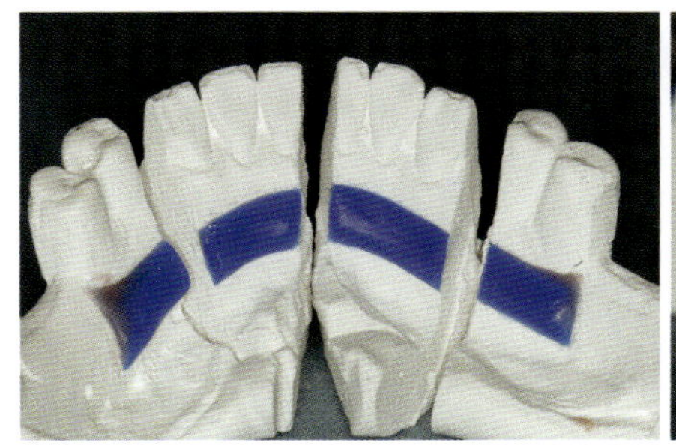

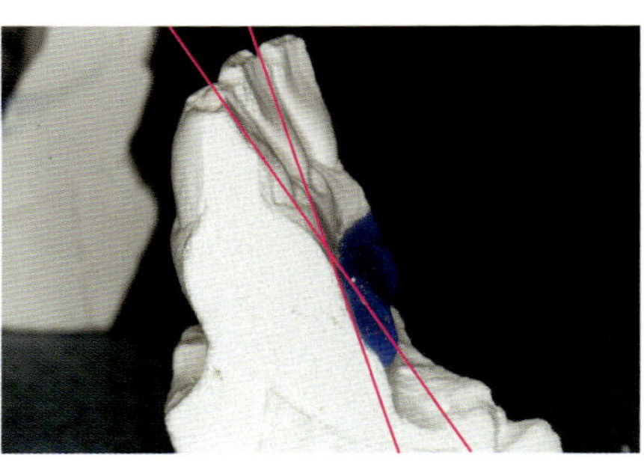

図 15B　違和感の少ないエリアが小さく，バーが突出してしまっている．バーの断面を薄くして歯頸部方向に延長して幅を増して，強度を確保した

【パラタルバー】

上顎ではパラタルバーの設計が重要です．これまでの研究で，左右の第二小臼歯～第一大臼歯を結んだエリアが，舌の感覚が鈍いということがわかっています（**図 16**）．また形状は，なるべく薄くしたほうがよいわけですが，臨床的には口蓋が深い場合や浅い場合で対応を変えています（**図 17，18**）．深い場合は患者さんの許容範囲であることが多いので厚めのバーで強度を確保し，逆に浅い方はちょっとでも出っ張ると「入れていられない」という反応を示されることが多くなります．強度を確保するには幅広にして薄くするしかありませんから，どうしても金属床での製作になるでしょう（**図 19**）．

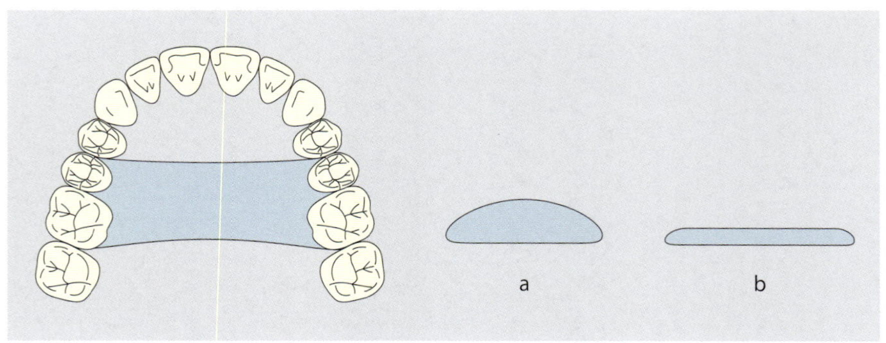

図 16　バーの断面としては，厚径の小さい，すなわち粘膜面からなるべく突出しない形が望ましい．したがって，カマボコ型（a）は不利であり，強さのためには幅が大きくなるが，極力薄く設計する（b）．幅 10 ～ 15mm，厚さ 0.7 ～ 0.5mm が適当である（関根[18]，三宅[19]より）

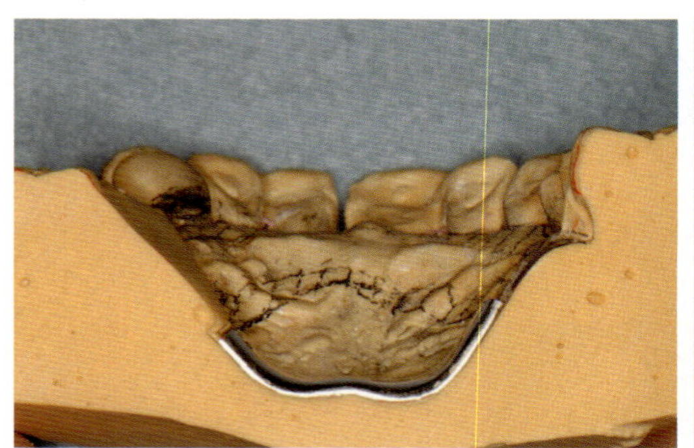

図 17　口蓋の深い上顎では，幅を狭くして厚いバーで強度を確保しても違和感が出ないことがある

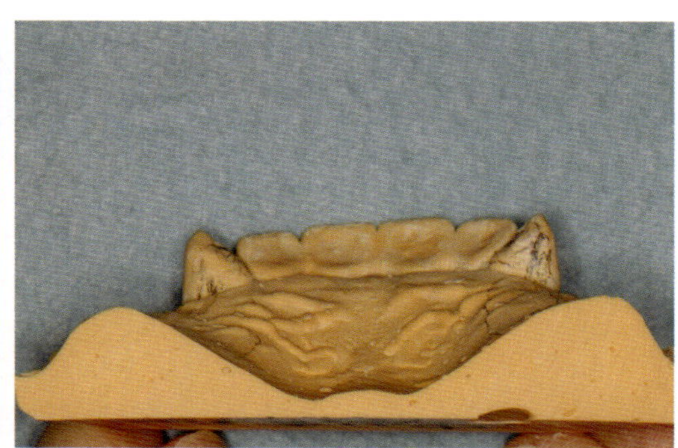

図 18　口蓋の浅い上顎では，幅広で薄いバーを設計して違和感を回避する

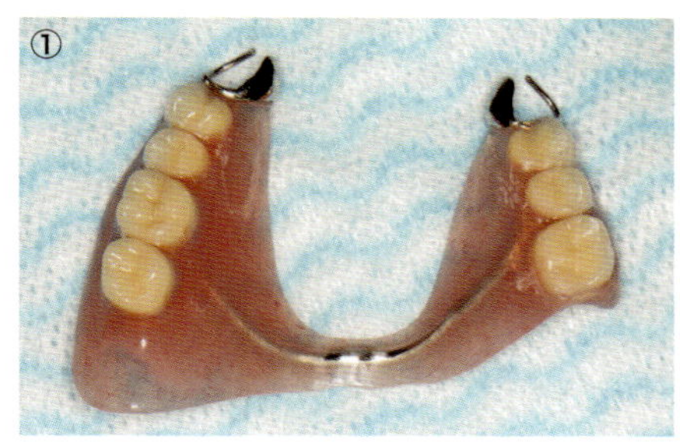

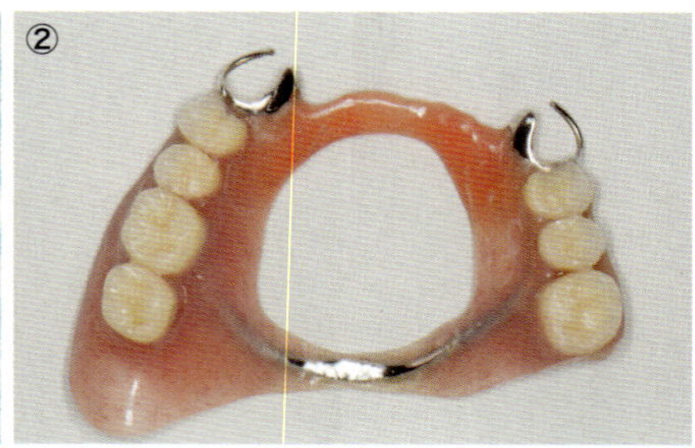

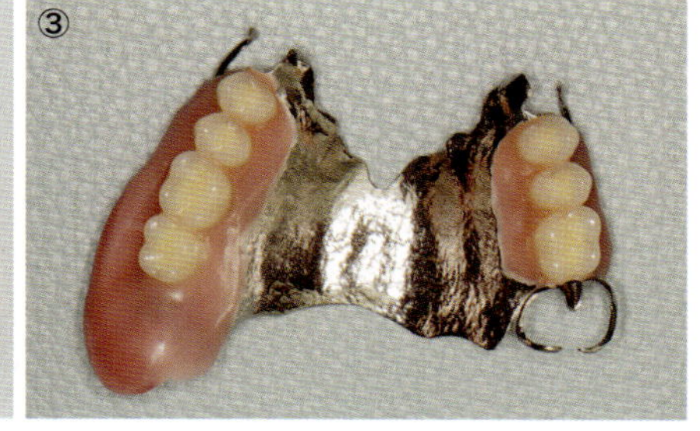

図 19　口蓋の浅い患者．テンポラリーデンチャーでさまざまな形態を模索し，最終義歯に反映させた．①②の形態は患者が拒否，③の薄い金属床で装着可能となった

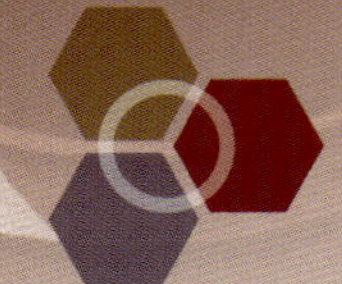

⑤オルタードキャストテクニック

オルタードキャストテクニックとは，残存歯部と欠損部の粘膜負担部との被圧変位量の差を補償する目的で行う義歯製作の手法です．

研究用模型をサベイヤーに装着して義歯の着脱方向を決定します．アンダーカットの量などを計測して，その研究用模型に義歯の設計を行います．必要なガイドプレーン，レストシートが明記されますので，印象前に口腔内の支台歯にガイドプレーンやレストシートを形成します．概形印象を行った後，作業模型ならびに耐火模型を製作しメタルフレームを完成させています．義歯床ベースプレートは強度を確保するためトレーレジンで製作しました．クラスプをレジン床に組み込み，蠟堤を付与し咬合床を製作します．この状態でシリコン印象材を薄く敷き患者さんに咬合してもらう，いわゆる咬座印象を行います．最初の印象をもとに製作した作業模型の左右欠損部をカットし，印象採得した蠟義歯のレジン咬合床をこの模型の支台歯に装着した後，ボクシングを行い欠損部に二次石膏を注入して新しい作業模型を完成させました（**図20～27**）．この作業を行うことで，義歯床下粘膜を十分に加圧して義歯機能時のクリーピング状態に近い粘膜再現を目標に，残存歯部と粘膜負担部との被圧変位量の差を補償することができます．

とても有効な方法ではあるのですが，その瞬間の粘膜の状態を印記することには変わりがありませんので，テンポラリーデンチャーの使用により義歯床下粘膜に機能圧をかけ，塑性変形をさせながらテンポラリーデンチャーの床内面を微調整し，疼痛，発赤がない状態に時間をかけて仕上げてから最終印象することが重要であると考えています．

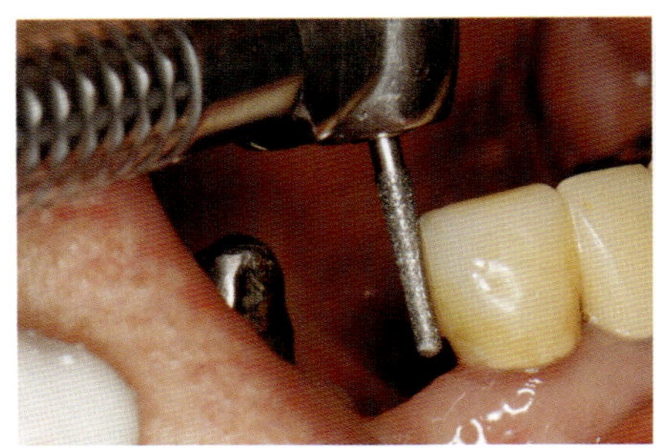
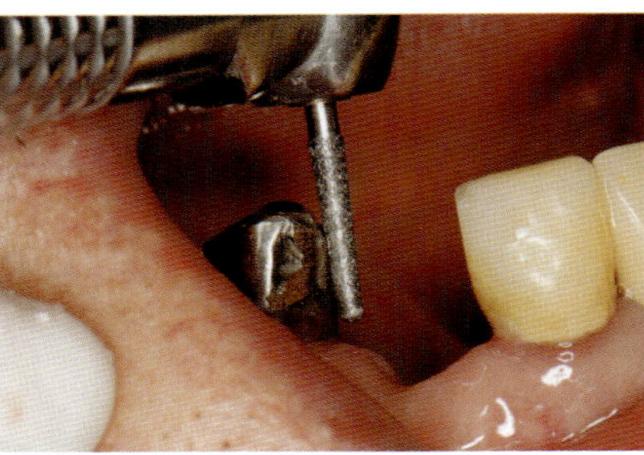
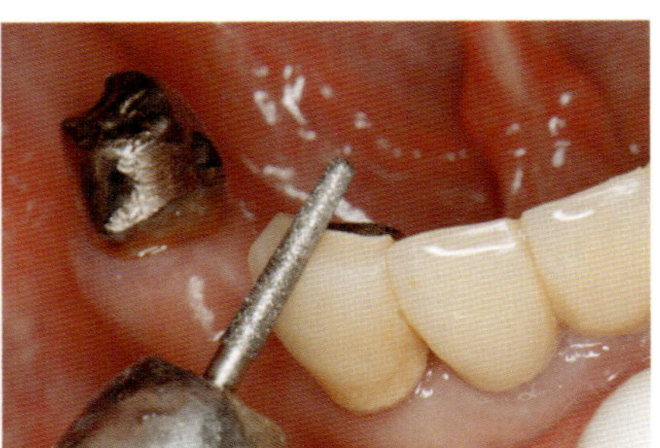

図20　口腔内の既存のクラウンにガイドプレーン，レストシートを形成する

図 21　概形印象を行い，作業模型を製作する．その模型上で切端レスト，双子鉤，咬合面全面レスト，エーカースクラスプなどの支台装置を製作し，たわみの少ない強固なレジンベースプレートと合体させる

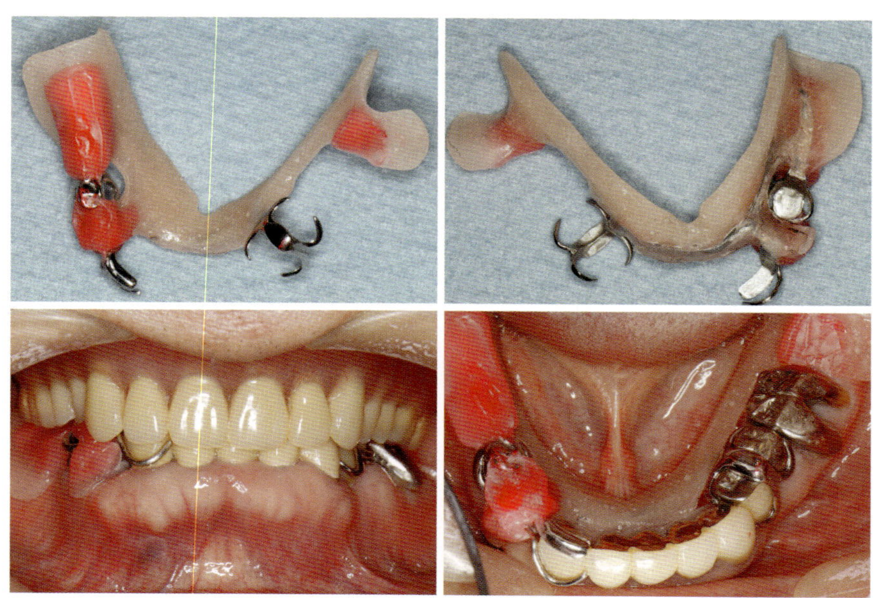

図 22　このフレームに蠟堤を付与し，咬合床として試適する

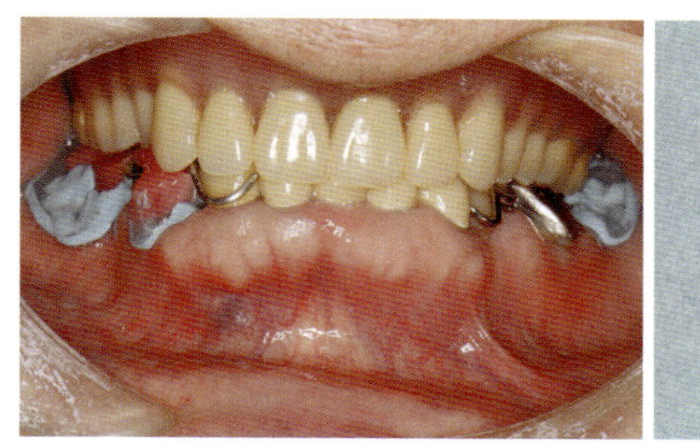
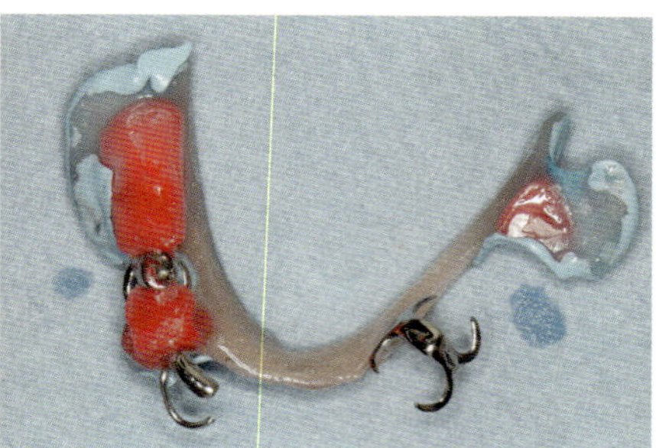
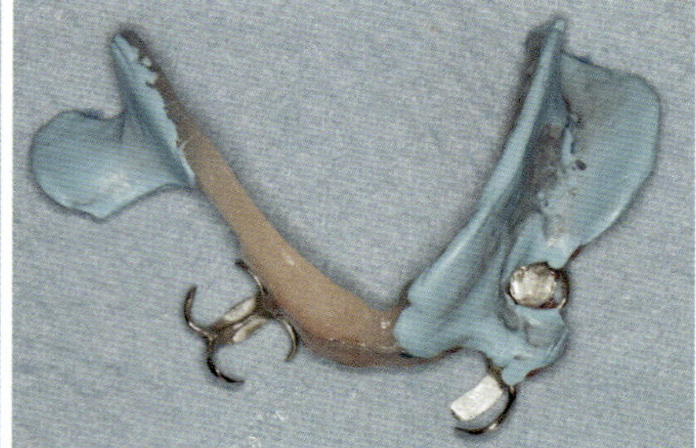

図 23　口腔内で咬合圧をかけ粘膜面の機能印象を採得する．同時に咬合採得も行う

図 24　作業模型の欠損部を削除し（左），咬合床を作業模型に戻しボクシング後，欠損部に石膏を注入して二次模型を完成させる

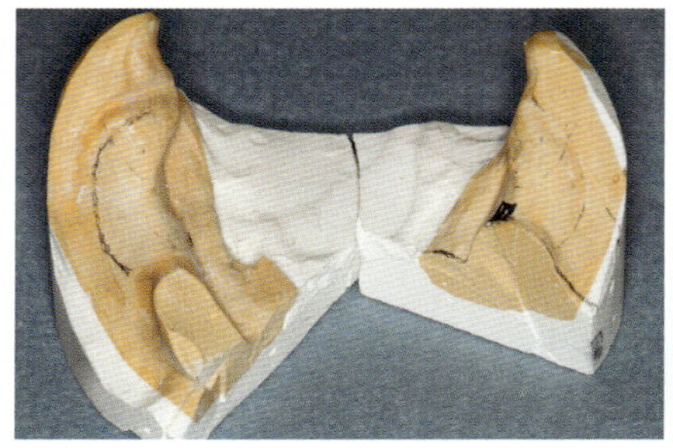

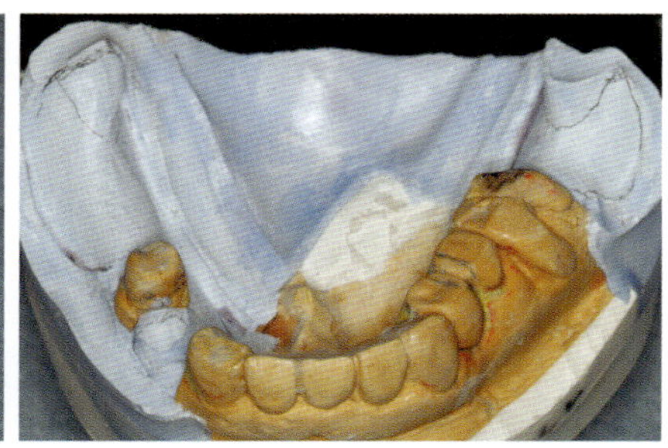

図 25　完成した二次模型上で再度咬合床を製作しシリコンバイト材で最終咬合採得を行い，人工歯を排列する

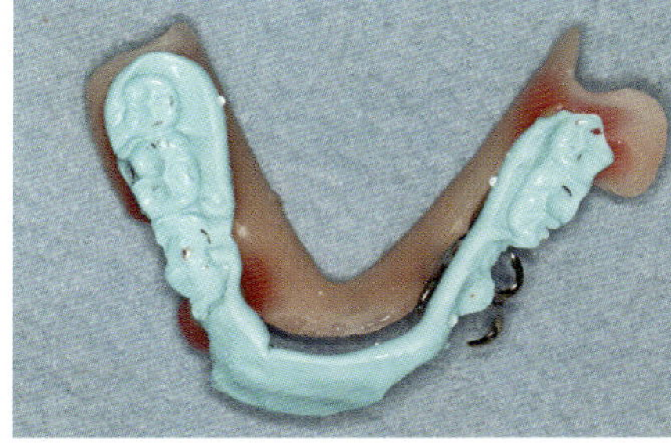

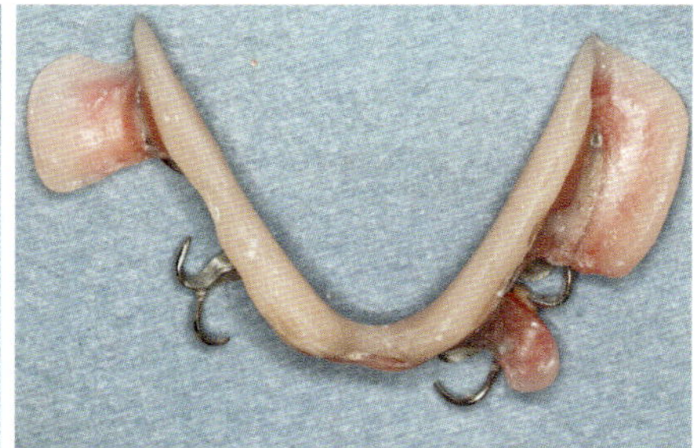

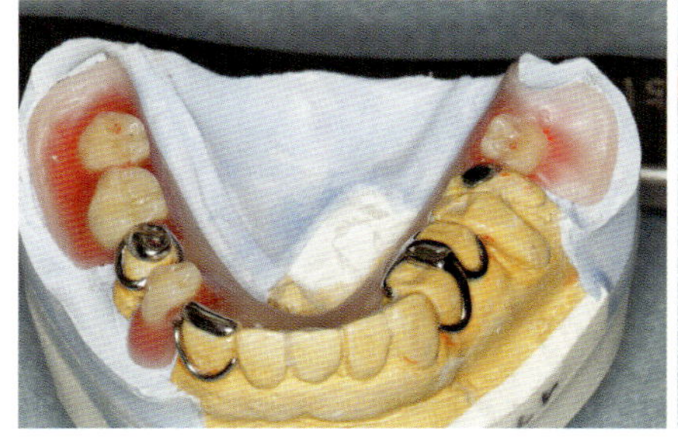

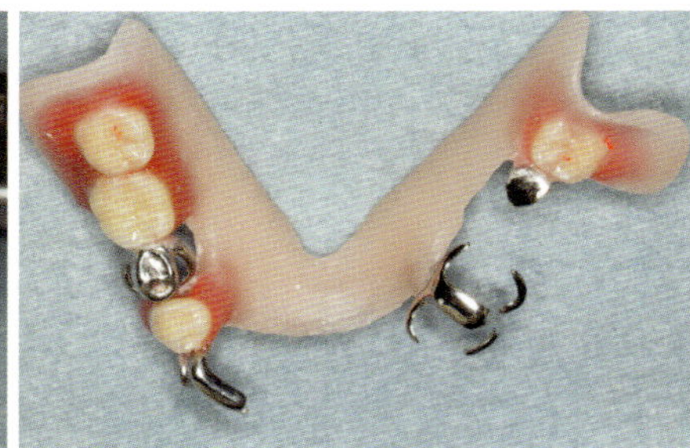

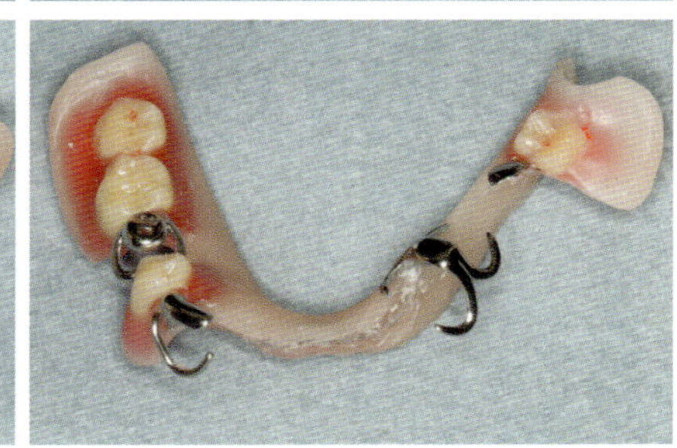

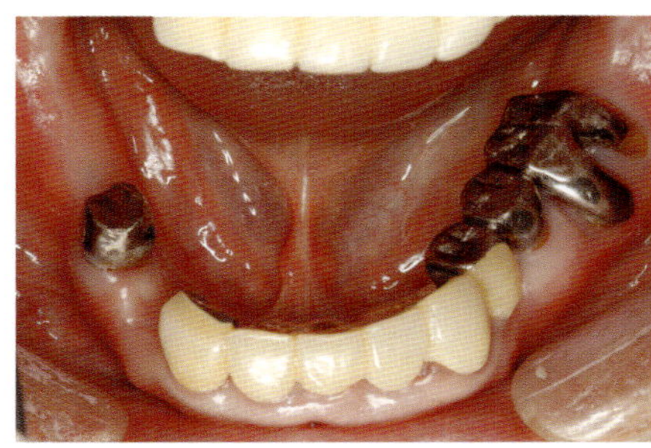

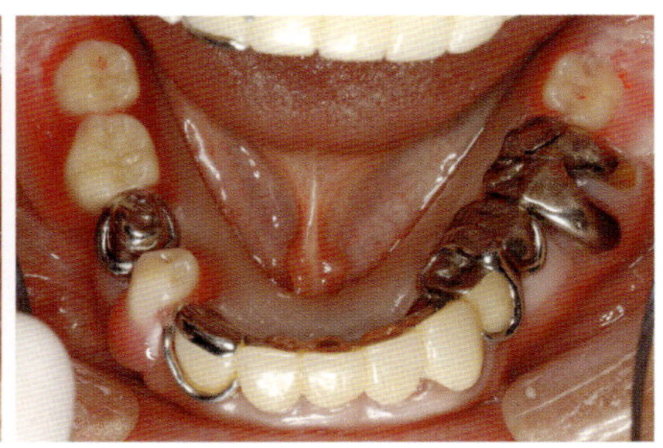

図 26　口腔内で試適

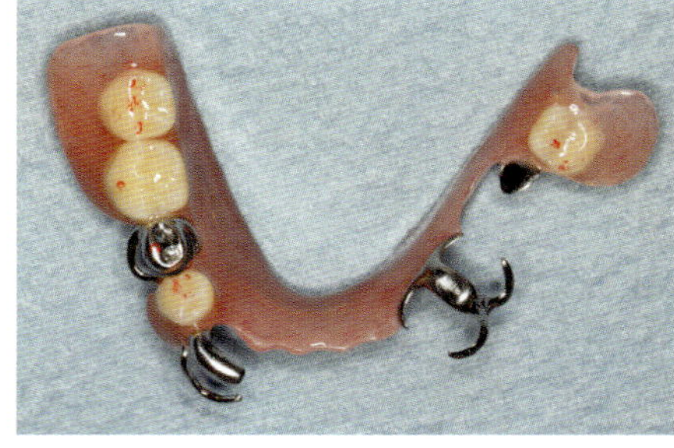

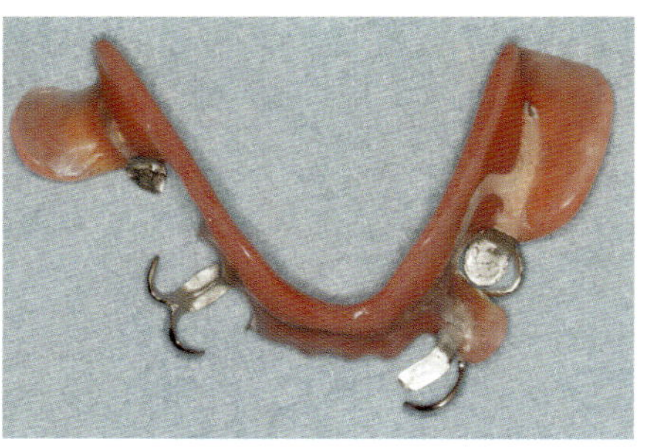

図 27　義歯完成．オルタードキャストテクニックを行うことで，装着時の義歯の適合はきわめて良好で，無調整で使用できた

症例 1　オルタードキャストテクニックを応用した義歯設計

2002 年 4 月初診．71 歳，女性．主訴は，4| の穴が気になる．ブリッジの支台歯である 4| の二次カリエス治療希望で来院されました．ブリッジは 84| が支台歯となっており 8| も二次カリエスが認められましたが，ブリッジの除去は希望されず，4| の治療のみを希望されたため，CR 充填治療を選択しました．口腔内の特徴としては，現存歯すべてが歯冠補綴されており，過去においてカリエスリスクの高さ，および医原性に治療介入の多さが認められます．

主訴のみの対応で来院が途絶えたましが，2006 年 5 月に他院にて左右ブリッジが除去され咬みにくくなり，その後の補綴治療の相談で再び来院されました．8| は抜歯されており，4| は残根，|78 は二次カリエスが認められました．上顎の補綴装置は 2002 年の状態が維持されており，追加治療はされていませんでした．しかしながら，2004 年頃に金属アレルギー症状が発現し大学病院にてアレルギー検査を行ったところ，Co-Cr などの卑金属に反応したと患者さんから申し出がありました．その他，全身状態は特に問題はありませんでした．この欠損状態ではインプラントかパーシャルデンチャーによる機能回復になりますが，75 歳という年齢からパーシャルデンチャーによる対応を希望されました．

歯周基本治療を行い，4| は再根管治療，カリエスが深く歯質も脆弱なため根面板で支持を確保し，維持は OP アンカーを採用しました．既存の補綴装置をできるだけ変えたくないという強い希望があり，3┼4 の補綴装置はそのまま使用することにしましたが，ブリッジを切断除去されていた |4 の遠心切断面は形態修正を行い，ガイドプレーンを形成しました．3| も同様にガイドプレーンを形成し，|78 はカリエスが深かったため，根管治療後，義歯沈下防止の支持を獲得する目的で根面板を装着しました．使用する金属は，金属アレルギーの既往もあり，患者さん希望ですべて白金加金としました．

2006 年 7 月の義歯装着以来，2014 年 2 月まで約 8 年間，義歯は破折やリベースの必要もなく順調に経過し，メインテナンスは約 6 カ月ごとに行っていました．

2014 年 2 月，|4 の歯肉違和感を訴え，デンタル X 線診査の結果，二次カリエスの進行で歯質が破折しクラウンと遊離していました．心配していたカリエスリスクの高さに足をすくわれた形です．クラウンは切断して除去しましたが，軟化象牙質が歯肉縁下にまで及んでいました．できるだけ抜歯を避けるため，フラップ手術にて歯槽骨も少し削除してクラウンレングスニングを行い，歯周環境を整備しました．RPI 支台歯の喪失は今後の義歯使用継続にとって危機ですが，|4 に OP アンカーを設定して，支持・維持機能の回復を計画しました．義歯は修理で対応しました．義歯改造後，患者さんは以前とほとんど変わりなく義歯を使用しており「何でも噛める」と言っています．

経過観察中，上顎も二次カリエスにより再治療を余儀なくされました．2007 年 5 月に |7 インレー装着，2011 年には 6| クラウン装着，2012 年 5 月には歯根破折から抜歯となった |2 にインプラント治療，2013 年 8 月に 2| e.max クラウン装着，などの既往があります．

現在は，ブラッシングの強化と 3 カ月に一度のメインテナンスを行っています．現在の義歯の人工歯咬合面を観察すると，左側の咬耗が著しく，これは根面板により支持があり義歯の沈下が抑制されていることと，患者さんも左側が噛みやすく，左右関節頭の形態からも左咀嚼の傾向が強い結果と推測されます．

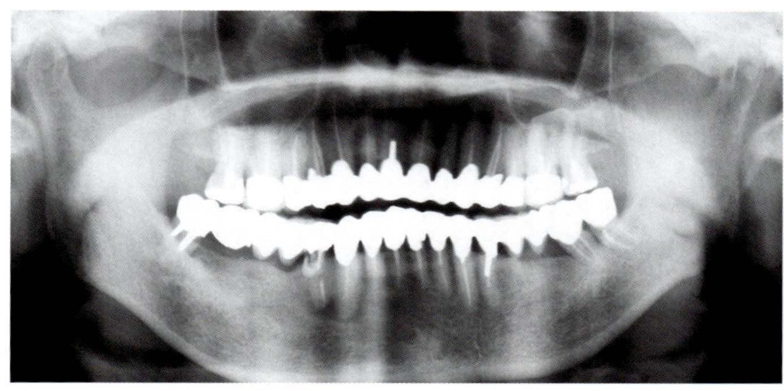

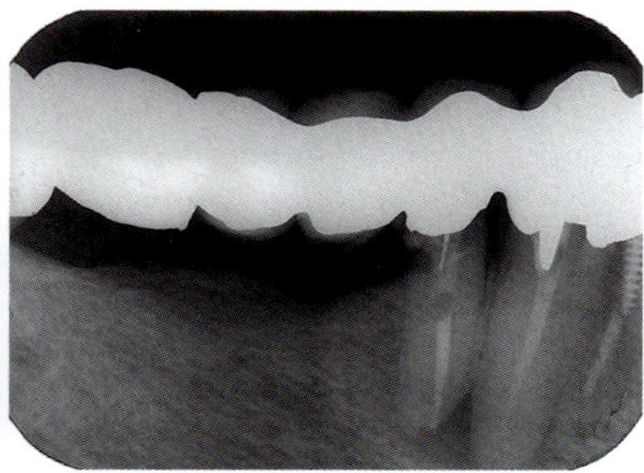

1-1 2002 年 4 月．主訴のみの治療の後，来院が途絶える．8 4| に二次カリエスが認められる

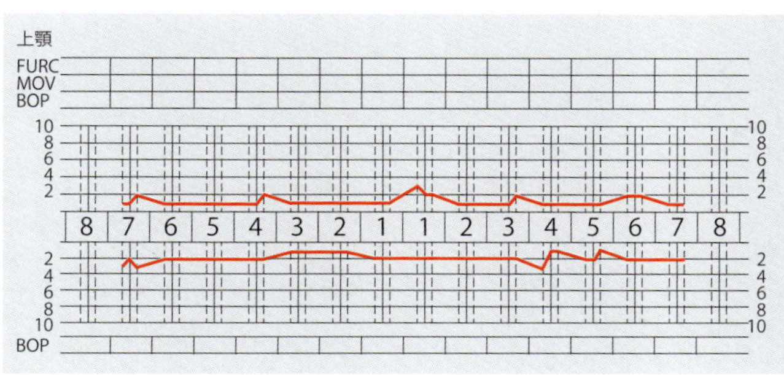

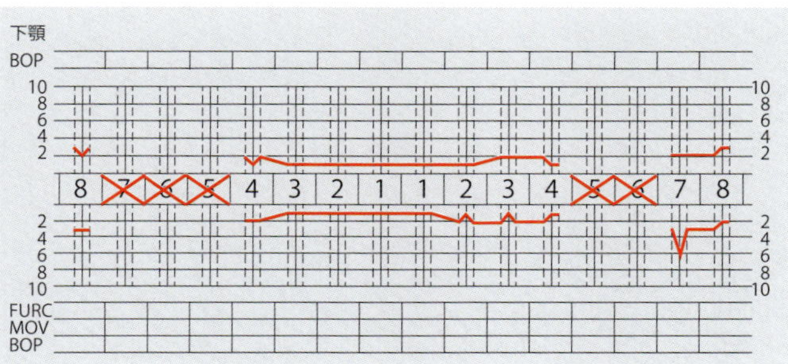

1-2 2002 年 4 月．|7 以外に特に深い歯周ポケットはなく，カリエスタイプと思われる

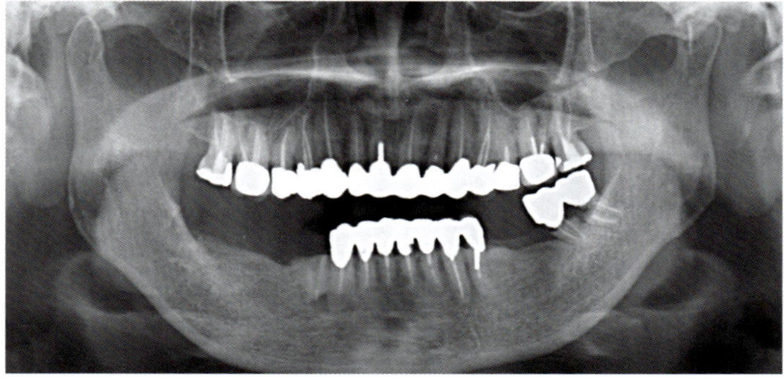

1-3 2006 年 5 月．再初診時

上顎：欠損はないが，すべての歯に歯冠補綴ならびに根管充填が認められる．上顎洞および鼻腔に異常所見は認められない

下顎：|7 8 にクラウンマージンからの根分岐部付近まで進行した二次カリエスが認められる．その他の現存歯すべてに歯冠補綴装置が装着されており，またすべて根管充填が認められるが，二次カリエスは認められない

4| の根尖部に歯根端切除を行った痕跡があり，根管充填材が確認できる．また骨縁下に及ぶカリエスが認められる．8| の抜歯窩にわずかに骨梁の再生が認められる．欠損部顎堤の骨吸収は認められない．また下顎骨内に異常所見は認められない．左右下顎頭の形態が異なり，左側下顎頭は平坦化している．上下顎で生活歯は一歯もない

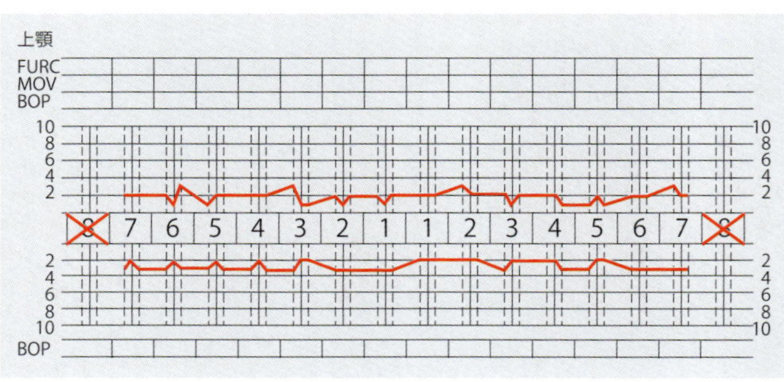

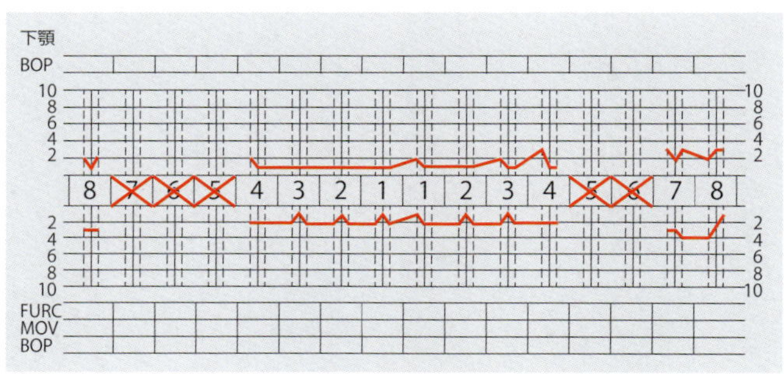

1-4 2006 年 5 月．再初診時．|7 8 に 4mm の歯周ポケットを認めるが，その他は 3mm 以内で安定している

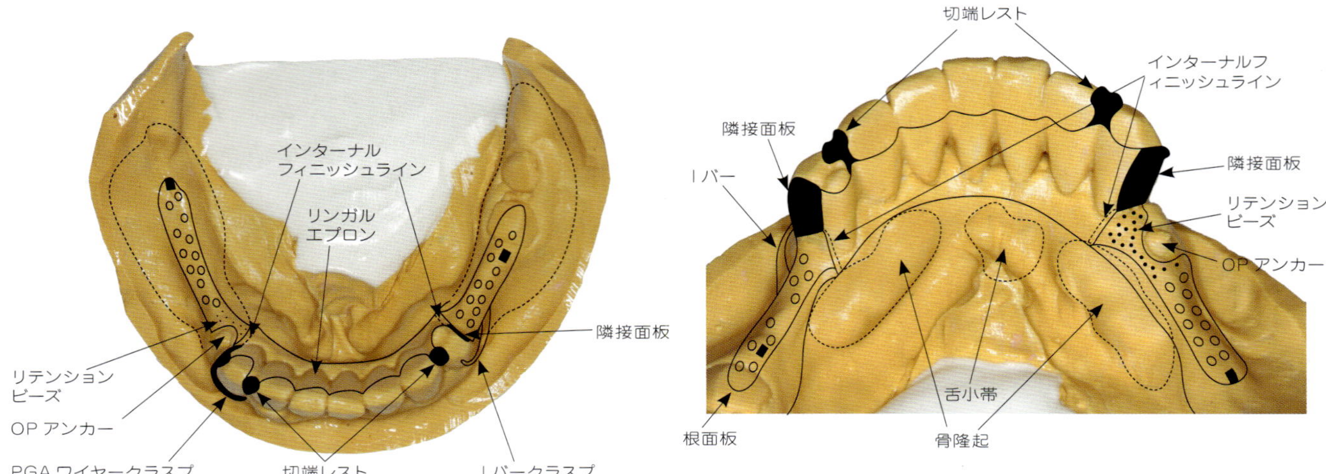

1-5 下顎義歯は白金加金の金属床義歯を計画した．543|345 部舌側に骨隆起があり，患者は外科的削除を希望しなかったため，舌側の義歯のデザインはできるだけ隆起を避ける形態にした．また正中部の舌小帯付着部位も高位なため，リンガルエプロンの形状にした．このエプロンから連続して切端レストを設定するために，32| と |34 のポーセレンを形成して切端レスト座を設けた．3| 遠心に隣接面板ならびに唇側に白金加金ワイヤークラスプ，さらに 4| OP アンカー部にリムーバルノブを設計した．|34 にも切端レスト，隣接面板，I バークラスプを設定し，クラトビルの RPI 支台装置に近い形状に設計した．また |78 部の根面板に床内面を床用レジンにて密着させて，遊離端の遠心沈下を防ぎ支持機能をもたせるように計画した．
この症例では，Co-Cr 等の卑金属の使用を控えたことと，レジン床でのリンガルエプロンの強度が舌側の解剖学形態から確保できないことにより，テンポラリーデンチャーを使用しなかった．そのため，欠損部義歯床完成には残存歯部と粘膜負担部との被圧変位量の差を保障する目的で行うオルタードキャストテクニックを採用した．
また患者にとって初めてのパーシャルデンチャーになるため術者としては違和感が生じないか心配であったが，メタルフレームならびに蠟義歯の試適段階で特に違和感は訴えなかった．完成義歯装着後，義歯床下粘膜部分の疼痛ならびに違和感はなく，快適に使用開始できた

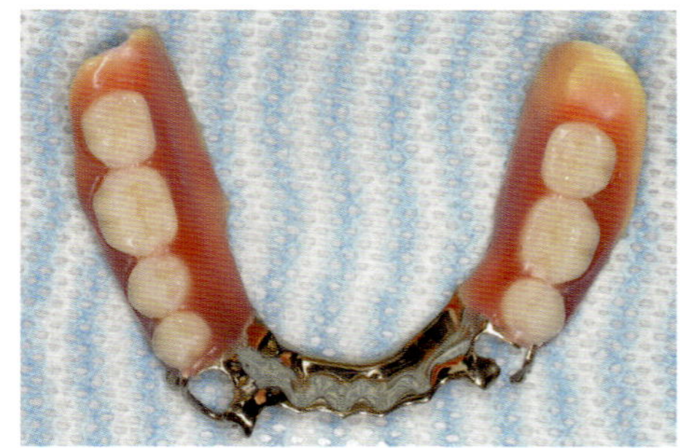
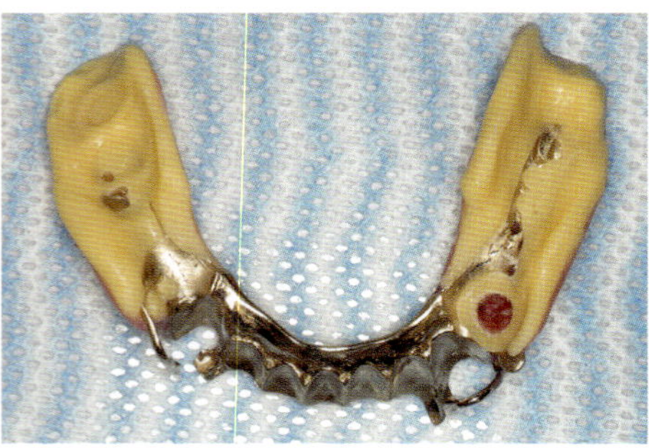

1-6 仮咬合採得を行い，レジン基礎床上の蠟堤に人工歯排列を行う（左）．金属床を製作してメタルフレームのスケルトン部に基礎床をレジンにて製作し，印象採得時のトレーの役割をもたせる（右）

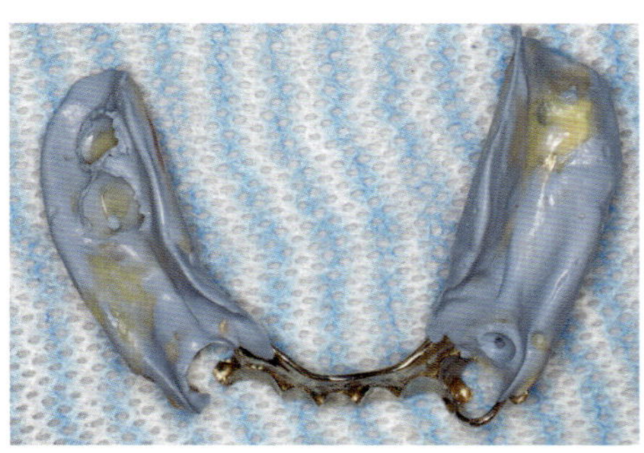
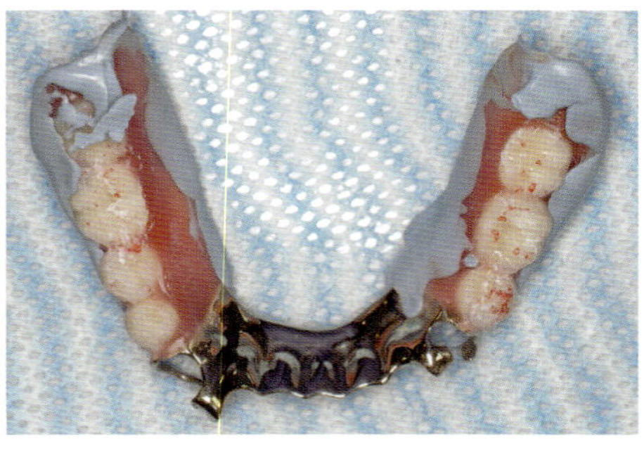

1-7 咬合した状態でシリコン印象材を使用して，咬合圧で粘膜負担部の機能印象を採得した．次に粘膜負担部の模型改造を行う

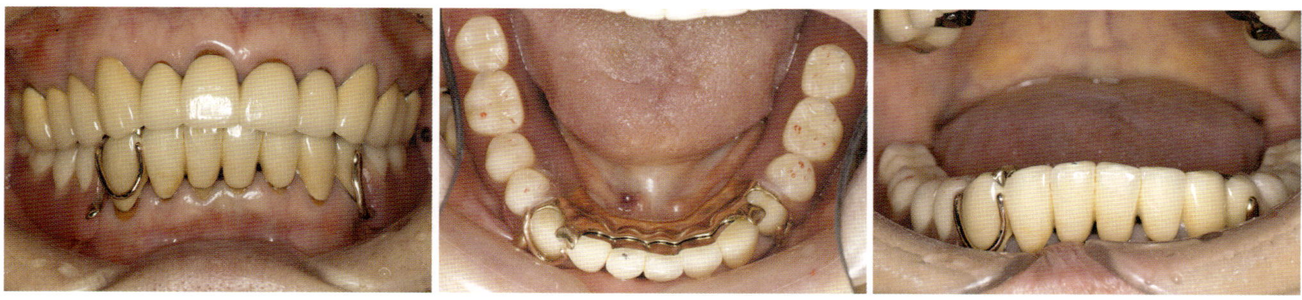

1-8 2006 年 7 月．義歯装着時．患者の疼痛，リンガルエプロンや義歯床外形の違和感もなく，ほぼ無調整で装着できた．ワイヤークラスプ，Ⅰバー，切端レストは審美的に許容範囲内である

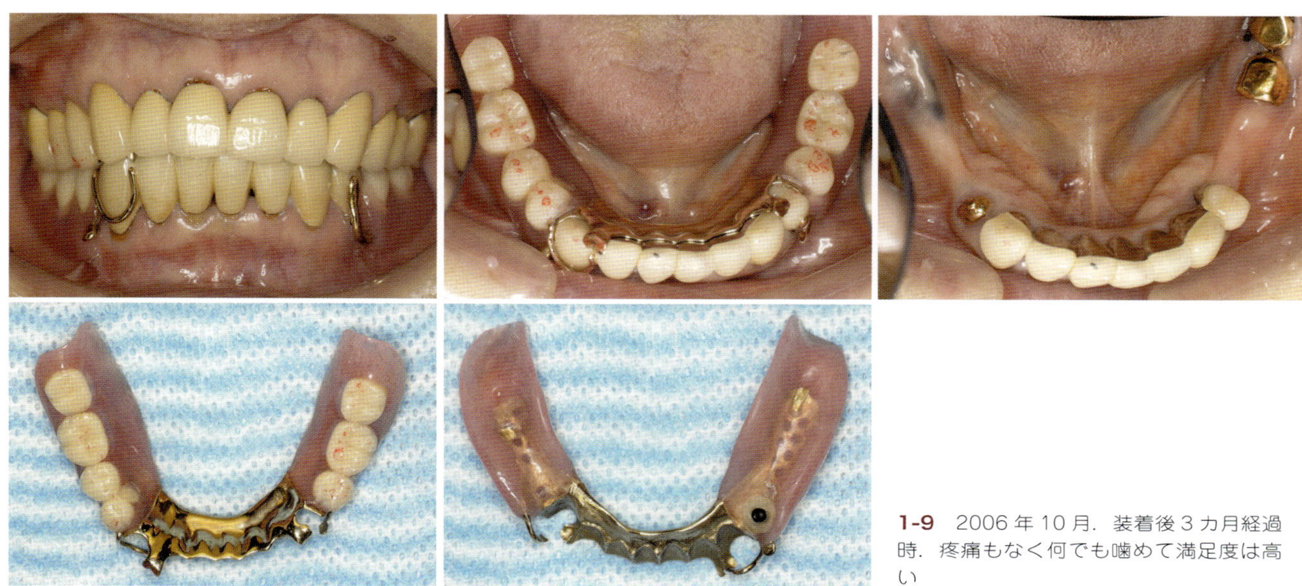

1-9 2006 年 10 月．装着後 3 カ月経過時．疼痛もなく何でも噛めて満足度は高い

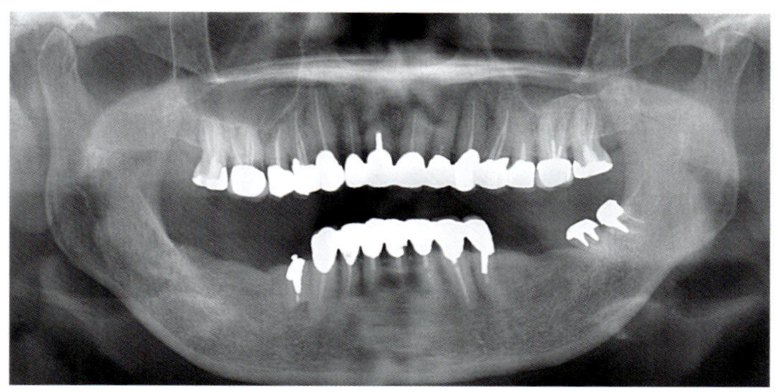

1-10 2010 年 10 月．装着後 4 年 3 カ月経過．6| 以外，上下顎既存の補綴装置には二次カリエスは認められない．6| は再治療を行った．欠損部顎堤の状態は良好である

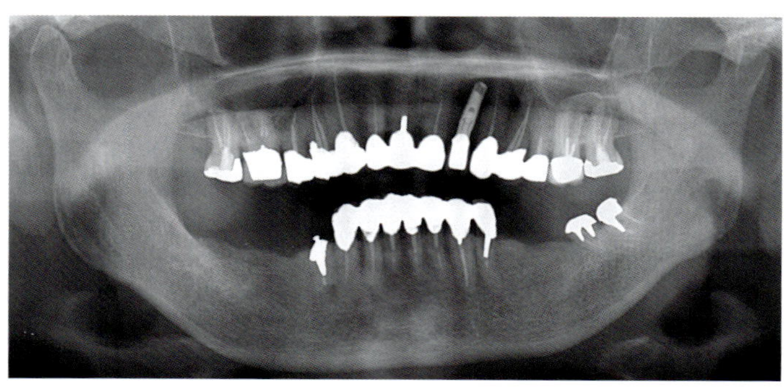

1-11 2012 年 8 月．|2 部インプラント上部構造装着時

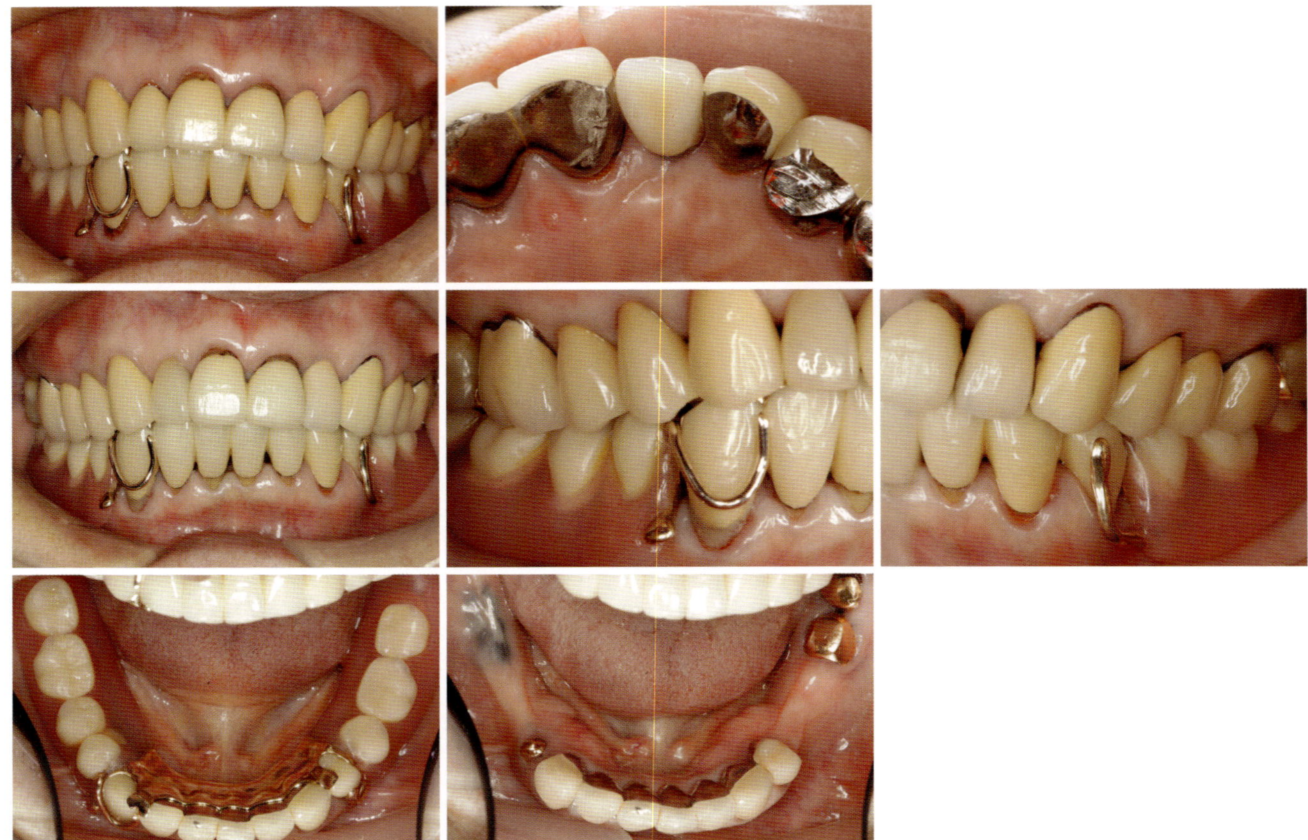

1-12　2012 年 8 月．|2 部インプラントは歯間乳頭が温存でき，審美的に問題はなかった

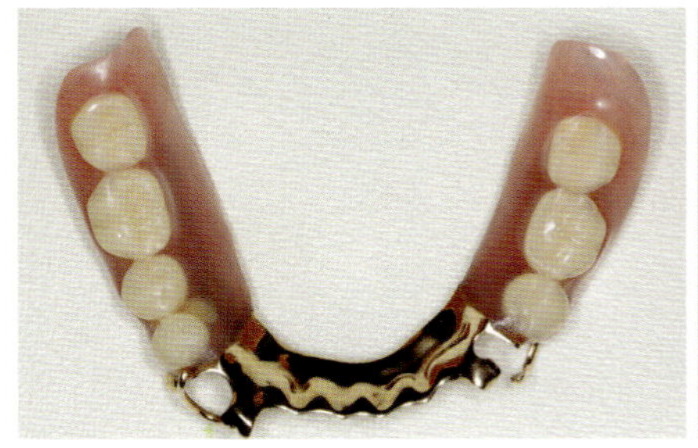

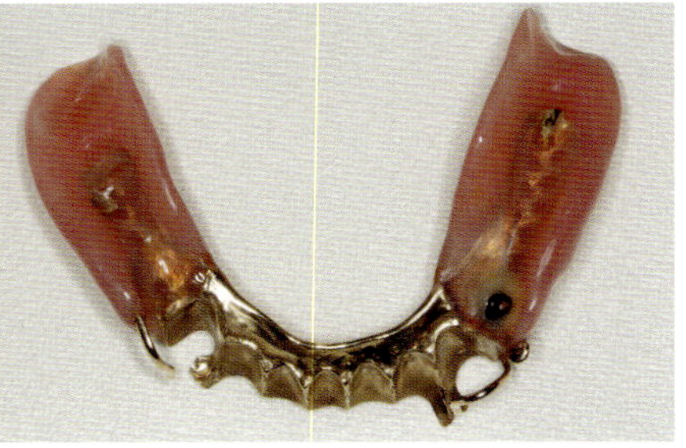

1-13　2013 年 11 月．義歯装着後 7 年 4 カ月経過．リライニングの必要もなく快適に使用している

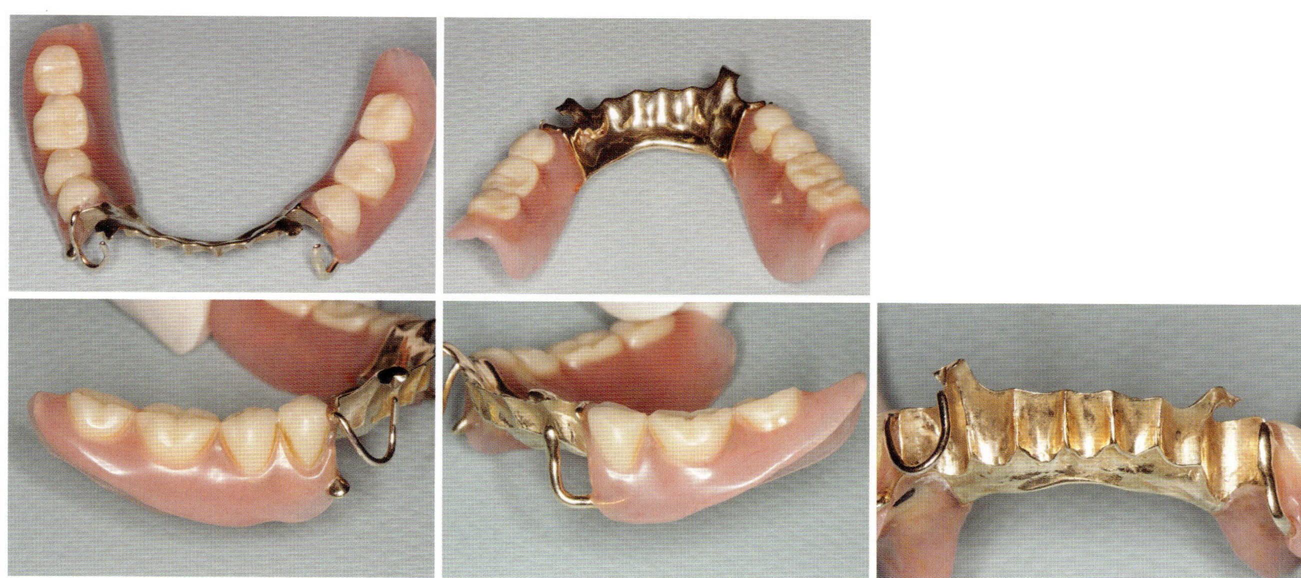

1-14 2014 年 2 月．義歯はほとんど動かないリジッドサポートな状態で経過していると思われる．そのため，ワイヤークラスプやI バークラスプの破折，変形がない．約 8 年経過しているが，リライニングは 1 回も行っていない

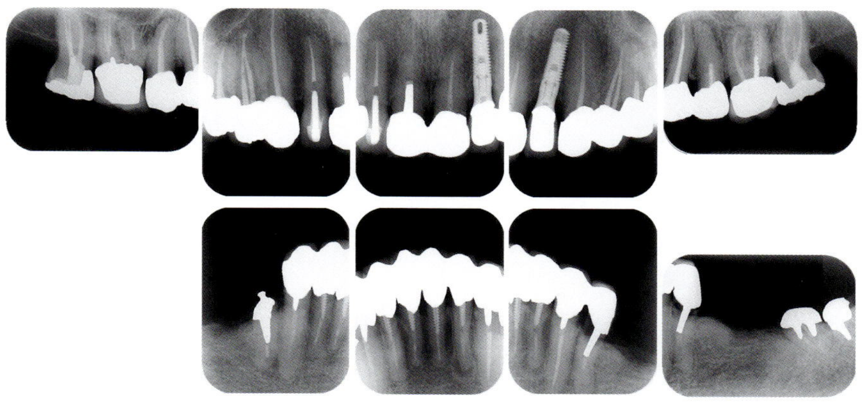

1-15 2014 年 3 月．|4 歯肉違和感で来院．口腔内 10 枚法 X 線写真で確認すると，二次カリエスの進行が認められた．メインテナンスの甘さを反省した

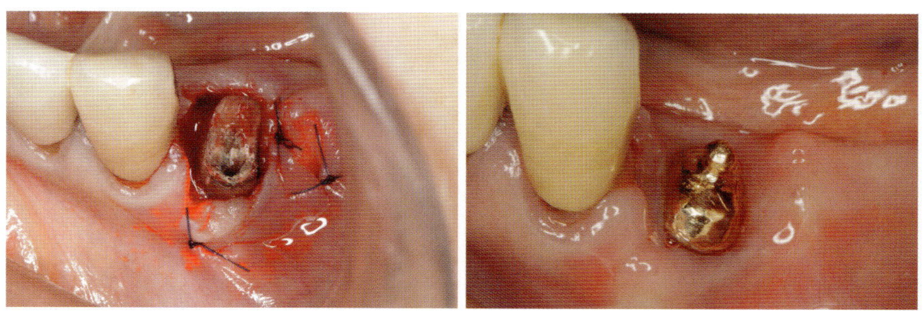

1-16 2014 年 3 月．|4 は RPI の鉤歯であるが，このまま放置はできず，|3 と切断して FOp によりクラウンレングスニングを行い，フェルールを確保し，OP アンカーの根面板を装着した

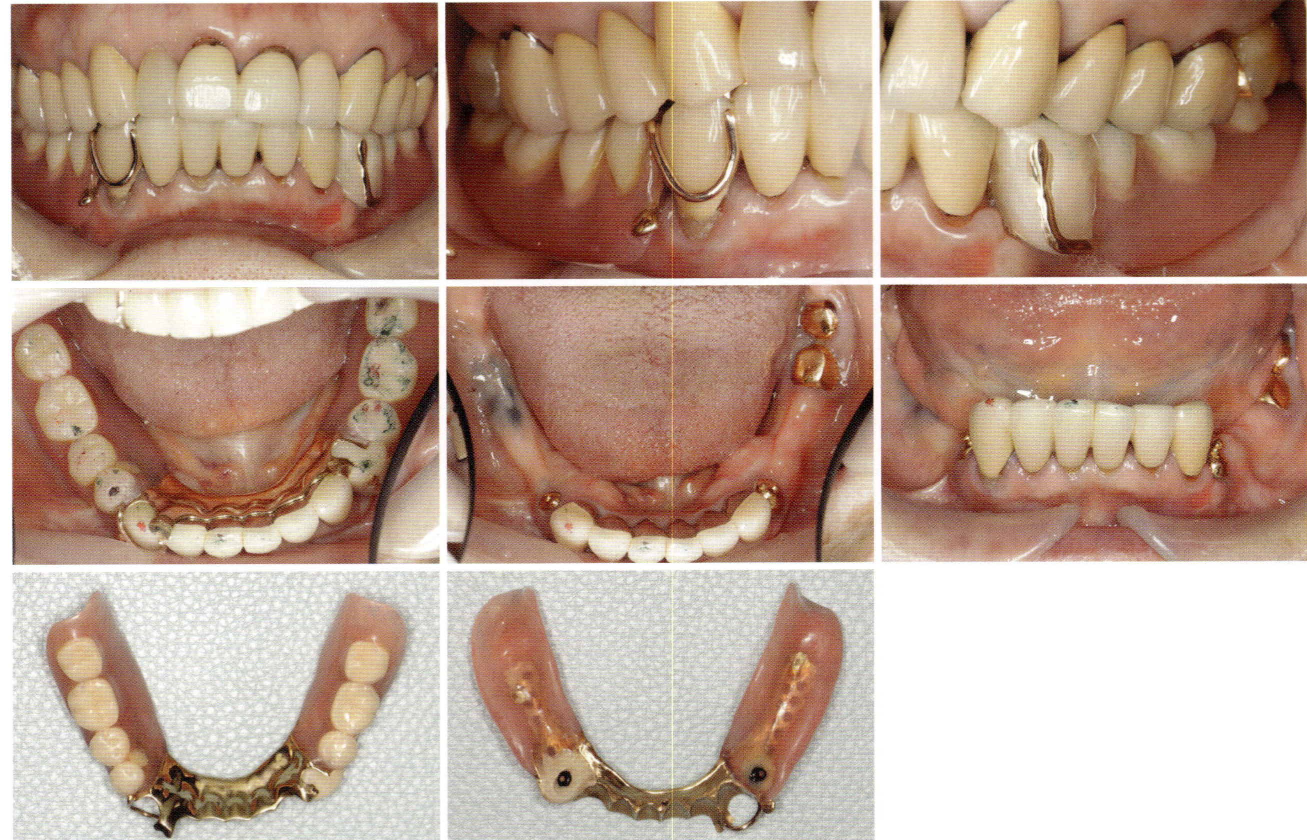

1-17 2014 年 4 月．|4 OP アンカーにより維持，支持を発揮させるため，RPI 支台装置を即時重合レジンで包んで内面に O-Ring ゴムを装着した義歯修理を行った．義歯の使用感に変化はなく違和感もなかった

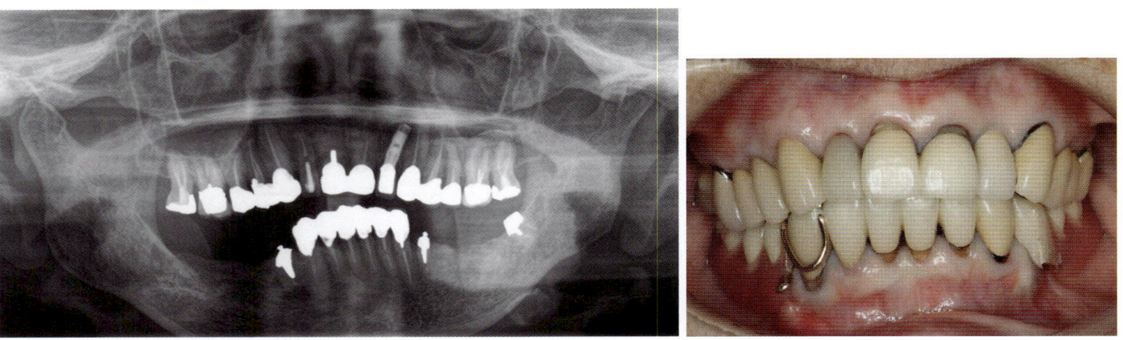

1-18 2024 年 1 月．|7 が二次カリエスで抜歯となったが，下顎義歯は |7 部の抜歯窩が治癒した後にリラインニングを行い，継続使用している

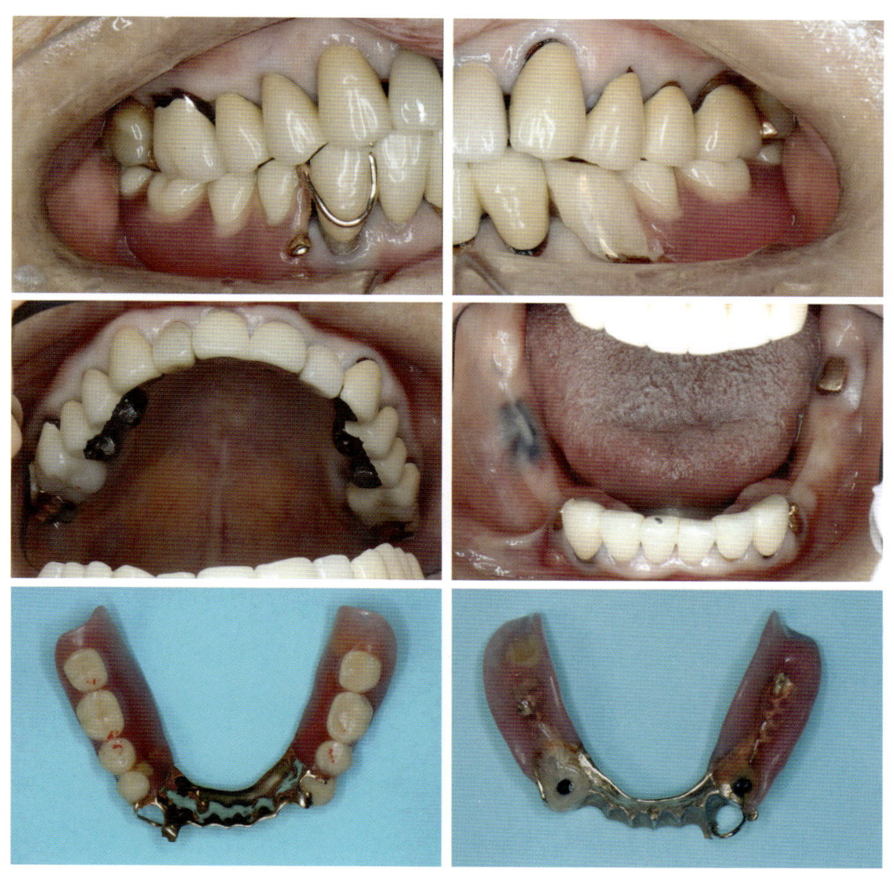

1-19　2024 年 1 月（93 歳）．咬合状態も良好で，患者は「義歯は身体の一部」と仰っている

《症例 1》欠損歯列・欠損補綴とパーシャルデンチャー

● 欠損歯列の評価

- 〈初診時〉5 歯欠損，23 歯現存，咬合支持数 9，Eichner B1，宮地の咬合三角第 2 エリア（治療介入のタイミングとオーバートリートメントに注意するエリア）
- 〈義歯装着時〉5 歯欠損，23 歯現存，咬合支持数 9，Eichner B1，宮地の咬合三角第 2 エリア
- カマーの分類：No.41(17)（補綴時）
- 欠損歯列の病態評価：両側遊離端欠損
- 臼歯部咬合支持の減少（歯式上は臼歯が現存するが，実際は根面板で歯同士での咬合支持はない）
- 既存の下顎位に問題はない
- 上顎は全歯現存
- 4 犬歯の存在：あり

● 欠損補綴の評価（難易度評価・受圧条件と加圧因子）- 補綴対応が難しいのか易しいのか

〈上顎〉 加圧因子となる　　〈下顎〉 受圧条件：両側遊離端欠損で悪い

★下顎義歯の後方沈下を抑制する設計にする
★支台歯の評価：カリエスリスクが高い（カリエスタイプ）
★パワータイプではなさそう
★下顎舌側の骨隆起の存在

欠損歯列：悪い　欠損補綴：易しい　→　病態は悪いが，咬合再建は行いやすく，咬合再構成のため積極的介入が必要

● 義歯設計

- 金属アレルギーの既往から，患者希望により白金加金を使用
- 下顎義歯の後方沈下を抑制するために，⌈7 8 に根面板を装着し，支持を獲得
- 4⌉の OP アンカー，3⌉遠心のガイドプレーンに接する面積の大きな隣接面板，近心切端レスト
- ⌈4 遠心のガイドプレーンに接する面積の大きな隣接面板，近心レスト，頬側に I バークラスプを設定．RPI 支台装置とした
- 舌側骨隆起ならびに舌小帯を回避してリンガルエプロンを設定
- たわまない強固なフレームとする

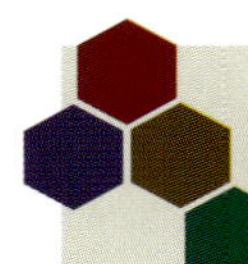

Step up のためのワンポイント 10

小連結装置（マイナーコネクター）と義歯の強度

小連結装置は，レストやクラスプ鉤肩部（ショルダー）あるいは隣接面板（プロキシマルプレート）の支持・把持要素を違和感なく繋ぐ，地味ながらも大切な役割を担っています．

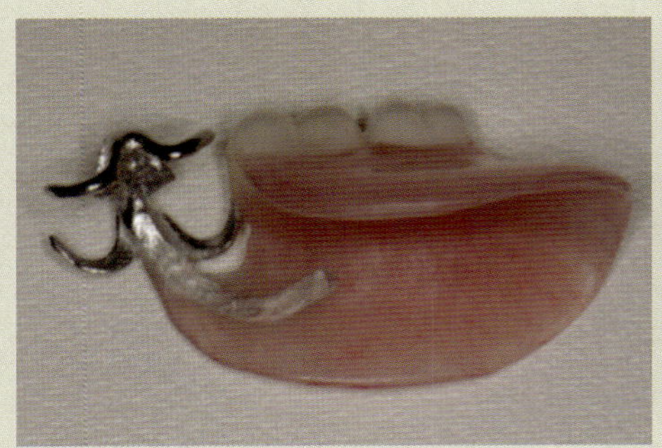

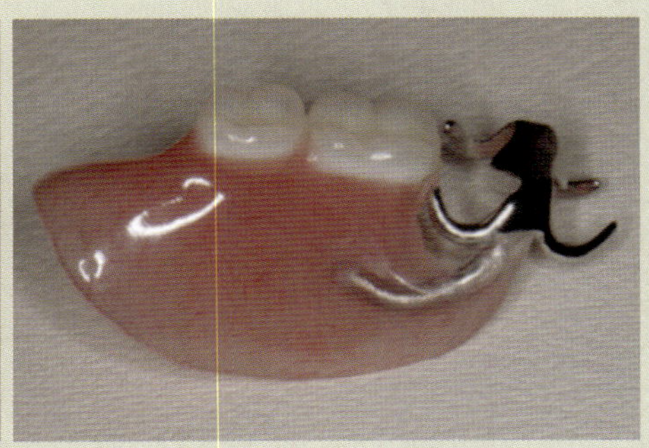

図A　7 6| 遊離端欠損に対する補綴でよく目にする，5 4| 双歯鉤の義歯．この設計では，咬合力は人工歯を介在して義歯に伝達され，双歯鉤のレスト（グループ）部分に集中する．レジン床内に走行する双歯鉤の把柄（lug）が短く，また 5| 舌側の歯頸部を開放にしたため，床の幅が狭く応力集中による破折の可能性が高まる．さらにガイドプレーンに対応するプロキシマルプレートがないため，遠心沈下傾向は回避できないと思われる

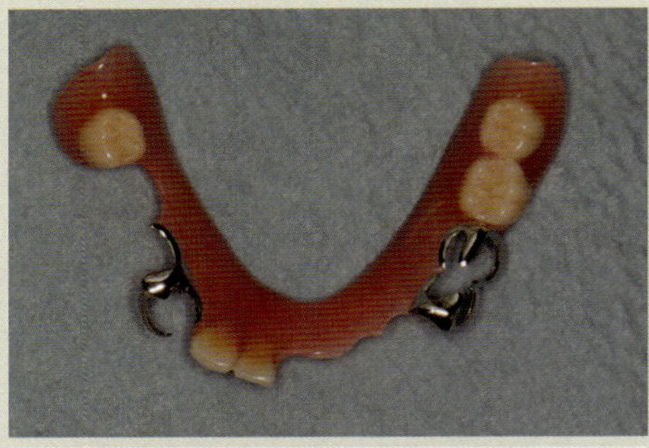

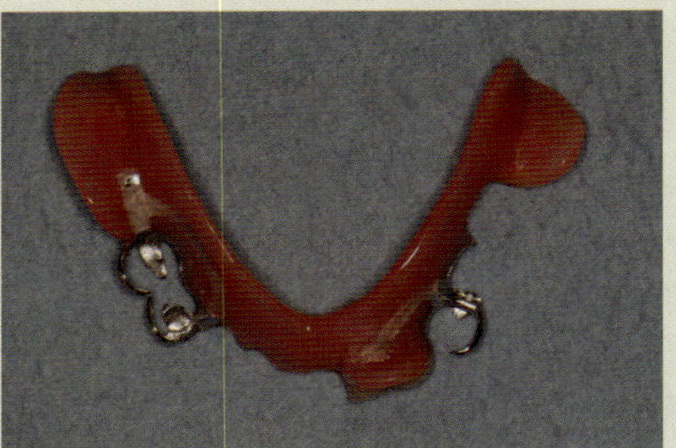

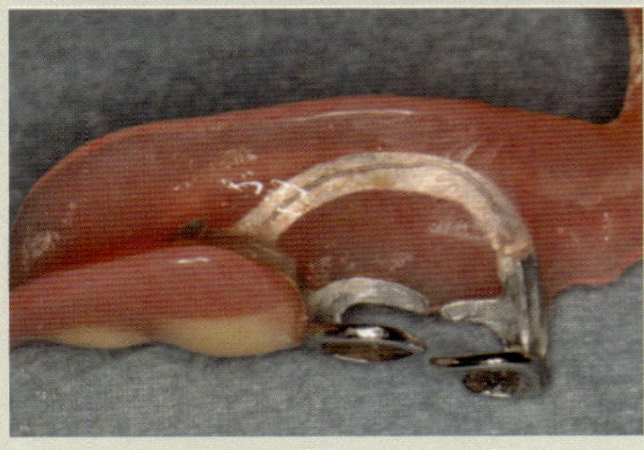

図B　左側は |4 5 に欠損側に近接してレストを配したエーカースクラスプが設定されている．エーカースクラスプの体部から下部に連続してプロキシマルプレートが設定され，さらに |6 7 欠損部の歯槽頂部に至る補強線と，2 つのエーカースクラスプがすべて一体化した構造になっており強度確保が図られている．一方，右側は 7| 欠損部人工歯まで，5 4| 双子鉤からレジンのみで何ら補強がなく，破折のリスクが高い計画となっている

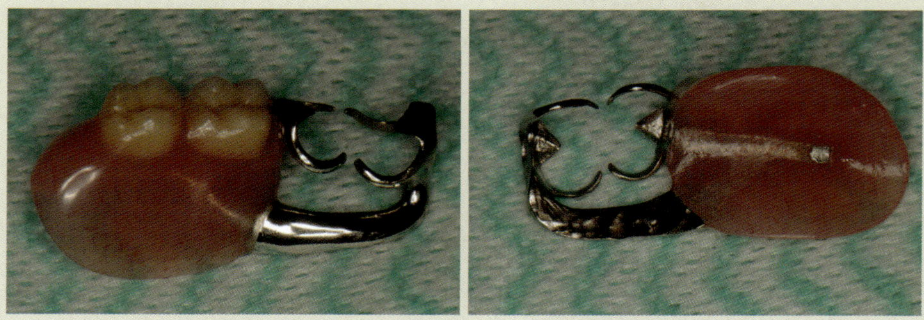

図C　76| 遊離端欠損に片側対応した義歯．54| の双歯鉤から伸びるマイナーコネクターは幅・厚さとも十分強度があり，さらに欠損部の床内把柄（Lug）とプロキシマルプレートが，一体化した設計で強度を確保している

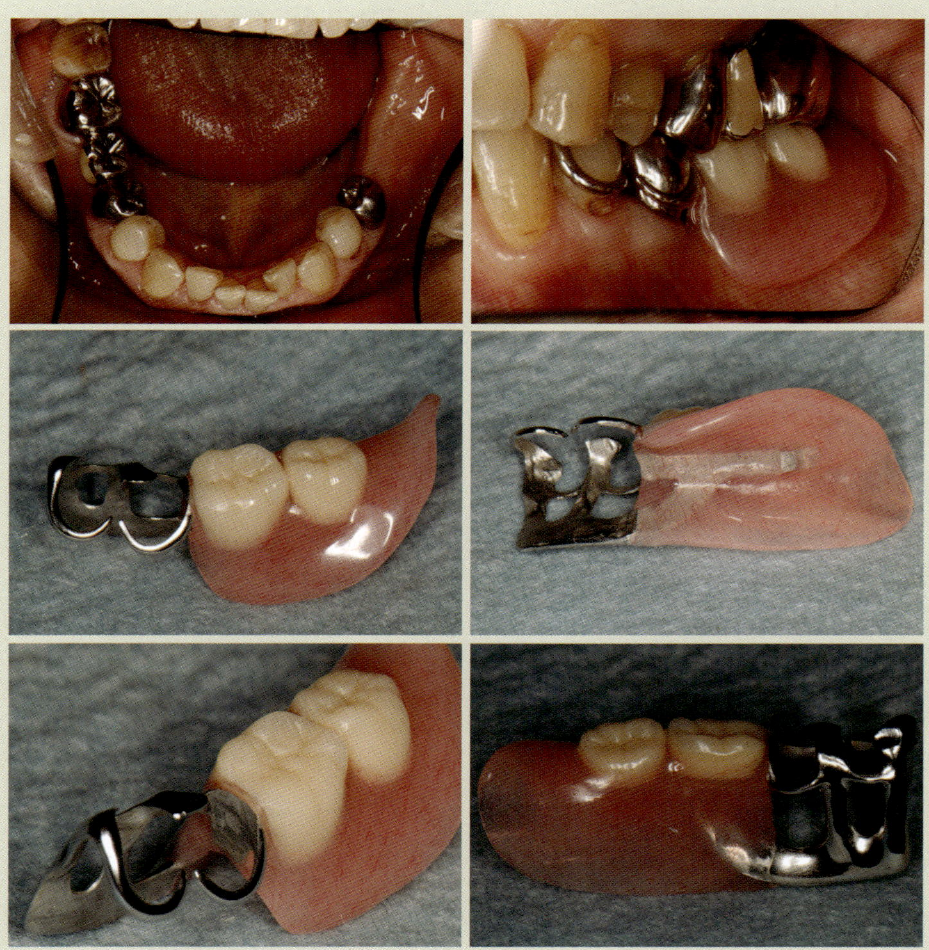

図D　|67 遊離端欠損に対応した義歯．|45 に近心レストをダブルで設定してある．|5 の近心レストとプロキシマルプレートで遠心沈下を抑制しクラスプアームで維持力を発生させている．|4 の近心レストは義歯の遠心方向からの離脱に拮抗する．マイナーコネクター，プロキシマルプレートと義歯床内の補強部がすべて一体化した設計であり，応力集中に対応した強固な設計になっている

1．パーシャルデンチャー設計の基本

⑥支台装置

【リジッドサポートを具現化する支台装置──RPI】

パーシャルデンチャーを構成する最後の要素は支台装置です．

痛みもなくよく噛めて，さらに長期的にリライニングや破折などによる修理の必要がない義歯は，どのような義歯でしょうか．それは支台装置によって支台歯の生理的動揺範囲を超えることなくしっかり支持され，かつ義歯床の沈下が粘膜の被圧変位特性の生理的範囲内に落ち着いている，きわめて動きの少ない義歯といえるでしょう．つまり，義歯のリジッドサポートが具現化されているといえるのです．

1976 年，クロールは RPI リテーナーを用いて緩圧支台装置（ノンリジッドコネクティング）という概念を発表しました．当時，キャストエーカースクラスプは抜歯鉗子と言われ，エーカースクラスプの支台歯は欠損部方向に引き倒され，抜歯になる症例が多かったため，支台歯を守ろうとした概念になります．RPI 支台装置は，R：近心レスト（Mesial rest），P：隣接面板（Proximal plate），I：I バー（I bar）より構成される支台装置です（**図 28**）．クロールは，誘導面（ガイドプレーン）が支台歯の辺縁隆線より上下的に 2 ～ 3mm の幅で小さく，しかも隣接面板はこの誘導面の辺縁部咬合面寄りに 1mm の範囲にのみ接触させて，下部鼓形空隙を大きく設定して，近心レストを支点とした支台装置の回転沈下を許容することで，緩圧タイプとして支台歯にかかる遠心方向に引き倒す力を逃がそうとしました[21]．欠点は支台歯の外傷は防げましたが義歯が沈下して痛くて咬めないことや，曖昧な咬合再建（flexible-support）になってしまう点でした．

1989 年に本邦で翻訳出版された『クラトビル・パーシャルデンチャー』[22]では，同じ RPI リテーナーを用いて，非緩圧支台装置（リジッドコネクティング）の考えが述べられていました．欠損側の支台歯歯頸部から辺縁隆線まで大きく設定された誘導面（ガイドプレーン）に緊密に接触する隣接面板ならびに遠心レストや咬合面レスト，切端レスト，シングラムレスト，I バーにより非緩圧タイプとしました．このガイドプレーンと近心レストにより咬合力を支台歯の歯根長軸方向にかけることができ歯を引き倒す作用を封じこめました．支台歯の歯根長軸方向にかかる咬合力の状態は二次元有限要素法で解析されました．

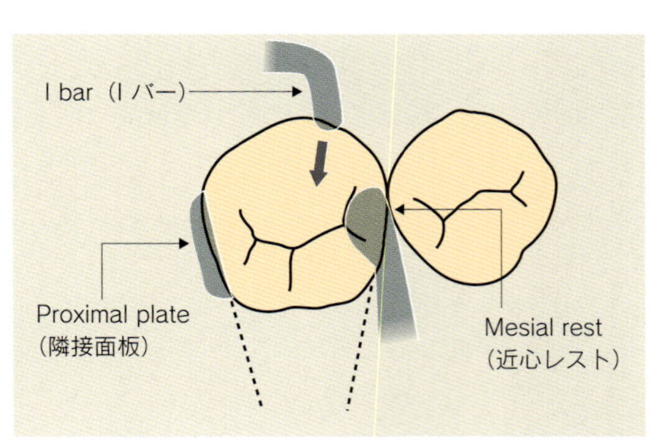

図 28 RPI 支台装置の構成要素（関根[20]より）

【支台装置に必要な要素①—S＞B＞R】

支台装置の構成要素をエーカースクラスプ (Akers clasp) で解説します.

把柄 (Lug) は，クラスプを義歯床内に保持して固定する小連結装置の役割をします. クラスプアームは鉤端と鉤腕からなり，その弾性とアンダーカット量の関係により維持力 (Retention) を発揮します. クラスプアーム上部の鉤肩部（ショルダー）と体部は，把持 (Bracing) により回転防止の役割をします. 体部から歯の辺縁隆線を越え，近遠心小窩にレストが設置されます (**図 29**).

レストは支持 (Support) の働きをします.「支持」は咬むための最も重要な要素で，歯根膜支持を最大限利用することが必要です.

具体的には，支台装置に必要な要素の重要度は，金子一芳先生が提唱された S>B>R, つまりサポート（支持）が一番重要で次いでブレーシング（把持），リテンション（維持）の順になります (**図 30**). ただし症例によっては，S≧B>R となることもあると私は考えています. また義歯の回転防止のためには，クラスプによる「把持」とともに，欠損部からできるだけ遠い堅牢な残存歯に連結子を介して間接支台装置を設置し鉤間線（フルクラムライン）を結ぶ面積を台形状に大きくすることも効果的です (**図 31**).

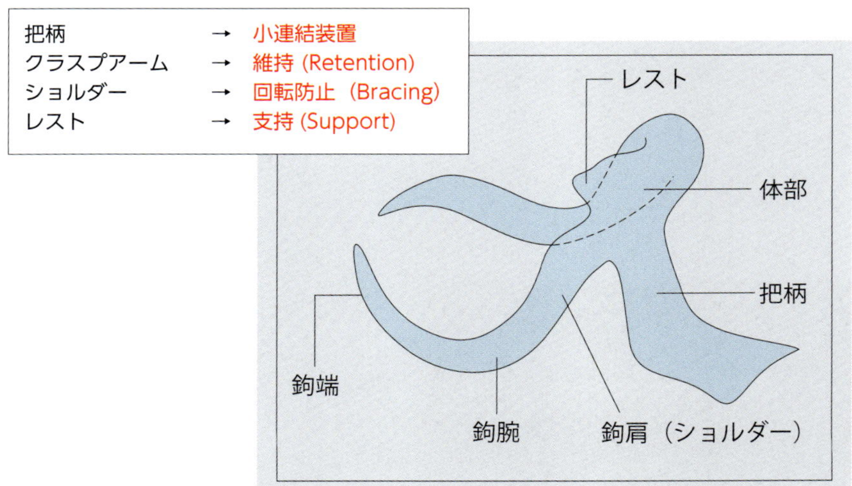

図 29 クラスプの構成要素と機能（関根[23]より）

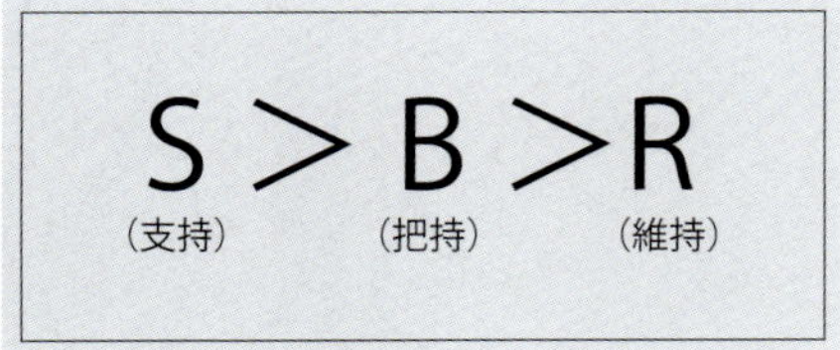

図 30 支台装置機能の重要度

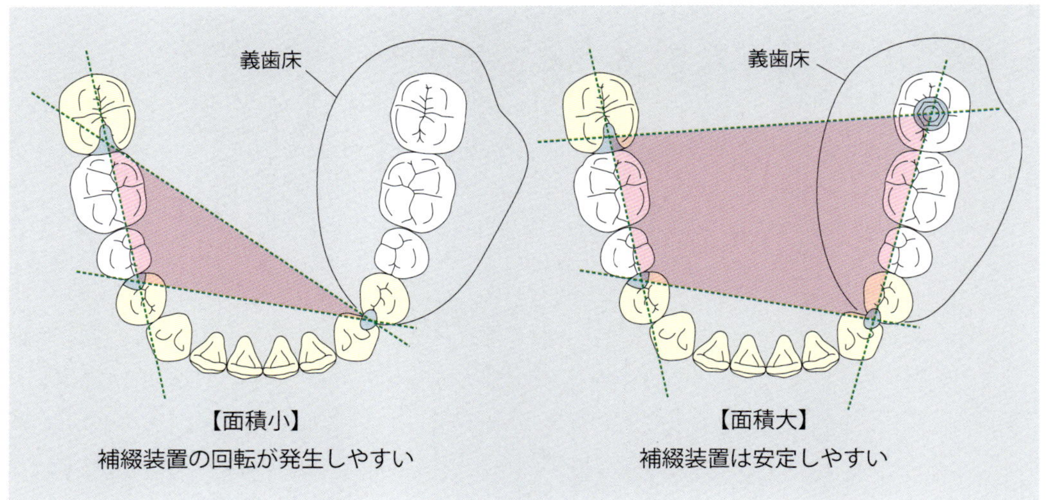

図 31 フルクラムラインで結ぶ面積が大きいほど，義歯は安定する

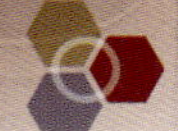

【支台装置に必要な要素②―レスト】

クラトビルはRPI支台装置におけるレストについて，近心レストだけでなく，支持機能を得るために面積をできるだけ大きくした，臼歯部咬合面全面レストや前歯部切端レスト，さらに前歯部基底結節レスト（シングラムレスト）を推奨しました．これらのレストは支持の獲得と，義歯の回転沈下防止による，できるだけ動かない義歯の具現化，つまりリジッドサポートの獲得，ならびに支台歯の歯根膜支持の獲得に有効であるといえます（**図32～34**）．

図32は，3|ポーセレンクラウンの再製時に，シングラムレストを応用し片側性パーシャルデンチャーとしています．この場合は切端レストという方法もありますが，審美的ではありません．

図33も，シングラムレストを 21| に応用して支持を獲得しています．クラスプが見えることを極端に拒否される方で，マグネットを用いてリテンションとガイドプレーンによる把持の機能をもたせています．

図34はすべての支台歯にシングラムレストを設置した症例です．前歯部でしか咬合しておらず下顎位が不安定な患者さんで，蠟堤とゴシックアーチを用いて丁寧に垂直的・水平的顎位を採得し，上顎は 32|23 に，下顎は支台歯すべてにシングラムレストを設置し，義歯の回転沈下の抑制を試みました．現在16年が経過し，上顎左側のIバーの破折が一度，上顎のリライニングが一度という，きわめて良好な経過となっています．

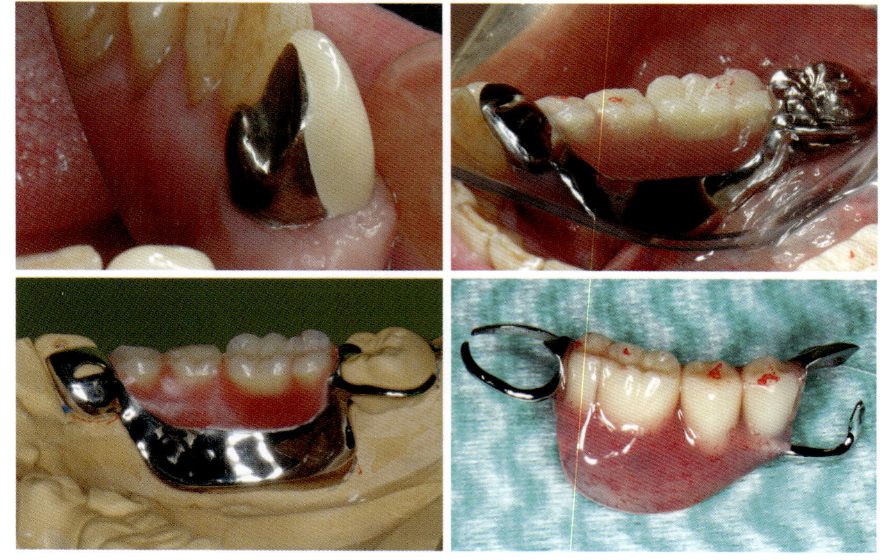

図32 レストは可及的に歯の中心部に近いところに設置する．3|にシングラムレスト，Iバー，ガイドプレーン，プロキシマルプレートを設計．654|欠損部へ片側性義歯を装着

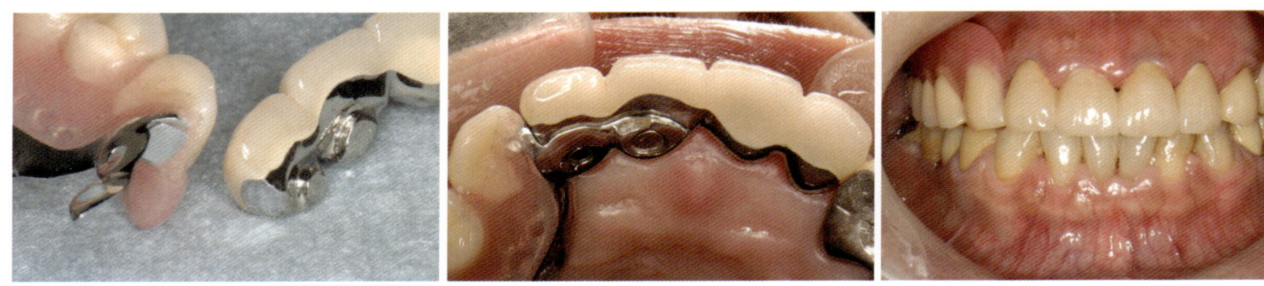

図 33　21| 部にシングラムレストを応用．2| ガイドプレーンにマグネットキーパーを縦に鋳接し，義歯側隣接面板にマグネットを設定した

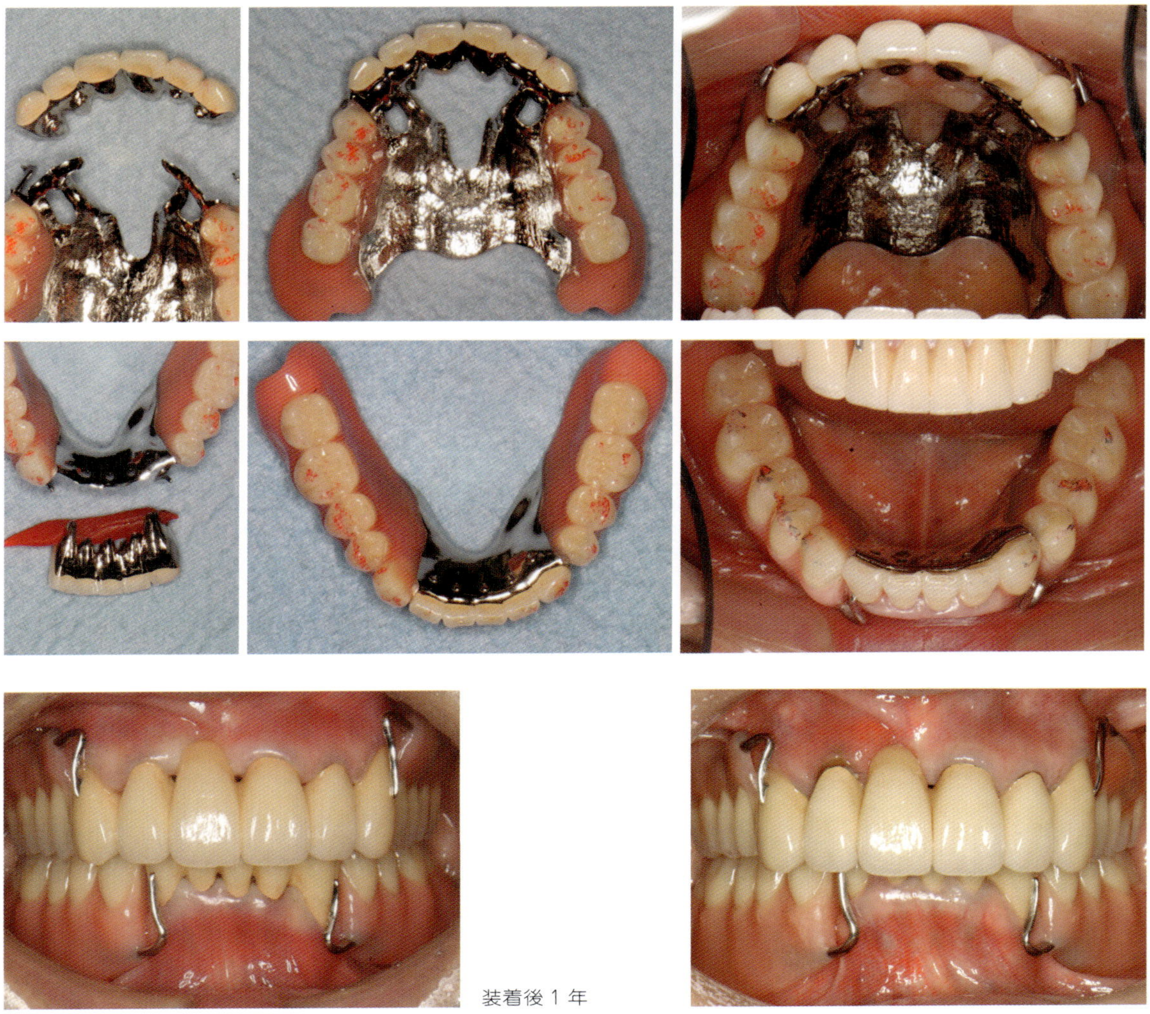

装着後 1 年

装着後 16 年

図 34　62 歳，女性．残存歯は前歯部のみでアイヒナー B4．前方咬みで下顎位は不安定な状態であった．2| は歯根端切除を行っている．上下義歯はノンリライニングで経過している．上顎は 32|23 にシングラムレストを設定しガイドプレーンとプロキシマルプレート，I バー構造とした．下顎は支台歯すべてにシングラムレストを設置し，ガイドプレーン・隣接面板・I バー構造として義歯の回転沈下の抑制を期待した

【支台装置に必要な要素③―清掃性】

かつて，エーカースクラスプが「抜歯鉗子」といわれていた時代がありました．おそらくは，パーシャルデンチャー自体の問題に加え，ペリオのコントロールも悪かった時代の話であろうと思います．歯周病の治療の不十分な支台歯にクラスプをかけていれば当然の帰結でしょう．もう一つの要因が，クラスプ部が歯面から出っ張る形状になるので，装着したままにしてしまうと自浄作用が損なわれることによると考えられます（**図 35**）．

メインテナンスを行いにくいシチュエーションに，「離れ 1 歯」という歯列の状態があります．スタディグループ火曜会に所属されていた斎藤純一先生が提唱した概念で，両側遊離端欠損にならずに済み，パーシャルデンチャーの安定のための大事な歯のことです．この歯を失うと，欠損歯列としては厳しい状況になることが明白です．

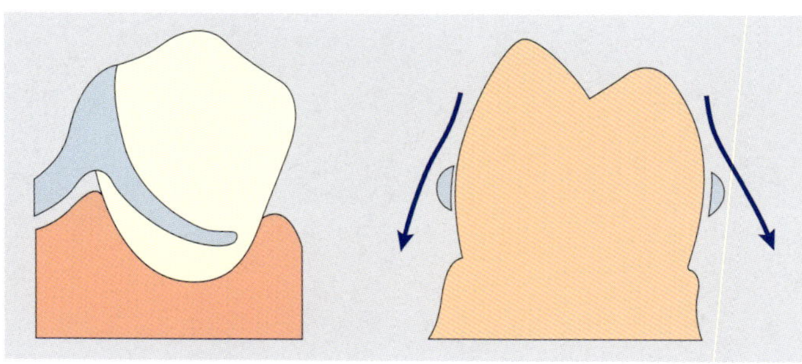

図 35　クラスプの為害性（関根[24]より）
エーカースクラスプは囲み型・スープラバルジの支台装置のため，食物の流れを阻害して自浄作用を低下させる．患者に口腔内のどこに汚れが付きやすいかを確認してもらい，ブラシが正確に届くようにブラッシング指導を行うことが重要となる

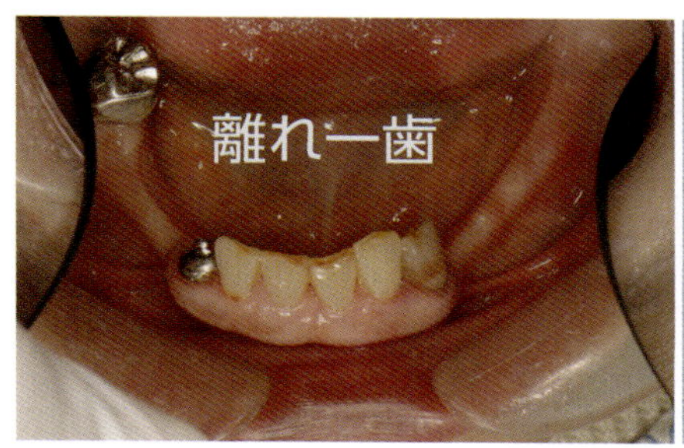

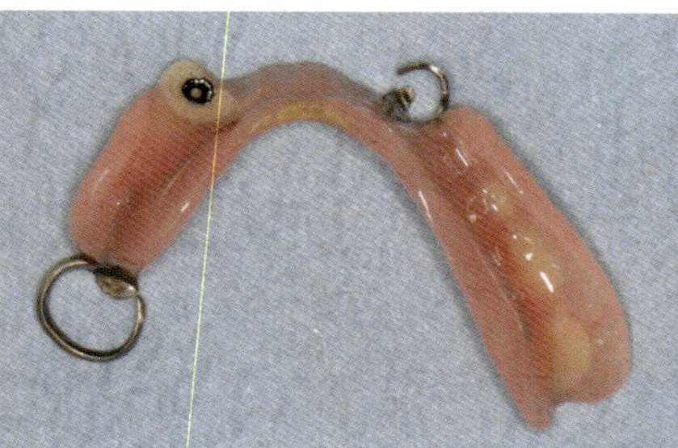

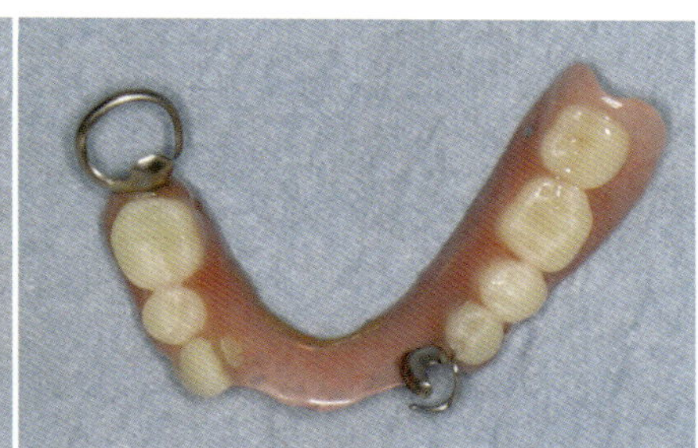

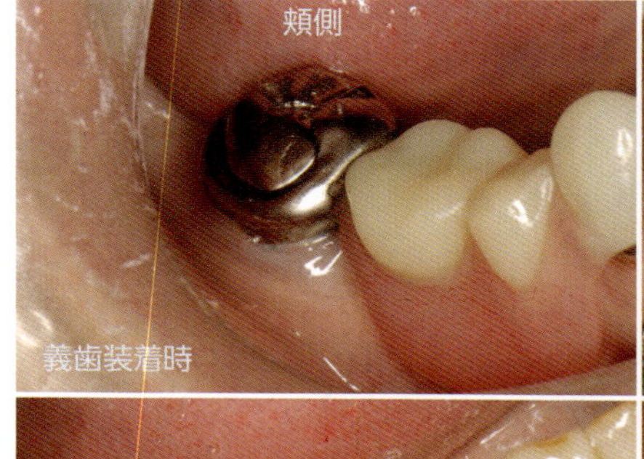

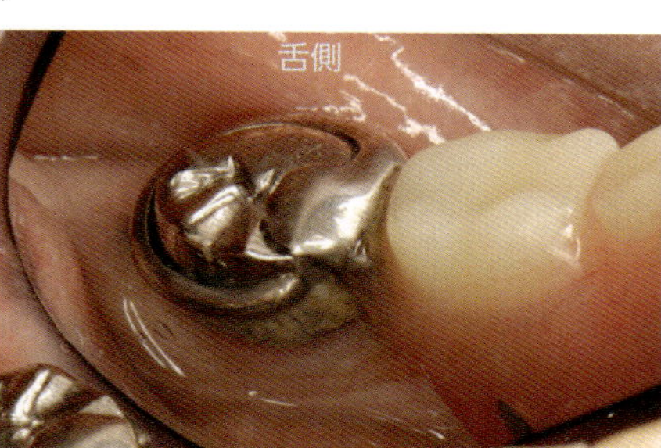

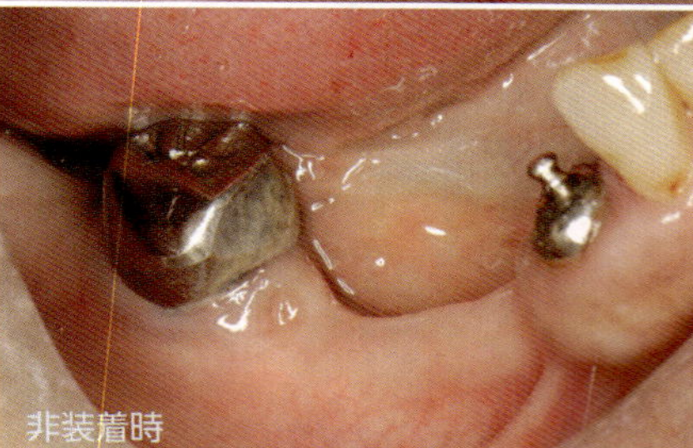

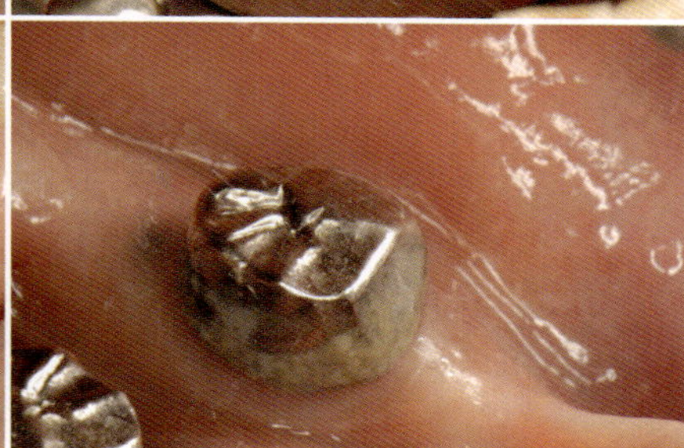

図 36　7⏋離れ一歯の清掃性
舌側にアンダーカットが存在するため，7⏋にはリングクラスプを設置．頬側，舌側にプラークが溜まりやすい

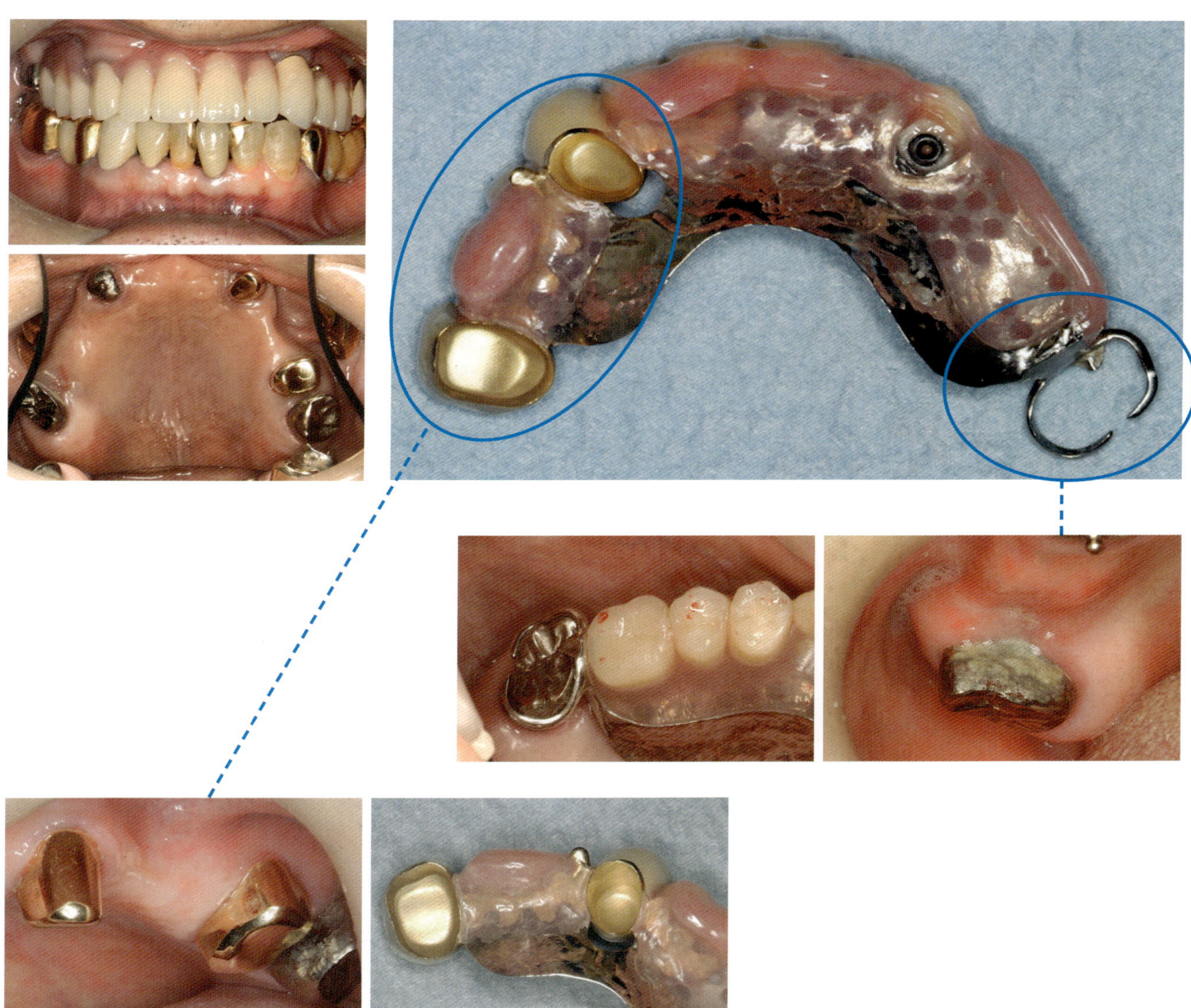

図 37　患者希望は上顎欠損のみ治療してほしいとのこと．3| は残根状態で OP アンカーとして維持よりも支持を重視した．7|7 はクラウン形態とし，7|7 と咬合させることで下顎位の安定を図った．7| にはボックス形状のレスト座とエーカースクラスプを設計した．|36 は失活歯であったが，歯質も残っており，審美性・二次固定効果を期待してコーヌス支台装置とした
上顎の同一義歯に，エーカースクラスプ・OP アンカー・コーヌスの 3 種類の支台装置が含まれている．患者のブラッシングスキルは低く，エーカースクラスプの支台歯には多量のプラークが認められるが，コーヌス支台歯にプラークは見当たらない．エーカースクラスプに対して，コーヌスクローネ支台装置は支台歯周囲にプラークが付きにくい，歯周組織に優しい支台装置である

一方で，この歯はとても清掃の難しい歯になります．**図 36** は離れ 1 歯の 7| にリングクラスプを設置しています．クラスプ下部の自浄作用が乏しい頬側，舌側にプラークがたまってしまいます．

では，清掃性の高い支台装置はどのようなものか？　と考えていくと，その構造上，コーヌスクローネにたどり着きます．**図 37** は一つの義歯にコーヌス支台装置，OP アンカー，エーカースクラスプが含まれているケースです．ブラッシングが不安定な患者さんのメインテナンスです．エーカースクラスプ部分に比べ，コーヌス支台装置にはプラークがほとんど認められません．

Step up のためのワンポイント 11

クロールとクラトビル ——緩圧か？リジッドか？

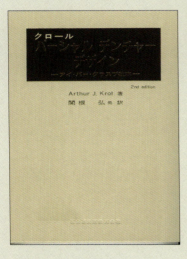

図 A 1976 年発行
クロール パーシャルデンチャーデザイン

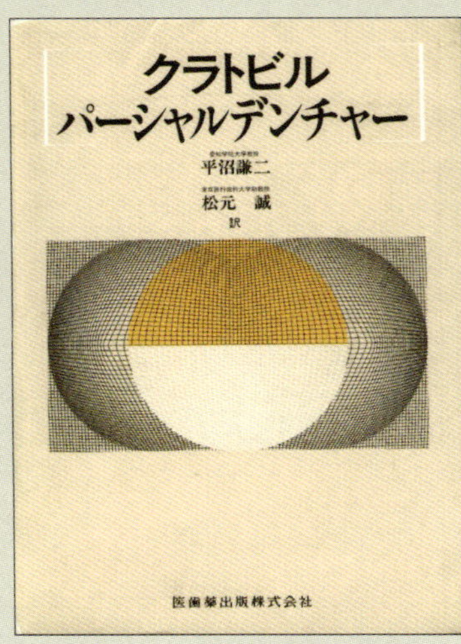

図 B 1989 年発行
クラトビル パーシャルデンチャー

ここに 2 冊の本があります．

1 冊は 1976 年 9 月に出版された『クロール　パーシャルデンチャーデザイン』（**図 A**），それから 1989 年に出版された『クラトビル　パーシャルデンチャー』（**図 B**）です．この 2 冊は日本語版の出版には 10 年以上の時間差がありますが，アメリカでは 1 年くらいの間に発行されています．クラトビルが日本に入ってきたのがちょっと遅かったのです．

この 2 冊の面白さは，クロールは緩圧装置として RPI 支台装置を使っているのですが，クラトビルは RPI 支台装置をリジッドサポート，できるだけ動きの少ないデンチャーにするために使っているのです．全く異なる概念の義歯を同じ RPI で具現化しようとしているところにあります．

クロールの本では，隣接面板の歯面に接するところが上縁の 1mm ぐらいの幅で，下部鼓形空隙が空いています（**図 C**）．噛むと，近心レストを支点に義歯が沈下し，隣接面板と I バーも外れることになり，その機構によって「歯にかかる力を極力抑えることができるから抜歯鉗子にはならない」という理論でした．ところが，義歯が沈下するわけですから，義歯床下粘膜が悲鳴を上げてしまうのです．要するに，痛くて噛めないのです．歯は守れたけれども，緩圧によって噛むという義歯の機能が損なわれてしまったわけです．緩圧の概念が急速に勢いを失っていった理由がここにあります．

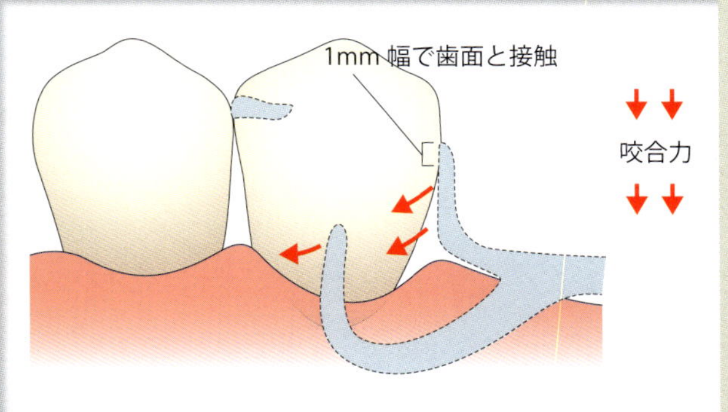

図 C クロールの RPI 支台装置．隣接面板が歯面とわずかにしか接触しない（クロール[21] より）

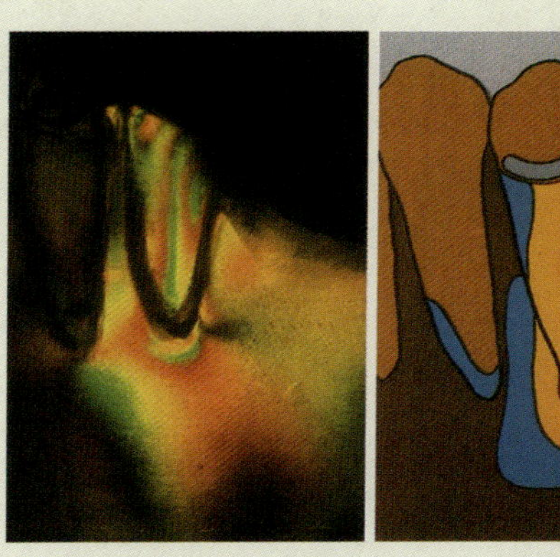
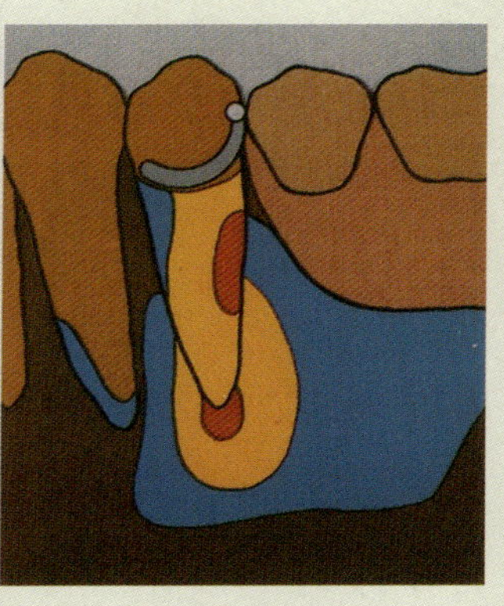
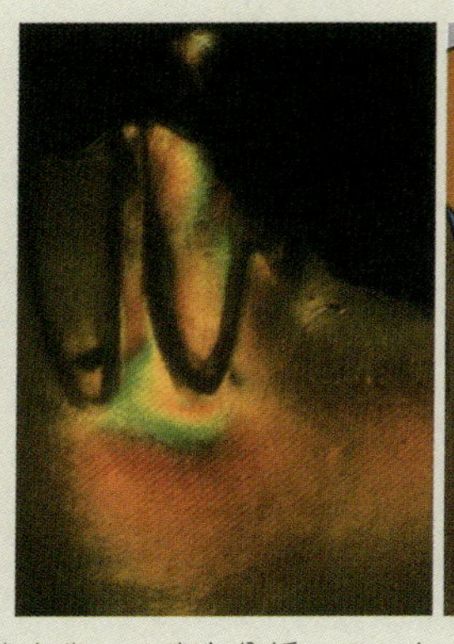
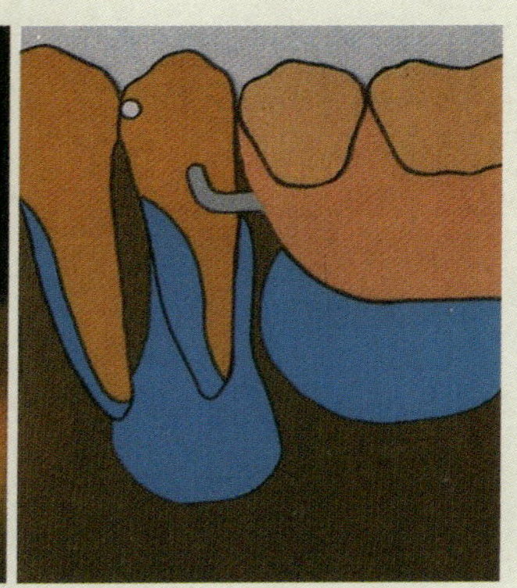

図 D　エーカースクラスプ（左）と RPI クラスプ（右）における支台歯への応力分析．エーカースクラスプでは支台歯遠心側と根尖部に応力の集中がみられるが（赤），RPI 支台装置応用時には応力が分散されている（青）（クラトビル[22]より）

一方でクラトビルでは，「極力動かない義歯」を提唱します．当時はパーシャルデンチャーが抜歯鉗子と呼ばれることもある時代です．エーカースクラスプの為害性を，二次元有限要素法により分析し，歯根遠心側根尖部への応力集中により歯根破折を起こしやすいことうを明らかにします．一方，RPI 支台装置の応用によって，その応力が歯根長軸方向に分散されることを示しました（**図 D**）その際に強調したのが，クロールの RPI よりも長くガイドプレーンに接する隣接面板（**図 E**）と，レストの重要性でした（**図 F**）．

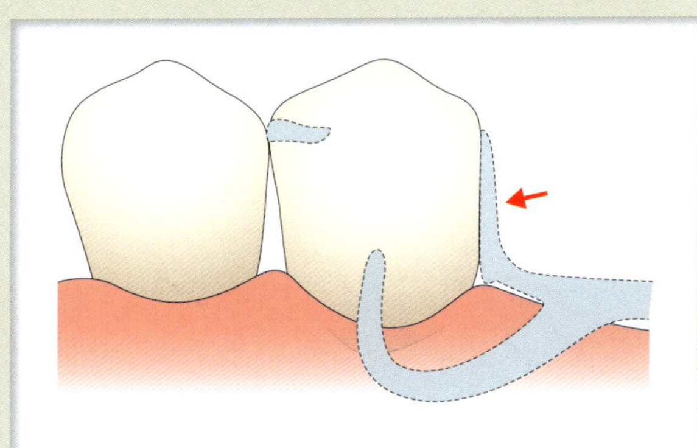

図 E　クラトビルの RPI 支台装置．隣接面板がガイドプレーンと密接に接触している（矢印）

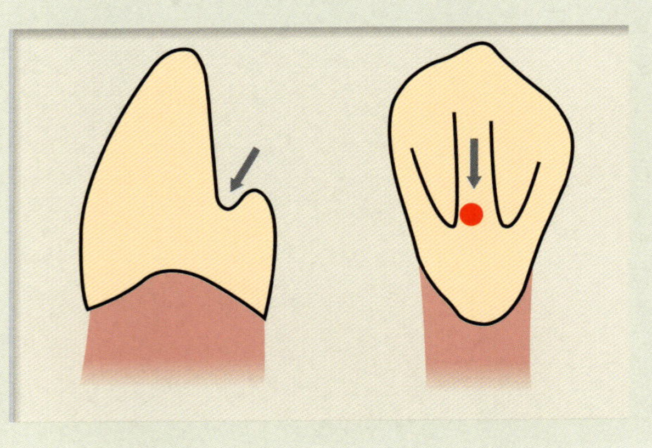

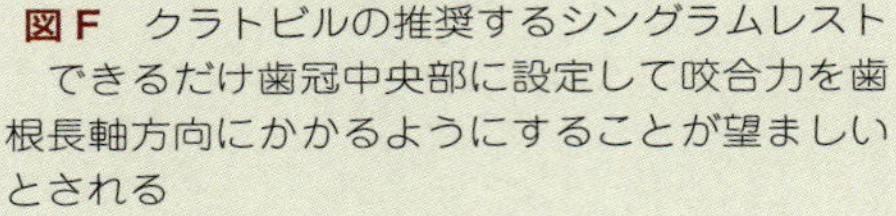

図 F　クラトビルの推奨するシングラムレスト　できるだけ歯冠中央部に設定して咬合力を歯根長軸方向にかかるようにすることが望ましいとされる

1．パーシャルデンチャー設計の基本

⑦一次固定・二次固定

パーシャルデンチャーの設計にあたり，支台歯を一次固定とするか，二次固定とするかで悩む場面が多いと思います．

一次固定の利点は，支台歯にかかる応力を分散することができ，とりわけ欠損に近接した支台歯の負担軽減を図ることができることといえます．しかしながら，その前程条件として，それぞれの支台歯の動揺度が同程度であることが重要となります．ところが実際の症例では，支台歯の動揺度が揃わないこともままあり，そのような症例では二次固定効果を図ることができるコーヌス支台装置やAGC二重冠などの支台装置が有効と考えています．

【一次固定】

症例2は，62歳の女性の患者さんで，主訴は「上顎前歯が前に出てきた」とのこと．一次固定で対応した症例です．歯周基本治療後に残せた上顎の歯は 321|13 のみであり，小臼歯は保存できませんでした．欠損歯列の診断ができていれば，本症例は臼歯部の咬合支持がないことが最大の問題点であることが明白であるのですが，当時の私は，上顎のみ可撤性義歯を使用するために，下顎左側にインプラントを埋入してしまいました．咬合三角上でインプラント埋入後をプロットすると，咬合支持数の増加はありませんので，三角の左辺に向かって水平移動しています．また，カマーの分類のNo.6，いわゆる上減の歯列を作り出してしまい，咬合支持を増やさずに加圧因子を増加させてしまったのです．上下顎2つの入れ歯とするよりも1つの入れ歯で過ごせることがよいはず，という単純な思考で治療を開始してしまいました．上顎の欠損形態からは，前歯部を支台歯として取り込む「Aタイプコーヌス」の適応症なのですが，義歯を外したときにコーヌスの金色の内冠が見えてしまうことを嫌がり「義歯を外した状態でもスマイルしたときに 321|13 は白い歯でいたい」との強い希望から一次固定のブリッジワークを行うことになりました．

歯周基本治療中，321|13 にペリオテストを行い動揺度を計測すると，ペリオテスト値の臨床的動揺度である0，Ⅰ，Ⅱ，Ⅲで言うと，0，Ⅰの間で収まり，それほど動揺度に違いはないことがわかりました． 321|13 に動揺度の差が少ないことから，ブリッジを装着して一次固定にしました．

そのブリッジの口蓋側にミリングを行い連続レストシートを形成し，義歯の前歯部舌面板がレストとなり強固な支持を獲得できる設計にしました．その前歯部舌面板と臼歯部義歯のフレームを連結しループ状の設計とすることで，義歯の強度を確保しました．2024年現在，初診から30年が経過しますが，義歯はきわめて安定しており，リジッドサポートを具現化しています．前歯部に歯肉退縮があって根面カリエスが心配なところですが頑張ってメインテナンスしてくれています．カリエスタイプではなかったことも大きな要素であると思っています．

症例 2　一次固定（上顎両側遊離端欠損）

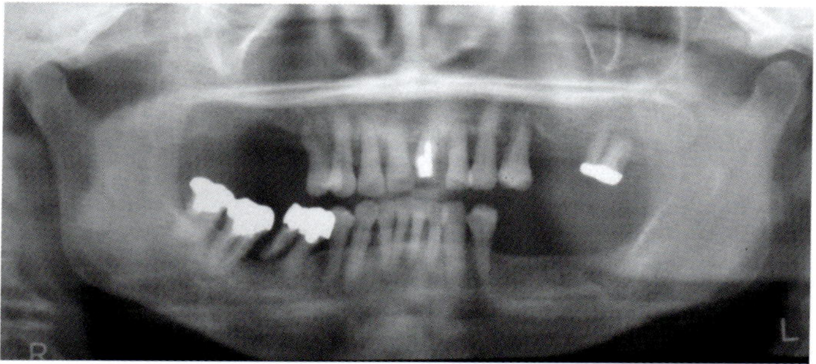

2-1　1994 年 11 月．初診時

上顎は全体的に水平吸収が認められる．さらに 4|4 7 は根尖に及ぶ骨吸収を認める．下顎頭の形態は左右対象で変形は認められない．また顎骨内に異常所見はない．

下顎前歯部に歯石の沈着が認められ，6| 近心根は根尖まで及ぶ骨吸収が認められ抜歯と診断した．8 7 5|，|7 には不適合補綴装置が装着されている

初診		→	歯周基本治療後	
4 3 2 1	1 2 3 4		3 2 1	1 　3
8 7 6 5 4 3 2 1	1 2 3 4		8 7 6 5 4 3 2 1	1 2 3 4

（初診）　　（歯周基本治療後）

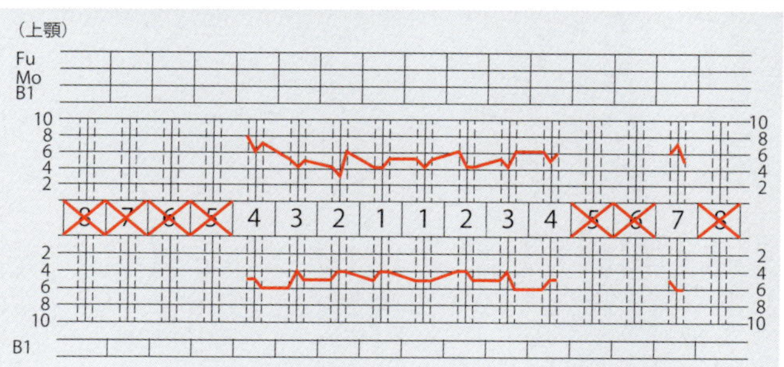

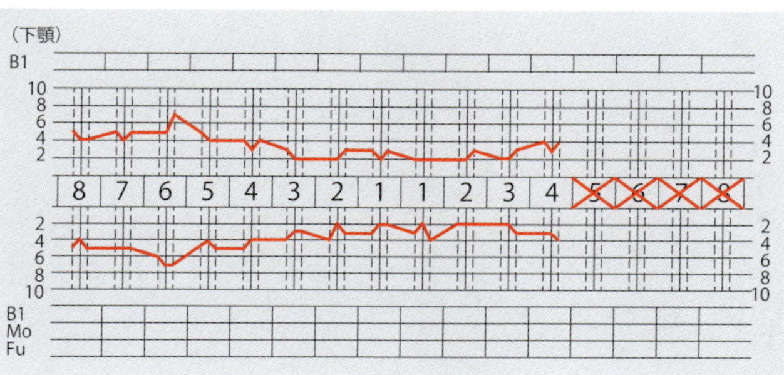

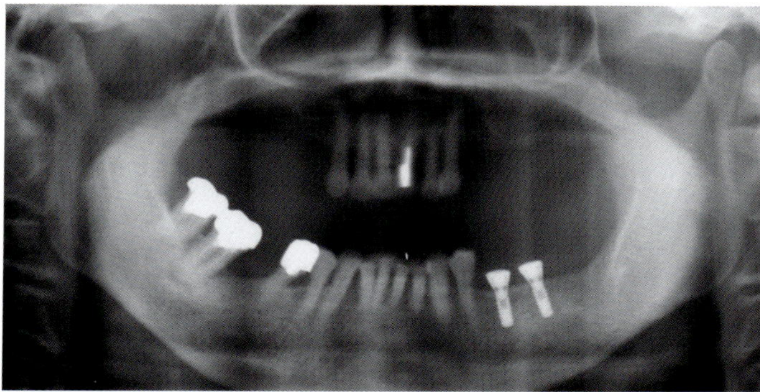

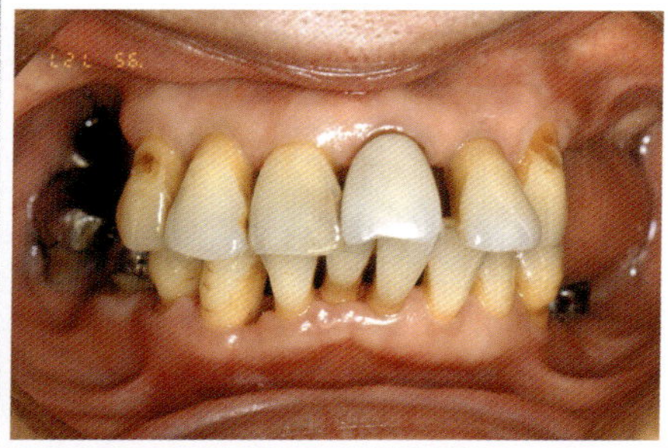

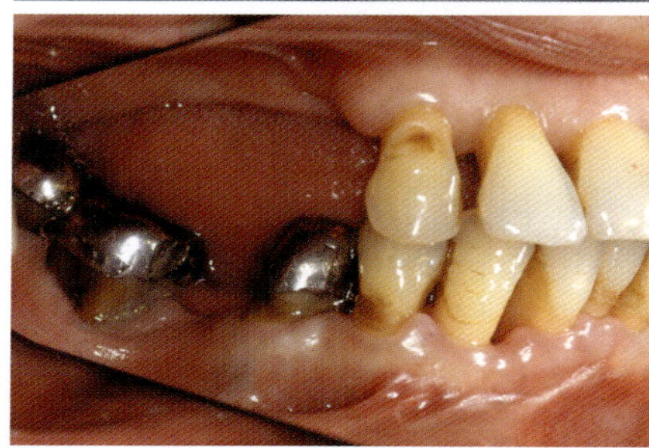

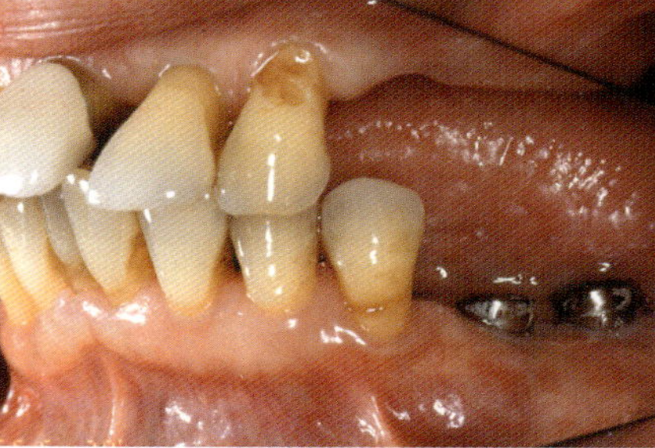

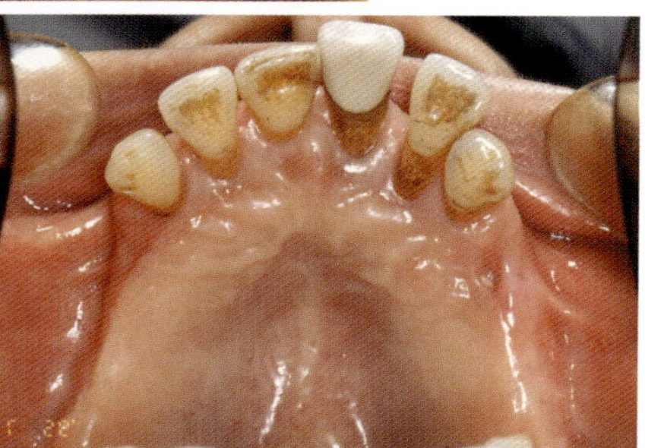

2-2　1995 年 7 月．歯周基本治療終了後，|5 6 部にインプラントを埋入した．ここから，下顎左右側にはテンポラリーを装着．上顎は装着していたテンポラリーデンチャーを利用して MTM を開始した．

・上顎

歯周基本治療を行った結果，4|4 7 は抜歯となった．3┼3 の前歯部がフレアアウトしており口蓋側の歯根露出が顕著であった．|1 は失活歯であり補綴装置が装着されていた．全体的に歯根長 2/3 を越える歯槽骨の水平吸収が認められる．また |2 は近心歯根面に歯外吸収があり，保存不可能と診断して，MTM 途中で抜歯となった．欠損部顎堤は中等度の吸収を認める

・下顎

5| と 6| 近心根は前医により連結クラウンが装着されていたが，6| 近心根は歯槽骨から完全に遊離しており，抜歯となった．根面に歯石の沈着が認められ，カリエスよりも歯周病により歯を喪失したものと推測した．

初診時，上下顎ともにプラークコントロール不良による縁上プラークの付着と，縁下歯石の沈着を認め，歯周基本治療と患者のブラッシングスキルの向上に努めた．歯肉はみずみずしい感じの浮腫性で治療の反応が良かった．

歯周治療終了後，|5 6 部には，ITI インプラントを埋入した

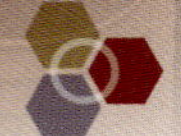

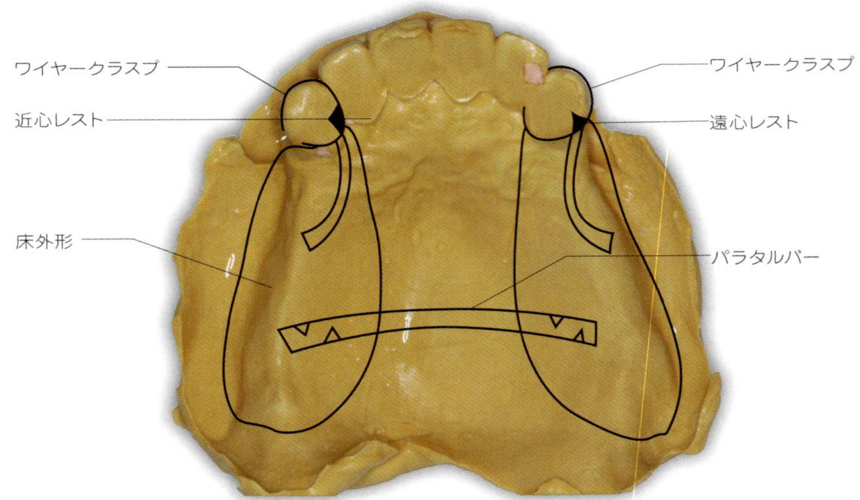

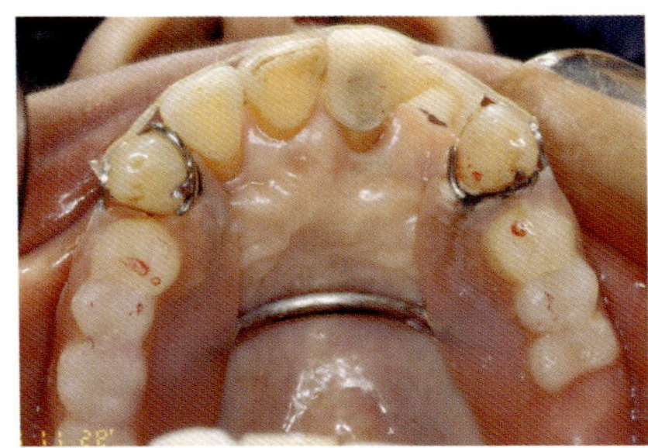
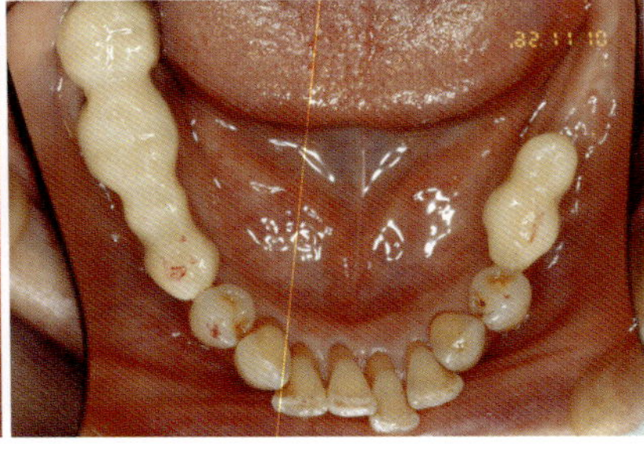

2-3　上顎テンポラリーデンチャー（MTM治療中），下顎プロビジョナルレストレーション

義歯装着経験はないが 3|3 にレスト付きワイヤークラスプ，口蓋部にパラタルバーを設定する設計とした．右側は 8| までのプロビジョナルブリッジと咬合させるため 7| まで人工歯排列を行い，近心レストを 3| に設定して，少しでも義歯の後方沈下を抑制する設計にした．左側は |6 部インプラントのプロビジョナルクラウンまでの咬合であることから，人工歯を |6 までの排列にとどめ，遠心レストのワイヤークラスプを設定した．3|3 ともに遠心のエナメル質をわずかに削合してガイドプレーンを形成し，床レジンをアンダーカットに入らないよう可能なかぎり接触させ，プロキシマルプレートの役割をもたせた．

また歯周基本治療中に |2 は歯根吸収により保存不可能と診断し抜歯となったため，|1 のテンポラリークラウンにシェルテックを接着してカンチレバーとして使用した．この状態で前歯部歯軸の整直を考えた．テンポラリーデンチャーにフックを付け，パワーチェーンを装着した簡便な方法で，デンチャーでは，アンカーロスを起こす可能性も懸念されたが，下顎前歯の切端を少しずつ削合してクリアランスを作り上顎前歯のコンタクトをディスキングして整直を行った．可撤性補綴装置は上顎のみとした．

⑧⑦6⑤| プロビジョナルブリッジおよび |56 部インプラント支台プロビジョナルクラウンを装着した．患者の使用感やメインテナンスの行いやすさから，下顎はクラウンにより固定性とした

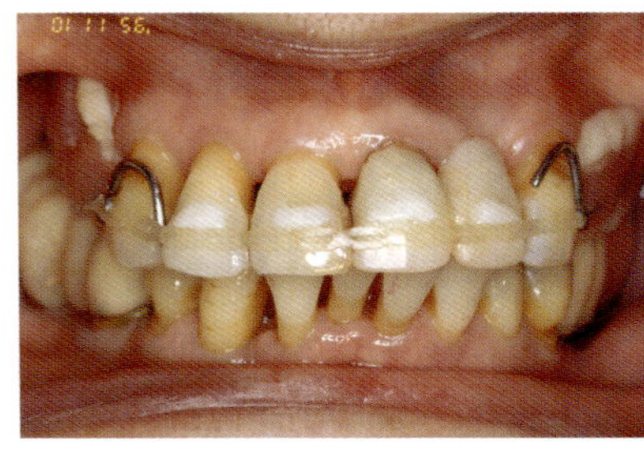
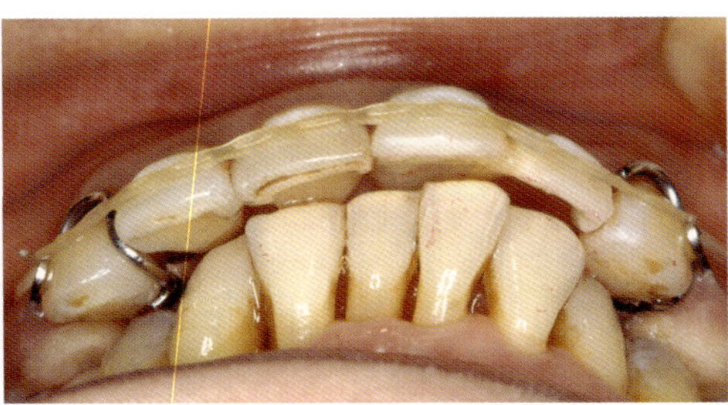

2-4　1995年11月

上顎テンポラリーデンチャーと下顎左右プロビジョナルレストレーションにより下顎位の安定ならびに円滑な咀嚼運動の回復を確認した．上顎テンポラリーデンチャーは違和感なく患者に受け入れられた．MTMにより，わずかではあるが歯軸の整直が図れた．患者のブラッシングが定着してきたので歯肉の状態もより安定してきた．この下顎位を基準に最終補綴装置に移行してよい段階になったと判断した．この前歯部の被蓋関係が，最終補綴設計のヒントになった

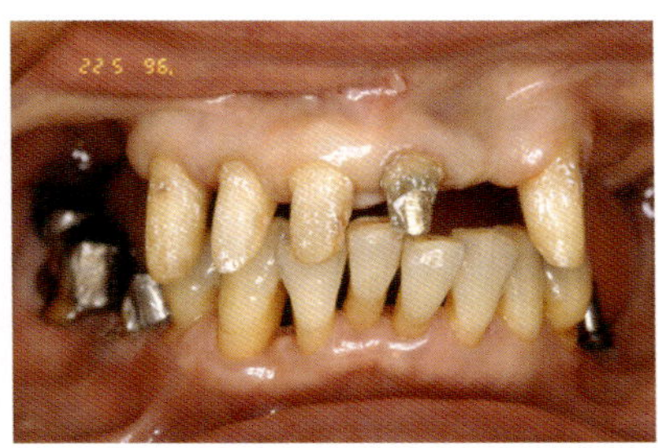

2-5　1996年5月

ブリッジの形成に際しては，初診時失活していた |1 以外はすべて生活歯で，歯髄を保存する形成を心がけた

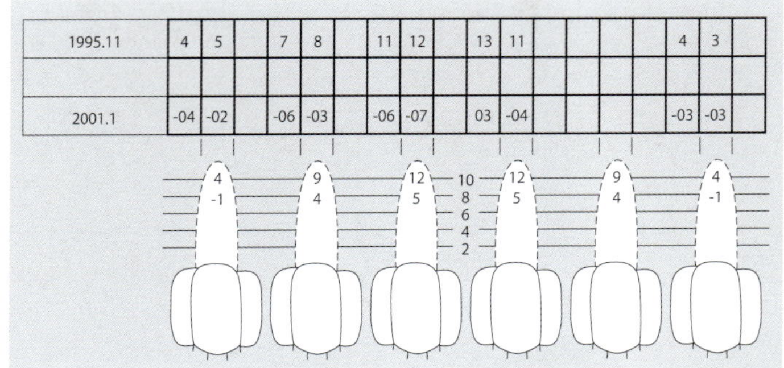

2-6 1995 年 11 月→ 2001 年 1 月

特に各歯の動揺度の変化をペリオテストで計測して入念に観察した．その結果上顎では臨床的動揺度 0 ～ I の範囲に 5 前歯が揃ってきた．この結果から，上顎前歯の補綴は，一次固定のブリッジの設計を決定した．

2001 年 1 月（ブリッジ装着後 5 年経過時）のペリオテスト値では，ブリッジの動揺度はマイナスで，ほとんど動揺していないことがわかった

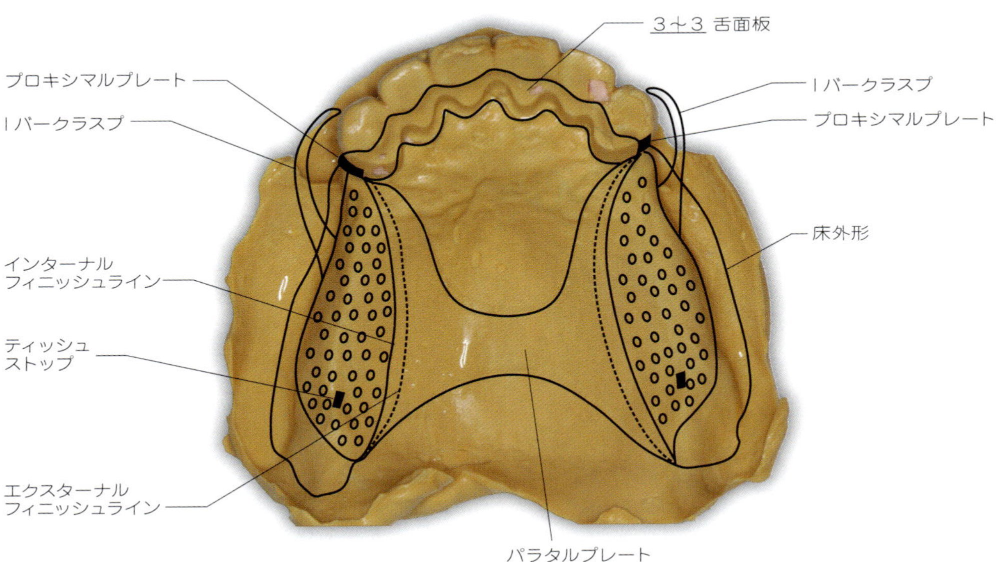

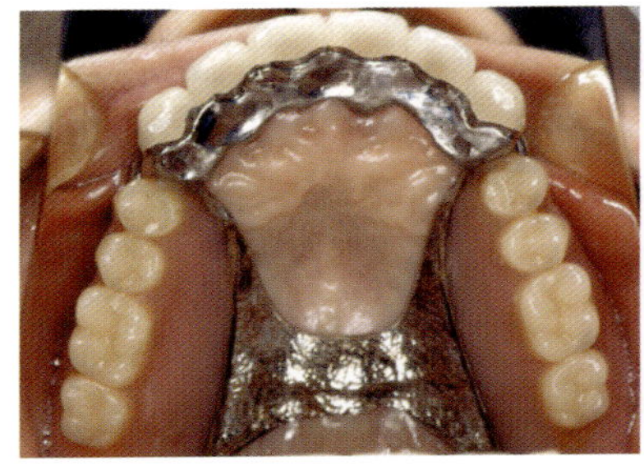
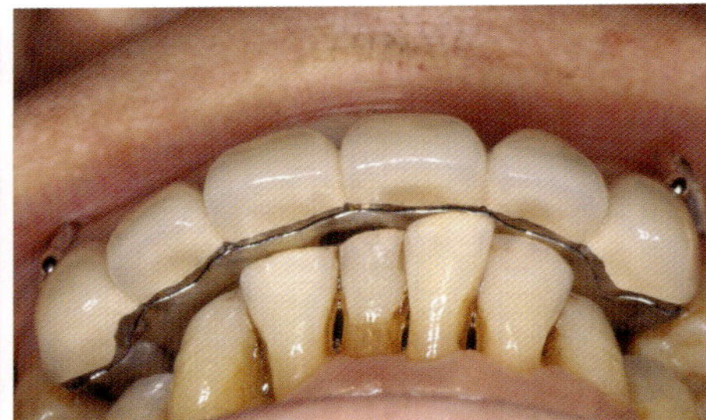
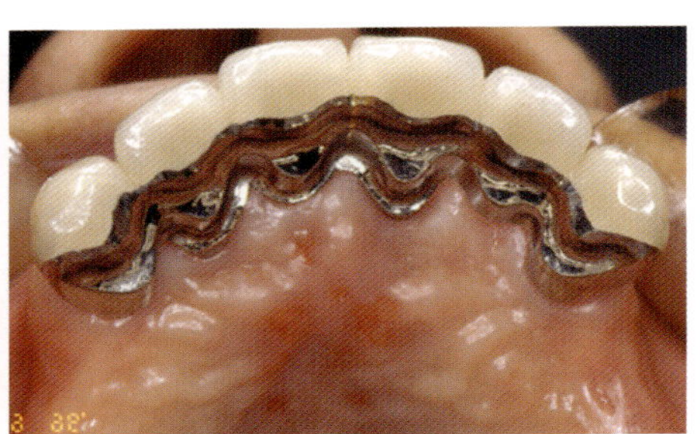

2-7 臼歯部咬合支持を獲得するためには，上顎両側遊離端欠損である本症例では義歯が遠心へ回転沈下しない強固な設計が必要であると判断した．そのためには二次固定で咬合面ワンユニットのコーヌスデンチャーが有利であるが，患者の審美的要求から前歯部一次固定を採用することになった．一次固定では，支台歯の動揺度が揃っていることがその後のセメントアウトによる二次カリエス抑制に有効である．反面，支台歯の動揺度が揃わない場合，コーヌスや AGC といった二重冠が二次カリエスや支台歯喪失時のマイナーチェンジに有効であると考えている．

下顎臼歯部のブリッジ，インプラントは上顎の遊離端義歯に対して加圧因子となる．義歯の後方沈下を抑制して咬合を安定させ支持を強固にするための方策が必要と考えた．そこで MTM 時の前歯部の咬合関係，つまりオーバージェット，オーバーバイト，から生まれるクリアランス（**2-4** 参照）を利用して 3┼3 ブリッジの口蓋側にミリングを施し舌面板を設定した．この舌面板と臼歯部人工歯により咬合面ワンユニットの一体化した咬合状態になり，上顎舌面板には下顎前歯切端が咬合しオクルーザルストップとなるため，臼歯部の後方沈下抑制に有効と考えた．また金属床のフレームワークが舌面板でループを形成することで義歯の強度が増す設計とした．前歯部のブリッジ形成に際しては，初診時に失活歯であった ⌊1 以外すべて歯髄保存の形成とした．またMTMで歯軸を整直したことで，咬合力が歯根長軸方向に掛かる状態になった

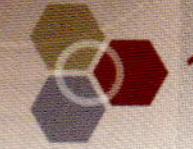

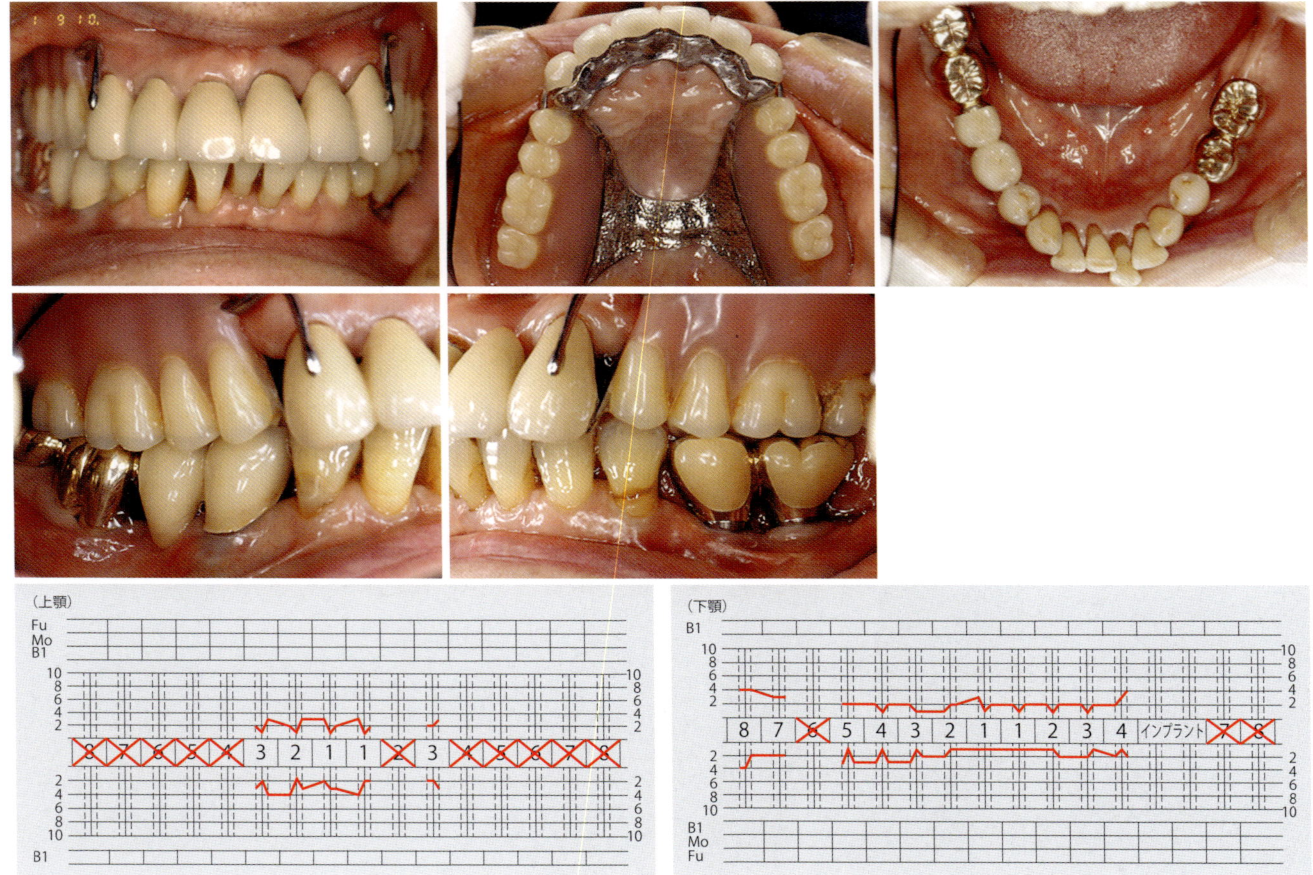

2-8 2001 年 5 月．義歯装着後 5 年
義歯のゆるみもなく，咀嚼機能も良好で安定している．患者はブラッシングに非常に熱心になった．3 カ月に一度のメインテナンスにもきちんと来院されている

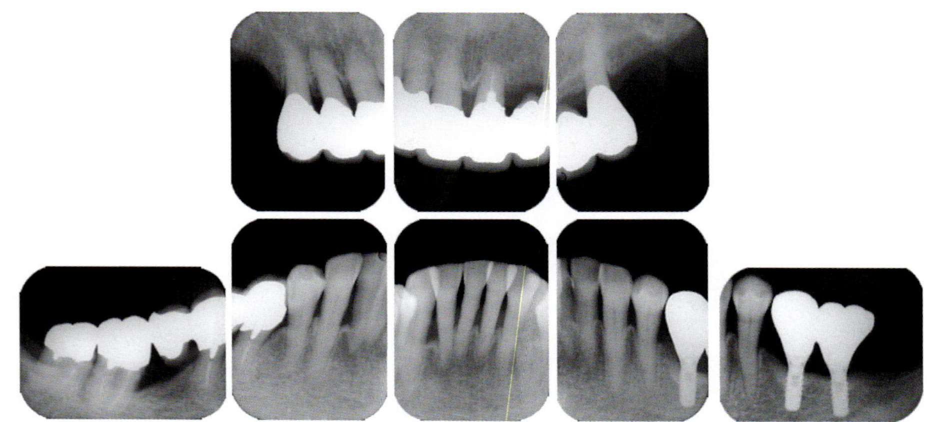

2-9 2002 年 9 月．義歯装着後 6 年
骨頂部歯槽硬線の明瞭化ならびに骨梁や歯根膜空隙の安定化が認められる．咬合力は少しずつ増加傾向にあるので，噛みすぎに注意と患者に説明した

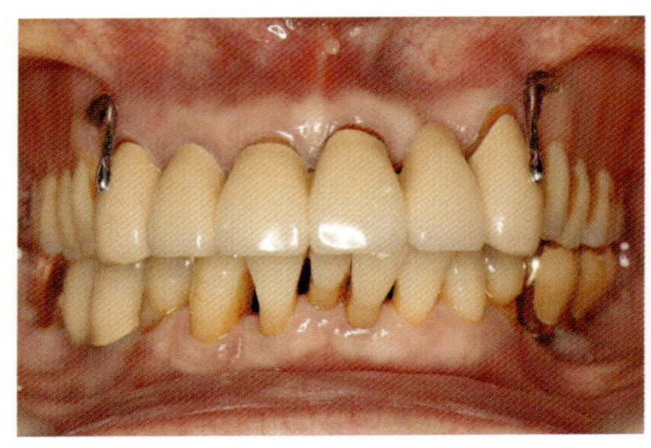
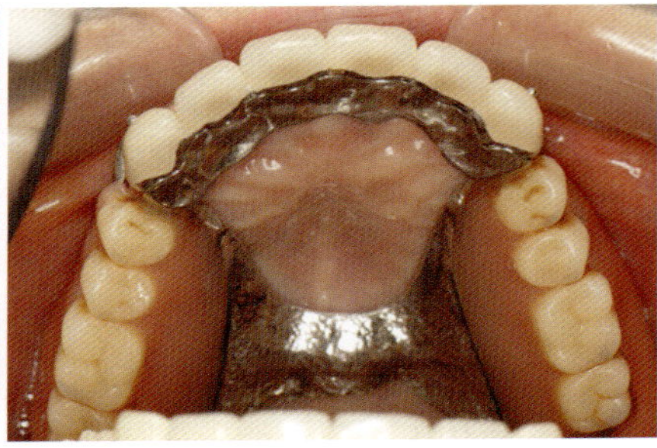
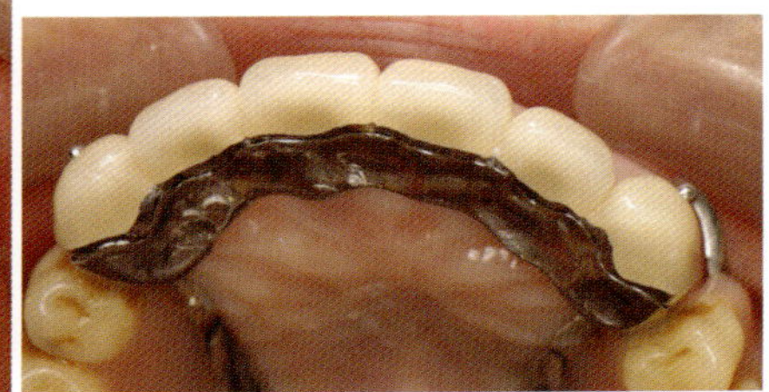

2-10 2007 年 6 月．義歯装着後 11 年
義歯の適合は良好である．ブリッジと舌面板の空隙はなく，後方沈下はない

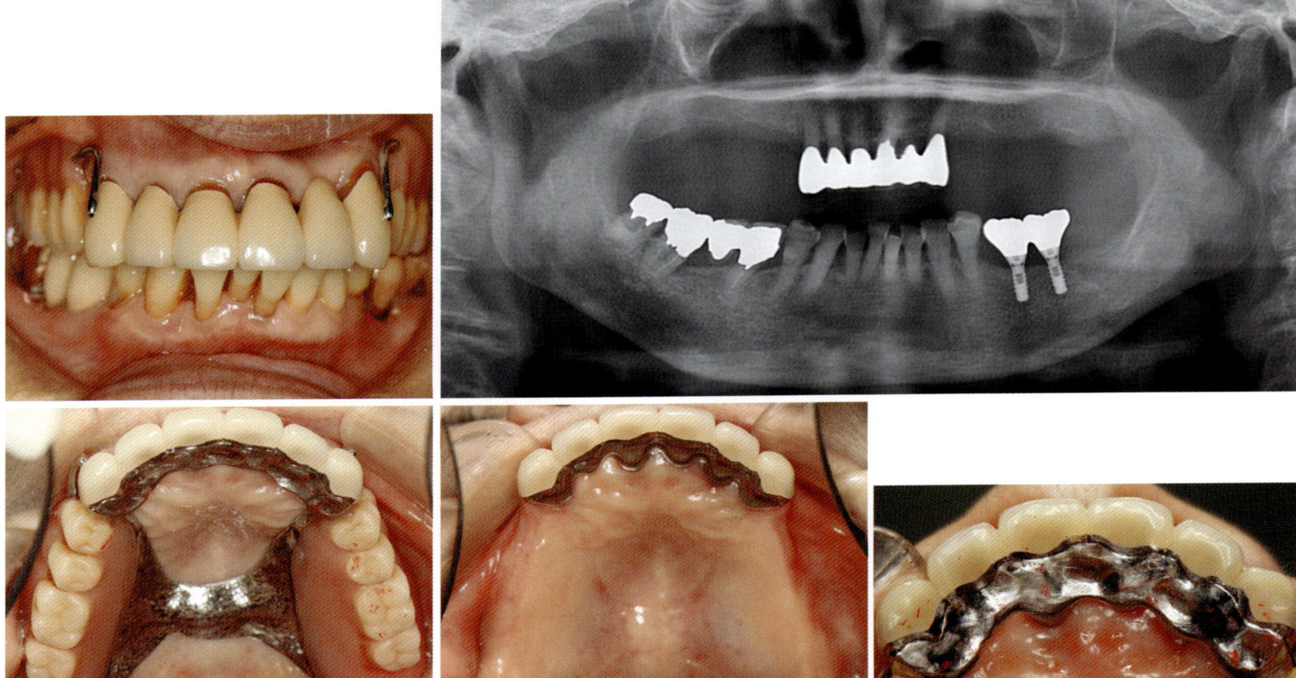

2-11 2012 年 3 月．義歯装着後 16 年
維持力は I バーのみで発現しているが，16 年経過時でも低下は認められない．また，咬合高径の低下もみられず，咬合はきわめて安定している．上顎ブリッジの動揺もなく，舌面板の位置変化もない

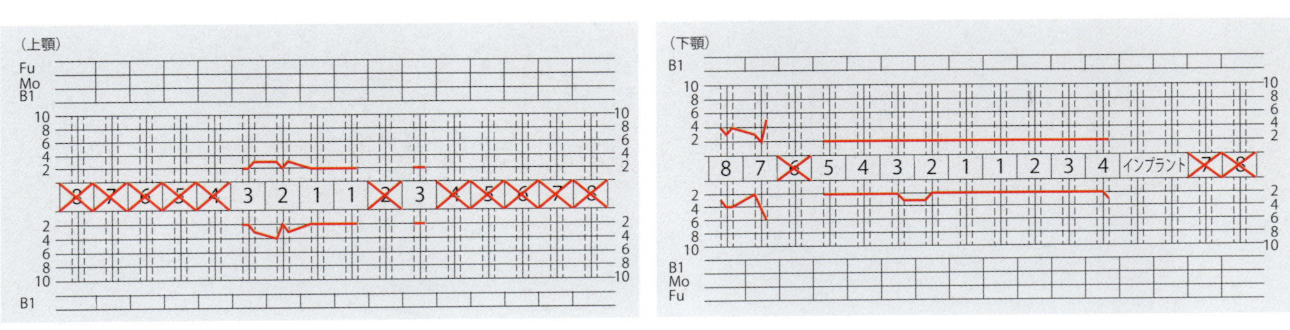

2-12 2012 年 12 月
患者の熱心なプラークコントロールにより歯肉は安定している．3 カ月ごとのメインテナンスは継続している

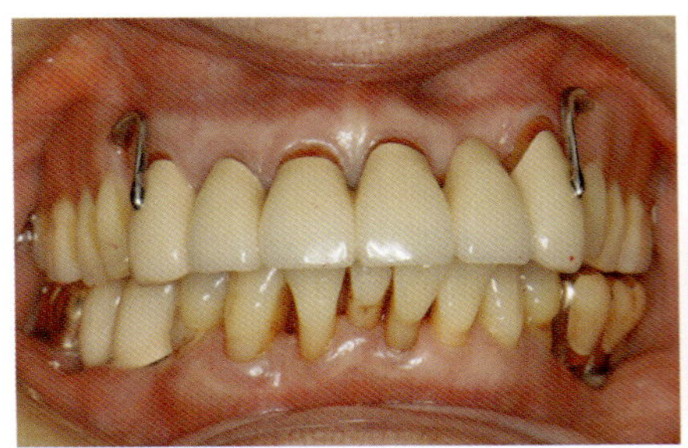
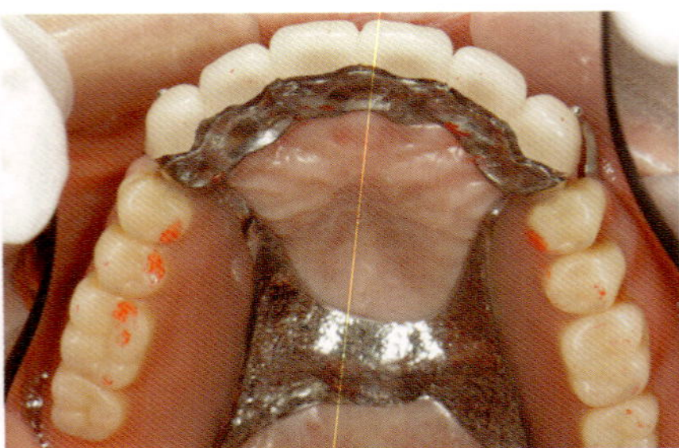
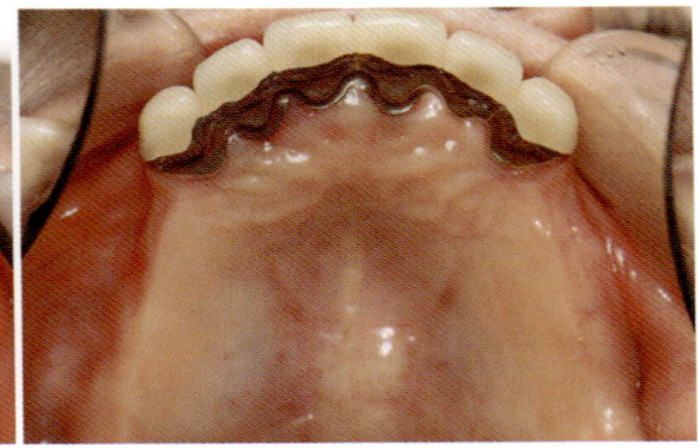

2-13　2014 年 2 月．義歯装着後 18 年
初診から 20 年．義歯装着から 18 年が経過した．患者も 82 歳となり，咬合力はわずかに低下してきた．何でも食べられ患者満足度は高い．硬質レジン歯の摩耗もほとんど認められない．また，リライニングは一度も行っていない

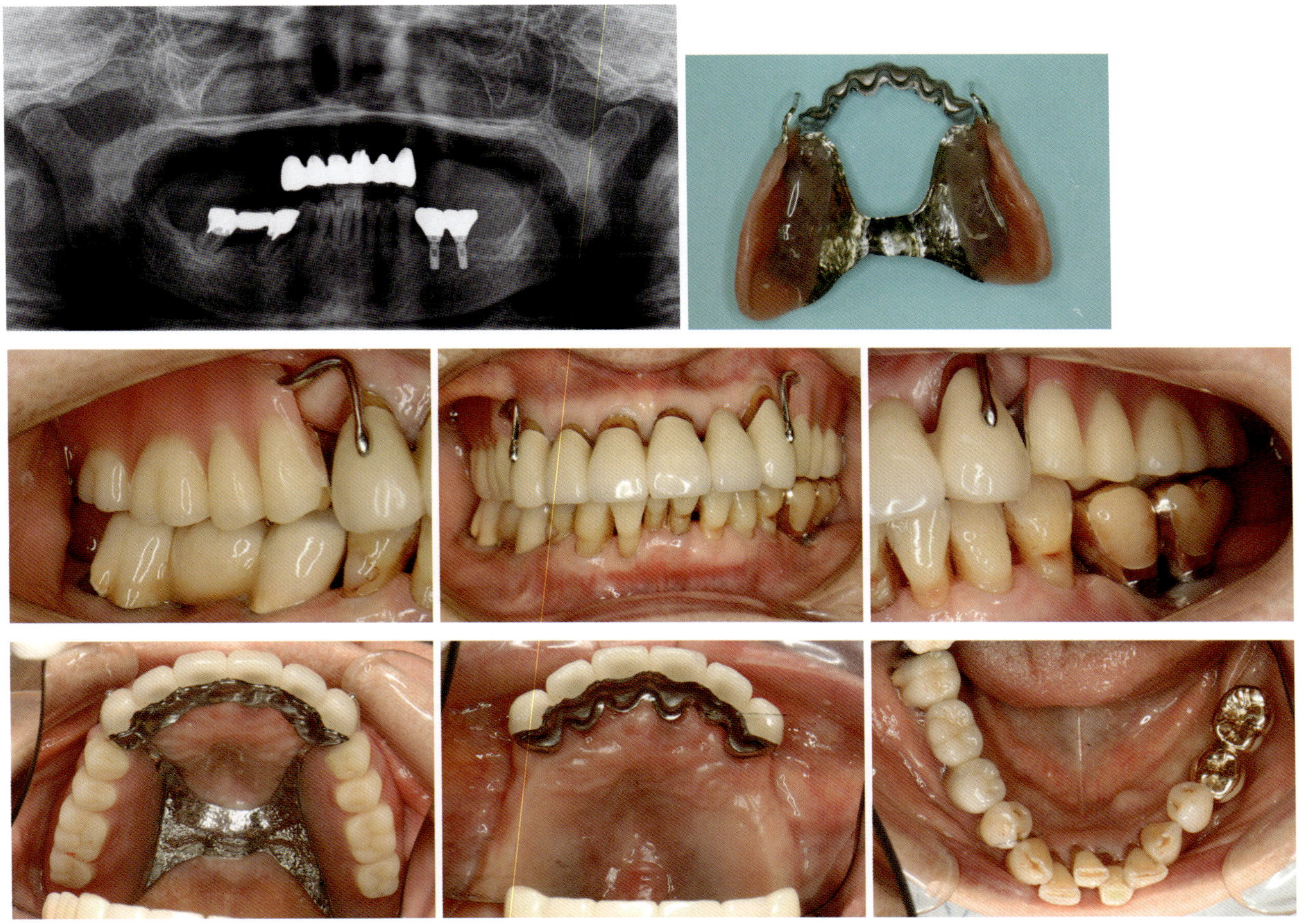

2-14　2024 年 6 月．義歯装着後 28 年．91 歳．
8| を歯根破折で失った．前歯部の歯肉退縮が心配であるが義歯はしっかり機能している．前歯部ブリッジのミリング面と義歯舌面板の位置の狂いもなく，ノンリライニングで経過している．患者満足度はきわめて高く，患者は健康で 3 カ月に一度のメインテナンスに元気で来院している

《症例 2》欠損歯列・欠損補綴とパーシャルデンチャー

● 欠損歯列の評価

・〈初診時〉8 歯欠損，20 歯現存，咬合支持数 8．EichnerB2，宮地の咬合三角第 II エリア上部
・〈義歯装着時〉13 歯欠損，15 歯現存，咬合支持数 5．EichnerB4，宮地の咬合三角第 II エリア下部（積極的に補綴介入する段階）
・欠損歯列の病態評価はリスクエリア
・臼歯部咬合支持がない
・上顎前歯部は歯周治療により動揺度が改善し，MTM により歯軸が整直した
・下顎位は臼歯部咬合支持の喪失で垂直的顎位の低下と水平的顎位の前方変位が考えられる
・上顎テンポラリーデンチャーと下顎プロビジョナルレストレーションで下顎位を検証し，ファイナルへ移行した
・上下顎での残存歯数の差（上顎 5 歯，下顎 10 歯）で下顎が優位
・4 犬歯の存在
★支台歯の評価：
　歯周治療の反応がよく，動揺度も改善した．カリエスタイプでもない．義歯の支台歯として期待できる．

● 欠損補綴の評価（難易度評価・受圧条件と加圧因子）―補綴対応が難しいのか易しいのか

〈上顎〉
・受圧条件：両側遊離端欠損で悪い（歯列内配置が悪い）
・加圧因子：上顎両側遊離端欠損に対して下顎右側は 8| までの残存歯を支台歯としたブリッジ，左側は |5 6 部インプラント上部構造で上顎義歯に対して加圧因子となり条件は悪い
・カマーの分類：No.6
・インプラントを使用しても咬合支持の増加にはならず，咬合三角上でもプロットは横移動するだけ
★上顎義歯は強固な設計にする
★義歯の後方沈下を抑制する設計にする

欠損歯列：悪い，欠損補綴：難　→　積極的介入が必要

● 義歯設計

　以上の診断と，咬合力はパワータイプでないという条件をあわせて，義歯の設計を考えると，
・上顎現存 5 歯はすべて補綴に組み込む必要がある
・患者希望によりコーヌスデンチャーは断念した
・動揺度が揃ったので一次固定のブリッジを選択した
・口蓋側にミリングを行い，軸面を形成して義歯の後方沈下に拮抗するようにした
・さらに舌面プレートにより咬合面ワンユニットで咬合面を一体化した．また根面板に下顎前歯が咬合するように設計した
・このプレートで義歯のフレーム構造はリング状になり強度向上を図ることができた
・3|3 遠心軸面に設定したガイドプレーンにより，回転沈下に対応した
・維持力は I バーでミニマムに設定した
・義歯床下粘膜はテンポラリーデンチャーで機能圧が十分かかってクリーピング現象が起きているので，過度な加圧印象は避けた
・床面積は上記の理由でテンポラリーデンチャーと同様にした
・人工歯排列はグループファンクションとした
・パラタルバーからパラタルプレートへの変更に違和感など特に問題はなかった

【二次固定】

次に二次固定のパーシャルデンチャーで対応した症例を紹介します．

症例 3 は 63 歳の女性で重度の歯周病の患者さんです．主訴は「上手く噛めない」とのこと．口腔内を拝見すると上顎右側と下顎左側に小さな義歯が装着され，とても噛めそうにありません．「もう本当に入れ歯だと嫌なんです」とおっしゃられ，インプラント治療を希望されていました．

プラークコントロールは不良で，歯周基本治療後に保存できた咬合支持は前歯部の 3 カ所のみとなりました．左側臼歯部の咬合支持獲得のためにインプラントを埋入し，右側はブリッジでの補綴を計画，上顎は骨量の不足によりインプラント埋入は行わず，二次固定のコーヌスデンチャーとすることで，患者さんの同意を得ました．

上顎にコーヌスによる二次固定を選択した理由は，入れ歯嫌いの患者さんでしたが取り外しのブリッジというイメージをもっていただけたこと，それから，残存歯の動揺度に大きなばらつきがあったことによります．ペリオテスト値は 1| が 36，|1 が 34 で動揺度Ⅲを示す一方で，|3 は−3と，オーダーが全く違う状況でした．ここまで動揺度の異なる歯を一次固定で連結してしまうと，セメントのウォッシュアウトによりブリッジ全体の破断や二次カリエスを招き，結果としてパーシャルデンチャーも使用できなくなってしまいます．内外冠を用いる二次固定とすることで動揺に対応できるパーシャルデンチャーとしています．10 年経過時点では，動揺度Ⅲであった 1|1 はまだ健在です．

症例 3　二次固定（上顎片側遊離端欠損）

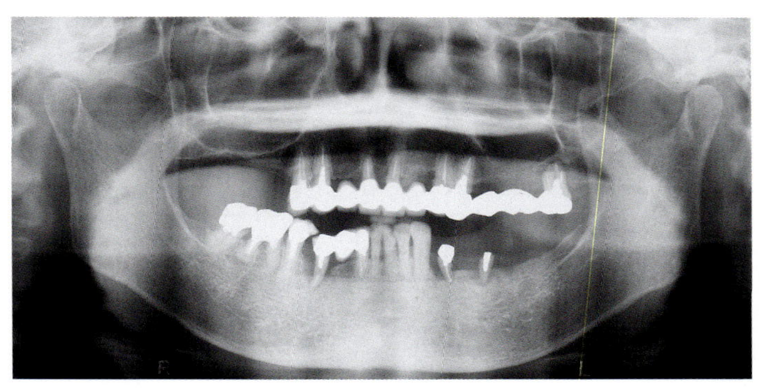

3-1　2005 年 4 月．初診

上顎は残存歯すべてが失活歯で |7 の根尖部に及ぶ骨吸収が認められる．また全体的に水平吸収が認められる．欠損部は上顎洞底が下方にあり骨量が少ない．洞内に炎症所見は認められない．下顎は 76542|46 に補綴装置が装着されている．4|46 に根尖に及ぶ骨吸収が認められる．欠損部顎堤の骨頂部骨吸収は認められない．下顎頭の形態は左右対象で変形は認められない．また顎骨内に異常所見はない

43 1|1 34 7 / 7654 21|12346　→　43 1|1 347 / 765 21|123

（初診）　（歯周基本治療後）

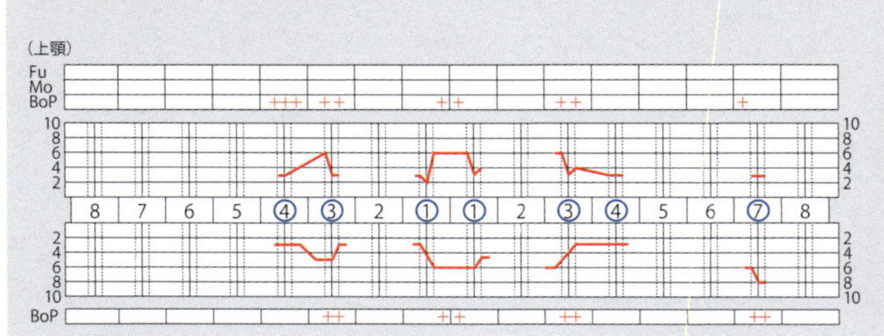

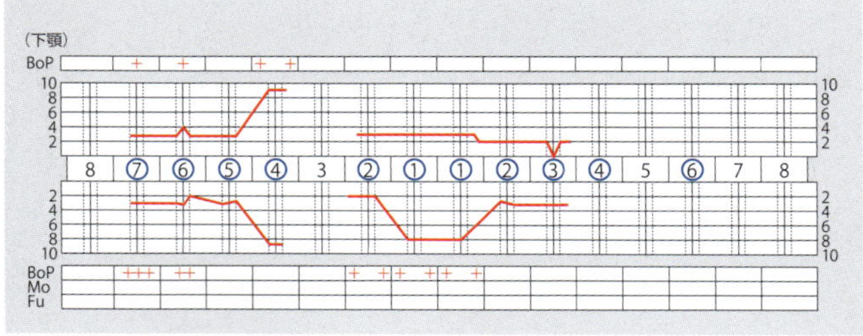

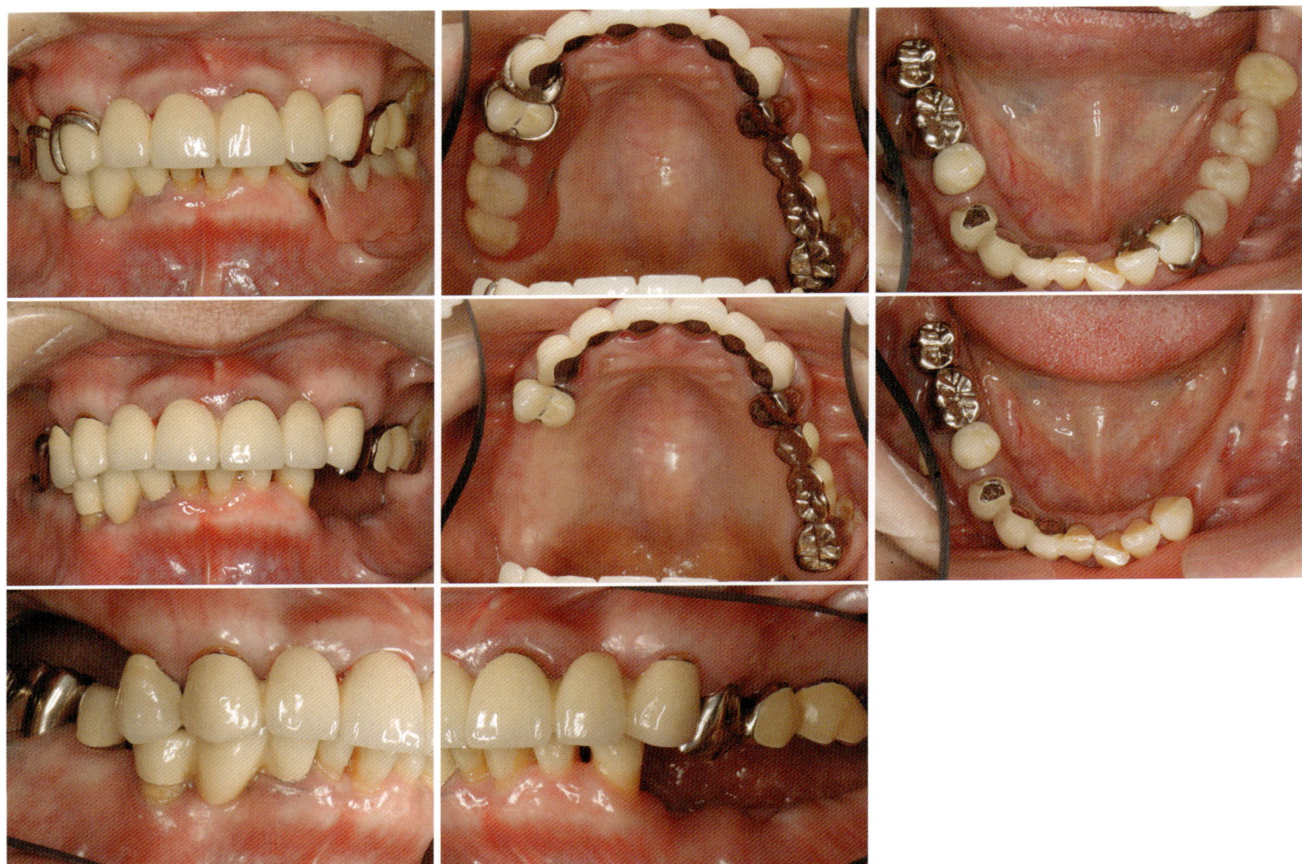

3-2 初診時．上顎は 4| メタルボンドクラウン，③2①| ブリッジ，|①2③ ブリッジ，|④56⑦ ブリッジが装着されており，残存歯すべてに補綴治療が施されていた．また生活歯は１歯もなかった．前歯部ブリッジは動揺が認められ，特に 1| はⅢ度であった．|7は頬側根の露出が根尖付近まで認められた．歯肉は少しごつごつした線維性で炎症が内部にこもるタイプと診断．欠損部顎堤幅は十分で優形．片側性義歯が装着されていた．

下顎は 1|123 のみ生活歯で，ノンカリエスの健全歯であった．④3②| ブリッジが装着されていたが動揺が認められた．765| に補綴装置が単冠で装着されていた．

歯周基本治療を行い，保存不可能と診断した 4|，|4，|6 近心根を抜歯することとなった．歯周基本治療終了後，抜歯窩の治癒を待って，|4567 欠損部にインプラントを埋入．埋入部位は |456 として，将来 |7 が抜歯となり遊離端義歯となった時に，インプラント補綴が |7 部の加圧因子となることを避ける．|7 は厳しい状態だが，抜歯前提で保存する．

インプラント治癒期間に下顎右側ブリッジを装着する．また上顎右側欠損部に片側性テンポラリーデンチャーを装着．下顎補綴装置装着後，上顎にはコーヌスデンチャーを製作することとした

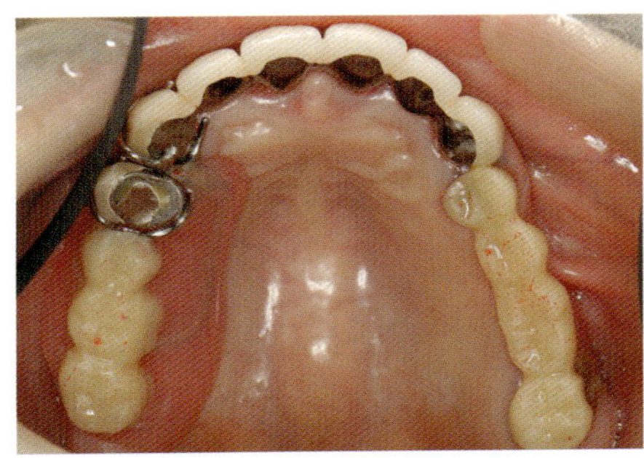

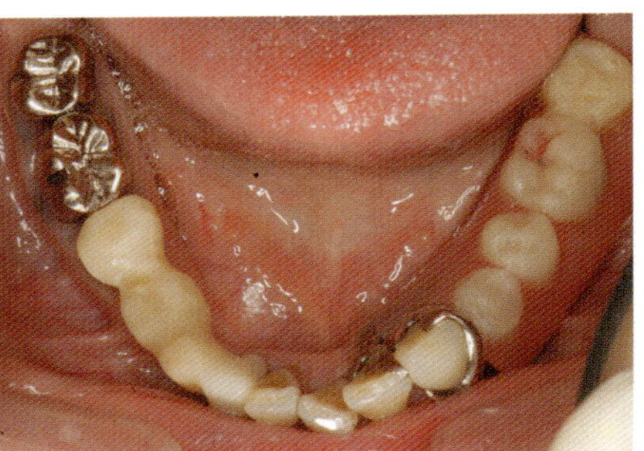

3-3 上顎欠損部の治療について，「できればブリッジ」「義歯になってもできるだけ小さな床外形」を患者は強く希望した．そのため，コーヌスデンチャー完成までの移行期に使用する片側性テンポラリーデンチャーを，既存の 43| クラウンにワイヤークラスプを設計して装着した．この義歯とコーヌス内冠装着後の外冠テンポラリーを合体してコーヌスタイプのテンポラリーデンチャーとする予定である．

下顎は ⑤43②| プロビジョナルブリッジ装着時であるが，その後 ⑦⑥⑤43②| プロビジョナルブリッジおよび |456 インプラント支台プロビジョナルクラウンを装着し，患者の使用感やメインテナンスの行いやすさを確認した．上顎の既存ブリッジ除去の前に，下顎位を変えずにメタルボンドブリッジおよびインプラント補綴を装着した

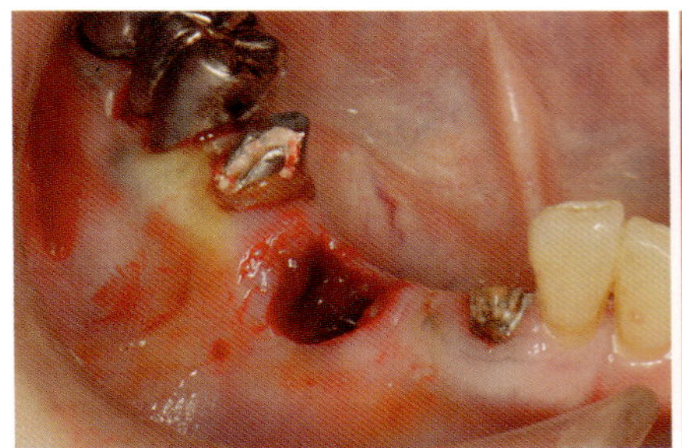
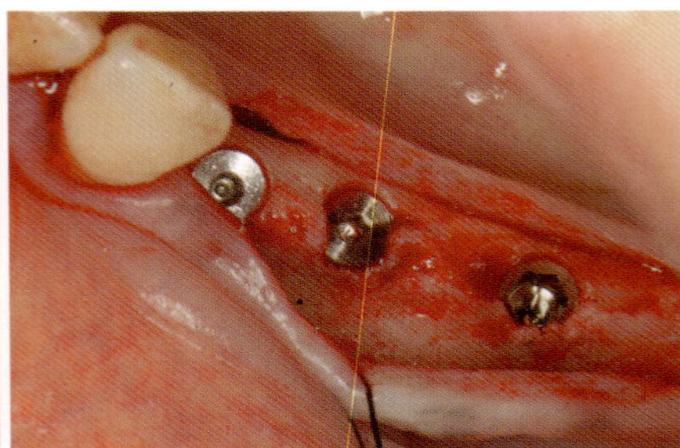
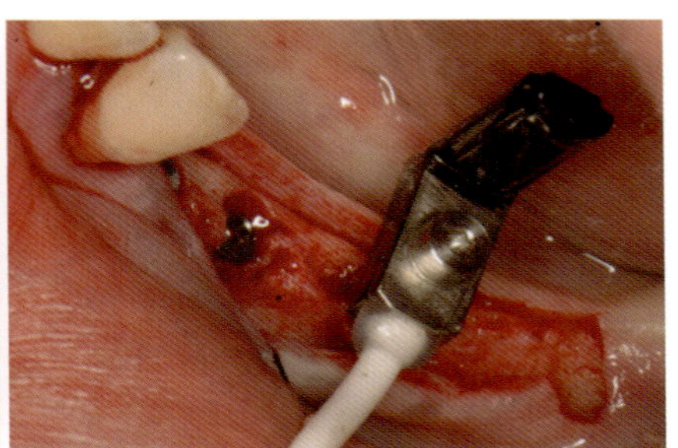
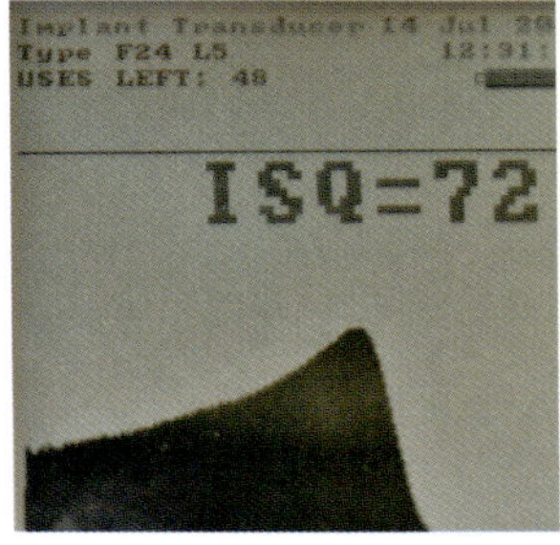

3-4 2005 年 7 月．初診時の下顎位は安定し，円滑な咀嚼運動に問題がないことから，既存の下顎位を変えずに上下補綴装置を製作することにした．歯周治療終了後，上顎右側テンポラリーデンチャーを装着した．その後下顎左側にインプラント埋入を行い，治癒期間中に下顎右側はプロビジョナルブリッジからメタルボンドブリッジに変更した．インプラントを埋入し，初期固定をオステル（共鳴振動）で計測，72ISQ で良好であった

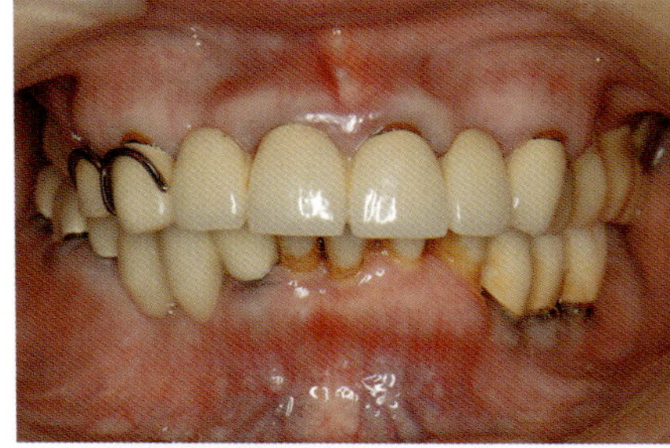
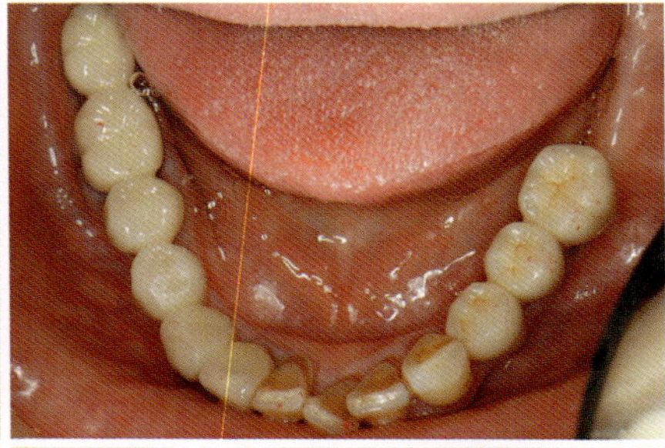
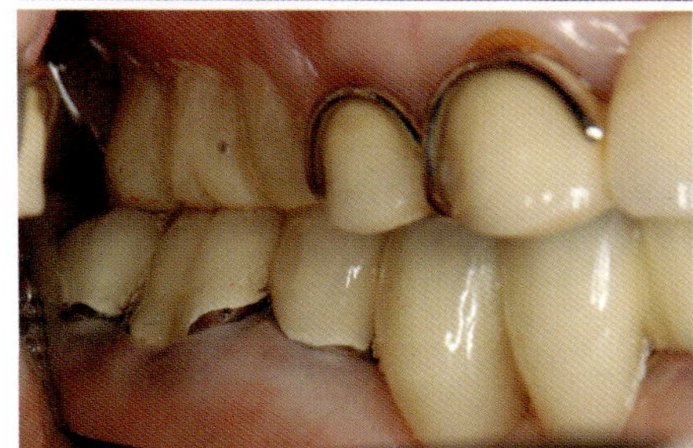
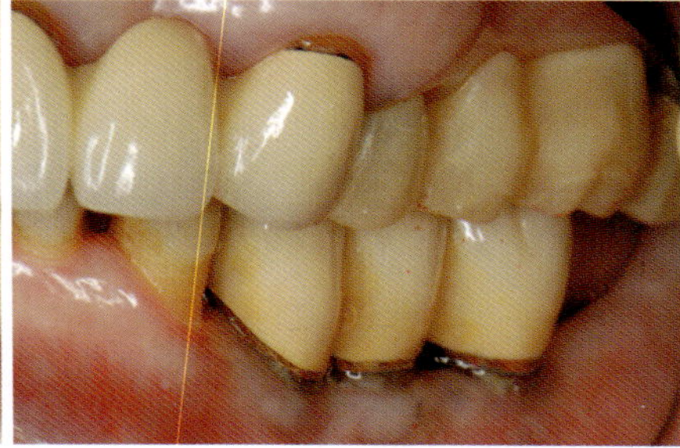

3-5 2005 年 12 月．下顎左側は，約 3 カ月の治癒期間ののち，インプラント二次手術，プロビジョナルクラウン装着後，咀嚼機能ならびにメインテナンスの行いやすさなどを確認して問題なかったため，インプラント上部構造を装着した．上顎右側のテンポラリーデンチャーを問題なく使用している．上顎左側はブリッジを除去してプロビジョナルブリッジを装着

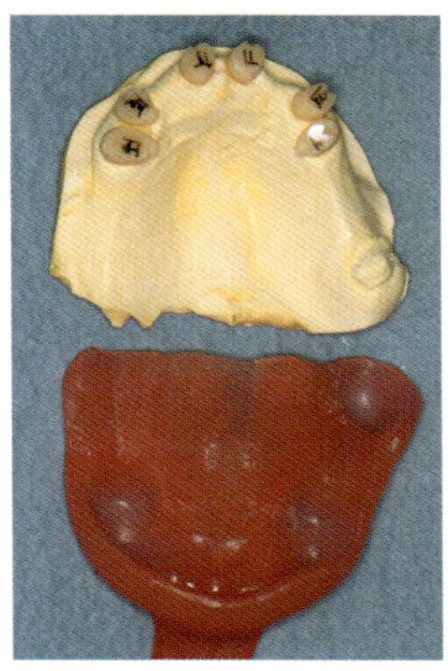
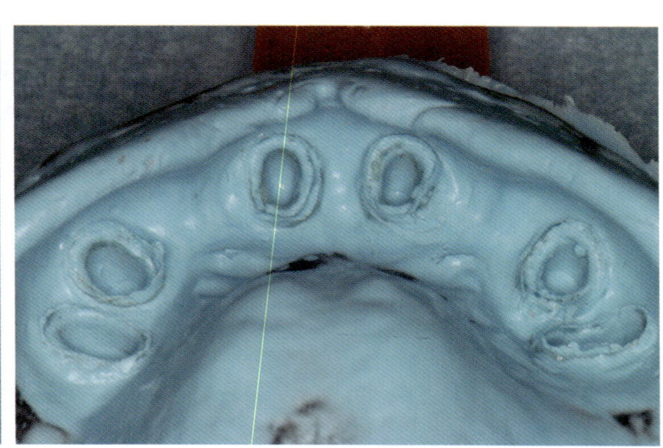

3-6 2006 年 2 月．ここでようやく上顎コーヌスデンチャーに着手した．ブリッジなどの補綴装置を除去してテンポラリーに置き換えていった．個歯トレーを使用してコーヌス内冠支台歯印象を行った

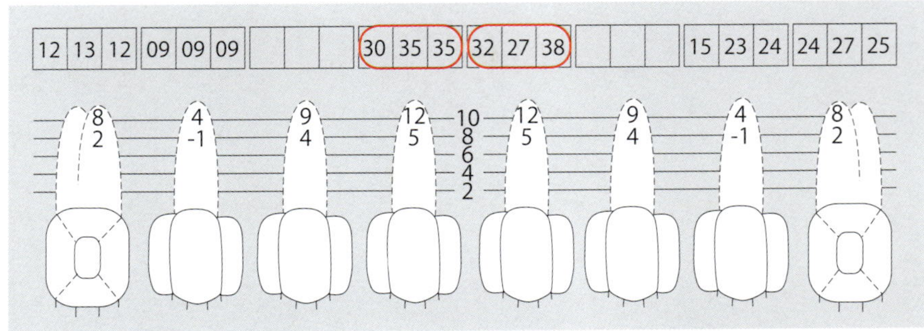

3-7 2006 年 2 月．個々の歯の動揺度はばらばらで，特に 1|1 の動揺が顕著であった

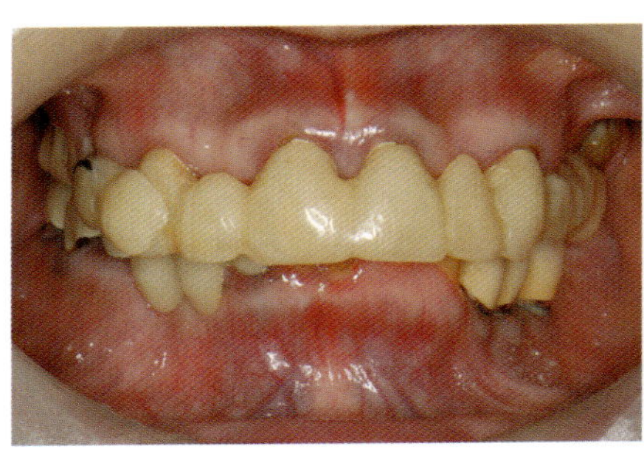
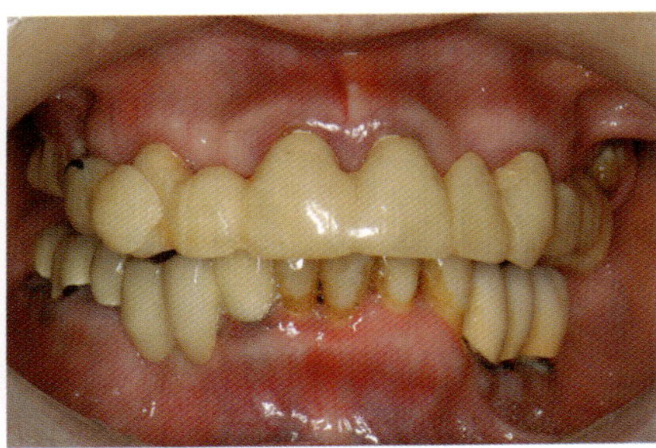

3-8 2006 年 4 月．上顎ブリッジ，クラウン除去後，一次プロビジョナルで下顎位を元の状態に修正した．右側はテンポラリーデンチャーと前歯部テンポラリーブリッジを合体して，床付きの状態でクロスアーチブリッジの形態に改造して，支台歯に仮着セメントで仮着

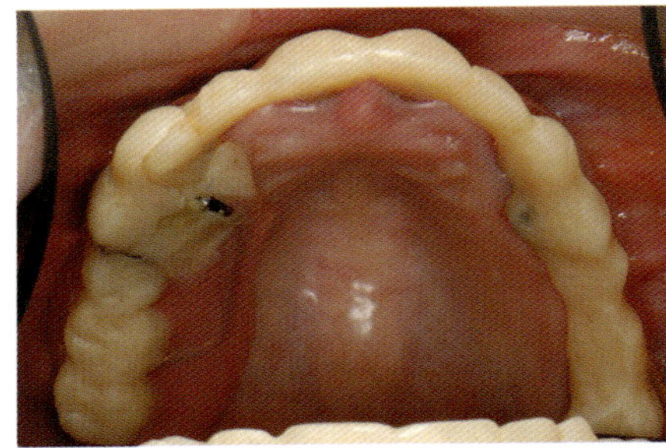
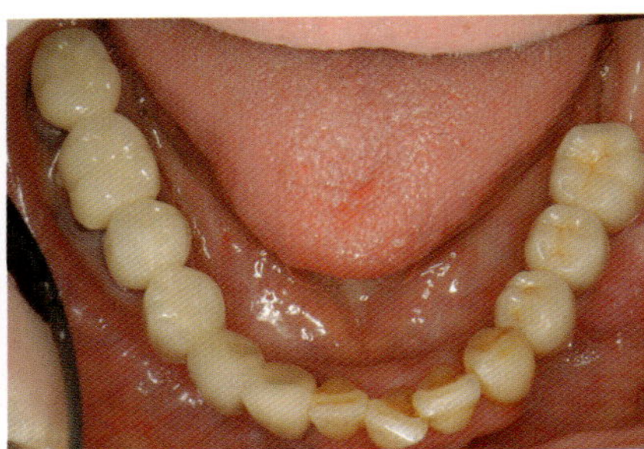
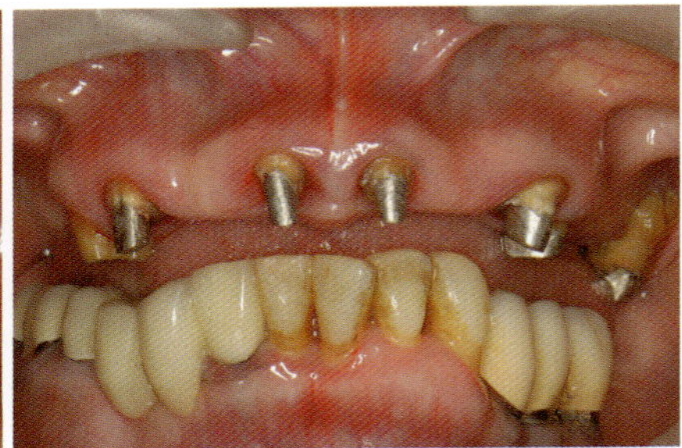

3-9 2006 年 4 月．上顎支台歯の動揺度に大きく差がある状態では一次固定のブリッジでは，セメントの微小漏洩からの二次カリエスや破折のリスクが高いと考え，二次固定のコーヌスデンチャーを予定どおり製作することに決定した．
テンポラリーデンチャーでできるだけ下顎位を変えずにコーヌスクローネの支台歯形成，印象，最終的な咬合採得を行った

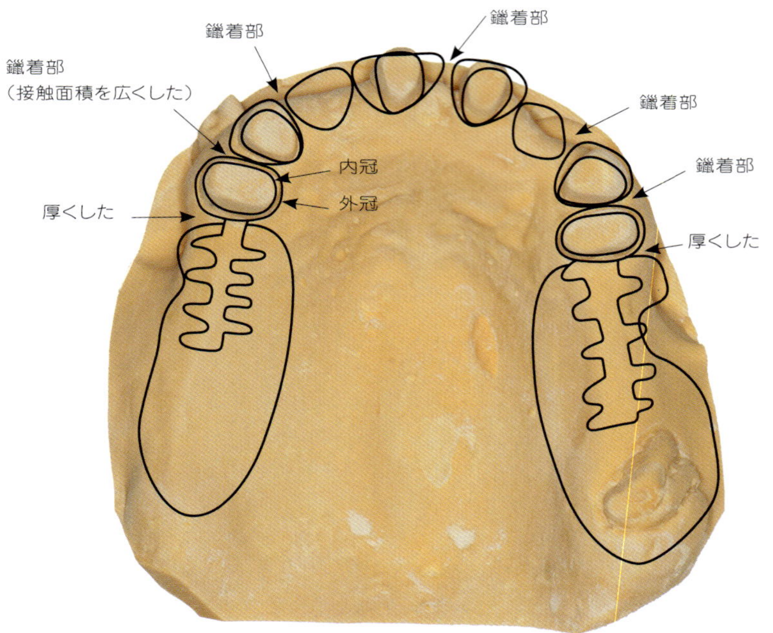

3-10　患者は大きな義歯を望まなかったため，支台歯部分を内外冠でブリッジ状態にできるコーヌスクローネを，「患者自身が取り外して，お掃除できるブリッジ」と説明した．

外冠部は歯肉を覆わない開放型として，両側臼歯部欠損部分に小さな床を付けた．|7 は抜歯前程のためメタルコアが装着された状態で義歯床内部で接触させ，支持のみ機能させた．外冠の欠損部ラグは厚さを増し，さらに外冠鑞着部分の断面積を広くすることで強度を増した

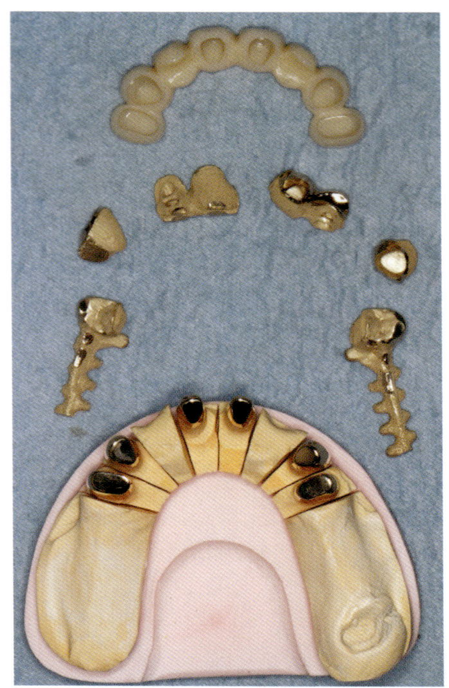

3-11　内冠を製作し，内冠上で外冠製作，外冠テンポラリーを製作した

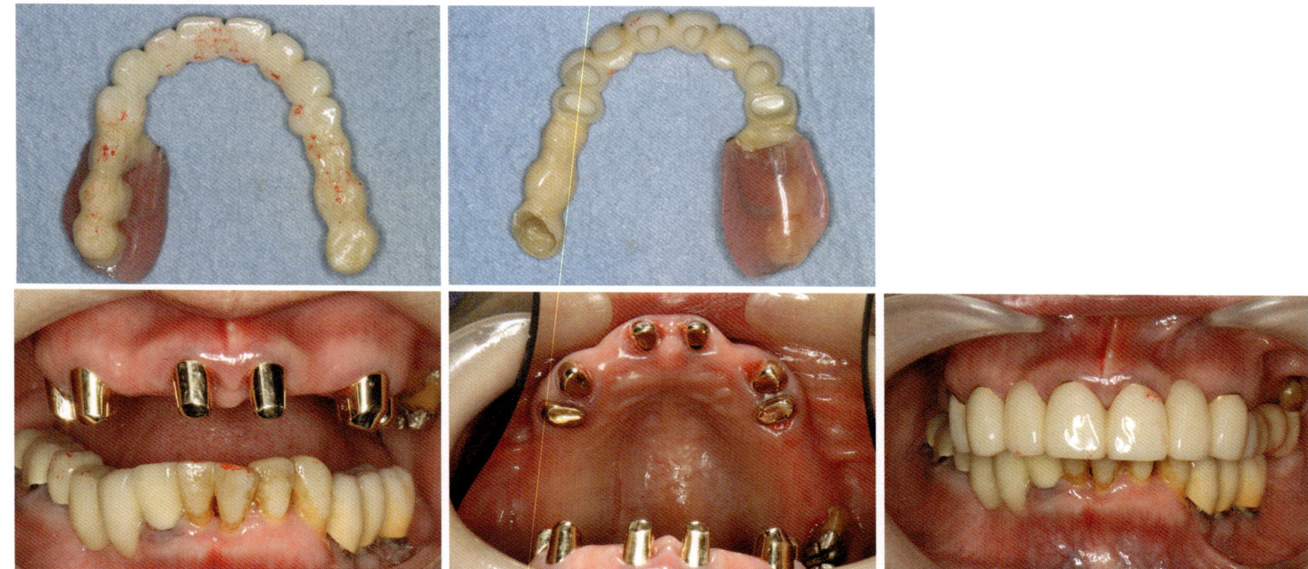

3-12　2006 年 4 月．内冠の適合に問題なかったため口腔内に装着し，外冠テンポラリーとテンポラリーデンチャーを連結してコーヌステンポラリーデンチャーとして使用開始した

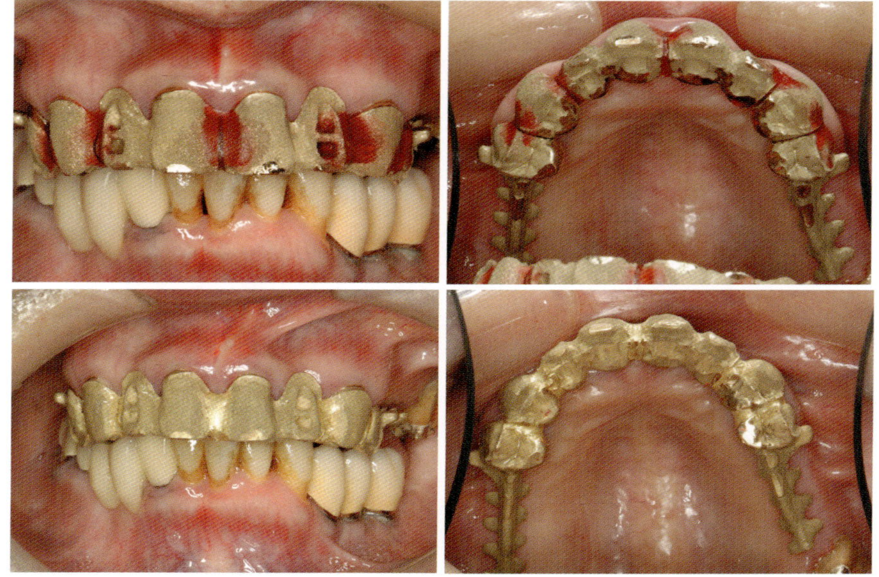

3-13　2006 年 4 月．一歯ごとに製作した外冠の位置と維持力を口腔内で確認して，パターンレジンにてインデックス採得，ラボサイドにて鑞着した

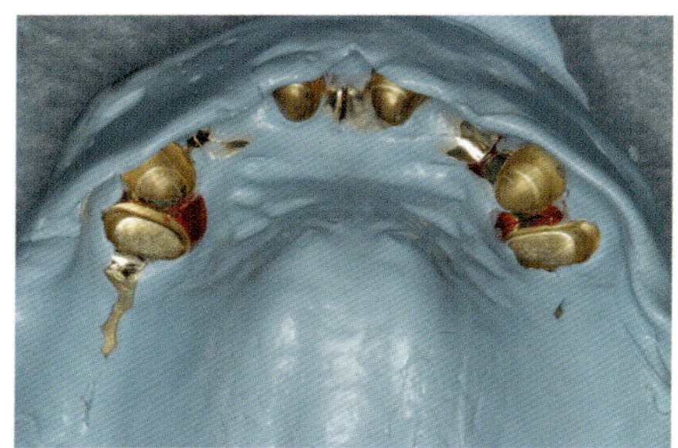

3-14　その後，外冠の取り込み印象を行い義歯製作のための作業模型を製作．咬合採得を行い再度下顎位を確認してコーヌスデンチャーを完成させた

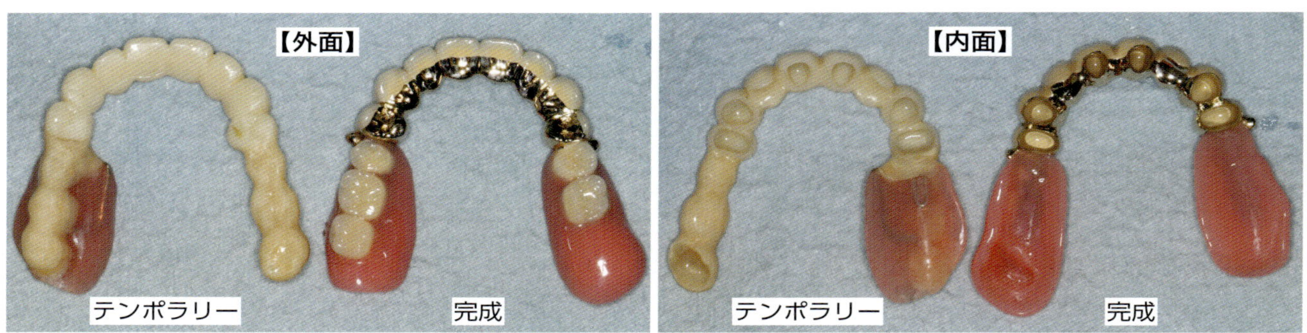

3-15　2006 年 6 月．左はコーヌステンポラリーデンチャー，右は完成コーヌスデンチャー

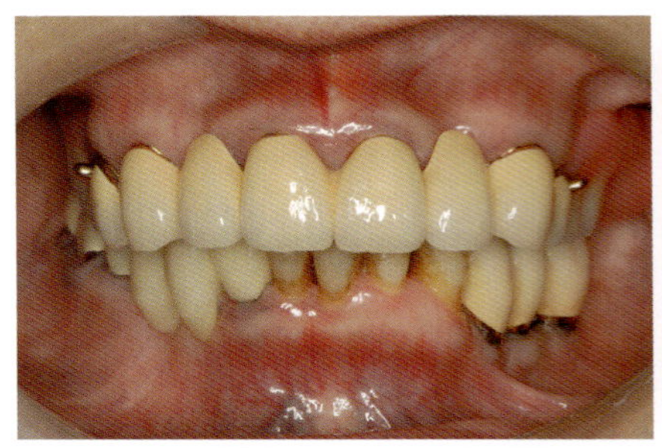
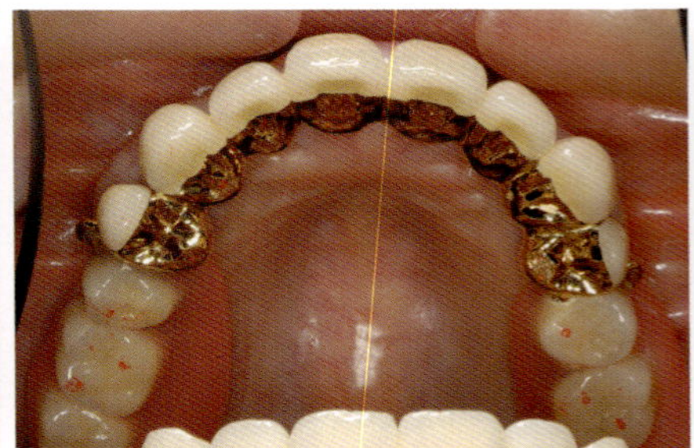
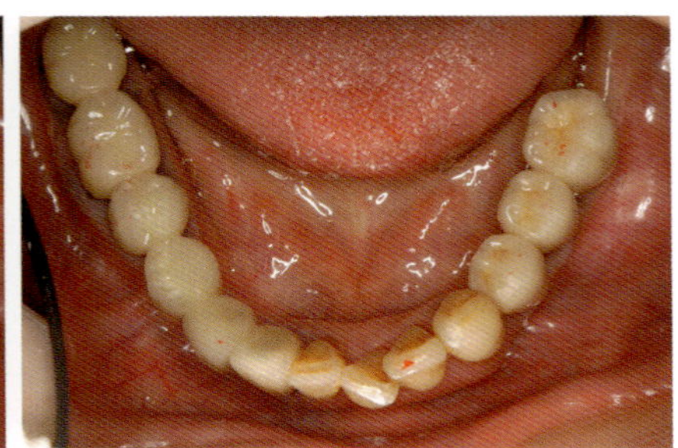
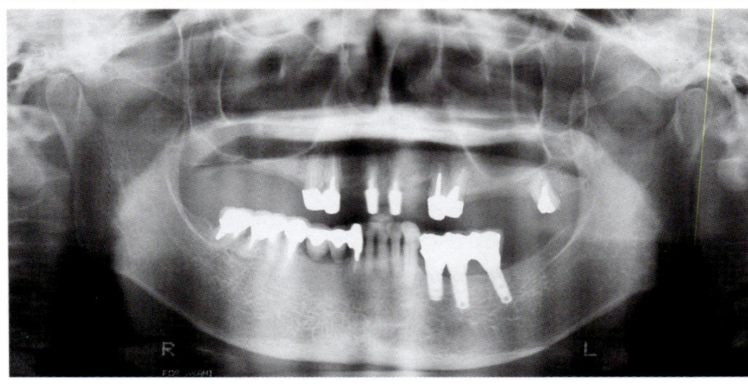

3-16　2006年6月．装着時．違和感等問題なくスムースにテンポラリーから最終義歯に移行できた

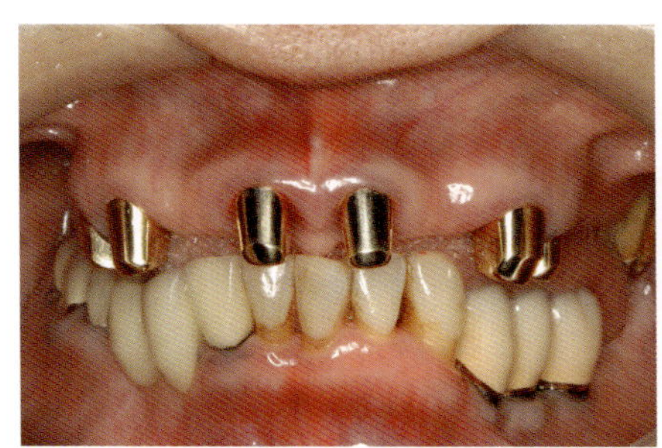
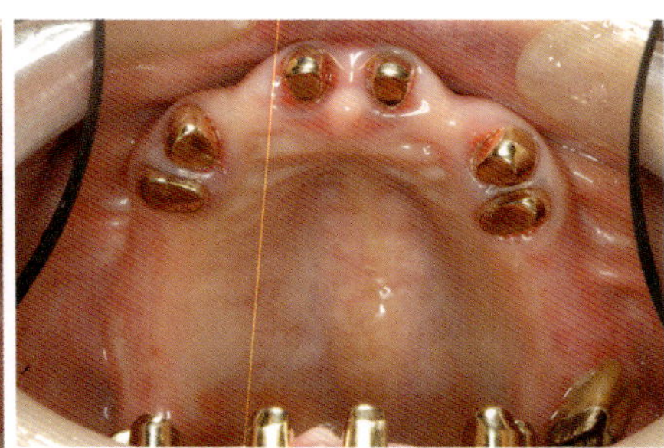

3-17　2006年6月．コーヌスデンチャー装着後，患者のブラッシングスキルが一向に向上しないため，ブラッシングスキルを補う機能のある歯ブラシ（ディープクリーン［ふつう コンパクトヘッド］／花王）に変更した．使用感は良好でプラークコントロールも向上した．そこで術者も患者も少し油断してしまい，メインテナンスが途絶えがちになった

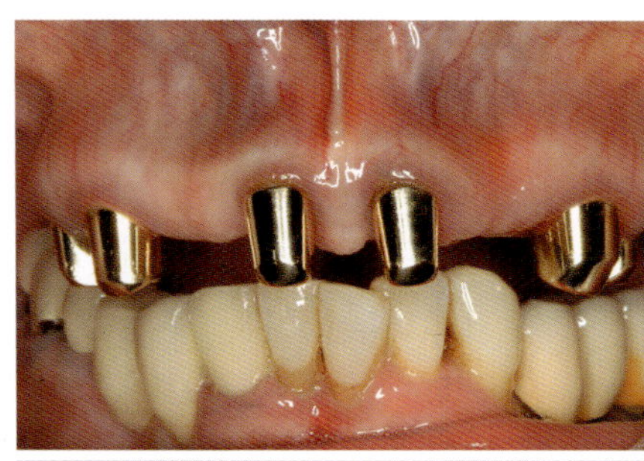
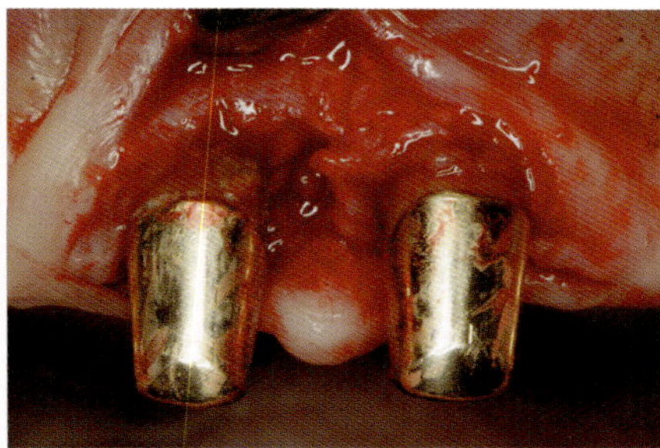
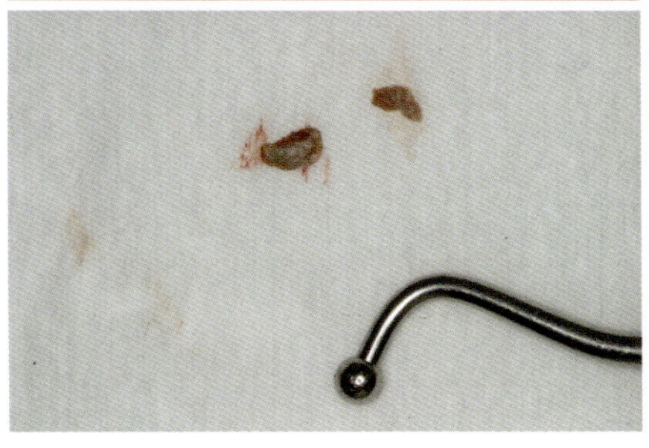
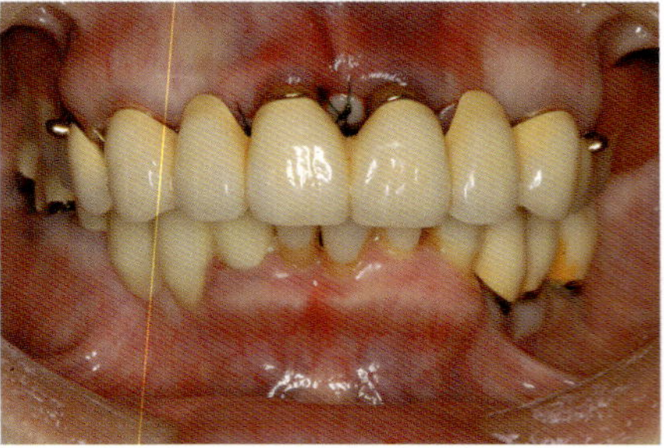

3-18　2010年4月．コーヌスデンチャー装着約4年が経過した2010年4月，再び支台歯周囲歯肉に強い炎症が認められたため，1|1のフラップ手術を行った．根面には板状の歯石が沈着しており，メインテナンスのあり方を反省した．

術後は当然のごとく歯肉退縮が起こった．患者はもともと「自分の歯肉は弱く，いままでブラシを当て過ぎて歯肉を悪くした」と思い込んでおり，少しでも腫れや痛みがあるとブラッシングを中止してしまっていた

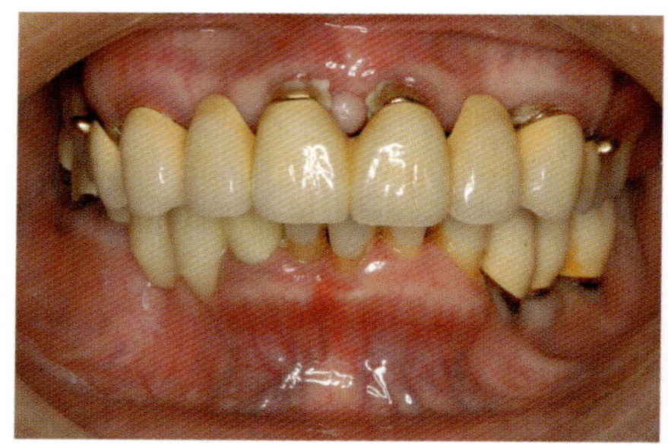

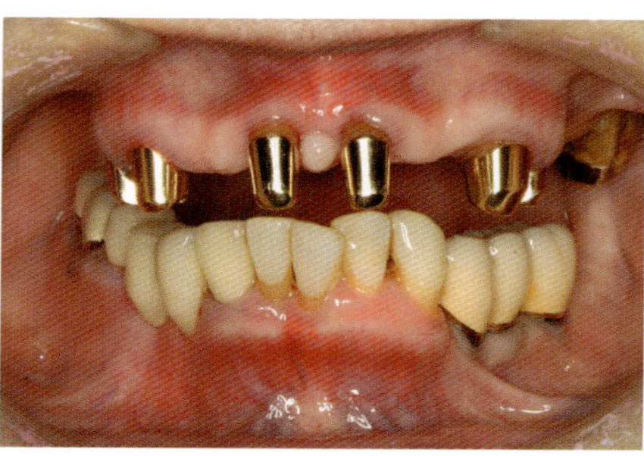

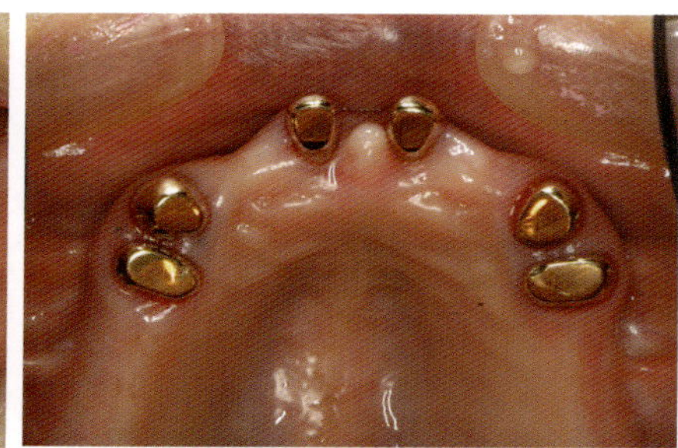

3-19 2010年10月．フラップ手術後半年あたりから，再びプラークの沈着が認められるようになり，その誤った認識を払拭することに担当歯科衛生士とともに力を注いだ．その結果，ブラッシング時間の延長で口腔内の状況は改善してきた

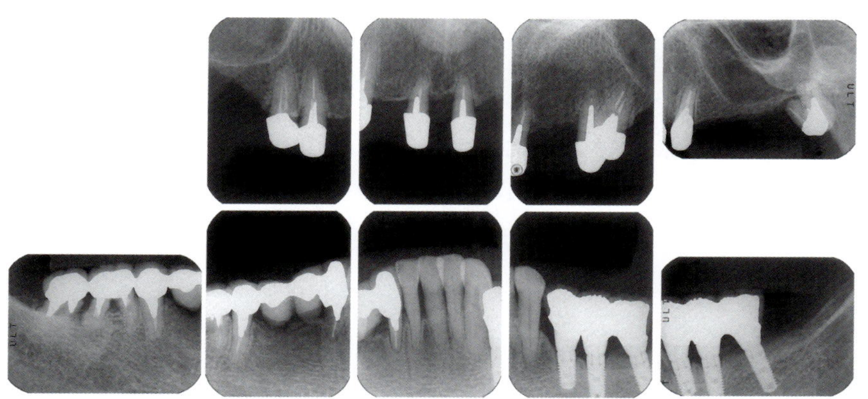

検査項目		今回の検査結果 2012/11/22
総菌数		4,500,000 cell
P. gingivalis （*P. g.* 菌）	菌数	検出されず
	対総菌数比率	検出されず
A. actinomycetemcomitans （*A. a.* 菌）	菌数	検出されず
	対総菌数比率	検出されず

3-20 2012年11月．現存歯に歯周病の進行が認められたため，インプラント部位の細菌検査を行った．特にレッドコンプレックスは検出されなかった

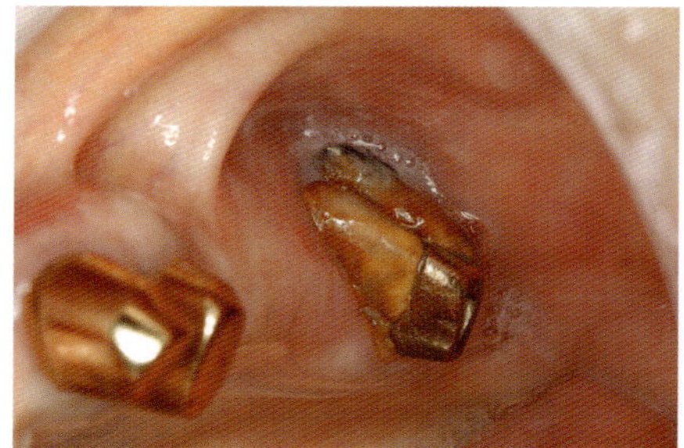

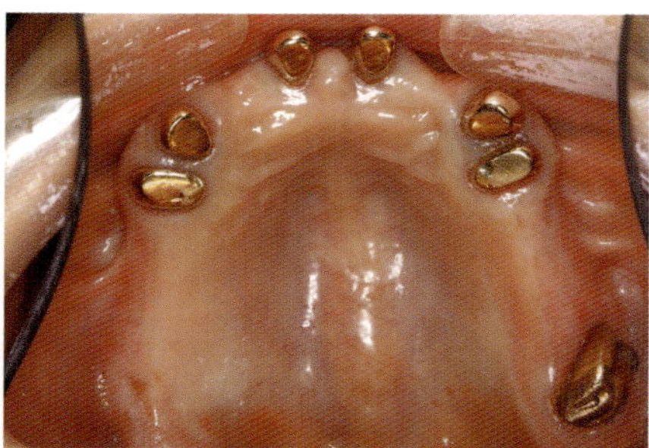

3-21 2014年2月．抜歯前提だった |7 がいよいよ動揺で咀嚼時痛を訴えるようになり，約8年使用して抜歯となった．支持のみの機能を与えていたが，思いのほか頑張ってくれた．両側遊離端欠損を回避したこの歯の意義はたいへん大きいと思っている．今後抜歯窩が安定したところで，その部分だけリライニングを行う予定でいる

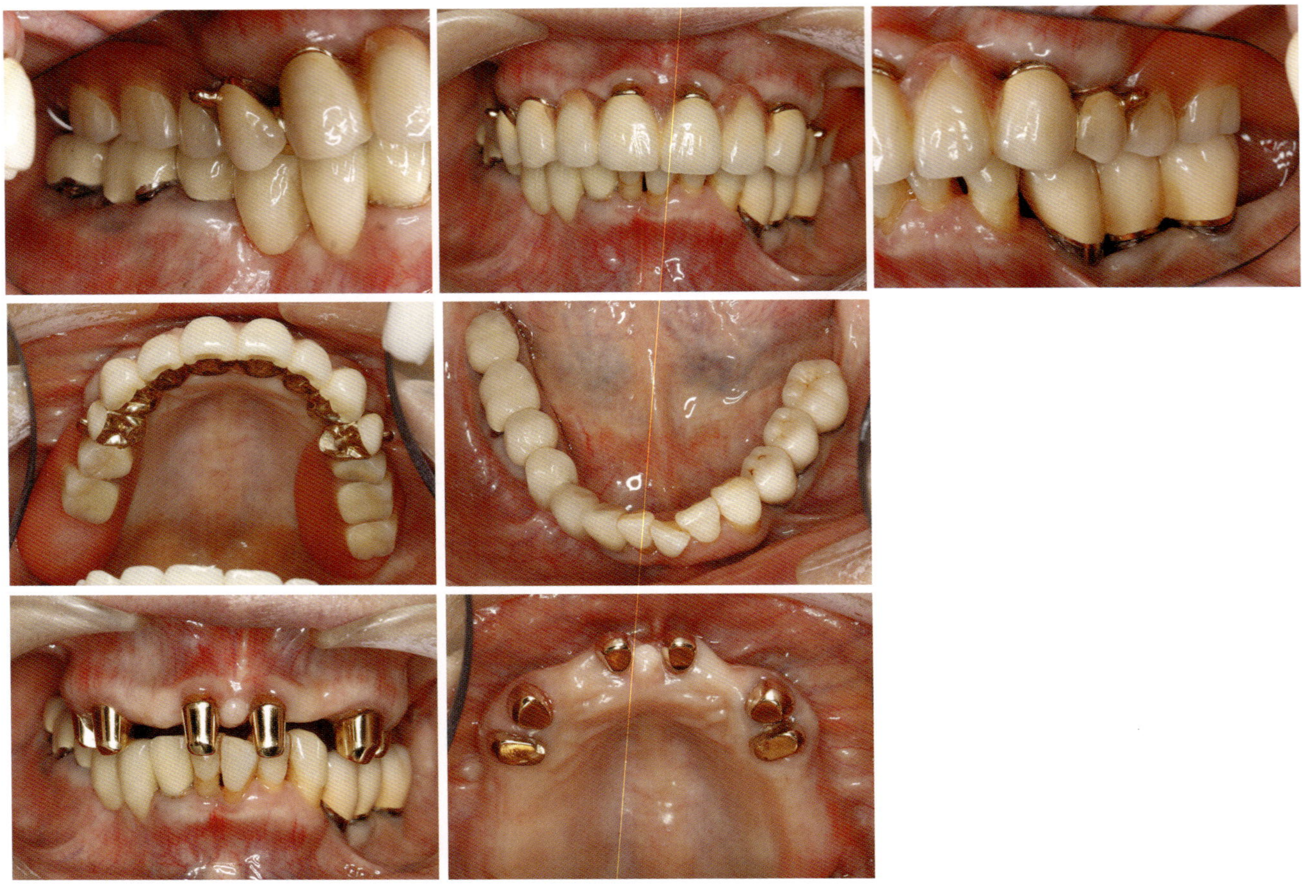

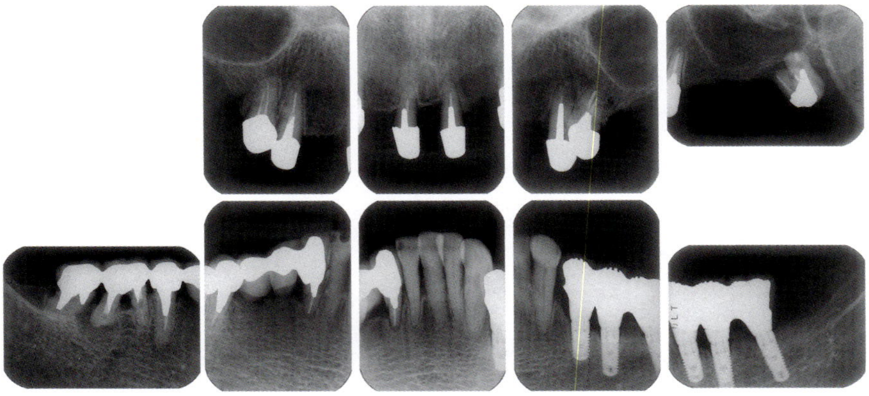

3/14/2014	7	6	5	4	4	5	6
kgf	12.3	19.0	32.9	19.9	11.1	19.8	7.8

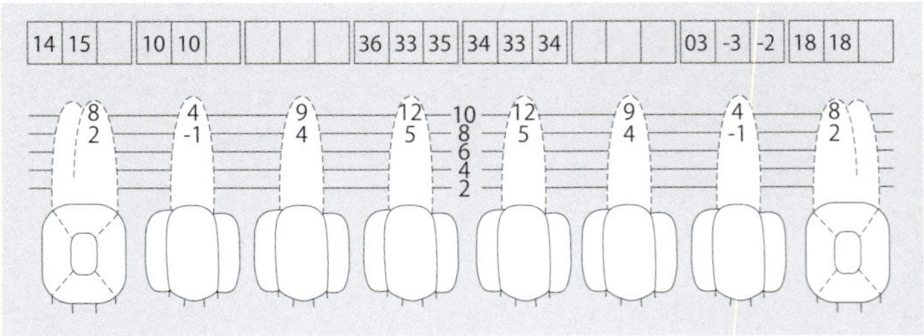

14 15
10 10
36 33 35
34 33 34
03 -3 -2
18 18
8 2
4 -1
9 4
12 5
10 8 6 4 2
12 5
9 4
4 -1
8 2

3-22　2014年3月．1|1 外冠部にブラックトライアングル様の空隙ができてしまったため，2|2 のポンティック部とあわせて，レジンを添加してスペースを封鎖した．歯肉は安定し，ブラッシングが定着してきた．現在，咬合力は最大32.9kgfを発現している．ペリオテスト値は初診時とほぼ同様であるが，|3 4 についてはコーヌスデンチャーの二次固定効果で改善傾向が認められる

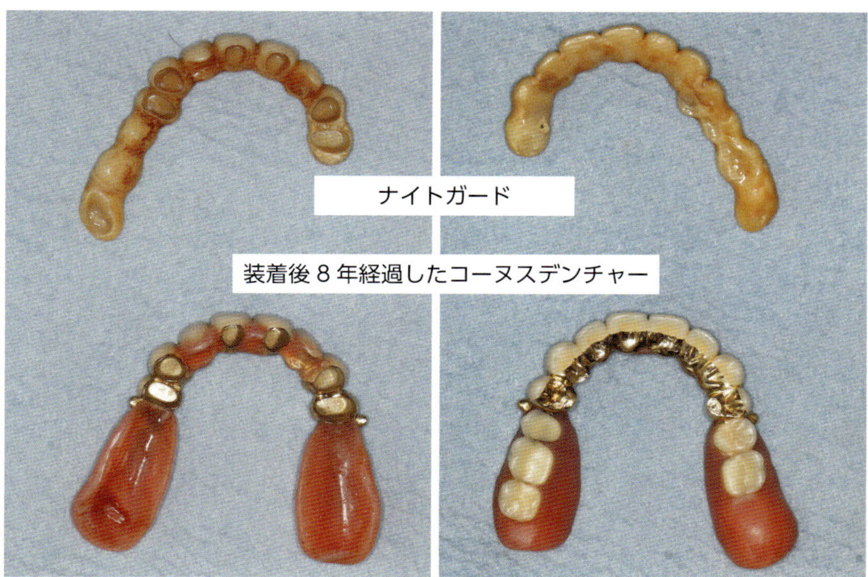

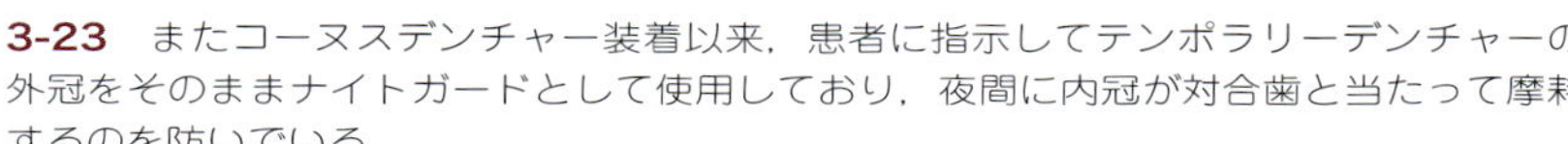

3-23　またコーヌスデンチャー装着以来，患者に指示してテンポラリーデンチャーの外冠をそのままナイトガードとして使用しており，夜間に内冠が対合歯と当たって摩耗するのを防いでいる

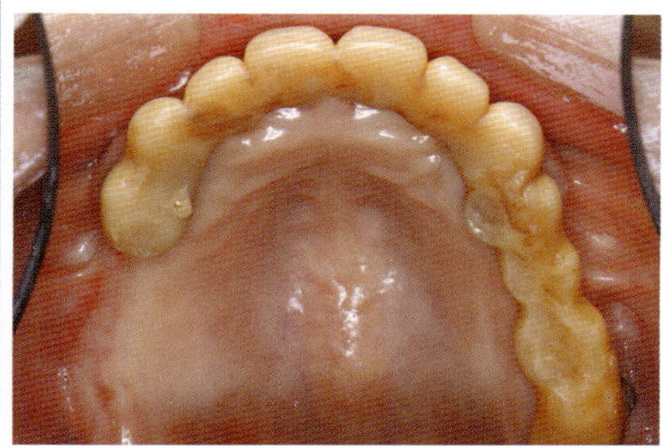

3-24　|7 抜歯前のナイトガードとして使用していたテンポラリーデンチャー外冠部の状態

《症例 3》欠損歯列・欠損補綴とパーシャルデンチャー

● 欠損歯列の評価

・〈初診時〉10 歯欠損，18 歯現存．咬合支持数 5，EichnerB2，宮地の咬合三角第 II エリア下部（積極的に補綴介入する段階）
・〈義歯装着時〉13 歯欠損，15 歯現存，咬合支持数 3，EichnerB4，宮地の咬合三角第 III エリア（すれ違い咬合などの難症例が存在するエリア）
・欠損歯列の病態評価はリスクエリア　　・臼歯部咬合支持がない
・上顎前歯部は動揺度が改善しない　　・既存の下顎位に問題はない
・上下顎での残存歯数の差はわずか（上顎 7 歯，下顎 8 歯）　・4 犬歯の存在は，3| 1 歯欠損

● 欠損補綴の評価（難易度評価・受圧条件と加圧因子）- 補綴対応が難しいのか易しいのか

〈上顎〉
・受圧条件：431|1347とほぼ左右対称に現存しており，片側遊離端欠損ではあるが受圧条件は良い（歯列内配置が良い）
・加圧因子：下顎右側ブリッジ，左側インプラント補綴で強い加圧因子が存在する
・カマーの分類：NO.9（初診時）
・インプラントを使用しても咬合支持の増加は |4/|4 の 1 カ所のみ
・顎堤の形態は良い　　・パワータイプではなさそう
★支台歯の評価：
　歯周治療の反応が今ひとつで動揺度が改善しない．カリエスタイプ．義歯の支台歯として二次固定が良さそう
★上顎義歯は強固な設計にする
★義歯の後方沈下を抑制する設計にする

欠損歯列：悪化している，欠損補綴：比較的易しい　→　積極的介入が必要

● 義歯設計

・上顎現存 7 歯はすべて補綴に組み込む必要がある
・動揺度が揃わないのでコーヌスクローネで二次固定を選択
・できるだけブリッジ形態にして患者の違和感を軽減する

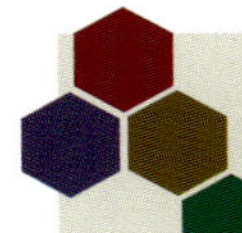

Step up のためのワンポイント 12

咬合採得にゴシックアーチを応用しよう

ゴシックアーチを活用して水平的顎位を採得する方法を，臼歯部咬合支持が喪失して下顎位が不安定になった症例で解説します．

前歯部のみの咬合接触のため前咬み傾向があり，また顎関節がルーズニングを起こしており，ロングセントリックの状態でした．個歯トレーを製作して印象採得，作業用模型を経て，蠟堤を用いて垂直的顎位を決定．その後にゴシックアーチにより水平的顎位を決定しました．アペックス，左右限界運動路はきれいに描記できましたが，習慣性タッピングポイントが前方でばらつき収束しない状態でした．患者さんに何回か練習してもらい，アペックスから0.5mm前方のポジションで水平的顎位を採得しました．義歯装着後約10年経過していますが，義歯は安定して咀嚼機能は良好です．

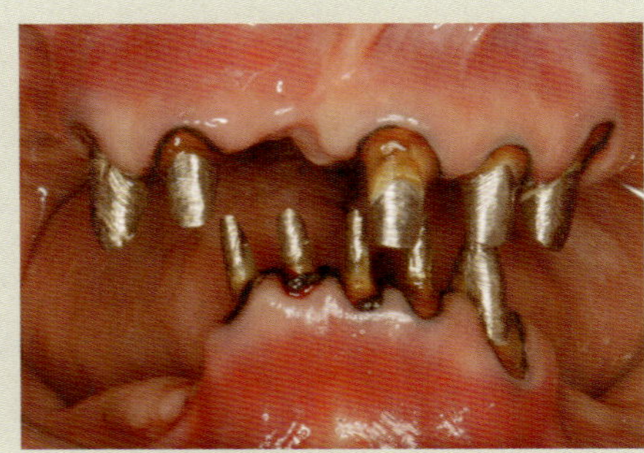

図A 61歳，女性．支台歯形成終了時

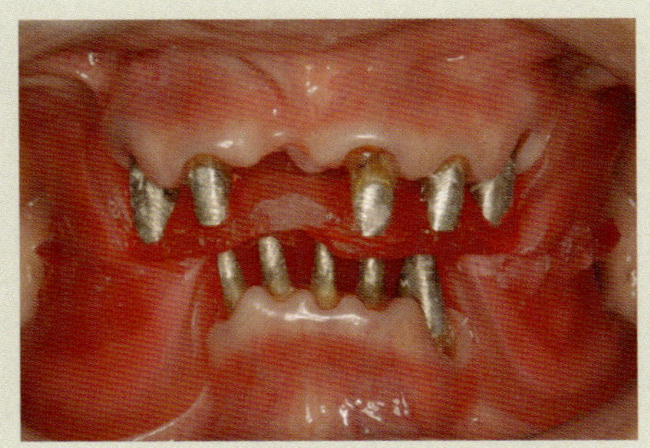

図B 蠟堤を用いて垂直的咬合採得

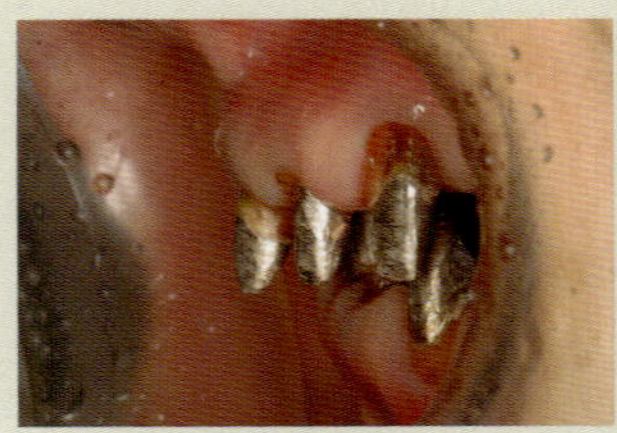
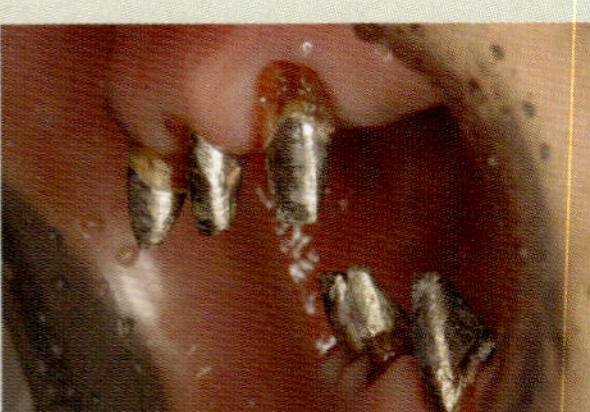
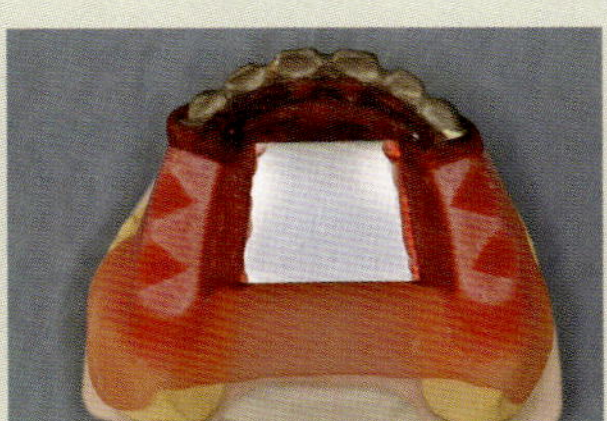
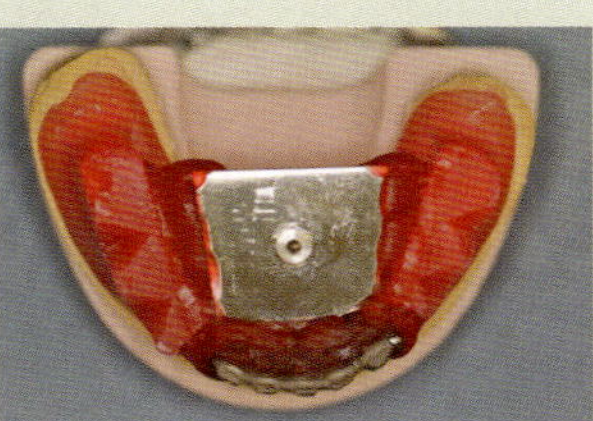

図C 下顎位が前後的に大きくずれるため，水平的顎位決定のために，ゴシックアーチを応用する

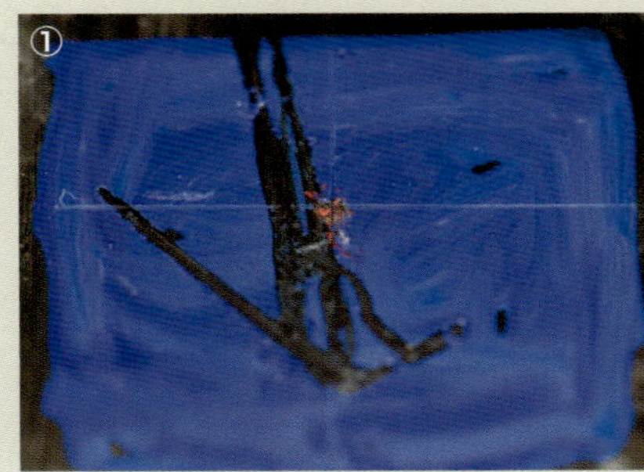

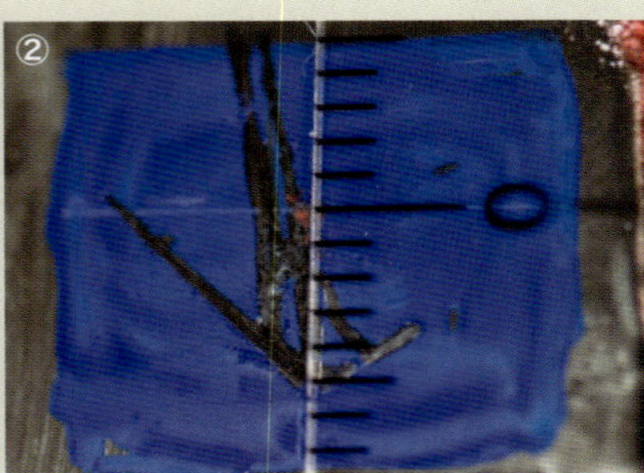

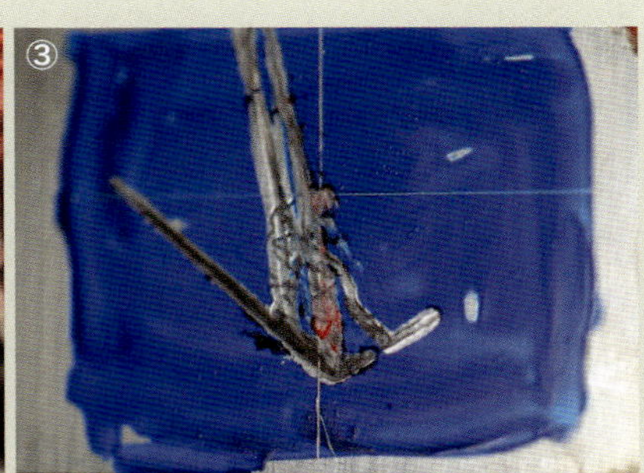

図D ①②前方5mmのタッピングポイントが確認できたが，習慣性の前咬み傾向である．③またタッピングポイントもばらついていた．数回の練習の後，自力後退位でアペックスから約1mm前方で水平的顎位を決定

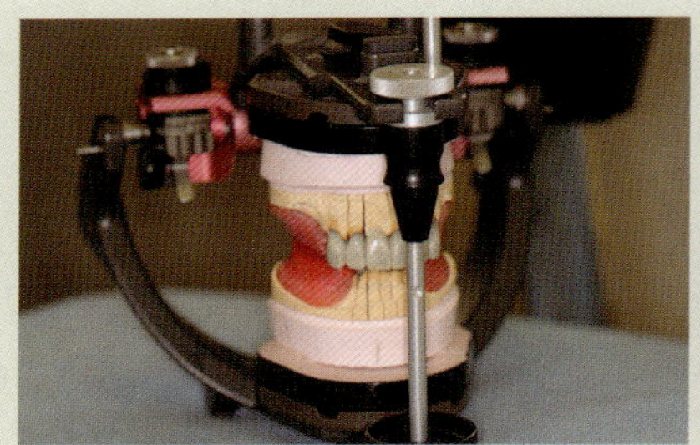

図E 半調節性咬合器に装着し，クラウン・ブリッジ，金属床を製作

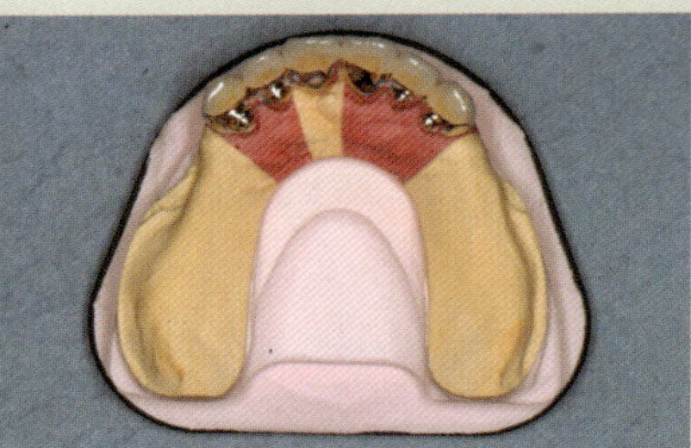

図F 32|23 にシングラムレスト設定

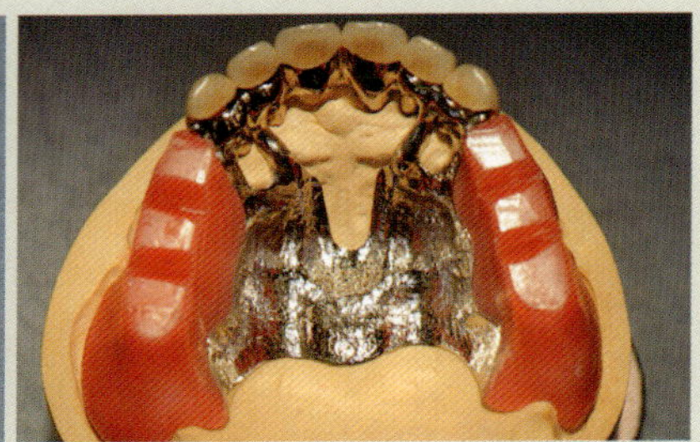

図G 3|3 遠心にガイドプレーンを設定．RPI 支台装置設計

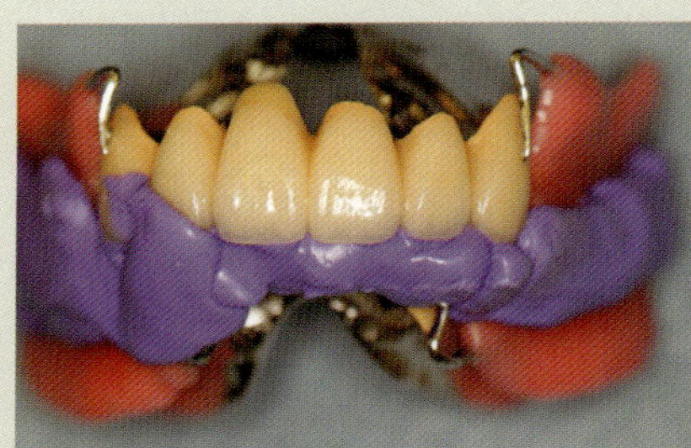

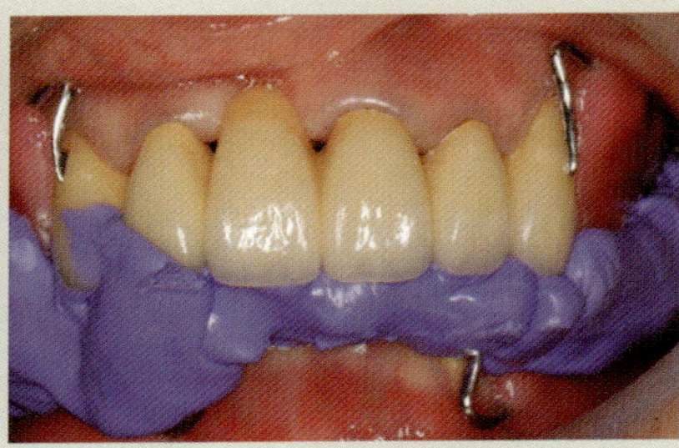

図H 義歯製作のための咬合採得

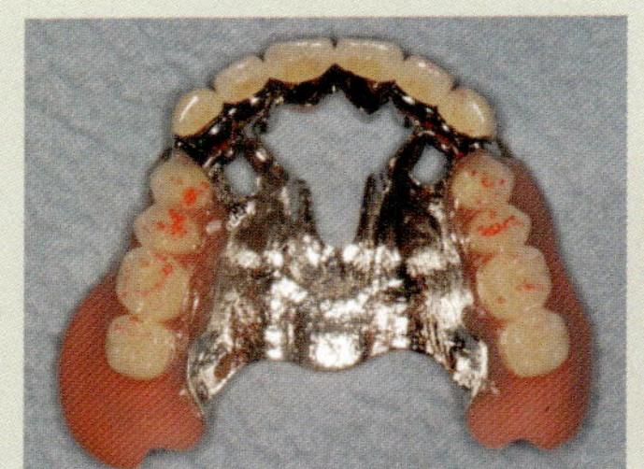

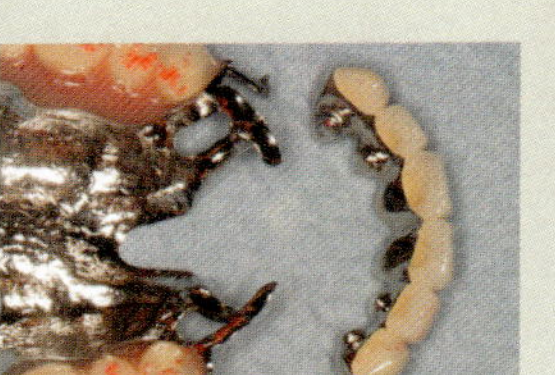

図I 人工歯排列→補綴装置完成

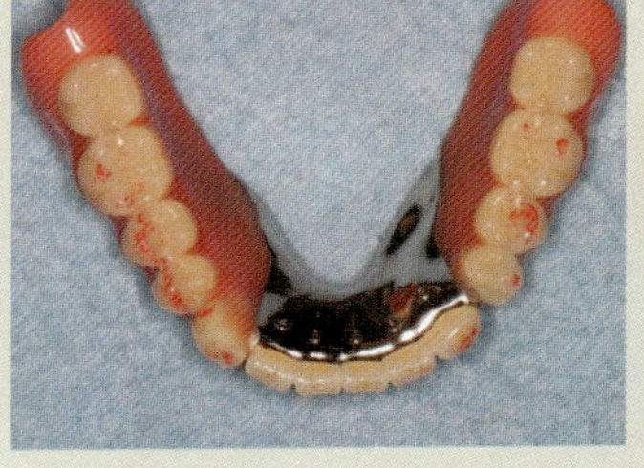

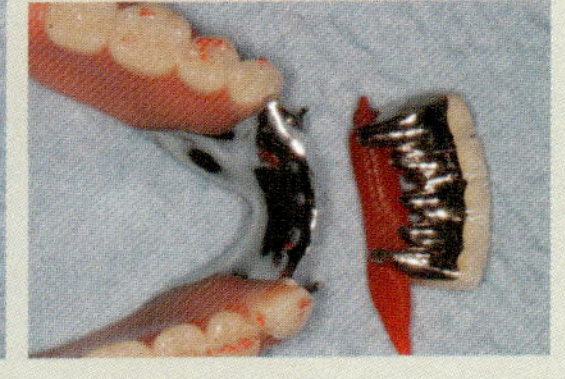

図J 321|123 連結冠舌側すべてにシングラムレスト設定．リンガルエプロンがシングラムレストにはまるように製作

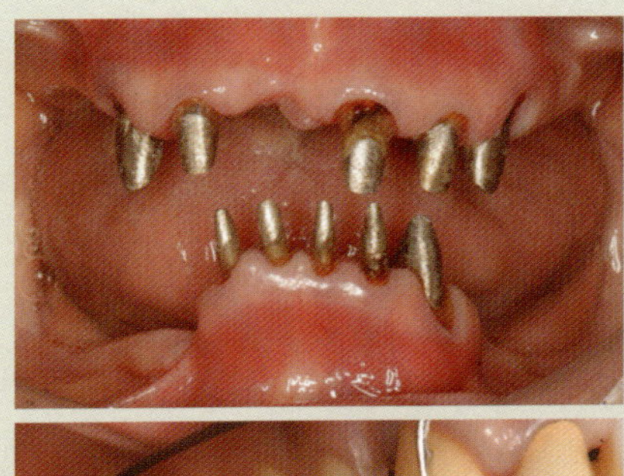

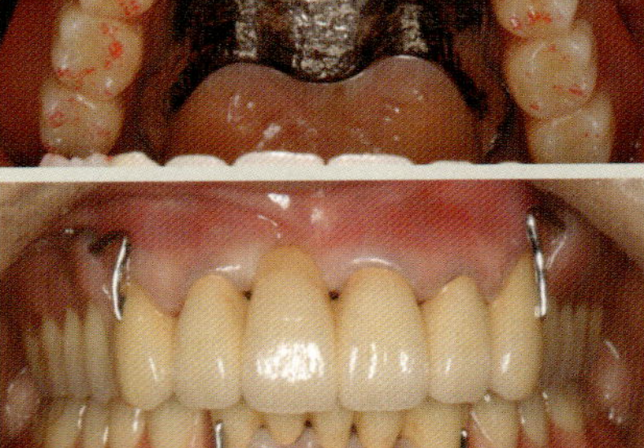

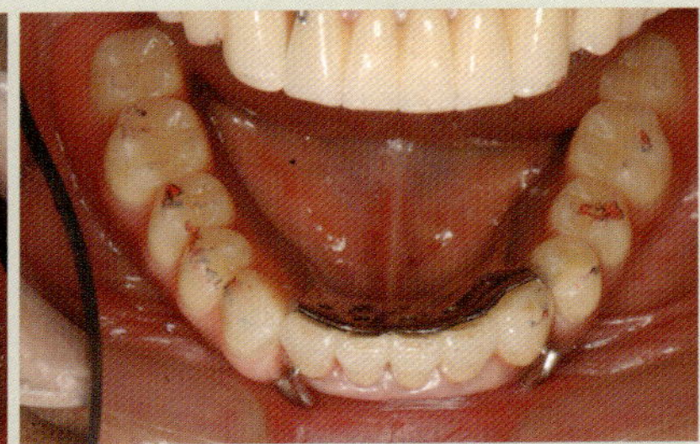

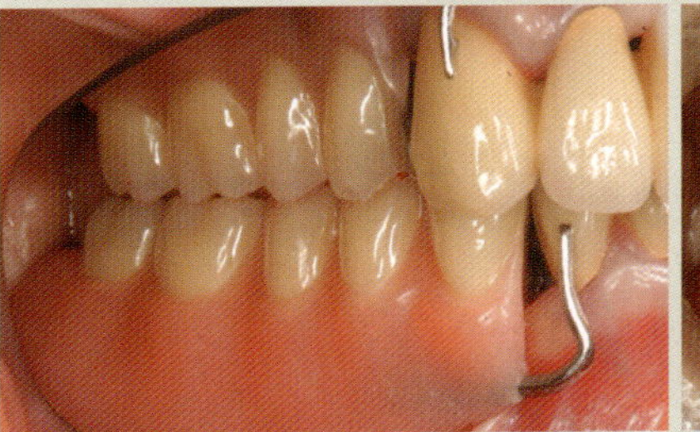

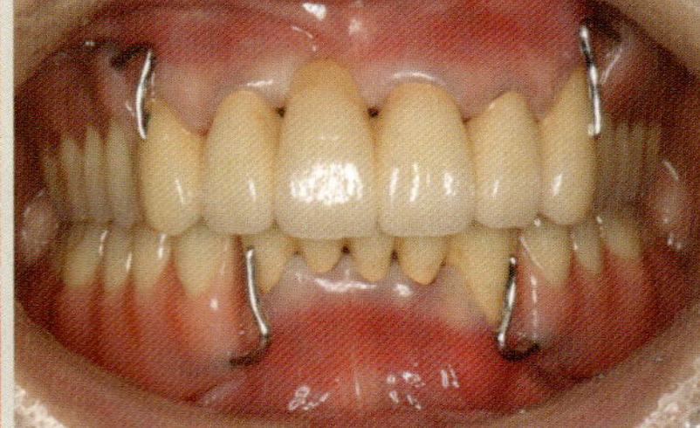

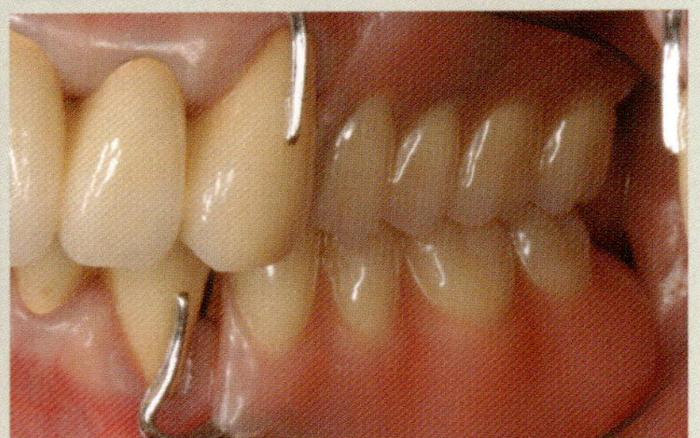

図K 口腔内装着．クラウン・ブリッジとパーシャルデンチャーを同時装着したが，セメント浮き上がりには細心の注意が必要．安全な方法としては，クラウン・ブリッジを先に装着してから義歯部分の印象を行うことをお勧めする

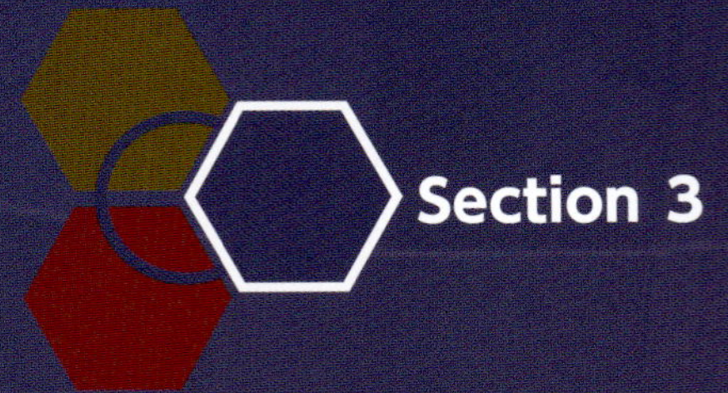

IOD/IARPD 臨床を成功に導く

“インプラント” の要素

——長期経過症例とともに学ぶ IOD/IARPD の臨床術式と評価

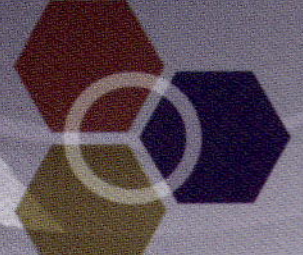

1．IOD/IARPD の臨床を支える，現在のインプラント基本技術

①ガイドシステムを使用したインプラント埋入

インプラント埋入の手技は，当然ながら IOD 成功のための最も基本的なスキルになります．

症例 1 で解説していきます．49 歳の女性で，歯根破折した 1| を抜歯後，治癒を待ってインプラントを埋入した，審美が重要となるケースです．

筆者は最近では，ほぼ 100％の症例で，術前プランニングを含めたガイドシステムを使用しています．かつては，直径 5mm の金属球や直径 2mm のセラミックホールを埋入相当位置に写し込んだ術前のパノラマ X 線写真に定規を当ててそれらの拡大率が 1.25 倍であればその倍率で下顎管までの距離を測って埋入するという，今ではとても考えられない時代がありました．その後，医科用ヘリカル CT を撮影センターにオーダーする時代を経て，歯科診療所に CBCT が導入できる時代になりました．そして Simplant の登場で自院のコンピューター上でのシミュレーションが可能になりました．現在はさらにシステムは進化し，シミュレーションに基づくサージカルガイドによる手術まで可能となっています．

筆者は SMOP シミュレーションソフトにより製作される Camlog ガイド（アルタデント）を多用しています．このガイドの利点は，歯冠咬合面全体をカバーしていないため（スパゲッティ構造），接触部位と非接触部位が把握できること，そして注水しやすく冷却が容易であることです．また，直径，長さ，形態が違うそれぞれのドリルの上部がガイドスリーブと同じ直径になっているため，骨孔形成時のサイズアップに伴うドリル交換で使用中のドリル直径に合ったガイドキーを介在させる必要がなく，精度良く効率的に形成ができることも，このガイドシステムの利点です（**図 1**）．

埋入手術は通法どおり，浸潤麻酔の後に歯間乳頭の温存を図る目的で，両隣在歯の口蓋側を結んだラインで切開し，粘膜骨膜弁を形成します．私はルーティンワークとして粘膜の厚みを計測しますが，術前のシミュレーションの厚みと一致していることも重要です．審

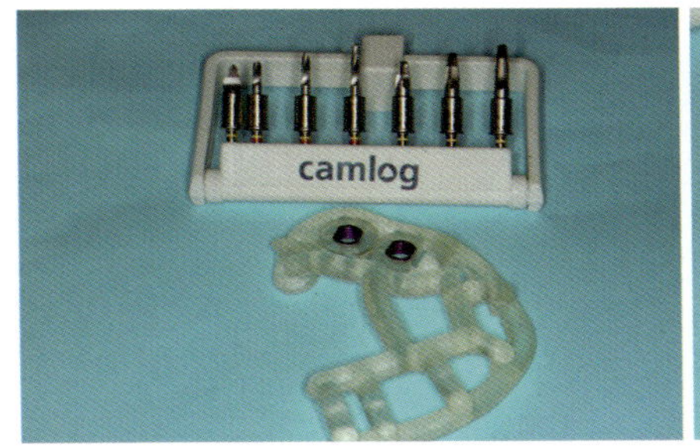

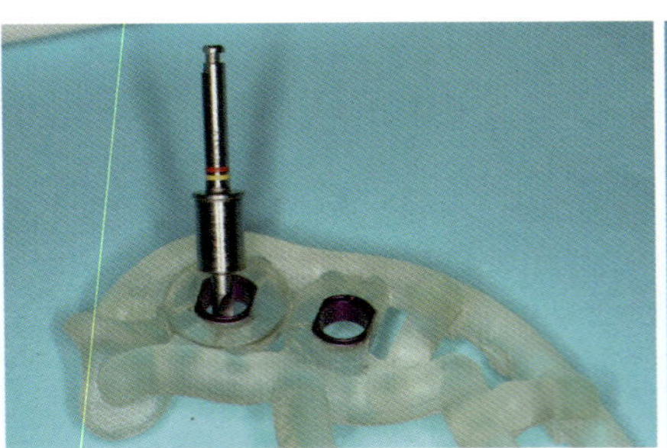
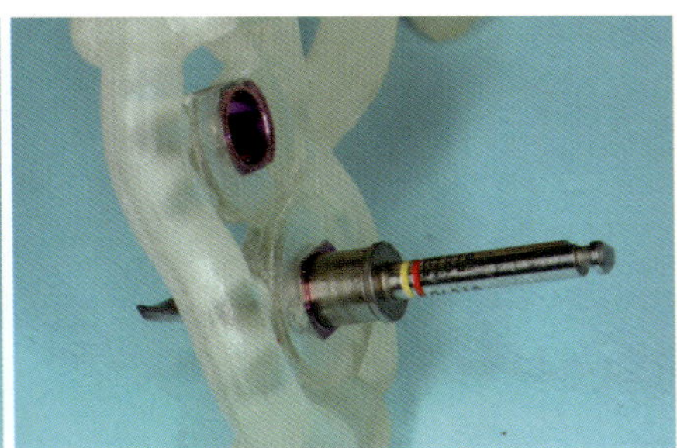

図 1　Camlog ガイドシステムにおけるガイドスリーブとドリルの関係

美エリアでのインプラントポジションはたいへん重要で，唇 - 口蓋的には口蓋側に，深度は上部構造の歯冠形態の歯頚部最深部より 3.0 〜 4.5mm にインプラントプラットフォームが位置するように，SMOP シミュレーション上で設定します．Camlog ガイドを使用することで，設定どおりの埋入ポジションに精度よく埋入が可能で，さらに補綴の上部構造におけるエマージェンスプロファイル，サブジンジバルカントゥアの形態と，インプラントの軸方向を術前にすべてシミュレーションできることは，補綴の精度向上につながります．

SMOP ガイドを装着して撮影した術後の CBCT では，金属製のスリーブとインプラントのポジションが写り込むため，計画どおりの方向に埋入できているかどうかの確認が可能です．現在，埋入後 8 年が経過し，歯間乳頭部も回復し，満足度が高い経過を得ることができています．**症例 2，3** も同様に SMOP ガイドシステムを使用した症例です．

また参考として，ガイドシステムを使用しなかったインプラント埋入の長期経過を**症例 4，5** に示します．いずれも 1992 年に埋入手術を行った症例で，当時はパノラマ X 線写真のみで術前診断を行い，骨の許容範囲で埋入していました．その結果，インプラントの軸方向と上部構造の位置関係が悪く，審美に悪影響を与えています．

上顎前歯部審美エリアへのインプラント埋入は，残存歯の口蓋側歯頚部を結んだラインを基準に，できるだけ口蓋側に埋入ポジションを決定し，インプラント歯冠形態の最深部（ゼニス）より 3.5 〜 4.5mm にプラットフォームが位置する埋入深度，ならびにスクリューアクセスホールが口蓋側に開口するようなインプラント軸方向が必要となります．それを具現化するためには，現在では CBCT，フェイススキャン，ガイドシミュレーションソフト上でのプランニング，ガイドサージェリーが必須と考えています．両症例とも，メインテナンスにはしっかりと来院してくださっていますが，現在の知識と技術をもって施術していれば歯肉退縮は避けられたといえます．幸いスマイルラインが低位で，歯頚ラインの不揃いとチタン色の歯肉透過はクレームになっていません．

症例1　ガイドシステムを使用したインプラント埋入①

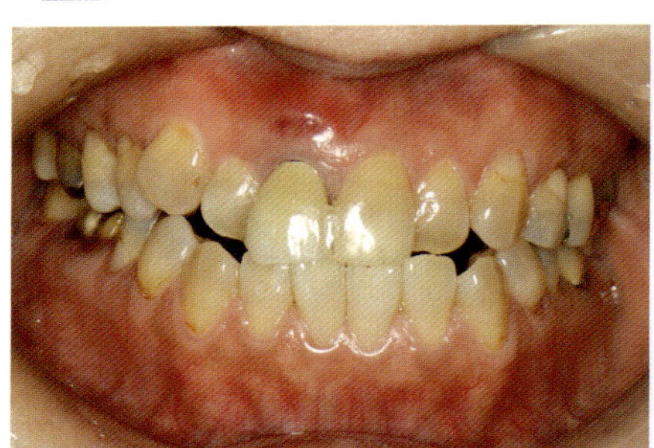

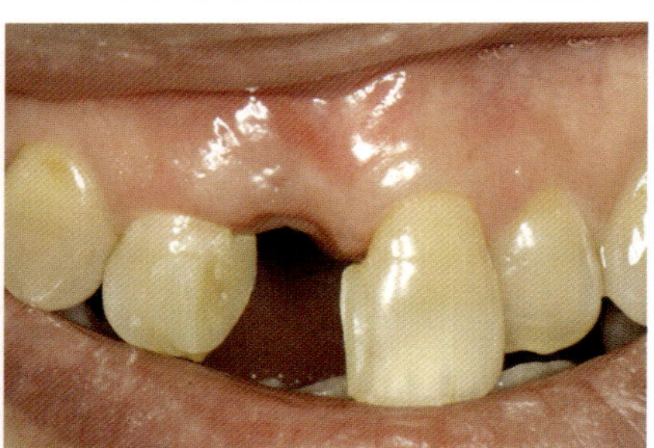

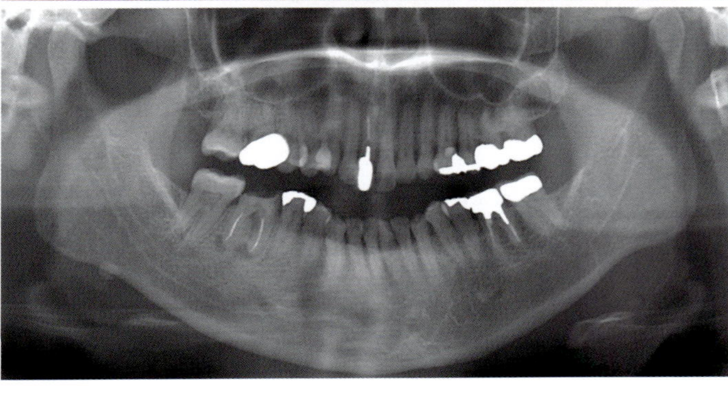

1-1　49 歳，女性．2016 年 9 月初診．1| の歯肉腫脹で来院．1| は歯根破折のため抜歯し，インプラント埋入を行うことになった

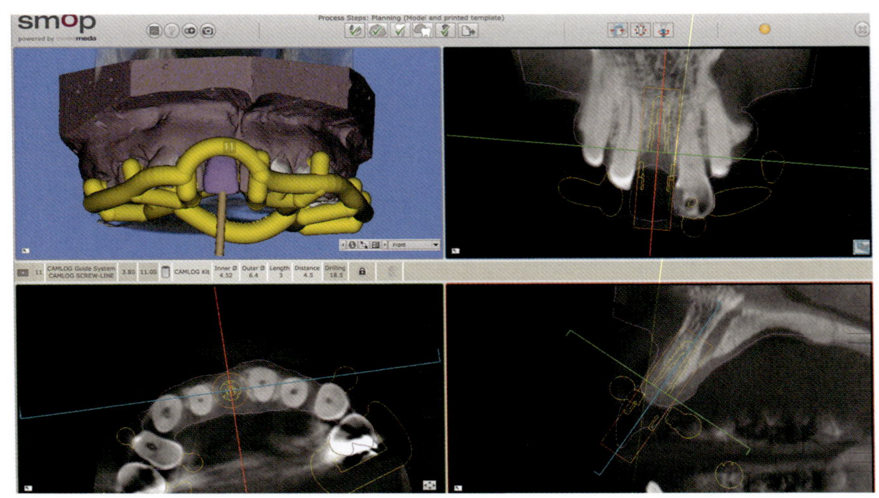

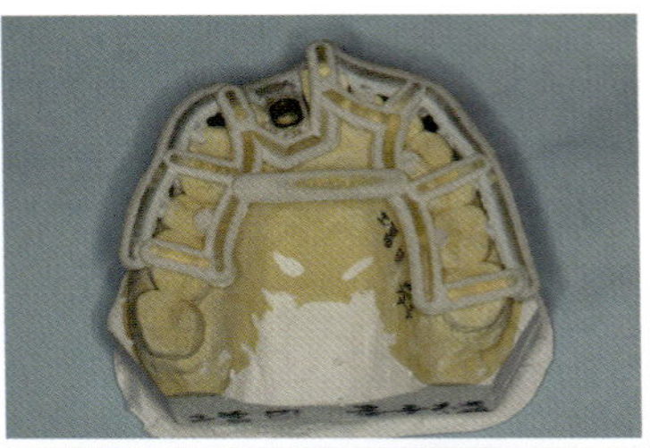
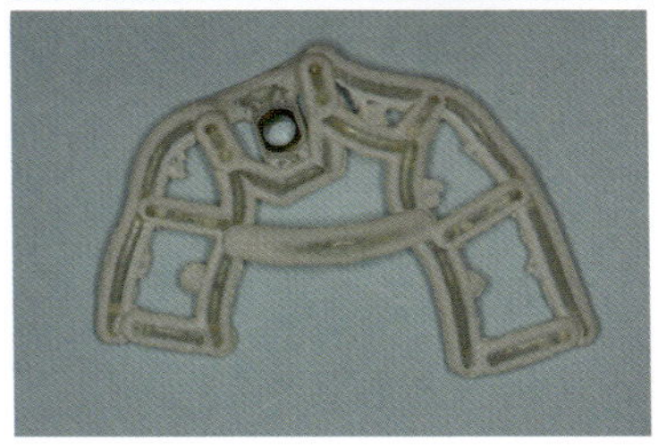

1-2　筆者がほとんどの症例で利用している SMOP シミュレーションソフトと Camlog ガイドシステム（アルタデント）
　全部の歯をカバーしないので不適合部位の把握が容易，注水･冷却が容易，スリーブとドリルが同じ径なので，直径 2mm のパイロットドリルの長径を，5mm → 9mm → 11mm と深度を上げていき，次にインプラント直径に従い埋入用フォームドリルを，長さ 5mm → 9mm → 11mm とサイズアップしていくだけでドリリングが可能．他の多くのガイドでの，ガイドキーなど直径を太くする中間パーツが不要，などの利点を有する．また，開口量が少ない最後方部位でも，最初から埋入インプラントと同じ長径（たとえば 10mm 等）のパイロットドリルを使用することなく，5mm → 9mm と深くしていき，開口量限界後はフリーハンドでの形成・埋入，と応用できる．さらにインプラントも，ガイドをそのまま使用して埋入することが可能である

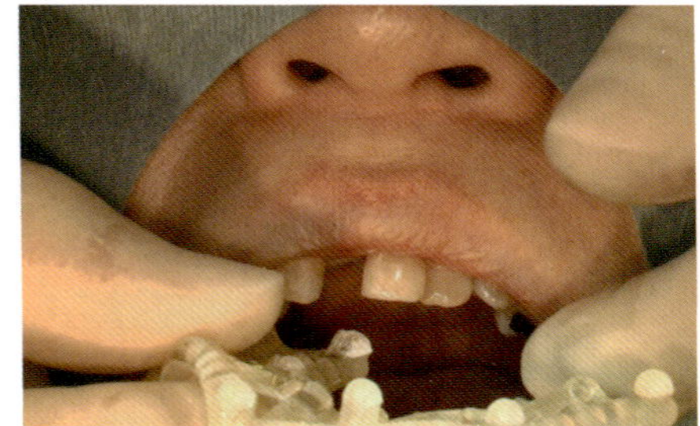
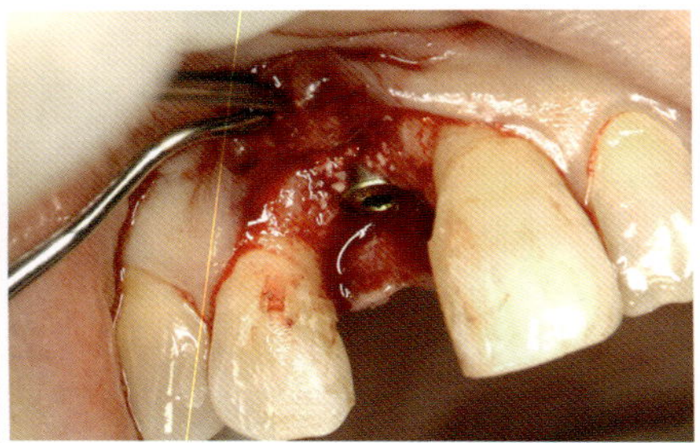
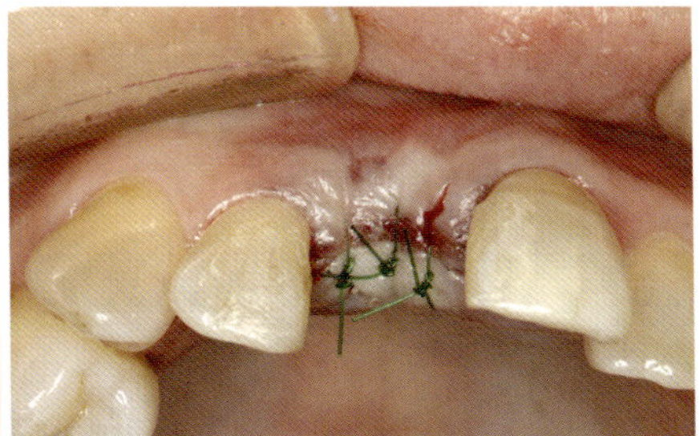

1-3　手術時間は 10 分ほど．当時は内部注水のドリルがあったが，現在は外部注水のタイプのみ．骨とインプラント埋入時のトルク値を確認したいので，ラチェットを使用してハンド埋入し，インプラントのプラットフォームと骨頂の位置関係を微調整．唇側に小さなディフェクトがあり，少量の Bio-Oss（Geistlich）を填入．特に減張切開せず通常の縫合としている

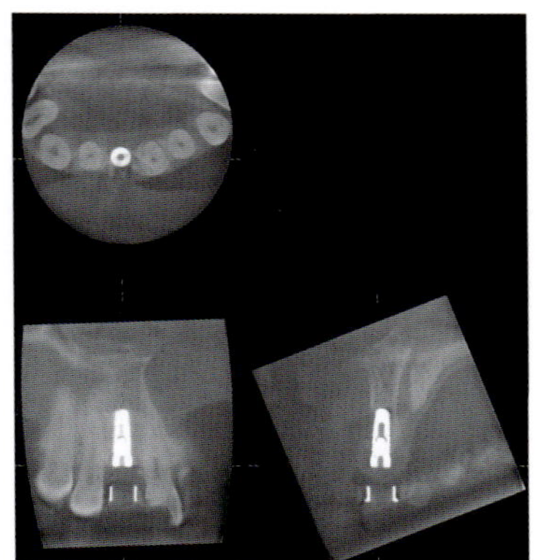

1-4　術後の CBCT による評価
金属製のスリーブとインプラントポジションが写り込んでおり，ほぼ許容範囲内に計画どおりの方向に埋入されていることがわかる

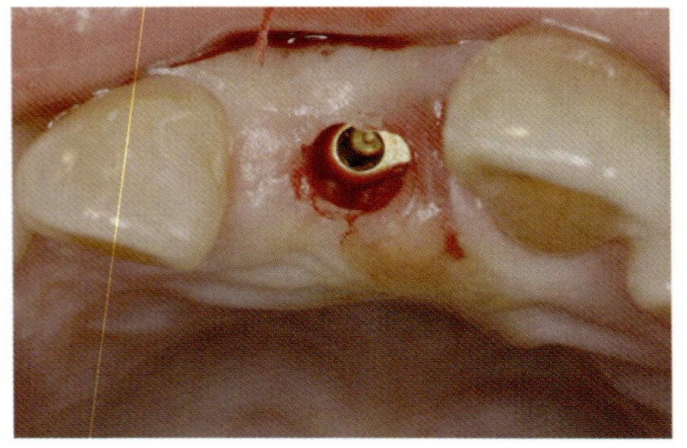

1-5　二次手術後，SMOP ガイドを使用してパンチングで歯肉切除している．ガイドの直下に正確にインプラントが存在した．切開線を加えていないので歯間乳頭の温存にも効果がある．プロビジョナル製作のため印象採得

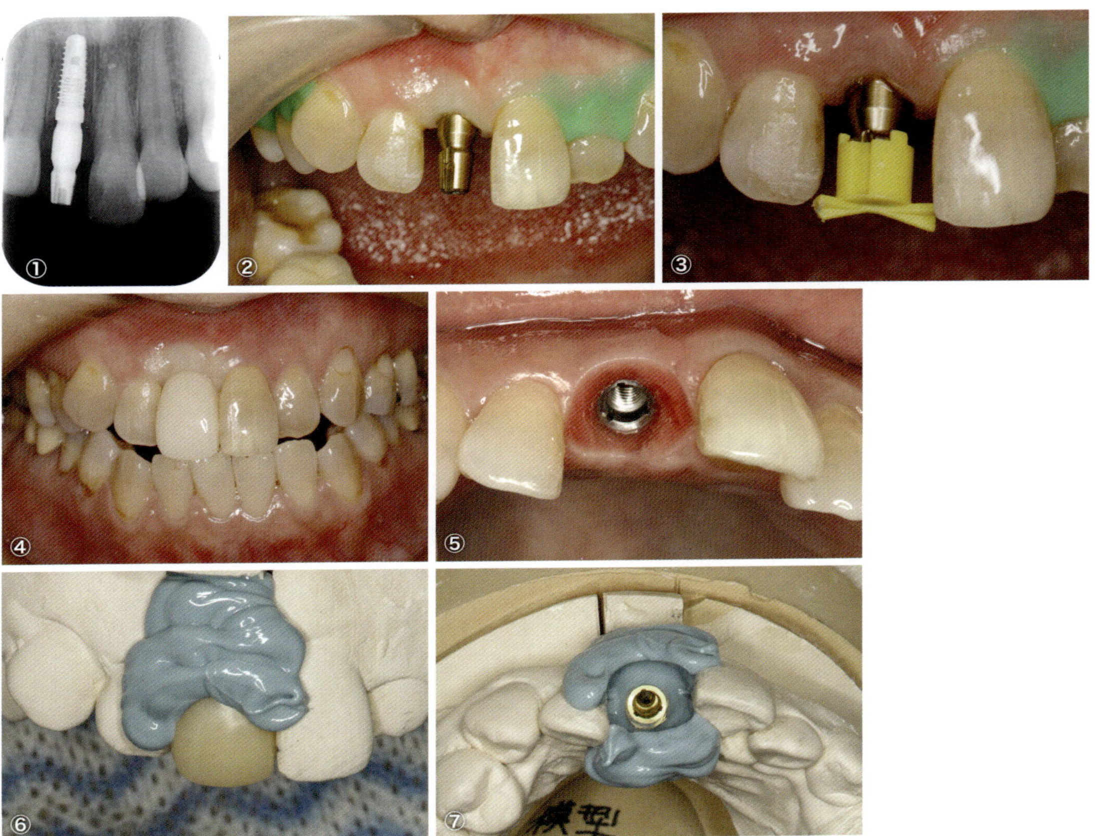

1-6　①②③クローズトレー用の印象用トランスファーを装着し，クローズトレー用トランスファーキャップを装着してクローズトレー印象を行った．④出来上がったプロビジョナルを装着．⑤約1カ月のプロビジョナルクラウン使用の後，最終印象に移行する．理想的なサブジンジバルカントゥアが付与されたプロビジョナルのエマージェンスプロファイルによって形成されたインプラント溝歯肉の状態．⑥⑦ファイナルの製作．プロビジョナルのサブジンジバルカントゥアの形態を印象してプロビジョナル製作作業模型と合体させる．1歯欠損の場合，両隣在歯の歯根膜で歯槽骨の高さが維持され，歯間乳頭部も温存できる可能性が高い

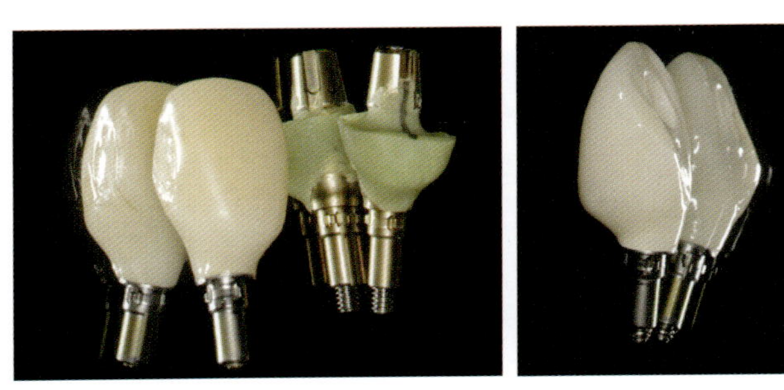

1-7　プロビジョナルクラウンのエマージェンスプロファイルでインプラント周囲溝上皮の形態を，最終印象トランスファーに付与して印象採得を行い，フルカントゥアのセラミックスクリュー固定最終上部構造を製作した

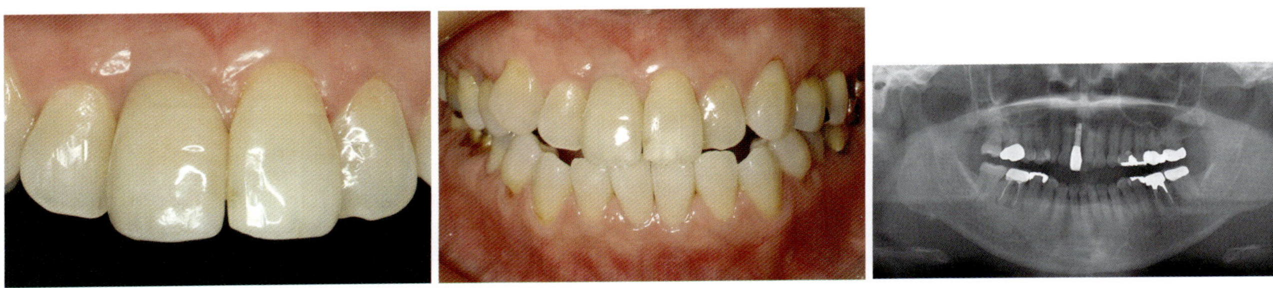

1-8　2024年8月．術後7年．歯間乳頭部も回復し，患者の満足度は高い

症例 2　ガイドシステムを使用したインプラント埋入②

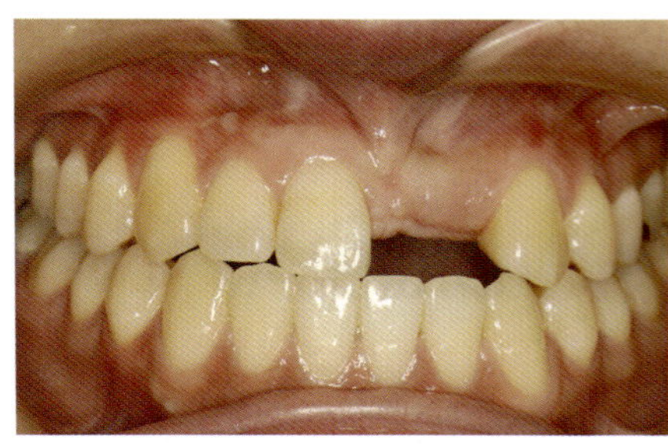

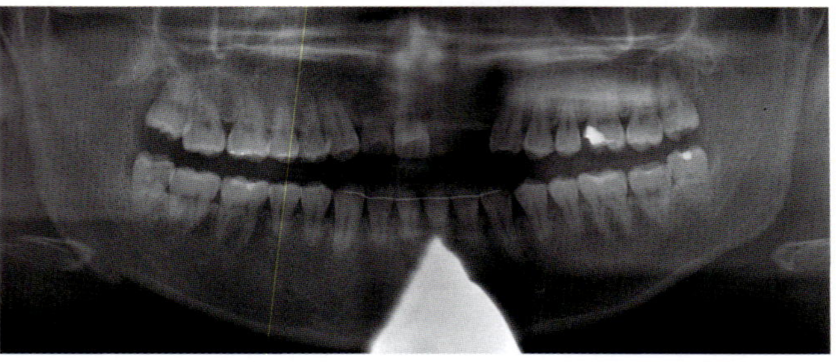

2-1　27 歳，女性．2016 年 2 月初診．|1 2 補綴治療を希望して来院．|1 2 は中学 1 年生の時に鉄棒から落下し歯根破折で抜歯となり，初診時はパーシャルデンチャーを使用していた．また，全顎的矯正治療を施術されており保定期となっていた．2 1| は矯正治療の影響か，歯根吸収が認められ，ブリッジの支台歯としては不適応と考えられた．またブリッジ支台歯予定の歯はすべてノンカリエスであることから，患者と相談のうえインプラント治療を選択した

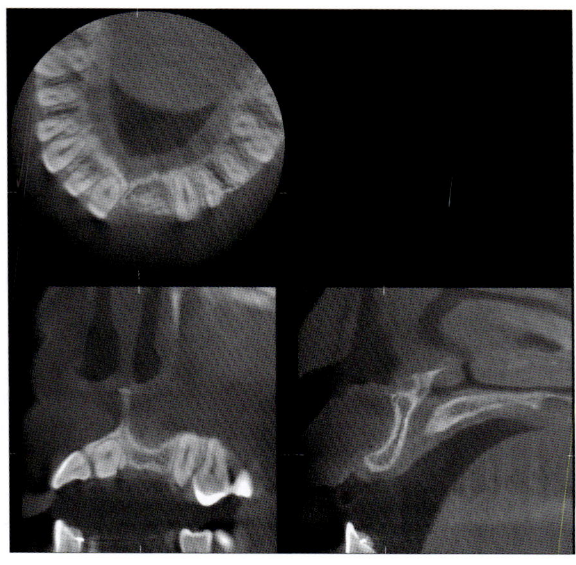

2-2　術前 CBCT 診査．欠損部の頬側骨量が大きく不足している

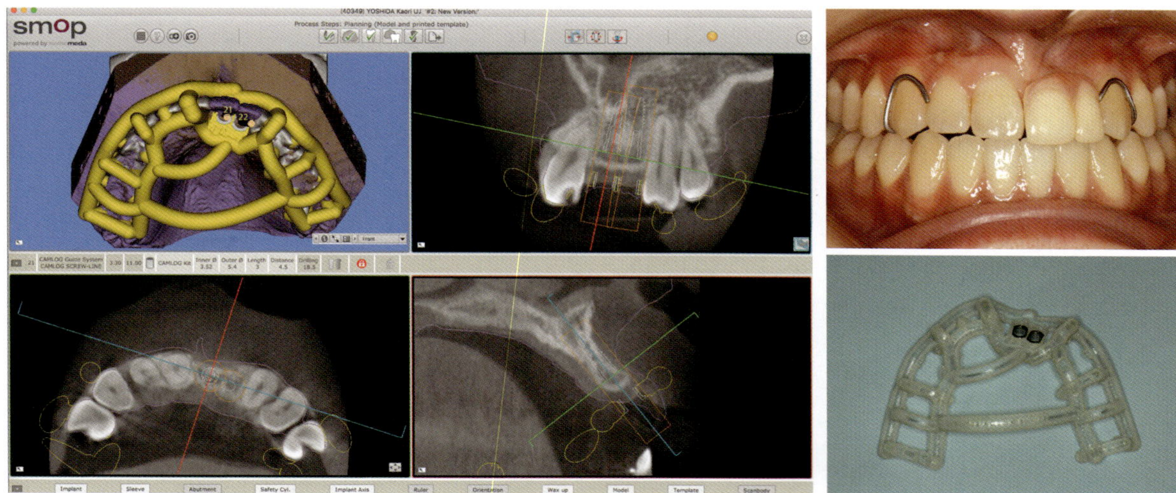

2-3　SMOP シミュレーションソフト上で |1 2 部の 2 本のインプラントポジションをシミュレーションする．起始点は口蓋側寄りで，インプラント深度はデジタルワックスアップの歯冠唇側歯頚最深部よりほぼ 4.5mm にインプラントプラットフォームが位置するように配置した．唇側部の骨欠損はインプラント長のほぼ半分程度でインプラントが骨から裂開するので，この部位に骨増生を行うことにした．この症例では，下顎オトガイ部から骨採取しての自家骨移植を計画した

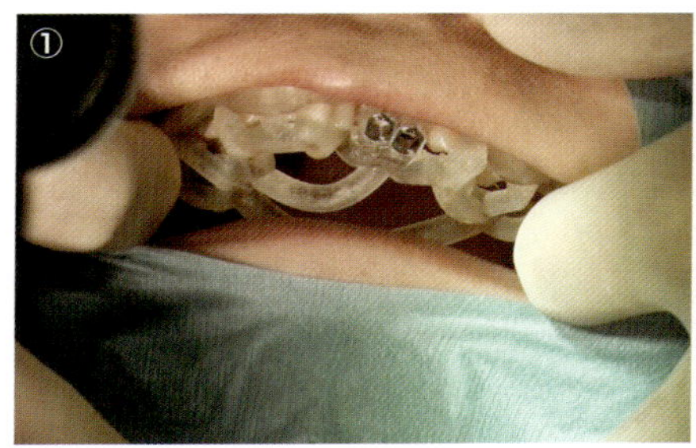

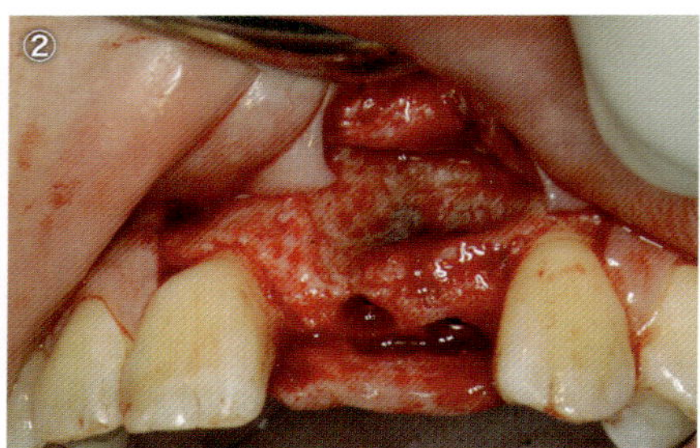

2-4 ①浸潤麻酔後に Camlog ガイドを装着．再度適合を確認してから，一度口腔外へ取り出し，切開後，粘膜骨膜弁を形成してからガイドを再装着し，ドリリングを開始する．ガイドが歯牙支持の場合，固定ピンは使用しない．②インプラント径より小さなドリルでアダプテーション最終形成を行い，インプラントのセルフタップ能力を利用して骨をエキスパンジョンした埋入を行ったので，骨の裂開は認められなかったが，骨が薄くインプラント体が透けて見える（写真はインプラント埋入後の状態）

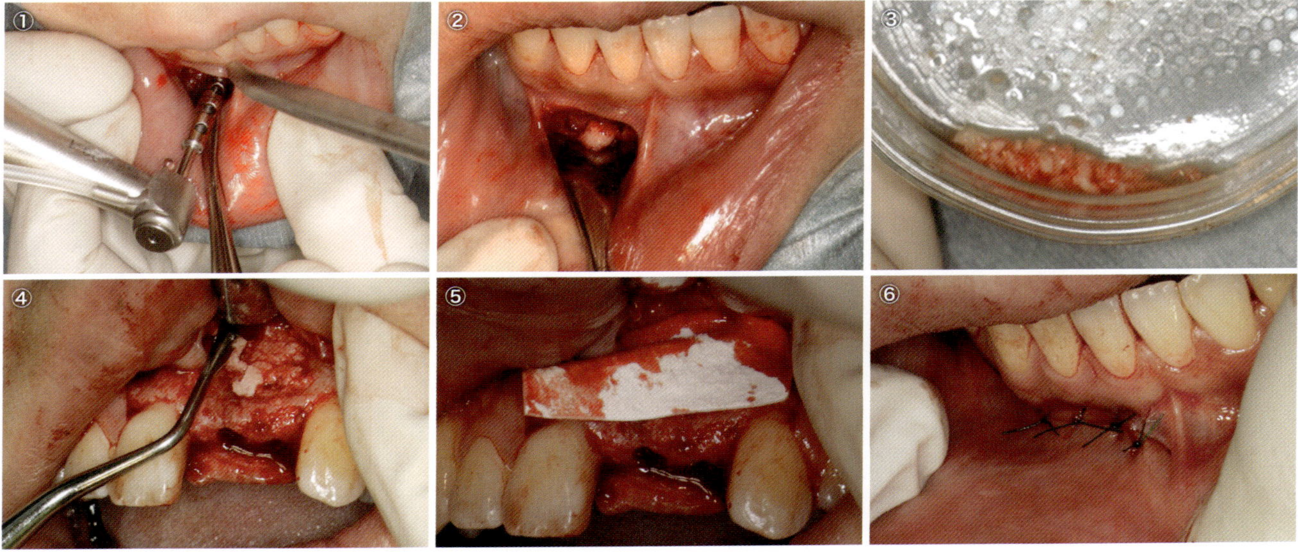

2-5 ①トレフィンバーで，下顎前歯部領域のオトガイ部皮質骨を，下顎前歯根尖部の位置を避けて形成した．②形成された皮質骨を鋭匙にて採取し，海綿骨も掻爬して自家骨採取を行った．③採取した自家骨の状態．皮質骨はボーンミルにて粉砕した．④自家骨を骨欠損部に填入していった．⑤ Bio-Guide（Geistlich）吸収性メンブレンを設置して，骨膜に減張切開後，テンションフリーで縫合した．⑥骨採取部のオトガイ部も緊密縫合した

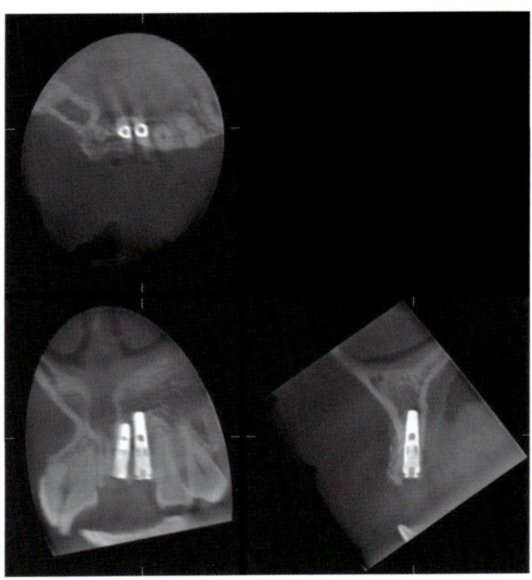

2-6 インプラント埋入後の CBCT．SMOP シミュレーションどおりのインプラント埋入ポジションと骨造成部が確認できる．|1 部インプラントは切歯管を避けたため，先端部が遠心方向になり軸傾斜している

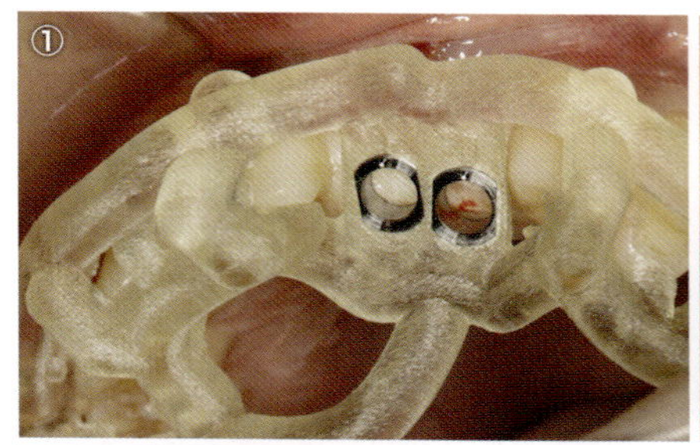
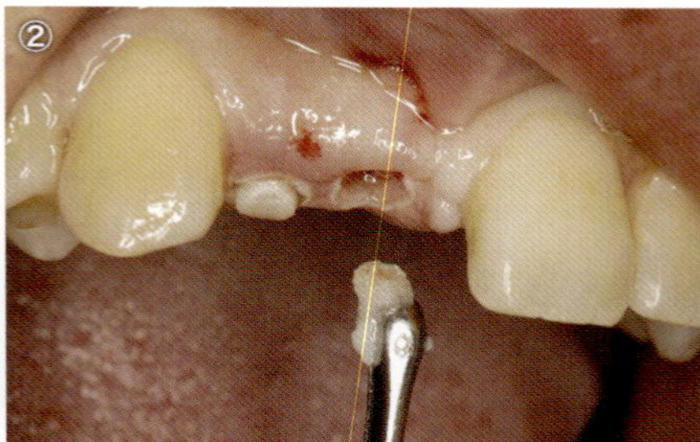
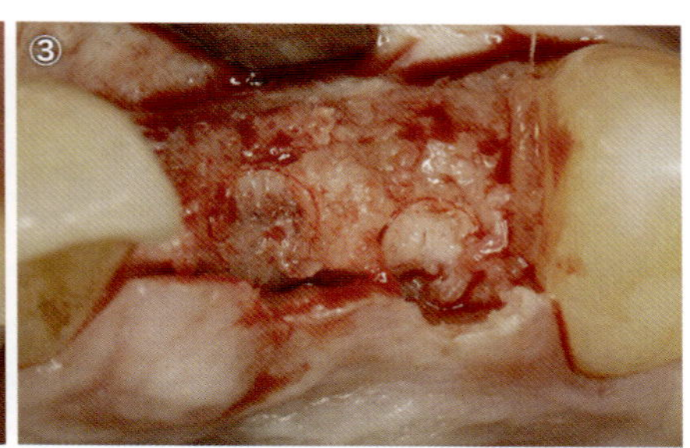
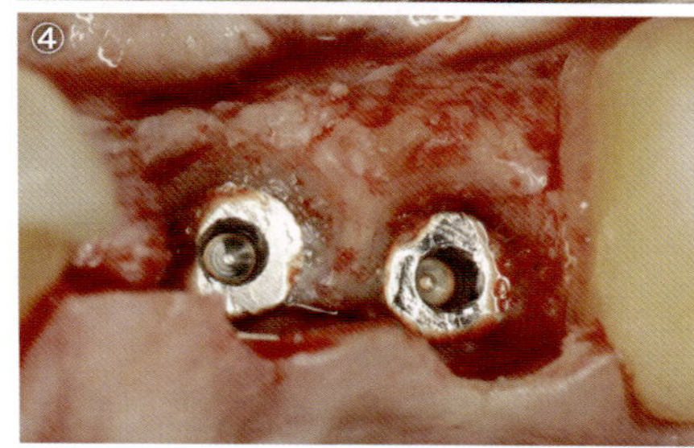

2-7　①②約 6 カ月の免荷期間後，二次手術を行った．Camlog ガイドを再装着してガイドスリーブ直下にインプラントが位置していること，ならびに唇側に角化した付着歯肉量が十分にあること，さらに歯間乳頭の温存を図る目的で，ガイド用パンチングドリルを使用してパンチングを行った．免荷期間中は旧義歯を改造して使用していた．③パンチングにより歯肉を除去すると，かなりの量の骨が増生して，インプラントカバースクリューが確認できなかったため，やむをえず口蓋側に歯槽頂切開を追加し，歯肉骨膜弁を形成した．④ラウンドバーならびにオーシャンピンにて注意深く余剰骨を開削してヒーリングカラーを露出させた

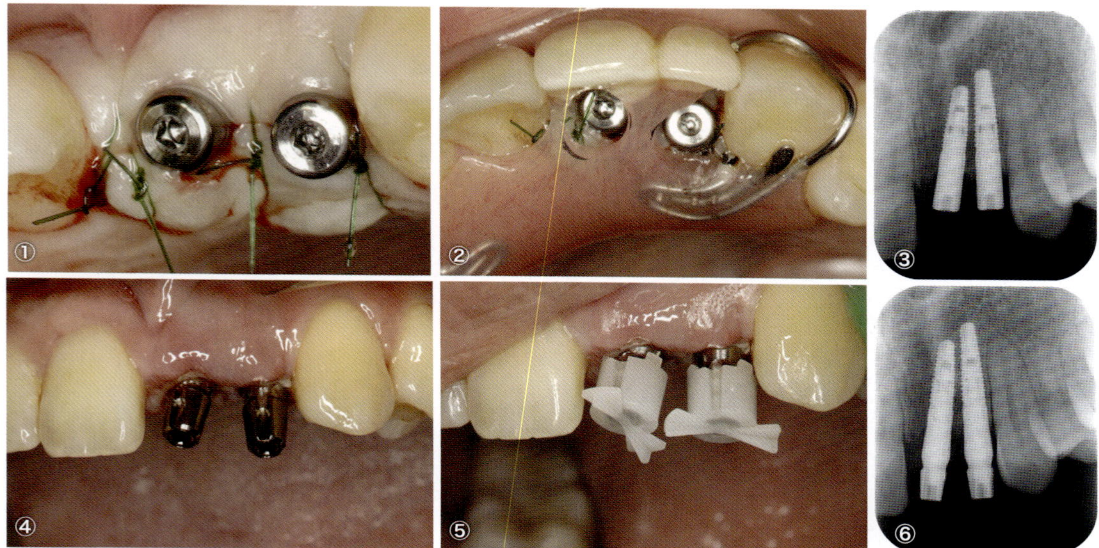

2-8　①ジンジボフォーマーを装着して，できるだけ緊密に縫合した．②旧義歯をプロビジョナルデンチャーとして使用していたが，さらに改造して使用を継続した．③ジンジボフォーマー装着後，デンタル X 線写真でインプラントプラットフォームとの位置関係を確認した．④プロビジョナルクラウン製作のための印象採得を行った．クローズドトレー用の印象トランスファーを装着した状態．⑤印象用トランスファー上部に，クローズドトレー用トランスファーキャップを装着した状態．⑥トランスファーとインプラントプラットフォームの適合状態確認のためのデンタル X 線写真

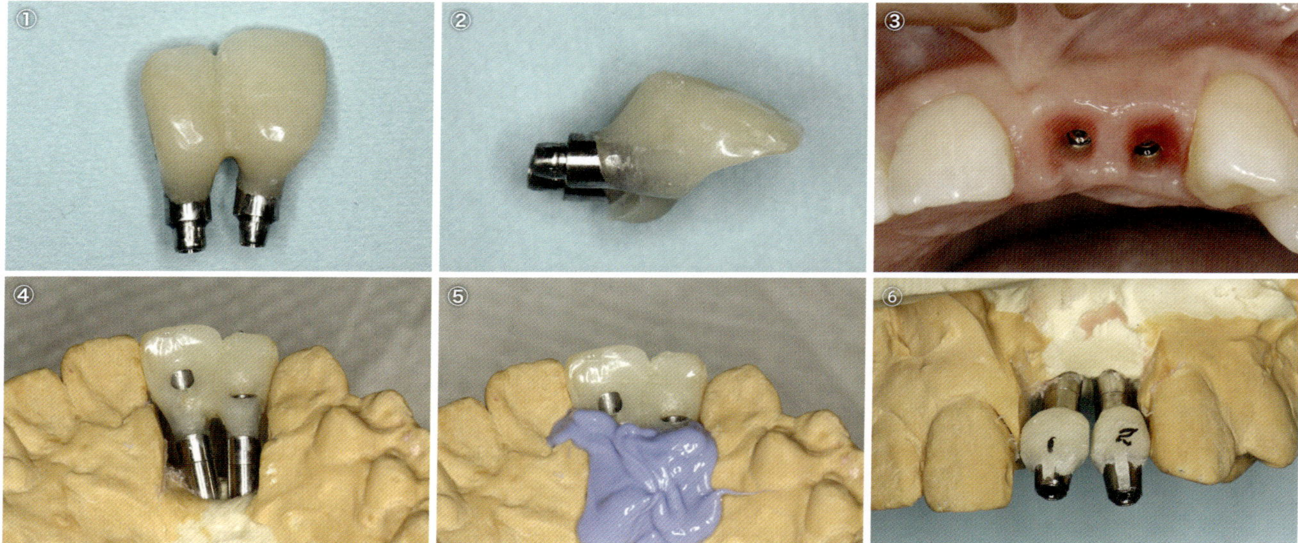

2-9　①完成したプロビジョナルクラウン．SMOP シミュレーションで計画したとおり，スクリュー固定としている．|2 部はインプラントの平行性の違いから，カム以下のチューブ部分をラボにて削合調整してもらい装着可能にしている．②歯肉への圧迫をできるだけ避けるために，COMFOUR アバットメントは使用せずプラットフォームからアバットメントはできるだけパラレルに立ち上げ，クラウン唇側歯頸ライン最深部(ゼニス)に向かって急角度のサブジンジバルカントゥアをカスタムデザインした．③約 1 カ月プロビジョナルクラウンを装着して，インプラント周囲歯肉をプロビジョナルクラウンのエマージェンスプロファイルの形態に賦形した状態．④⑤プロビジョナルクラウン製作模型のアナログ部分の石膏を削去し，口腔内よりプロビジョナルクラウンを外してアナログに締結し，プロビジョナルクラウンのエマージェンスプロファイルをシリコーン印象材で印記した．⑥その形態を印象用トランスファーに即時重合レジンで複写して，最終印象用トランスファーとしてオープントレーを使用して印象採得を行った

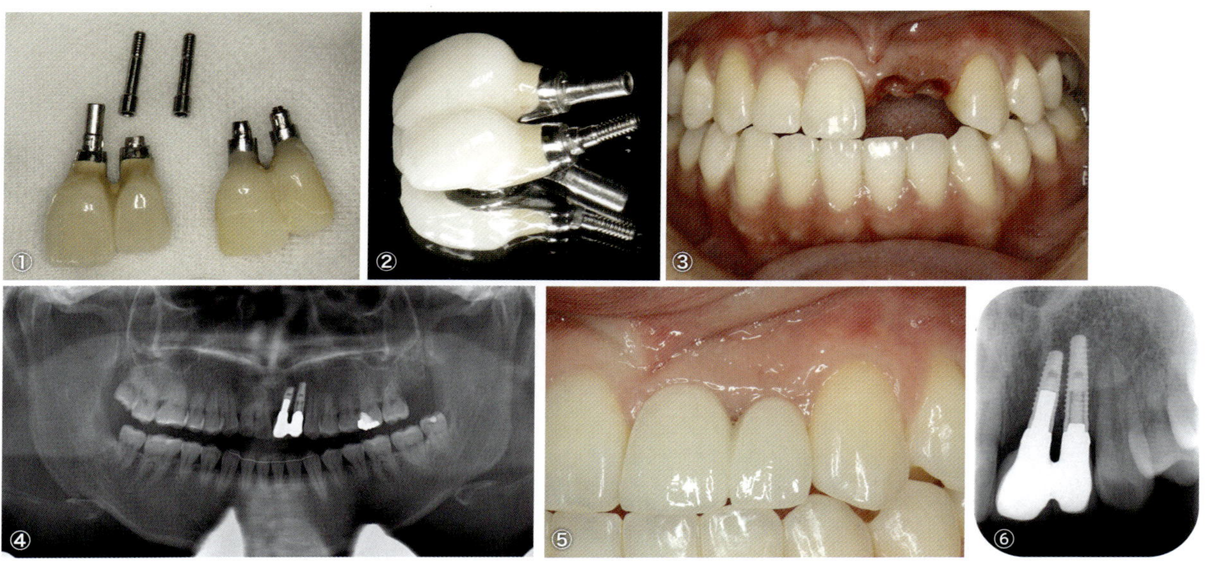

2-10　①左：完成した最終上部構造．右：約 1 カ月使用したプロビジョナルクラウン．②咬合接触が強く，応力が集中する |1 部は Camlog のチューブインチューブ構造をそのままに，|2 部はカムより下部でインプラント角度のずれをラボにて削合調整している．③プロビジョナルクラウンで調整された歯間乳頭．インプラント - インプラント間は歯根膜が存在しない生物学的条件により歯間乳頭が成熟しにくく，いわゆるブラックトライアングルを形成しやすい．④～⑥上部構造装着後 8 年経過．パノラマ X 線写真では，全顎的にペリオの進行や二次カリエスもなく，インプラント部も良好に経過している．患者は 6 カ月に一度メインテナンスにきちんと来院している．歯肉の状態について患者の満足度は高い．デンタル X 線写真では，インプラント頸部骨のマージナルボーンロスもなく，上部構造の適合も良好で，メインテナンス時の増し締めの際にスクリューの緩みもなく，良好に経過している

症例 3　ガイドシステムを使用したインプラント埋入③

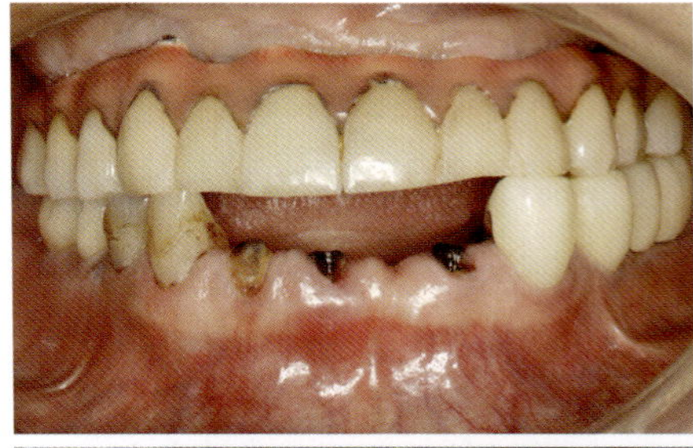

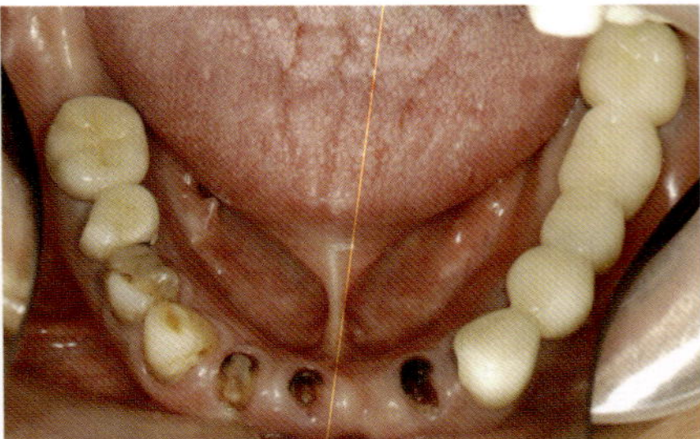

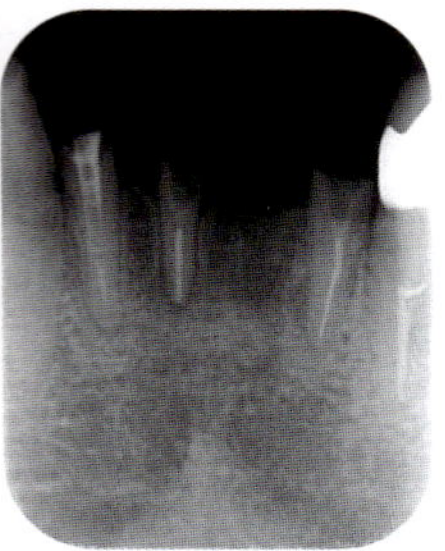

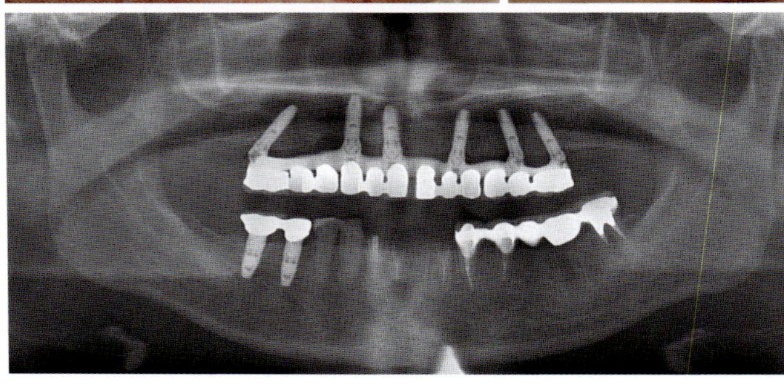

3-1　63 歳，男性．2017 年 5 月初診．②①|1② ブリッジ脱離で来院．二次カリエスならびに歯根破折も認められた．患者は 5 年近く前に上顎 All-on-6 によるインプラント治療を他院で受けており，65| 部インプラントは数年前に当院で施術している．仕事柄，部分床義歯治療はプロビジョナルデンチャーも含めて拒否された．したがって，2|12 部インプラント支台ブリッジとし，即時埋入・即時荷重を計画した

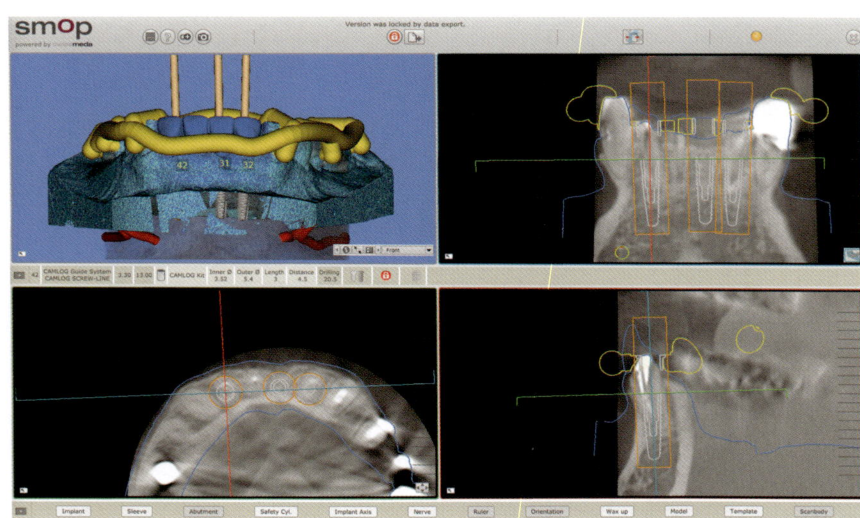

3-2　SMOP シミュレーションソフトに CBCT のダイコムデータと歯列模型をスキャニングした STL データをマッチングして，インプラント埋入予定の欠損部にデジタルワックスアップを載せた状態でプランニングを開始した．インプラント埋入予定部位の海綿骨梁の状態が悪く，骨密度が低いため，抜歯即時埋入での初期固定が得られない可能性が診断された．もともとの欠損部の |1 部にインプラント埋入を行い，そこでの初期固定を期待して，2|2 部に抜歯即時埋入，1| は抜歯のみとしてイミディエートローディングのプロビジョナルの支台は |1 部のインプラントにする計画を立案した

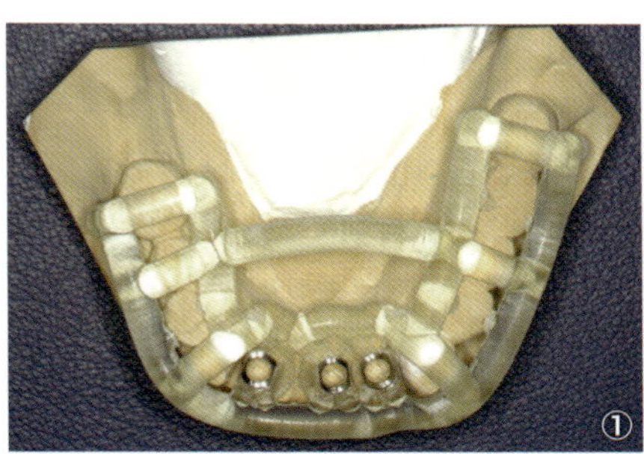

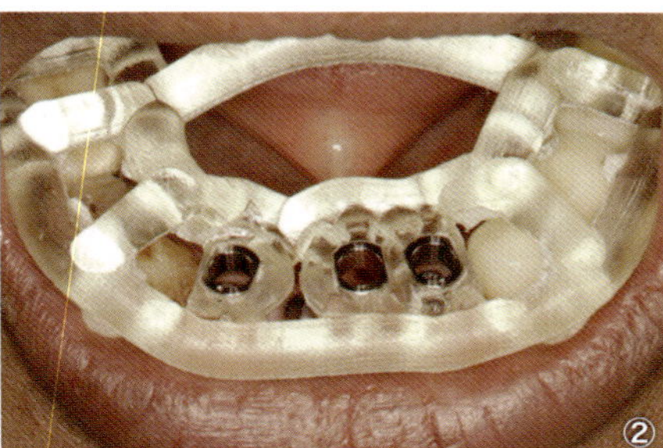

3-3　①完成した Camlog ガイドの状態．模型との適合は良好である．②口腔内に試適の状態．適合は良好であった．筆者はインプラント手術前の別日に必ず試適を行うようにしている

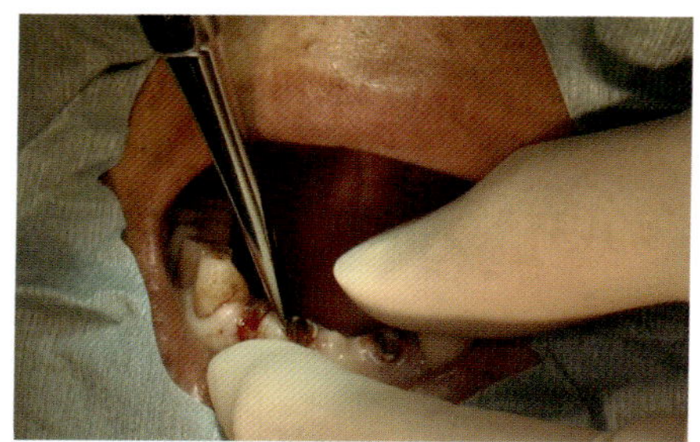

3-4 愛護的に抜歯を行った

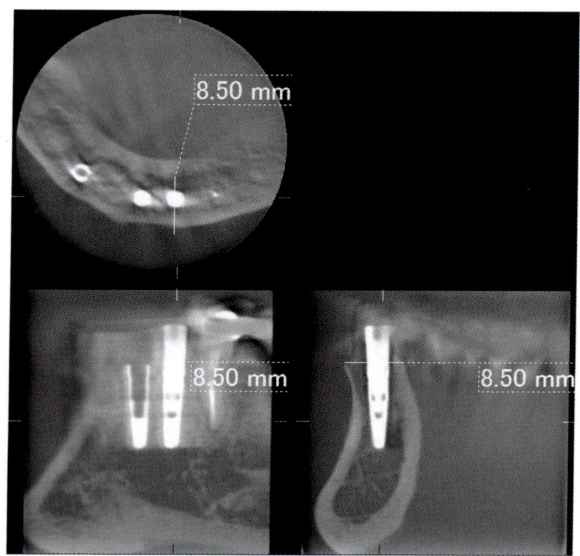

3-5 埋入直後の CBCT．シミュレーションどおりの埋入が行えた

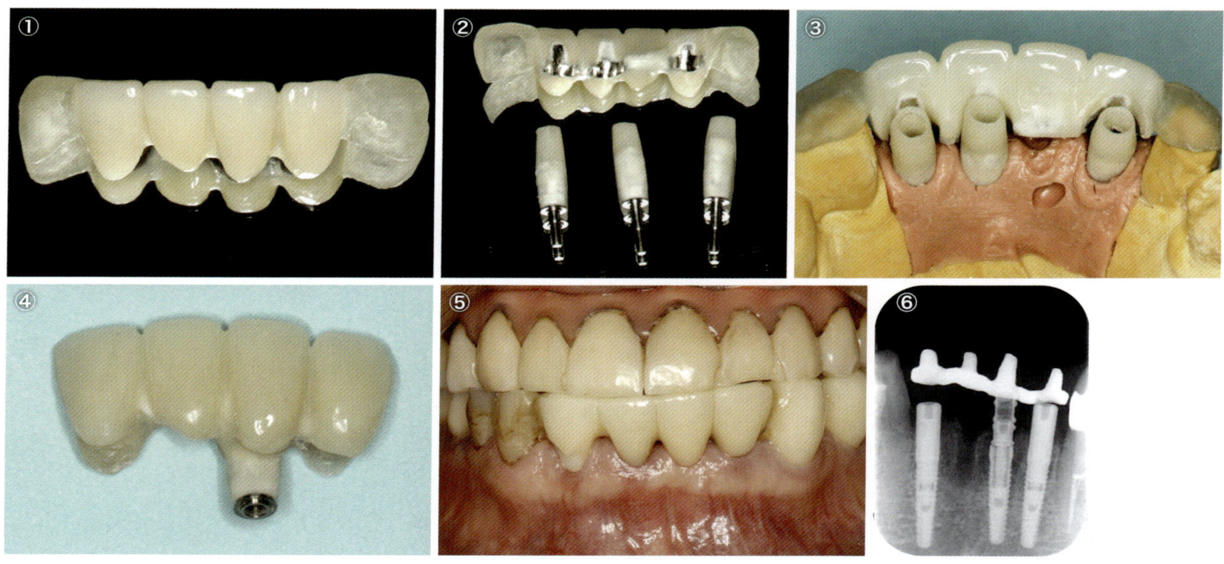

3-6 ①ラボにてデジタルワックスアップの唇側形態と同じ形態で 3|3 に位置決めするためのコアを付与したプロビジョナルを製作した．②インプラント部はプロビジョナル用チタンベースにレジンコーティングしたポストを用意して，最終位置は口腔内にてコンポジットレジンで光重合にて固定する計画にした．③ SMOP シミュレーションに使用した模型で，ラボにてデータを基にシリコーンガムならびにインプラントアナログ付き模型に改造してもらった．④⑤埋入時．2|2 部抜歯即時のインプラントは初期固定が不足していたため，欠損部に埋入した |1 部インプラントのみスクリュー固定とし，1| 部抜歯窩はオベイトポンティックの基底面形態にして装着した．⑥プロビジョナルブリッジ装着時のデンタル X 線写真．2|2 部はインプラントにジンジボフォーマーを装着して，プロビジョナルブリッジ基底面は接触させていない．|1 のチタンベースとインプラントの適合は良好である．バイトはキャンセルしている

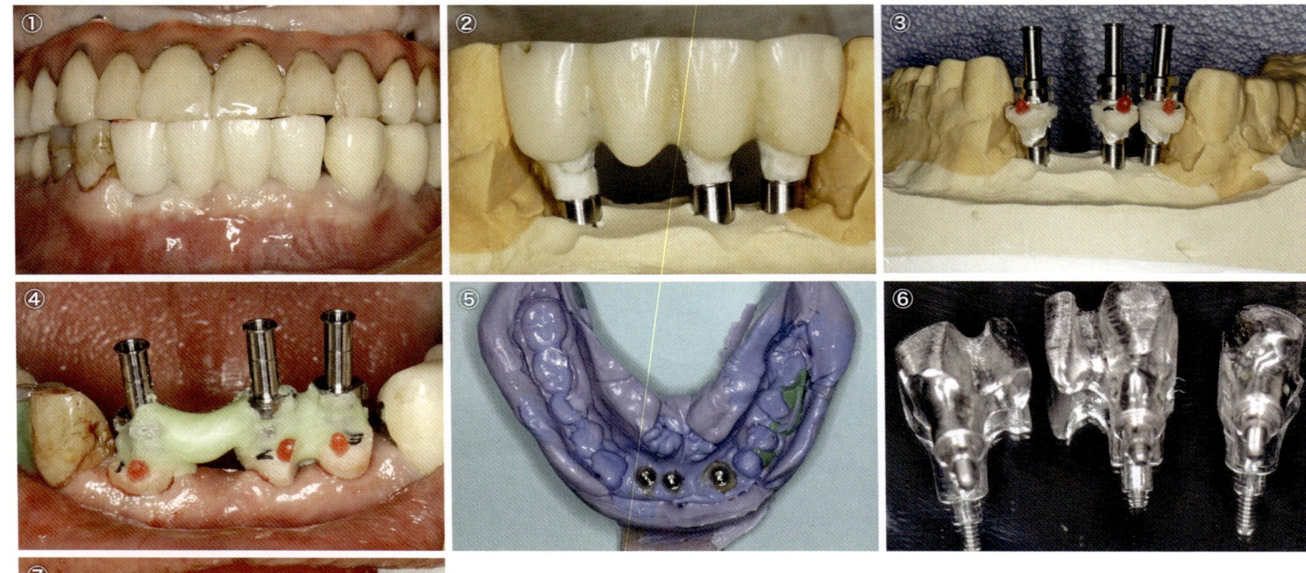

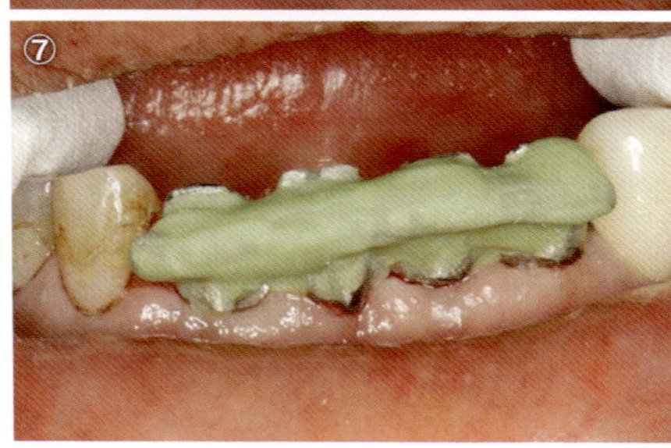

3-7　①埋入後約 2 カ月が経過し，2|2 部インプラントも安定したので，プロビジョナルブリッジにチタンベースを介して合体させた．②約 6 カ月が経過し，使用しているプロビジョナルのサブジンジバルカントゥアの形態を印象採得した．デジタルデータで製作した最初の模型にプロビジョナルがぴったりフィットした．③印象を基に，最終印象用ポストにサブジンジバルカントゥアの形態を付与した．印象用ポストを用意した．④印象用ポストを口腔内に装着して，パターンレジン（ジーシー）で連結した．オープントレーで印象採得を行った．⑤印象の内面．⑥チタンベースに鋳接して製作したメタルベース．⑦口腔内に 30Ncm のトルクをかけて装着し，メタルフレームとパターンレジンによりインデックス採得を行った

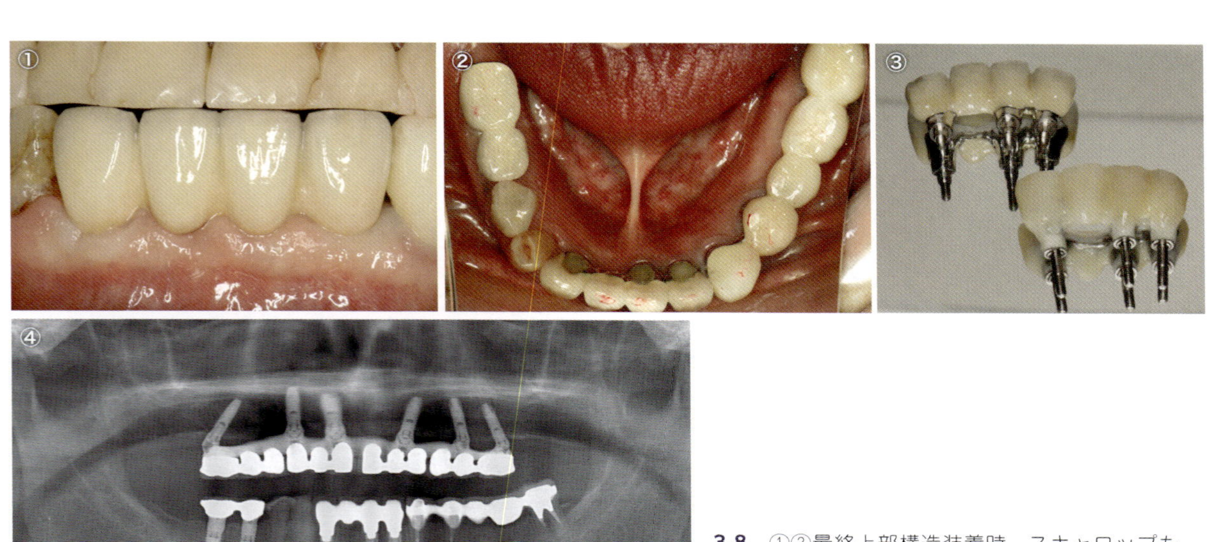

3-8　①②最終上部構造装着時．スキャロップも自然な感じで装着できた．対合接触は回復している．③プロビジョナルブリッジ（左）とファイナルブリッジ（右）．④ 2023 年 8 月．6 年経過

症例 4　参考――ガイドシステムを使用しないインプラント埋入①

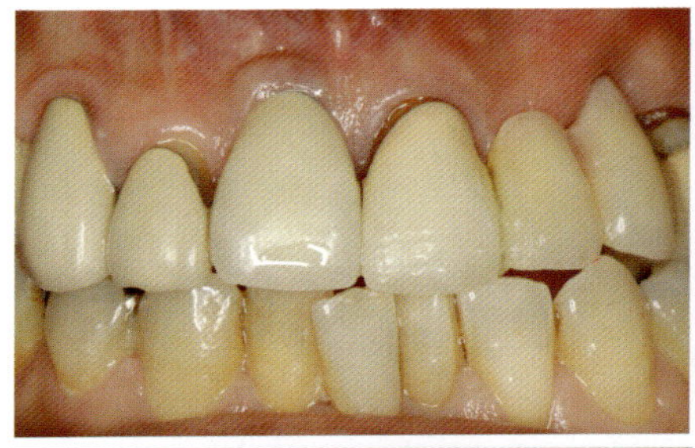
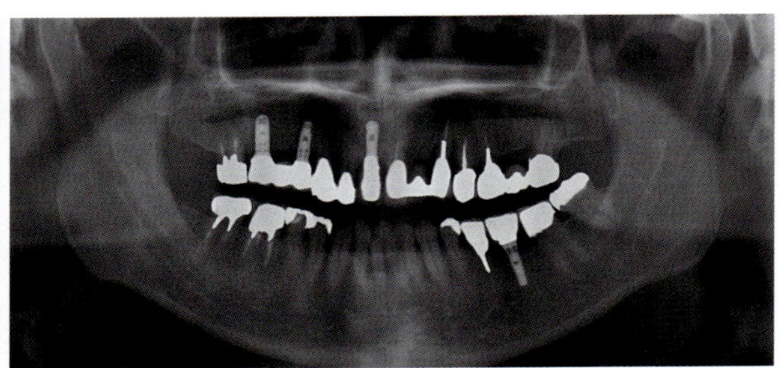
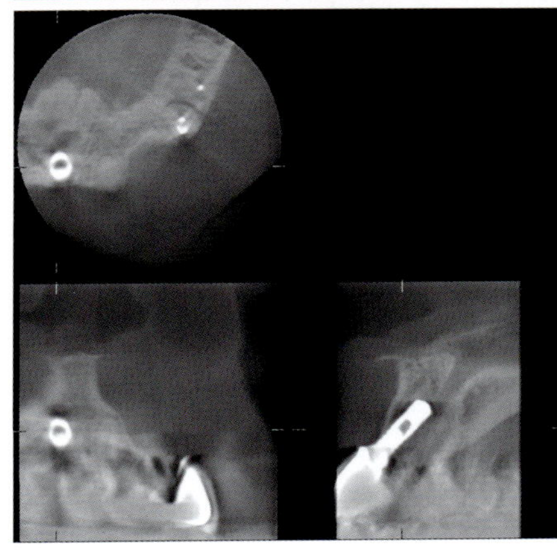

4-1　2011 年 8 月．インプラント埋入より 19 年が経過．1| 部にインプラント埋入を行った 1992 年当時はパノラマ X 線写真のみの術前診査で，インプラント埋入方向と深度，上部構造の位置的診査が稚拙であった．インプラント軸の唇側傾斜が強く，スクリュー固定にできなかったため，上部構造をセメント合着している．歯頸ラインも揃っていない．2024 年現在もメインテナンスに来院しているが，インプラント頸部歯肉から排膿，出血はなく，患者クレームとはなっていない

症例 5　参考――ガイドシステムを使用しないインプラント埋入②

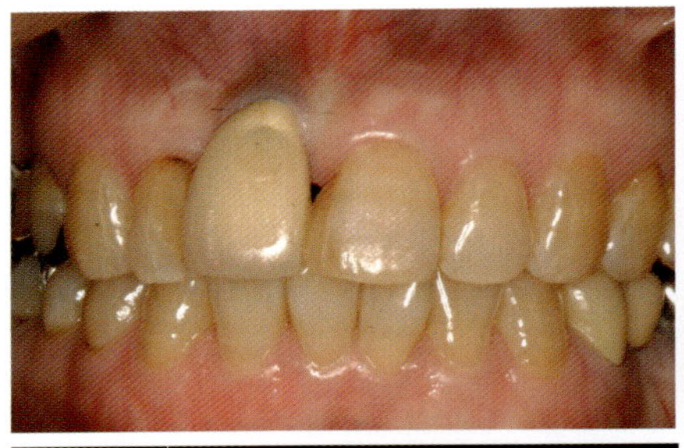
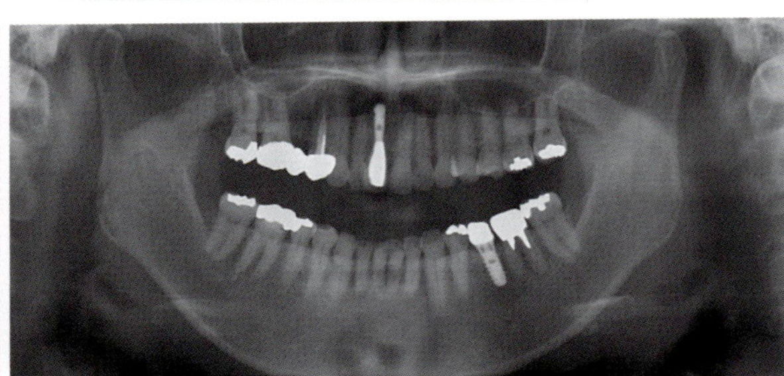
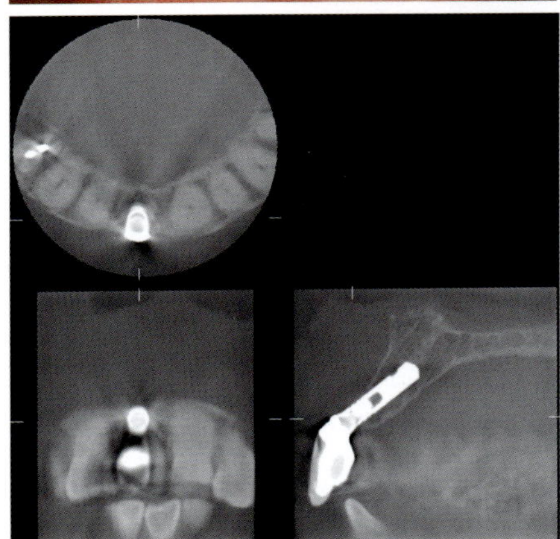

5-1　2024 年 4 月．1| 部インプラント埋入より 32 年が経過（CBCT 画像のみ 26 年経過時）．

インプラント軸方向が強く唇側傾斜しており，セメント合着するにもアバットメントの軸面高さが確保できずに，スクリュー固定してアクセスホールが唇側に露出してしまった．スクリューアクセスホールは CR 充填している．インプラント埋入後 32 年経過しているが患者のブラッシングの努力に救われ，インプラント周囲歯肉から排膿，出血はないが，歯肉を透過してチタン色が見える．歯頸ラインも揃っていない．患者のスマイルラインが低位であり歯頸部が見えないことにも救われており，患者からのクレームは出ていない

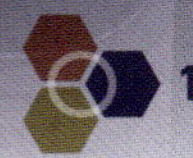

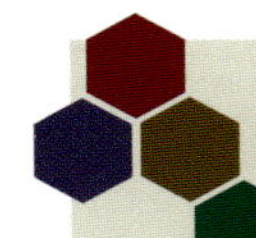

Step up のためのワンポイント 13

審美エリアのインプラント埋入

審美性が求められる部位へのインプラント埋入については，Turner，Salama 兄弟，Garber，Adele，Wennstrom，Langer, Seibert など，きら星のような先生方がたくさんの論文で報告しています．特に，Salama 兄弟や Garber は，「チームアトランタ」というグループで，補綴までを含めた総合的な治療で精度を上げています．

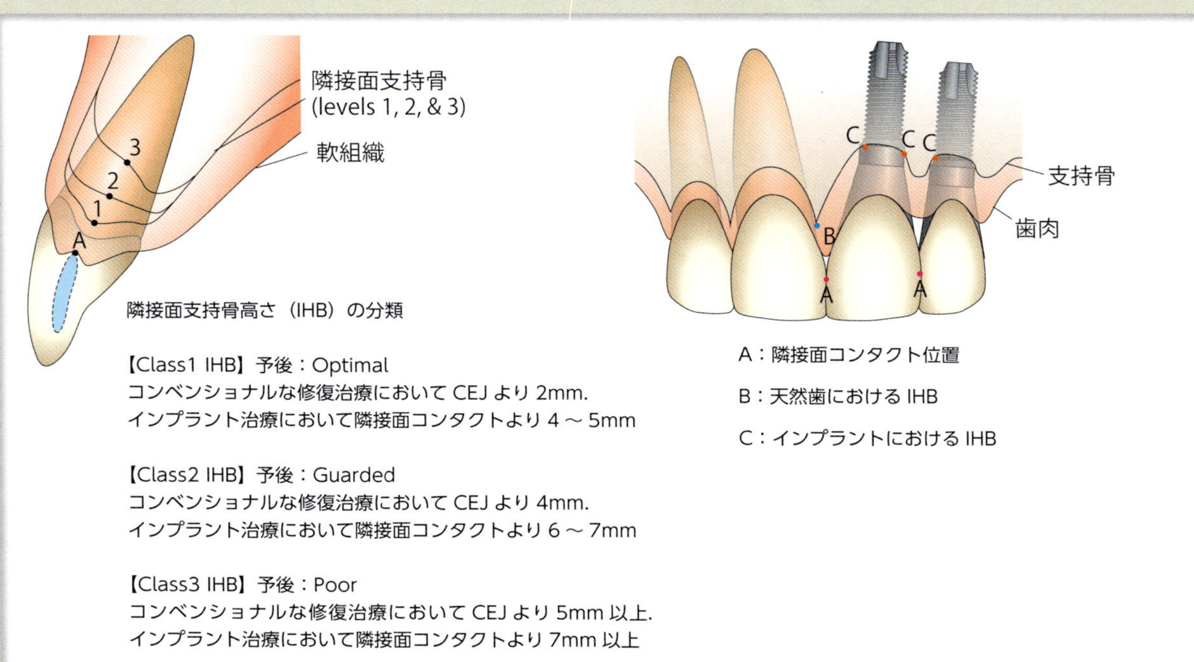
隣接面支持骨
(levels 1, 2, & 3)
軟組織
3
2
1
A
隣接面支持骨高さ（IHB）の分類
【Class1 IHB】予後：Optimal
コンベンショナルな修復治療において CEJ より 2mm.
インプラント治療において隣接面コンタクトより 4～5mm
【Class2 IHB】予後：Guarded
コンベンショナルな修復治療において CEJ より 4mm.
インプラント治療において隣接面コンタクトより 6～7mm
【Class3 IHB】予後：Poor
コンベンショナルな修復治療において CEJ より 5mm 以上.
インプラント治療において隣接面コンタクトより 7mm 以上
C
C
C
支持骨
歯肉
B
A
A
A：隣接面コンタクト位置
B：天然歯における IHB
C：インプラントにおける IHB

図 A 隣接面支持骨の高さ（Salama ら[1)] より）

Restorative Environment	Proximity Limitation	Vertical Soft Tissue Limitation
Tooth-Tooth	1.0mm	5.0mm
Tooth-Pontic	-	6.5mm
Pontic-Pontic	-	6.0mm
Tooth-Implant	1.5mm	4.5mm
Implant-Pontic	-	5.5mm
Implant-Implant	3.0mm	3.5mm

図 B 天然歯とインプラントの歯間乳頭の高さ（Salama ら[1)] より）

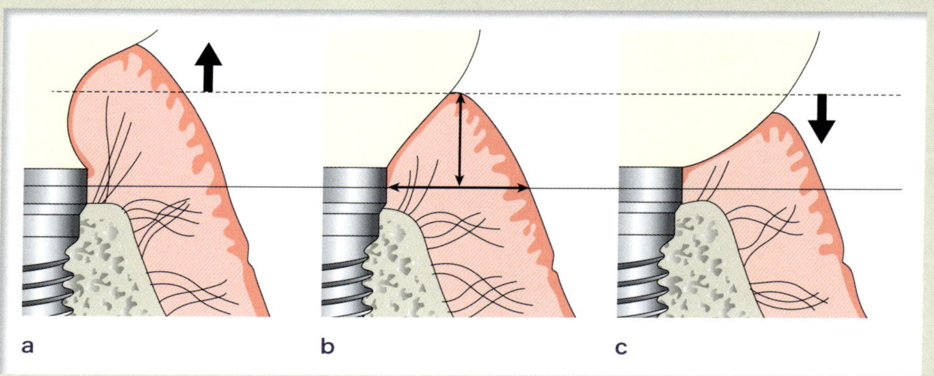

図 C　サブジンジバルカントゥア（SGC）
a：Concave（凹）subgingival contour ／歯肉が薄く退縮の可能性がある場合，歯肉の幅を増大させることができる（Touati ら[2] より）
b：Straight subgingival contour ／理想的な形態とされる（Nozawa ら[3] より）
c：Convex subgingival contact ／歯頚ラインが下がる可能性が指摘されている．近遠心的に歯間乳頭をサポートしなければならない場合に用いる（Phillips ら[4] より）

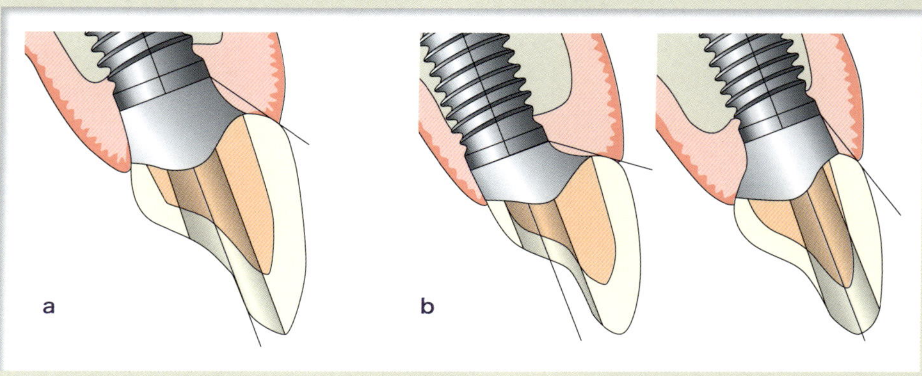

図 D　サブジンジバルカントゥア角（SGC 角）
a：SGC 角とは，理想的な歯冠外形に接する歯肉の境界点とインプラント体のネック部唇側端を結んだラインとインプラント体の長軸がなす角のこと．理想的には 30 ～ 45° とされる
b：インプラント体を舌側に埋入すれば，SGC 角は大きくなり歯肉の厚みを確保できるが，埋入深度が浅すぎると歯冠外形を製作しづらい．一方，唇側寄りに埋入されると SGC 角が小さくなり，サブジンジバルカントゥアを凹面で立ち上げても歯肉退縮を引き起こす

（抜歯即時）　　　　抜歯待時

抜歯手技

骨質
骨量（皮質骨・海綿骨形態）＜ 垂直的 / 水平的

歯肉量（形態）＜ 厚い / 薄い

インプラント埋入状態 ＜ 軸方向 / 唇・口蓋的埋入位置

切開線デザイン（1 次・2 次手術）

補綴形態（プロビジョナル・上部構造　サブジンジバルカントゥア：SGC）

図 E　私の考える審美に影響する因子

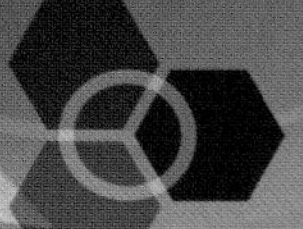

1．IOD/IARPDの臨床を支える，現在のインプラント基本技術

②初期固定と骨質

Lekholm & Zarbの骨質分類でクラスⅢ，クラスⅣ，Mischの分類でD3，D4では，インプラント埋入後の初期固定が得られにくい場合があります（**図2**）[5]．しかし，骨質は部位によって一様の硬さではないことを，術前シミュレーションの経験から実感しています．**症例6**を例に解説します．

SMOPによる術前シミュレーション画面の「Show Grey Value」というメニューで，同じ画面上で各位置の骨の硬さを数値で表示できます（**6-1**）．これはハンスフィールド値ではないので絶対値ではないのですが，同じ画面上での比較が可能で，部位によってかなりの数値の違いが見られます．そしてこれは，埋入時の感触ともほぼ一致します．この数値を参考に，軟らかい骨質では形成ドリルをアダプテーション形成する必要があります（**6-2**）．軟らかい骨質に対しては通法のプロトコールどおりに最終形成ドリルを使用して骨孔を形成すると，骨質が軟らかいために，ドリルの回転数にもよりますが，ドリル直径よりも骨が削られすぎてしまいます．高速でドリルを回転切削すると，軟らかい骨が吹き飛んでしまうイメージです．その結果，インプラントサイズよりも大きな骨孔形成になってしまい，インプラント埋入時に初期固定が得られないことがあります．私は，軟らかい骨の場合，ドリルは低速（20Ncm，50rpm程度）でゆっくり押していく「押し削り」で形成していきます．これは，熊本でご開業の中村社綱先生に20年近く前に教授いただいた方法です．

SMOPシミュレーションの「Show Gray Value」で埋入部位の骨の数値をチェックしておけば，柔らかい骨であることが事前に確認でき，またドリリング時に最初に使用するパイロットドリルでの骨切削抵抗感で察知できます．その場合，インプラントシステムによる違いもありますが，最終形成ドリルの1つ手前の直径で形成するか，深度10mmの形成予定ならば深度6～8mmまで形成し（つまり埋入予定インプラント直径よりも小さな骨孔を形成して），インプラントフィクスチャーによるセルフタップにより骨孔を押し広げながら（つまり骨をエクスパンションしながら），骨との抵抗を保ちながら埋入し，初期固定を獲得していきます．

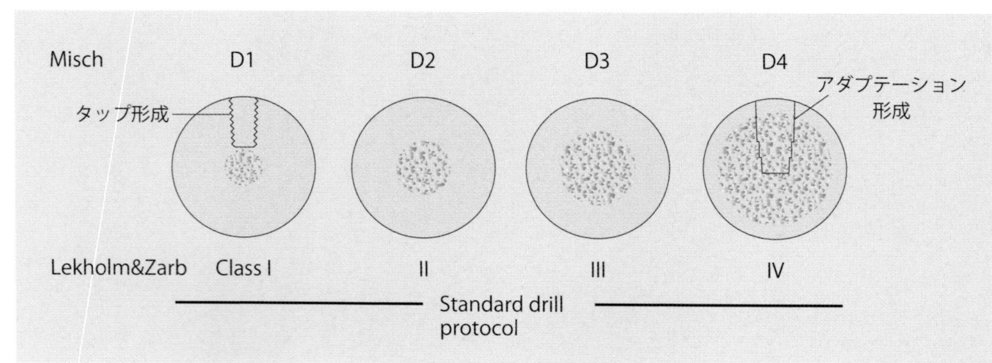

図2　骨質分類（Lekholmら[5]）
クラス3（D3），クラス4（D4）は初期固定が得られにくいとされる

逆に**図 2** の D1 の硬い骨に対しては，ほとんどのシステムに用意されているデンスボーンドリル，タップドリル等を使用して埋入インプラントサイズに対して骨孔に余裕をもたせるか，骨にインプラントスクリューと同じ形のタップを形成し，無理な圧迫を避けながら埋入していきます．エンジン埋入，ラチェット埋入のいずれにしても，硬い骨の場合，埋入途中でプロトコールで決められている埋入トルクを越えてしまったり，さらに埋入途中でインプラントが骨に噛み込んで骨内に進んでいかない状況が発生することがあり，これをスタックと言います．この場合，埋入方向にそれ以上回転させると，さらに噛み込んでしまい，逆回転（リバーストルク）をかけてもインプラントがびくとも動かない最悪な状況になります．埋入設定トルクでインプラントがスタックした場合，すぐにリバーストルクをかけ，埋入時と同じトルクで動かない場合はさらにトルク値を増してリバース回転をかけ，一度インプラントを完全に引き抜くか，インプラントが動いて上がってきたところでトルクを増して埋入方向回転（フォワード回転）で，さらに埋入を続行することになります．実際の臨床では，このリバース・フォワードを，徐々にトルクを上げながら繰り返していくことになります．

また，一度引き抜いたインプラントフィクスチャーは，どこにも接触しないよう（コンタミネーションの防止），インプラントバイアルに戻します．この場合，デンスボーンドリルで形成するか，タップドリルで皮質骨の範囲にタップを切り，再度インプラントフィクスチャー埋入を行うことになります．インプラントがスタックした場合，ただちにリバーストルクをかけることが重要です．時間の経過とともに圧迫された骨が元に戻りインプラントフィクスチャーに噛み込み，インプラントが動かなくなってしまうからです．

症例 6　初期固定と骨質

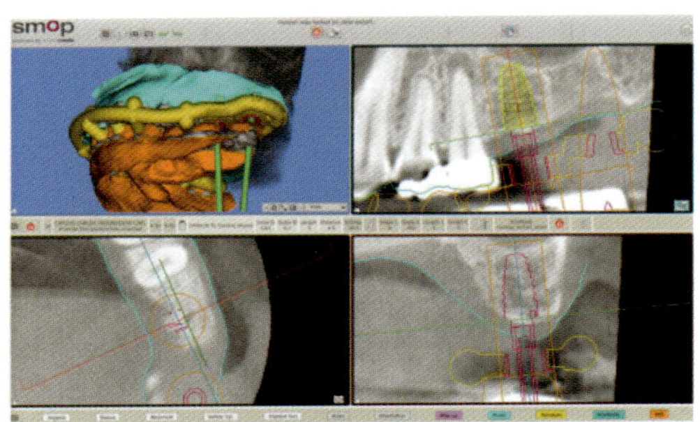

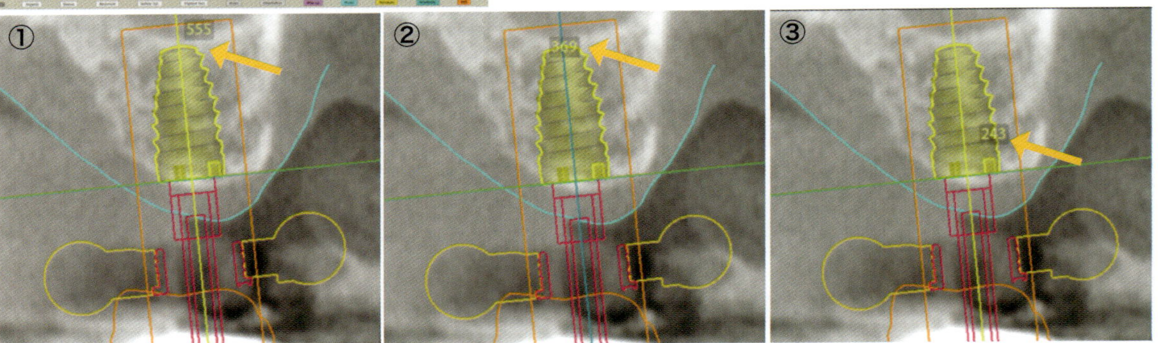

6-1　SMOP シミュレーション画面
「Show grey value」メニューで，各部位の骨の硬さが比較できる．
たとえば，①のインプラント先端部は 555 と表示されるが，別の部位では② 369，③ 249 となるように，部分的に軟らかい／硬いことがわかる．皮質骨部は 1,000 ほどであることから，この埋入部位は全体的に柔らかいことが把握できる

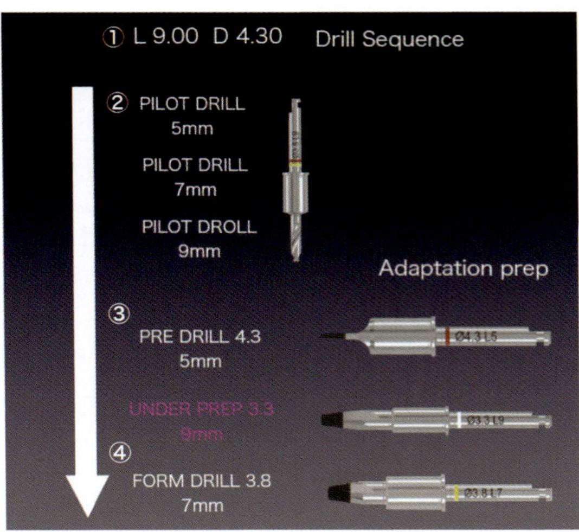

6-2 Camlog ガイドシステムでのアダプテーション形成．
① L9.00，D4.30 のインプラントフィクスチャーの埋入を計画した場合，SMOP シミュレーションでは対象の上顎骨はかなり軟らかく，D4 のイメージである．まず Camlog ガイドドリルのラインナップのうち，PILOT DRILL Φ 2.0mm で 5mm→7mm→9mm と深度を上げていく
②通常の PRE DRILL（プレパレーションドリル）Φ 4.3，D5mm で骨頂部から深度 5mm まで入り口を形成する
③ FORM DRILL（フォームドリル）Φ 3.3mm，D9mm を使用して所定深度の 9mm まで，Φ 3.3mm の小さな骨孔を形成する
④ FORM DRILL Φ 3.8mm，D7mm で中間部の骨孔を形成して，形成を終了する

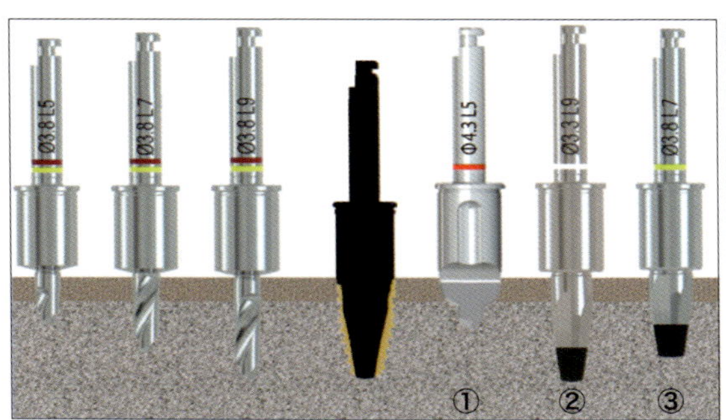

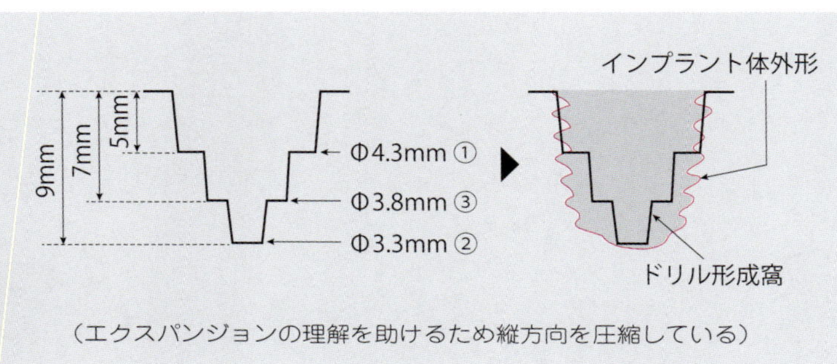

6-3 骨との接触面積を残しつつ，インプラントフィクスチャーが骨を圧迫（エクスパンジョン）して埋入されていき，初期固定の増加が獲得される

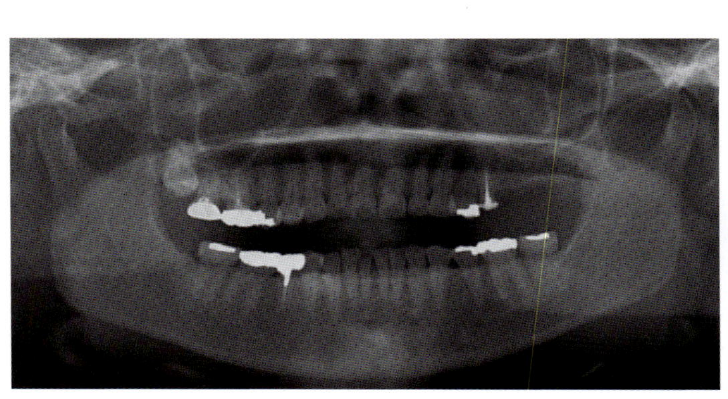

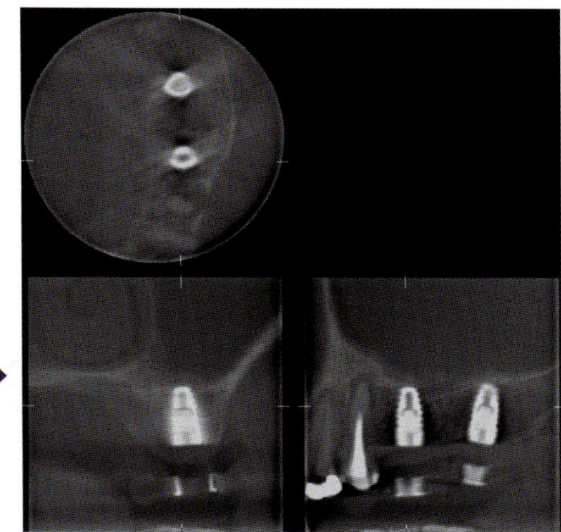

6-4 埋入前→埋入後
予定どおりの埋入ポジションと埋入時アダプテーション形成を行ったため，十分な初期固定（35Ncm）が得られた

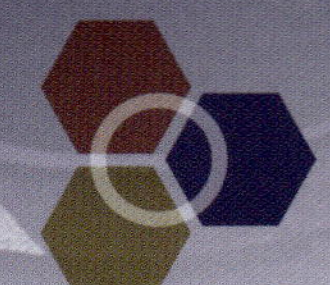

③骨補填とマルチレイヤーフラップ (double thickness flap 変法)

インプラント埋入にあたり十分な骨が存在しない場合，外側性に骨増生（GBR）を行うことがあります（**症例 7**）．その際に問題となるのが，自家骨や骨補填材等で骨形態が外側性にボリュームが増加した際に粘膜骨膜弁にテンションがかかり，テンションフリーに縫合できないことです．対策としては粘膜骨膜弁の減張切開となります．

減張切開は，形成された粘膜骨膜弁の骨膜に対して，①垂直方向にメスを入れて横一線に切開線を入れる，②水平方向にメスを入れる，短冊状に切開線を入れて粘膜骨膜弁を伸展させる，などの方法もあるようですが，①の場合，血管が損傷して粘膜骨膜弁基底部からの血液供給が阻害され，骨頂の縫合部での歯肉壊死を誘発する可能性があります．

その結果，インプラント埋入一次手術後に創面が裂開してしまい，インプラントカバースクリューや骨面が露出してしまうこともあります．

そこからの感染でインプラント自体が免荷期間にオステオインテグレーションできず失敗になってしまうことすらあります．

骨膜に減張切開を加える場合，筆者は骨膜弁と平行に，MGJを越えて筋層に達するように切開を加えるようにしています（**図 3- ②**）．

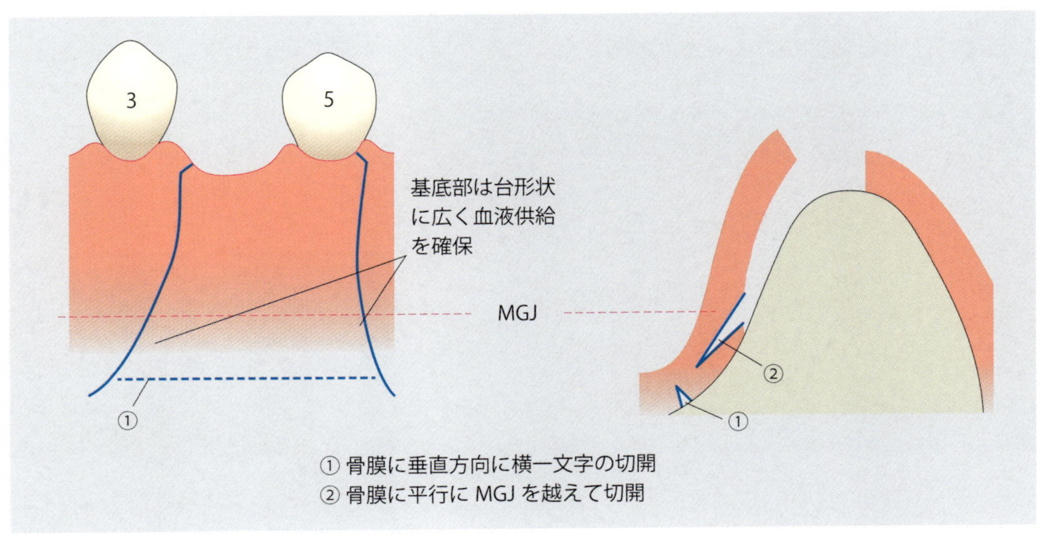

図 3　減張切開のイメージ

さらに外側性に大量に骨増生が必要で，歯肉が厚い場合，筆者はドイツのバーデン＝バーデンで開業している S.Marcus Beschnidt 先生から教授されたマルチレイヤーフラップを応用しています（**図 4**）．

歯肉弁，MGJ を越えた部分での筋層弁ならびに骨膜弁の 3 層の弁を形成することで，基底部よりの血液供給を阻害することなく各弁は十分に伸展するので，外側性に自家骨や骨補填材を盛り上げた場合でも，テンションフリーで弁に緊張なく縫合することが可能になります．いわゆる Double thickness flap の変法と言えます．3 層に分割することで，各弁は薄くなり血流量の減少が考えられますが，血液供給の遮断とはならないため，縫合部の歯肉壊死の頻度はきわめて少ないと実感しています．

さらに，少量の骨増生であれば，骨膜により自家骨や骨補填材の貯留・固定が可能で，推測ではありますが，骨膜側より未分化間葉系細胞の遊走を期待でき，非自己のメンブレンも使用せずに済む症例もあると考えています．

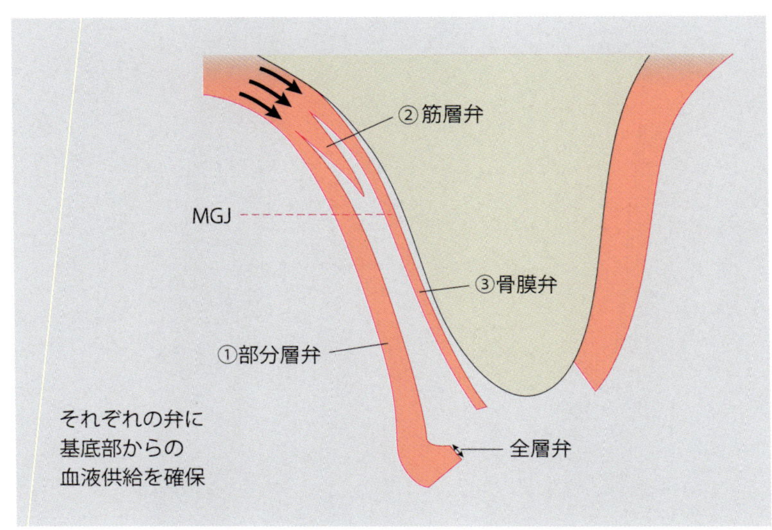

図 4　マルチレイヤーフラップのイメージ（Dr.MED. DENT. S.Marcus Beschnidt）

症例 7　骨補填とマルチレイヤーフラップ

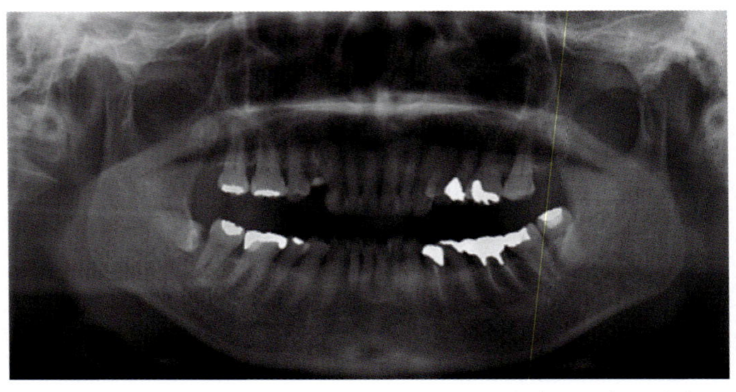

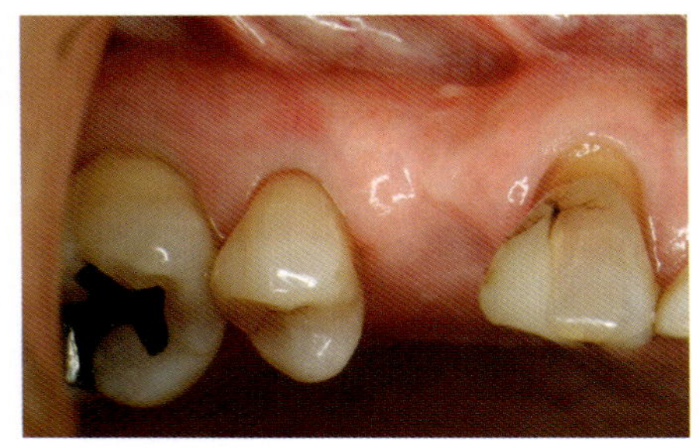

7-1　2018 年 9 月初診．77 歳．女性．主訴は「4| の歯が取れた」
初診時．4| はメタルコアごと冠部が脱離し，歯根破折の状態であった．修復不可能と診断し，患者と治療方針を相談し，抜歯．抜歯窩の治癒を待って骨増生を含むインプラント治療を行うことになった．
右は抜歯後 4 カ月．歯肉の治癒は良好であるが，歯根破折線に沿って頬側の骨吸収が確認できる

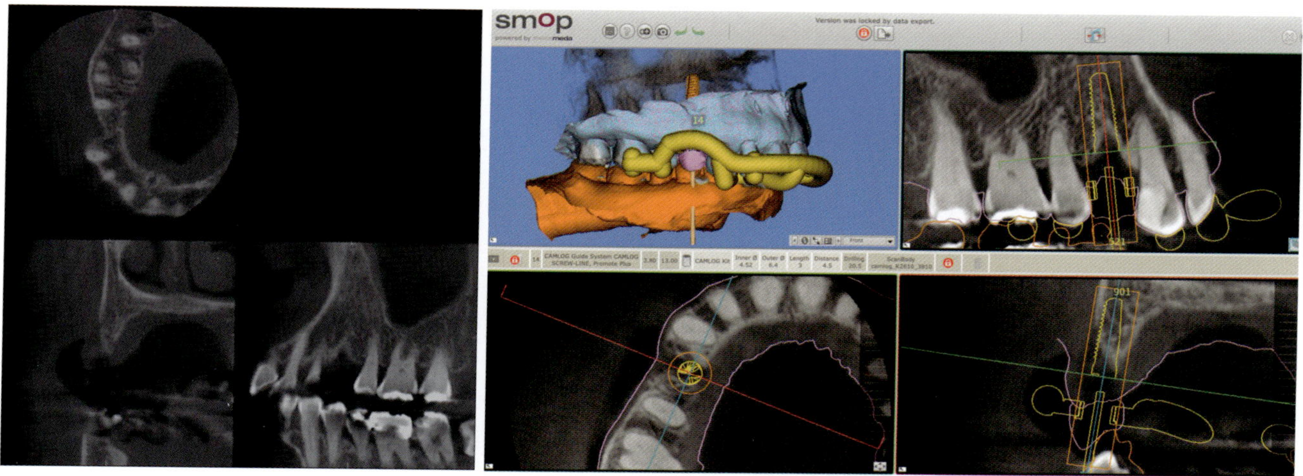

7-2　CBCTで確認すると，頬側は骨頂部から大きく骨吸収していた．
SMOPシミュレーションソフトにCBCT･DICOMデータと上下顎スタディモデルのSTLデータをマッチングさせ，使用インプラント，種類，サイズ，デジタルワックスアップからスクリューアクセスホールとインプラント軸方向ならびに埋入深度を決定し，Camlogガイドを製作した．頬側は大きく骨増生が必要なことがわかり，また歯肉の厚みが十分存在することも診断できたので，骨増生に際してはマルチレイヤーフラップで対応する治療計画を術前に決定した

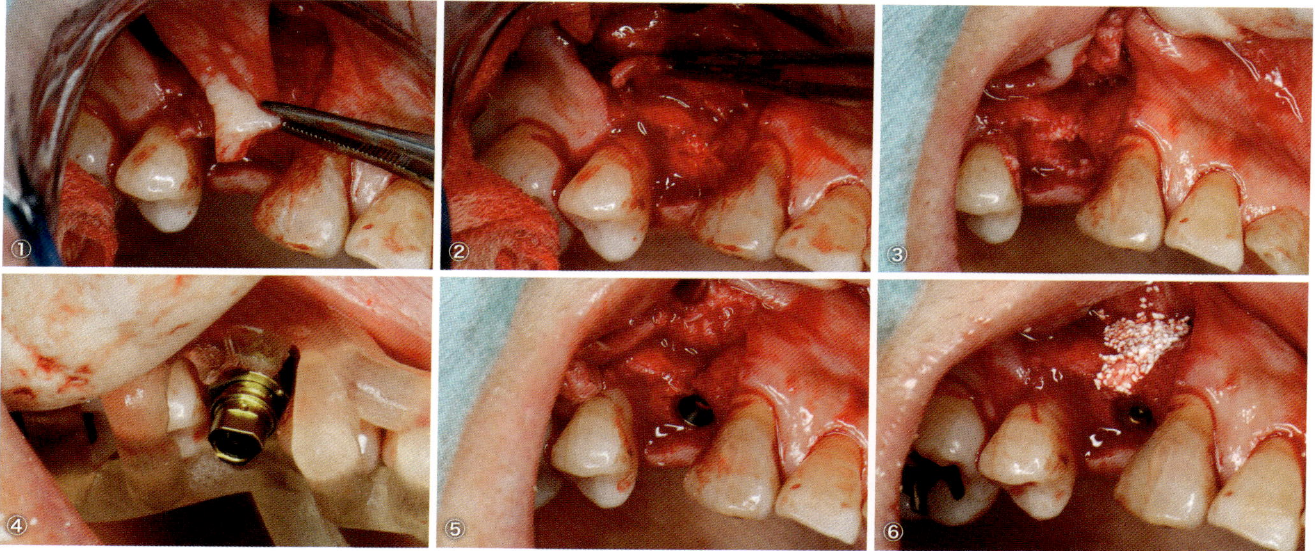

7-3　①歯肉弁を部分層弁で形成する．フラップ弁は基底面が広くなるように台形にデザインし，両隣在歯の歯間乳頭も温存できる位置から縦切開を開始する．② MGJを越えて歯肉弁を形成した後，筋層弁を形成する．③骨膜弁を形成し歯肉弁，筋層弁，骨膜弁の3つのフラップ（マルチフラップ）を形成した．骨の頬側は大きく陥凹し，骨頂部の抜歯窩も認められる．④ Camlogガイドを使用して骨孔形成し，ガイドを使用したインプラント埋入を行った．⑤ガイド用スクリューマウントを外した状態（Camlogコーンログ，プログレッシブインプラント・13mm，φ3.8mm）．このインプラントはプラットフォームから0.4mmのところからラフサーフェスがあり，ラフサーフェスは骨内に完全に埋入する．またプラットフォームスイッチングする構造になっている．⑥カバースクリューを装着して，サイトランスグラニュールMサイズ（ジーシー）を骨欠損部に填入した

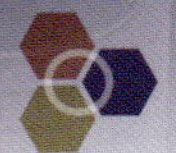

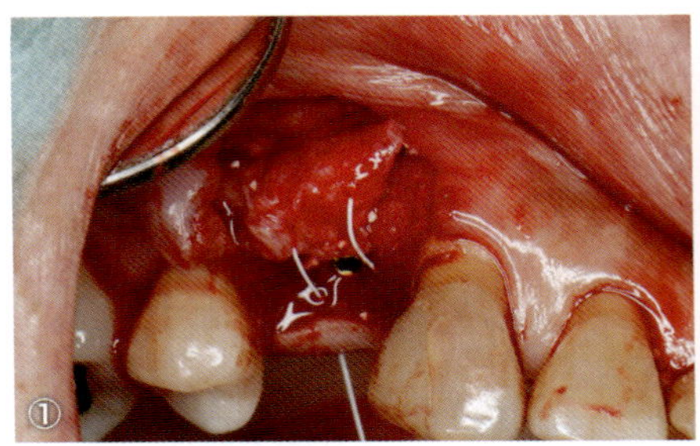

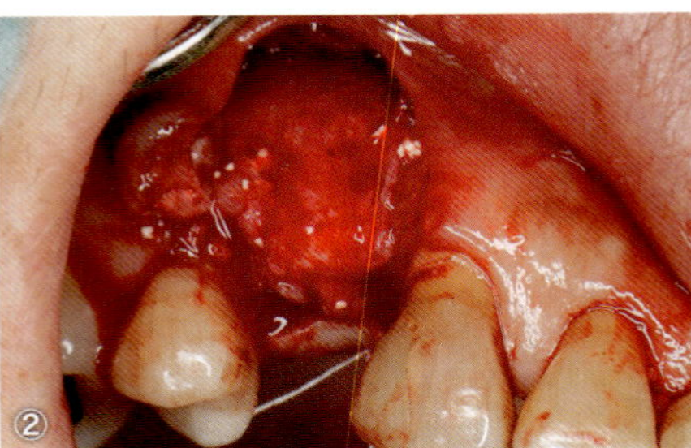

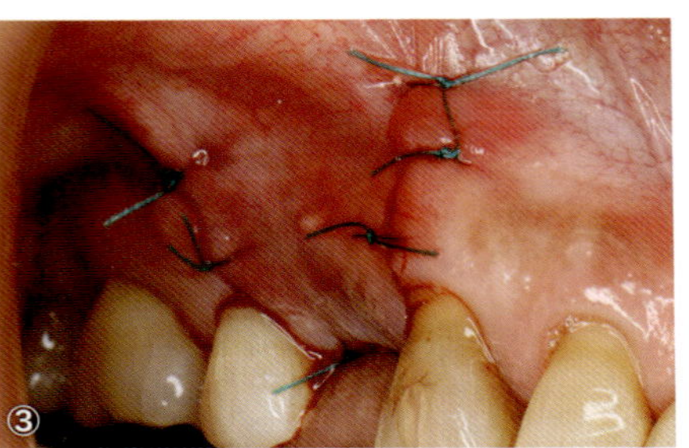

7-4 ①まず骨膜弁をバイオソフトレッチ（PTFE 糸 4.0 ／ジーシー）を使用して水平マットレス変法で牽引し，創面を完全に封鎖．MGJ を越えて 3 層の弁を形成することで，骨膜弁は基底部の血管を温存でき，さらにテンションフリーで完全封鎖できる．②骨膜弁により，骨増生部を完全に封鎖した状態（本症例では吸収性メンブレンを使用していない）．次いで筋層弁を同様の縫合で元の位置まで寄せる．③歯肉弁は骨頂切開部を単純縫合で，縦切開部を BioFit-D（Polyester 縫合糸 6-0）でカストロビージョ持針器を使用して縫合する

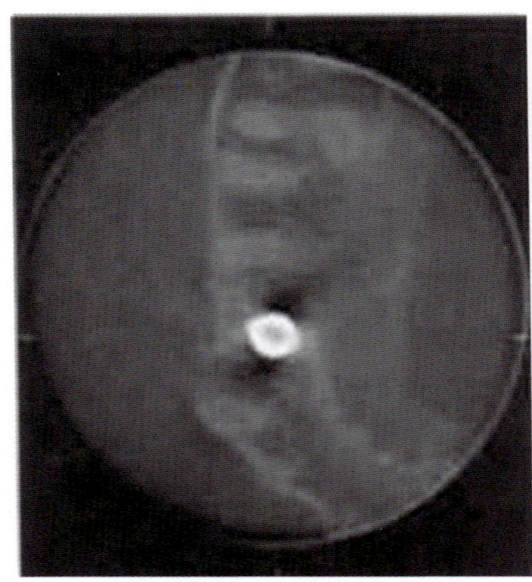
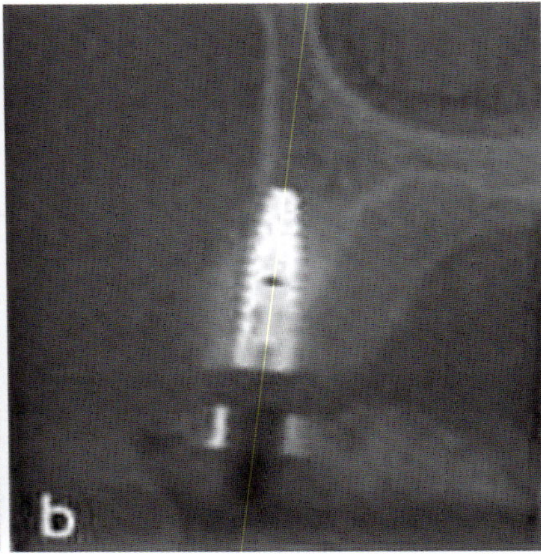

7-5 術直後の CBCT 像．骨増生部とインプラントポジション，ならびに Camlog ガイドスリーブの断面が確認でき，術前プランニングどおりの結果が得られていることが確認できる

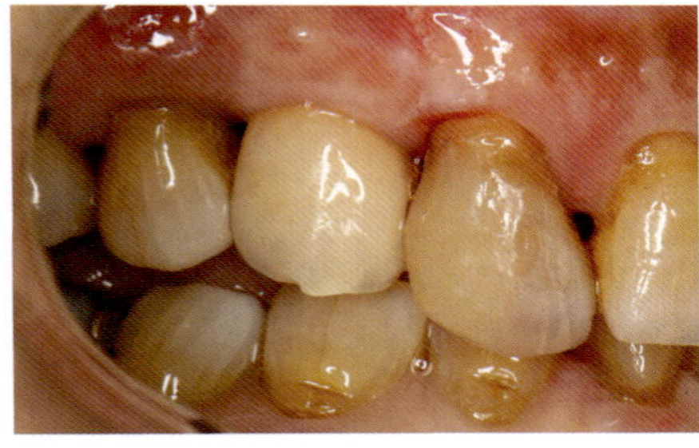
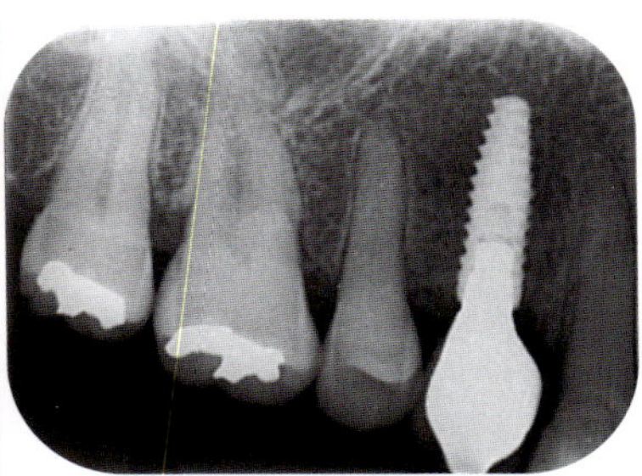

7-6 約 5 カ月間，治癒を待って二次手術を行った．骨頂部切開の裂開は全くなかった．プロビジョナルを装着して約 1 カ月使用後，スクリュー固定のファイナルレストレーションを装着した．装着後約 5 カ月経過時，縦切開部の瘢痕治癒もなく歯間乳頭部も回復傾向にある．X 線写真ではプラットフォームスイッチングによりマージナルボーンロスも認められず安定している

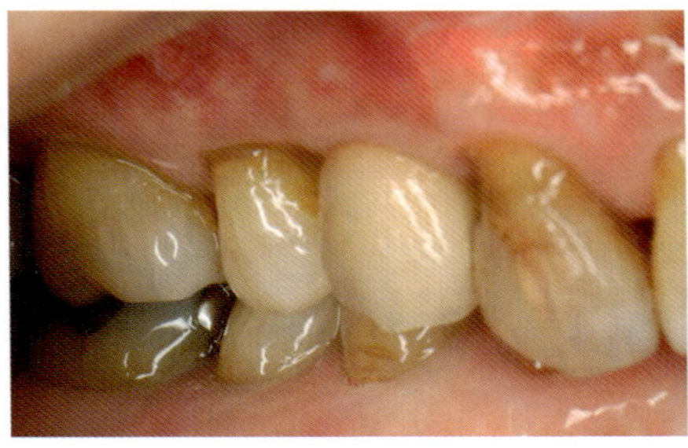
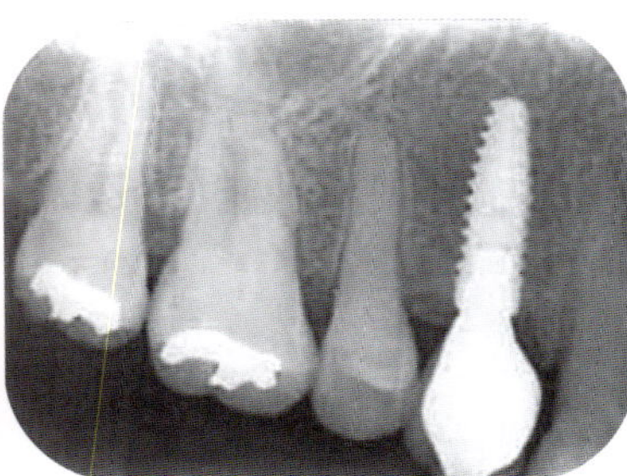

7-7 上部構造装着 5 年経過時．歯間乳頭はさらに安定しブラックトライアングルも消失した．患者満足度は高い．X 線写真でもインプラント周囲骨はきわめて安定している

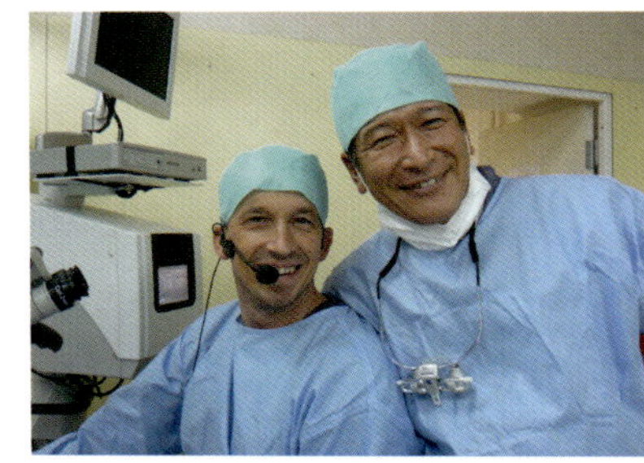

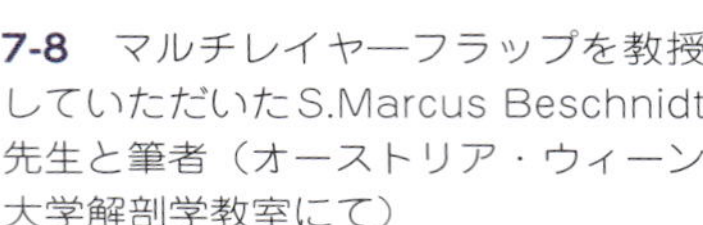

7-8 マルチレイヤーフラップを教授していただいた S.Marcus Beschnidt 先生と筆者（オーストリア・ウィーン大学解剖学教室にて）

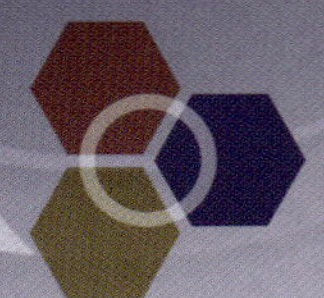

④ CTG，FGG，Split Crest

【CTG】

結合組織移植（Connective Tissue Graft；CTG）は，歯根露出のカバーや薄い歯肉での歯周治療のオプションとして有効な治療法であるばかりか，インプラント周囲歯肉の環境改善にもたいへん効果的です．結合組織を立体的に採取することで供給側の創面は小さな幅で済み，縫合することで術後の疼痛も軽減されます．また受容側の歯肉上皮と結合組織の内部に移植されるため歯肉の厚みを確保でき，審美的に良好な状態に治癒するため，前歯部領域でも有効です．

Wennström ら[6)]によれば，インプラント周囲の咀嚼粘膜（角化層）の必要性について，インプラント周囲の粘膜の質がインプラント治療の予後に影響を及ぼすことはなく，適切なプラークコントロールがなされていれば，角化層の有無が健康に影響を及ぼすことはないとされています．さらに Wennström ら[6)]は，移植材を用いて露出根面を被覆しても，歯肉弁歯冠側移動術を行っても，同程度の根面被覆を示し，「外科的に確立された軟組織辺縁位置の長期的維持のためには，歯肉厚さを増大させることよりもブラッシング習慣の変容のほうがより重要であるかもしれない」と述べています．

しかしながら，薄い歯肉（**症例 8**）や浅い口腔前庭，さらにインプラント上部構造のオーバーカントゥアなど，高いブラッシングスキルが求められる場面も臨床的には多く，すべての患者さんがそのようなブラッシングスキルをもっているわけではありません．インプラント治療前に必須の歯周基本治療時に，患者さんのブラッシングスキル，歯肉の反応，患者さんの人となりなどを十分に観察して，必要に応じて CTG（**症例 9**）や後述する FGG（**症例 10**）を行い，ブラッシングしやすいインプラント周囲歯肉へと環境改善を行うことは，インプラントの長期安定に重要であると考えています．

症例 8　歯肉退縮

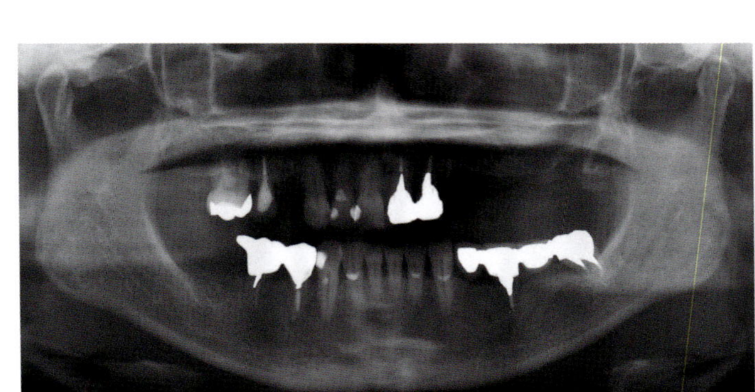

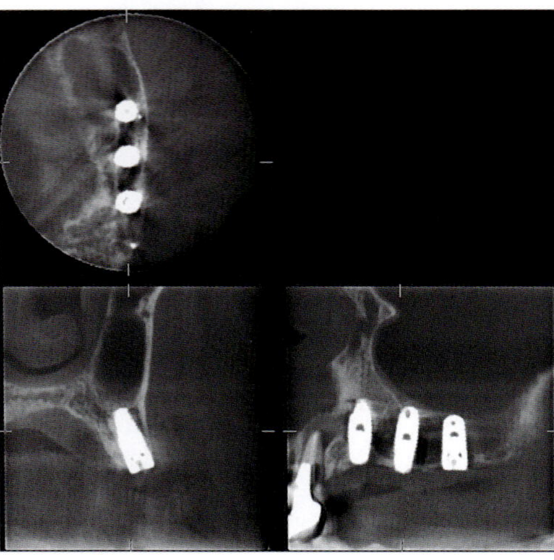

8-1　2008 年 11 月．59 歳．女性．|3 4 5 6 7 欠損部の補綴を希望して来院．パーシャルデンチャーとインプラントの治療説明を行い，同意ののち歯周基本治療終了後に |3 4 5 欠損部にインプラント治療を行った．インプラント埋入後の CBCT 画像を示す

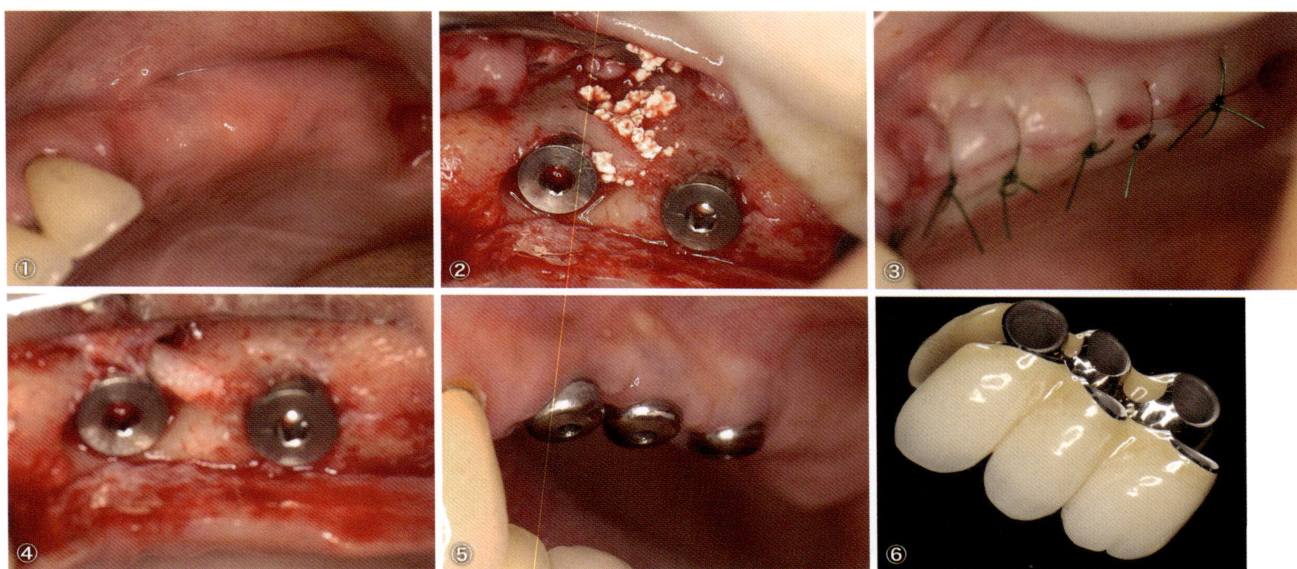

8-2　① |3 部は骨幅も少なく，②埋入時に頬側骨が裂開し Bio-Oss（Geistlich）を補填した．③ |4 5 部は頬側 2mm の骨幅は確保できたが歯肉は薄いタイプだった．④約 4 カ月後，二次手術を行った．骨補填材は骨様組織に置換していた．⑤通法どおり，２回法の二次手術後にヒーリングキャップを装着して歯肉治癒を待った．⑥上部構造はメタルボンド連結クラウンとしてアバットメントとインプラントセメントで仮着した

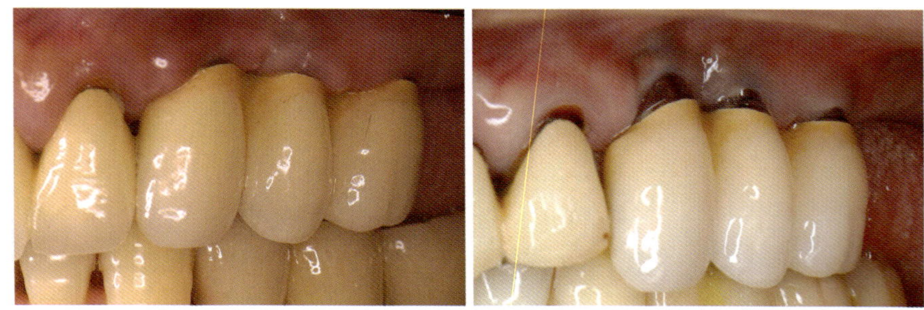

8-3　2009 年 6 月（装着時）→ 2023 年 7 月（14 年経過時）．薄い歯肉は退縮してアバットメントが露出している．水平的，垂直的な歯肉厚さは必要であると考えている

症例 9 CTG

2007 年 10 月初診の 37 歳女性です．1| 欠損部にインプラント治療を希望し来院されました．1| 欠損部の骨幅はインプラント埋入がかろうじて可能でしたが，陥凹部があり免荷期間後にプロビジョナルを装着すると歯頚ラインが揃わない状態でした．そこで CTG を行い歯肉の厚みを増大して歯肉クリーピングを期待しました．2| にはマージン不適合のクラウンが装着されており，根管治療後にファイバーコアに変更し，プロビジョナルクラウンを装着しました．

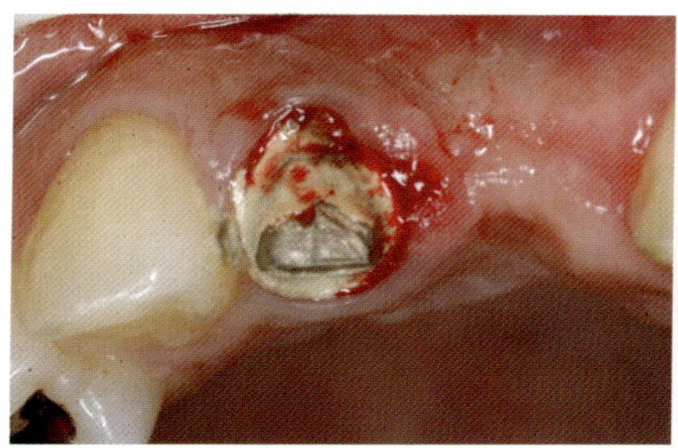

9-1 1| 部に陥凹を認める

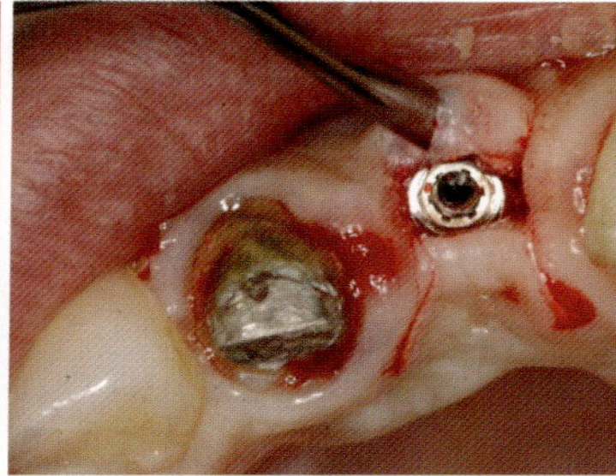
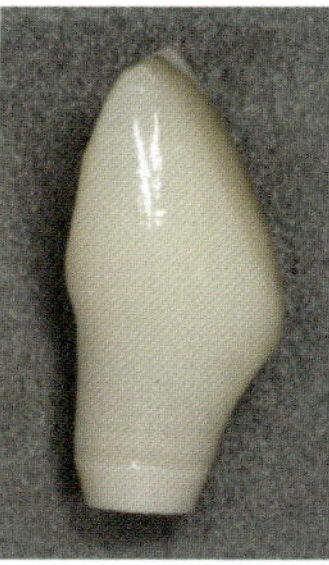
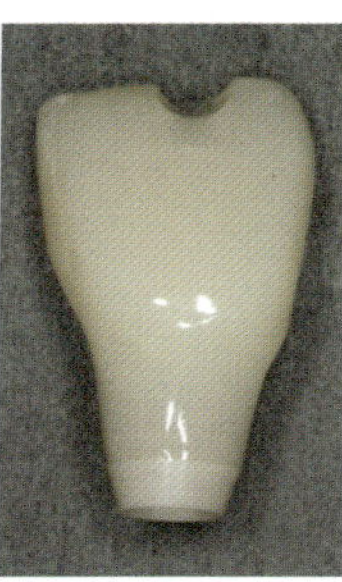

9-2 インプラント埋入後，二次手術時に装着したプロビジョナルクラウン．インプラントポジションが唇側に位置しているが，口蓋側の骨が薄かったためである

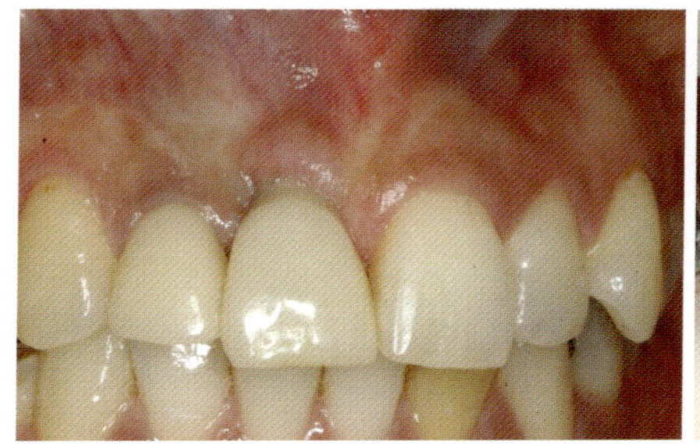
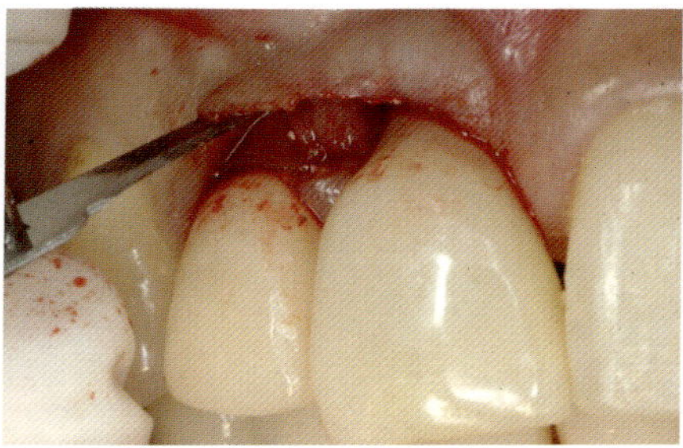
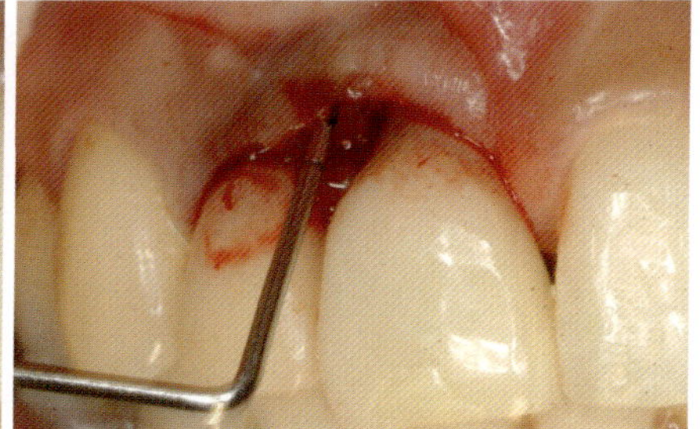

9-3 プロビジョナルクラウンを装着すると，歯頚ラインが不揃いとなった．そこで，CTG を行い水平的・垂直的に歯肉幅の増大を計画した．唇側の結合組織を 10mm 程度，エンベロープ状に剥離

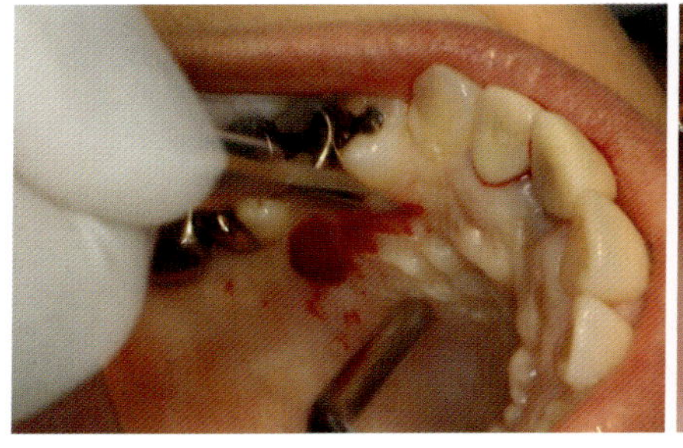
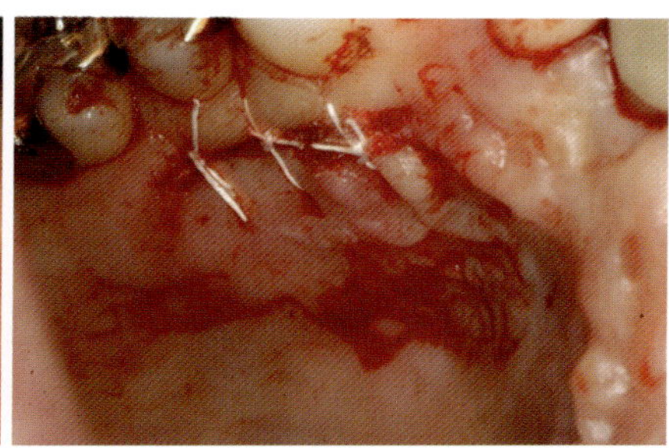

9-4 口蓋側から上皮付き結合組織を採取した．No.11 のブレードをダブルブレード（メスホルダーに 2 枚装着）で使用している．結合組織採取後は緊密縫合した

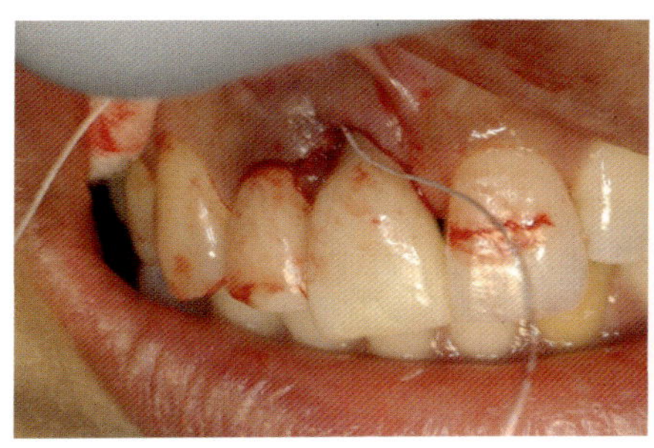
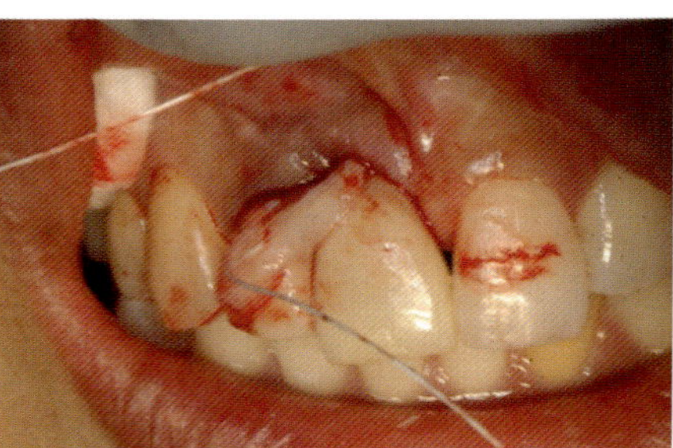
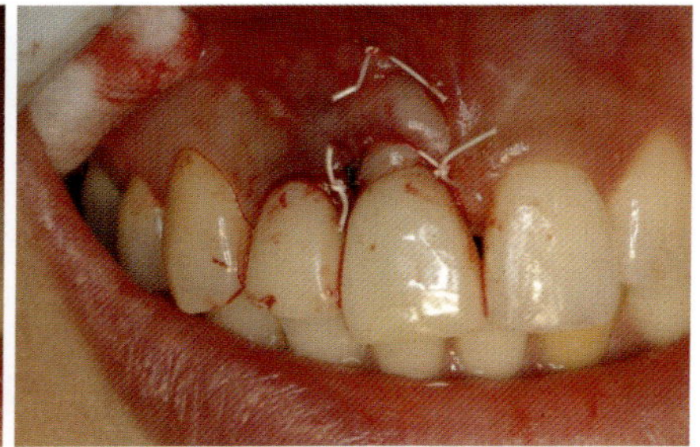

9-5 エンベロープ状に剥離した結合組織の中に採取した口蓋部結合組織を挿入した．マリオネットスーチャーで固定

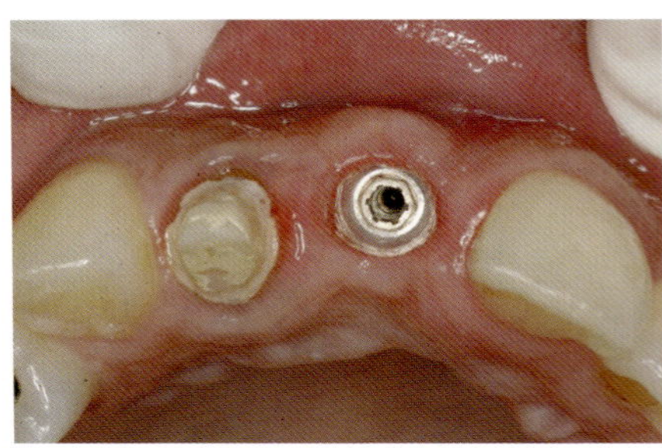
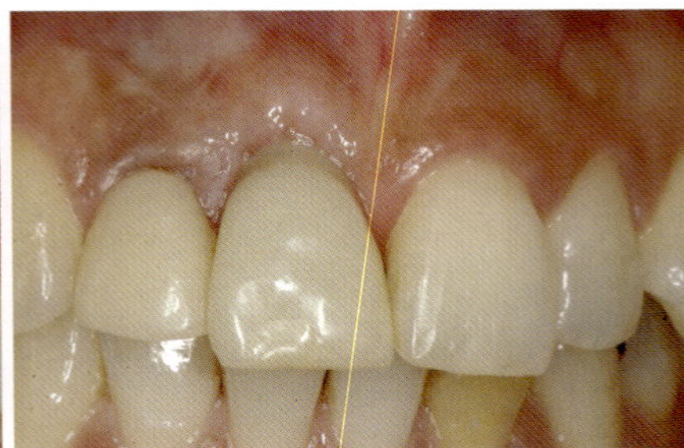

9-6　唇側の歯肉幅が水平的に広がった．プロビジョナルクラウンを装着して垂直的にも歯肉幅が増大するように，歯肉クリーピングを待つこととした

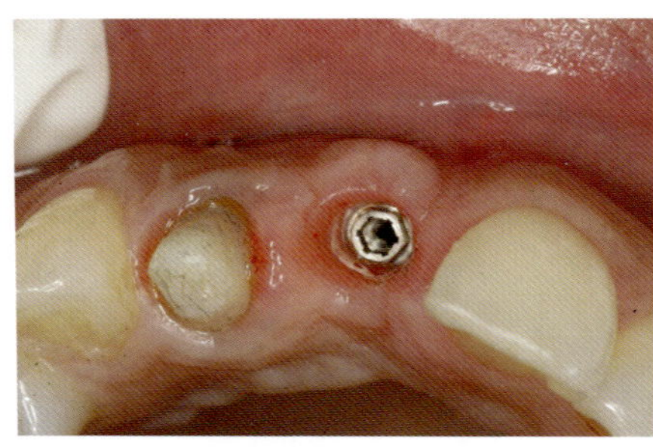
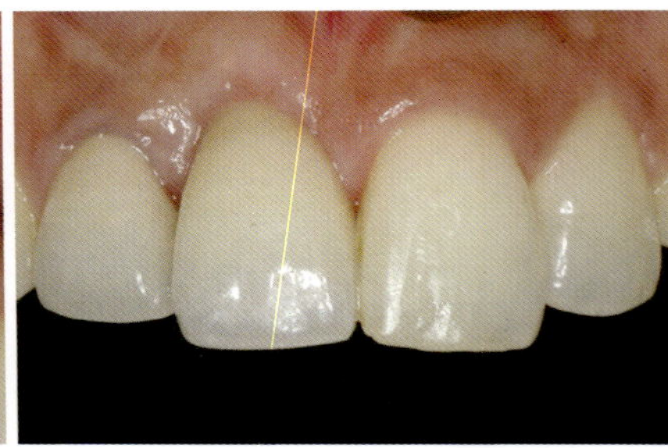
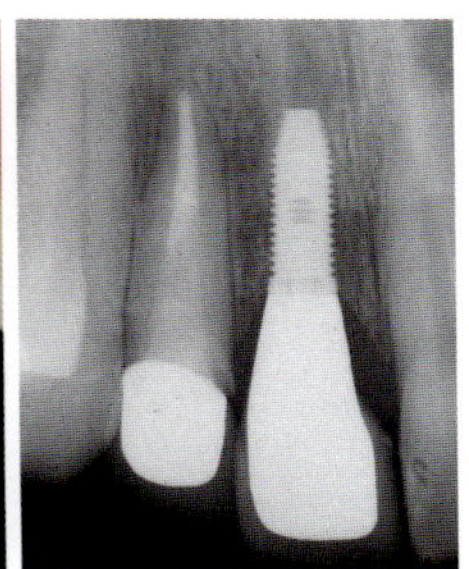

9-7　約１カ月待ってファイナルレストレーションを装着

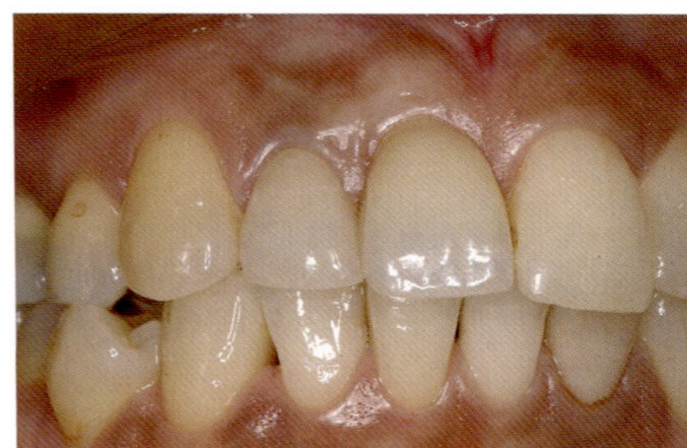
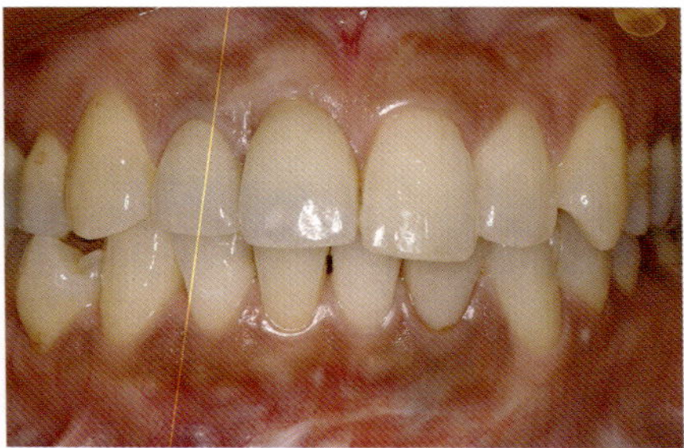

9-8　2014 年 1 月．約 6 年経過．水平的，垂直的に歯肉は安定し，歯頸ラインも揃ってきて審美的に良好な状態になった

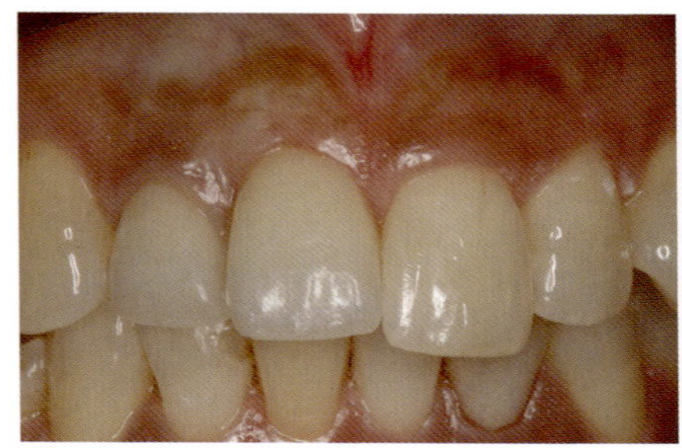
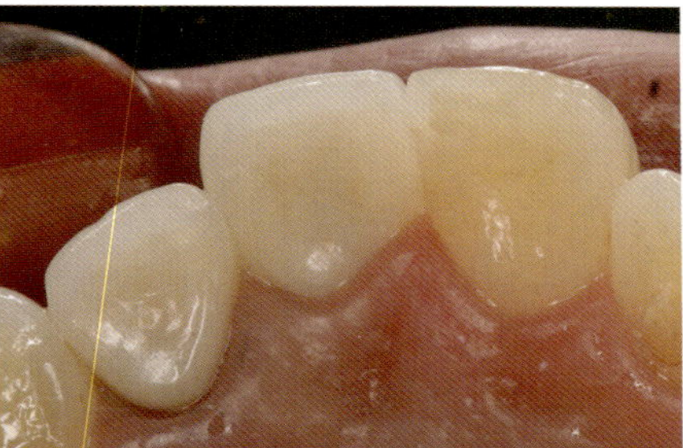

9-9　2022 年 12 月．15 年経過．患者は 52 歳．なぜか |1 が挺出している．インプラント部の歯肉は安定している

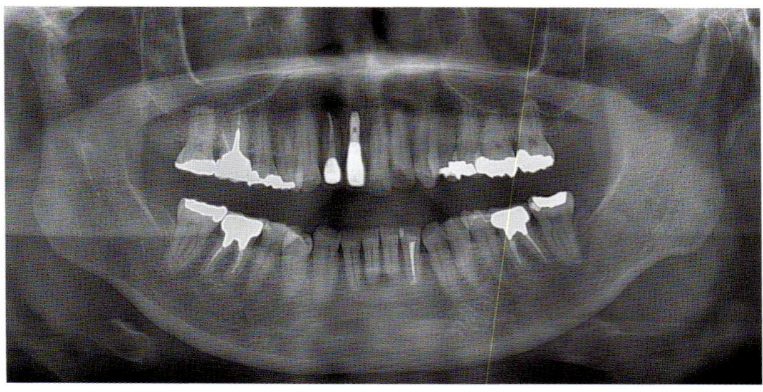

9-10　2022 年 12 月．パノラマ X 線画像で特に異常所見は認められない

【FGG】

遊離歯肉移植（Free Gingival Graft；FGG）では，供給側は犬歯中央部から第二大臼歯中央部とし，口蓋部歯肉縁から2mm程度の距離を空けた約7〜8mm幅で歯肉上皮と結合組織を一塊に採取して移植片として使用します（**図5**）．受容側は部分層弁（パーシャルシックネス）で口腔前庭を拡張しておきます．遊離歯肉（移植片）を縫合して移植部位に固定し，さらにパックやシーネで固定します．供給側はそのままの状態ではたいへんな痛みを伴いますので，テルダーミスなどで保護すると同時に保護シーネを準備して使用してもらいます．

遊離歯肉移植術は口蓋上皮の角化した付着歯肉を用いるため，口腔前庭が拡張し非常に安定した環境を得ることができます（**症例10**）．しかしながら，口蓋上皮の性状が反映されるため，歯肉色や口蓋皺襞の一部が周囲歯肉と異なる状態になり，前歯部などの審美領域には適さない場合があります．

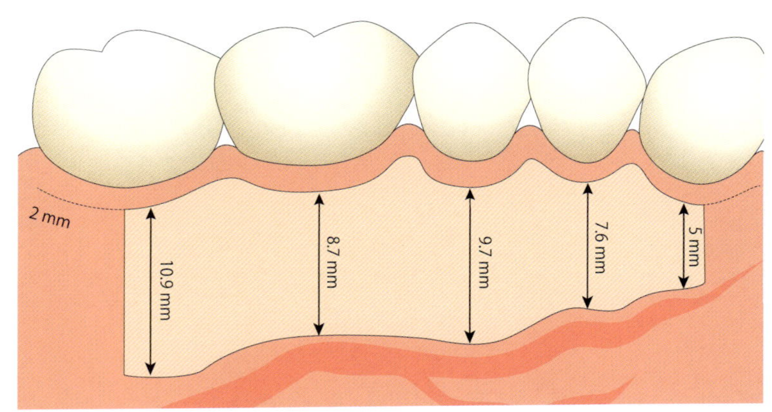

図5 移植片の下縁は大口蓋動脈が走行するので，十分注意が必要である（Tavelliら[7]より）

症例10 FGG

1988年4月初診の48歳女性です．76|567 欠損にインプラント治療を希望されました．7654|4567 欠損はパーシャルデンチャーで対応しました．|67 欠損部に2本のITI Fタイプ1回法インプラントを埋入し，上部構造は|4 の天然歯と連結した|5 ポンティックのブリッジとしました．76| 欠損には 7| 部に1本のITI Fタイププインプラントを埋入して 54| 天然歯と歯冠外アタッチメントで連結したブリッジとしました．

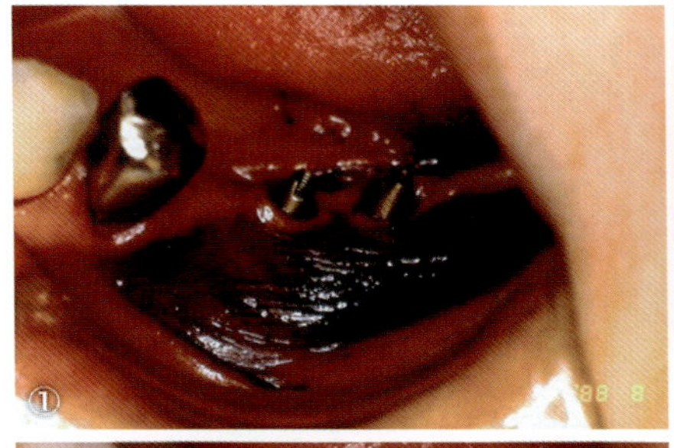
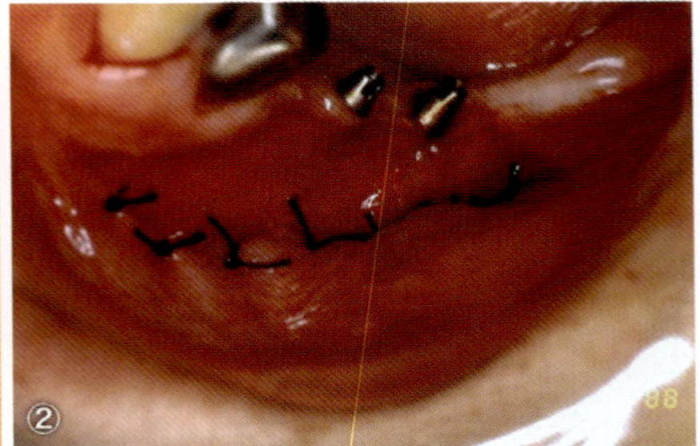
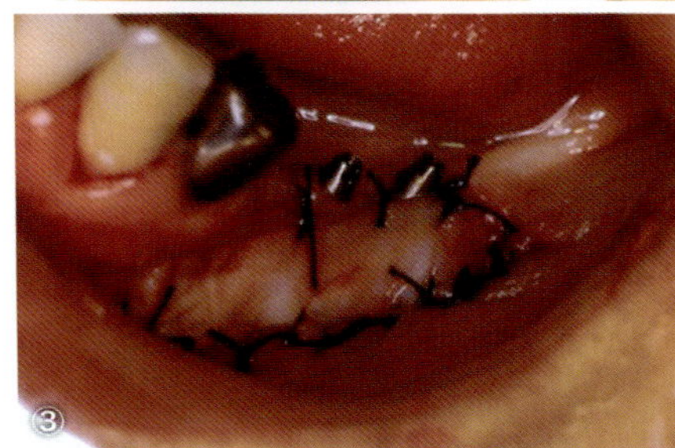
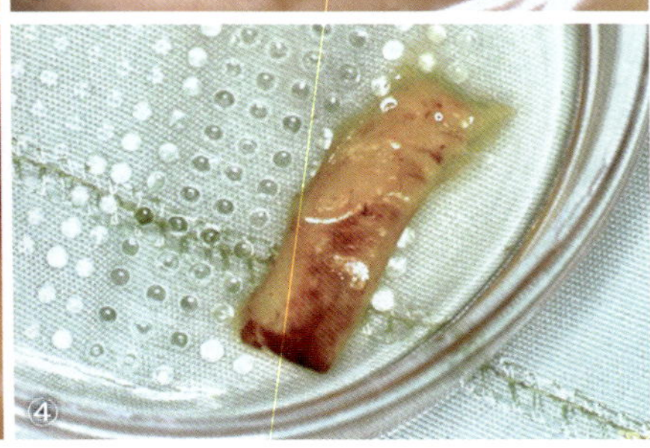

10-1　1988年8月．インプラント埋入後3カ月経過時．
①下顎左側インプラント周囲の付着歯肉幅が約1mmと少ないため，上部構造装着前にFGGにて角化歯肉と付着歯肉の獲得ならびに口腔前庭拡張を計画した．ヨードにて粘膜を染め出すと咀嚼粘膜が少なく，被覆粘膜がインプラント頚部近くまで迫っていることが確認できた．②インプラント頚部の咀嚼粘膜を1mm残して部分層弁で下方に約10mm下げて縫合固定．③採取した遊離歯肉を結合組織の露出形態にトリミングして貼り付け，上部，下部は縫合固定した．さらにアルミホイルを移植部の大きさに整形して貼り付け，その上からパックにて固定した．④左側口蓋部から採取した口蓋遊離歯肉．結合組織部の脂肪組織は可及的に削ぎ落とした

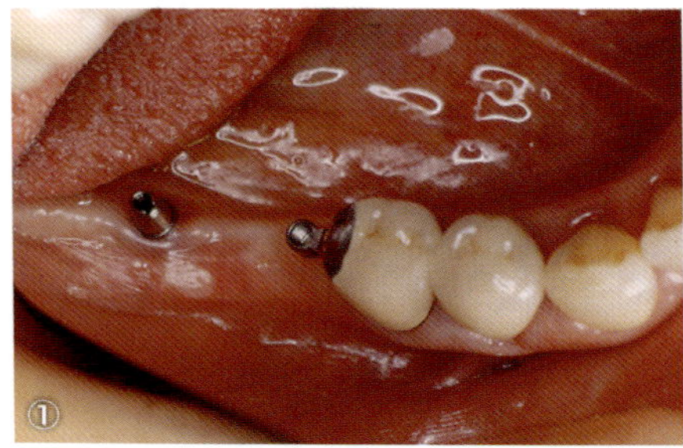
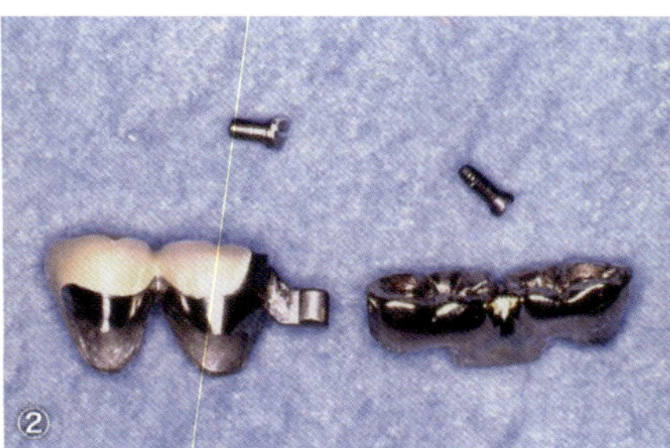
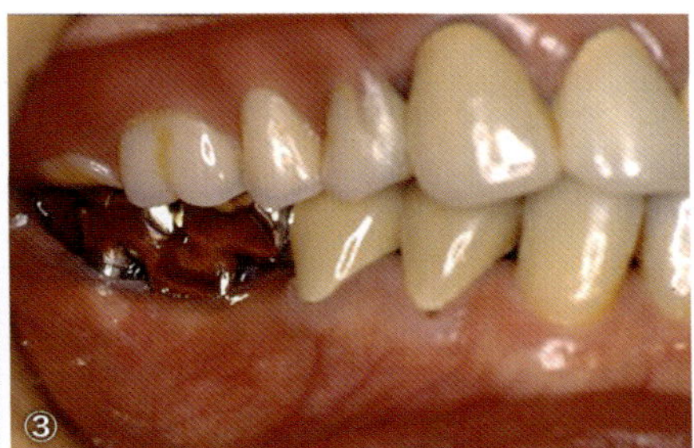

10-2　1988年11月．①左側の遊離歯肉移植手術時の供給側の疼痛から，右側には遊離歯肉移植術は行わず，二次上皮化法（Edlan/Mejchar）を行ったが，筆者の稚拙な手技もあって約7割が後戻りしてしまった．②装着した上部構造．5 4| は天然歯にセメント合着して歯冠外アタッチメントを利用し，インプラント部はスクリュー固定になっている．③上部構造を装着した状態

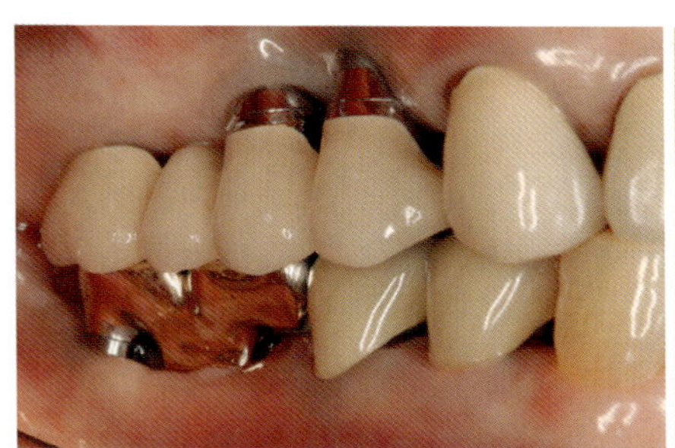
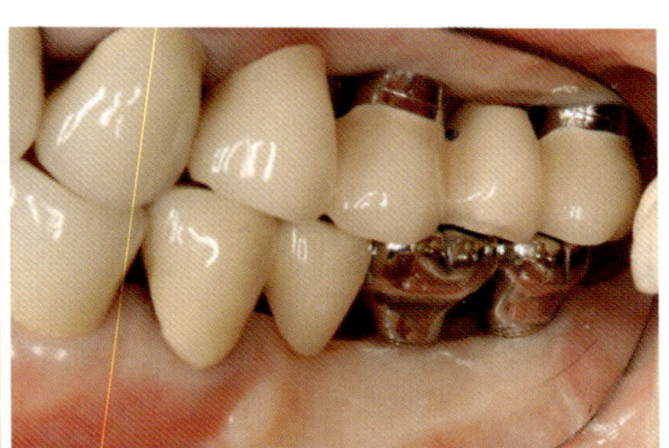
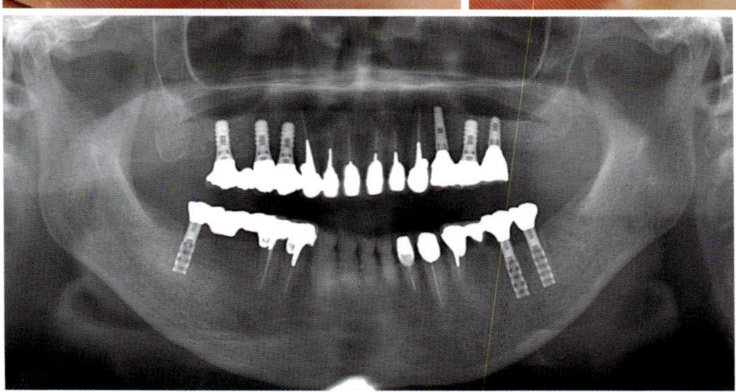

10-3　2018年6月．術後30年経過．患者78歳．
患者のプラークコントロールは素晴らしく，左右のインプラント頚部歯肉もきわめて安定している．上顎のパーシャルデンチャーは約10年使用した後，患者の希望により左右ともインプラントに変更している．患者のブラッシングスキルが高いうえに磨きやすい環境整備ができたことで30年経過時点でも安定していると考えている

【Split Crest】

骨増生には，頬側骨の垂直的，水平的吸収に対する外側性の増生や，上顎洞内への内側性の増生がありますが，さらに頬側，口蓋側，または頬側，舌側に顎骨分割し皮質骨の間に骨増生を行う Split Crest があります（**症例 11**）．

症例 11　Split Crest + CTG

2003 年 11 月初診の 60 歳女性です．主訴は「上の前歯がぐらぐらする」．歯周精密検査を行い，6 2 1｜1 2，|6 は保存不可能．広範型重度慢性歯周炎と診断しました．歯周基本治療を行い，抜歯ならびに歯周治療装置（義歯タイプ）を 2 1｜1 2 欠損部に装着しました．並行して血液検査も行い，HbA1c は 5.4 と，その他の数値も問題ない範囲でした．

保存するすべての歯に歯周外科治療を行いました．ペリオチャートの数値も安定したので，補綴装置の設計を患者さんと相談したところ，歯周治療装置の上顎義歯には違和感があり，インプラント治療を強く希望されました．ヘリカル CT 検査を行うと，欠損部顎堤は骨高径はあるものの骨幅がないことがわかりました．そこで 5 4| 欠損部，2 1｜1 2 欠損部，|5 6 7 欠損部にピエゾサージェリー（OT7 チップ）を使用して Split Crest（若木骨折）を行い，インプラント埋入と同時に骨増生を行うことにしました．

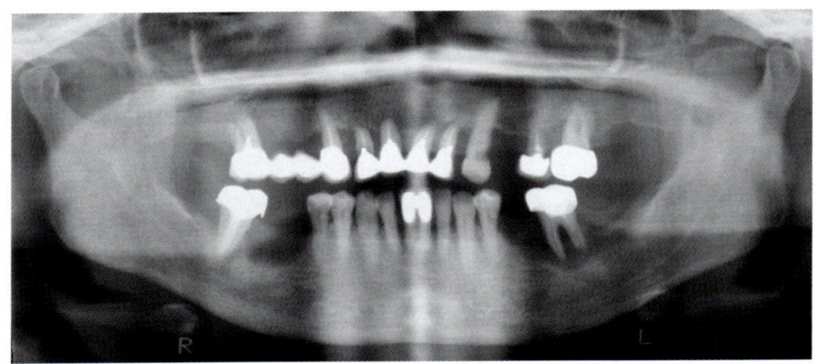

11-1　2003 年 11 月．初診時．骨吸収が著しい

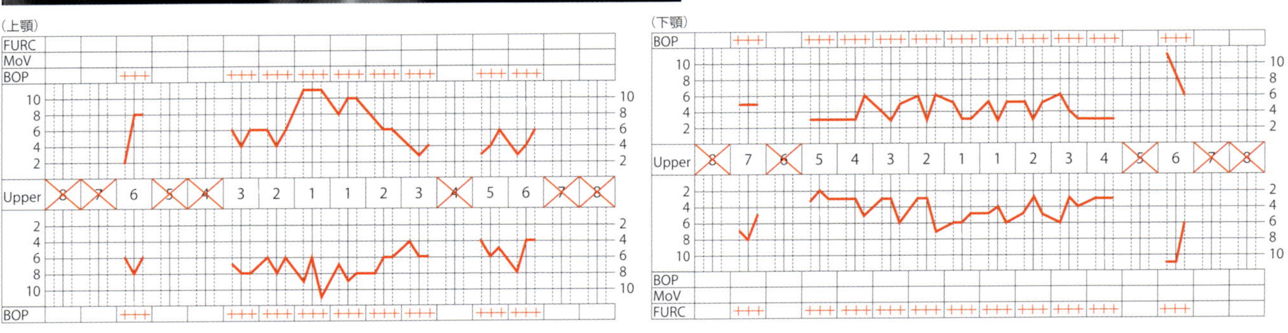

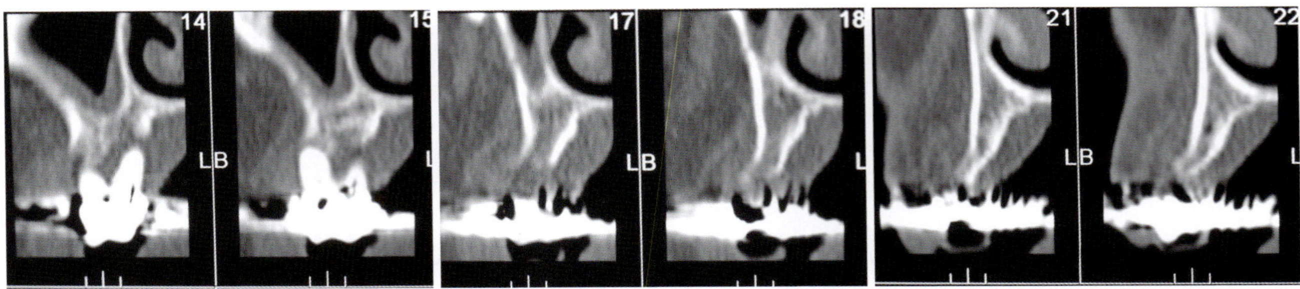

11-2　抜歯後ヘリカル CT 撮影を行うと，欠損部は骨幅がないことがわかった（6 5 4| 部の状態）

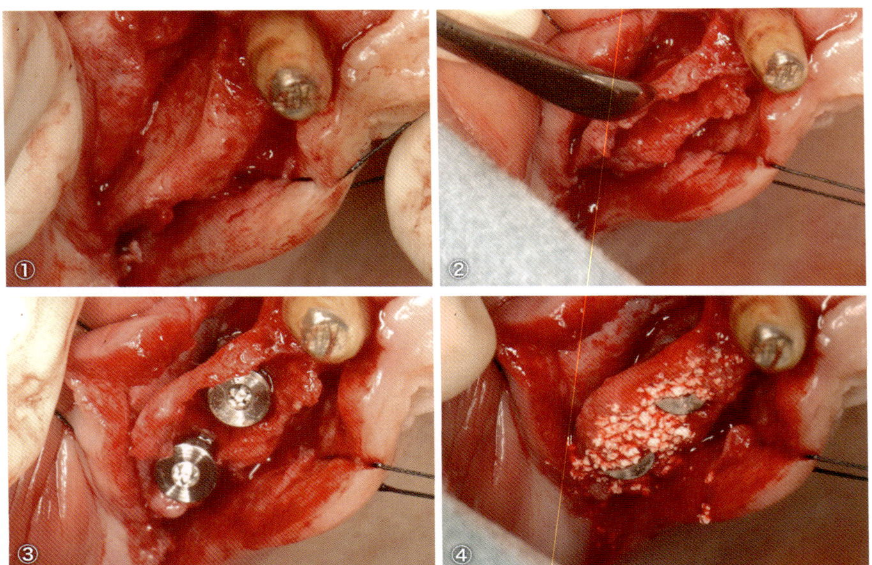

11-3　2004 年 7 月．① 5 4| 部に粘膜骨膜弁を形成して骨を確認すると，骨頂部から頬側にアンダーカットが存在し骨幅もインプラント直径よりも少ない状態であった．②ピエゾサージェリーの OT7 チップを使用して骨頂部に骨切りを加え，Split Crest を行った．③インプラントを埋入し，④ Bio-oss を頬舌側皮質骨の中間部に填入した

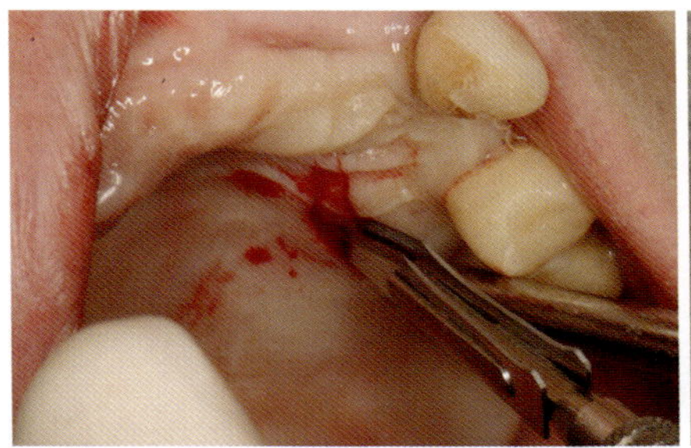
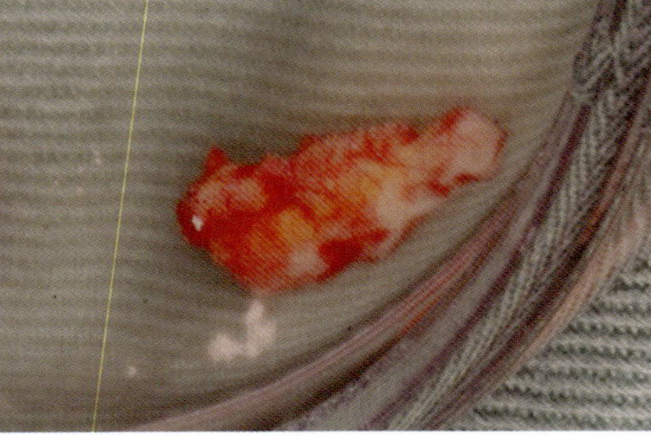
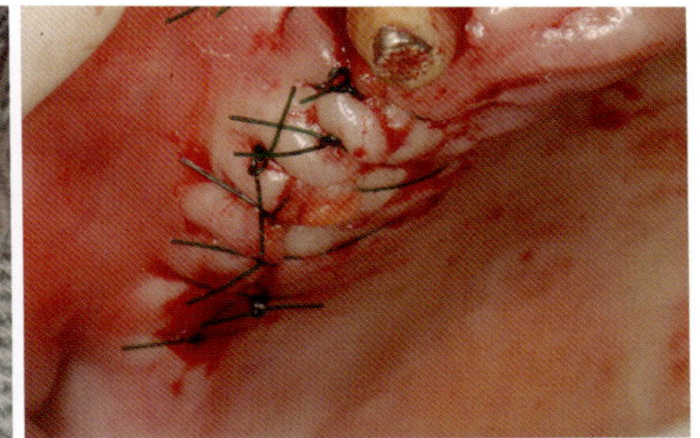

11-4　口蓋部からダブルブレード（2 枚の No.11 ブレードをメスホルダーに装着）のナイフで歯肉上皮と結合組織に切開を加え，歯肉上皮付き結合組織を採取．骨幅が大幅に増大したため，減張切開を行ってもテンションフリーで骨頂部歯肉を完全閉鎖することは不可能で、頬側面に移植片の結合組織を設置して歯肉上皮を粘膜骨膜弁の間に挟んで縫合して完全閉鎖創にした

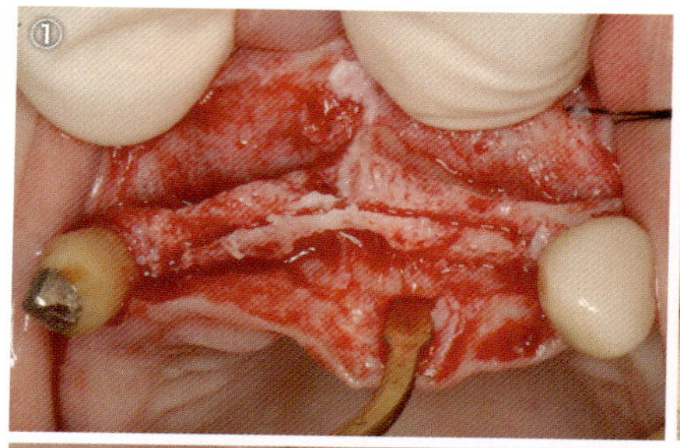

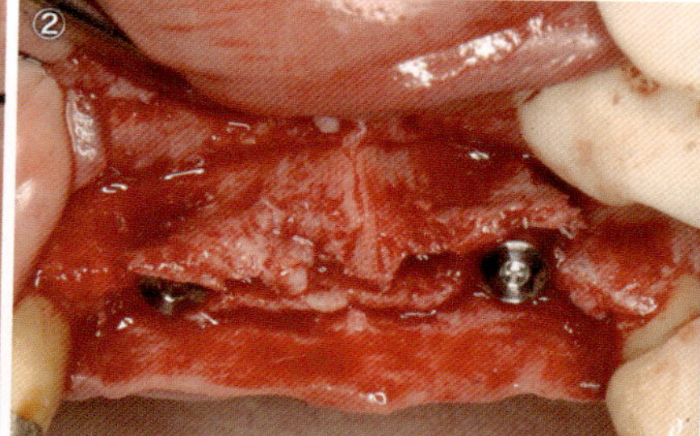

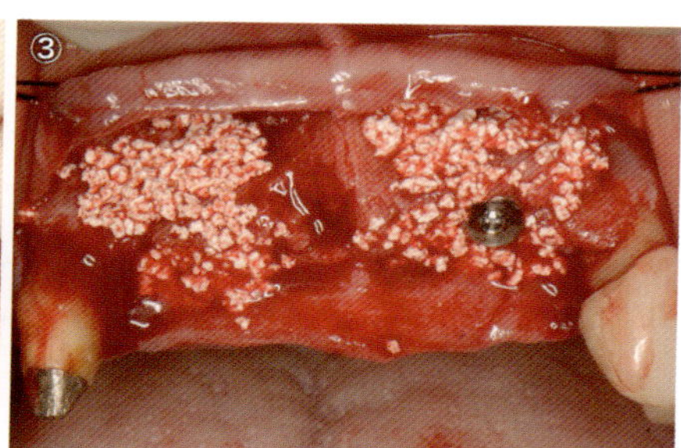

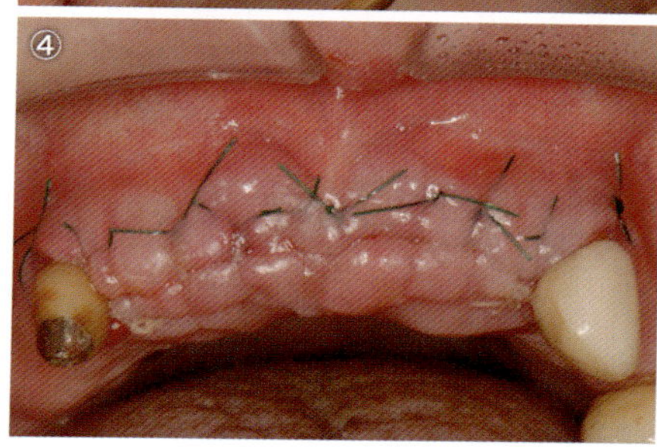

11-5　2004 年 5 月．① 21|12 欠損部も同様にピエゾサージェリー（OT7 チップ）を用いて Split Crest を行った．②インプラントのスレッドが唇側と口蓋側の皮質骨を噛み込みながら進行していることを確認して骨頂部まで埋入した．③できた空間に Bio-oss を填入して，④ガイダーメンブレンを設置して縫合した

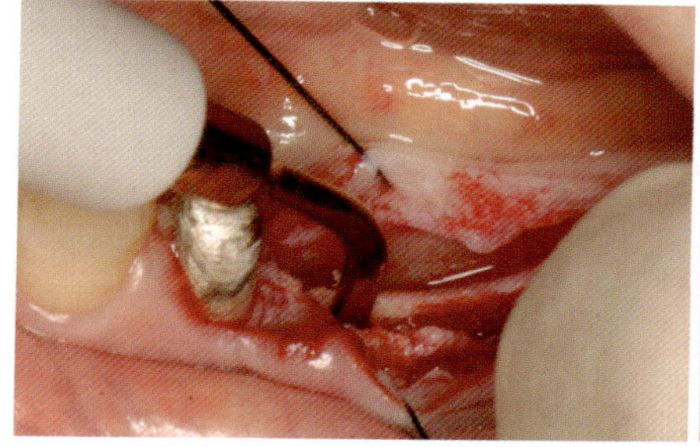

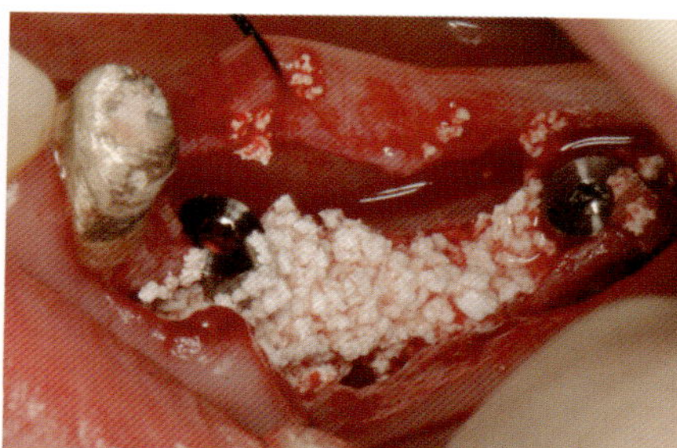

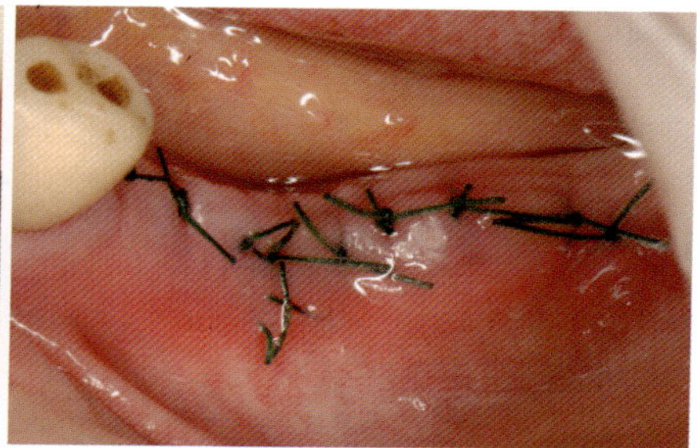

11-6　2004 年 9 月．|567 欠損部も同様にピエゾサージェリー（OT7 チップ）を使用して Split Crest を行い，|57 部に 2 本のインプラントを埋入した

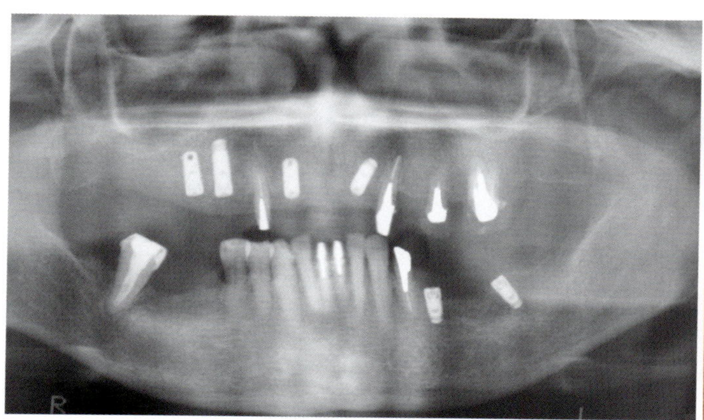

11-7　2004 年 9 月．インプラント埋入後．|357，75| 天然歯支台のブリッジを予定している

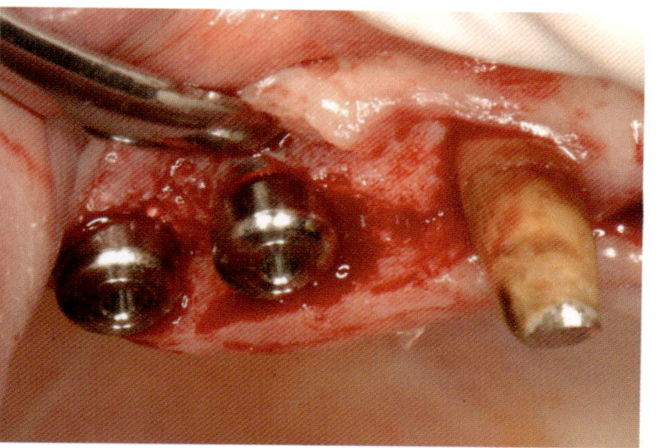

11-8　2005 年 1 月．約 6 カ月後，二次手術でリエントリーすると，増生された骨で満たされていた．ヒーリングカラーを装着し，その後縫合した

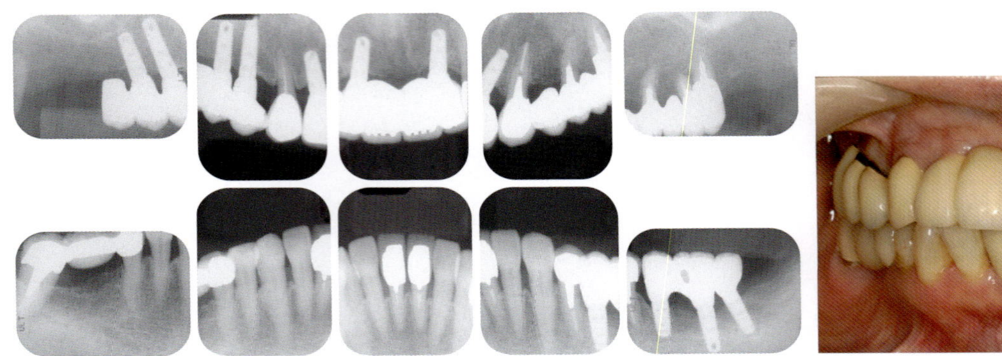
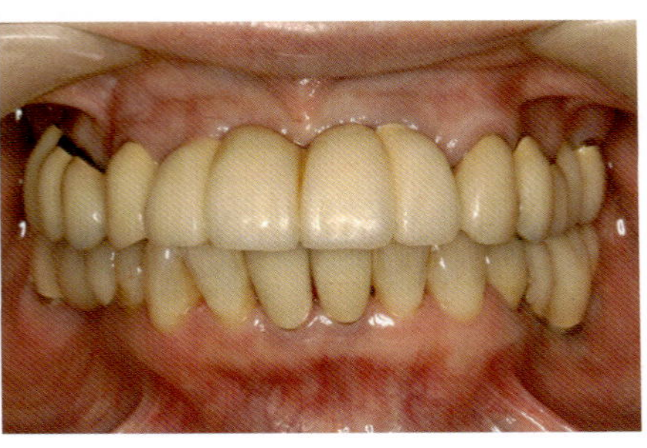

11-9 天然歯，インプラントともにプロビジョナルレストレーションを経て，上部構造を装着した．6| 部は骨高径，骨幅とも少なく，インプラント埋入は断念した．上部構造を後方カンチレバーのブリッジとしたが，患者の咬合力は小さく経過観察で対応することにした．
|7 部インプラントはプロビジョナル装着時に 30Ncm のトルクをかけたところ，ディスインテグレーションして ISQ 値が 56 から 50 へと減少したため，除去となってしまった．その後，|7 部に方向を変えてインプラントを再埋入し，|6 部にも追加埋入して治癒期間を経て上部構造を装着した

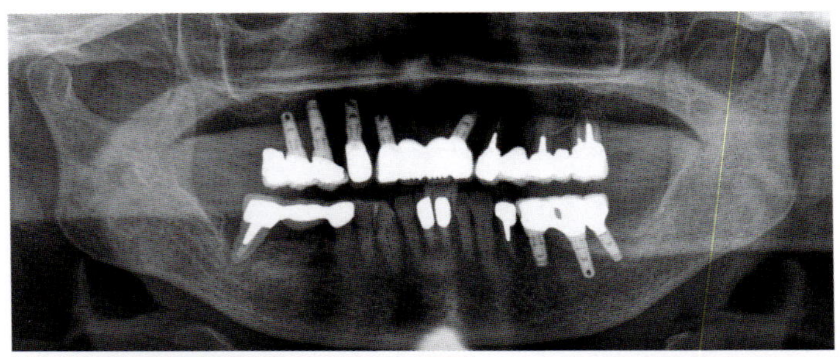
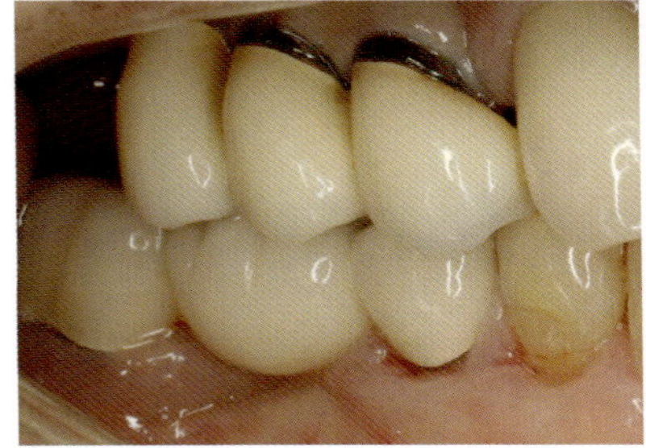
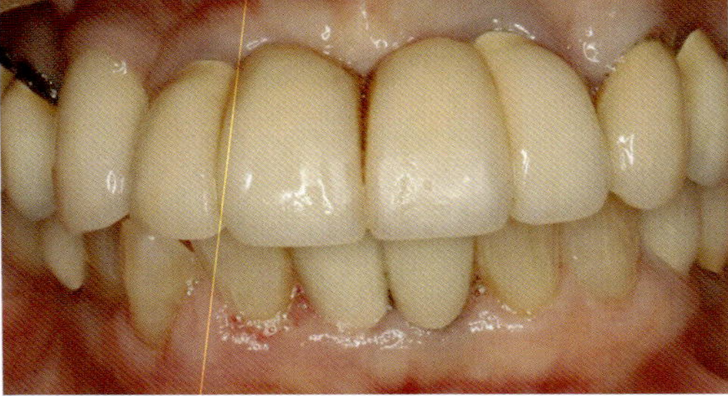
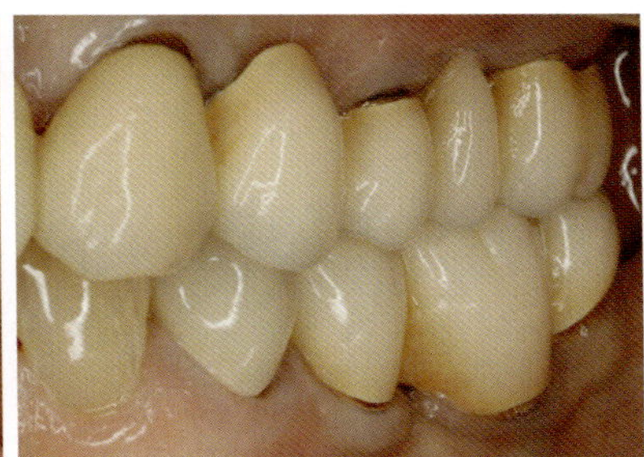

11-10 2023 年 11 月．19 年経過時．患者は 80 歳になったが，3 カ月ごとのメインテナンスには元気で通院してくれている．経過中に 3| が歯根破折により抜歯となってしまったが，インプラントのシングルスタンドで対応した．2024 年 6 月現在も，3 カ月ごとのメインテナンスは継続していて，患者の全身状態は良好である．19 年の経過のなかで喪失歯はこの 1 歯のみである．7| 遠心に垂直性吸収像が認められるが，メインテナンス時のポケット内クリーニングで対応している．ブリッジ自体の動揺は認められない．5 4| 部インプラント支台のカンチレバーブリッジは 20 年経過時点でも問題ない

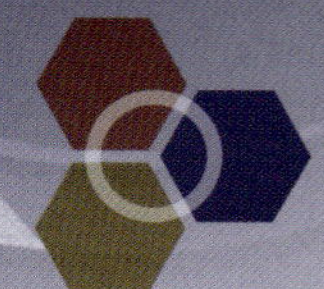

⑤骨増生

【ソケットリフト（クレスタルアプローチ）とサイナスリフト（ラテラルアプローチ）】

上顎洞内に骨増生（造成）を行う手法として，ソケットリフト（クレスタルアプローチ）とサイナスリフト（ラテラルアプローチ）があります．

私は，既存骨の高径が最小でも5mm程度存在する場合には，既存骨でのインプラントの初期安定を期待して，骨頂部からアプローチして上顎洞粘膜（シュナイダー粘膜）を挙上しテント状にした空間に骨補填材や自家骨などを填入して骨増生を行い，同時にインプラント埋入を行うソケットリフトを選択しています（**症例12**）．

一方，既存骨高径が5mmより少ない症例ではサイナスリフトを選択しています．

欠損部顎堤頬側の側方部から上顎洞底に到達するように骨切開を行い，そこから上方に向け方形に開創したウインドウから上顎洞底粘膜を挙上していきます．広範囲に大きな体積で骨増生が行えるため，複数本のインプラント埋入に対応できます．しかしながら同時埋入では既存骨量が少なく初期固定が期待できないため，約6カ月以上の治癒期間の後にインプラント埋入を行う待時埋入になります（**症例13**）．

ソケットリフトでは3～4カ月の治癒期間で上部構造が装着できるのに対して，サイナスリフトでは通常3～6カ月の骨治癒期間の後にインプラント埋入を行い約3カ月の免荷期間が必要ですので，最短でも約9カ月の治療期間が必要になります．

上顎洞底粘膜の構造は，「多列繊毛円柱上皮」「結合組織」「骨膜」の3層からなります．なかでも骨膜には，骨周囲に存在している間葉系幹細胞が含まれ，骨増生において求められる3つの特性（**図6**）のうち，骨形成能を有していることになります．

	定義	自家骨	他家骨	異種骨	人工骨
骨形成能 Osteogenesis	移植したものに骨形成細胞が存在し，新生骨が形成される能力	○	×	×	×
骨誘導能 Osteoinduction	周囲から骨芽細胞を誘導し，骨形成を促す（既存の骨組織以外に骨を形成することができる）能力	○	○ or △	×	×
骨伝導能 Osteoconduction	母床骨に存在する骨芽細胞を活性化し，骨形成を促す（既存の骨組織に沿って骨組織を増加させる）能力	○	○	○	△
			DFB, DFDB	Bio-Oss, Osteograft, BioCoral, ボーンジェクト	ネオボーン，セラソルブ，アパセラム-AX, ボーンタイト，ボンフィル，カルシタイト， セラタイト，オスフェリオン，サイトランス グラニュール

図6　骨増生において求められる3つの特性

症例 12　ソケットリフト

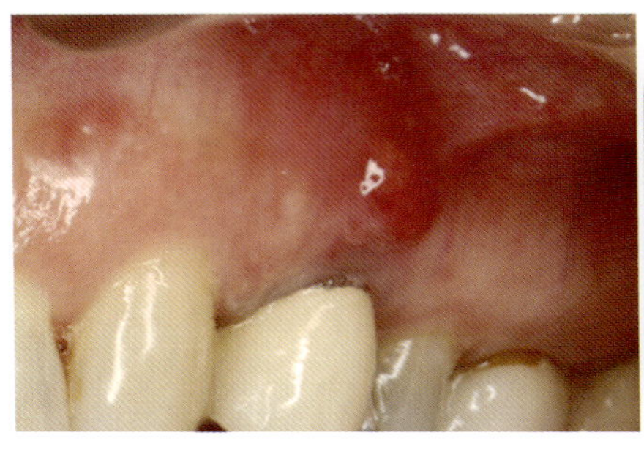

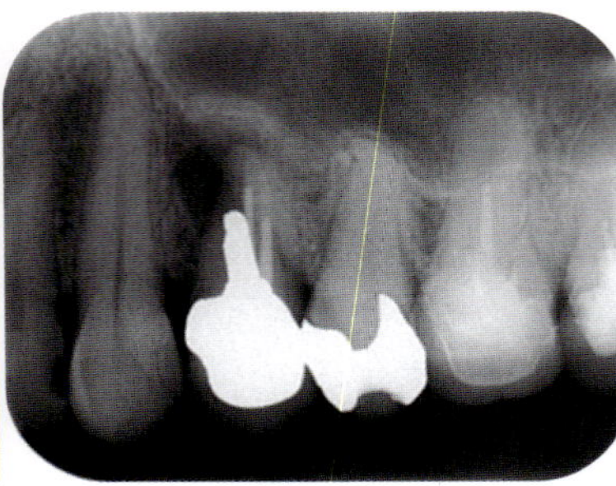

12-1　53 歳，女性．2013 年 12 月初診．「歯肉が腫れた」という主訴で来院．|4 部が歯根破折のため抜歯となりインプラントを埋入したケース．抜歯後の治癒を待って CT で評価したところ，ソケットリフトが必要と判断．嘔吐反射が激しく，歯科恐怖症の傾向のため鎮静も行っている．
デンタル X 線写真では，太いメタルコアが装着されパーフォレーションしている可能性と，その先端の根近心部に大きな透過像を認める

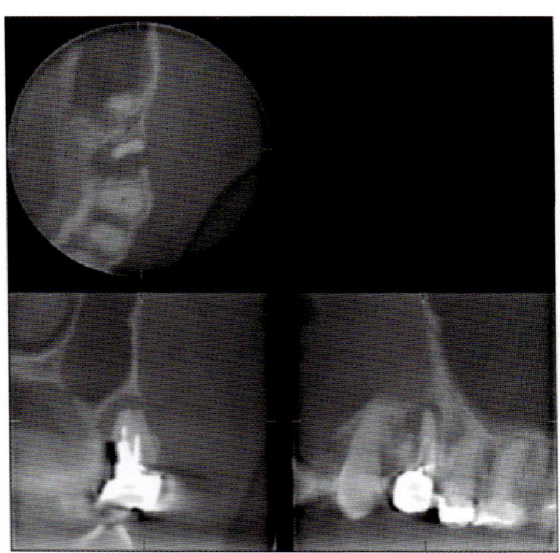

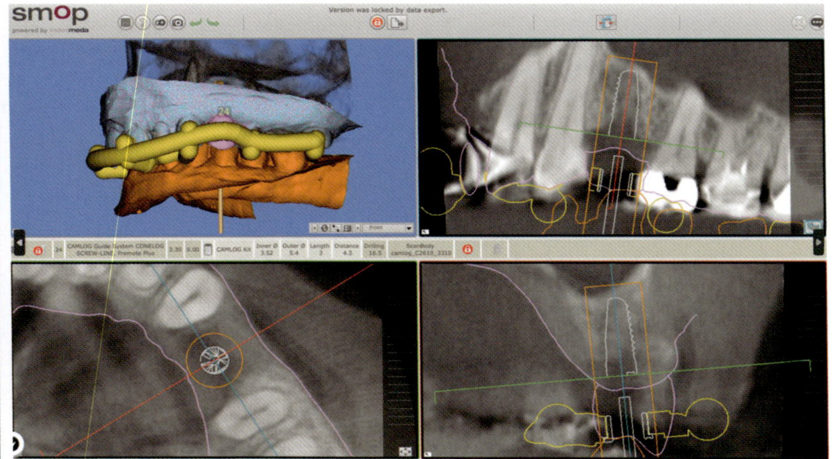

12-2　CBCT により診査を行うと，ポスト先端は口蓋側にパーフォレーションしていて根周囲に透過像を認め，さらに頬側歯槽骨がほとんど吸収しており，抜歯の診断となった．
抜歯後約 4 カ月待ち CBCT を撮影し，その DICOM データと上下顎スタディモデルの STL データを SMOP シミュレーションソフトでマッチングさせ，歯冠部形態をデジタルワックスアップで再現してプランニングを行った．既存骨の高さが 6mm 程度と少なく，ソケットリフトとインプラント同時埋入を計画した．SMOP シミュレーションソフト上では，使用するインプラント先端を上顎洞底ギリギリに配置して，ガイドドリルで上顎洞底直近まで形成できるようにした

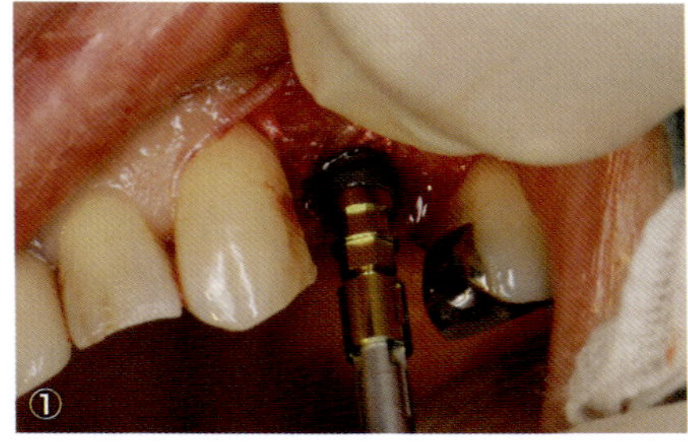

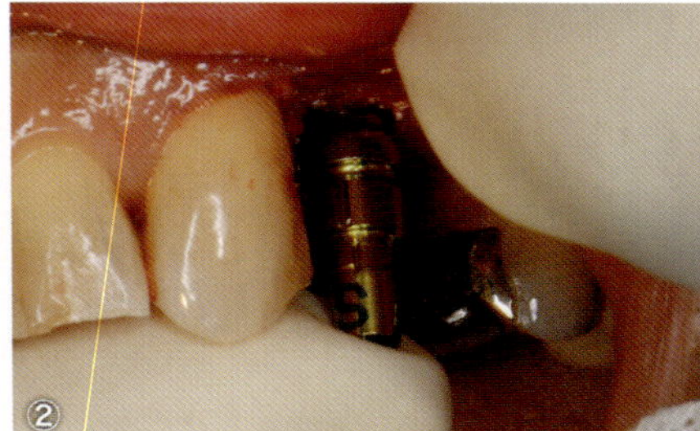

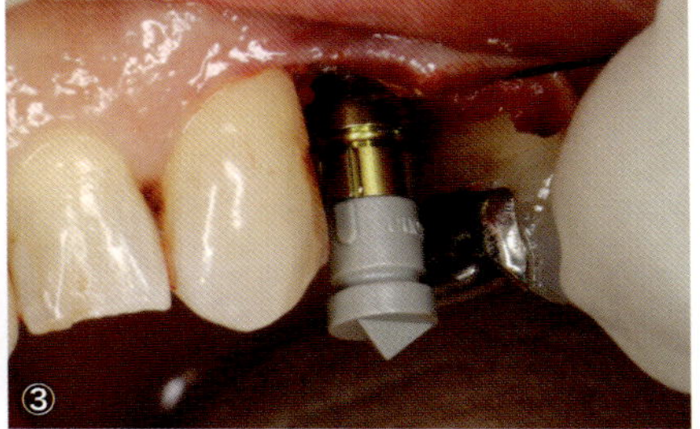

12-3　① SMOP シミュレーションソフト上でインプラントのポジションを上顎洞底にぴったり当て，その位置まで Camlog ガイドドリルで形成し，その後フリーハンドで CAS-KIT（キャスキット）ドリルとピエゾサージェリーを併用して上顎洞底骨を削去し，上顎洞底粘膜（シュナイダーメンブレン）を破らないように緩め，さらに K2 バーティカルサイナスアプローチキットでシュナイダーメンブレンを必要十分に挙上する．そこに，サイトランスグラニュール（ジーシー）を填入しソケットリフティングする．インプラントの埋入トルクを正確に知るため，Camlog ガイドは使用せず，形成された骨孔に沿ってフリーハンドで埋入していく．この時点では，まだラフサーフェスが露出しているが，埋入トルクは 35Ncm を越えていた．②インプラントプラットフォームが骨膜部より少し深い埋入深度まで到達した．ISQ70 を記録したので，プロビジョナルでの早期荷重を決定した．IOS を行うためのスキャンポストを装着．③スキャンポスト上に，プライムスキャン（シロナ）用のスキャンボディを装着

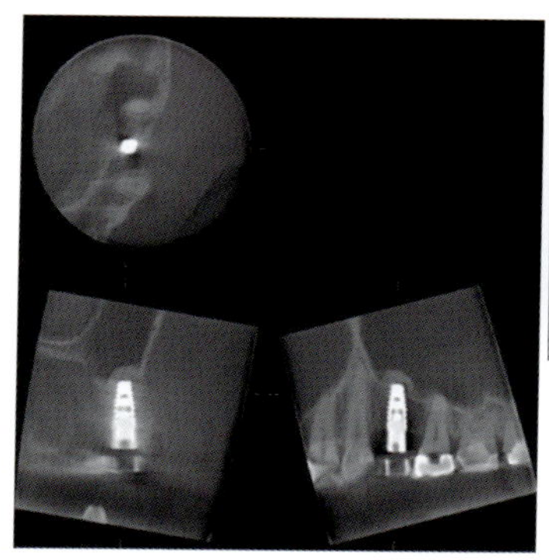

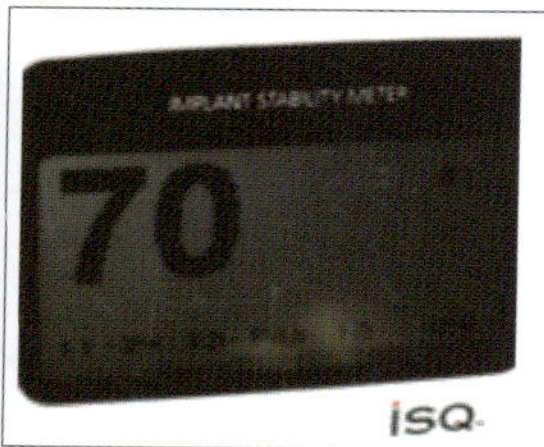

12-4 術後，ジンジボフォーマーを装着してCBCT撮影を行った．ソケットリフトはきれいなドーム状に骨補填材（サイトランスグラニュール）が確認でき，フリーハンド埋入であるがCamlogガイドスリーブ断面の位置からほぼ許容範囲に埋入できている．ISQ値は70を示した

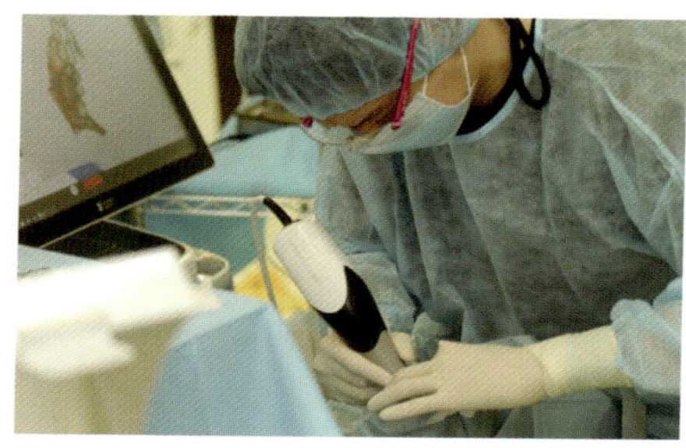

12-5 手術と同日にIOSによる印象採得
まず，インプラントのポジションの記録のため，粘膜骨膜弁が開いているところでインプラント上にスキャンポストとスキャンボディを装着して骨とインプラントの位置関係をスキャニングする．次いでジンジボフォーマーを装着して1回法として，縫合後に，歯肉の情報と下顎歯列，バイトの情報もスキャンする．セレックプライムスキャン（シロナ）を使用している

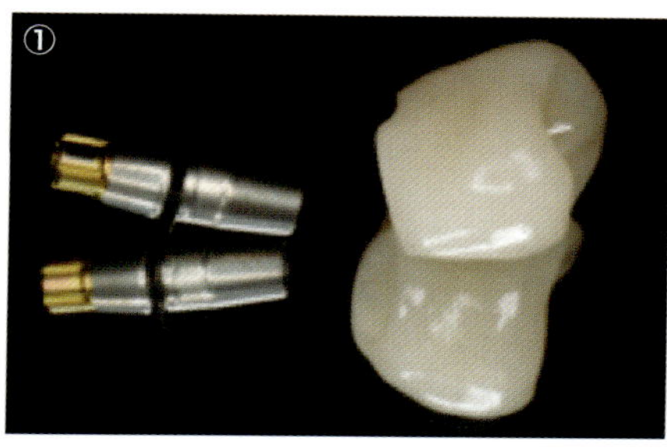

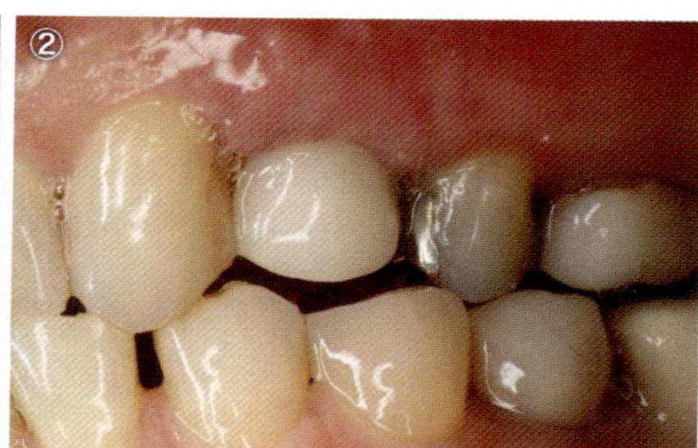

12-6 ①その情報を基に，セレックプランニングソフト上でクラウン形態をデザインし，プロビジョナル用ブロックを削り出し，チタンベースと接着してスクリュー固定．プロビジョナルクラウンを製作した．1週間後の抜糸時にジンジボフォーマーからプロビジョナルクラウンに変更し装着した．院内技工士が勤務する診療室であれば，同日の製作も可能である
②スクリュー固定のプロビジョナルクラウンを装着した状態．中心咬合位ならびに側方運動時も咬合接触は回避している．患者の咬合様式はシーケンシャルグループファンクションであり，側方運動時 |3 5 でガイドしている状態

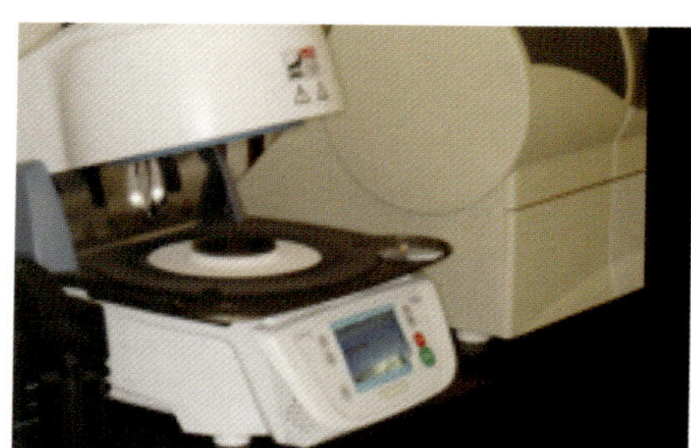

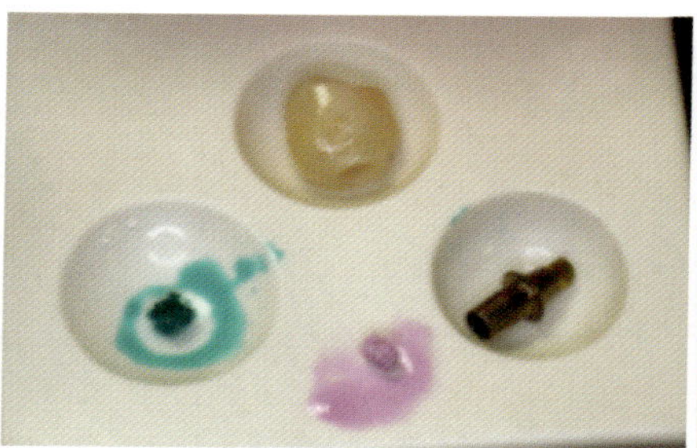

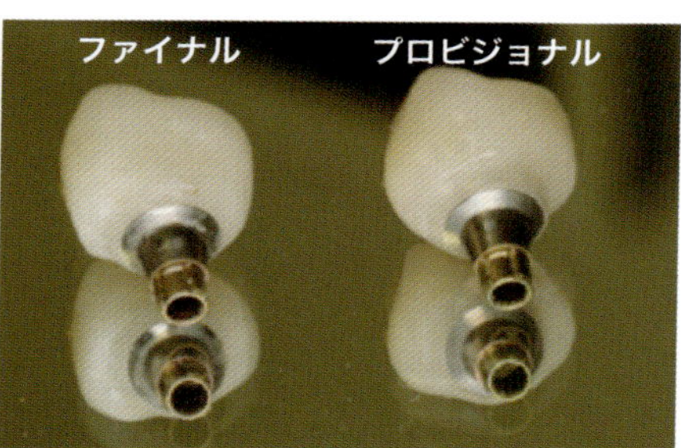

12-7 約6カ月，プロビジョナルクラウンを使用し，その後e.maxブロックを焼成してチタンベースと接着し，ファイナル上部構造を製作．プライムスキャンにはプロビジョナル製作時のデータが保存されているので，そのデータから若干の形態修正を行いデザインしたファイナルクラウンの形態を削り出す

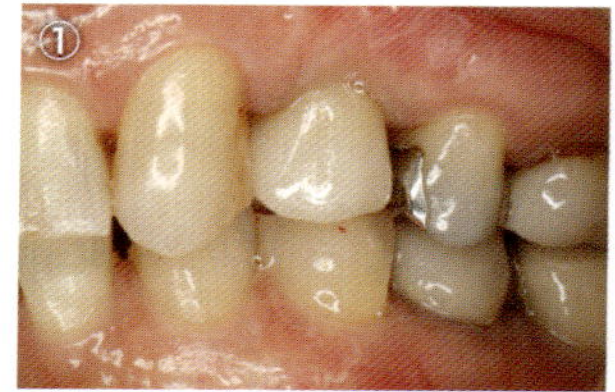

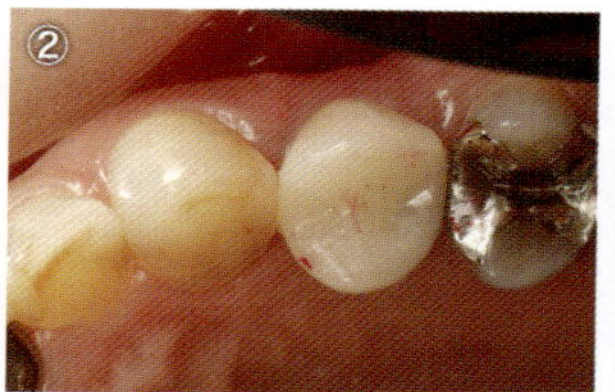

12-8 ①ファイナル上部構造装着後3年経過時の側方面観．中心咬合位の状態．歯間乳頭，歯頚ラインなど安定している．
②スクリューアクセスホールのCR充填も問題ない

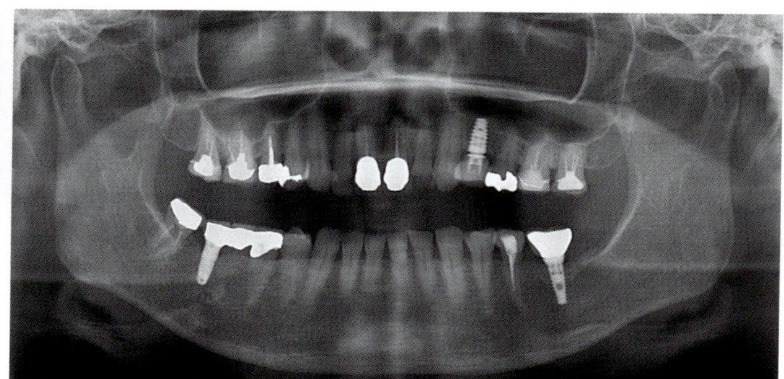

12-9 同時期のパノラマX線画像
プラットフォームスイッチングにより，インプラント頚部骨もきわめて安定している

症例 13　サイナスリフト（ラテラルアプローチ）

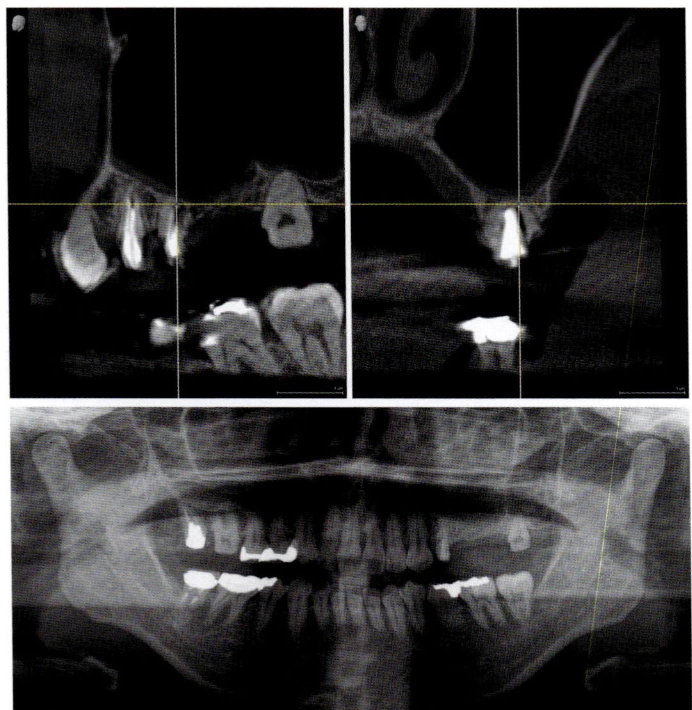

13-1　2023 年 6 月初診の 41 歳女性．|6 欠損の |457 支台ブリッジの脱離で来院．CBCT 診査の結果，|5 には歯根破折が認められ，抜歯となってしまった．|7 は生活歯で特に問題はない．上顎洞内はたいへん綺麗な状態で炎症所見は認められなかった．欠損部の骨高径は 2～3mm 程度であった．抜歯の約 4 カ月後，治癒を待ってパノラマ X 線撮影を行うと，抜歯窩の治癒は良好であった．治癒を待つ期間中に，歯周基本治療とカリエス治療などを行い，欠損部の治療方針を説明，相談した．患者の希望は可撤性より固定性であったが，ブリッジは |4 の歯根破折のリスクが高く，スパンも長く不適応であることから，サイナスリフトによる骨増生を含むインプラント治療を選択された

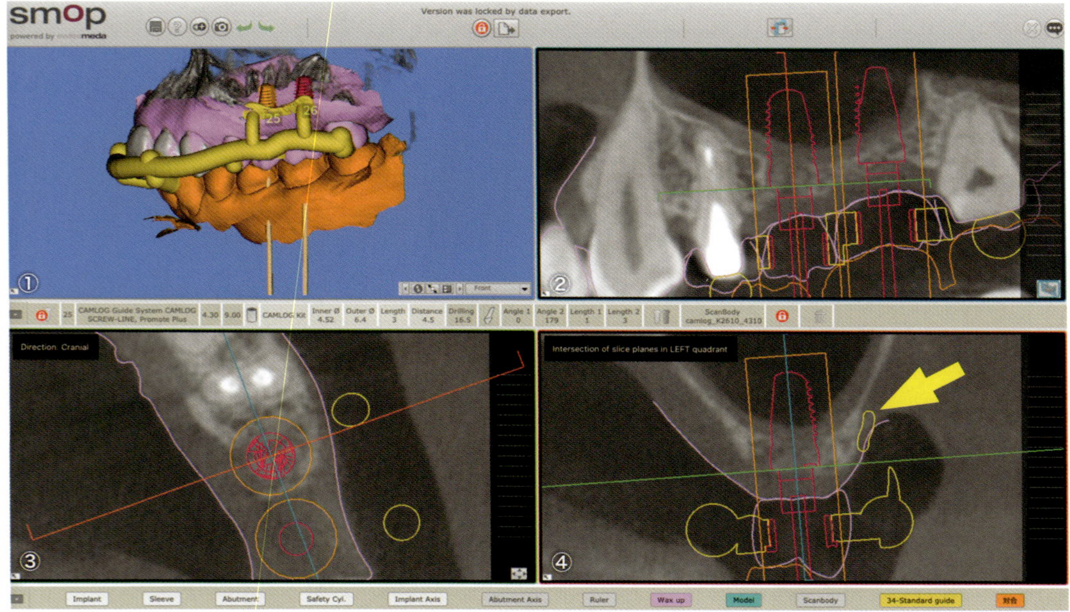

13-2　CBCT データを SMOP ソフトにインポートしてプランニングを行う．①まずシミュレーション画面上に配置されたデジタルワックスアップと対合歯の咬合関係が問題ないかチェックする．設置されたデジタルワックスアップの中央窩にスクリュー固定のアクセスホールが位置するように，かつインプラント長軸方向に咬合力がかかるように，インプラントシェーマのインプラント軸を調整する（本例では Camlog Guide System CAMLOG SCREW-LINE Promote Plus φ 4.30 L9.00 を使用予定）．②③プラットフォームをそれぞれ骨頂部に一致させ既存骨から突出した長さを骨増生量の目安とする．
④さらに頬側からの骨開窓の最下点のマーキングの指示を SMOP センターに依頼する．センターにてソフト上で製作した SMOP ガイドでは，上顎洞底最下点で骨切りの目安となるプレートが確認できる．矢状面でも骨面に沿ったプレートの断面が確認できる（矢印）．このプレートに沿ってピエゾサージェリーを使用して骨切りを行う

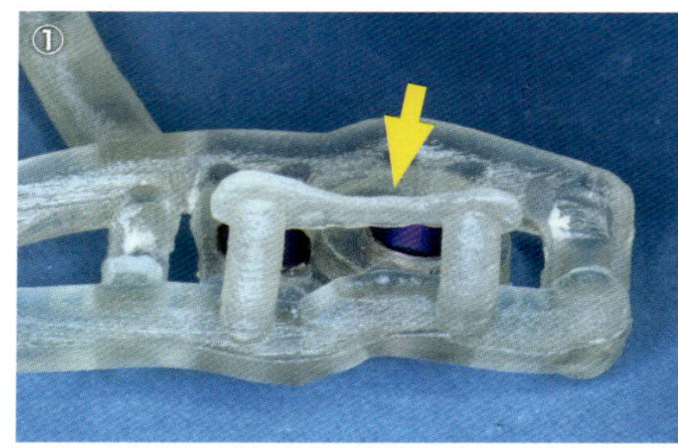

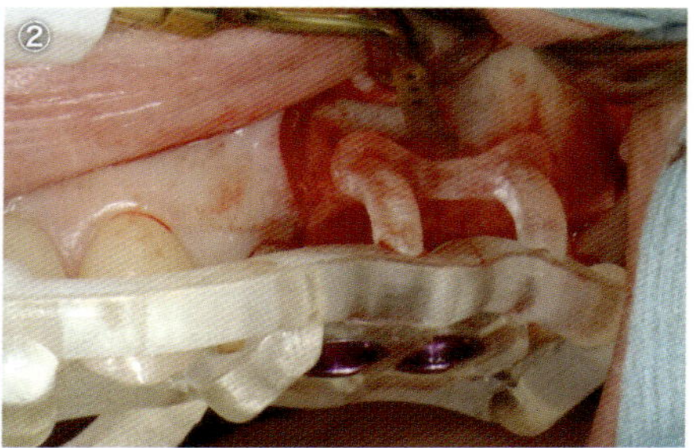

13-3　①SMOP シミュレーションソフトでプランニングを行い 3D プリンターで完成した SMOP ガイド．インプラント埋入のスリーブとサイナスリフトのための骨切りのマーキングプレート（サイナスラテラルアプローチ用ウインドウプレート）が設置されている（矢印）．②骨開窓予定部位より大きめの粘膜骨膜弁を形成して SMOP ガイドを装着．適合はきわめて良好で，骨切りのガイドプレートに沿ってピエゾサージェリー OT7 チップにて骨切りを行っていく

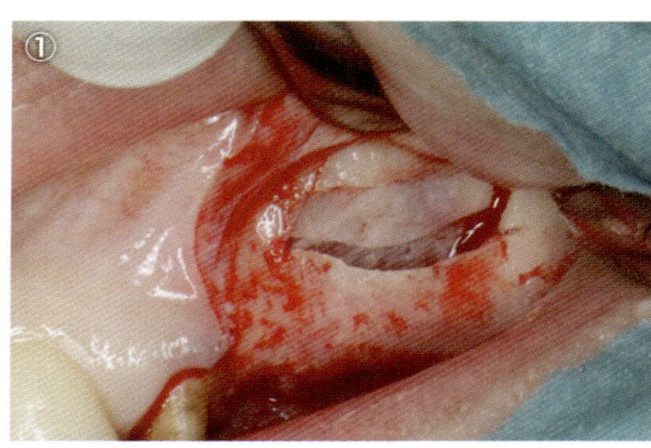

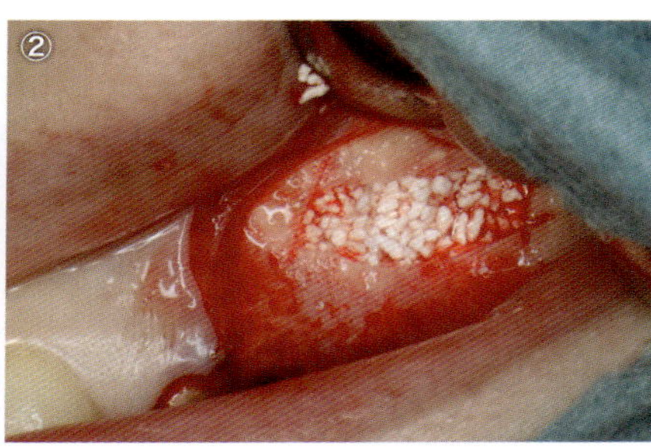

13-4　①頬側骨を方形にカットした状態．少し上顎洞に向けて折り曲げているので上顎洞粘膜（シュナイダーメンブレン）が確認できる．②カットした頬側骨は除去し，粉砕してサイトランスグラニュールに混ぜた．注意深く上顎洞内側へ洞底粘膜を挙上し，できた空間にサイトランスグラニュール M 2g を填入した

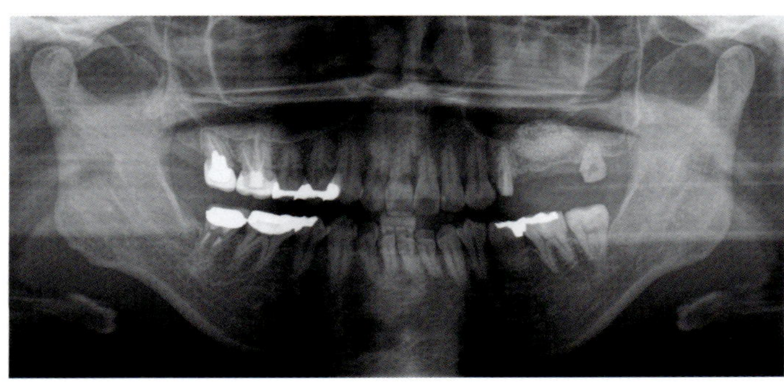

13-5　術後，必要十分な骨増生量が確認できる．上顎洞内に骨補填材の漏洩や洞底粘膜の肥厚は認められない

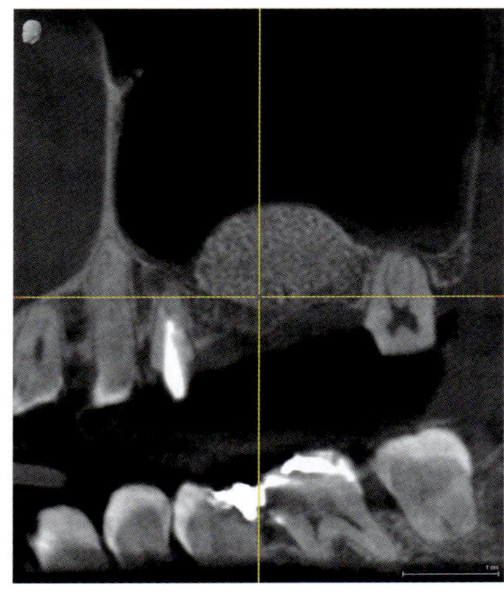

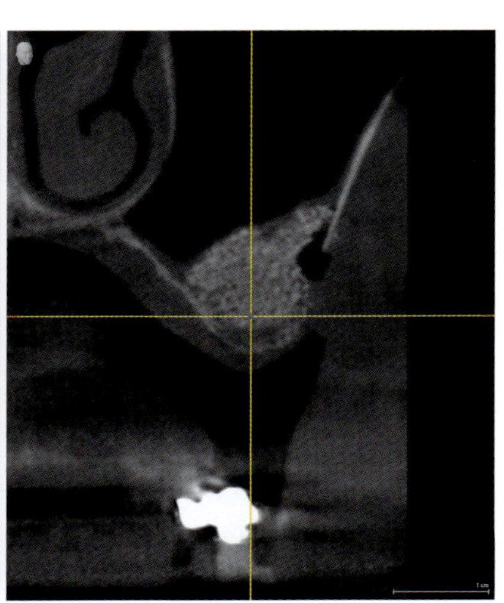

13-6　術後約 6 カ月経過時．上顎洞内は綺麗な透過像を示しており炎症所見は認められず，自覚症状も全くない．骨補填されたサイトランスグラニュール顆粒の緻密化が確認できる

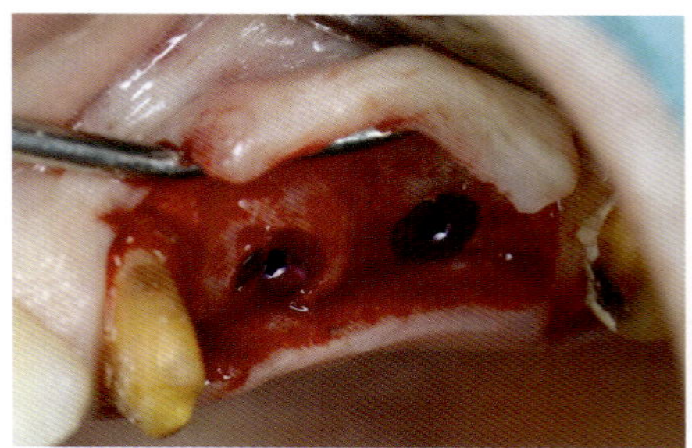

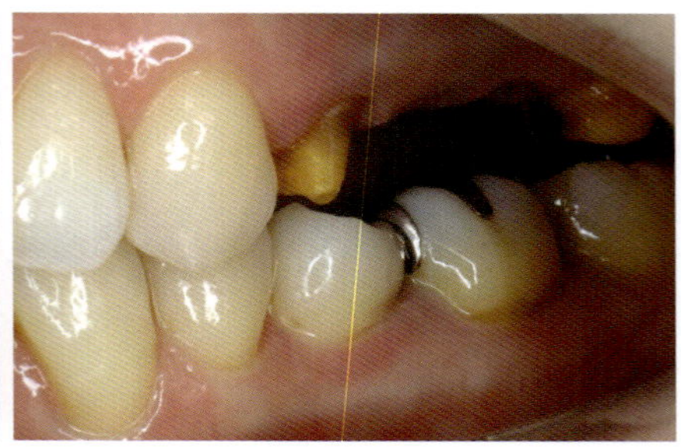

13-7 さらに 5 カ月経過後にインプラント埋入を行った．サイナスリフト手術時に使用した SMOP ガイドを，骨切りガイドプレートを除去して使用し，インプラントをガイド埋入している

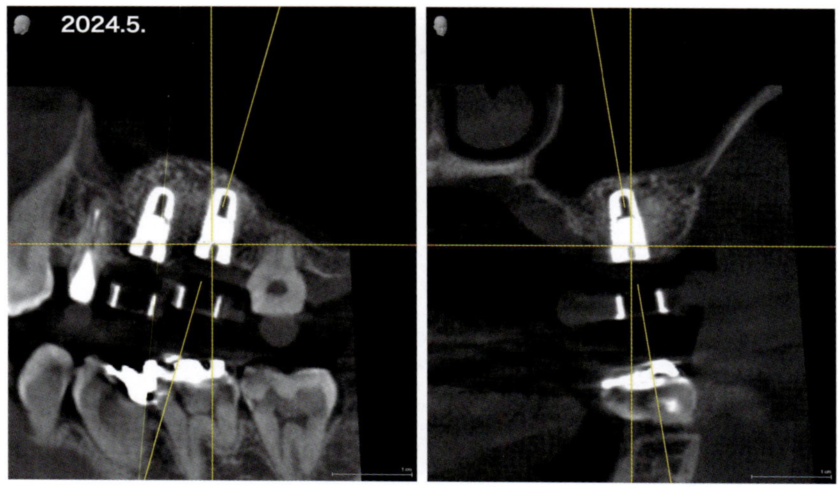

13-8 インプラント埋入直後．SMOP ガイドを口腔内に装着して CBCT 撮影を行った．増生した骨内にインプラントが収まっている．SMOP ガイドを使用したインプラント埋入を行っていて，ガイドスリーブとインプラントの位置関係が一致していることが確認できる．上顎洞内に異物は確認できず上顎洞粘膜の肥厚も確認できない

【上顎洞の診断】

上顎洞内にソケットリフトやサイナスリフトにより骨増生を行う場合，術前診査として CBCT の活用は必須になります．

まず既存骨量を観察して最小骨高径を計測します．既存骨高径が 5mm 以上ならばソケットリフト，5mm 以下ならばサイナスリフトを選択します．筆者はソケットリフトならインプラント同時埋入，サイナスリフトならほとんどの場合，待時埋入を行います．

次に上顎洞底粘膜（シュナイダーメンブレン）について，粘膜の厚さ，肥厚の程度などを診査します．筆者の臨床経験では，喫煙経験者の場合，現在は禁煙していても粘膜の柔軟性が乏しく，粘膜挙上がたいへん困難になる場合があり，粘膜裂開のリスクが高いと考えています．

さらに花粉症やアレルギー性鼻炎の既往がある場合，その炎症のピーク時にCBCT撮影を行うと洞底粘膜の肥厚が確認できます．炎症が寛解すると肥厚も消失する場合がほとんどで，洞底粘膜の状態を注意深く観察して手術のタイミングを見極めることが重要となります．洞内の広範囲に著しい不透過像が確認できる場合，耳鼻科との対診が必須になります．貯留嚢胞など病態診断がつく場合もあり，耳鼻科での治療が優先されます．

また，上顎洞内の中隔の存在にも注意が必要です．中隔の高さや洞内の位置関係を確認するわけですが，中隔も単純な一壁のものから複雑な形態で数室を形成するものまであり，粘膜の挙上が可能どうかの診断になります．残存歯歯根と洞底との関係も確認します．根尖病変が洞内に侵入している場合は根管治療が優先されます．

そして，後上歯槽動脈の位置確認も忘れてはなりません．上顎骨内には前・中・後上歯槽動脈が走行しますが，後上歯槽動脈は上顎洞頬側壁の内側に走行して開窓時に損傷する危険があり，位置関係を十分に診査する必要があります．上顎洞内の上顎洞粘膜は「多列繊毛円柱上皮」「結合組織」「骨膜」で構成されています．上顎洞内の骨増生には十分な注意が必要です（**図7，8**）．

症例14は，2022年3月初診の，59歳女性です．⌊4 6 支台ブリッジの⌊6 が破折して抜歯となりました．パーシャルデンチャーを装着していましたが，違和感からインプラント治療を希望されました．下顎左側のインプラントは，2014年に当院で治療したものです．

症例15は，2023年6月初診の60歳女性です．⌊5 6 7 欠損部に他院製作のパーシャルデンチャーを装着していましたが，違和感から固定性の補綴装置を希望して来院されました．

【粘膜穿孔の原因】
- 骨窓の設置位置，大きさ
- 粘膜剥離時
- 歯根の突出部
- 隔壁，隆起
- 骨窓の骨切り時
- 内面の粗造
- 骨補填材填入時
- 喫煙
- 上顎洞根治手術の既往

など

【上顎洞粘膜穿孔の頻度】
- 38%（37/98sinuses） Jensen J, et al.[8]
- 13%（12/91sinuses） Karabuda C, et al.[9]
- 21.9%（104/474sinuses） Hernandez-Alfaro, et al.[10]
- 粘膜穿孔の有無は予後に影響しない Keller, et al.[11] Kasabah, et al.[12]

図7 上顎洞粘膜穿孔の原因と頻度
上顎洞粘膜穿孔の原因は種々であり，術中は細心の注意が必要である．
穿孔の発生頻度はさまざまであり，術者の経験，技量が影響すると考えられる

穿孔の大きさ	インプラントの成功率（%）	有意差
＜5 mm	97.14	なし（＜5 mm と 5～10 mm）　あり（＜5 mm と ＞10mm）
5～10 mm	91.89	あり（5～10 mm と ＞10mm）
＞10mm	74.14	

図8 上顎洞粘膜穿孔修復術と同時に埋入されたインプラントの予後（Hernández-Alfaroら[10]より）
5mm以内の穿孔なら，修復術の成功率も高く，10mmを越えると修復術も困難を極めることがうかがわれる

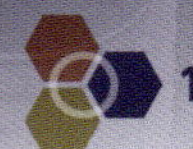

症例 14　上顎洞の診断（貯留嚢胞）

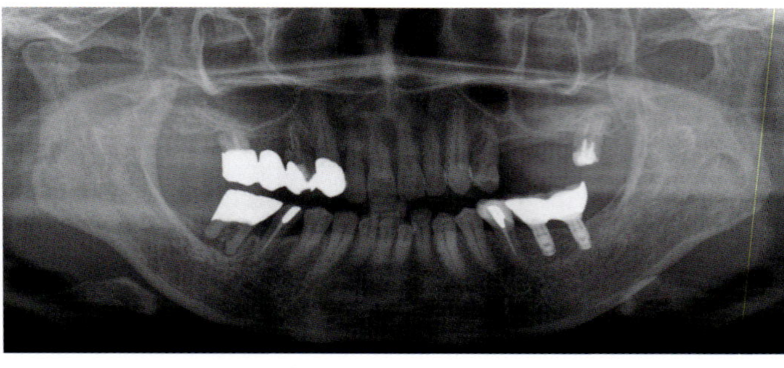

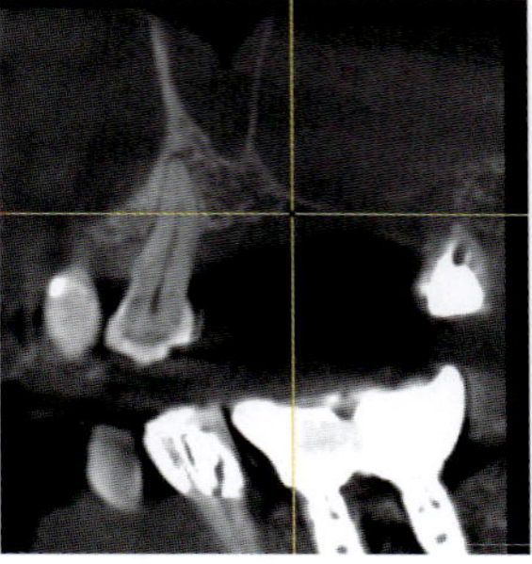

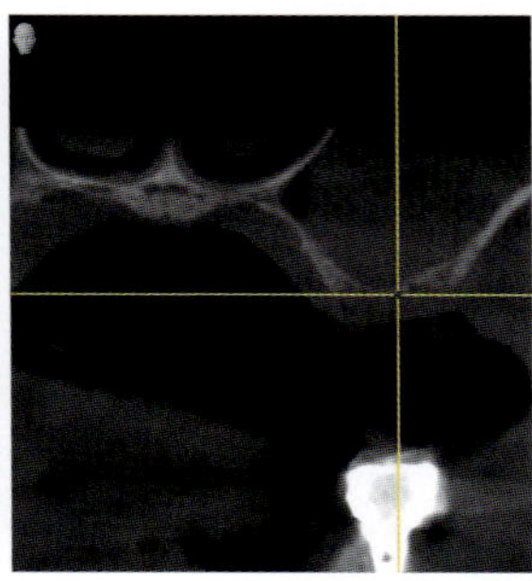

14-1　2022 年 10 月．⌊6 抜歯後約 7 カ月．
⌊4 部は骨高径が 6mm 程度あるが，上顎洞内に高い中隔が存在する．⌊6 部は既存骨高径が 1mm 程度しか残っていない．パノラマ X 線および CBCT 画像でも上顎洞内に不透過像が広範囲にわたって確認できる．問診では，花粉症があるが自覚症状はないとのこと．この状態では上顎洞にに骨増生を行うことはできないため，耳鼻科に対診した．耳鼻科からの返書では「左上顎洞下方 1/2 に及ぶ比較的大きな貯留嚢胞ならびに ⌊7 根尖性歯周炎で上顎洞下壁の菲薄化ならびに欠損が認められ，歯性上顎洞炎の疑い．骨増生処置で貯留嚢胞が潰れた場合，感染のリスクか考えられる」といった内容であった．患者と相談のうえ，耳鼻科での除去療法を依頼すると同時に ⌊7 の根尖病変のある頬側 2 根を分割抜歯することにした

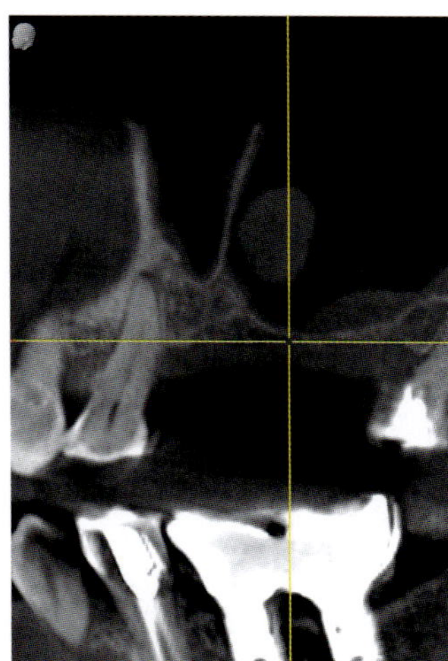

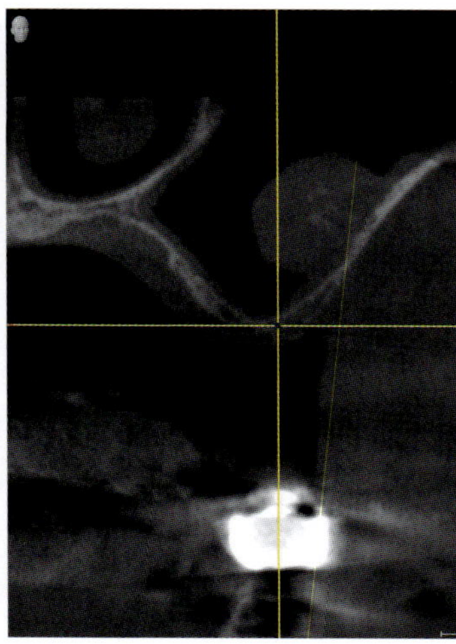

14-2　2023 年 6 月．耳鼻科より治療完了の返事を受けて CBCT 撮影を行った．⌊5 部の上顎洞中隔前方部の洞底粘膜の肥厚は改善されたが，⌊6 部の中隔後方部には部分的に貯留嚢胞が残存していた．この状態ではサイナスリフト施術時にリスクが伴うと判断して，患者と相談のうえ，再度耳鼻科での完全除去を依頼した

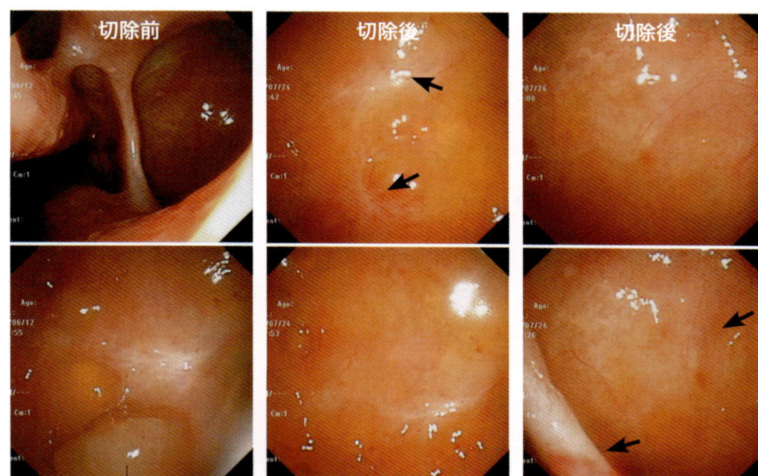

14-3　耳鼻科ではファイバースコープ下に切除している（矢印部）

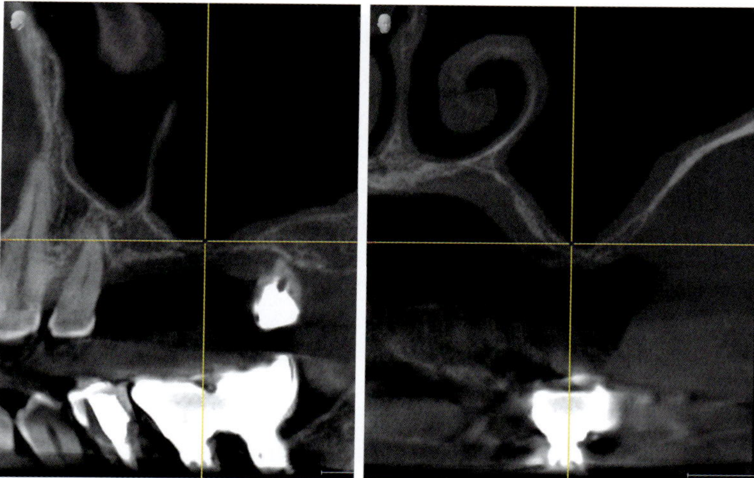

14-4　2023年7月．耳鼻科での治療終了を待ってCBCT撮影を行った．たいへん綺麗な上顎洞が確認できた．なおCBCTはすべて最小サイズでの撮影としている

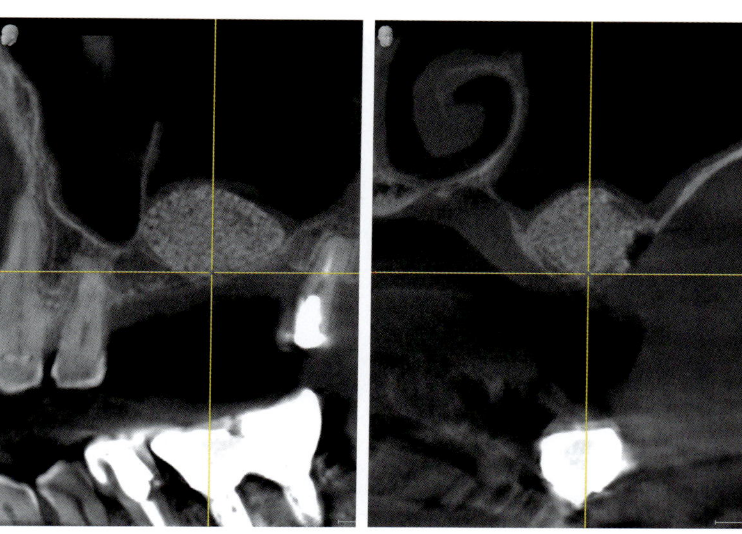

14-5　2023年8月．ラテラルアプローチによりサイナスリフトを行った．SMOPガイドを使用して骨切りを行い，サイトランスグラニュール M 3g（ジーシー）を填入した．骨開窓部は吸収性メンブレンのサイトランスエラシールド（ジーシー）を使用して封鎖した

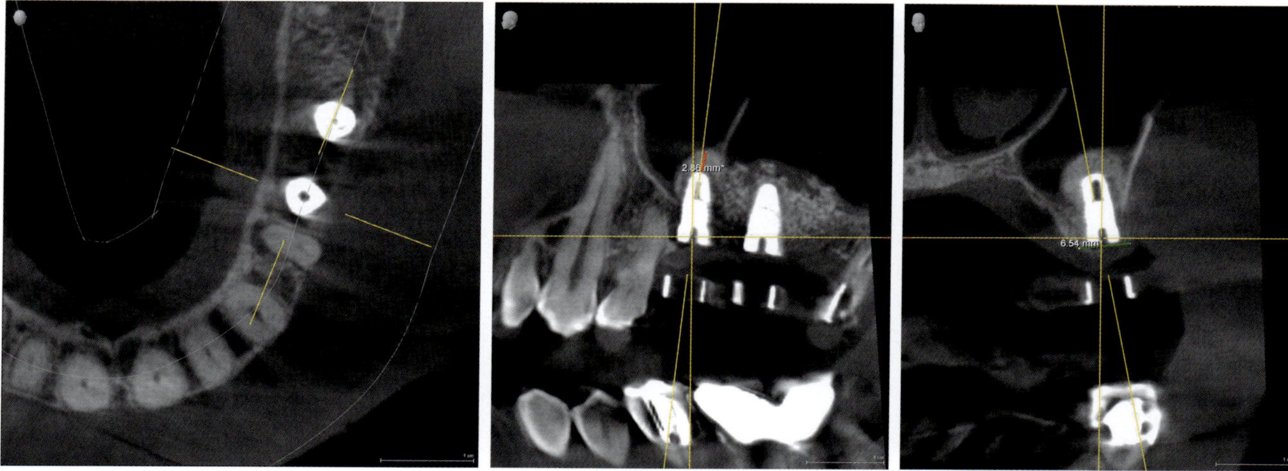

14-6　2024年5月．サイナスリフト終了後約9カ月でインプラント埋入を行った
患者は同年3～4月に花粉症を発症したため，埋入手術を5月まで延期した．|5 部上顎洞中隔前方部はソケットリフトによる骨増生とインプラント埋入を同時に行った．インプラント埋入後の初期固定は20Ncmで，骨補填材はサイトランスグラニュール S1.2g使用した．|6 部は骨様の切削抵抗感が得られ，初期固定は25Ncmであった．SMOPガイドスリーブの中央とインプラント軸がほぼ一致しており，精度よく埋入できた．約6カ月の免荷期間後，二次手術を経て上部構造装着予定である

症例 15　上顎洞の診断（後上歯槽動脈）

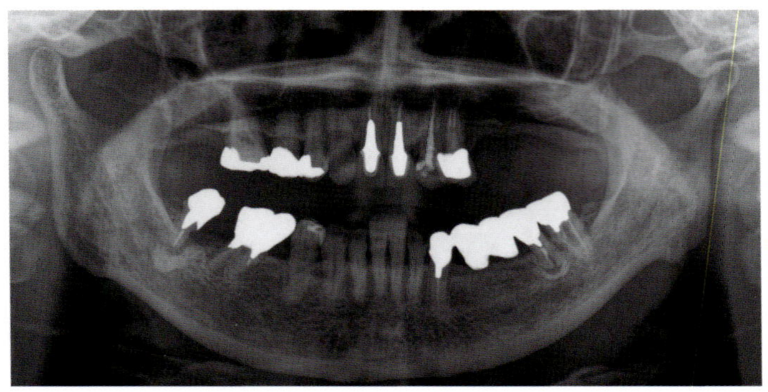

15-1　初診時．他院にて抜歯となった |5 の抜歯窩が確認できる．|6 7 部は残存骨高径が 3 mm 程度である．上顎洞内に不透過像，異物などは確認できない．左側顎関節頭に若干の変形が認められる．その他，鼻腔ならびに下顎顎骨内に異常所見は認められない

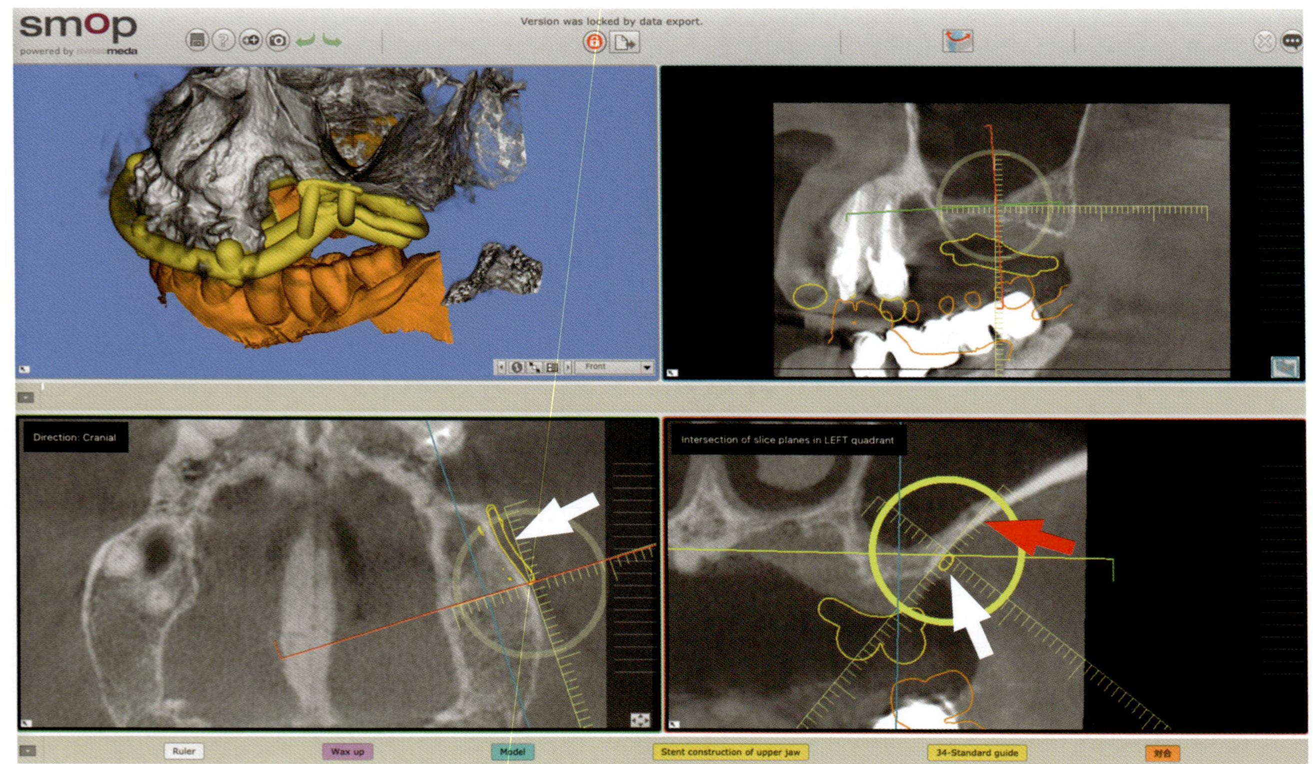

15-2　患者と治療方針の相談を行い，インプラント治療の場合には骨増生が必要となり，サイナスリフトの術式を選択するため治療期間が 9 ～ 12 カ月必要であること，術後に軽微な鼻症状を伴うこと，インプラント治療の特徴，術後のメインテナンスの重要性などを説明して同意を得た．
インプラント診査のため CBCT 撮影を行い，STL データを SMOP シミュレーションソフトにインポートした．上顎洞内は非常に綺麗でシュナイダーメンブレンの肥厚も認められない．しかしながら骨開窓部付近に後上歯槽動脈の走行が確認できた（赤矢印）．骨切り部下縁から動脈までの距離をソフト上で計測すると，約 5mm であった．白矢印は設定したサイナスラテラルアプローチ用ウインドウプレート

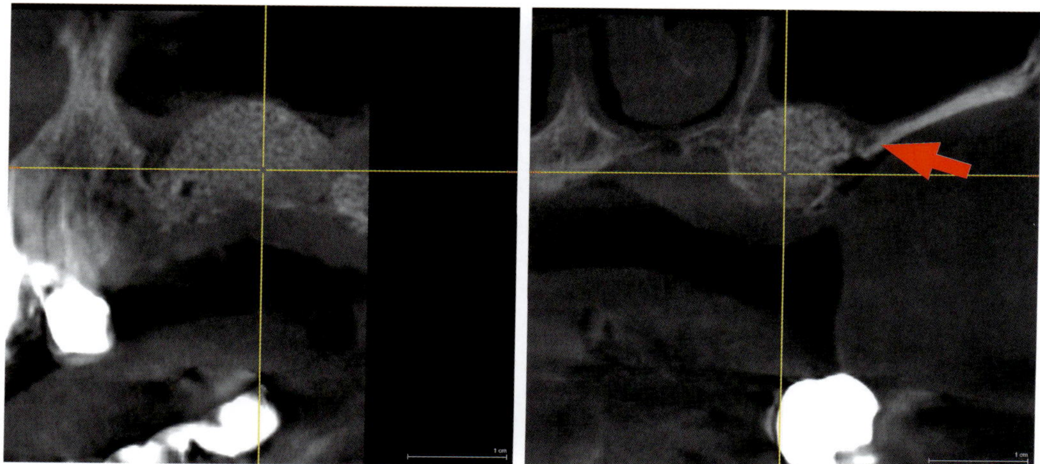

15-3 骨切りの方形開窓部下縁にSMOPガイドのサイナスラテラルアプローチ用ウインドウプレートを設定し，そこから約3mm上方で骨開窓の上辺を設定して骨切りを行った．後上歯槽動脈ギリギリのところで開窓できた（赤矢印）．サイトランスグラニュールM 3gと後方の上顎結節から採取した自家骨を混ぜて填入した．上顎結節骨採取部にもサイトランスグラニュールMを填入した

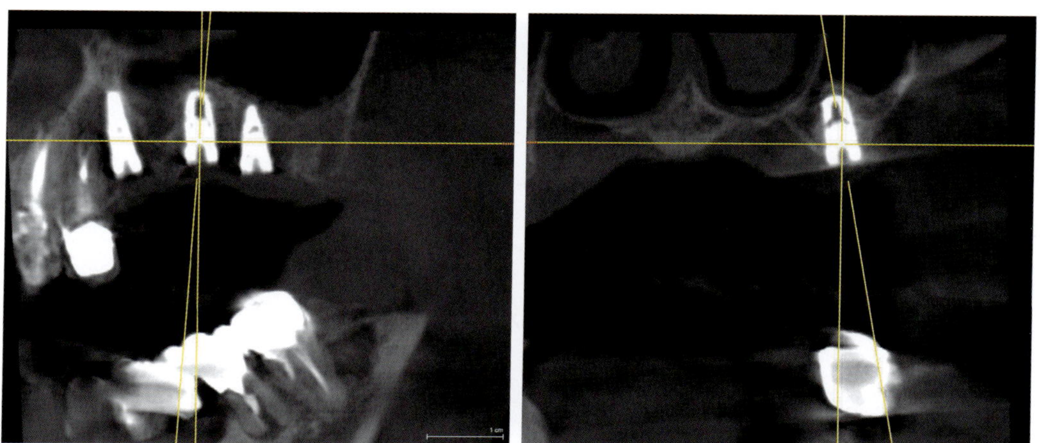

15-4 約6カ月の治癒期間を経て |5 6 7 部にインプラントを埋入した．|5 部は抜歯窩も十分治癒しており，埋入トルクは |5 で45Ncm，|6 7 は30Ncmであり，適正であった

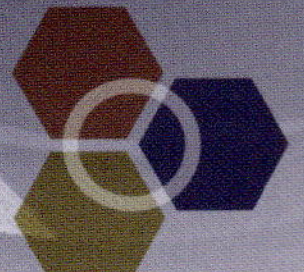

⑥硬い骨へのインプラント埋入

埋入する骨が硬い場合，ドリリングによる骨火傷やインプラントフィクスチャー埋入時のスタック（埋入途中で所定の深度に到達する前に，骨にフィクスチャーが噛み込んで，前進も後進もできなくなる状態）に注意しつつ，初期固定を得なければなりません．**症例 16** を例に見ていきます．

SMOP システムのシミュレーション画面で Show grey value の値が 1,063 と出ているように，皮質骨は非常に硬い骨であることがわかります．実際には，海綿骨領域は疎であって，皮質骨の部分が密で硬いことから，皮質骨にインプラントフィクスチャーのスレッドを噛み込ませていくことになります．

Camlog ガイドでは，フォームドリル（直径 3.8mm，長径 5mm）でまず形成し，パイロットドリル（直径 2mm，長径 7，9，11mm），フォームドリル（直径 3.8mm，長径 7，9，11mm），ガイドを外してプログレッシブドリル（直径 4.3mm，長径 11mm），デンスボーンドリル（直径 4.3mm）で 9mm 深さまで形成，タップドリルで 5mm 深度まで形成，が実際のプロトコルになります．

通常ならこれでインプラントフィクスチャー埋入となりますが，骨孔入り口付近と頬側の骨頂部から 2/3 程度の深度まで硬い骨に接するので，デンスボーンドリルとタップドリルを使用します．

症例 16　硬い骨へのインプラント埋入

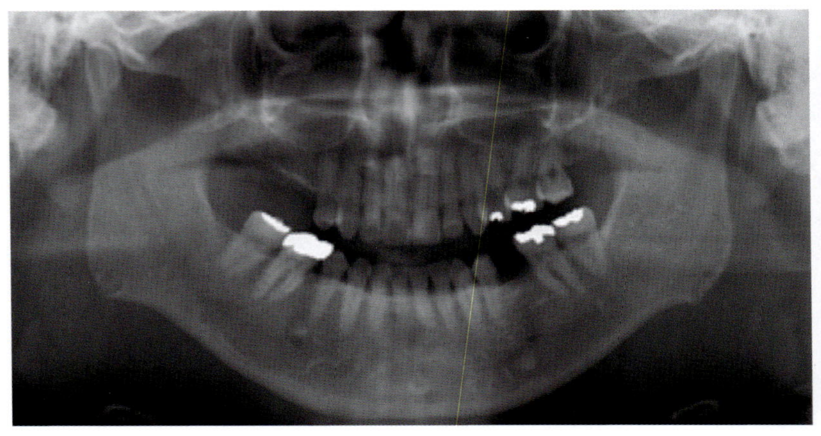

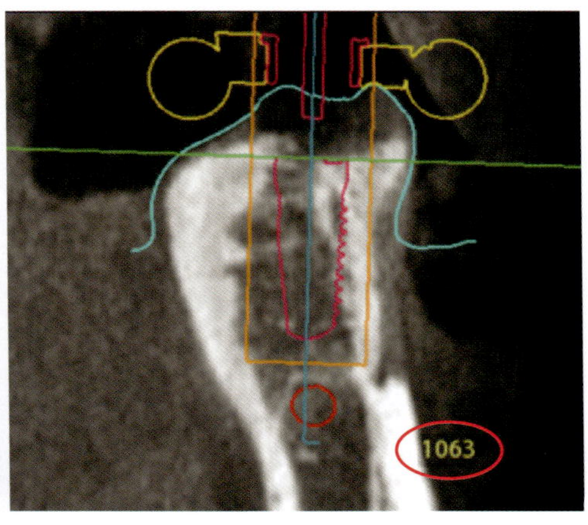

16-1　48 歳，男性，2020 年 3 月初診．5┌ 欠損部にインプラントを埋入の症例．
SMOP システムのシミュレーション画面上で，1,063 の数値．イミディエートファンクションを予定しているので，初期固定の喪失は避けなければいけない

インプラント埋入はフリーハンドラチェット埋入を行い，トルクを確認しながら埋入を進めていきます．埋入深度の半分程度で30Ncmを越えてスタックしたので，トルクレンチをフィックスして埋入を続けました．最終的なトルクは50Ncmを越えていると感じています．予定埋入深度まで埋入しISQを計測するとISQ74を記録しました．イミディエートファンクションが術前の計画通り可能です．

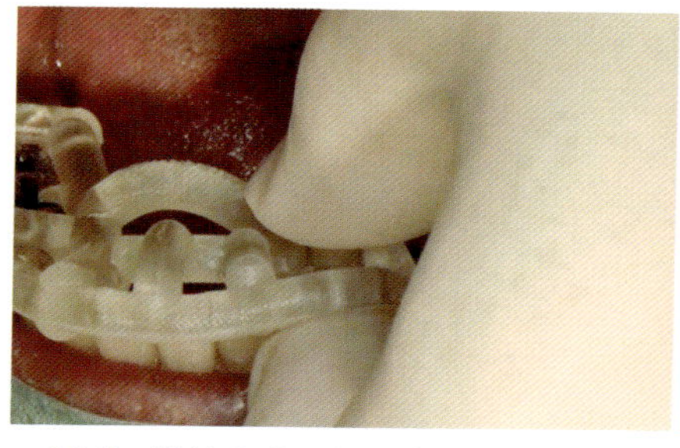

16-2　通法のCamlogガイドドリル使用後にタップドリルは深度は5mm程度で皮質骨貫通部のみ使用する．硬い骨用のデンスボーンドリルで形成を開始．次に，タップドリルでタップを形成．タップドリルは回転数が20回転に設定する

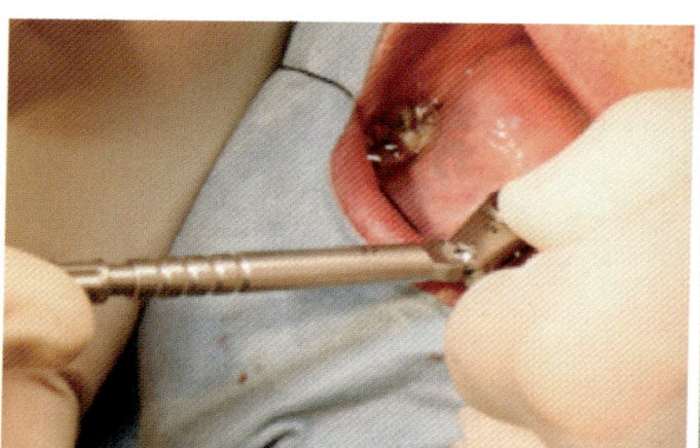

16-3　タップドリルで形成したタップに合わせてインプラントを埋入．20Ncm，30Ncmとトルク値が上がっていき，まだ埋入深度が浅い状態でトルクレンチが30Ncmに達した．トルクレンチをロックして，さらに埋入を続けるが，感覚的に50Ncmを超えたくらいで埋入完了

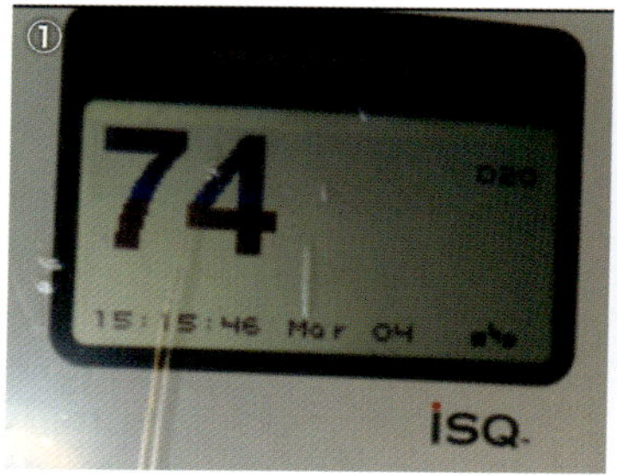

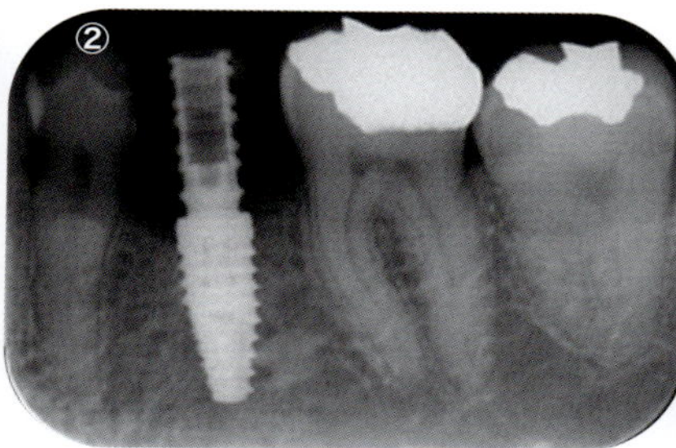

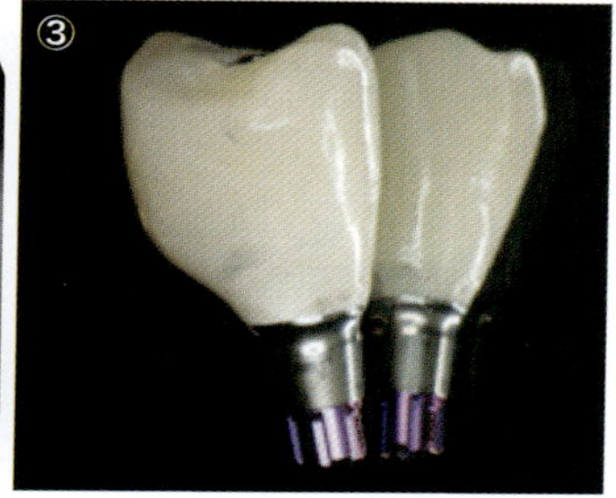

16-4　①ISQ値は74．イミディエートファンクション可能と判断．歯科技工士立ち会いのもと，exocadシステムで製作した，プロビジョナルクラウンとPEEK材をコーティングしたテンポラリーチタンベースアバットメントを，口腔内でCRレジンにて結合．②歯科技工士によりエマージェンスプロファイル部を即時重合レジンにて形態修正，研磨仕上げと行っていく．③完成したスクリュー固定プロビジョナルレストレーション

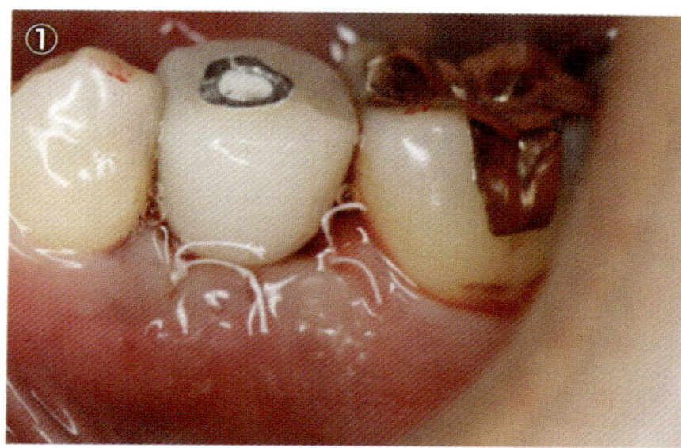

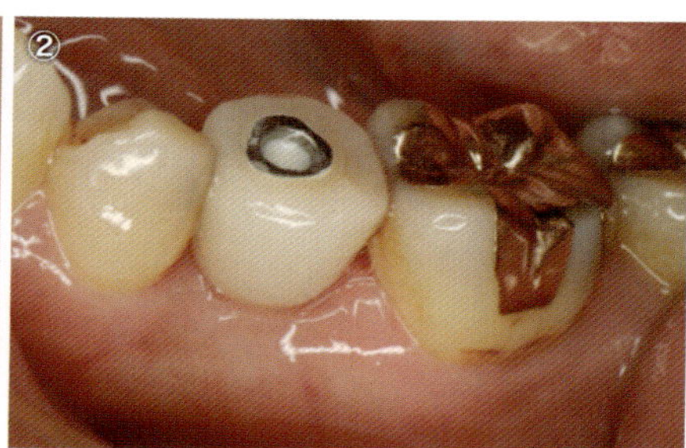

16-5　①インプラント埋入当日にプロビジョナルレストレーションを30Ncmのトルクで締結，装着した．抜糸は7日後に行う．咬合はキャンセルしている．②7日後の抜糸後．このプロビジョナルを約3カ月使用してファイナルに交換する．プロビジョナルではあっても，インプラント埋入当日に補綴装置が装着でき，患者満足度は高い

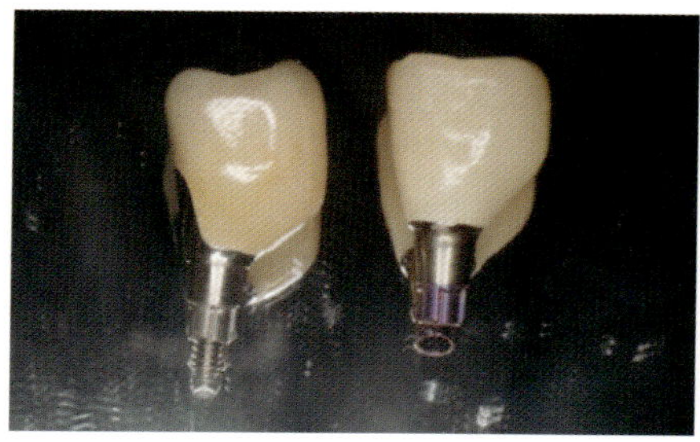

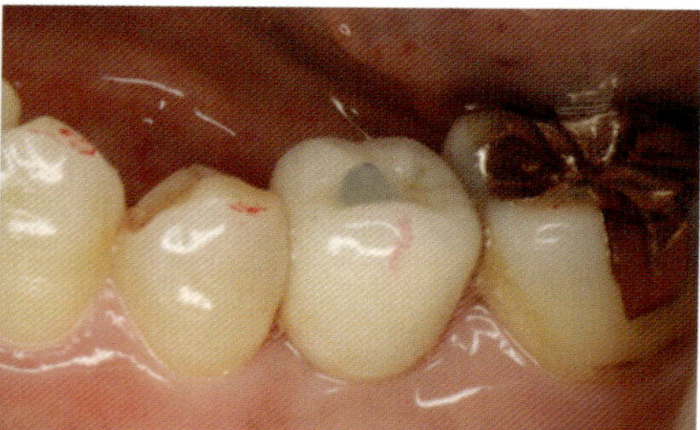

16-6　ファイナルレストレーション（左）と3カ月使用後のプロビジョナルクラウン（右）

16-7　ファイナルレストレーション装着後9カ月の状態．その後，4年4カ月経過したメインテナンス時も安定していた

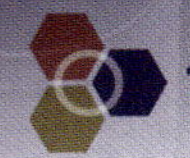

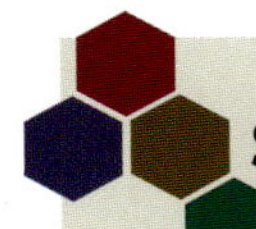

Step upのためのワンポイント14

exocadを使用した上部構造製作

イミディエートファンクションを行うには，埋入当日のプロビジョナル製作が必要となります．通常，院外技工の環境では，製作に時間がかかるため難しい工程となりますが，exocadシステムを用いることでその問題を解決できます．

CADデータで模型情報をすべてラボサイドと共有し，ラボサイドでプロビジョナルクラウン部とテンポラリーアバットメント部が製作されます（**図A**）．クリニックサイドでは，プロビジョナルクラウンとテンポラリーチタンベースポストの結合にはCRが用いられます．

このプロビジョナルの期間に歯間乳頭部が十分に形成されるので，最終補綴では歯間乳頭部は圧迫されず，貧血帯をつくることなく装着できることになります（**図B**）．

◆ラボにて

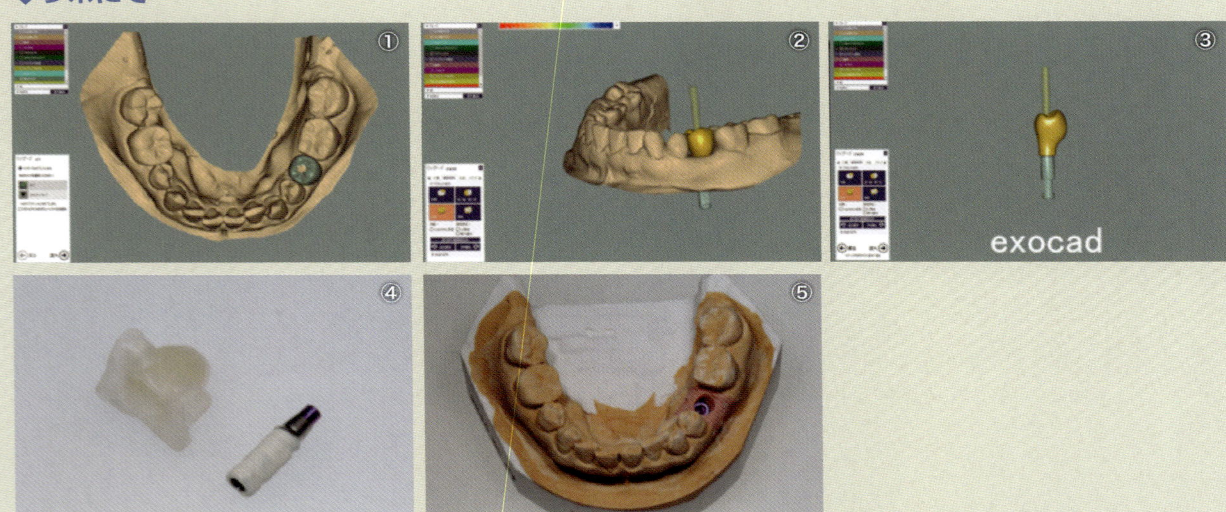

図A　①② CADデータ上での設計（咬合面観，側方面観）．③ Traditional Countoure設計．④ exocadにて設計されたクラウン部を製作．両隣在歯を利用して位置決めをできるようにしている．テンポラリーチタンベースポストにPEEK材をコーティングした状態．⑤術前模型をCADデータにより改変した状態の作業模型

◆口腔内

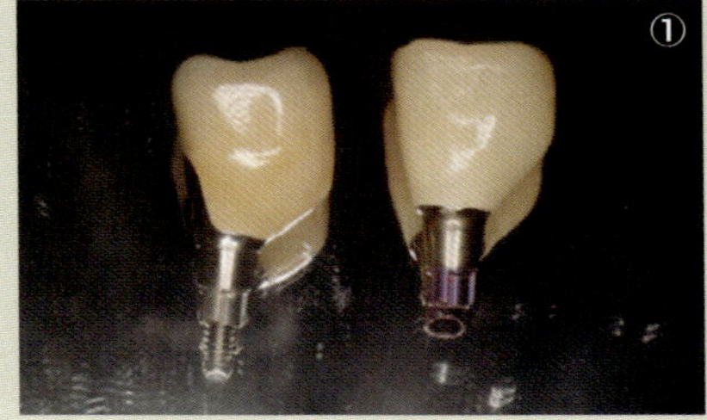

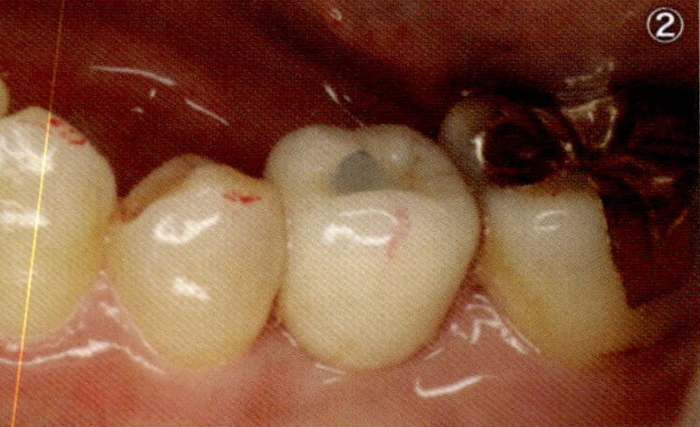

図B　①ファイナルレストレーション（左）と，3カ月使用したプロビジョナルクラウン（右）の側方面観．サブジンジバルカントゥアはプロビジョナルによって歯肉が形成され，CADデータによりプロビジョナルを製作したため，エマージェンスプロファイルはほぼ同じ形態となっている．②ファイナルレストレーション装着後9カ月経過時．歯間乳頭部は安定している

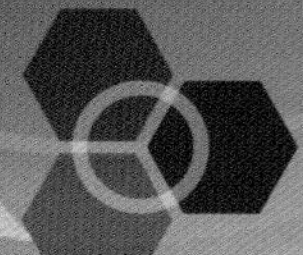

2．長期経過症例から考えるIOD/IARPDに求められるコンセプト

①天然歯との連結の是非

ここからは，当院でのインプラント治療の長期経過から，IOD，IARPDに求められるコンセプトを検討していきます．まずは，天然歯とインプラントの連結について，2つの症例から考えていきます（**症例1，2**）．

私は1987年からインプラント治療を行っていますが，現在でも経過を追えている当時の症例が5例あります．**症例1**はその一例で，1988年にブリッジ支台の|7が歯根破折で抜歯となり，インプラントを1本埋入し，前方の天然歯と連結したブリッジとしたケースです．

現在では，インプラントと天然歯を連結してはいけないという原則があるわけですが，当時のインプラント補綴のプロトコルでは，下顎臼歯部欠損の場合「ブリッジの形態で最後方のインプラント前方部に1歯分のポンティックを製作して前方の天然歯と連結する」とされていました．その後，1990年頃を境に「歯根膜がなく骨とオッセオインテグレーションしているインプラントと歯根膜のある天然歯では，被圧変位量が違うので連結しないほうがよい」とされるようになりました．また，健全なエナメル質を削ってブリッジにすると，インプラント治療のメリットを半減させることにもなります．この症例では|5がすでに失活していたこともあり，当時の補綴プロトコルどおりポンティックを設定して|7部インプラントと連結することとし，経過観察としました．現在36年が経過しますが，インプラント頚部のマージナルボーンロスは全く見られません．被圧変位量の違いについては，下顎骨のたわみによって，生体としてアダプテーションしているのではないかと考えています．

症例1　前方天然歯とインプラントの連結

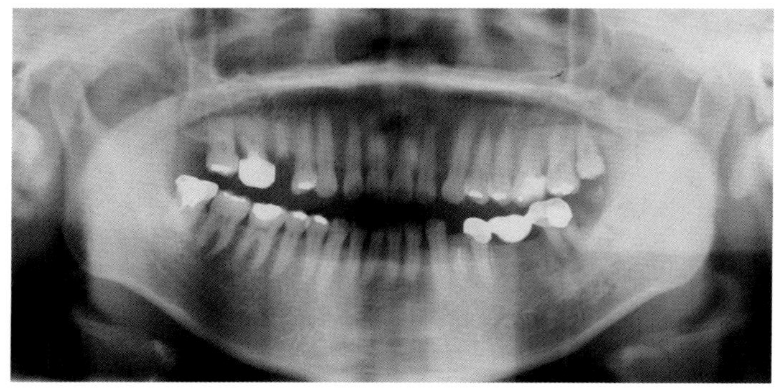

1-1　1988年初診の42歳女性．ブリッジ支台の|7が歯根破折で抜歯となり，インプラントを1本埋入している．|5が失活歯であるため，ブリッジ形態の上部構造を装着して，天然歯とインプラントが連結された状態で，経過観察を続けている

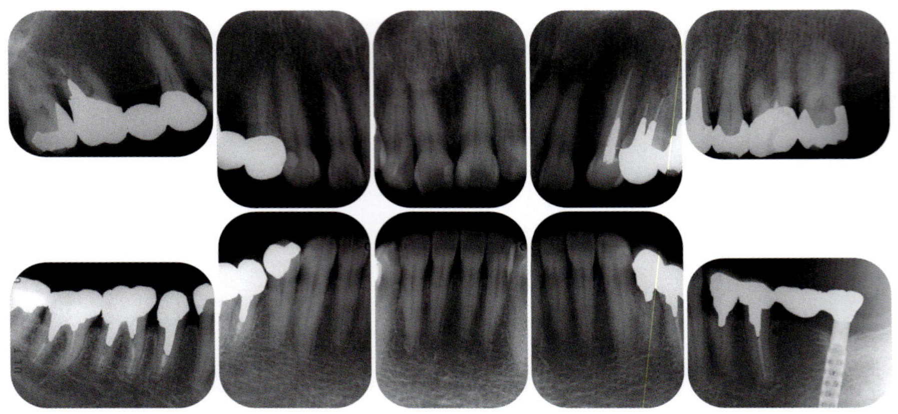

1-2　2005 年 8 月．17 年経過時

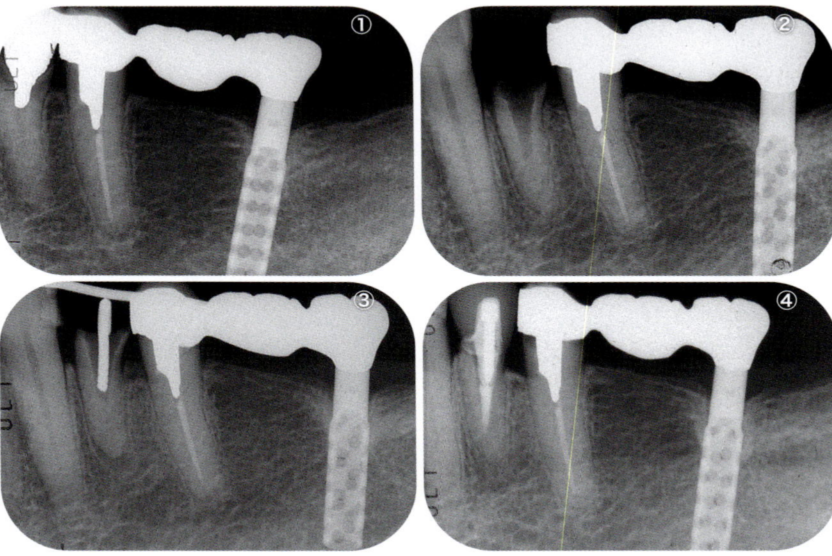

1-3　① 2003 年 6 月．15 年経過時
② 2007 年 3 月．19 年経過時．⌈4 がポストごと脱離した．再装着している
③ 2014 年 5 月．26 年経過時．⌈4 は何回か脱離したのでエクストルージョンを行い，フェルールを確保してクラウンを新製した
④ 2017 年 6 月．29 年経過時．デンタル X 線写真上ではインプラント頚部に多少の不透過像亢進が認められるが，マージナルボーンロスはほとんどない．天然歯部とインプラント部の被圧変位量の違いは，下顎骨のたわみでアダプテーションされているのではないかと考えている

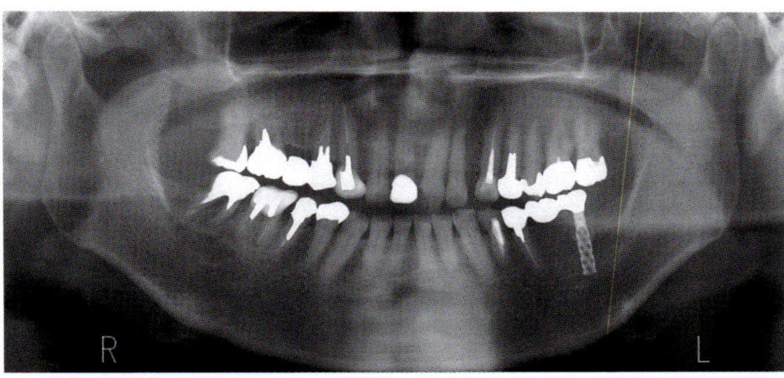

1-4　2024 年 5 月．36 年経過時．
インプラントブリッジの ⌈5 の前装部が破折した．インプラントには何の問題もなく経過している

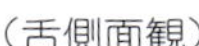

（舌側面観）

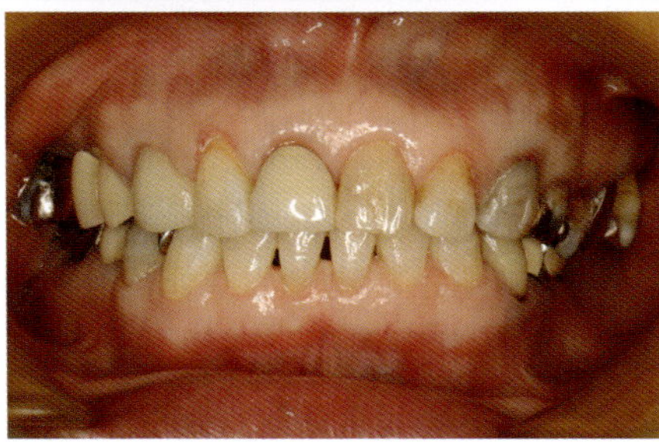

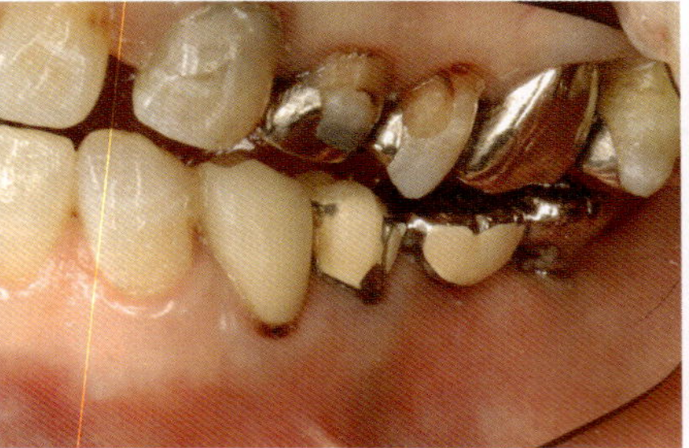

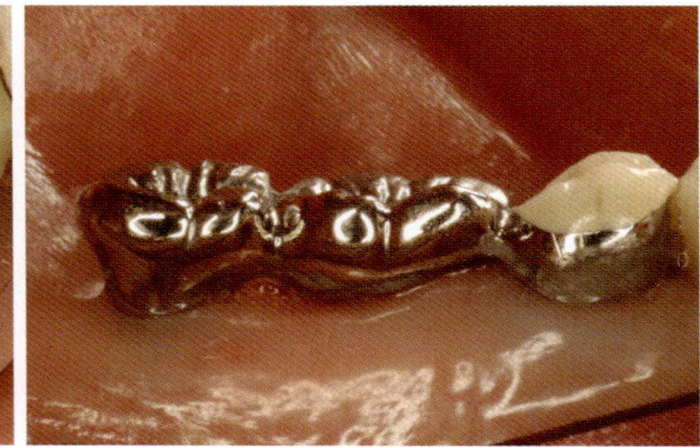

症例 2 も当時の症例です．左側は遊離歯肉移植なども行い，右側は歯冠外アタッチメントを用いた可撤性の補綴を行っています．下顎は 31 年が経過し，患者さんは 79 歳になられましたが，大きな問題は見られません．

もちろん，天然歯とインプラントの連結を推奨するわけではありませんし，現在までの私のほとんどのインプラント症例で天然歯とは連結していませんが，IOD，IARPD を行う際，天然歯（歯根膜 10 数 μm）と義歯床下粘膜（数 10 ～ 100 μm）とインプラント（骨の数 μm）の被圧変位量と被圧変位特性が違う状態で口腔内に存在するなかで，それぞれに異なる被圧変位量，被圧変位特性の整合性をどのようにとっていき，上部構造に咬合機能を発揮させるのか，参考にしてほしいと思います．

症例2　前方天然歯とインプラントの連結

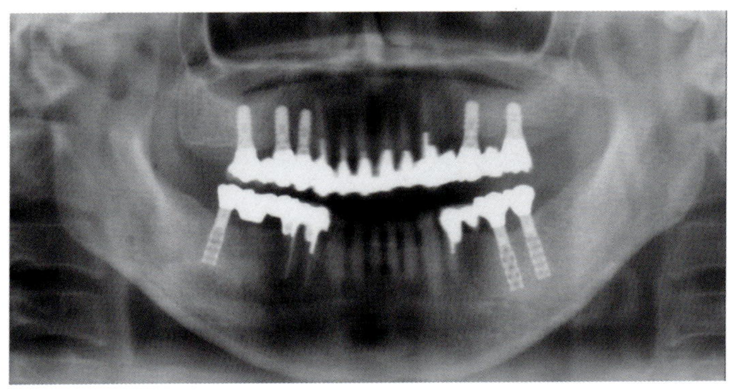

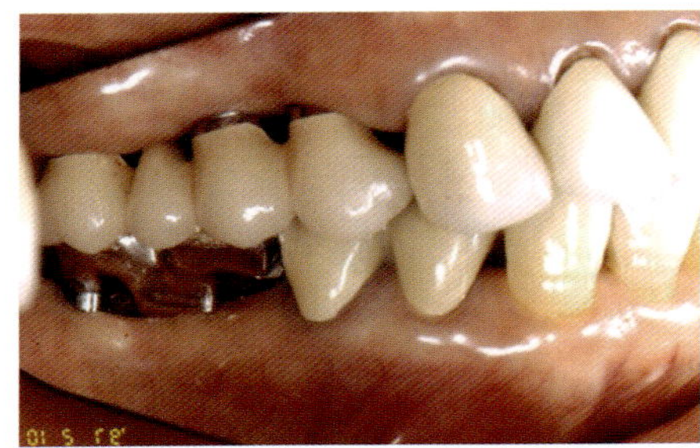

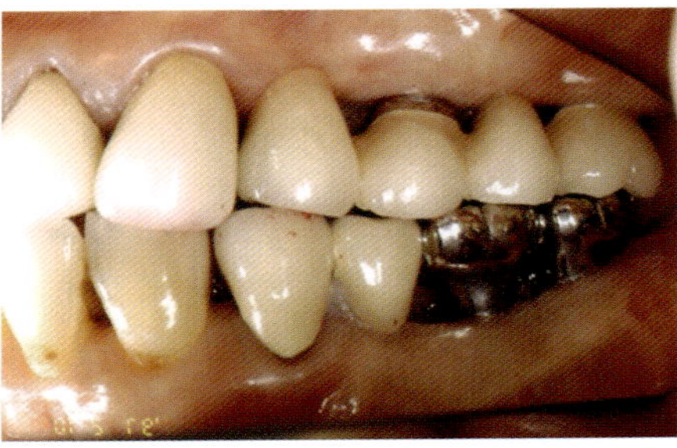

2-1　2000 年 6 月．患者は 1988 年初診の 48 歳女性．下顎両側遊離端欠損部にインプラントを埋入後 12 年が経過しているが，全く問題ない

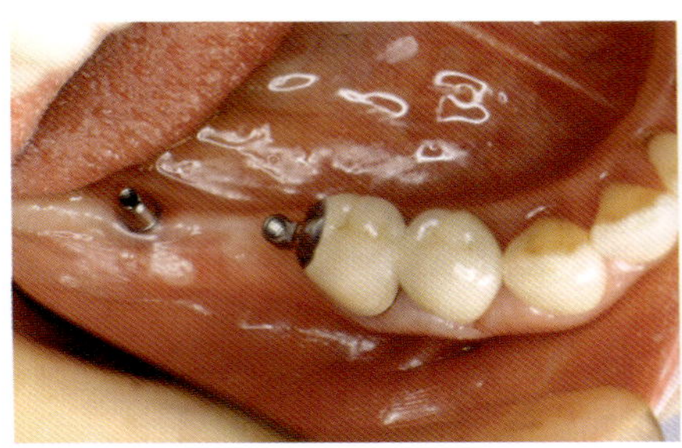
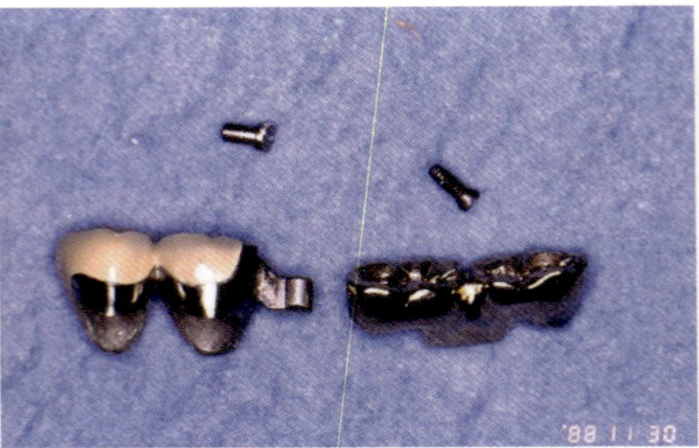
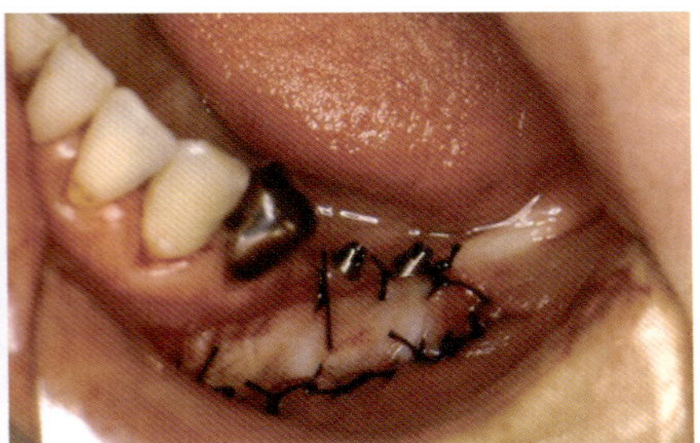

2-2　1988 年 8 月．左側には遊離歯肉移植，右側には Edran/Mejchar 法（二次上皮化法）を実施．同年 11 月に，右側は歯冠外アタッチメントを用いて可撤性の連結としている

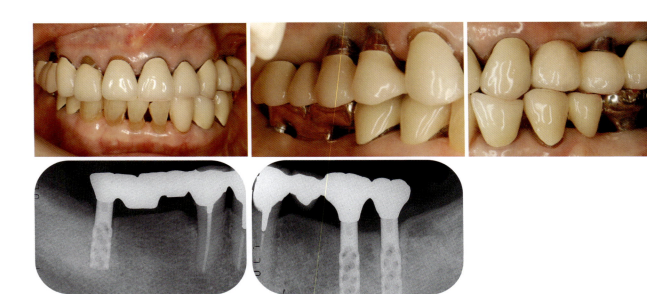

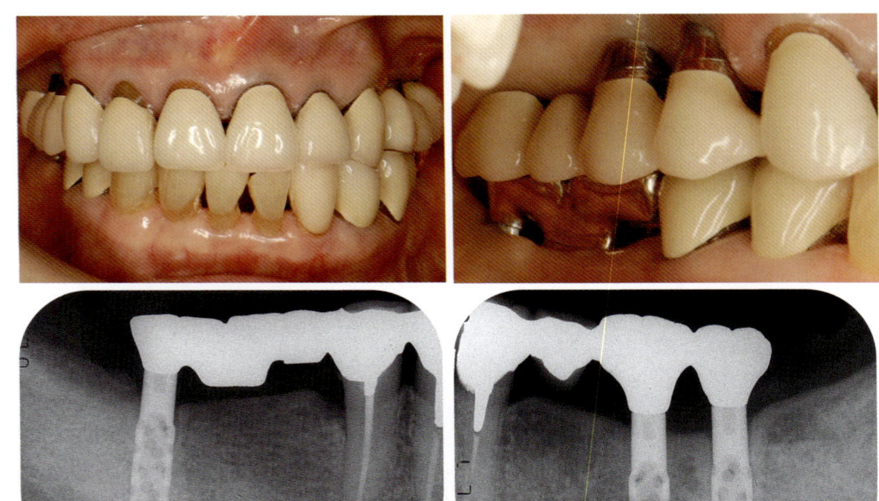

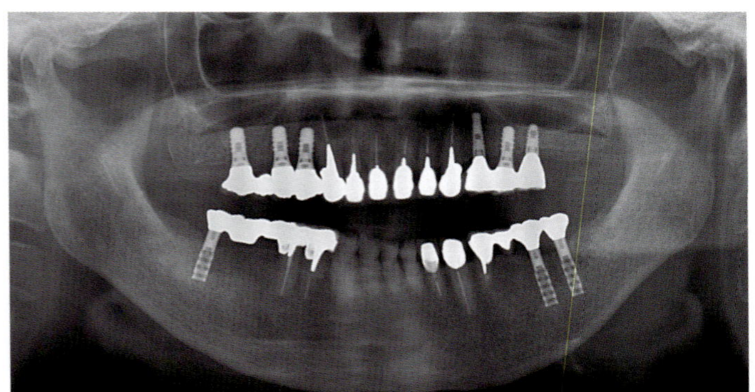

2-3　2019 年 6 月．下顎は補綴より 31 年経過．患者は 79 歳になるが，メインテナンスは良好．左右の天然歯と連結した下顎インプラントに特段の問題はない．これ以降，コロナの関係でメインテナンスが中断してしまった

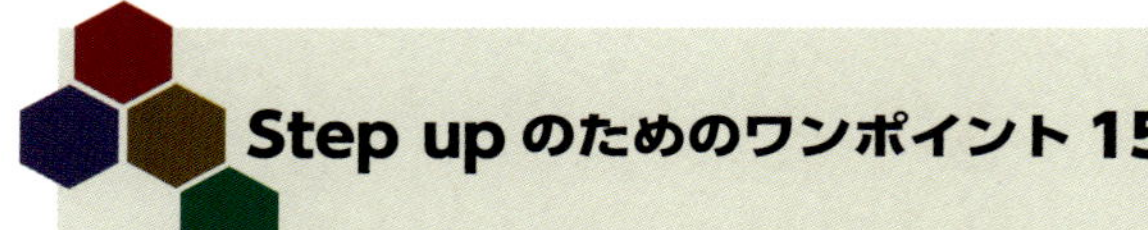

Step up のためのワンポイント 15

Sinus floor elevation における骨増生の予後

サイナスリフトにより上顎洞底粘膜（シュナイダーメンブレン）を挙上して自家骨や骨補填材などを用いて増生された新生骨は，どのような経過を辿るのでしょうか？

多くの論文において，その予後は良好であることが報告され，埋入されたインプラントの生存率に関するデータも数多く存在します[13～15]．

図 A～C に，Sinus floor elevation を 7 6| 部に行った症例の経過を示します．

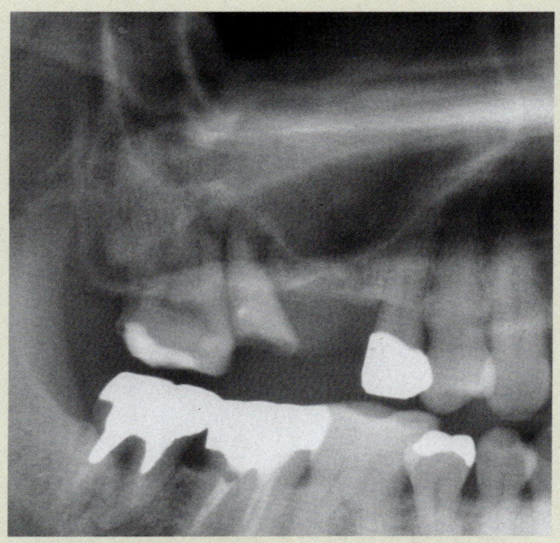

図 A 2005 年 5 月．7| は口蓋根のみ残存していたが，根尖病変により抜歯となった

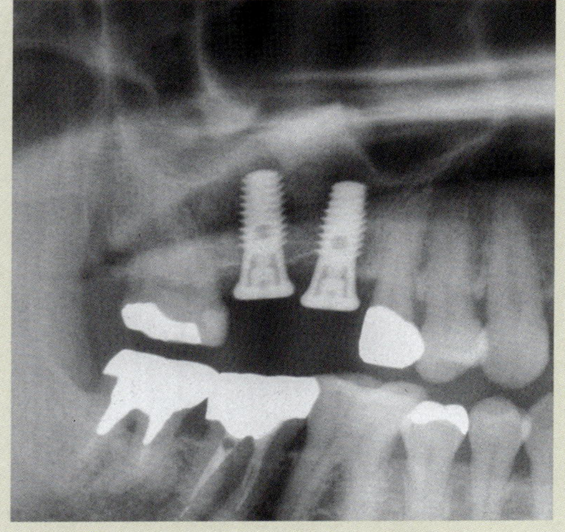

図 B 2006 年 2 月．7 6| 部にラテラルアプローチにより上顎洞底粘膜を挙上した．筆者の術式のスキルが低かったため綺麗なドーム状に挙上できなかった．下顎骨隆起部から自家骨を採取してボーンミルにて粉砕．静脈血を採血して SmartPReP により PRP を抽出し，粉砕した自家骨と混合して上顎洞内のスペースに填入した．約 7 カ月の治癒期間ののち 2006 年 2 月に 1 回法インプラント（Zimmer/dental テーパードスイスプラス／直径 4.8mm，長径 10mm）を埋入した

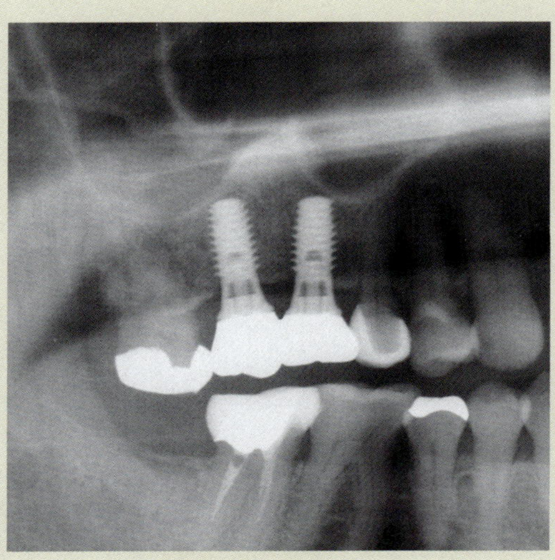

図 C 2021 年 8 月．15 年経過時．ほとんど骨吸収もなく経過良好である

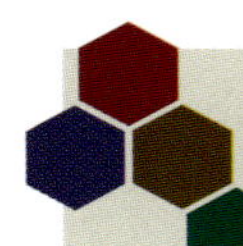

Step up のためのワンポイント 16

インプラント周囲組織へのプロービングの是非

1993 年の Ericsson & Lindhe の論文[16]によれば，インプラント周囲ではプローブをアバットメントの形状に沿って挿入することができず，アバットメントから少し離れた軟組織の中にプローブの先端が位置していたとあります．つまり軟組織をプローブ先端で突き刺している状態が多く発現して，BOP が多く認められる傾向にあったのです．さらにインプラント周囲では天然歯とは線維の走行が異なるため，プロービング・ポケットデプスが深くなる傾向があるとされていて，インプラント周囲のプロービングは禁忌とされました．一方，プロービング深さの変化量はインプラント周囲の炎症状態と相関するという報告[17]がある反面，炎症の重症度とプロービング深さとの相関は低いという報告[18]もあります．

また日本歯周病学会の「歯周治療のガイドライン 2022」[19]では，プロービングはインプラント周囲組織を継続的にモニタリングする際の重要で信頼性のある検査方法であると定義されていますし，日本口腔インプラント学会からは，プローブを使用した評価方法が示されています[20]．

私の doctor thesis（博士論文）[21]では，インプラント周囲上皮の防御能を知るために，インプラント周囲上皮と正常付着上皮を，細胞交代と関連する増殖細胞核抗原 proliferating cell nuclear antigen(PCNA) を用いて免疫組織化学的に観察しました（**図 A**）．その結果，PCNA は，天然歯の正常付着上皮では，エナメル側細胞層と基底細胞層に認められ，インプラント周囲上皮では基底細胞層のみに認められました．

さらに井上ら[22]は，インプラント周囲上皮と正常上皮の継時的な上皮細胞の増殖能を調べるために，歯冠側 1/3，中央 1/3，歯根側 1/3 に分けて，PCNA 陽性率を計測しました（**図 B**）．その結果，インプラント周囲上皮細胞の陽性率は正常付着上皮の約 1/3 であり，その結果はインプラント周囲上皮細胞の増殖率は正常付着上皮の約 1/3 であり，ターンオーバーによる上皮細胞の交代が約 3 倍遅いことを意味します．つまりインプラント周囲上皮の防御機能が正常付着上皮のそれよりも劣っていると考えられたのです．私の論文[21]での電子顕微鏡観察では，インプラントとインプラント周囲上皮の間にバクテリアも観察され，インプラント周囲上皮は封鎖性に乏しいことが示唆されました（**図 C**）．またインプラント周囲上皮の細胞間隙は正常付着上皮より広くあいていて，滲出液が外側基底板側（内側）から内側基底板側（外側）に向けて分泌され，バクテリアなどの異物を排出している可能性が示唆されました．

以上の結果より，インプラントメインテナンス時のプロービングにおいて考えられる偶発症は，プローブ先端がインプラントアバットメントに沿わず，結合組織内に挿入され BOP が確認された場合，結合組織損傷の可能性があり，組織損傷部の治癒には正常付着上皮の約 3 倍の時間がかかる可能性があること，さらにインプラント周囲上皮表面に存在するバクテリアをプローブで深部に押し込んでしまう可能性があること，などが考えられます．しかし臨床的には，インプラント周囲の感染を知るためには，プロービングは必須であると考えています．

私が行っているメインテナンス時のインプラント周囲歯肉診査の実際は，インプラント周囲粘膜炎とインプラント周囲炎を鑑別するために，まず視診により周囲歯肉の発赤，腫脹を確認し，プローブによるインプラント辺縁への擦過により，プラークの付着状態（modified plaque index：mPI）や出血の状態（modified sulcus bleeding index：mBI）を調べます（**図 D**）．続いてインプラント周囲上皮に向けエアブローを行い，歯肉を開いて出血，排膿を確認します（**図 E**）．さらに根尖側から歯冠側に向けてストッパーの丸い頭部で歯肉を軽くシゴいて出血，排膿を確認します（**図 E**）．発赤，腫脹，出血，排膿が認められる場合は，炎症の程度を知るためにプロービングを行っています（**図 F**）．

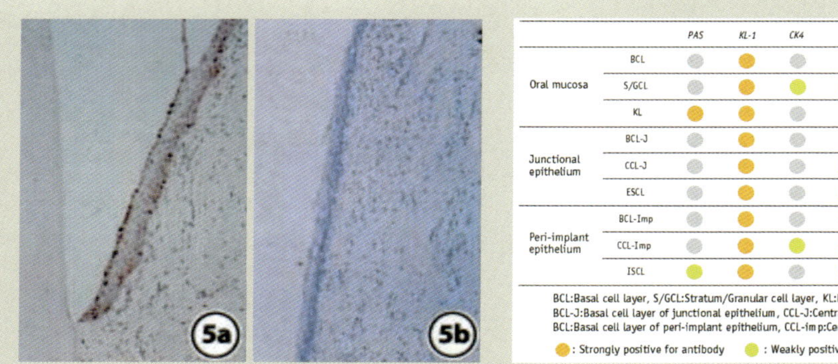

図 A 天然歯周囲の正常付着上皮（5a）とインプラント周囲上皮（5b）の免疫組織化学的観察（Fujiseki ら[21]）．PCNA の発現に違いが認められる（右）

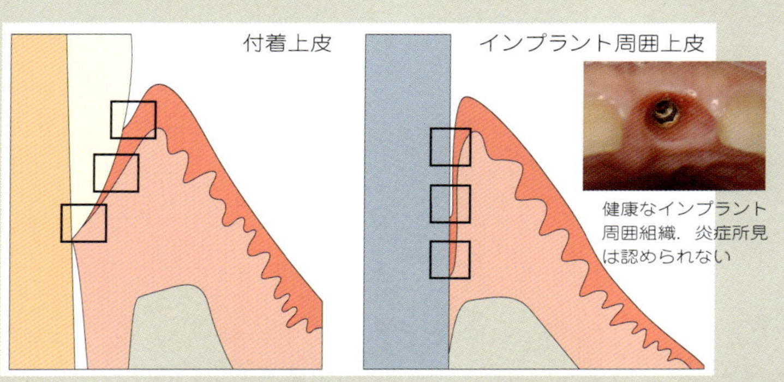

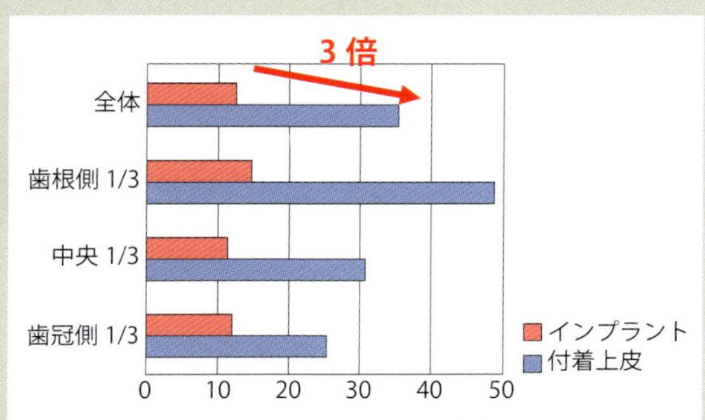

図 B インプラント周囲上皮と正常付着上皮の継時的な上皮細胞の増殖能（井上ら[22]）

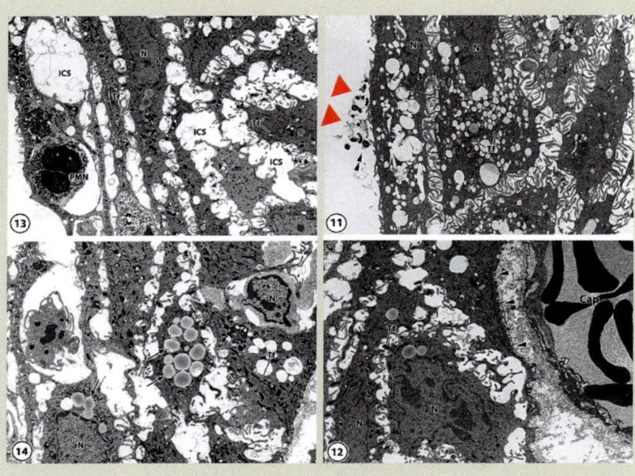

図 C インプラント周囲上皮と天然歯周囲の細胞間隙の状態（Fujiseki ら[21]）．▶▶が観察されたバクテリア

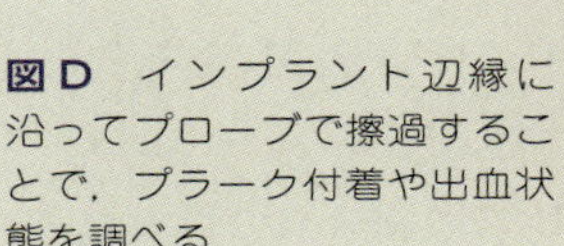

図 D インプラント辺縁に沿ってプローブで擦過することで，プラーク付着や出血状態を調べる

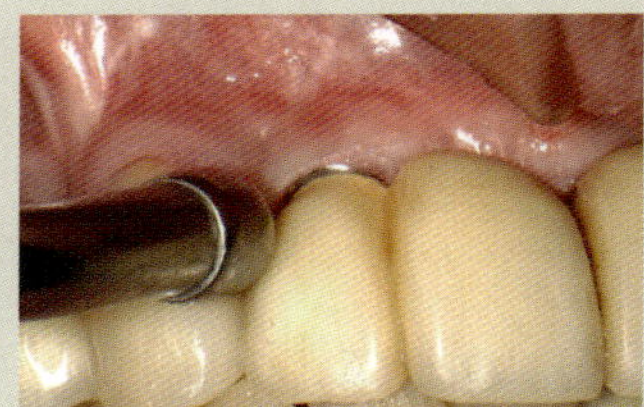
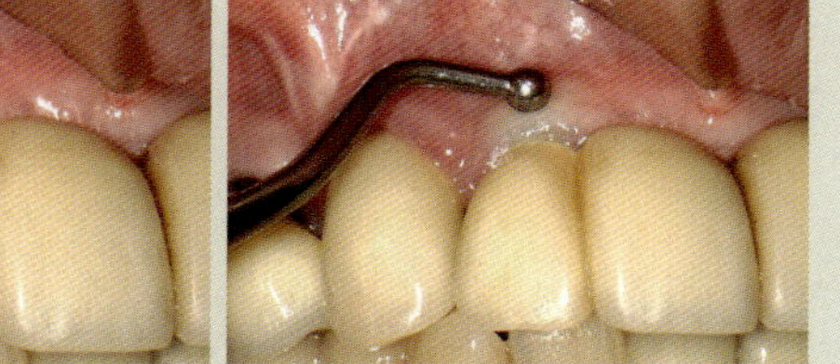

図 E 左：エアブローによる出血，排膿の確認，右：ストッパーを用いた出血，排膿の確認

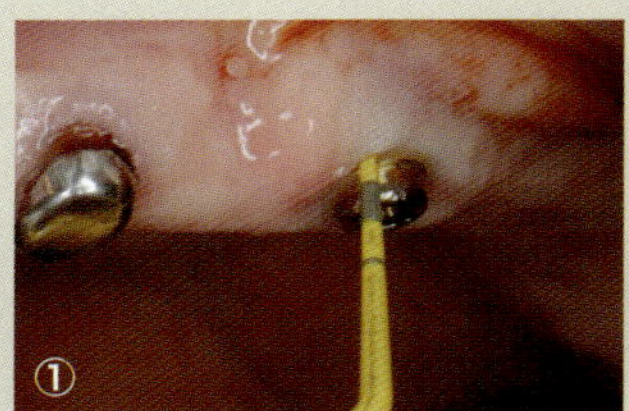
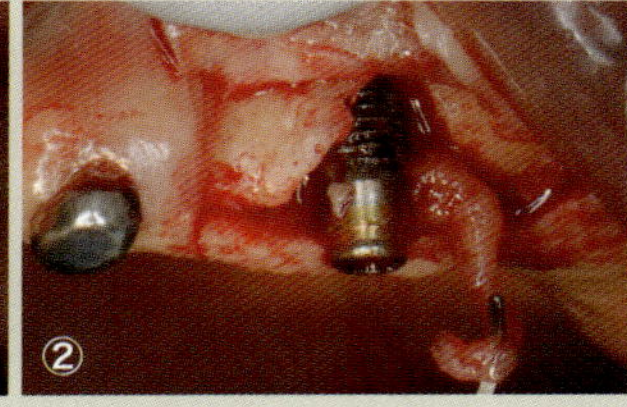
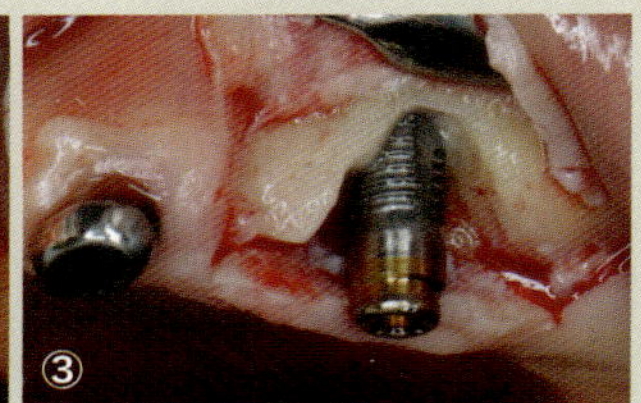

図 F 排膿が認められ明らかにインプラント周囲炎と診断した症例．①プラスチックプローブによりボーンサウンディング．②浸潤麻酔下において感染不良肉芽を除去．③インプラントチタン表面をチタンブラシにより十分清掃して，露出骨面も掻爬し，外科的原因除去療法を行った．周囲骨に深い囲繞性の骨欠損が認められる

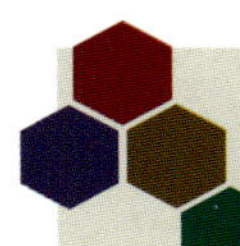

Step up のためのワンポイント 17

文献にみる，天然歯とインプラントの連結の是非

文献では，天然歯とインプラントの連結はどのように評価されているのでしょうか．

松下らのメタ解析では，7 つの研究のうち，3 編は連結に否定的な報告，3 編は肯定的な報告，1 編はインプラントは問題ないが天然歯には問題が生じると述べており，評価は拮抗しているという結果となっています（**図 A**）．これは連結の方法の影響が大きいようで，最も補綴的偶発症が多いのが，二重冠にしてインプラントと天然歯が近接した状態で補綴を行った場合で，天然歯とインプラントの位置が変わってきてしまうことによるトラブルが考えられます．147～150 頁の症例 1, 2 のようにしっかり固定をしてポンティック 1 本分の距離を確保することで良好な結果を得ていますが，骨のたわみにより維持されているものと考えます．**図 B** は，天然歯とインプラントの連結に関する当院の臨床データです．連結のパターン別に計 102 症例の 10 年の存続率を調べたもので，ポンティックを設定して連結したタイプでは 10 年で 96.2%の生存という結果です．その他の連結でもおおむね 90%台の生存率を示しますが，前方カンチレバータイプのみ，生存率が大きく低下しています．私がインプラントと連結した天然歯は，すでに失活して補綴治療がなされていて，ペリオタイプではなく，動揺度は健康な状態の歯です．

著者名	研究の種類	天然歯とインプラントの連結の生体への影響	天然歯とインプラントの連結の補綴装置への影響	観察期間	インプラントの種類
Lang NP ら．2004 Pjetursson ら．2004	Systematic Review	10 年後のインプラントの生存率（82.1%）はインプラント単独補綴の場合（92.8%）よりも低い	10 年後の補綴装置の生存率（77.8%）はインプラント単独補綴の場合（86.7%）よりも低い．天然歯の沈下（5%）とりわけ半固定性の連結	> 5	Various
Tangerud T ら．2002	Prospective	インプラントの生存率は従来の報告に類似，辺縁骨レベルの変化は許容範囲	補綴的偶発症は少ない．ポーセレン破折のみ	3	Brånemark
Bragger U ら．2005	Cohort	インプラント周囲炎の発生頻度が有意に高い	スクリューゆるみや破折，フレームワークの破折の発生頻度が有意に高い	10	ITI
Naert IE ら．2001	Prospective	インプラントの生存率はインプラント単独補綴と有意差は認められず，天然歯の破折（0.6%），支台歯の沈下（3.4%），リジッドな連結では辺縁骨レベルの低下	補綴的偶発症の発生頻度が高い．セメントの脱離（8%），アバットメントスクリュー破折，フレームワークの破折	6.5	Brånemark
Hosny M ら．2000	Prospective	辺縁骨レベルの変化なし	補綴的偶発症なし	6.5	Brånemark
Gunne J ら．1999	Prospective	インプラントの成功率はインプラント単独補綴と同程度．骨吸収量は同程度	補綴装置の生存率はインプラント連結群で 80%．インプラント - 天然歯連結群で 85%，スクリューのゆるみは見られず	10	Brånemark

図 A 天然歯とインプラントの連結に関する臨床的評価（松下ら[23]より）

パターン	症例数	生存率
天然歯と連結したもの ❶	26 症例中 25 例	96.2%
カンチレバータイプ前方 ❷	13 症例中 10 例	76.9%
カンチレバータイプ後方 ❸	なし	
ノーマルブリッジ ❹	16 症例中 15 例	93.8%
1 歯に 1 本 ❺	38 症例中 35 例	92.1%
1 歯欠損 ❻	21 症例中 20 例	95.2%

図 B 当院における，天然歯とインプラントの連結パターンと生存率（藤関[24,25]より）

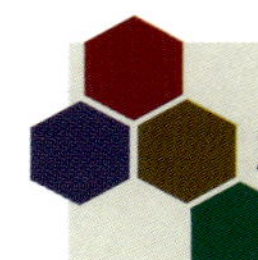

Step up のためのワンポイント 18

下顎犬歯部の舌下動脈走行

ところで，167 頁で後述する症例 5 では，⌈3 部へのインプラントに際し，相当な注意を払ってガイドを用いて埋入を行っています．なぜでしょうか？

図 A は，私が学生時代に習った解剖学の書籍からの引用です[26]．赤矢印部に注目してください．舌動脈の分枝である舌下動脈が骨内に入らずに，骨膜の下を通って上がってきています．つまり，インプラントを舌側にパーフォレーションすると，この動脈を傷つけることになるのです．

この書籍には止血法の記述もあります．「このような症例では，舌下部の出血の際，舌動脈を結節しても止血できず，顔面動脈を止めて初めて止血できる．そこで，顔面動脈を止めて止血しないときは，さらに上方に上げた顎下腺を下げて，腺上で顔面動脈が顔面部上方へ向きを変えたすぐ前方で，オトガイ下動脈を結紮すればよい．しかし，こういうことも考慮すると，外頸動脈を結紮したほうが間違いないということになる」――とても歯科領域での対応ではなく救急搬送の案件です．

下顎管（下歯槽神経）だけでなく，舌下動脈との位置関係についても，インプラント埋入にあたっては細心の注意が必要です．

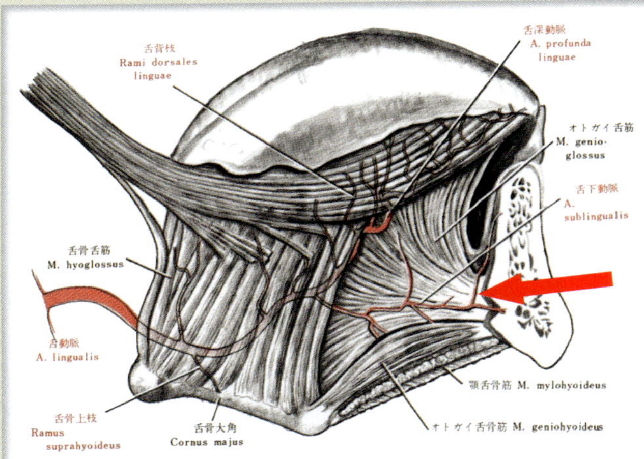

図 A 舌下動脈が骨内に入らずに骨膜下をせり上がるように走行する（上條[26]より）．この動脈を傷つけると，歯科での対応は困難となる

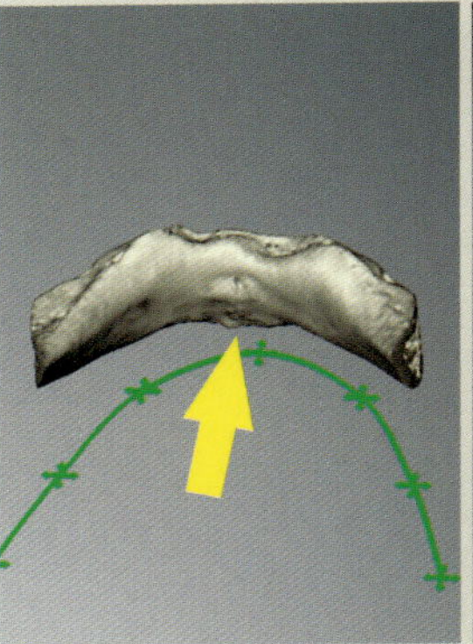
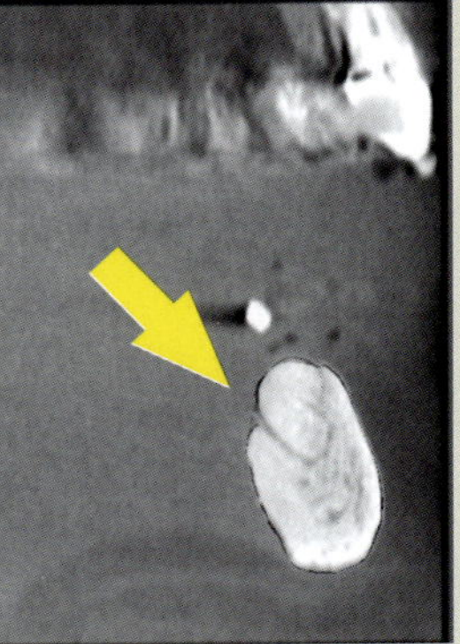

図 B CBCT 撮影後，インプラント埋入シミュレーションソフトにマッチングした下顎骨の状態．正中部やその他の部位にも骨孔が多数認められる．骨孔からは神経，血管が骨内に侵入する．さまざまな症例を観察すると，オトガイ孔が 2 ～ 3 カ所に存在する場合もある．ここでもインプラント埋入手術に際しての術前診断の重要性がわかる

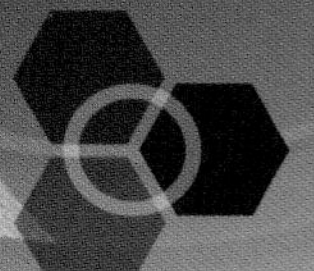

2．長期経過症例から考える IOD/IARPD に求められるコンセプト

②歯列改変

次に，インプラント埋入による歯列改変について，**症例 3** で考えてみたいと思います．

1982 年に私が初めてコーヌステンチャーをほとんどのラボ操作を自身で行って製作したケースです．ほとんど動かないリジッドな義歯で，20 年以上，トラブルなく過ごしていたのですが，装着 24 年後の 2006 年に，さすがにわずかな動きによる応力のひずみでトラブルを生じるようになり，7| 部にインプラントの埋入を行うことになりました．

ところが，より噛めるようになったことが原因なのか，|3 を歯根破折で失うことになってしまいます．|3 部にインプラントを埋入し義歯を継続使用し，さらに下顎左側の遊離端欠損の変化から，3 年後に |7 部にもインプラントを追加埋入した結果，その後 10 年以上安定して経過しています．

インプラントによる歯列の改変は，受圧条件の改善により義歯の維持安定が図られる一方で，歯・インプラント・義歯床下粘膜の被圧変位量のバランスを，テンポラリーを十分に活用して再検討する必要があります．

症例3 遊離端欠損をインプラントにより中間欠損へ

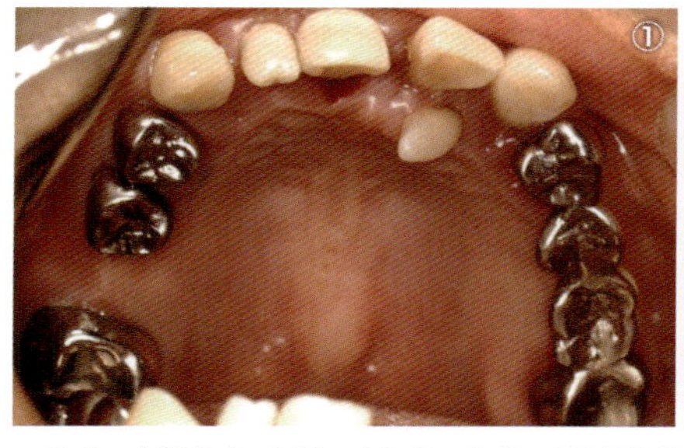
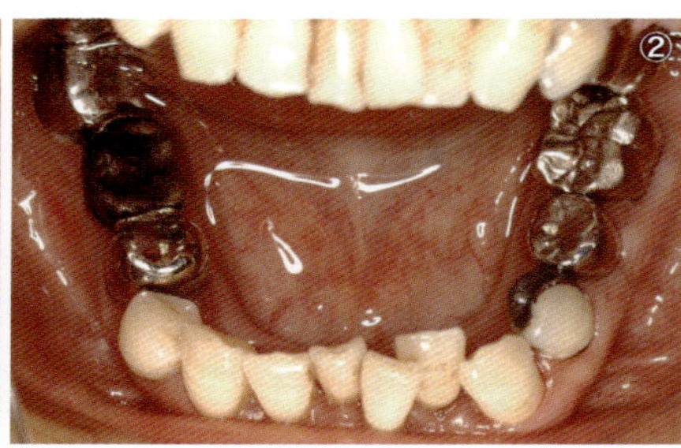
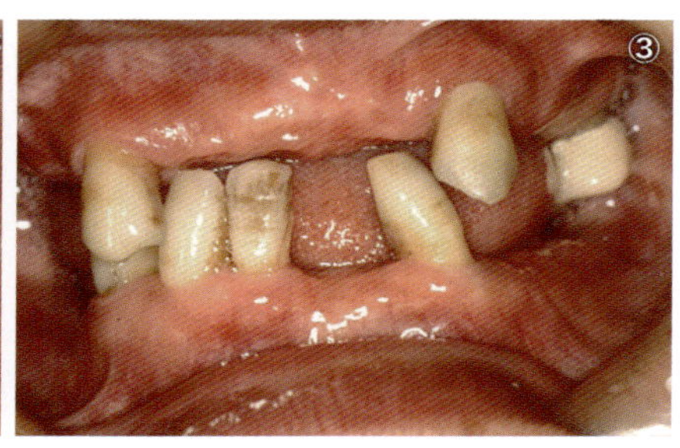

3-1 1982年6月．42歳，女性．東京歯科大学補綴科（パーシャルデンチャー）2年目の医局員時に配当となった患者．①②初診時．臼歯部のブリッジやクラウンは動揺度3で，主訴は「噛めない」とのことだった．広汎型重度慢性歯周炎と診断して，まず歯周病科へ紹介した．③数カ月後，歯周病科の治療が終了したとのことで，補綴科へ再来院された．歯周病科ではテンポラリーデンチャーは装着されておらず，慌てて徹夜でテンポラリーデンチャーを製作した

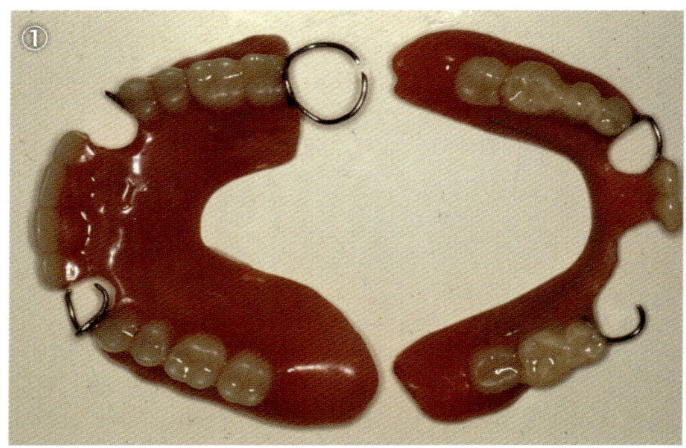
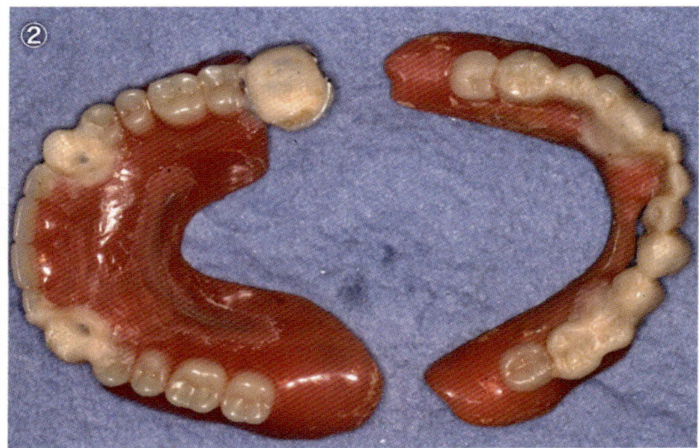

3-2 ①若輩者が徹夜して製作したテンポラリーデンチャーは，レストまで作る時間はなかった．最終補綴装置はコーヌスデンチャーを計画した．歯内療法からメタルコア，内外冠，人工歯排列，重合等，上顎Co-Crの金属床以外すべてを私が行って，上下顎コーヌスデンチャーを製作した．②その治療期間中，テンポラリーデンチャーをコーヌスタイプに改造して約4カ月使用していた

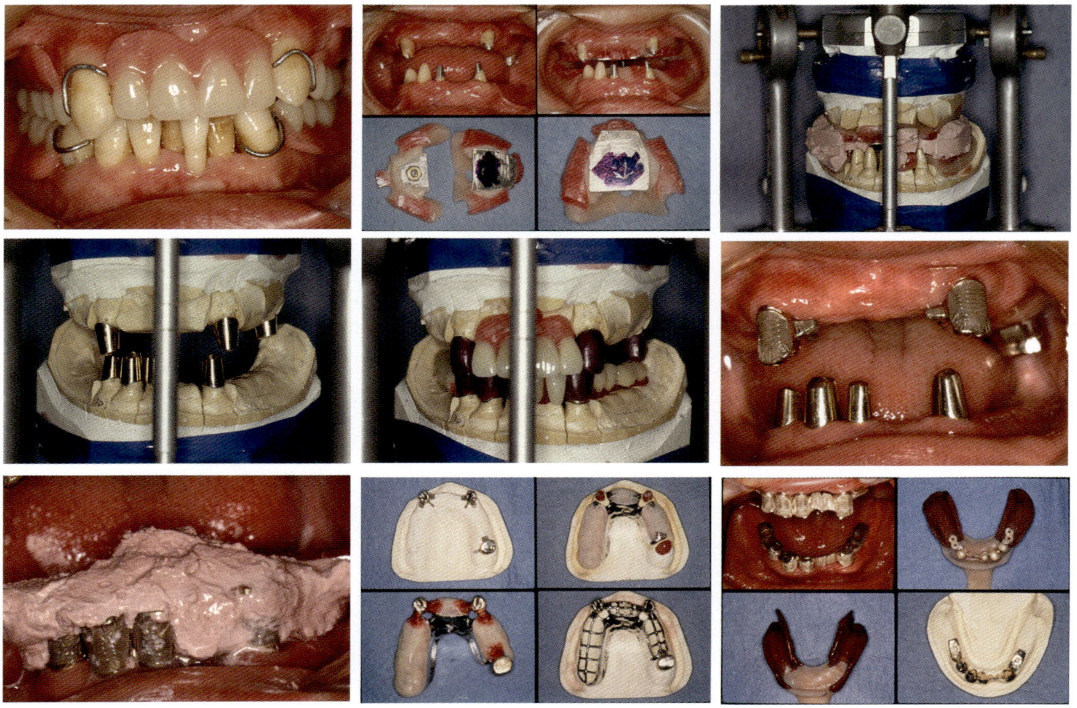

3-3 当時はコーヌスデンチャーに関する情報が乏しく，上顎Co-Cr金属床の鋳造以外のすべてのラボ作業と，便宜抜髄からゴシックアーチ採得などのチェア作業のすべてを自分で行いコーヌスデンチャーを完成させた．技工作業を自分で行ったことで，間接法の勘所も修得できたと考えている

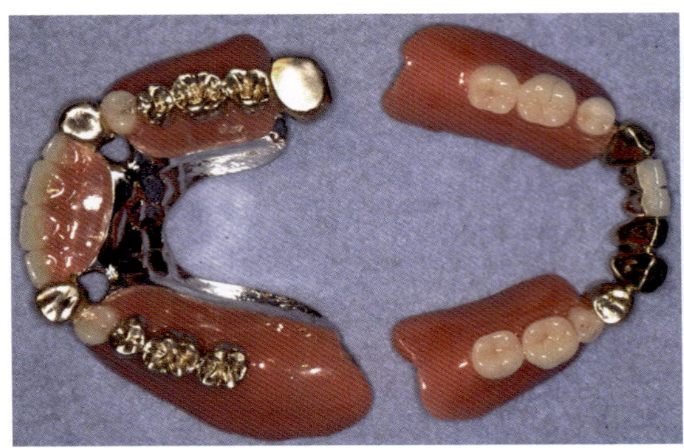
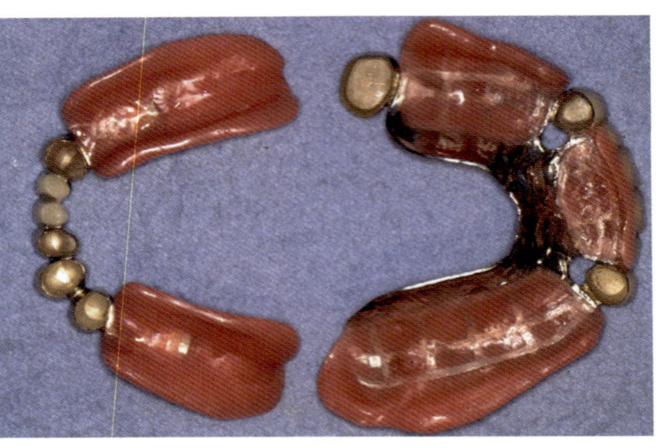

3-4 完成したコーヌスデンチャー．3|3，3|3 の咬合面を小臼歯化して，外冠同士が上下で咬合するように製作した．咬合様式はグループファンクションを付与．人工歯は陶歯を使用し，765|567 は下顎陶歯に咬合させるため金属歯とした．|7 外冠は下顎人工歯と咬合させなかったが，沈下防止の支持，義歯のフィッシュテール様のヨーイングの動きを抑制する把持，とわずかな維持を期待した．外冠周囲はできるだけ開放にして（ミニマムカバレッジ），支台歯の歯周環境に配慮した．432|3 の外冠は，432| を単冠，|12③ の形態で製作し，口腔内でインデックスを採得して鑞着した．強度が心配であったが，リンガルバーは加えなかった．ポンティック部の前装は光重合硬質レジンで行った．上下顎とも顎堤の形態が優型であった

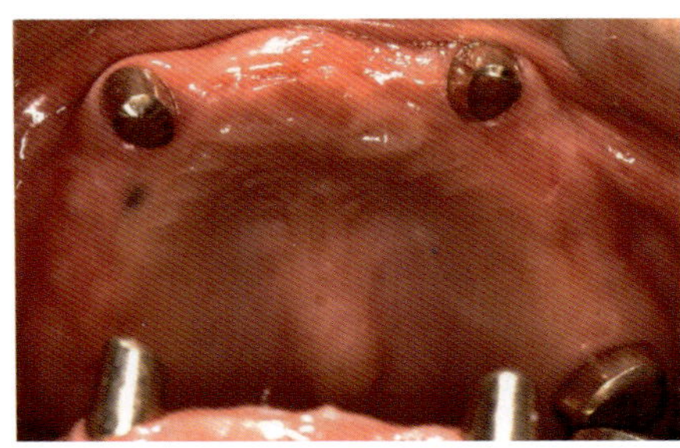
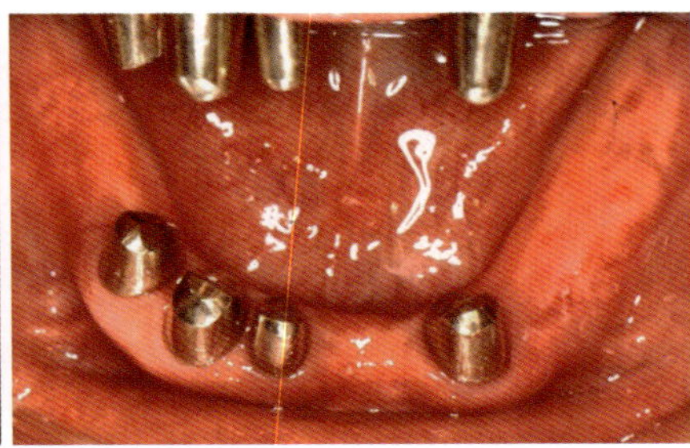

3-5 内外冠同時製作法で製作したが，内冠は先にセメント合着した．義歯床製作のための各個トレーを使用したシリコーン印象で外冠をピックアップした．上顎の外冠把柄部（lug）白金加金とCo-Cr金属床の鑞着は難しかった

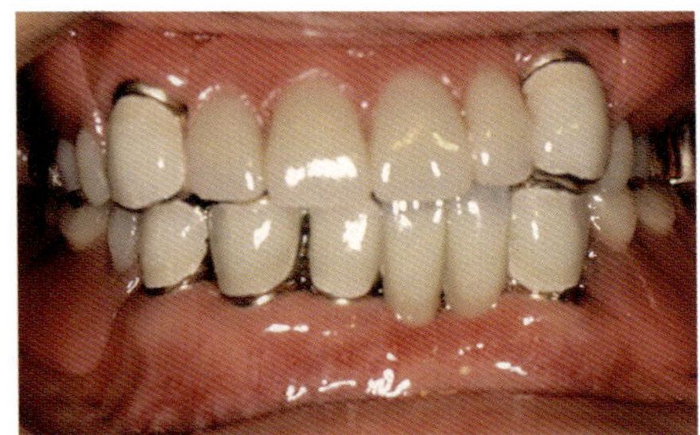

3-6 上下顎コーヌスデンチャー装着時．1982年当時，所属していた大学のパーシャルデンチャー講座ではコーヌスデンチャーについて研究しようという機運が高まっており，内外冠の鋳造時，埋没材の混液比の差で維持力に差が出るか等，調べていた．

医局の先輩の症例で，上顎コーヌスデンチャー装着時に義歯床が義歯床下粘膜にはじかれて，外冠がしっかりシートせず浮き上がった状態になって維持力が全く発揮されず落ちてくる事態を経験した．その症例ではテンポラリーを外冠のブリッジタイプで使用していて，欠損部粘膜のほとんどに床をつけていなかった．テンポラリーからファイナルデンチャーになったときに加圧印象で床を付け加えていた．

つまり，テンポラリーデンチャーで義歯床下粘膜に機能圧を十分にかけて義歯床下粘膜をクリーピングさせない状態で，加圧印象のみで義歯床を製作したため完成義歯はセトリングせず，外冠がシートしなかったとわかった．

一方，私の手作りコーヌスデンチャーは，テンポラリーデンチャーを約4カ月使用し，義歯床下粘膜の圧痛や褥瘡を十分調整し，義歯床下粘膜が機能圧下で理想的なクリーピング状態に仕上がり，テンポラリーデンチャーがセトリングした時点で加圧印象を行い，石膏作業模型上で義歯を製作した．装着時，上下顎コーヌスデンチャーは外冠が所定のポジションまでシートし，義歯床の適合はきわめて良好であった．もちろん，上顎が落ちることはなかった．コーヌス支台歯の歯根膜と義歯床下粘膜の被圧変位量の調整には，1回の加圧印象では無理な症例もあり，テンポラリーデンチャーで機能圧をかけながら調整しセトリングした状態に仕上げて，その時点で作業模型製作のための加圧印象を行うことが有効であると，この時に気づいた．

現在のIOS等の光学印象でも当てはまると考えている．そして今回のIODやIARPDの「インプラント・骨」と「歯・歯根膜」，そして義歯床下粘膜の被圧変位量・特性の整合性を図るうえでテンポラリーデンチャーの応用はきわめて重要であると考えている

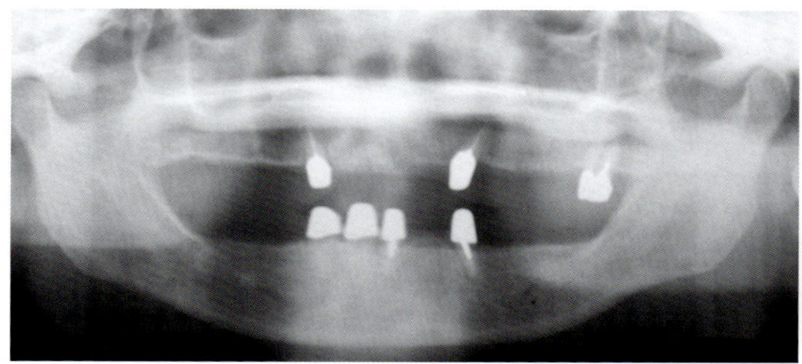

3-7 1992 年，コーヌスデンチャー装着後約 10 年．1 歯の喪失もなく経過している．コーヌスデンチャーはきわめてリジッドで動きが少ないため，10 年義歯を使用しても，上下顎欠損部の顎堤吸収はほとんどない．私が大学を退職後，当院に来院され，経過観察が継続できた

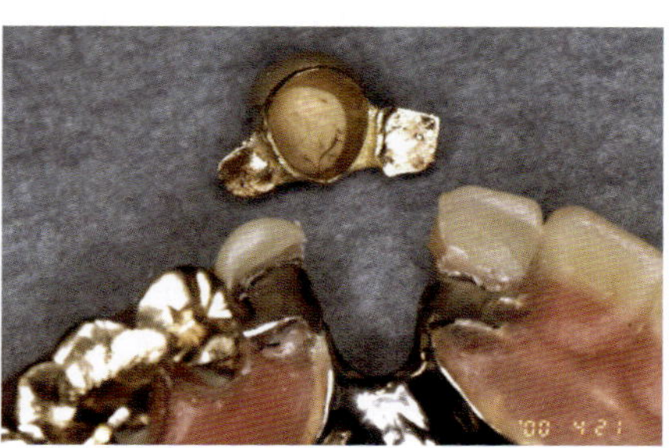

3-8 2000 年（術後 18 年経過時）に，外冠鑞着部が脱落．内部応力のひずみが 3| 部に現れたものと考察．3| 外冠のラグ（把柄）と Co-Cr 金属床の鑞着部分が剥がれた．私が行った鑞着の精度不足と内部応力の集中が原因と考えられる

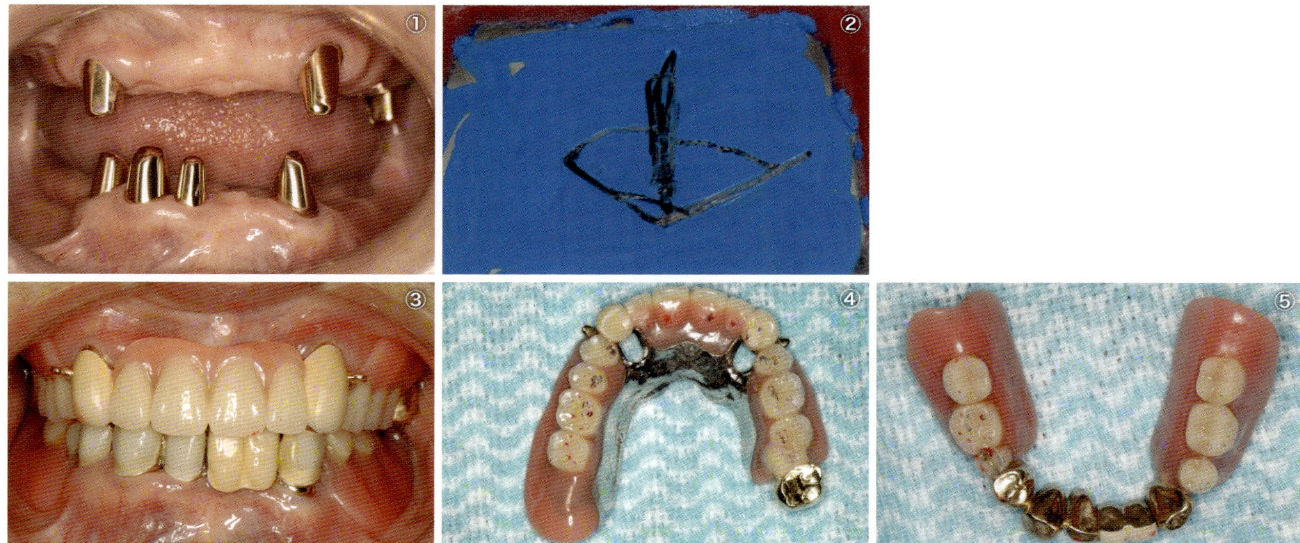

3-9 ① 2000 年（術後 20 年経過時）に 3| 外冠が脱離して，スーパーボンドにて接着修正したが，強度不足から再脱離を繰り返すようになり，2002 年に上顎コーヌスデンチャーを内冠からすべて再製作した．②製作にあたって，ゴシックアーチを描記した．垂直的顎位は旧義歯に準じ，水平的顎位はゴシックアーチのアペックスで決定した．③上顎の新コーヌスデンチャーを装着．咬合様式はグループファンクションとした．④⑤咬合状態を示す．下顎コーヌスデンチャーは継続使用とした

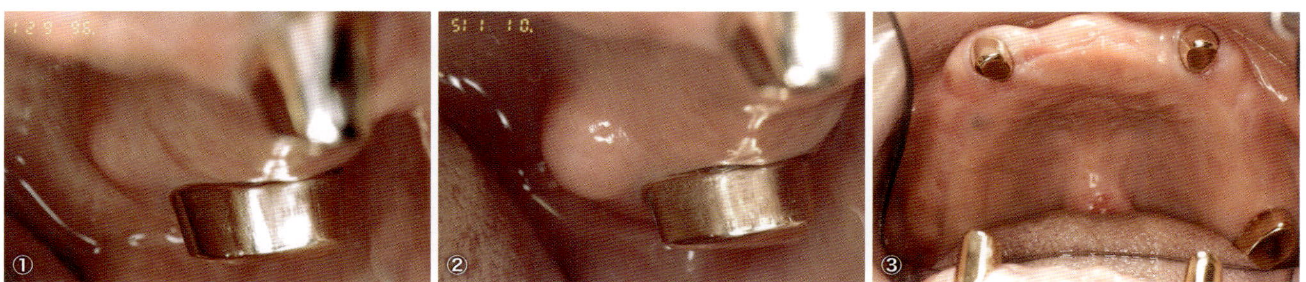

3-10 ① |7 部の経過．1996 年（術後 14 年時）に口蓋側に骨隆起を認める．おそらく，右側の遊離端欠損部方向に義歯が沈下する力を |7 で受け止めるため，|7 が口蓋側に引っ張られて起こった現象と思われる．7| 口蓋側の骨膜に内部応力が作用した結果と考えている．② 2001 年（術後 19 年経過），7| 口蓋側．骨隆起は成長している．ここまで大きくなると食塊が当たって痛いという訴えから，骨削合を行った．③正中口蓋縫合部の骨隆起も成長している

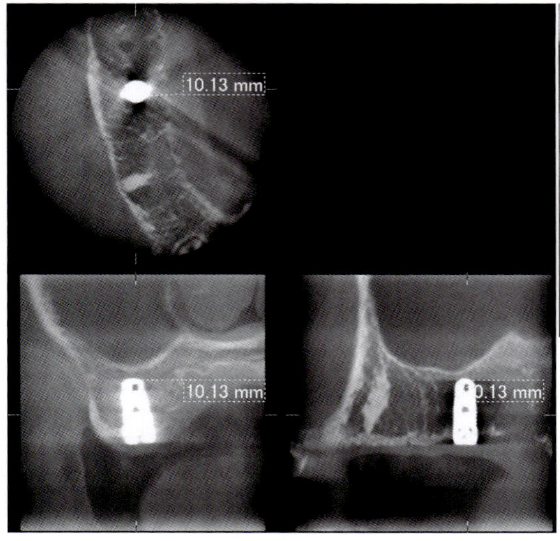

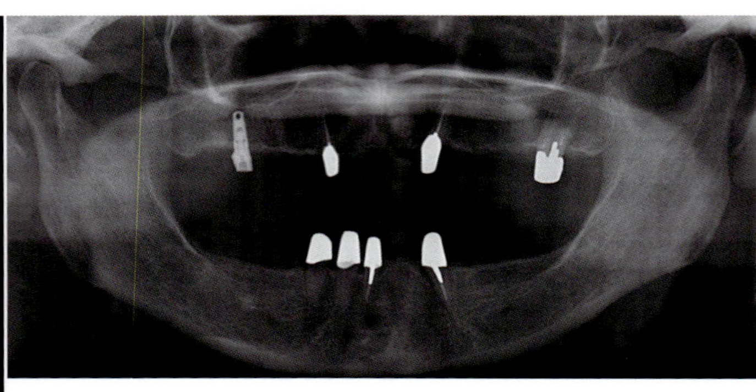

3-11　2007年6月．ペリオテストで 3| の動揺度が増加．口蓋正中部の骨隆起の増大，3| 外冠脱離，|7 口蓋骨隆起の増大と，4つの事象から，遊離端欠損による内部応力のひずみが生じたためと考え，2007年に右側遊離端欠損部に受圧条件を改変する目的で1本インプラントを埋入し，コーヌスデンチャーを改造した

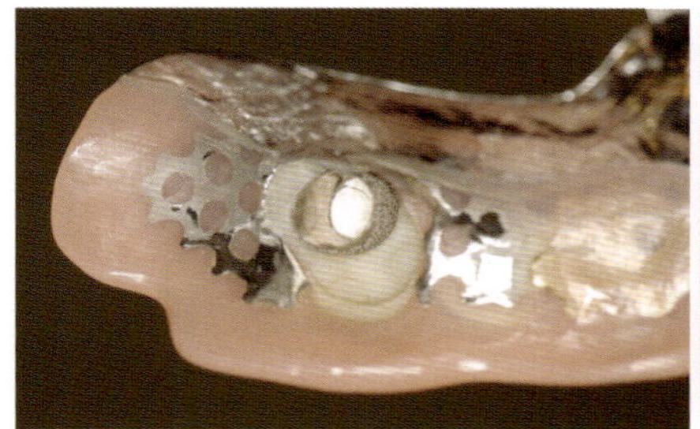

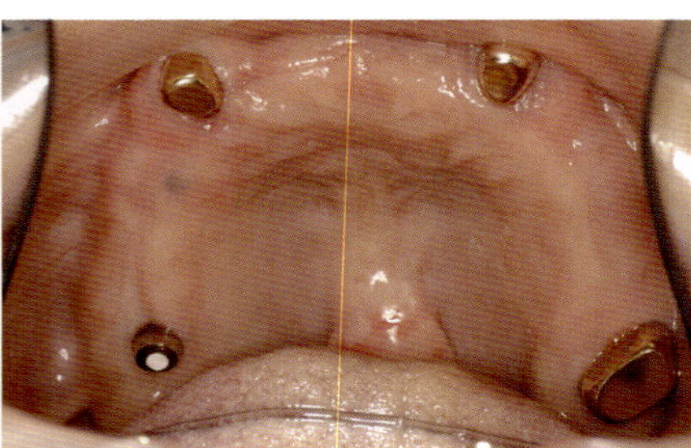

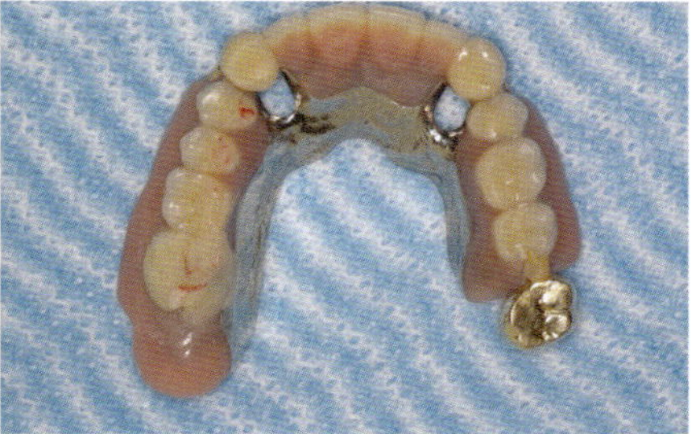

3-12　インプラントにアバットメントを形成した内冠タイプとしてスクリュー固定にて装着した．サポートを重視した外冠を製作し，外冠天井は内冠と接触して支持を得ている．また軸面は把持機能をもたせている．

リテンションはゼロとした．天然歯3本の内外冠のリテンションで十分なので，インプラント部にはリテンションをもたせないキャップとして沈下防止の支持と，義歯のヨーイングの動きを抑える把持を目的とした．コーヌスデンチャーはすでに新製しているので，外冠キャップを口腔内で義歯に装着

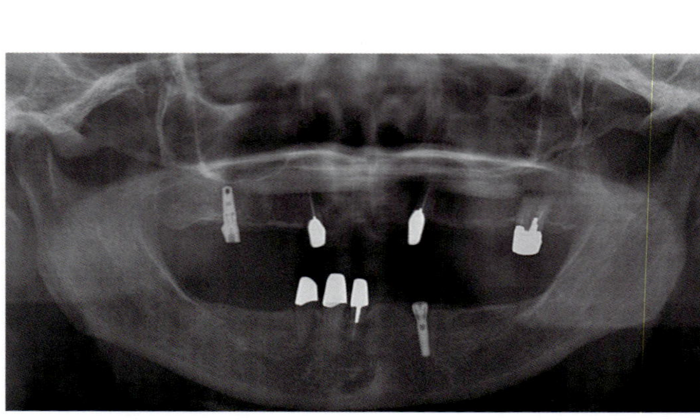

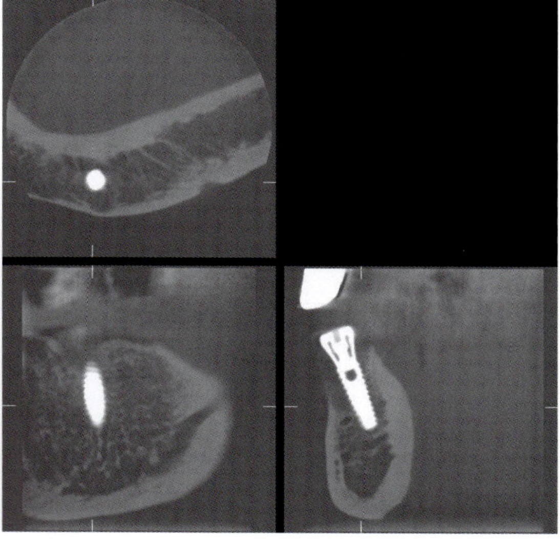

3-13　受圧条件が改善し，たいへん噛みやすくなったとのことであったが，2008年9月に |3 が歯根破折．インプラントを埋入し，外冠の中にマグネットを装着し，義歯を継続使用．|3 は傾斜歯であったため，抜髄して歯軸方向を改善させ，コーヌス支台とした．そのため，歯質が脆弱化したところへ上顎義歯が安定し，硬い物も噛むようになり，咬合力が増加した結果と思われる．写真は2008年12月の状態

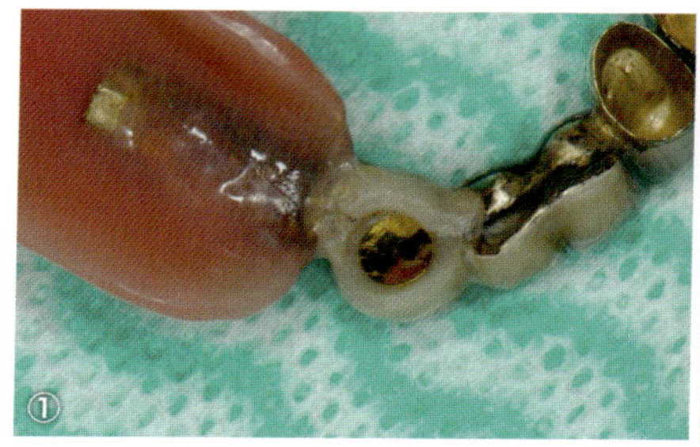
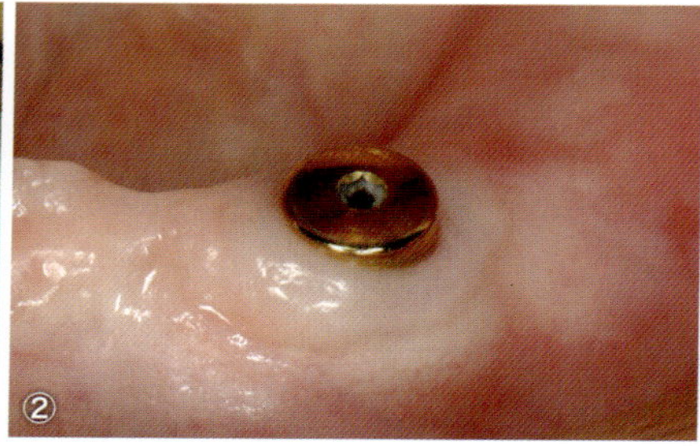
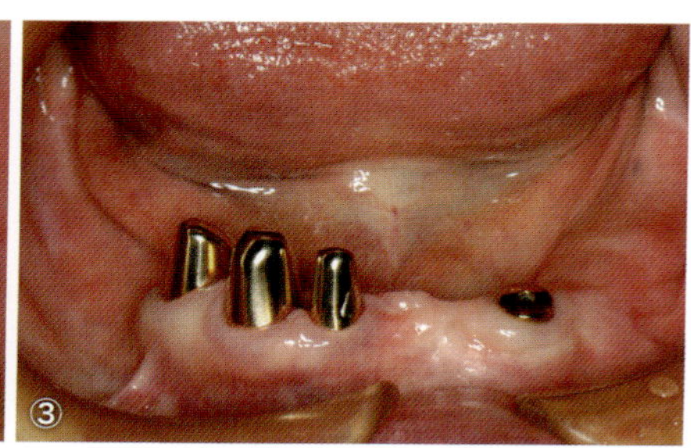

3-14 ① 2008 年 6 月．|3 コーヌス外冠内部にマグネット（ドーム状）を接着した．② 2008 年 6 月．|3 部インプラントにマグネットキーパー（ドーム）を装着して，支持の獲得を期待した．③ |3 部インプラントにマグネットを装着して 3 年経過した．2011 年，下顎左側遊離端欠損部に対し，|7 が加圧因子となっており，|3 マグネットでは垂直方向への沈下防止の支持は強固であるが，把持についてはキーパーをドームにしたため，さらに後方沈下を許容してしまい，下顎義歯が沈下して圧痕を生じ，発赤や痛みにつながったと考えられ，|3 コーヌス内冠の軸面にブレーシングが利いていたと考察できる．右側については，7| 部インプラントが加圧因子であるが，4 3 2| の 3 本の軸面の存在によってトラブルには至っていないと考える

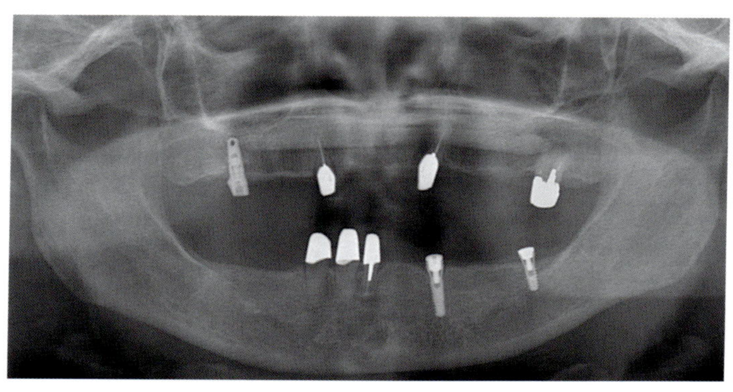

3-15 そこで，さらに 2012 年 4 月に |7 部にインプラントの追加埋入を行い，マグネットを装着して支持の獲得を期待した．その後 2024 年現在まで安定して経過している

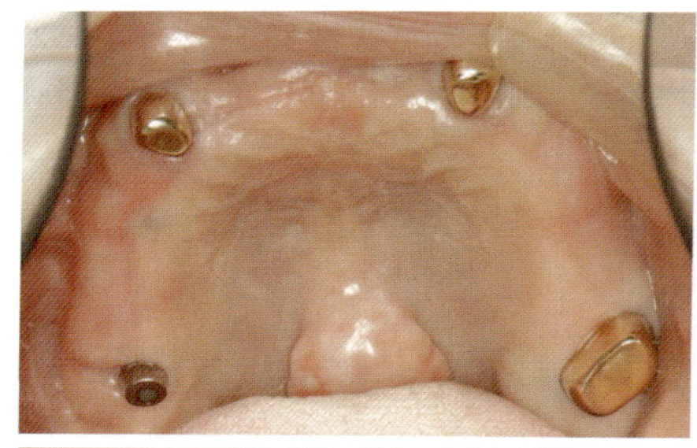
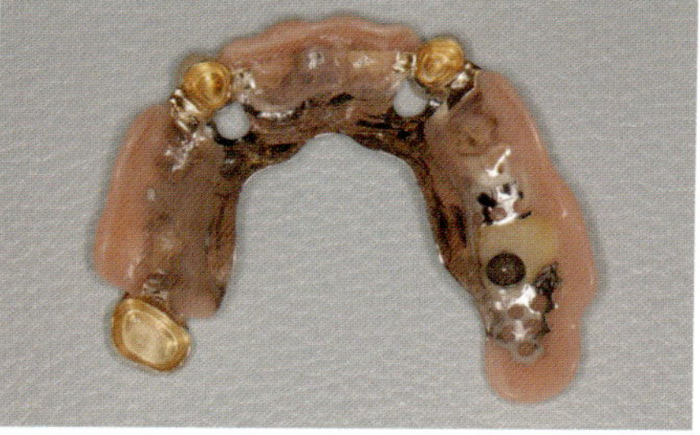
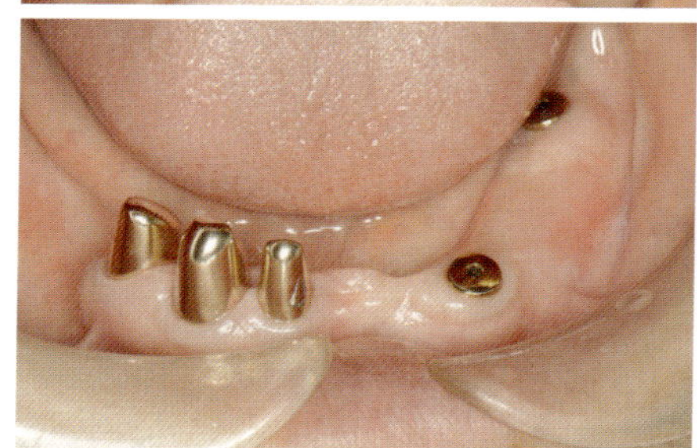
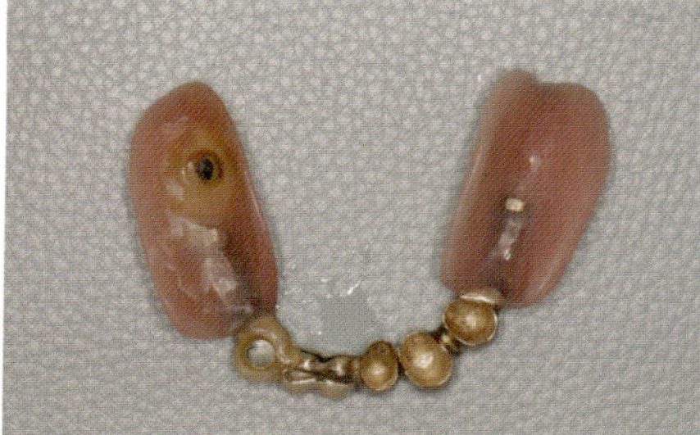

3-16 2017 年 11 月．|7 部インプラント埋入から 6 年経過．下顎左側の義歯床下粘膜の発赤，圧痕はきれいに消失して，穏やかな床下粘膜の状態に戻っている．疼痛も全くない．患者は 81 歳となるが，たいへん良好に噛めていることがわかる

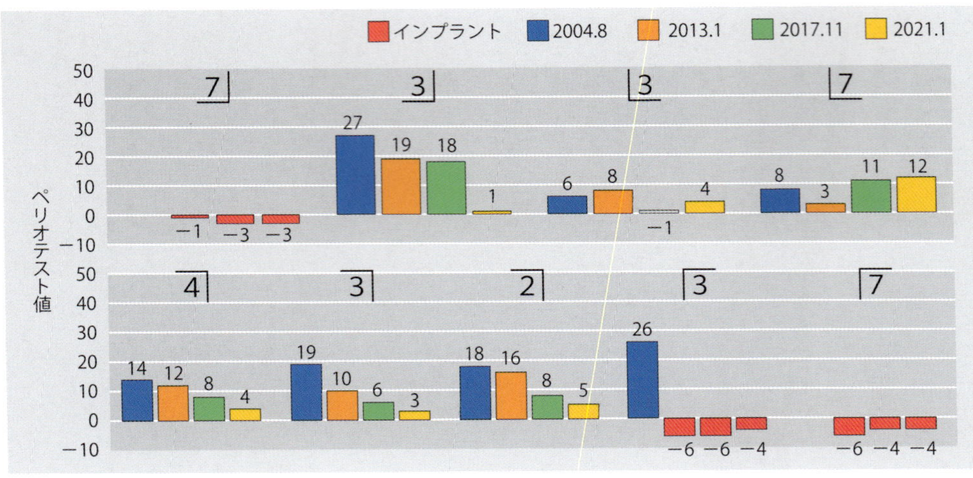

3-17 各部位のペリオテスト値の推移
2004 年に 3| の動揺の増加を認識していたものの，|3 の動揺を見逃し歯根破折を招いてしまった（青）．下顎左側へのインプラント埋入後は各部位の動揺は落ち着き，左側の義歯床下粘膜の発赤は消失し，力のバランスが整えられたものと考えている．とはいえ，正中口蓋縫合にある骨隆起は大きくなっているので，引き続き観察が必要

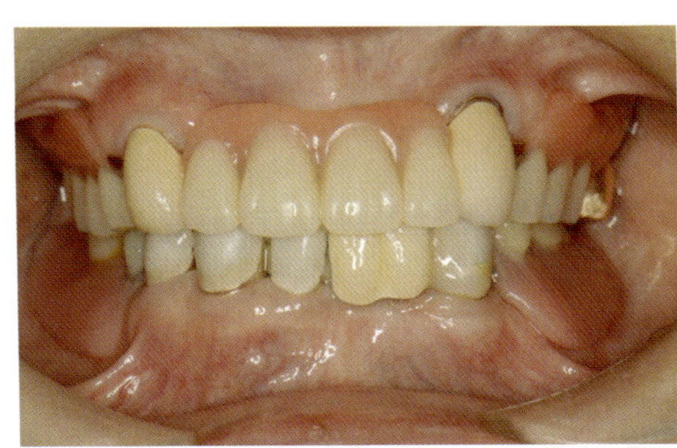

3-18 2022 年 2 月．初診から 40 年が経過．2 代目となる上顎義歯も 20 年，下顎義歯は 40 年継続使用している．患者は 82 歳になり，最近急に背中が丸くなって猫背になってきていることが気になるが，たいへんお元気に生活されている．咀嚼機能低下症の検査をしたところ，グルコセンサー 232mg/dl，舌圧 34.3kpa，ムーカス 30.1 と非常に良好な数値で，咀嚼機能に問題はない．よく噛めることは健康寿命の延伸に有効であることが実感できる

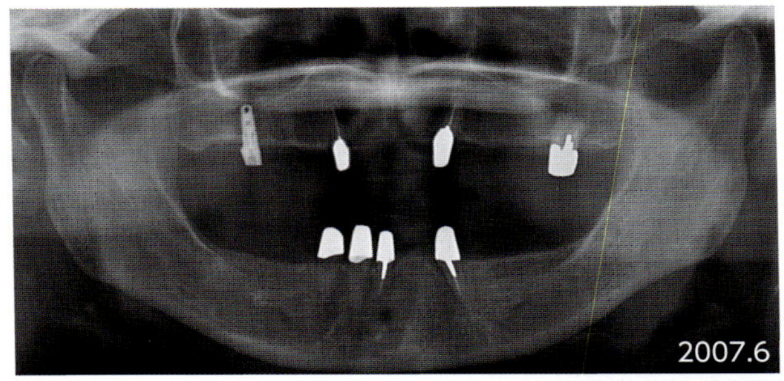

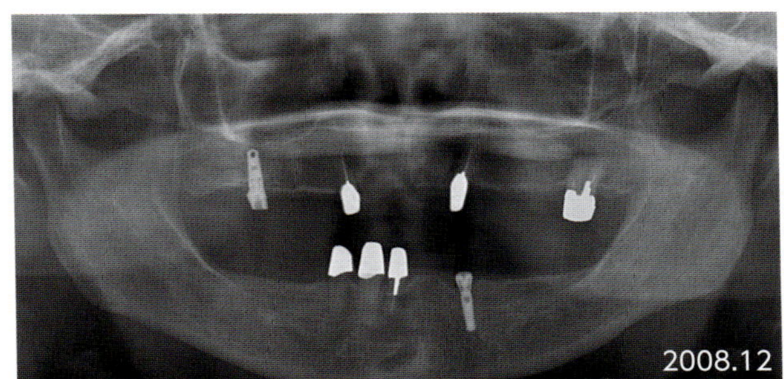

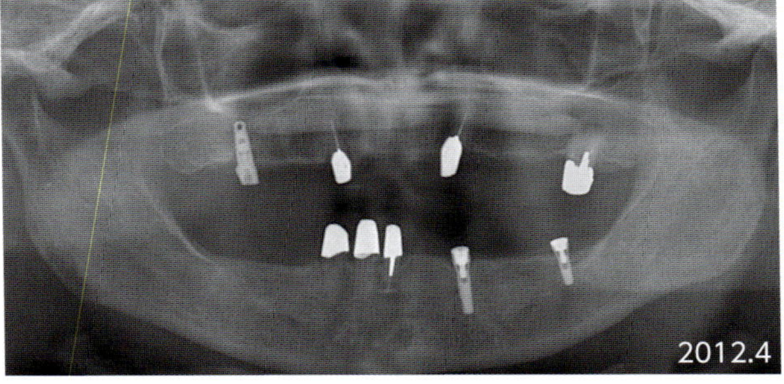

3-19 パノラマＸ線写真での経過．7| 部のインプラントには，沈下防止の支持効果とアバットメントの軸面による把持効果を期待して，維持力は付与しなかった．歯列アーチの四隅に支台装置が配列できたことで，義歯の安定が増してさらに咀嚼しやすくなったと，患者はたいへん喜んだ．ただし，噛み過ぎには注意が必要で，案の定，1982 年に義歯製作のために便宜抜髄を行い歯軸方向を改善した |3 が 2008 年に歯根破折した．下顎義歯は継続使用したいので，|3 外冠をガイドとしてその直下にインプラントを埋入し，外冠内部にマグネットを装着した．目的は支持効果で，維持力は期待しなかったが，支台装置の軸面がないため滑って把持効果が発揮されず，また |7 の加圧因子とも相俟って，下顎左側遊離端欠損部に義歯の沈下による疼痛を訴えるようになった．義歯床下粘膜の発赤・腫脹も顕著になってきたため，2011 年に下顎左側遊離端欠損部に義歯沈下防止による症状の改善を期待してインプラントを埋入した．ここでも義歯は継続使用したいので，義歯床内にマグネットを装着して支持を期待した．この対応により，ようやく疼痛・発赤・腫脹もなくなり安定して咀嚼できるようになった．

パノラマＸ線写真の経過で着目したいのは，欠損部顎堤の骨吸収がほとんどないことである．リジッドサポートのコーヌスデンチャーはきわめて義歯の動きが少なく，その結果，顎骨吸収も少ないと考察している．2011 年の下顎左側以降，大きな変化はなく経過している．上下の受圧・加圧のバランスが整った結果と考えている

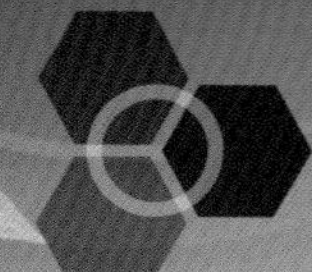

2．長期経過症例から考えるIOD/IARPDに求められるコンセプト

③受圧条件・加圧因子の改善

インプラントを使用した歯列改変による受圧条件と加圧因子の改善について，さらに詳細に検討します．

症例4は，2007年にIARPDを製作した75歳の女性です．主訴は 54|，|4 の咬合痛です．初診時，54|，|4 は歯根破折しており，マグネットを使った旧義歯を使用していました．咬合力が強く，咀嚼回数が多い方で，よく噛むことが歯根破折のきっかけと推測しました．加圧因子対策を行い，受圧条件を改善して，義歯を安定させるためにインプラント治療計画を立案しました．まず欠損部である下顎両側臼歯部（6|6）に2本埋入して受圧条件を改善し，高齢であることと，右側は上顎の加圧因子が強大なため，54| 抜歯部の骨の治癒を待って，約1年後に 5| 部にもう1本を埋入しました．上顎左側は下顎に埋入したインプラントによる加圧を相殺する位置に，やはり約1年後に1本を埋入しました．

この当時はまだガイドはなく，埋入はフリーハンドです．ただ院内にCBCTは導入されており，CBCTで詳細に顎骨形態を検討して小さなフラップでの埋入が可能になっています．義歯は上下顎とも白金加金床で，下顎は臼歯部インプラントと旧義歯の前歯部で四隅に沈下防止のためのマグネットを装着しました．咬合力が強くてわずかに咬合挙上した関係で前歯人工歯部が時折チップするものの修理で対応し，受圧条件の改善により，17年後の現在も良好な経過となっています．

症例4　受圧／加圧の改善——上下顎歯数のバランス良

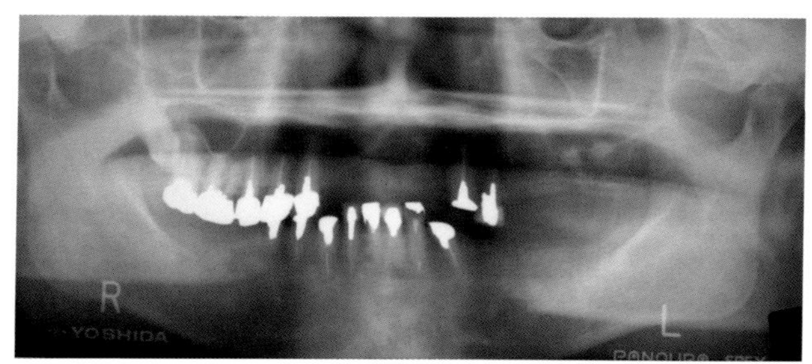

4-1　2007年初診．75歳女性．54|，|4 が歯根破折．咬合力が強く，前医ではマグネットを使用した義歯を製作していた．義歯の安定と受圧条件-加圧因子の改善のためIARPDを製作することとなった．旧義歯のCo-Cr金属床の味覚改善を希望されたため，新義歯は白金加金床を計画した．すれ違い咬合一歩手前の状態である

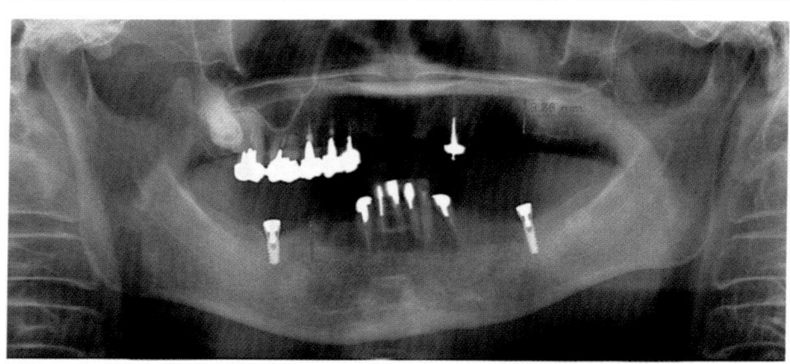

4-2　院内にCBCTが導入され，CBCTを確認しながら小さなフラップでのインプラント埋入が可能となった．
まず 6|6 部にインプラントを埋入し受圧条件を改善して，テンポラリーデンチャーにより咬合回復を行った．5|，|6 部インプラントは 54| 抜歯窩の治癒を待つことと，患者年齢も考慮して，約1年後に埋入手術を予定した．上顎右側の強大な加圧因子に抵抗するため，下顎右側は2本，6| 部インプラントの加圧因子に抵抗するため，|6 部に1本のインプラントは必須であると考えた．この治療計画を，術前にすべて患者に説明し同意を得た

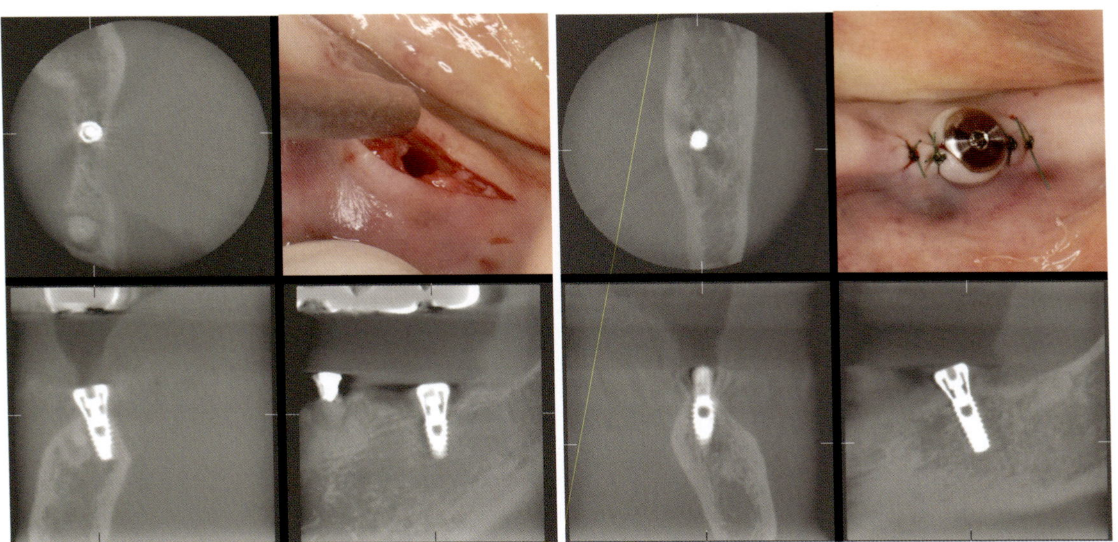

4-3 6|6 はミニフラップを形成し，1 回法によりインプラントを埋入した．あらかじめ製作したテンポラリーデンチャー内面のインプラント埋入相当部位をくり抜いて，インプラント治癒期間中使用してもらった

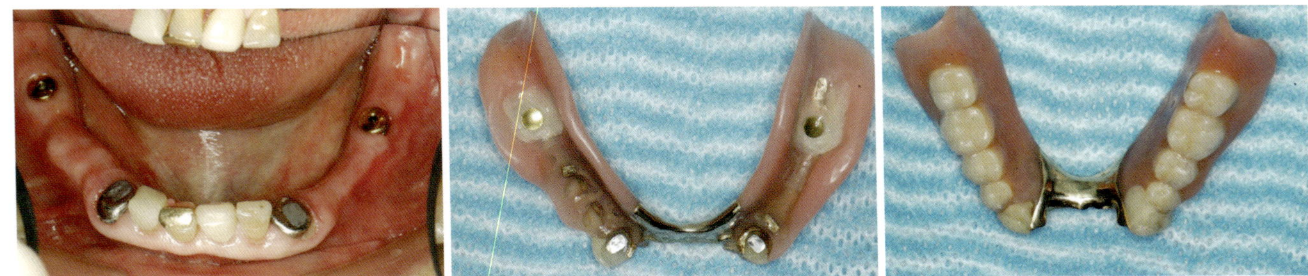

4-4 約 4 カ月の免荷期間後，下顎は白金加金金属床義歯を製作して，四隅にマグネットを配置した IARPD を製作した．前歯部の 3|3 マグネットキーパーは前医が製作した旧義歯のものを使用した．約 1 年後，4| 部にインプラントを追加埋入して，この義歯内面にマグネットを装着した．義歯のスケルトンフレームワークは，6 4| 部にスケルトンによるハウジングをはじめから設定しておいた

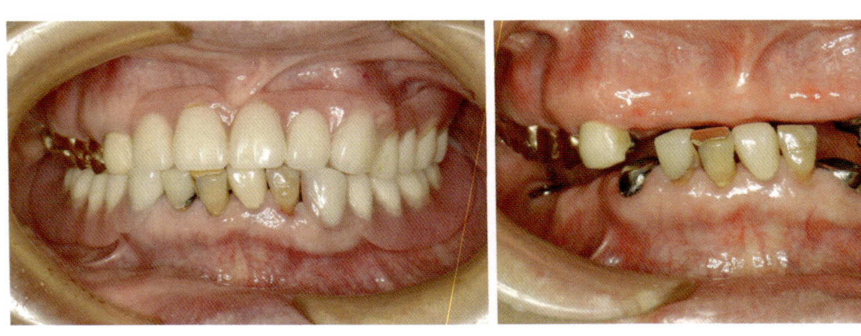

4-5 2016 年 10 月．9 年経過．1|1 人工歯が脱離したが，そのほかに大きな問題は発生していない．よく噛めることで患者は非常に満足している

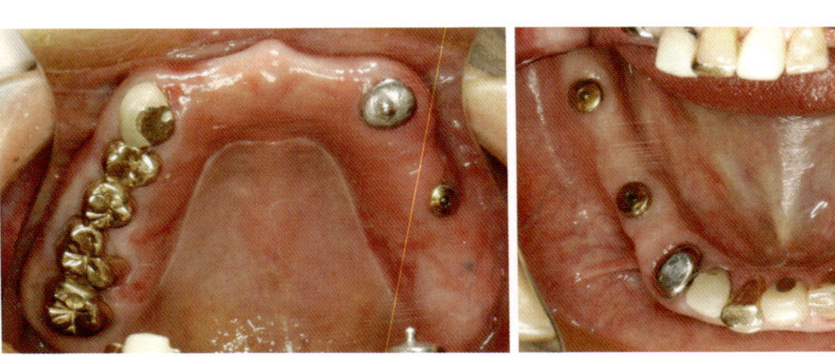

4-6 2016 年 10 月．9 年経過．受圧条件改善のために埋入したインプラントによる支持効果はたいへん大きい

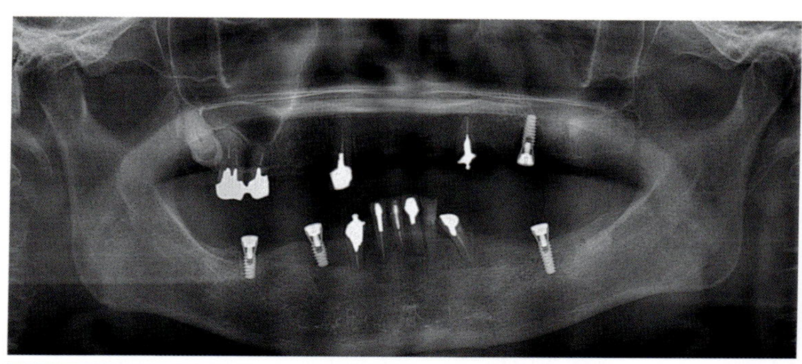

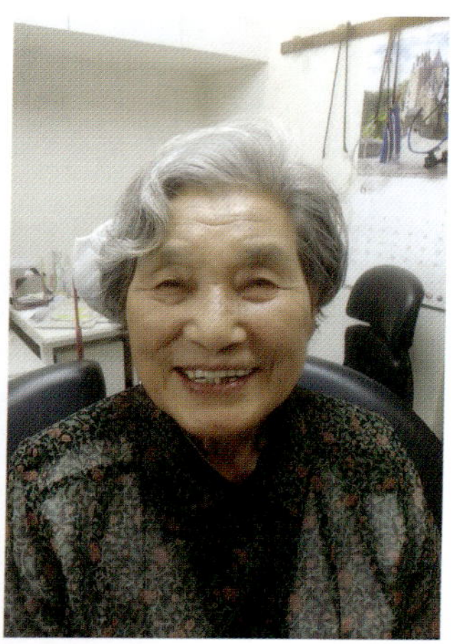

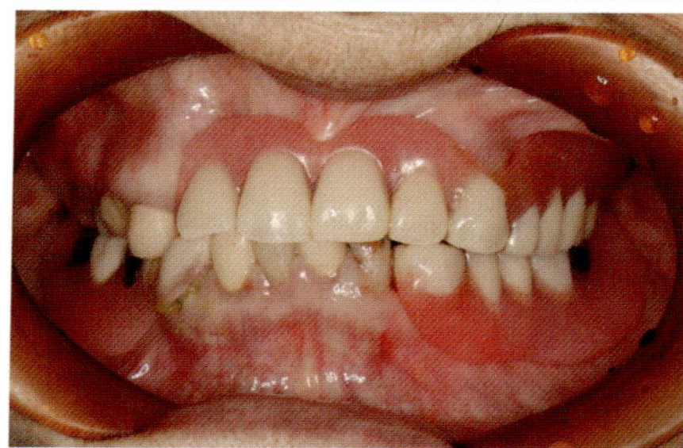

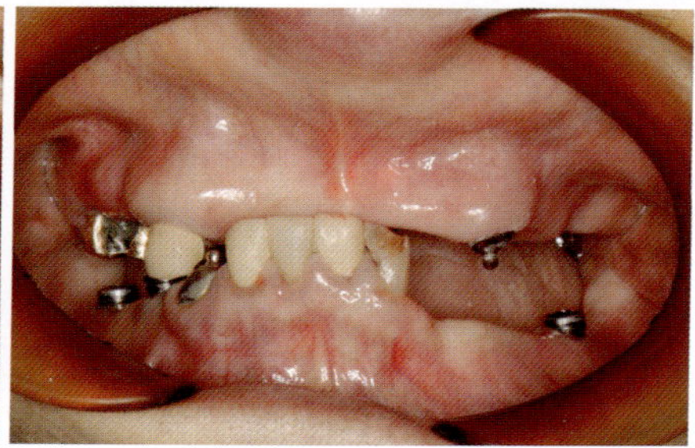

4-7 13 年経過時．54| は二次カリエスと歯根破折により抜歯となってしまった．また，6| 根分岐部からのカリエスにより近心根を分割抜歯して上顎義歯を改造し使用している．さらに，3| マグネットキーパーの根面板も二次カリエスにより除去し，OP アンカーに変更して下顎義歯を継続使用している．患者は笑顔で来院してくれる．2020 年 5 月．患者は 88 歳

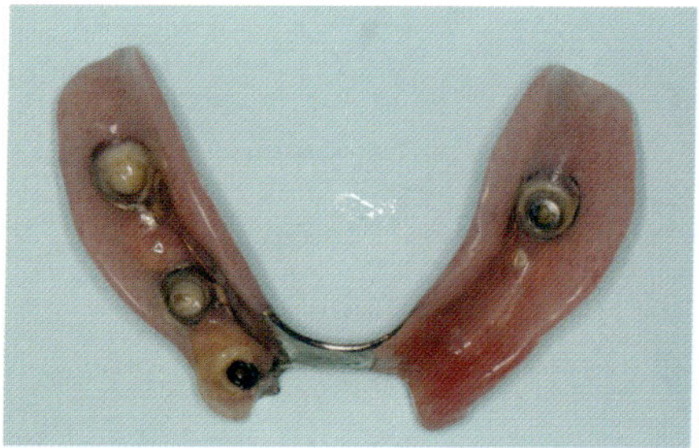

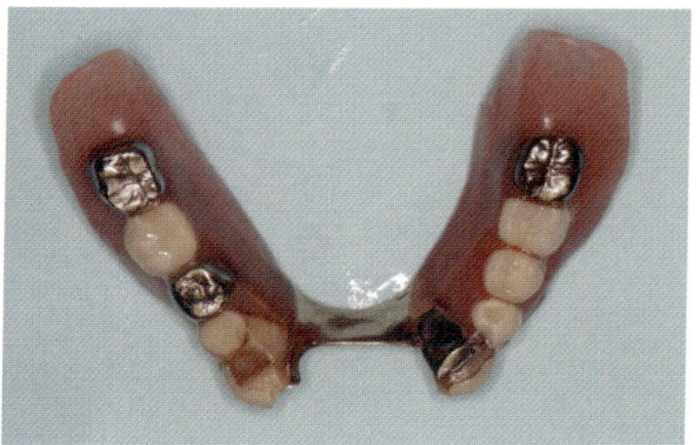

4-8 2024 年 3 月．マグネット上のメタルハウジング部の硬質レジン人工歯が咬耗し，人工歯破折の可能性が懸念されたため，3 カ所を金属歯に交換した．この時点から維持力はさほど必要ないと考え，下顎右側 2 カ所のマグネットを除去し，金属床直下のレジンの厚みを確保するため，即時重合レジンでキーパー（根面板）に接触させ，支持を持続させている

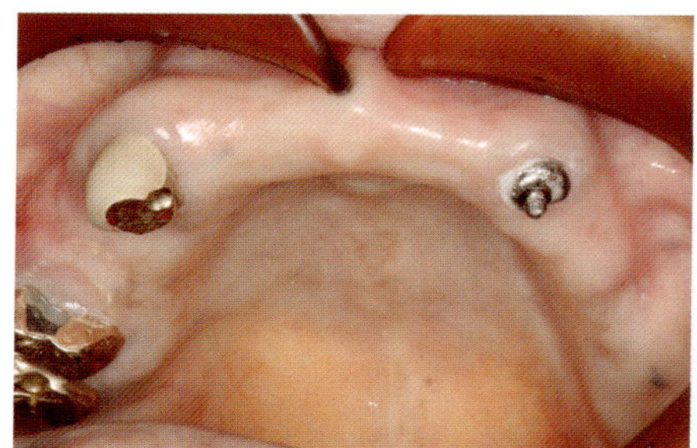

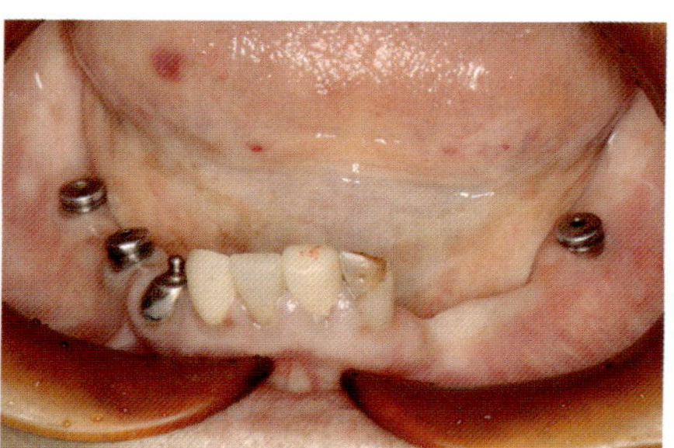

4-9 2024 年 3 月．患者は現在 92 歳．何でもよく噛めて食事が美味であると，たいへん満足されている．2022 年頃より軽度なアルツハイマー病を発症されてしまったが，ご家族とご一緒に 2024 年も 1 カ月に 1 回のクリーニング，メインテナンスに来院されていて，元気に生活されている．上顎左側のインプラントは 2022 年に自然脱落した．咬合力による力の問題から，インプラント周囲にマイクロフラクチャーが発生し，そこから感染して脱落したと考えている．腫脹，排膿，動揺は自然脱落するギリギリまで全く認められなかった

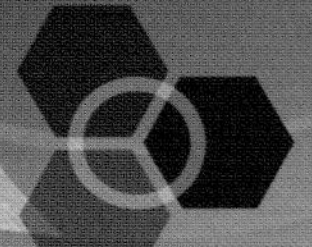

2．長期経過症例から考えるIOD/IARPDに求められるコンセプト

④上下顎歯数のバランス

上下顎の歯数のバランスが不良な場合のIARPDの設計について，**症例5**で考えていきます．前項と異なり，理想的な位置にインプラントが埋入できないケースです．

2007年初診の59歳男性，広汎型重度慢性歯周炎の患者です．歯周基本治療ならびにテンポラリーデンチャーを経て，まず上顎は，すべての残存歯を保存したまま金属床の義歯を製作することができました．

では下顎はどうでしょうか．そもそも，インプラント治療の目的としては，もちろん咬合支持を獲得して咬合の安定を図ることがあげられるでしょうが，加圧因子となる天然歯を「戦略的に」抜歯することには強く反対します．できるだけ自分の歯を守るためにインプラントを用いたいと常に考えており，そうすると，必ずしも理想的な歯の配置とはならない場合があります．上下，左右の歯数のバランスは症例によってさまざまな状況になってきます．そのような場合，IOD/IARPDでは，どのように安定した義歯を提供できるでしょうか？

下顎義歯は，まず機能圧下に義歯床下粘膜をクリーピング状態にして義歯をセトリングさせるために保存可能な 3┐ にマグネット，2┐ にOPアンカーを設置したテンポラリーデンチャーを9カ月使用してもらい，十分機能圧がかかりどこにも痛いところがないというセトリングした状態にしました．それでも義歯の動きは止まっておらず，もう少ししっかり噛みたいという患者希望から ┌3 部にインプラントを埋入してIARPDとすることにし，患者の了解を得ました．

この当時はガイドもシミュレーションソフトも導入していますので，まず診断用テンプレートを製作しCBCTを撮影します．CBCT画像に義歯が位置づけられていますので，これを見て埋入計画を立てていきます．シミュレーション上で顎骨内の安全なポジションにインプラントが配置でき，かつ咬合がインプラント長軸方向にかかる位置に設定します．さらに義歯床外形の内側にインプラント上部構造がすべて収まり，義歯の舌側部に張り出さないように設計します．「補綴主導型」「トップダウン」という言葉がありますが，「トップダウン」と「ボトムアップ」の両方を見ていかないと，補綴は成功しないと考えています．

この際，└8 は加圧因子となっており，必ずしも受圧・加圧のバランスのとれた配置とはなっていません．そこで，下顎義歯とは咬合させない設計としました．└8 を加圧因子ではなく，上顎左側を中間欠損にすることで，上顎の義歯の安定，上顎の受圧条件の改善に寄与する存在にしたのです．術後10年が経過した時点でも，ペリオの状態は安定し，たいへん満足して使用してもらっています．

症例 5　受圧／加圧の改善――上下顎歯数のバランス不良

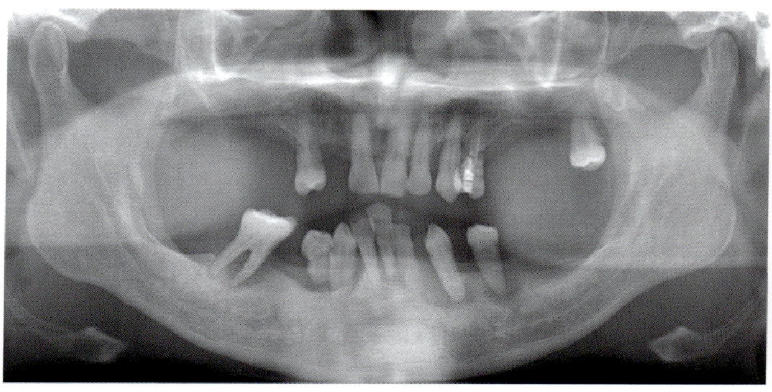
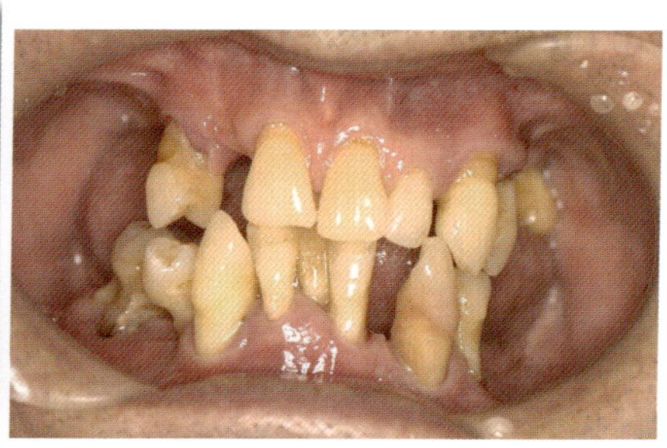

5-1　広汎型重度慢性歯周炎の 59 歳男性．2007 年 11 月．初診時．主訴は「歯がグラグラする」

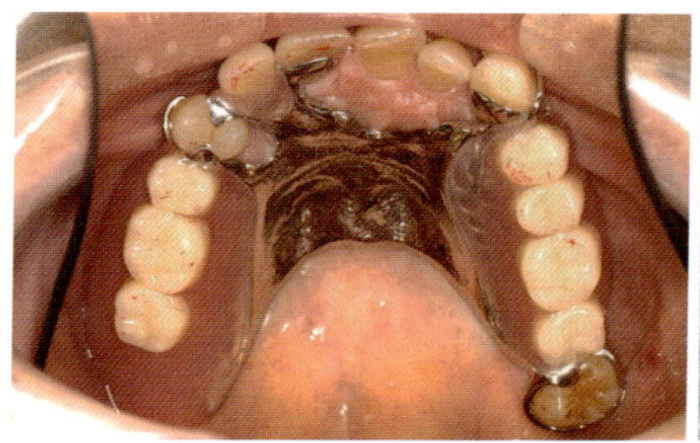
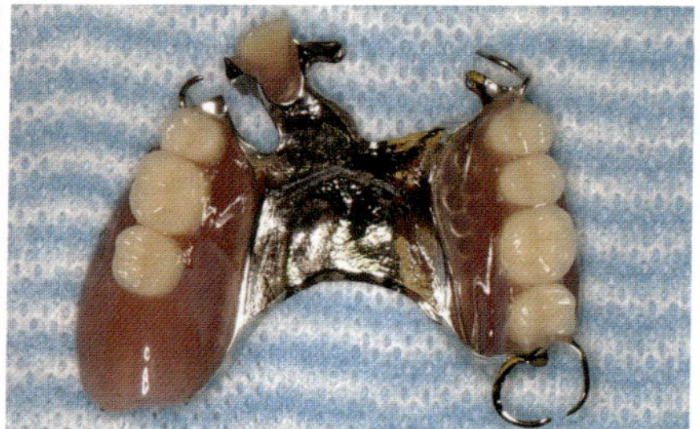
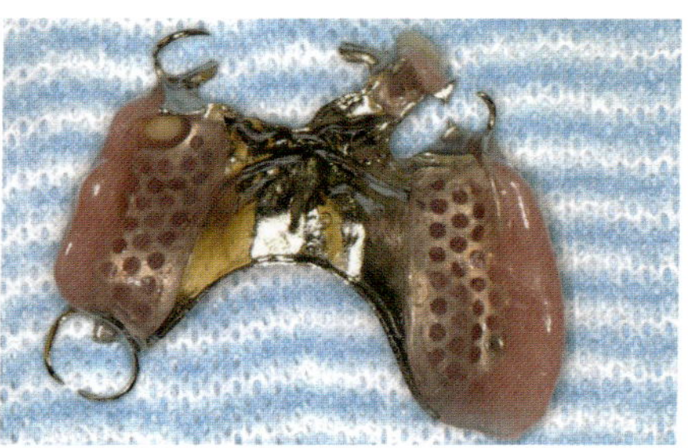

5-2　歯周治療終了後に上顎は残存歯をすべて保存する形で，テンポラリーデンチャーを経て金属床義歯を製作した．|8 は加圧因子となるが，上顎左側を中間欠損形態にするため保存した．下顎テンポラリーデンチャーは |7 部までの人工歯排列であるが，|8 とは咬合させていない

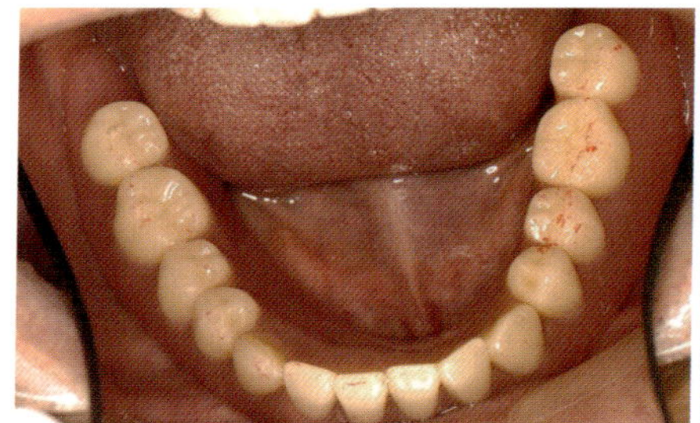
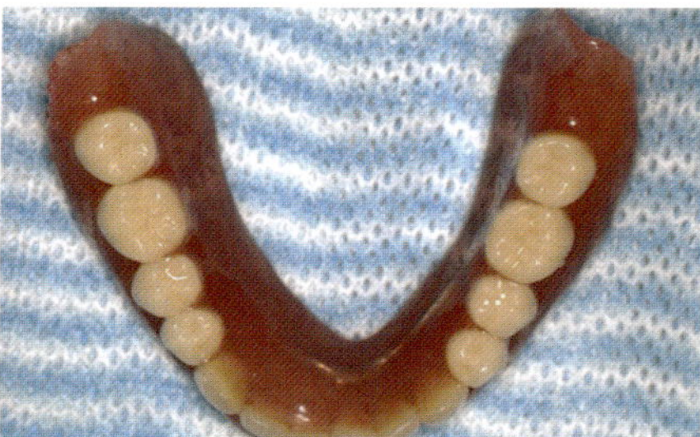
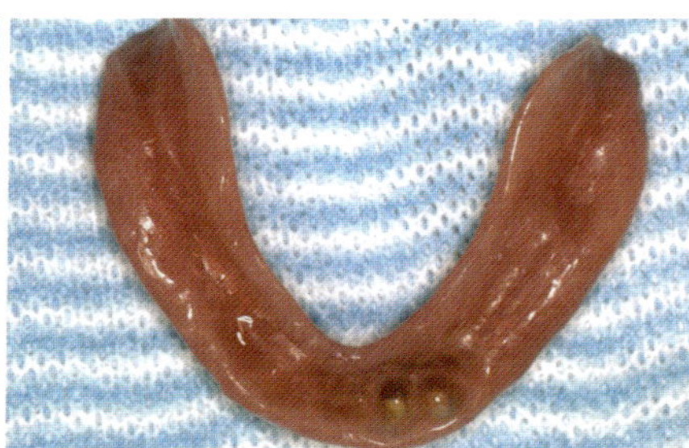

5-3　下顎はテンポラリーデンチャー．時間をかけて機能圧下に義歯床下粘膜にクリーピングを起こさせ，義歯をセトリングしていく．歯周治療終了時に 3 2| しか保存できなかった

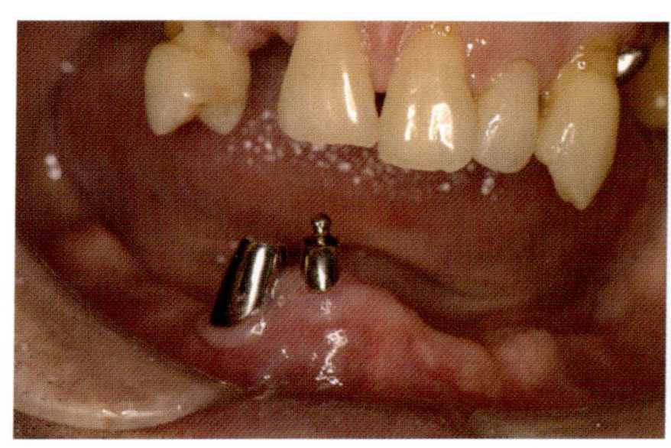
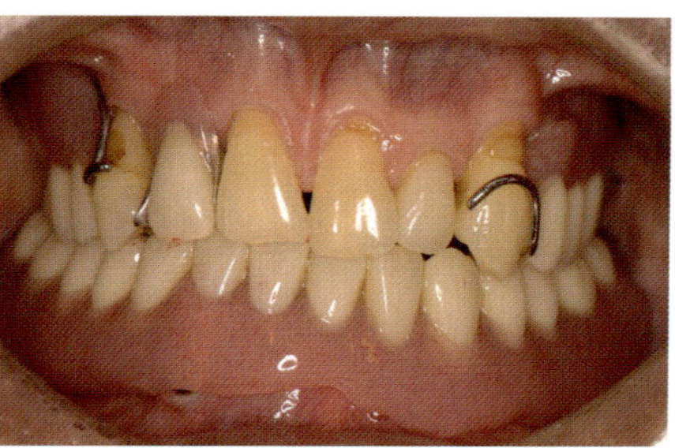

5-4　下顎は 9 カ月間，テンポラリーを使用．十分機能圧がかかっており，痛いところは全くない状態になっている．3| にマグネット．マグネットキーパーには軸面を設計し把持を期待した．2| には OP アンカーを設置したが，義歯の動きは止まらず，患者からもう少ししっかり噛みたいという希望があり，|3 部にインプラントを埋入することとした．設計の意図は，$\frac{4\ 2}{3\ 2}|$ 部と $|\frac{3}{3}$ で加圧因子を相殺し，上下左右の歯列内配置を改善し，義歯を介して咬合支持を確立することにある．|8 は下顎義歯に対して加圧因子となるが，|7 人工歯とは咬合接触させていない

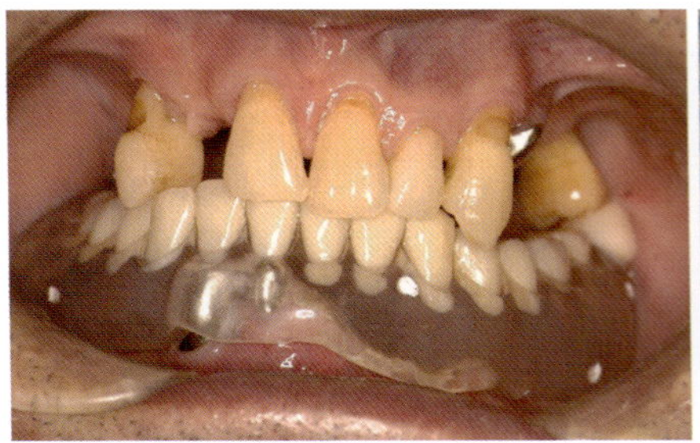

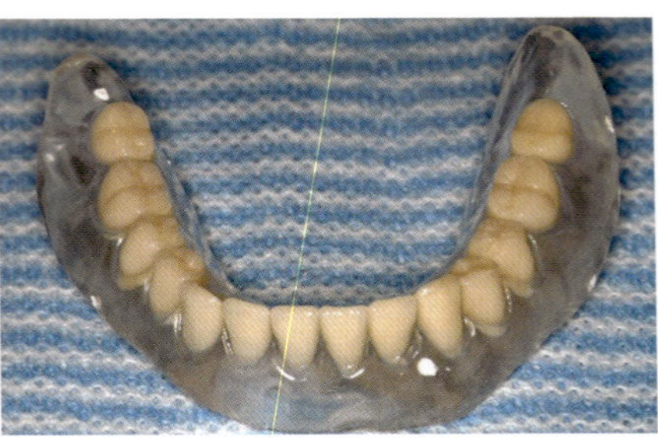

5-5 診断用テンプレートを装着して CBCT を撮影．重ね合わせが必要な箇所を 8 つほど，造影性のあるガッタパーチャポイントを使用してポジションマーキングを作って撮影する．テンプレート製作のため，印象は義歯製作と同様に各個トレーを使用し，シリコーン印象材による加圧印象としている．義歯床下粘膜はテンポラリーデンチャーを約 9 カ月使用して調整しているので，生理的にクリーピングしており，テンポラリーデンチャーもセトリングしている．CBCT 撮影用のテンプレートもセトリングしていると考えている

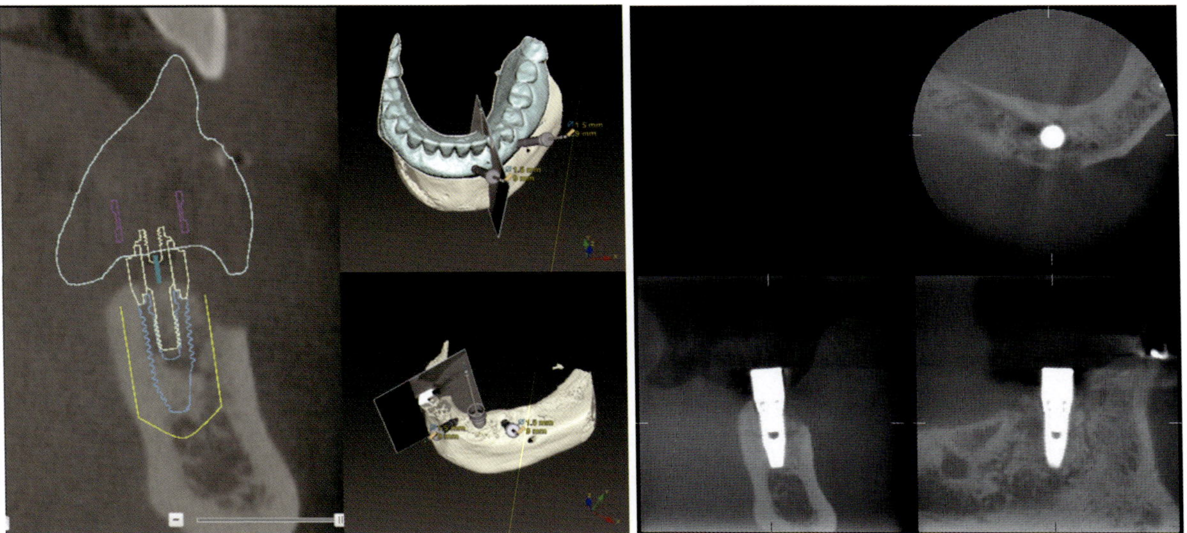

5-6 CBCT の DICOM データを Nobel Clinician ソフトにアップロードして，ソフト上でデンチャーや対合歯との関係のなかで，インプラントの埋入位置をプランニングしていく．骨内で安定し，マグネットにもボールアタッチメントにもロケーターにも対応でき，舌側に張り出さない位置を求めていく．右はインプラント埋入後の CBCT．頬舌側の皮質骨にインプラントスレッドがしっかり咬み込んで初期固定も良好

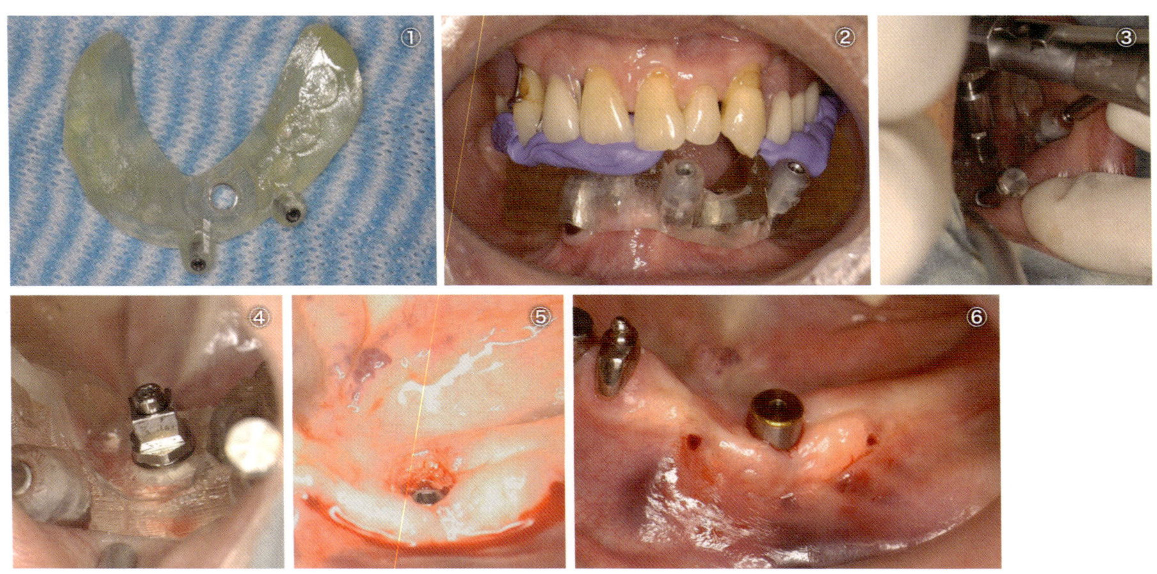

5-7 1 本の埋入だが，解剖学的に注意が必要な部位であるため，サージカルガイドを製作して埋入
①インプラント埋入手術に使用する，完成したガイド．固定ピンは 2 本使用した．②浸潤麻酔時．麻酔後の骨膜下への浸潤で，義歯床下粘膜の変形が危惧されるため，バイトブロックにてガイドを咬合させた状態で浸潤麻酔を行う．ガイドには浸麻針が貫通する穴を開けてある．③下顎前歯部の湾曲した骨頂部と臼歯部の直線的な骨頂部が交わる ⌜3 部舌側は複雑な骨形態でアンダーカットが存在し，フリーハンドでのインプラント埋入はドリルが舌側骨をパーフォレーション（穿孔）する危険があり，ガイデッドサージェリーを選択した．④歯肉のパンチング，ドリリングの後ガイド埋入を行った．⑤埋入後．インプラントプラットフォームが確認できる．埋入は 1 回法を選択．⑥シミュレーションで選択していたマグネットキーパーを即時に装着した．固定ピンの跡が確認できる

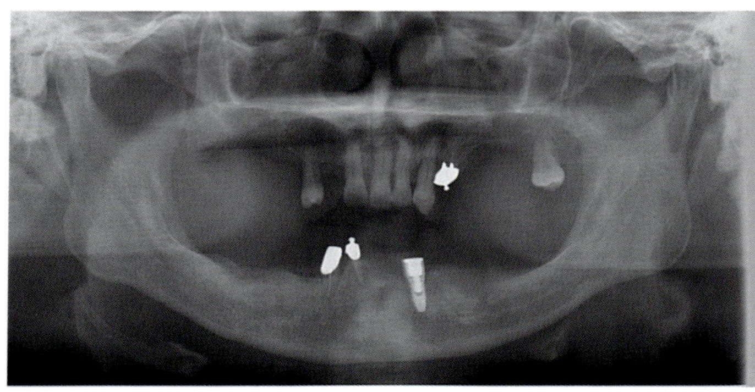

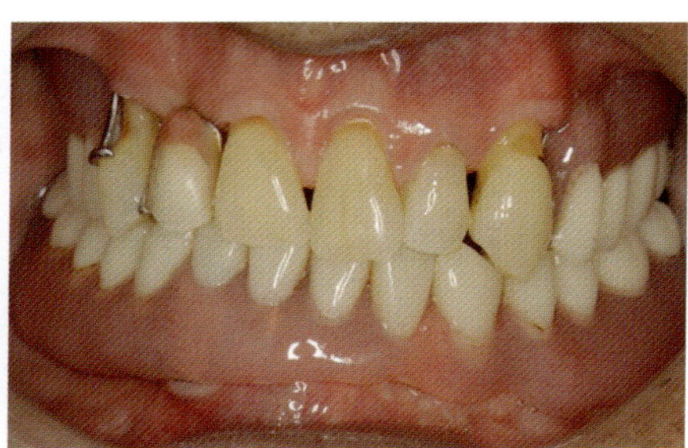

5-8　インプラント埋入後．テンポラリーデンチャーの内面をくり抜いて 4 カ月使用

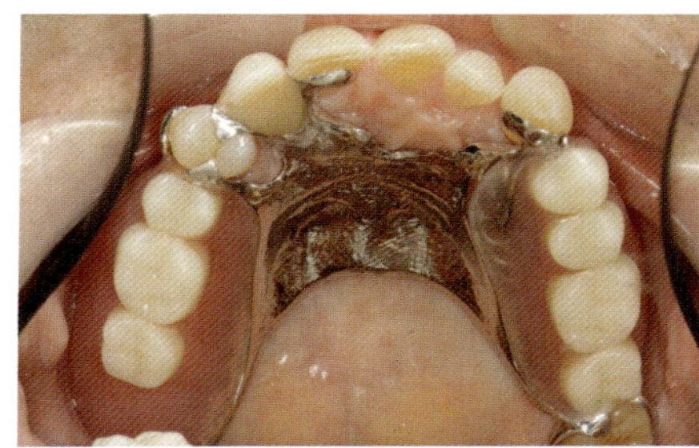

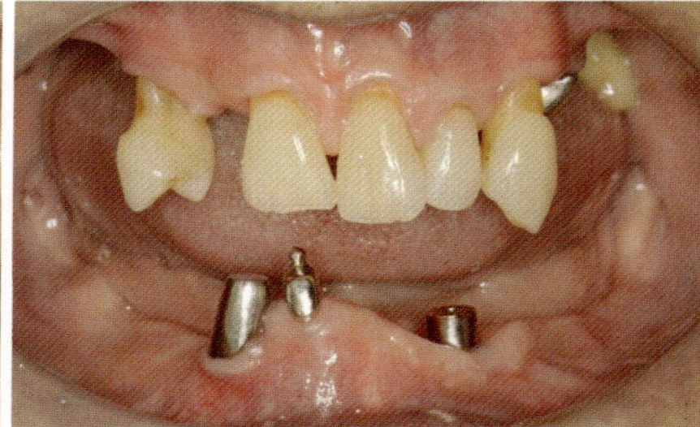

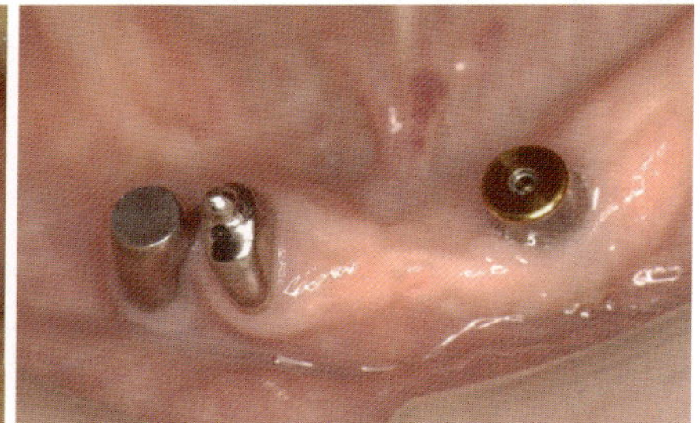

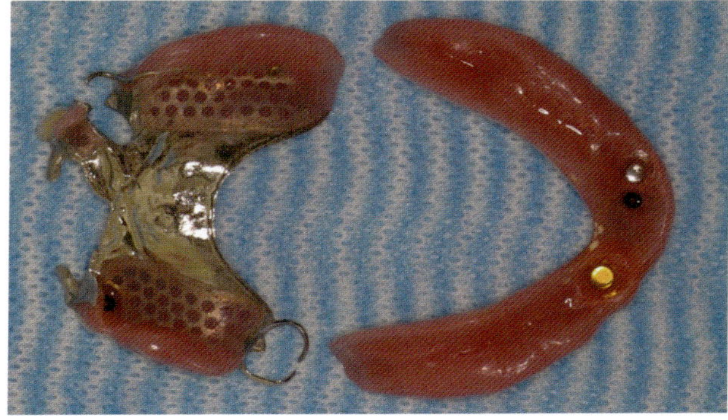

5-9　10 年経過時．下顎義歯はマグネット装着時にファイナル義歯をレジン床で新製した．上下顎のクリアランスが十分あり，レジン床の厚みが確保でき，マグネットを装着しても破折に抵抗している．マグネットは口腔内で義歯を咬合させて装着している．下顎義歯は安定しており，ノンリライニングで経過している．何でも噛めて患者満足度も高い．上下顎歯数のバランスは必ずしも理想的ではないが，|8 は下顎の義歯と咬合させておらず加圧因子とはなっていない．下顎義歯は 3| 天然歯と |3 部インプラントにより，オトガイ孔間に 2 カ所の支持が獲得でき，きわめて安定した状態となった．また上顎左側が中間欠損となるため上顎の受圧条件は良好で，上顎義歯もきわめて安定している

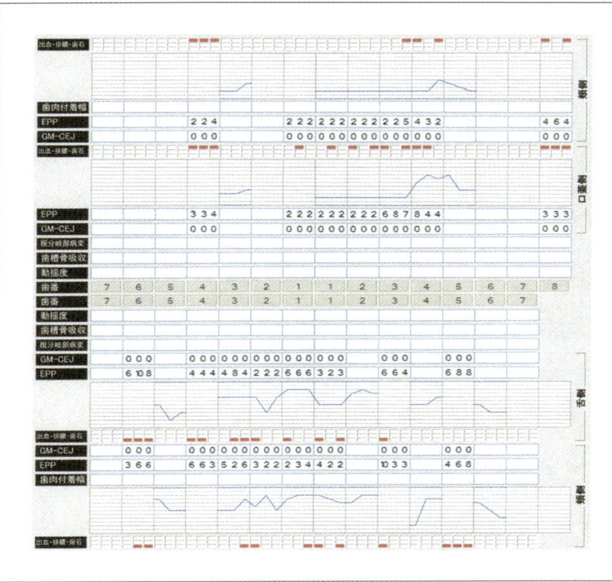

	7	6	5	4	3	2	1	1	2	3	4	5	6	7	8	
出血・排膿・歯石																頬側
歯肉付着幅																
EPP				2 2 4			2 2 2	2 2 2	2 2 2	2 2 5	4 3 2				4 6 4	
GM-CEJ				0 0 0			0 0 0	0 0 0	0 0 0	0 0 0	0 0 0				0 0 0	
出血・排膿・歯石																口蓋側
EPP				3 3 4			2 2 2	2 2 2	2 2 2	6 8 7	8 4 4				3 3 3	
GM-CEJ				0 0 0			0 0 0	0 0 0	0 0 0	0 0 0	0 0 0				0 0 0	
根分岐部病変																
歯槽骨吸収																
動揺度																
歯番	7	6	5	4	3	2	1	1	2	3	4	5	6	7	8	

	7	6	5	4	3	2	1	1	2	3	4	5	6	7	
歯番	7	6	5	4	3	2	1	1	2	3	4	5	6	7	
動揺度															
歯槽骨吸収															
根分岐部病変															
GM-CEJ		0 0 0		0 0 0	0 0 0	0 0 0	0 0 0	0 0 0		0 0 0		0 0 0			舌側
EPP		6 10 8		4 4 4	4 8 4	2 2 2	6 6 6	3 2 3		6 6 4		6 8 8			
出血・排膿・歯石															
GM-CEJ		0 0 0		0 0 0	0 0 0	0 0 0	0 0 0	0 0 0		0 0 0		0 0 0			頬側
EPP		3 6 6		6 6 3	5 2 6	3 2 2	2 3 4	4 2 2		10 3 3		4 6 8			
歯肉付着幅															
出血・排膿・歯石															

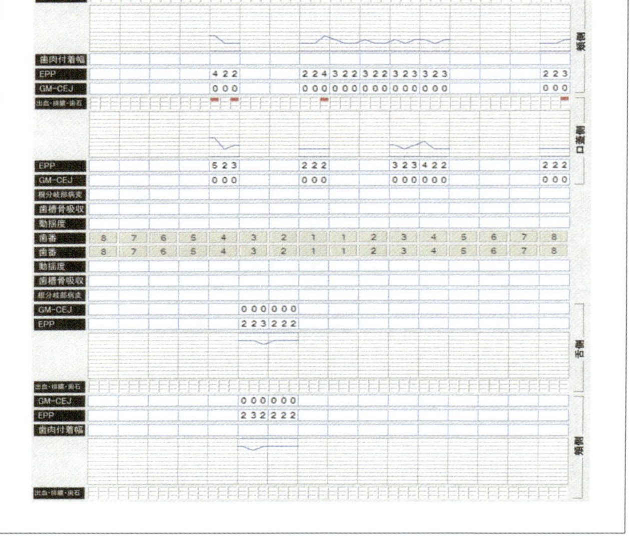

	8	7	6	5	4	3	2	1	1	2	3	4	5	6	7	8	
出血・排膿・歯石																	頬側
歯肉付着幅																	
EPP					4 2 2			2 2 4	3 2 2	3 2 2	3 2 3	3 2 3				2 2 3	
GM-CEJ					0 0 0			0 0 0	0 0 0	0 0 0	0 0 0	0 0 0				0 0 0	
出血・排膿・歯石																	口蓋側
EPP					5 2 3			2 2 2			3 2 3	4 2 2				2 2 2	
GM-CEJ					0 0 0			0 0 0			0 0 0	0 0 0				0 0 0	
根分岐部病変																	
歯槽骨吸収																	
動揺度																	
歯番	8	7	6	5	4	3	2	1	1	2	3	4	5	6	7	8	
歯番	8	7	6	5	4	3	2	1	1	2	3	4	5	6	7	8	
動揺度																	
歯槽骨吸収																	
根分岐部病変																	
GM-CEJ						0 0 0	0 0 0										舌側
EPP						2 2 3	2 2 2										
出血・排膿・歯石																	
GM-CEJ						0 0 0	0 0 0										頬側
EPP						2 3 2	2 2 2										
歯肉付着幅																	
出血・排膿・歯石																	

5-10　ペリオの状態も安定している（初診時→ 12 年経過時）

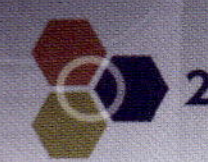

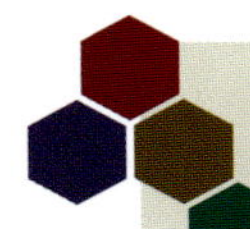

Step up のためのワンポイント 19

天然歯とインプラントの被圧変位量

天然歯の生理的な動きは，垂直方向に 20 〜 60 μm，水平方向に 60 〜 100 μm 動くとされます[27]．一方のインプラントは数μm しか動きません．動態の違う天然歯とインプラントは，どのように咬合接触させればよいのでしょうか．

かつては，インプラント部の咬合は低くすべきと，Misch によって提唱され，これは，両者の被圧変位特性の違いから，天然歯歯根膜の沈下分だけインプラントの咬合を低くすることが推奨されたのです（**図 A**）．しかし，その後 Boldt らは，TCH やブラキシズムがなければ，上下の歯やインプラントの咀嚼機能時の接触時間はわずか 0.1 秒であり，そのオーダーでは被圧変位量に差はないと報告します（**図 B**）．

現在，日本インプラント学会の見解は，中間欠損ではインプラント部の咬合を緩くすることは許容されるが，遊離端欠損で咬合を低くしてしまうと，顎関節への影響の可能性があり天然歯同等の咬合接触とするように推奨されています（**図 C**）．

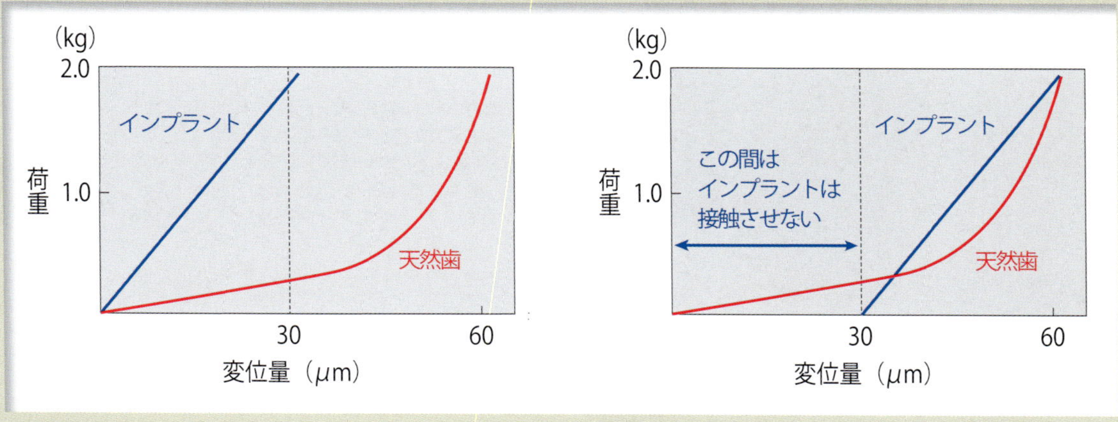

図 A 天然歯とインプラントに荷重をかけていくと，同じ 30 μm 動く時間が両者で大きく異なることがわかる[28]．そこで，天然歯が沈下した後に，インプラントの補綴を咬合させるという考えが提唱された[29]

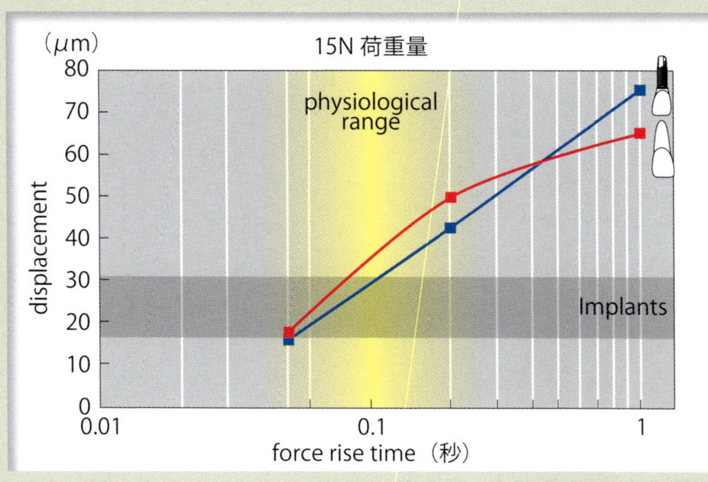

図 B Boldt らは，TCH やブラキシズムがなければ，上下の接触時間はわずか 0.1 秒であり，被圧変位量に差はないと報告[30]

私はインプラントと天然歯が混在する口腔内では，12 μm の厚さのあるプラスチックテープの咬合紙または 12 μm の厚さのメタルストリップスによる個々の歯の部位ごとの引き抜き試験を行い，咬合させたときにインプラント部，天然歯部が同様に引き抜けないように調整しています（**図 D**）.

また，インプラント上部構造の臼歯部での頬舌幅径は，ブリッジのポンティックの考え方と同様に，幅径を小さくする場合もあります.

インプラント補綴の咬合接触の付与の仕方については，まだまだ不明な点も多いわけですが，その解析を複雑にしている要因に，埋入されたインプラントのサイズ（直径，長さ），インプラントの軸方向と力のかかる方向，インプラント周囲の骨性状の違い，インプラントとアバットメントのコネクティングの違い（エクスターナル／インターナル），さらにコネクティング部位（ボーンレベル，ティッシュレベル），そして患者固有の咬合力や悪習癖等，きわめて複雑に因子が絡み合っているからと考えています.

インプラントと天然歯の混在ケースでは、

1．犬歯誘導かアンテリオールグループファンクションにする
2．前歯部インプラントでは中心咬合位，偏心位のコンタクトを避ける
3．咬合面を天然歯に比べ縮小し，咬頭傾斜を緩くすることは問題ない
4．咬合接触についてはインプラント側を緩くすることは中間欠損では認められるが，遊離端欠損では避けるべきである
5．下顎インプラントブリッジ，上顎が FD なら臼歯部は同時接触，平衡咬合とし，上下インプラントフルブリッジの時は臼歯部同時接触は支持されるが，咬合様式は決定的ではない．しかし，咬合の定期管理は必要である

（日本口腔インプラント学会ホームページ）

図 C インプラントと天然歯が混在するケースにおける，咬合の考え方（山内[31]より）

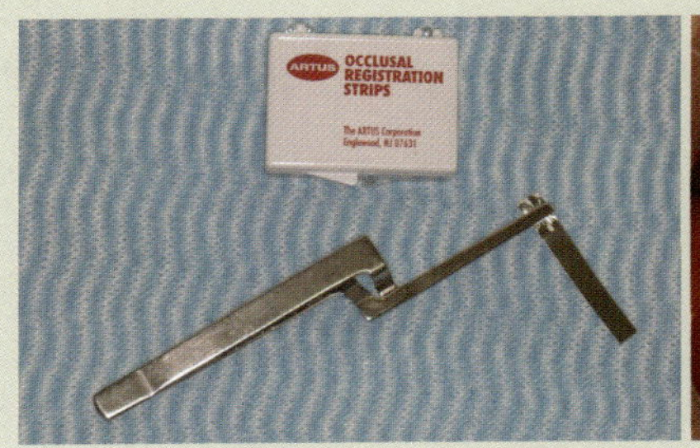

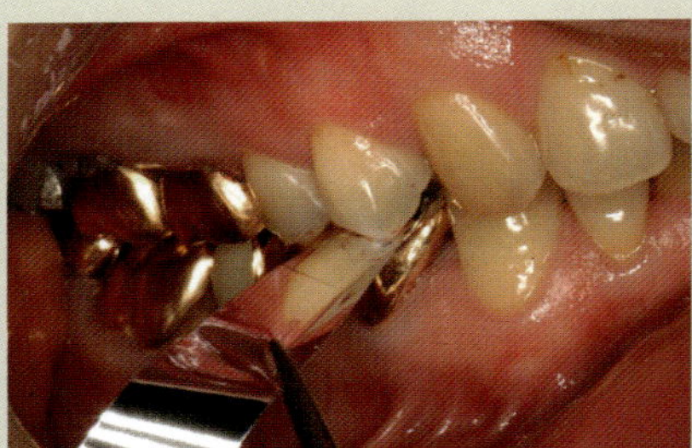
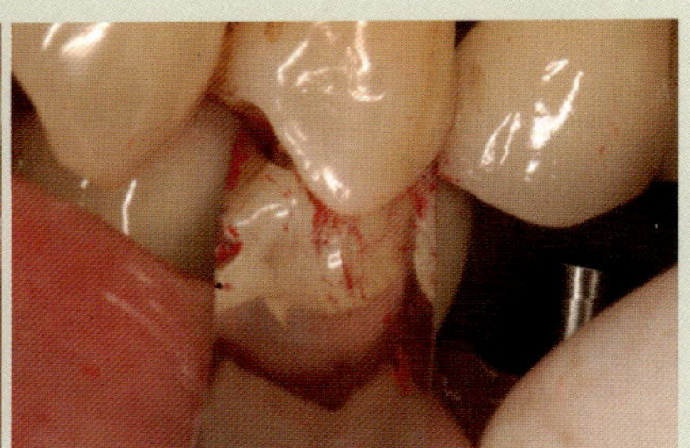

図 D 引き抜き試験．インプラント部位，天然歯部位のどちらも同じように咬合させて，ストリップスが引き抜けないことを確認する

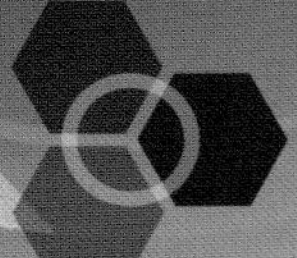

⑤「支持」が重要

さらに，IOD／IARPDの症例を見ていきます．**症例6**は，66歳の男性患者で，私が初めてIODに取り組んだ症例です．1991年に下顎4本のインプラント支台のIODを製作しました．当時はパノラマX線写真のみでのインプラント埋入です．インプラント頚部周囲環境に配慮し，角化歯肉の温存を図りながら，1回法のインプラントを埋入しました．バージョイントとしていますがイミディエートファンクションは行っていません．約4カ月間，クリップは付けずにテンポラリーデンチャーを上部構造には干渉しないようにくり抜いて装着してから金属床義歯を製作しました．総義歯に準じた印象採得を行い，テンポラリーデンチャーで十分に機能圧をかけた状態で使用してもらい，クリップは口腔内で咬合した状態で装着しています．

1991年当時のIODは，下顎無歯顎のオトガイ孔間前方部に4本のインプラントを埋入し，バーでジョイントすれば即時荷重も可能というプロトコルでした．当時はパノラマX線写真のみで埋入を行っていた時代であり，また一回法のインプラントなので，インプラント周囲の歯肉環境に配慮し，できるだけ頬側・唇側とも角化歯肉を温存させるように切開線を入れています．

重要となる「支持（サポート）」は，バーをスクリュー固定している上部構造天井部分で，ここにレストによる支持を求めていくことになります．十分に機能圧をかけた状態でテンポラリーデンチャーを調整し，義歯を完成させています．

92歳になるまで来院されていましたが，さすがにプラークの付着が目立つようになります．1年後に93歳でお亡くなりになったのですが，「亡くなる直前までこの義歯を使って食事をしていました」と家族の方から感謝のお言葉を頂戴して，この義歯を27年間使用していただき，最後まで噛むことに貢献できたのかなと考えています．

症例6　十分な支持（サポート）

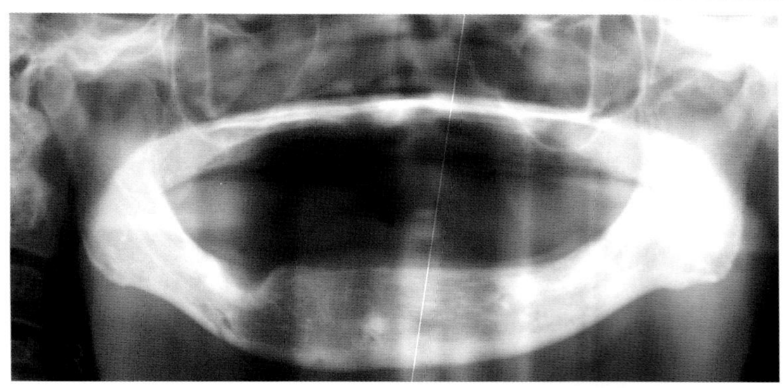

6-1　1991年3月初診．66歳男性．総義歯が動いて噛めないとのこと．7┐には歯があったが，前医により抜歯され，その後，下顎義歯が動いて噛めなくなったと来院された

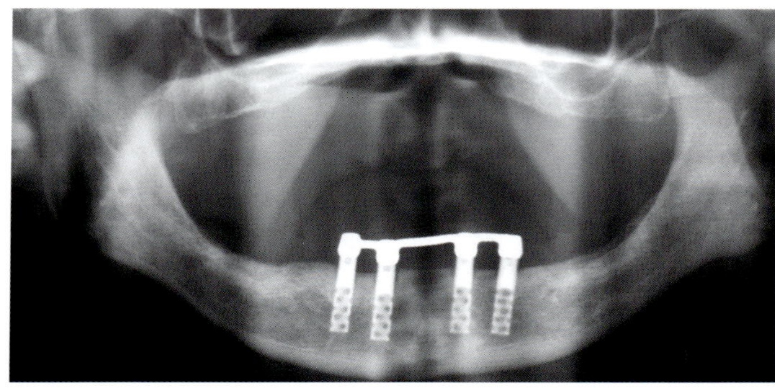

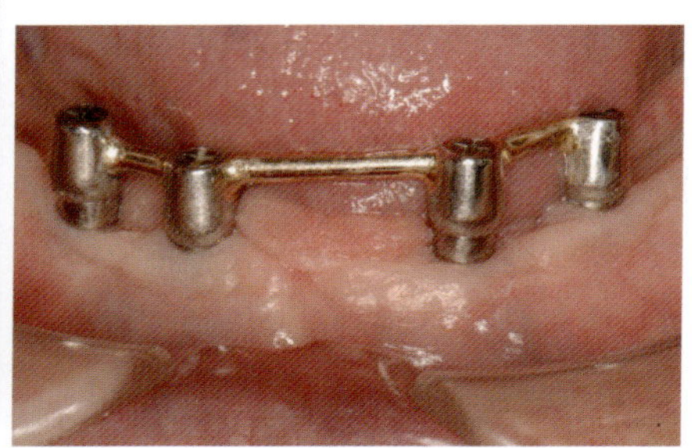

6-2　インプラント埋入，IOD 装着より 10 年経過した 2001 年 10 月

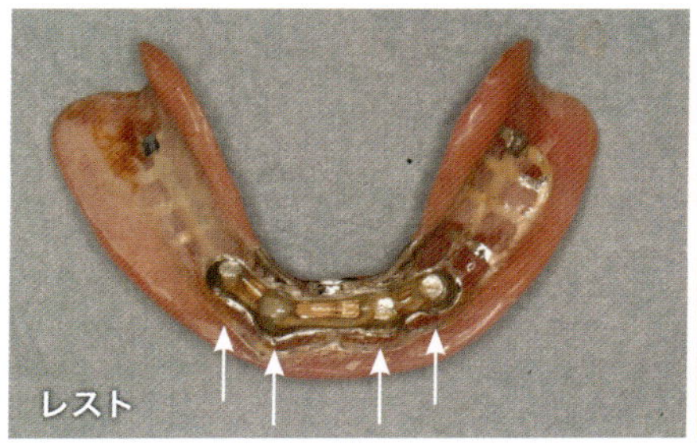

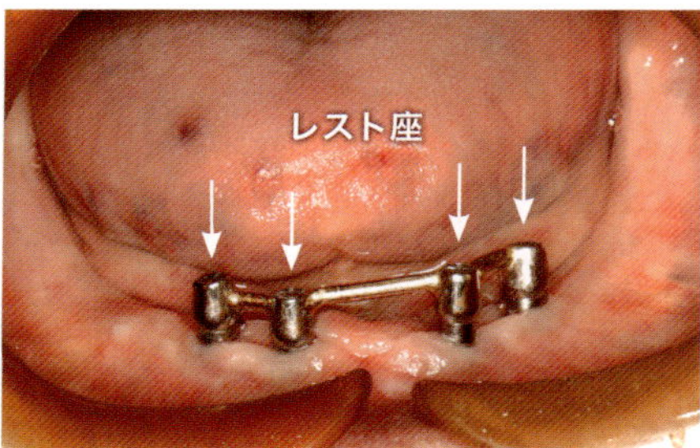

6-3　2001 年 10 月．下顎義歯の金属床メタルフレームは，臼歯部欠損部にスケルトンを形成しレジン床把持部とし，インプラント連結バー部にはクリップが装着できるスペースをメタルハウジング内部に設定．さらに，バーをインプラントにスクリュー固定している上部構造天井部にしっかりと接触させるように，メタルハウジング部にレストを 4 カ所設定して支持を確保している．これは，レストの作用を付与すると同時に，義歯の沈下を防止しクリップ部からの床の破折を予防している．金属床のスケルトン部とハウジング部を一体化することで，撓みのない強固な金属床義歯となっている．下顎の両側遊離端欠損により，下顎義歯はわずかに後方沈下するため 10 年経過のなかで臼歯部にリライニングを行っている

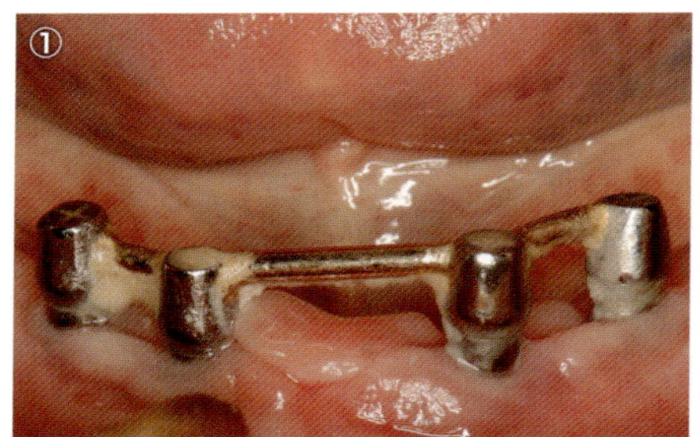

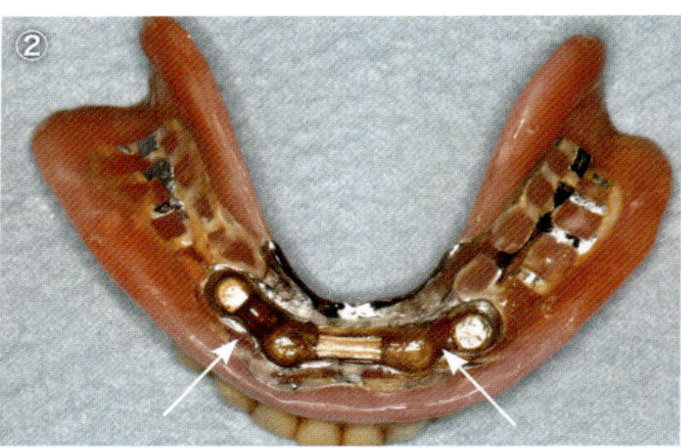

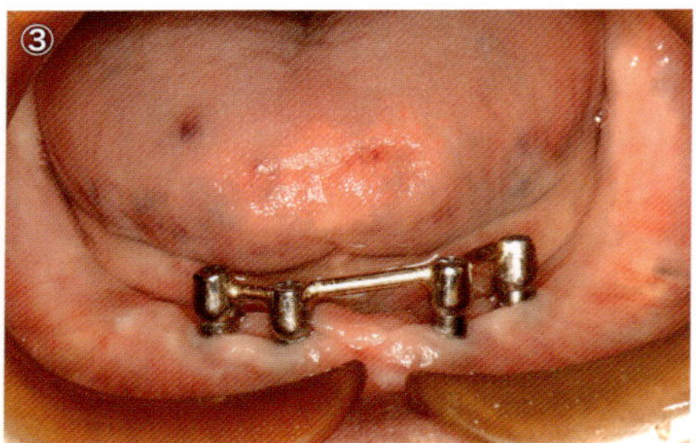

6-4　2017 年 4 月．26 年経過時．①さすがにセルフコントロールは不十分になってくる．②咬合時における臼歯部の多少の沈下のため，リライニングを数回と，床内面の調整を行っている．高齢になるにしたがって，指の力が弱くなり，義歯を外しにくくなるため，当初の 3 つのクリップでのリテンションを中央の 1 つにしている．矢印がクリップ除去部位．③ 3 カ月ごとのメインテナンスにはしっかり来院していただき，インプラント周囲のクリーニングと，ラバラック（サンデンタル）を使用した義歯洗浄を行っている

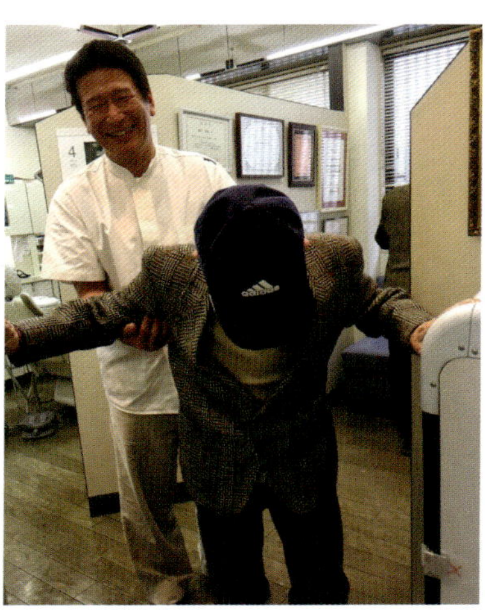

6-5　92 歳まで来院．この 1 年後にお亡くなりになるが，「亡くなる直前までこの義歯を使って食事をしていた」とのこと．27 年間使用していただいた！

Section 2-1「⑥支台装置」（72頁〜）で述べたように，支台装置の設計においては，「S ≧ B ＞ R」が原則となります．**症例7**は，義歯のクリアランスが足りなかったために，トラブルを招いてしまった例です．

すれ違い咬合の傾向にある口腔内にコーヌスデンチャーが装着されていたケースで，外冠のリテンションが働いておらず，義歯が転覆して噛めないという状況でした．インプラントによって義歯の安定を図ろうとしたのですが，CBCTを撮影したところ，顎堤は水平的に高度に吸収し，そそり立つような状態です．上顎で埋入できるポジションは 6｜6 部のみでした．インプラントの上にアバットメントを立てて，マグネットとキーパーをデンチャーの中に組み込みました．

5年後，人工歯がちぎれてきました．実はアバットメントは5mmの高さで設計し，ブラッシングを行いやすいように考えたのですが，クリアランス不足で義歯床内にマグネットを取り囲むメタルハウジングが設定できておらず，天井はレジンだけの設計になってしまい，義歯の沈下傾向を止められず，人工歯をちぎって破折して，マグネット部が露出してきたのです．3回ぐらい人工歯を変えたのですが，やはり同じ結果でした．

改めて，IARPDには強固なレストが絶対に必要であること，あるいはレストの代わりをする金属スケルトンフレームの中のハウジングが大切であると，大いに反省しました．この後，マグネットキーパーのアバットメントを除去して，軸面高さ1.5mmのロケーターに変更しレジンの厚みを確保して，義歯を使用しています．それ以降，義歯の破折はありません．

症例7　義歯構造体（レジン床や人工歯）のクリアランス不足によるトラブル

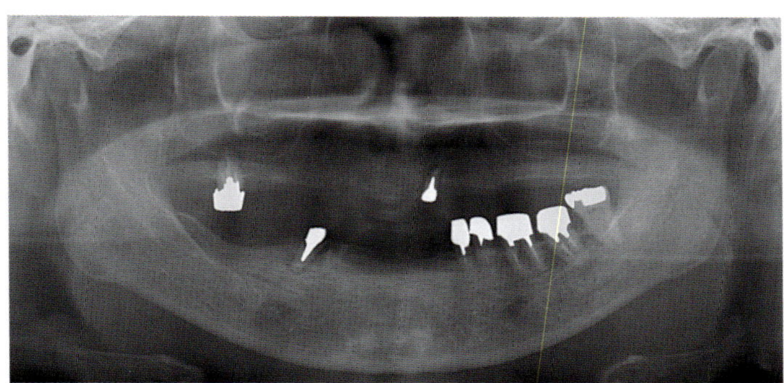

7-1　68歳，女性．2011年3月初診．
|45678 が強大な加圧因子となり，上顎義歯の回転を惹起している．7| は最後方部で下顎義歯遊離端部に加圧因子として作用し，コーヌス内冠の 5| は歯根破折している．上顎・下顎それぞれの受圧条件はきわめて悪く，すれ違い咬合となっている

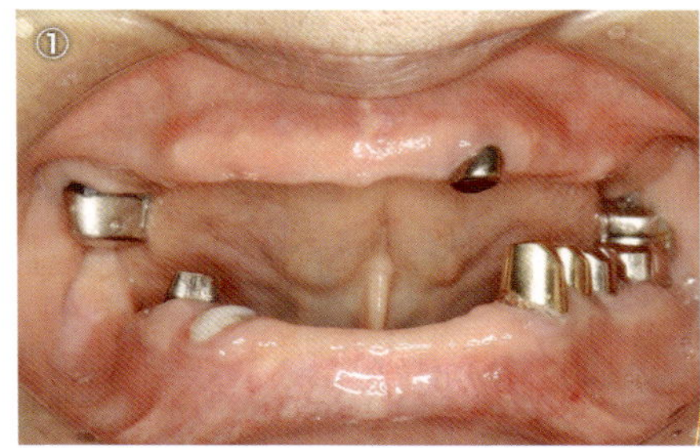

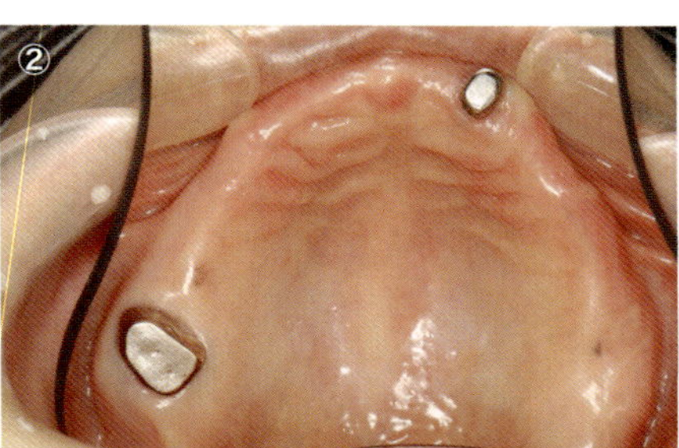

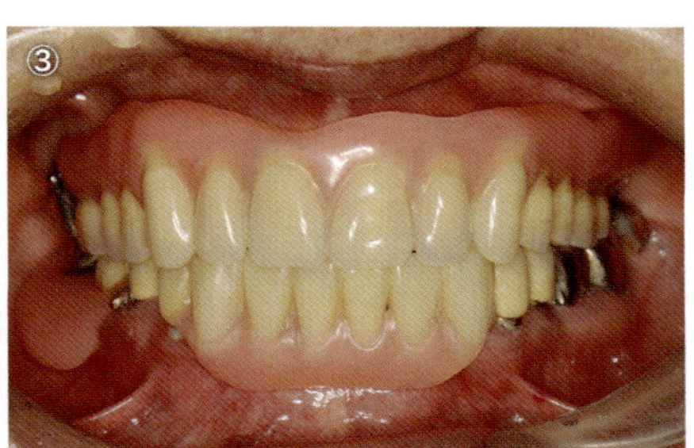

7-2　初診時．コーヌスデンチャーが噛めないという主訴．すれ違い咬合であり，外冠のリテンションが利かず，義歯が口腔内で転覆していた．|2 の動揺度は2度程度であったが，義歯の回転防止に役立つと考え保存することにした．根面板にマグネットキーパーが鋳接されている．患者は前医でコーヌスデンチャーにかなりの期待をもっていたので，費用面も含めたいへん落胆していた．①初診時．②上顎の状態．|2 は動揺度2度であった．③装着されていた上下コーヌスデンチャー

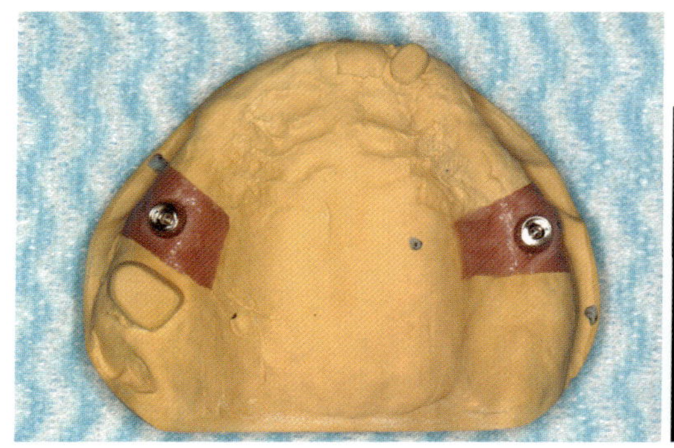

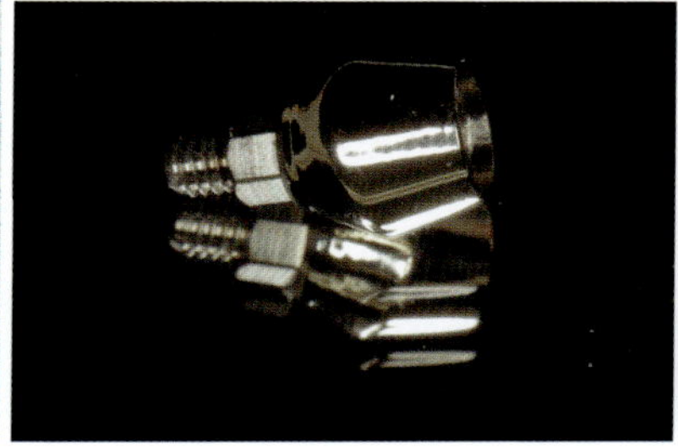

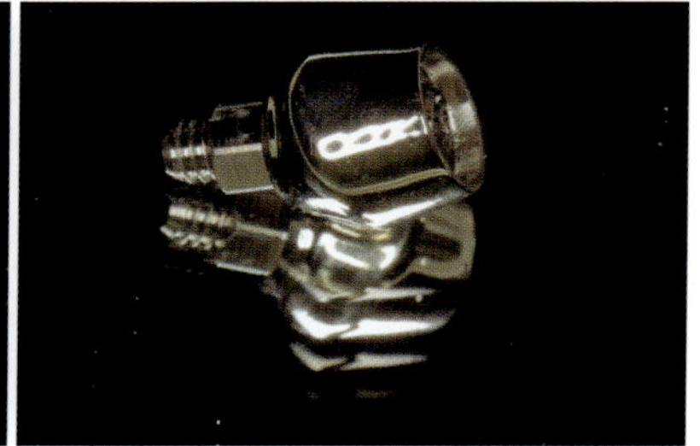

7-3　2011年8月．CAD/CAM（Aadvaシステム：ジーシー）でカスタムメイドされたインプラントコーピング．インプラントにスクリュー固定し，スクリューアクセスホールにマグネットキーパーをスーパーボンドで接着して蓋をする構造になっている

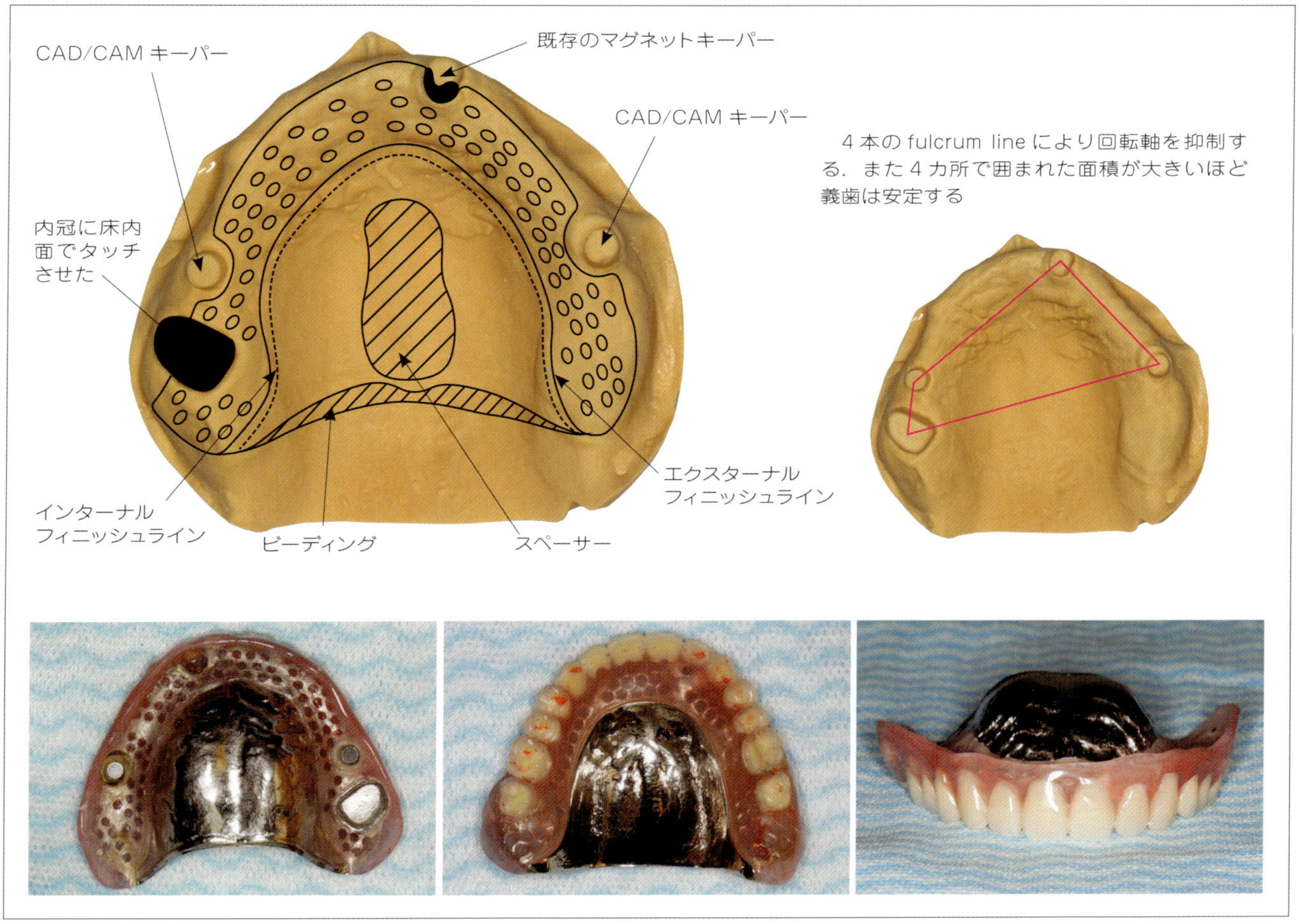

CAD/CAMキーパー

既存のマグネットキーパー

CAD/CAMキーパー

内冠に床内面でタッチさせた

インターナルフィニッシュライン

ビーディング

スペーサー

エクスターナルフィニッシュライン

4本のfulcrum lineにより回転軸を抑制する．また4カ所で囲まれた面積が大きいほど義歯は安定する

7-4　6|6 部のインプラント上部構造は，CAD/CAMによるカスタムメイドのコーピングを製作した．コーピングはスクリューでインプラントに装着されるが，そのアクセスホールにマグネットキーパーを接着セメントで固定して天井を塞ぎ，これにより支持面を確保する．維持はマグネットの維持力による．さらに軸面は歯肉縁より5mm程度の高径としてブラッシングを行いやすくした．軸面テーパーは8°程度に設定し把持の効果をわずかにもたせた．クラスプ支台装置の効果の優先順位は，支持＞把持＞維持と考えているが，インプラントの場合，埋入部位の骨の条件などから側方応力の回避を行いたいと考えているため，支持＞維持＞把持の順になる場合もある．

義歯床は旧義歯がすでに総義歯の床形態であり違和感なく使用していたため，今回の義歯は将来総義歯にスムースに移行できるように考えた

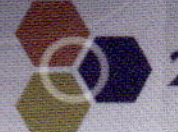

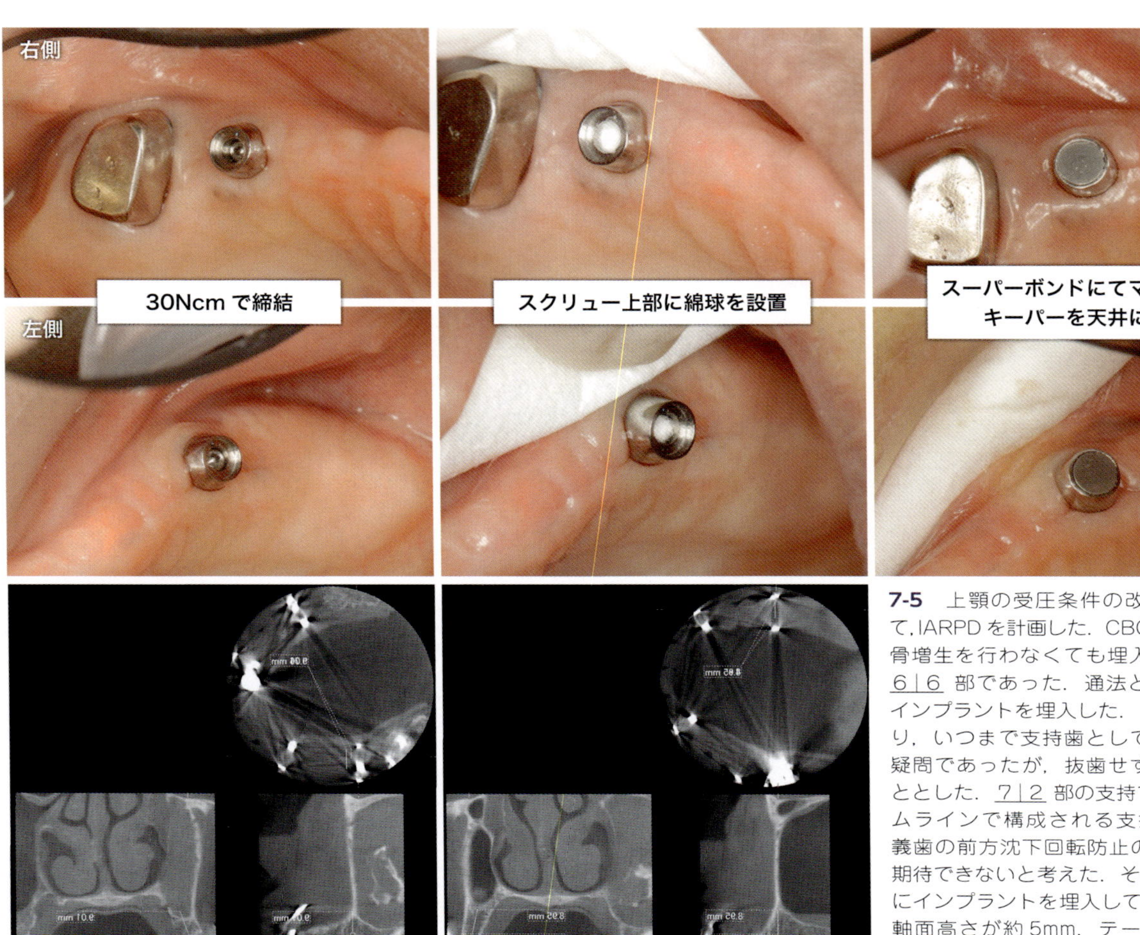

7-5 上顎の受圧条件の改善を目的として，IARPDを計画した．CBCT診査の結果，骨増生を行わなくても埋入できる部位は6|6部であった．通法どおり2回法でインプラントを埋入した．|2は動揺があり，いつまで支持歯として機能できるか疑問であったが，抜歯せずに保存することとした．7|2部の支持では，フルクラムラインで構成される支持面積は狭く，義歯の前方沈下回転防止の効果はあまり期待できないと考えた．そこで，6|6部にインプラントを埋入してCAD/CAMで軸面高さが約5mm，テーパー8°のスクリュー固定アバットメントを製作してもらい，スクリュー固定のアバットメントの天井にスーパーボンドにてキーパーを接着する上部構造を装着し支持を，アバットメントの軸面の高さで把持効果を期待した．既成のマグネットキーパーの軸面高さでは，マグネットの横滑りによる前方回転沈下は抑制できないと考えたためである．さらに副産物として，高さのある構造で患者はブラッシングが正確にできると考えた．
しかしながら，5mmの軸面高さが災いして，金属床製作時，マグネットを取り込んだ状態でメタルスケルトン部にメタルハウジングを製作するクリアランスが不足してしまい，人工歯基底面を削合してマグネットを取り込んだ．クリアランス不足で強度の少ない構造になってしまった

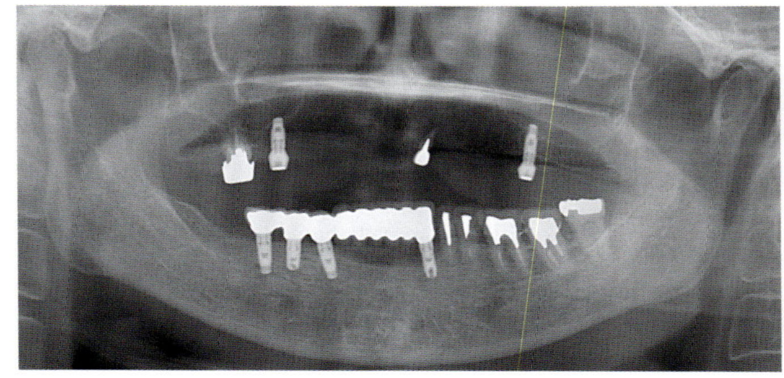
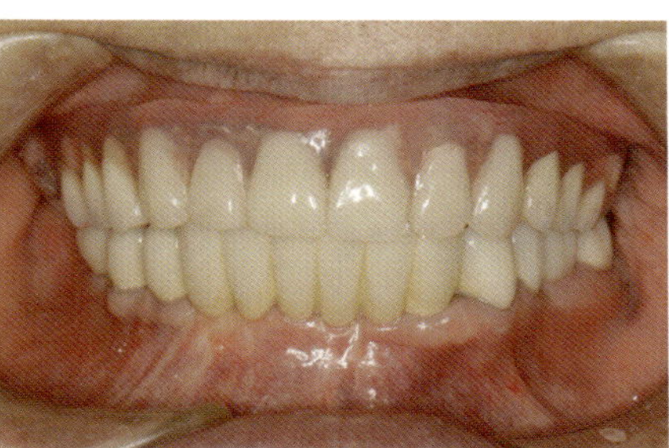

7-6 インプラント埋入後3年．特に問題はない．下顎は患者の強い希望により，欠損部はインプラント支台ブリッジ，左側の天然歯は内冠除去後にクラウン装着で対応した．|2は動揺が残るものの残存している

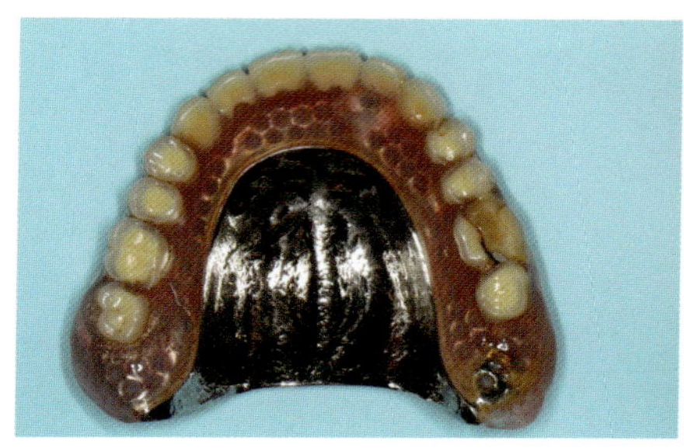

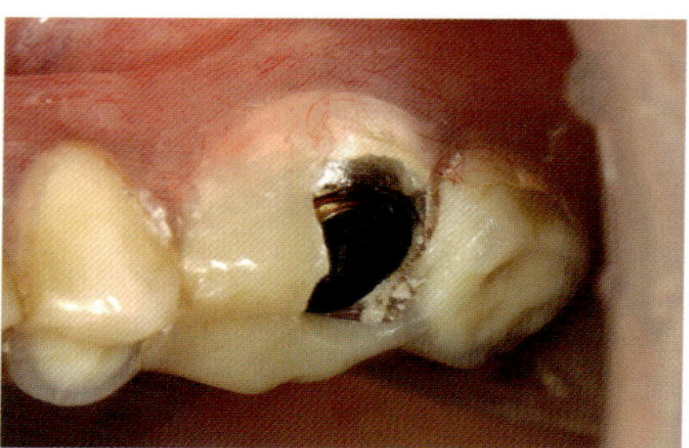

7-7 5年後．心配していたとおり |6 人工歯がちぎれてくる．天井はレジンだけであり，義歯の沈下傾向が止まらず，マグネットが人工歯を突き破り露出．金属床スケルトン部にマグネットを包むメタルハウジングを付与しなかった結果である

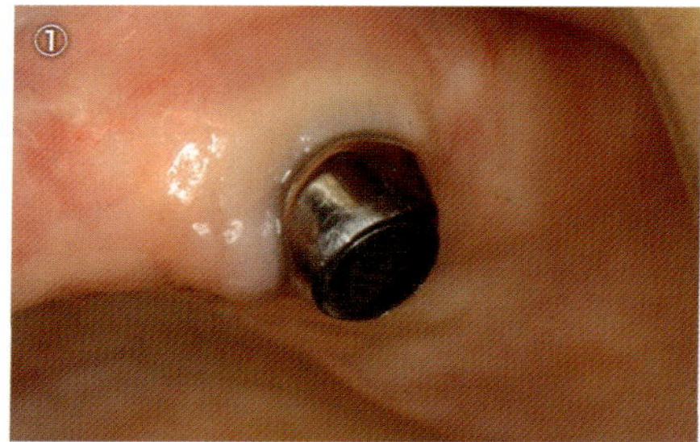

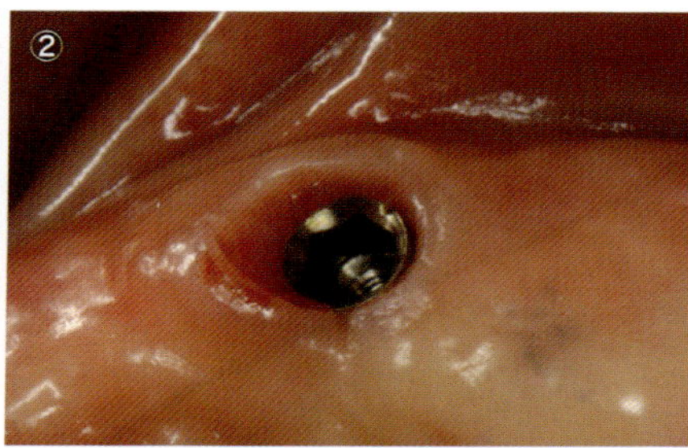

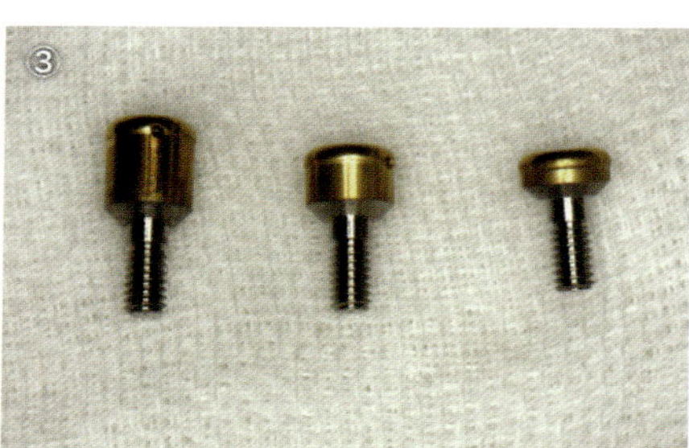

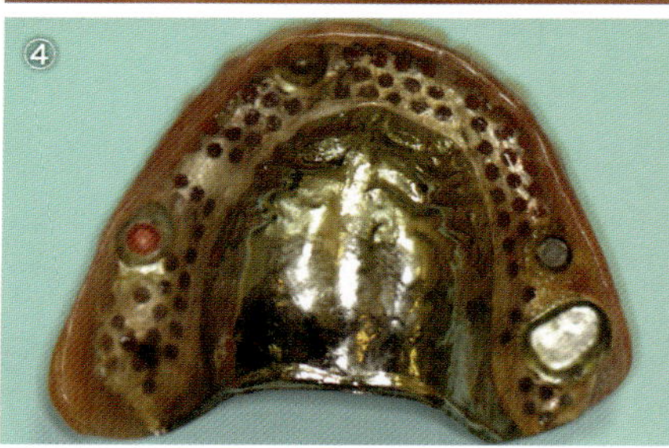

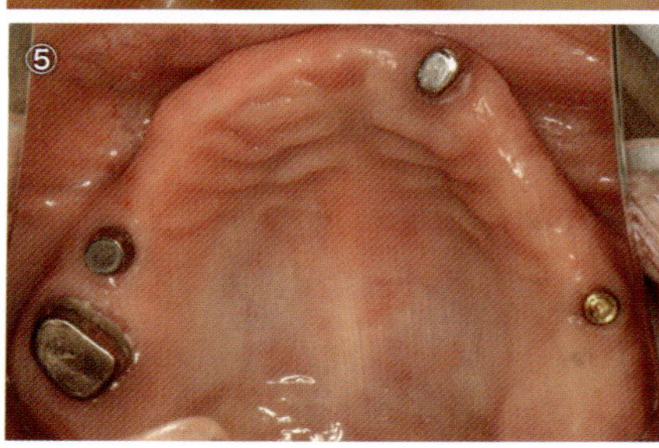

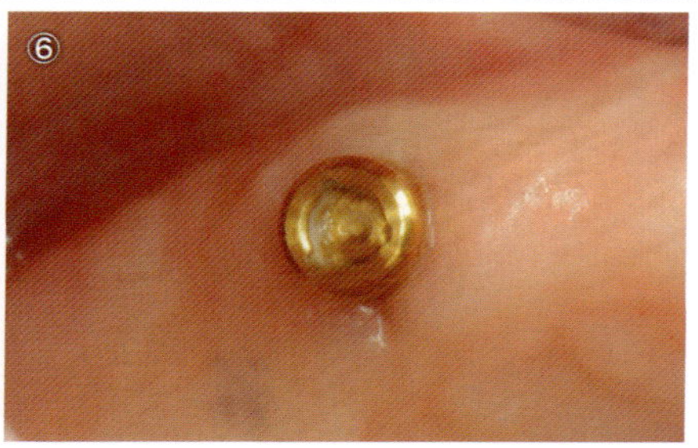

7-8 義歯を改変し，ロケーターアタッチメントに変更し使用してもらった

①約5年経過時．マグネットキーパーとアバットメント天井マージン部に，義歯の動きによりできた傷が確認できる．義歯の挙動を5mmのアバットメント軸面で抑えていたことがうかがえる

②マグネット，アバットメントを除去した状態．インプラントフィクスチャーは使用可能と思われる

③ロケーターアバットメントの高さは数種類用意されている．歯肉縁上から最低でも高さが1.5mm以上になるものを選択する

④義歯内面にロケーターメタルハウジングとリテンションインサートを装着した

⑤⑥ロケーター装着後．6| マグネットは継続使用して経過観察とした

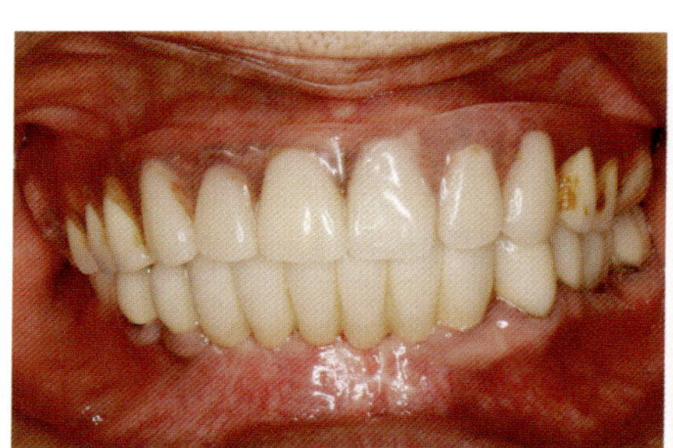

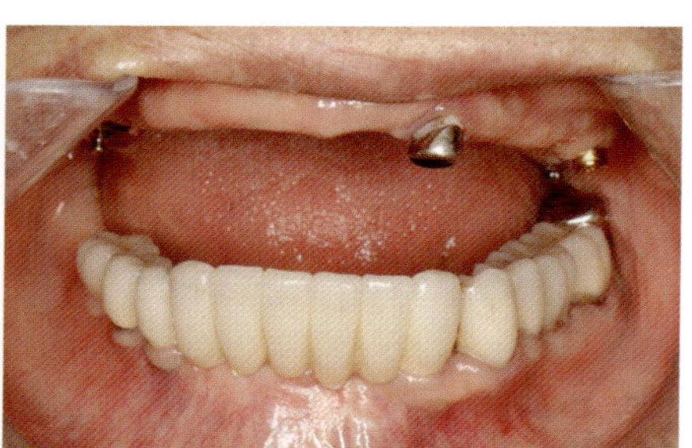

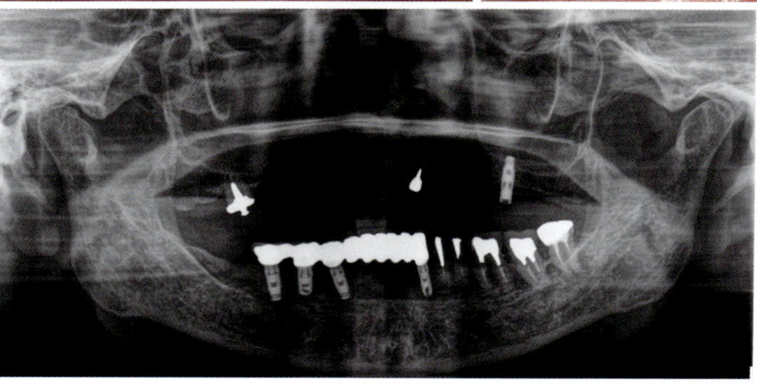

7-9 2023年6月．ロケーターによりクリアランスが確保でき，人工歯レジン部分の厚みもあり破折はなくなった．6| 部のインプラントは2022年に自然脱落してしまったが，義歯は継続使用している．6| 部インプラントは骨高径，骨幅とも厳しい条件での埋入だったことに加え，高さ5mmのアバットメントに義歯によりインプラントに側方力が加わった結果と考えている．6| 部インプラント脱落後，7| は維持力の必要からOPアンカーに変更している

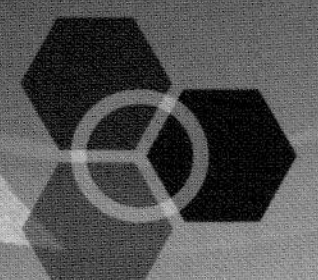

2．長期経過症例から考えるIOD/IARPDに求められるコンセプト

⑥補綴的偶発症

IOD，IARPDの臨床において，補綴的偶発症への理解は必須です．

症例8は，経過観察中にクリップの破折を来した例です．60歳の女性ですが 8|8 しか残存歯がなく，欠損歯列としては欠損進行のスピードが速いことがわかります．上顎前歯部はフラビーガムがあり，上下総義歯が安定しない状態でした．60歳という年齢で，もう少ししっかり噛めて美味しく食事や会話を楽しみたいということが主訴でした．1993年にIODを製作しましたが，当時はまだCTの術前診査はなく直径5mmの金属ボールを置いてパノラマX線写真を撮影し，そのX線フィルムで金属ボールのサイズが1.25倍になることから，骨頂部から下顎管までの距離をフィルム上で計測して実寸を割り出していました．もちろん，フリーハンドでインプラントを埋入していました．

上下顎ともバーでインプラントを連結しクリップでジョイントする設計としました．まず下顎からインプラント埋入を，フリーハンドで下顎オトガイ孔間にティッシュレベル1回法インプラントを4本埋入しました．約3カ月の治癒期間後，インプラント体をバーで連結しました．バー構造体はスクリュー固定です．

3カ月の免荷期間中は，テンポラリーフルデンチャーのインプラント部4か所をくり抜いて，インプラントに圧力がかからないようにして使用してもらいました．テンポラリーデンチャーの使用により，義歯床下粘膜は機能圧がかかり，クリーピングした状態になっています．テンポラリーデンチャーは，疼痛，圧痕，潰瘍がない状態に調整してセトリングしています．その状態でファイナルデンチャー製作のための加圧印象を行いました．

下顎義歯は，レジン床内にCo-Crによる金属フレームワークを入れ義歯の強度を確保して，インプラントバーとスクリュー固定の天井部はメタルハウジングを設定し，インプラントスクリュー固定部には沈下防止のためのレストとなるように，メタルハウジングをタッチさせました．クリップの義歯への取り込みは，バー下部のアンダーカット部を寒天印象材でブロックアウトして，義歯に咬合圧をかけて口腔内で取り込みました．

下顎IODの安定を待って，上顎にもインプラント埋入を行いました．試験的穿刺により埋入予定部位の粘膜厚さを計測し，スタディモデルを割断して骨形態を書き出すと，3┼3 部はフラビーガムの影響もあり顎骨がひも状に細く，インプラント埋入できないことがわかりました．何とか埋入可能な 64|46 部に1回法インプラントを4本埋入し，下顎と同様の工程でファイナルデンチャーを製作しました．患者は旧義歯のCo-Crの金属味を嫌がったため白金加金床とし，ホースシュータイプの床外形を付与しました．口蓋部の床がなくなったことで違和感がなくなり，患者は非常に喜びました．10年後の写真を見ても，上顎義歯床下粘膜に義歯の圧痕がシャープについており，義歯床下粘膜に発赤や痛みがないことから，義歯の動きはきわめて少なく良好な経過が得られていました．

症例 8　補綴的偶発症——クリップの破折

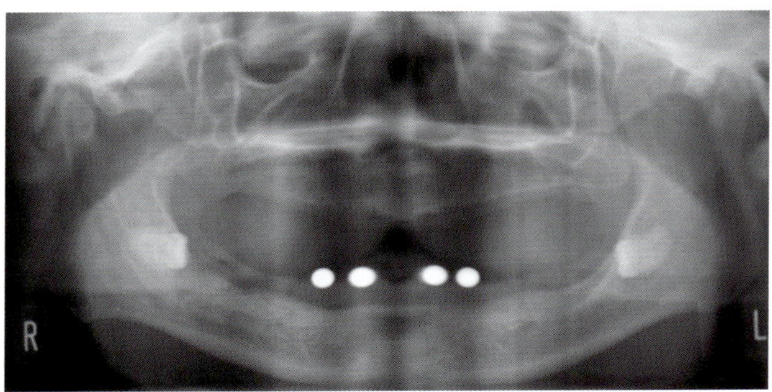

8-1　1993 年 2 月．60 歳女性．この年齢で残存歯が $\overline{8 | 8}$ のみであり，欠損歯列としては欠損進行のスピードが速い．「お食事会に行ったときにお友達とニコニコして食べたい．動かない義歯，外れない義歯はできますか？」との希望．当時は直径 5mm の金属球をパノラマ X 線写真に写し込み，フィルム上で 1.25 倍になることから実寸を割り出していた．上下顎とも顎骨の垂直的高径は確保されていた

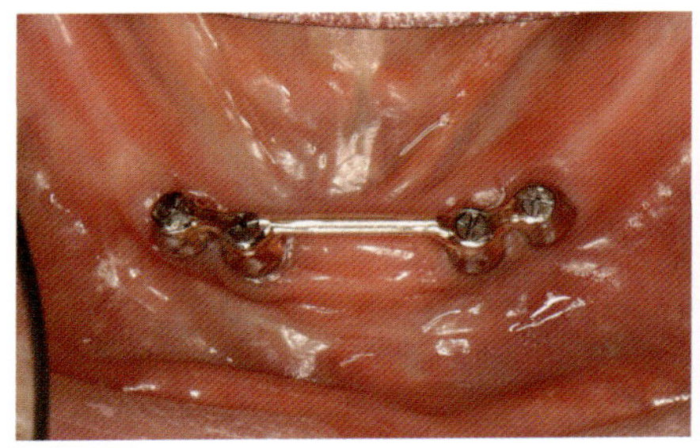

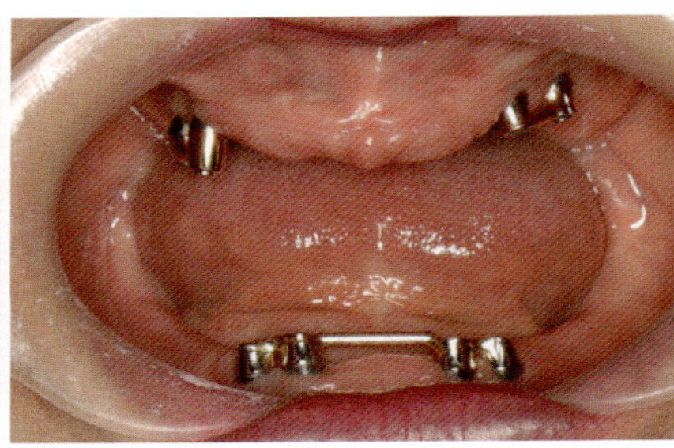

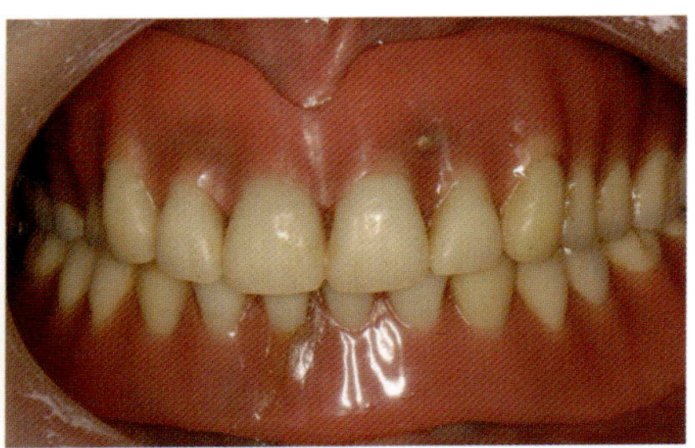

8-2　バージョイントでの設計．テンポラリー使用時はクリップで留めず，ファイナル製作時に咬合した状態でクリップを義歯に装着した

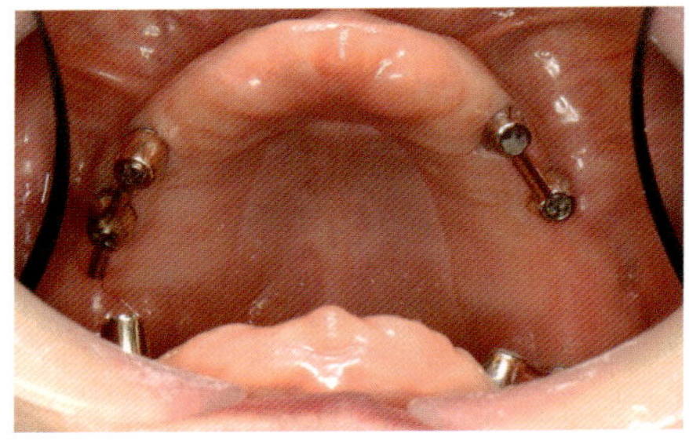

8-3　2003 年 4 月．義歯装着より 10 年．上顎義歯床下粘膜に義歯の圧痕がついている．義歯床下粘膜には痛みや発赤はなく，義歯がきわめて動きの少ない状態で生理的に機能していると考えられる．患者のプラークコントロールは良好である

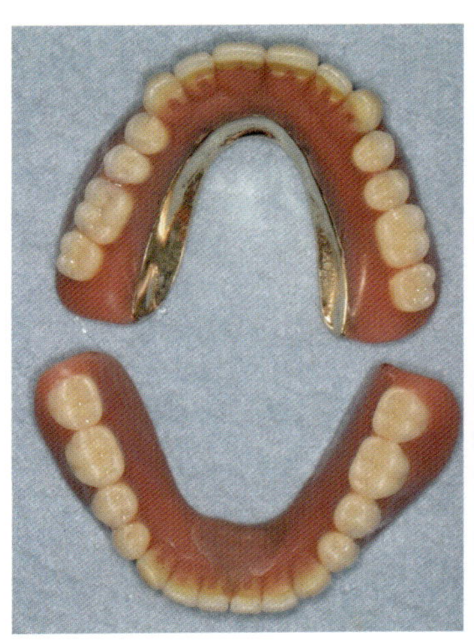

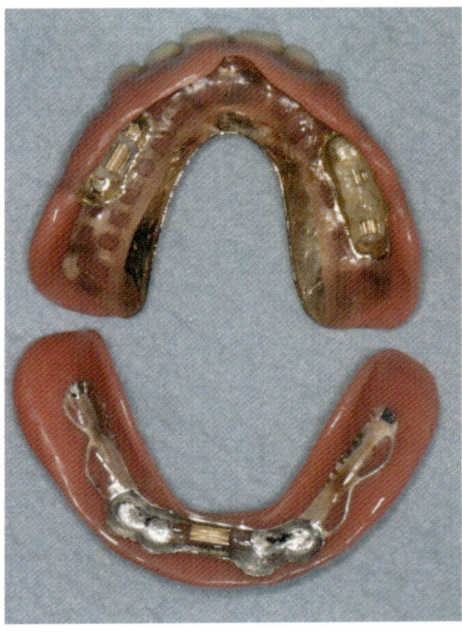

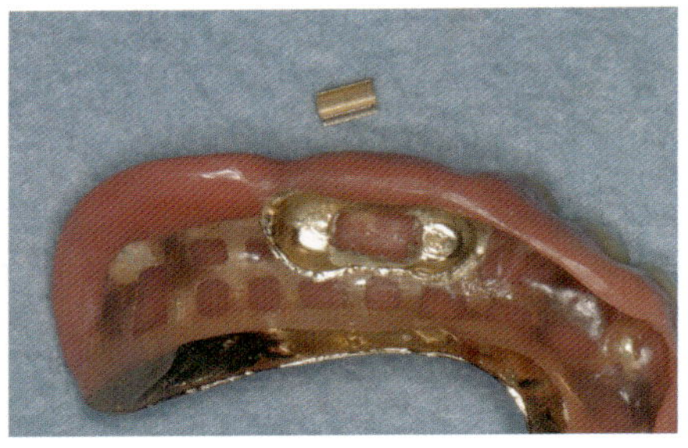

8-4　2021 年 4 月．28 年経過時．クリップが破折して来院．メインテナンス中のトラブルとしては，クリップの緩みが 1 ～ 2 年ごと，破折は 5 ～ 10 年の期間で発生した．咬合力が弱くなった近年は，破折はほとんどない

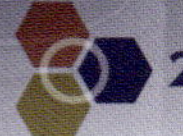

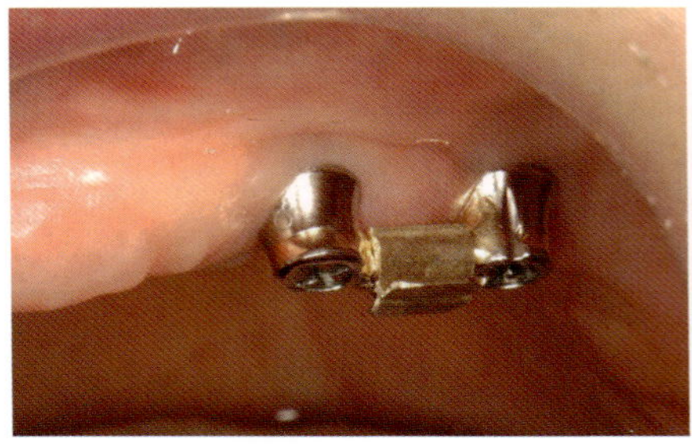
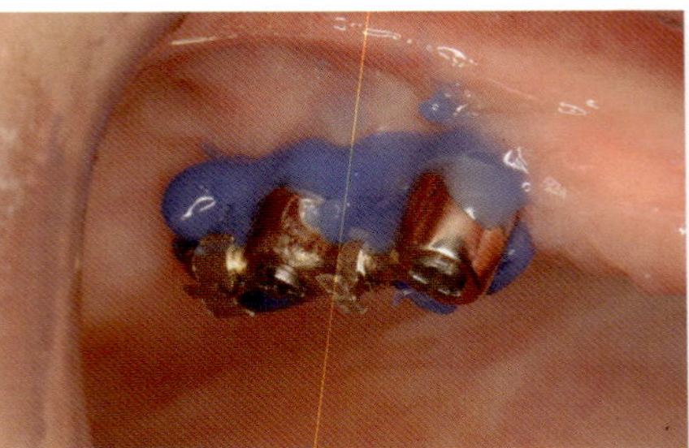
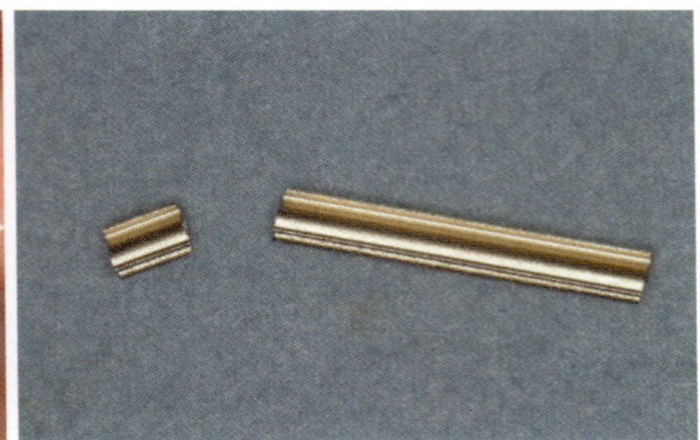

8-5　クリップの修理は非常に難しい．クリップをつけて噛んでもらい即時重合レジン（ユニファスト）で留めるのだが，即時重合レジンがバーの下部に回ってしまうと，義歯が外れなくなってしまう．寒天印象材で確実にブロックアウトする．CM バー，クリップを使用している

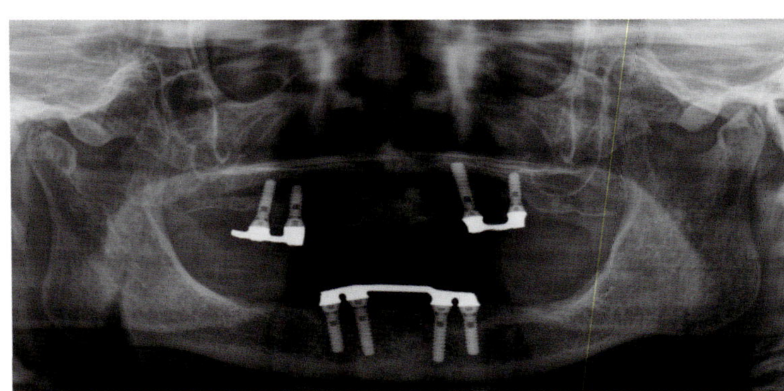
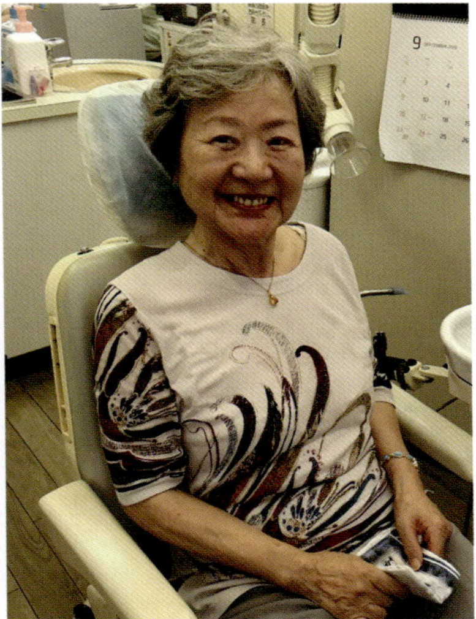

8-6　2021 年 6 月．インプラント埋入より 28 年が経過．インプラント頸部の骨吸収もほとんどなく，非常に安定している．患者は 88 歳になったが，なんでもよく食べられ，会話もスムーズで，快適に生活しているとたいへん喜んでいる

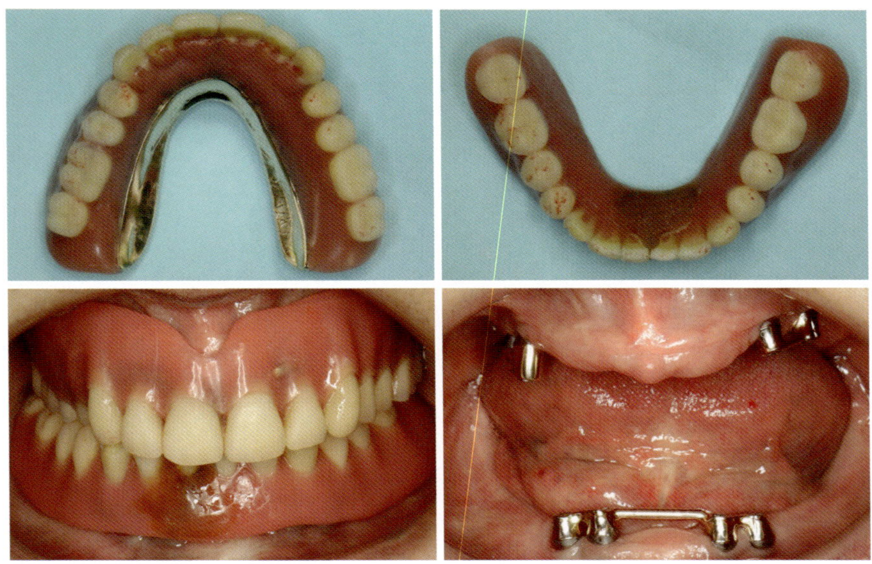

8-7　2024 年 5 月．メインテナンス時．患者は 91 歳．それまで 3 カ月ごとのメインテナンスに来院されていたが，足腰が弱くなり，メインテナンス間隔の延長を希望された．上下インプラントならびに義歯は問題なく使用していた

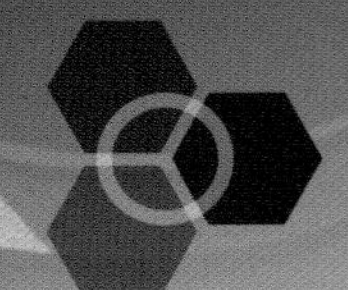

2．長期経過症例から考える IOD/IARPD に求められるコンセプト

⑦上部構造と義歯床

続いて，インプラント上部構造と義歯床の関係について考えていきます．インプラント治療の怖いところは，埋入手術を行ってしまうと後戻りできないことです．術前に欠損歯列，欠損補綴，全身状態（患者の性格も含む），骨，歯肉等をしっかり診査する必要があります．

義歯床を意識したインプラント埋入については，「下顎において，バージョイントの場合は，インプラントプラットフォームから粘膜頂部までが 1 ～ 2mm，上部構造（つまりバー下縁）までが 3mm，義歯の人工歯切端までが 8mm，合計 12 ～ 13mm の垂直的スペースがないと補綴ができない」と Misch により示されているように（Misch[32] を要約），垂直的なスペースについての言及は多いのですが，私は水平的なスペースも重要と考えています．**症例 9** でみていきたいと思います．

1999 年初診の 60 歳の女性です．上顎に 13 歯が残っていて，下顎は無歯顎です．「義歯がお口の中で踊っているんです」と訴えられ，下顎歯槽頂のアーチが V シェイプであることもあり，総義歯製作は相当な難症例と考えられました．すれ違い咬合になります．テンポラリーの総義歯でトライしたものの，「踊ってしまう」という状態は改善できず，IOD の提案を受け入れてもらいました．私も患者も藁にもすがる思いといったところです．

この当時は，ガイドはありませんでしたが，プランニングソフトは使用できるようになっていました．臼歯部に埋入したかったのですが，ヘリカル CT の診断で下顎管が骨頂部に走行していて，インプラント埋入は断念しました．また V シェイプのアーチのためオトガイ孔間にはスペースがなく，インプラントは 3 本しか埋入できませんでした．18 年が経過し義歯の後方沈下は当然ありますが，「踊ってしまう」状況は一切なくなっており，患者にはたいへん喜んでもらえています．

さて，義歯床外形とインプラント上部構造の関係です．たかだか 3 本のインプラントで義歯を止めるだけでも複雑なスクリュー固定の構造をつくらなければならず，垂直的なスペースについては，前述の Misch の原則を基本に設計することになります．

一方，水平的なスペースについてはどうでしょうか．下顎デンチャーの咬合面観を見ると，インプラント構造物が透けています（**9-5**）．人工歯排列位置と比較すると，義歯床は舌側に張り出していることになり，舌房が狭くなっている可能性があるのです．患者によっては，舌尖が当たってクレームとなる場合も考えられます．インプラントポジションは変更できませんから，インプラント埋入後の患者クレームは深刻な問題になります．

つまり，IOD の義歯床設計では，バー，ボール，マグネット，ロケーター等の上部構造のいずれを選択する場合でも，頬舌的・唇舌的な幅がどのぐらい必要なのかということを術前にプランニングソフトで診査することがたいへん重要になってくるのです．当然，インプラントの埋入方向（つまりインプラント軸方向）の検討にも関係してきます．当時はそのような意識はなく配慮不足のまま製作してしまいましたが，とにかく入れ歯が踊らなくなったことで，舌房の狭さについては許容してもらえています．

症例9　上部構造と義歯床外形

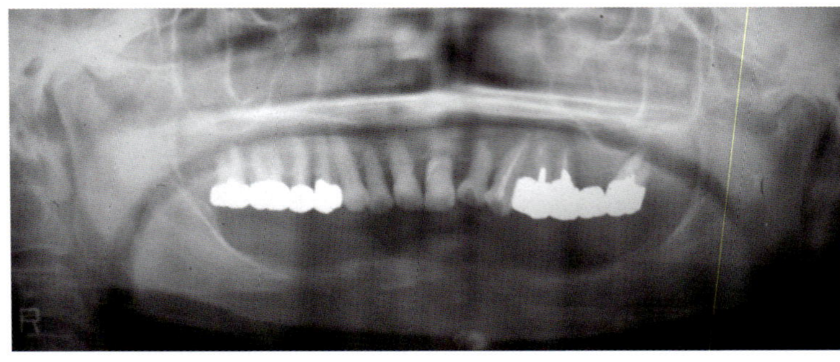
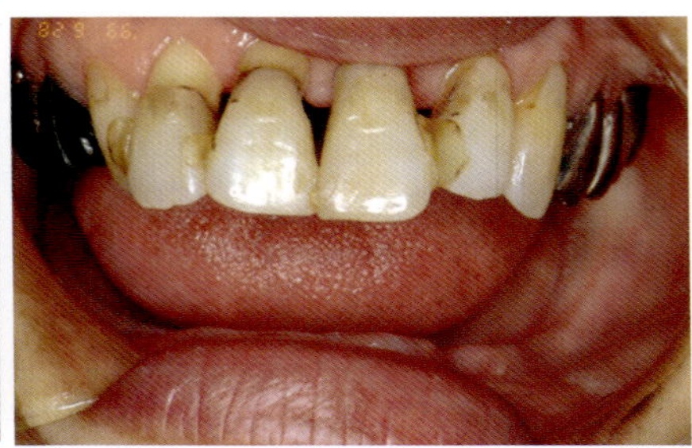

9-1　1999年初診，60歳女性．主訴は「本当に義歯がお口の中で踊っているんです」．非常に小柄な体格で，上下歯列のアーチフォームもVシェイプで口腔内は狭小であった．上顎残存歯はペリオであった

①　②　③

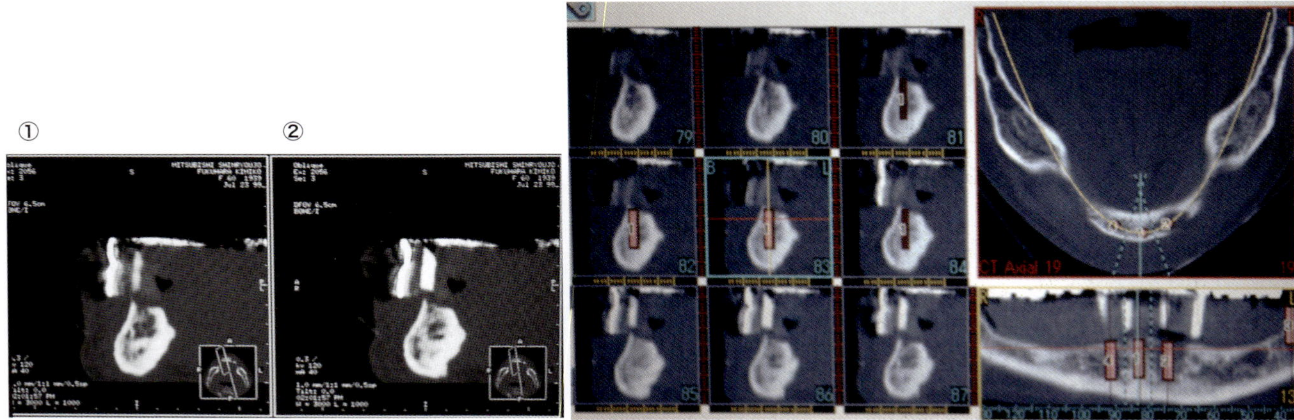

9-2　骨頂部と下顎管の関係から，臼歯部への埋入はできない．CT撮影にはCT診断用テンプレートを装着して撮影した．顎骨上部の不透過像は，①予定義歯の人工歯と頬側床外形，②がインプラント埋入位置を示す．③オトガイ孔間前歯部領域に4本の埋入を予定したが，シミュレーションソフトで診査すると，オトガイ孔間前歯部領域に3本の埋入となった

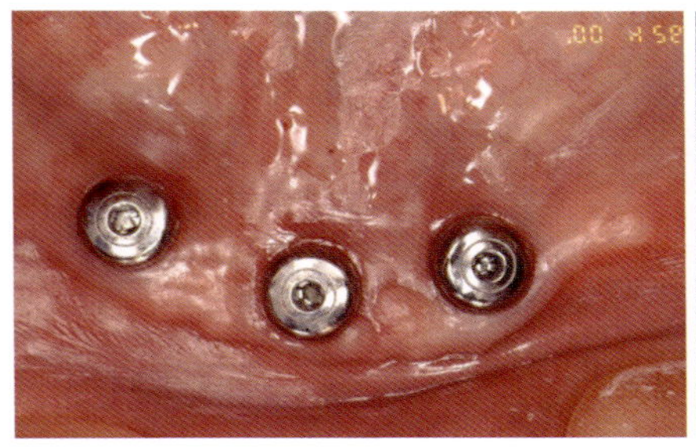
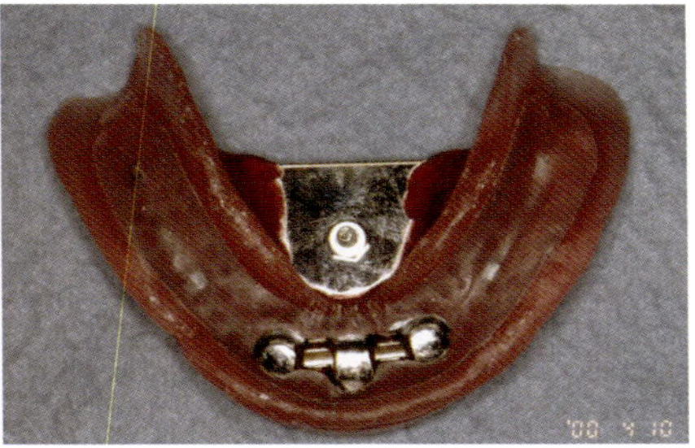

9-3　オトガイ孔間前歯部領域に3本の埋入．水平的顎位の決定にゴシックアーチ採得を行った

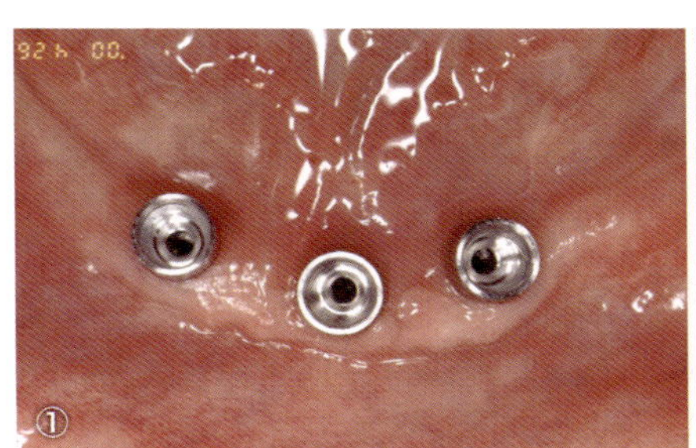
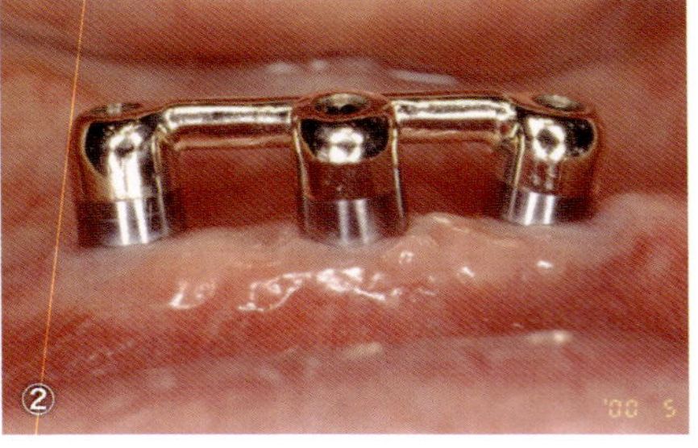

9-4　Mischの原則（インプラントプラットフォームから粘膜の貫通部まで：1mm ＋ 上部構造まで：3mm ＋ 人工歯・デンチャー切端まで：8mm　→ 合計12mm）に則った垂直的スペースを確保．スクリュー固定の上部構造を装着した．
①インターナルヘックスのインプラントフィクスチャー上にアバットメントをスクリュー固定で装着
②その上にバー構造の上部構造をスクリュー固定にて装着した

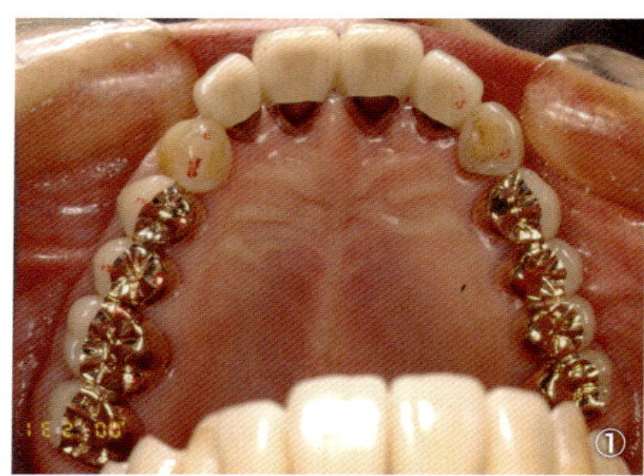

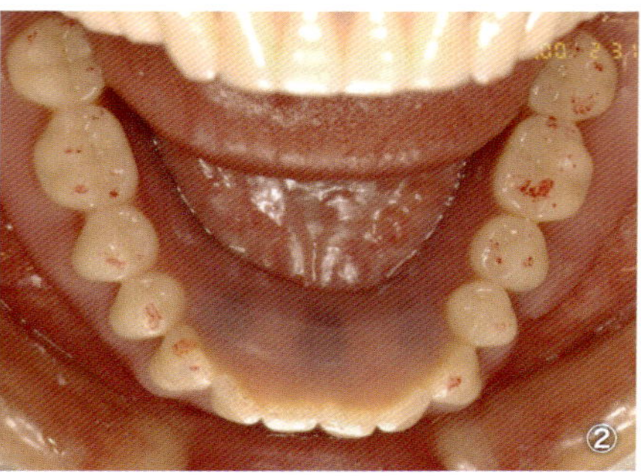

9-5　①上顎は中等度～重度のペリオだったため，歯周基本治療からほとんどの残存歯にフラップ手術とクラウンレングスニングを行った．装着されていた歯冠修復物も不良だったためすべて再製作した．咬合面形態は下顎義歯に均衡接触が得られ，フルバランスドオクルージョンになるように製作した．IOD はインプラントによる支持・把持の改善効果は高いが，義歯安定に最も重要なことは義歯の咬合であると考えている
②インプラント構造物が義歯床に透けて見えている．人工歯排列との位置関係から，舌房が狭くなっている可能性が高い．インプラントの埋入方向も含め，水平的に必要なスペースを術前にしっかり診査しておく必要がある．幸い，この症例では舌房の狭窄感は訴えなかった

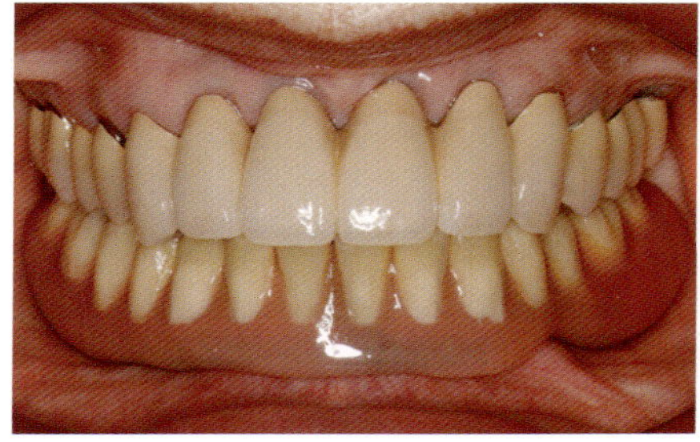

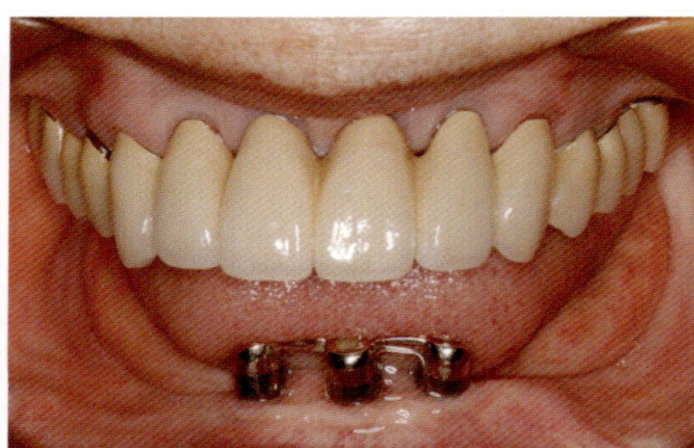

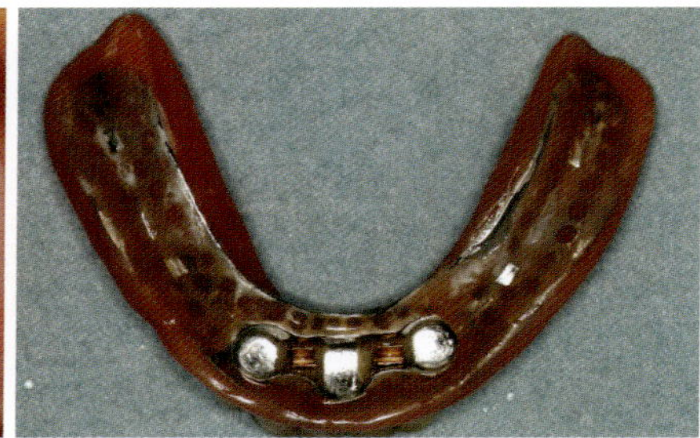

9-6　2017 年 3 月．18 年経過時．臼歯部後方の回転沈下に対しリライニングならびに内面調整は行っているが，義歯内部のハウジング天井部がレストとして支持が利いており，沈下を防止している．クリップを締め直す程度で済んでいる．メインテナンス時の患者のブラッシングは良好である．噛み合わせも良好

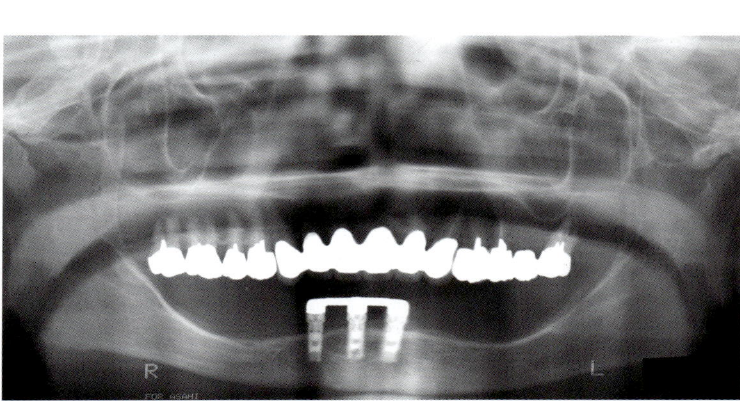

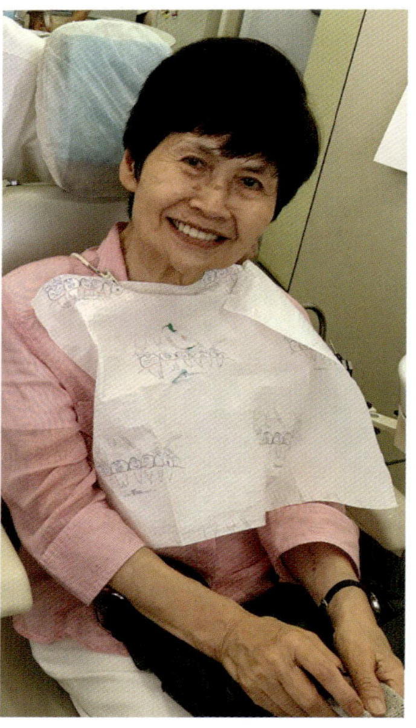

9-7　2017 年 3 月．患者 78 歳．なんでも食べられ下顎義歯がほとんど動かない（踊らない）ので，たいへん満足している．これ以降，コロナの影響でメインテナンスは中断してしまった

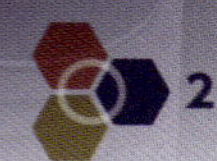

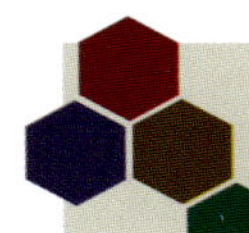

Step up のためのワンポイント 20

補綴的偶発症の頻度

Goodacre らは 2003 年に，補綴的な視点でのインプラント治療における偶発症を報告しています（**図 A**）．

偶発症の発現頻度が高い順に並んでいますが，赤字の項目は私が経験した事象です．【維持力調整】は 30%で，これは主にバーのクリップ調整と考えられますが，私もよく行います，【オーバーデンチャーのリライン】は 19%，【クリップ破折】も 17%で発生するとのこと．【義歯自体の破折】や【インプラント体の破折】も経験しています．

オーバーデンチャーの維持力調整	113/376	30%
前装面の破折（レジン）	144/663	22%
オーバーデンチャーのリライン	114/595	19%
オーバーデンチャークリップ破折	80/468	17%
前装面の破折（ポーセレン）	36/258	14%
オーバーデンチャーの破折	69/570	12%
対合補綴装置の破折	20/168	12%
アクリリックレジン床の破折	47/649	7%
補綴スクリューの緩み	312/4501	7%
アバットメントスクリューの緩み	365/6256	6%
補綴スクリューの破折	282/7094	4%
メタルフレームの破折	70/2358	3%
アバットメントスクリューの破折	244/13160	2%
インプラントの破折	142/12157	1%

図 A　補綴的偶発症（Goodacre ら[33]より）
発生頻度の高い順に上から並んでいる．赤字は私も経験のある偶発症．偶発症発生頻度は私の臨床実感と近い

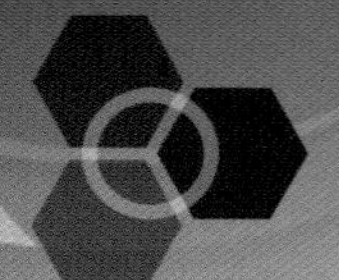

⑧ IOD の限界

IOD の応用によって，多くの患者さんの QOL に貢献できている実感がある一方，その限界を知ることもあります．

症例 10 は，1993 年に来院された 71 歳の女性です．初診時にすでに高度の顎堤吸収があり，ちょっと顎をぶつけただけで骨折してしまうようなイメージでした．性格はとてもきっぷのよい浅草のおばあちゃんで，「おいしいものを食べたい」と切実な様子でした．何とかインプラントで噛める義歯を作ってあげたいと思い，4 本のインプラントをオトガイ孔間に埋入して，バー，クリップを設置したオーバーデンチャーとしました．テンポラリーの期間中は動きが止まらず苦労しましたが，ファイナルを装着し，さぞ喜んでもらえるものと期待していたのですが，ファイナル装着後の 1 回目の調整での来院時に，「先生，こんなにつらい思いをしたのに全く駄目よ，これ」と怒られてしまいました．なぜでしょうか？　実は，ウェッジ形状に尖った顎堤であることと，オトガイ孔が骨頂部に開口しているような状態で，義歯床下粘膜に負担をかけられないケースだったのです．バーとクリップで義歯が動かなければ問題はないだろうと考えていたのですが，限界があることを知りました．すぐに上部構造のスクリューを外して，インプラントはそのままで印象採得を行い，高床式の固定性補綴装置に作り換えました．ようやく笑顔が戻り，「ああ，安定して噛める．よかった」と言ってもらえました．

この患者の後日談ですが，あまりメインテナンスに熱心ではなく，あるとき心臓の病気で入院され，その退院した日に電話があり，「インプラントの辺りの顎が痛い」ということで来院されました．3 カ月の入院を経ると，このようなプラークコントロールになるのかと考えさせられます．

インプラント周囲炎と思い，消炎のため母校の大学病院の口腔外科に患者さんと一緒に行きました．インプラントの除去を勧める医局員に，「この人にとってはもしかしたらインプラントが生命維持装置になるかもしれない」と頼み込み，3 日間の入院での点滴で消炎してもらいました．その後，1 カ月ごとに定期的にメインテナンスにも来院され，管理は良好で 10 年ほどが経過しましたが，2 カ月ほど来院が途絶え心配していると，ご家族から「昨日，心臓発作でなくなりました」と連絡をいただきました．「でも，亡くなる直前までおいしそうにご飯を食べていましたよ」と伝えられ，何とか患者さんの人生に貢献できたのかなと考えています．

症例 10　IOD から固定性補綴へ

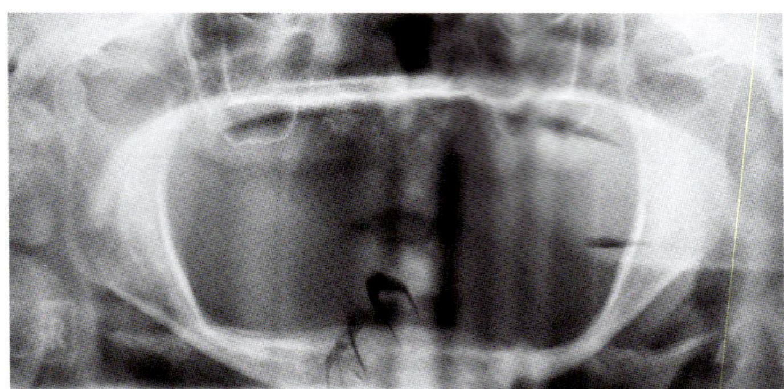

10-1　1993 年初診．71 歳，女性．私の経験のなかで最も高度な顎堤吸収

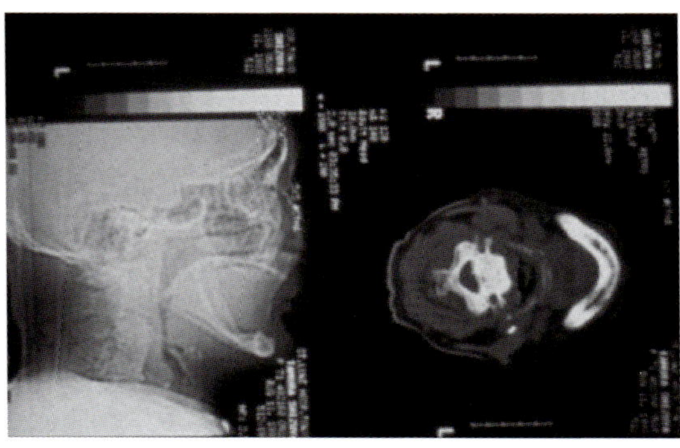

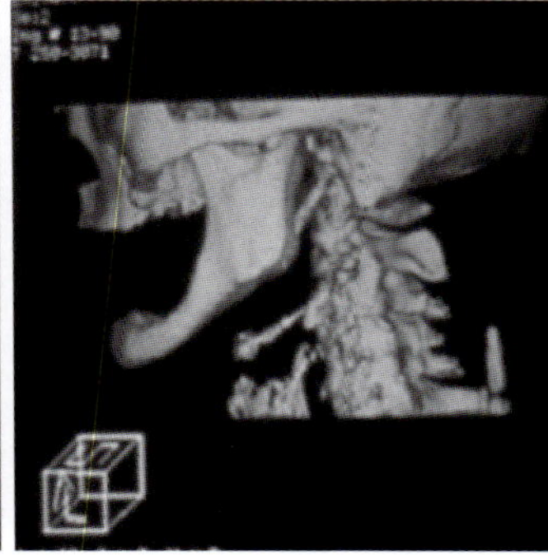

10-2　当時は CBCT はなく，医科用 CT で術前診断を行っていた

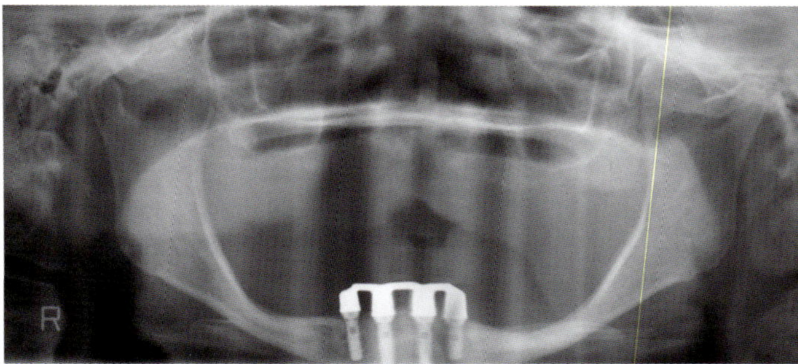

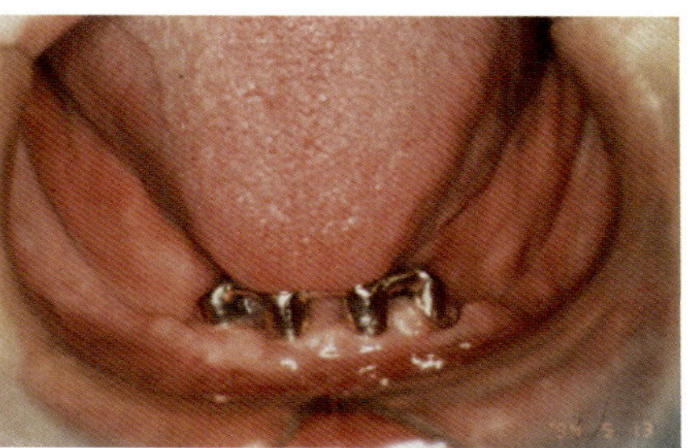

10-3　この当時のプロトコルに従い，4 本のインプラントをオトガイ孔間に埋入．バー・クリップタイプの IOD を計画．上顎は総義歯．テンポラリーデンチャーが動くため，ファイナル装着までは痛みを伴ってしまったが，ファイナルで義歯の動きがなくなれば問題はないと考えていた．ファイナル装着時．期待と裏腹に「先生，私ね，こんなにつらい思いをしたのに全く駄目よ，これ」と怒られてしまう．尖った顎堤と，骨頂部に沿って走行する下顎管ならびにオトガイ孔の骨頂部への露出から，義歯床下粘膜に負担をかけられない顎堤であった．さらにテンポラリーデンチャーのセトリングも不可能であった

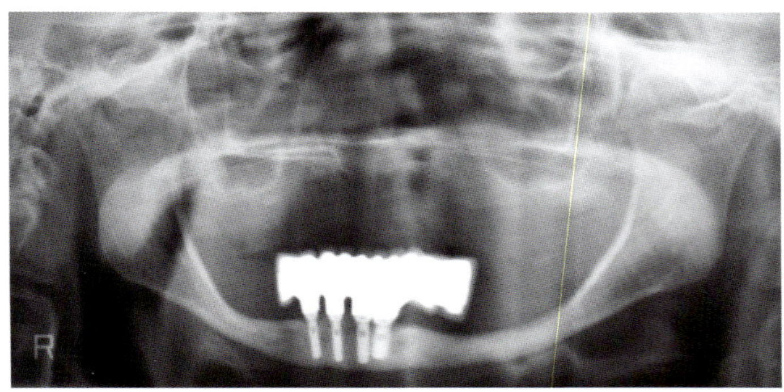

10-4　上部構造のスクリューを外し，高床式の固定性補綴装置へ変更することになった．補綴装置完成時のパノラマ X 線撮影では，正中がずれているため，左右カンチレバー部の長さが違って見えるが，左右対称である

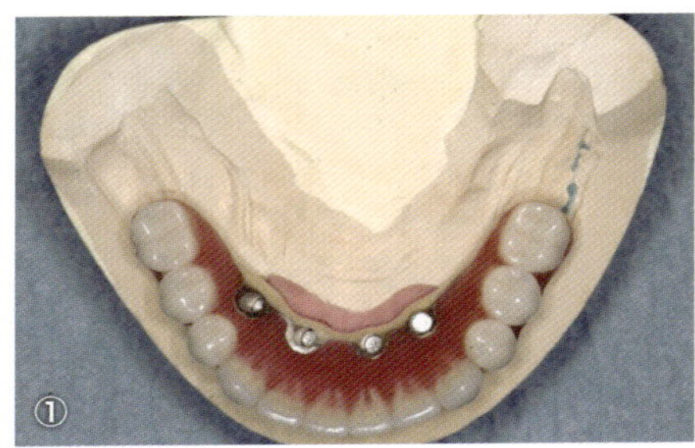

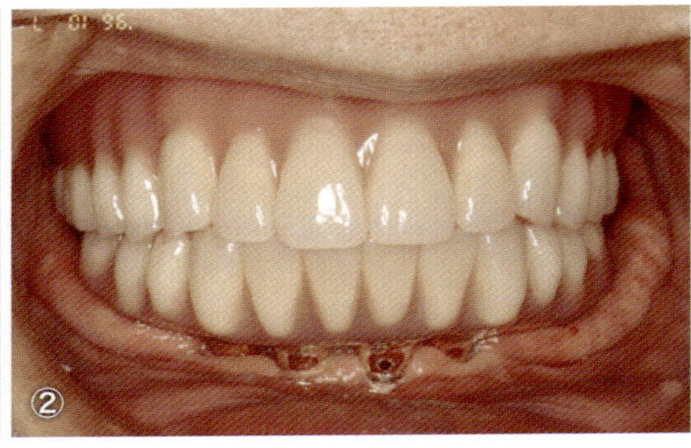

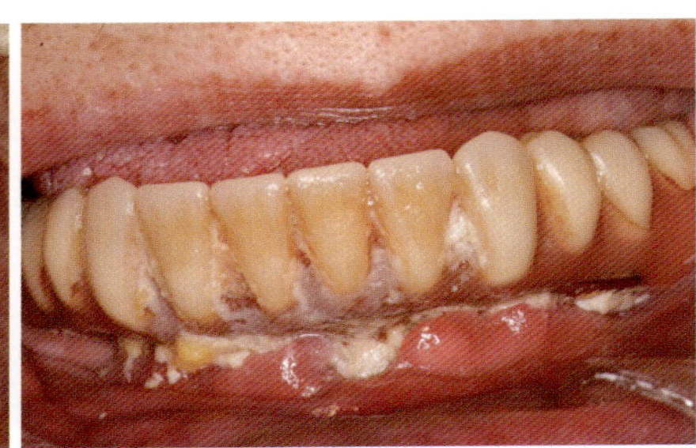

10-5 ①ワックスデンチャー試適時．顎骨の退縮により，下顎のインプラントはアーチの内側に入ってしまう．65|56 の後方エクステンションは最後方インプラントから約 12mm 延長している．1|1 部も中央部 2 本のインプラントから 12mm 延長した構造になっており，前方後方のエクステンションのバランスのよい形態にした．何とか 6|6 まで咬合させせることができた
②ファイナルを装着後，患者にようやく笑顔が戻った

10-6 心臓病での 3 カ月の入院を経ての口腔内．インプラント周囲炎を疑い，大学病院の口腔外科に入院して点滴にて消炎処置を行った

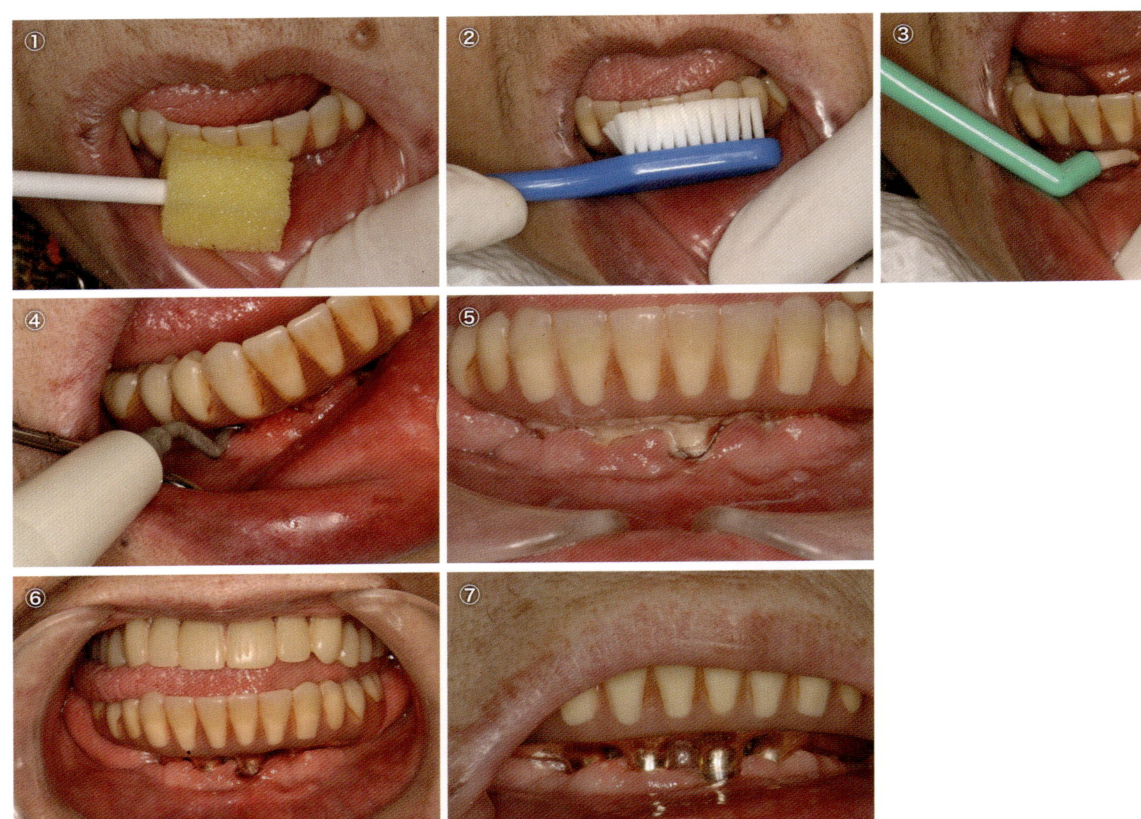

10-7 その後 10 年ほどは，歯科衛生士によるプロフェッショナルケアとセルフケアで何とかトラブルなく経過．高度な顎堤吸収により歯槽頂は口腔底にあり，口唇を大きくめくらないと清掃器具はアプローチできない．構造的にセルフケアはやはり難しい．
①②③ウォーターピックをはじめ種々の器具を試したが，最終的にワンタフトブラシに落ち着いた．
④来院時はスプラソンのインプラント用プラスティックチップで丁寧にクリーニングする．
⑤ 1 カ月ごとのメインテナンスを継続している．来院時のプラーク付着の状態．
⑥⑦プロフェッショナルクリーニングを行った状態．
2 カ月ほど連絡がつかなくなり心配していたところ，心臓発作で亡くなられたとの連絡．「でも，亡くなる直前までおいしそうにご飯食べてましたよ」と伝えられ，何とかお役に立てたと安堵

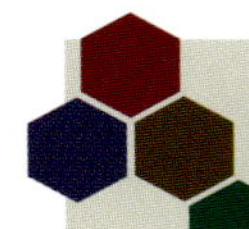

Step up のためのワンポイント 21

IOD のスクリュー構造と義歯の改変

バー構造の多くは，インプラントのプラットフォームに続くアバットメント，その上のアバットメントスクリュー，さらにバー構造からなり，これらをスクリューで 3 階建てにして留める構造です（**図 A**）．さらに，義歯側には，ハウジングの天井にレストの役割を担うサポートを設置しています．

仮に，患者さんの通院が難しくなった際には，スクリューリテインのバーとアバットメントを外して，ヒーリングカラーの状態とすることで，清掃は容易になり，介助の方でも磨けると思います．義歯内面とサポートがとれていて，軸面が存在するのでブレーシングもわずかに利きますので，いざという時にも簡単な改変で対応可能ではないかと考えています．

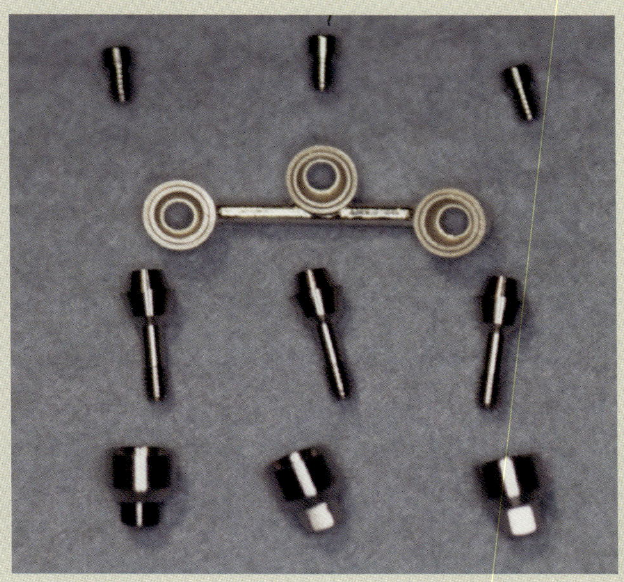

図 A　複雑なスクリューリテインの構造
さらに義歯側ハウジング内にはサポートを設置することになる

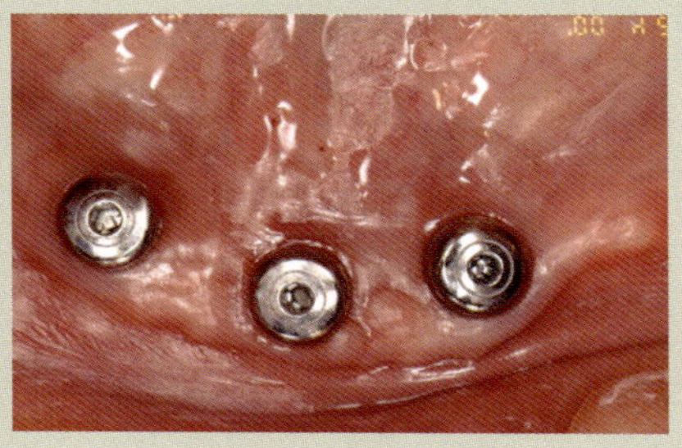

図 B　介護現場での清掃性を見据えた改変の例
上部構造はスクリュー固定のため，介護現場に訪問し上部構造，アバットメントを除去し，インプラントフィクスチャーにヒーリングアバットメント（ジンジボフォーマー）等を装着し，使用している義歯をリライニングする．ヒーリングアバットメントはレストとして支持が期待でき，また軸面には把持効果もある単純な形態なので，ブラッシングも容易に行えると考えている

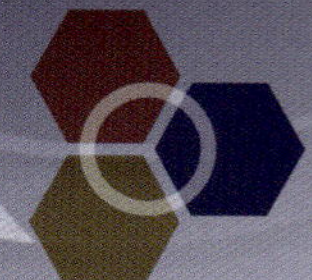

⑨補綴設計とインプラントのロスト

次にインプラントのロストについて，補綴設計とのロストの関係について考えてみましょう．

Goodacreらの2003年の報告[33]では，**図1**のように，上顎にオーバーデンチャーを装着したときのロストが19％と，下顎に対して約5倍と圧倒的に多くなっており，これは，上顎骨質，インプラント軸方向，顎堤の吸収，インプラントの埋入位置と人工歯の頬舌的ディスクレパンシー等が関係していると思われます．

上下無歯顎のアーチをイメージすると，上顎の歯列弓が下顎に比べて小さくなって内側に入ってきます．そこに，無理をしてインプラントの軸方向を外開きにすることで，インプラントが側方応力を受けてしまうことがロストにつながる1つの要因と考えています．また，上顎の骨質は，海綿骨領域が多く，初期固定が得にくいことも関係していると思います．一方，下顎のIODは4％と，フィクスチャーは安定している傾向にあるようです．

症例11は，インプラントのロストを経験したケースです．上顎は 7|7 しか残存しておらず，前方遊離端の歯列内配置で，欠損形態はすれ違い咬合です．上顎前歯部歯槽粘膜はフラビーの傾向にあり，下顎の突き上げで相当に痛めつけられていると想像できます．この傾向を止めるために，インプラントを2本埋入して，マグネットを使用し，義歯床内にハウジングを設定しレストとしました．さらに，7|7 近心面のガイドプレーン，レストもしっかりと設定したのですが，インプラント埋入部の唇舌的な骨幅が少なく，5年の間に高度に顎骨が吸収し，インプラントフィクスチャーの破折を招いてしまいました．上顎IODの難しさを実感した症例です．

	Goodacreら		当院	
	ロスト/IP本数	平均発症率	ロスト/IP	平均発症率
上顎オーバーデンチャー	206/1103	19%	21/63	33%
上顎無歯顎フルブリッジ	443/4559	10%		
上顎部分無歯顎ブリッジ	213/3297	6%		
下顎オーバーデンチャー	242/5683	4%	3/47	6%
下顎無歯顎フルブリッジ	255/7991	3%		
下顎部分無歯顎ブリッジ	157/2567	6%		
上下顎単一修復	42/1512	3%		

図1　補綴的偶発症（Goodacreら[33]および当院データ）
発生頻度の高い順に上から並んでいる．赤字は私も経験のある偶発症

症例 11　インプラントフィクスチャーの破折

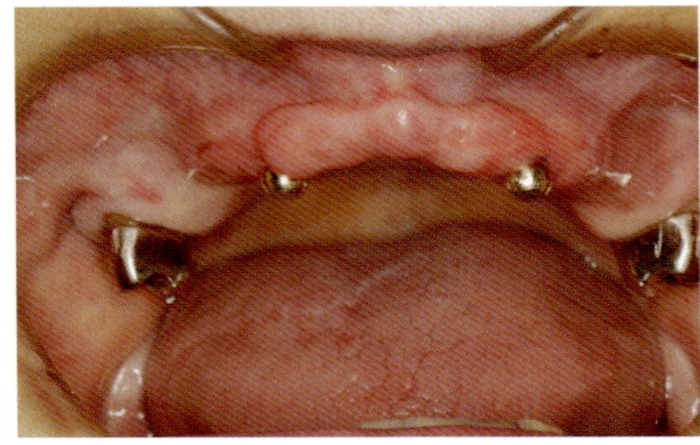
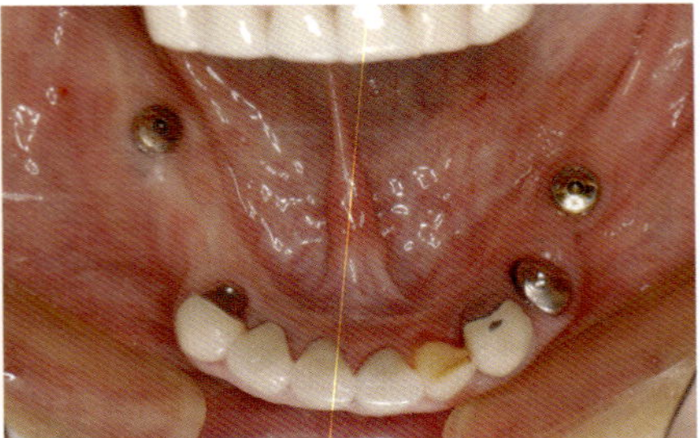

11-1　1998年1月初診，62歳女性．下顎前歯部の突き上げにより，上顎はフラビーを呈している．前後的すれ違い咬合の状態である．上下顎とも2本のインプラントを埋入し，IODを装着（3|3部：2006年2月埋入，6|5部：2008年2月埋入）

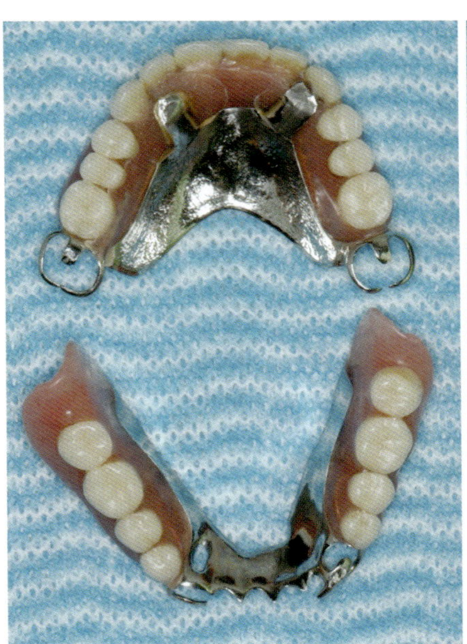
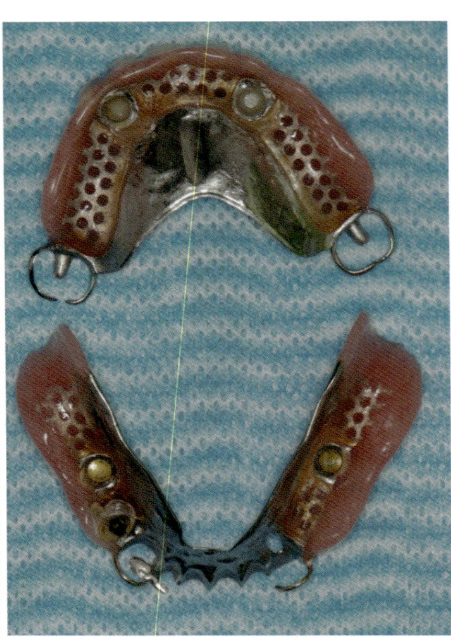

11-2　マグネットを応用し，ハウジングも設置．ガイドプレーンは7|7近心面に，深いボックス形状のレスト座も設定している

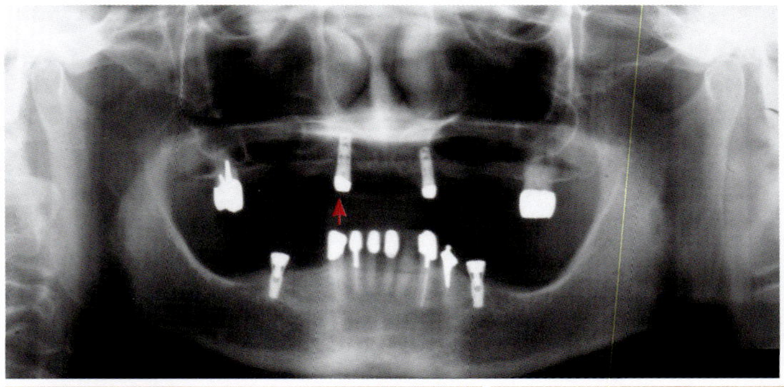
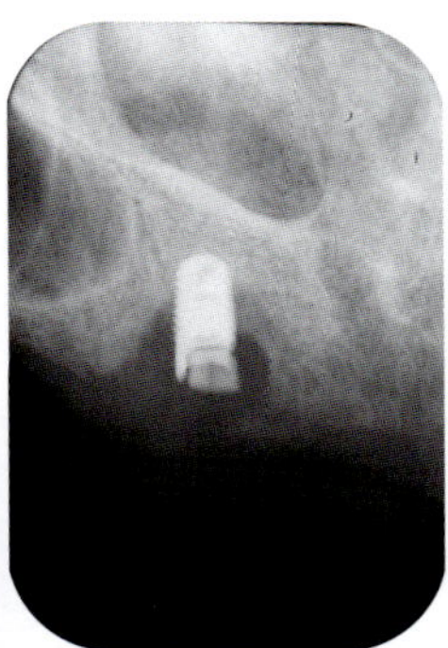
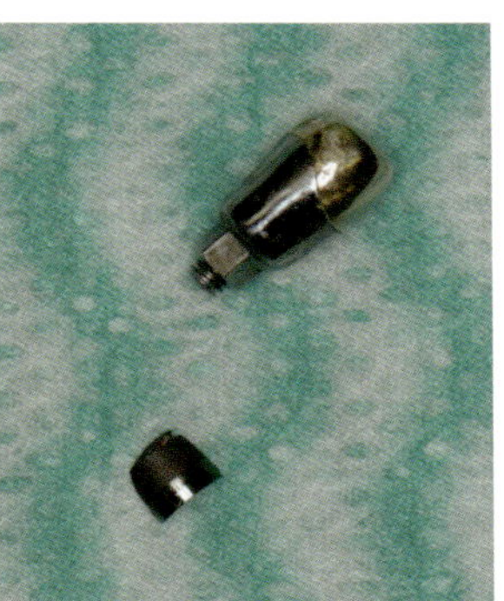
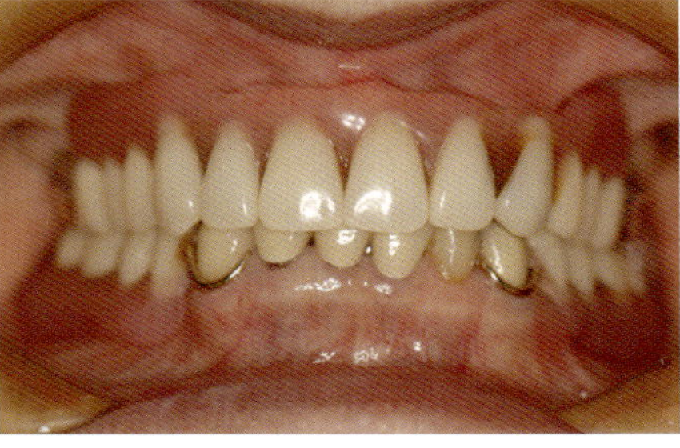
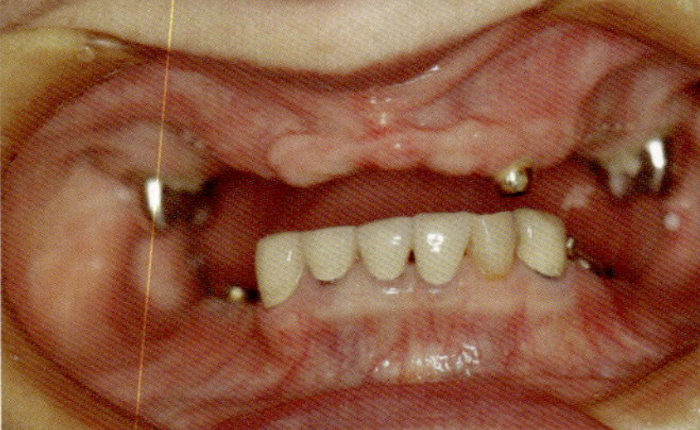
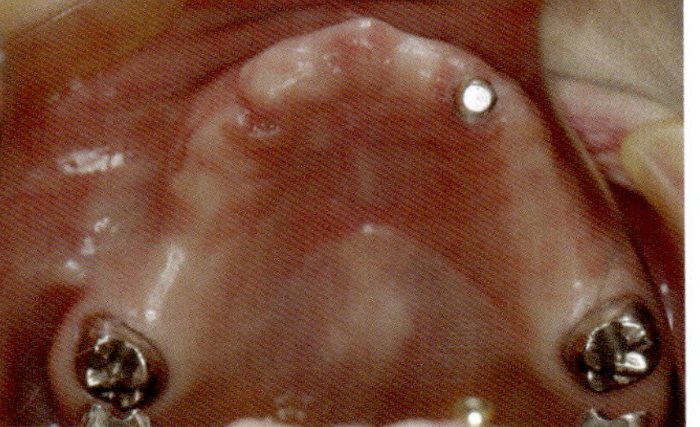

11-3　2011年1月．5年経過後にインプラントフィクスチャーが破折
アバットメントとマグネットキーパーを鋳接しセメント合着されていた上部構造物が一塊になって脱落してしまった．インターナルヘックスのフィクスチャー構造で，インプラントフィクスチャーのメタルが薄い部分を越えて顎骨が吸収すると，強度がなくなりフィクスチャーの破折を起こす．顎骨内に残ったインプラントはトレフィンバーで除去し，上顎義歯は継続使用している

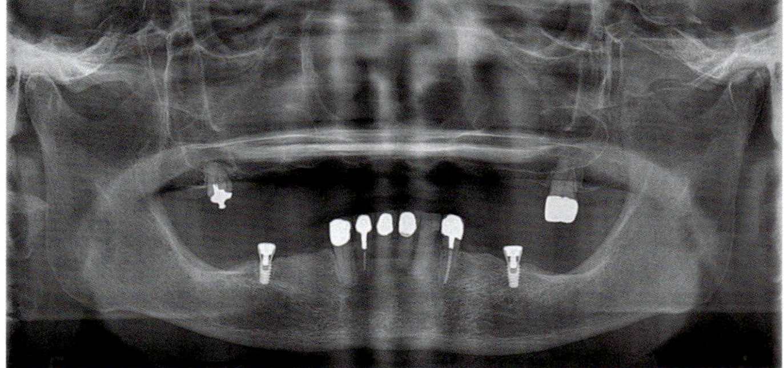

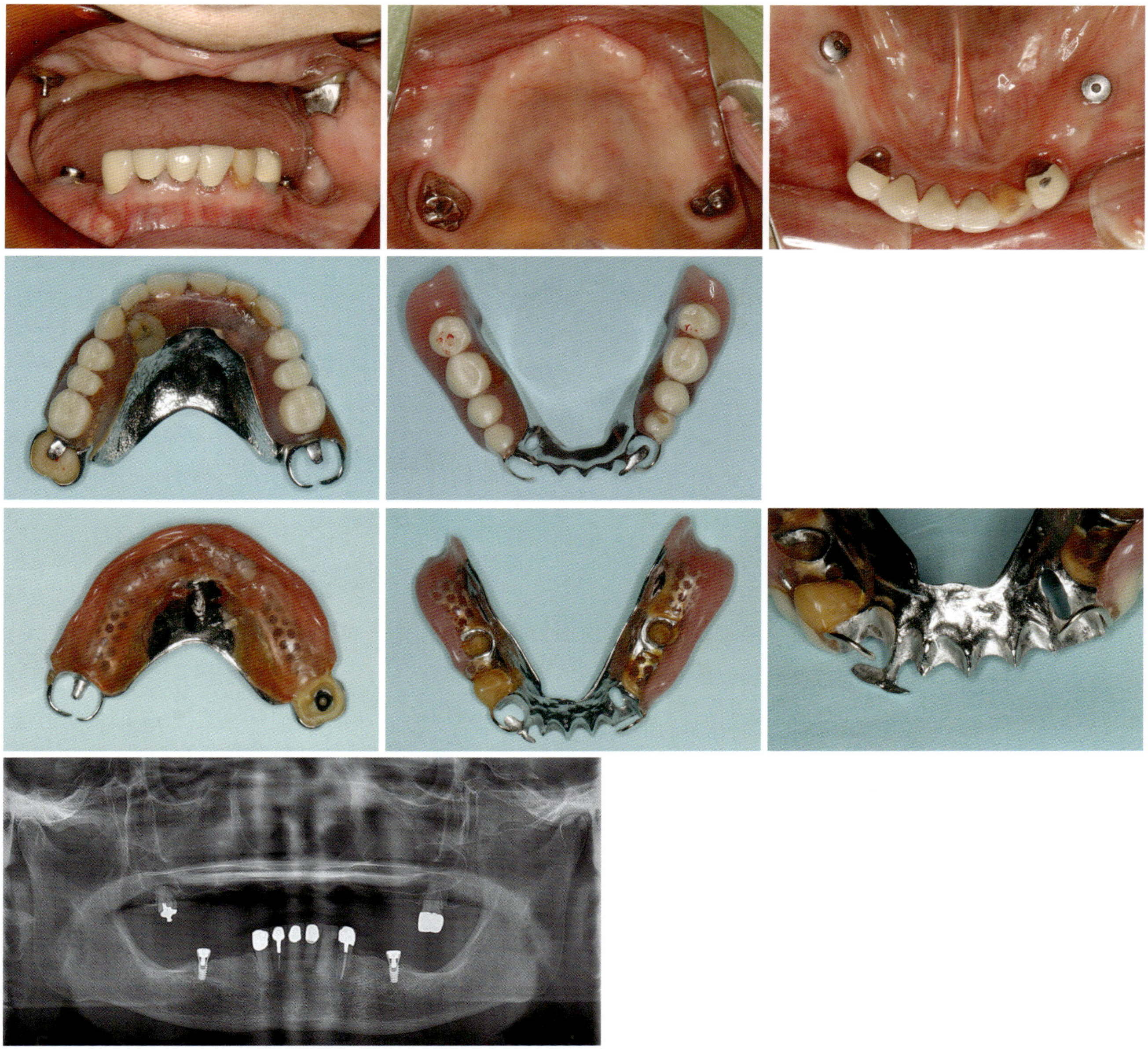

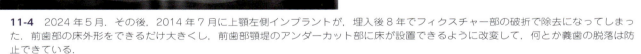

11-4 2024 年 5 月．その後，2014 年 7 月に上顎左側インプラントが，埋入後 8 年でフィクスチャー部の破折で除去になってしまった．前歯部の床外形をできるだけ大きくし，前歯部顎堤のアンダーカット部に床が設置できるように改変して，何とか義歯の脱落は防止できている．
写真は 2024 年 5 月の状態．下顎両側遊離端欠損部の 2 本のインプラントにより下顎は受圧条件が改善され後方沈下もなく安定している．この下顎義歯が動かないことで，上顎義歯も何とか安定していると考えている．
また，7| クラウンはマージン部の二次カリエスにより OP アンカーに変更して維持と支持の効果をもたせている．
2024 年 10 月現在，上下顎義歯により咀嚼機能は維持できている．患者は 88 歳となったが，お元気である

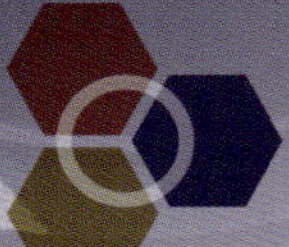

2．長期経過症例から考えるIOD/IARPDに求められるコンセプト

⑩既存の義歯を使用しながらIARPDへ改変

欠損補綴を行ううえで，長い遊離端欠損による受圧条件の悪さは，その後の支台歯の動揺や破折により，さらなる欠損の拡大を招く危険が潜んでいます．受圧条件の改善には，自家歯牙移植かインプラントの応用が考えられますが，進行した欠損歯列では，健康な歯根膜を有した最適なドナー歯が存在しない場合も少なくありません．その場合，インプラントにより受圧条件を改善し，残存天然歯と顎堤粘膜の被圧変位量と被圧変位特性を考慮しながら，IOD/IARPDを設計することになります．テンポラリー使用期間に，遊離端欠損の存在による支台歯の限界を予測でき，最終義歯の設計にIOD/IARPDとして反映できるケースもありますが，多くの症例では，義歯装着後の経過観察のなかでの支台歯の変化により，経過対応でインプラントの追加応用となります．その場合，既存の義歯を使用しながら，IOD/IARPDへ改変することが多くなります（**症例12**）．

症例12　既存の義歯を使用しながらのIARPDへの改変

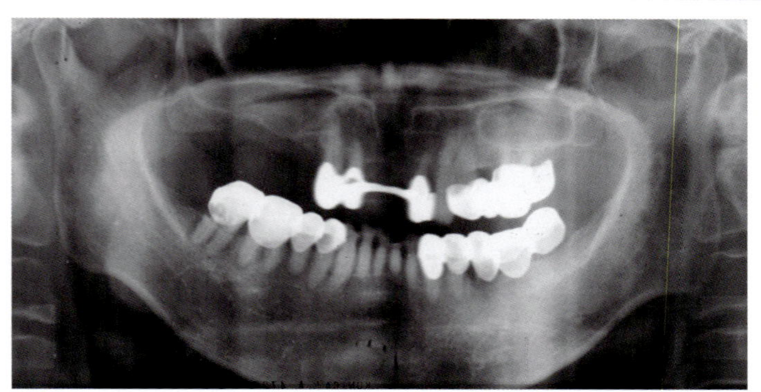

12-1　1994年11月，58歳，女性，初診時．|③④567 カンチレバーブリッジが動揺して咬めないとの主訴であった．装着された補綴装置はすべてマージン部が不適合で広汎型重度慢性歯周炎の状態であった．7654| は欠損していたが，デンチャー使用の経歴はなかった．歯周基本治療を行い，不良補綴装置を除去し，上顎前歯部はプロビジョナルブリッジ，他はプロビジョナルクラウンで歯周基本治療を行い歯肉の反応を観察した．初診時のブリッジやクラウンの状態から，患者が義歯嫌いであることがわかる

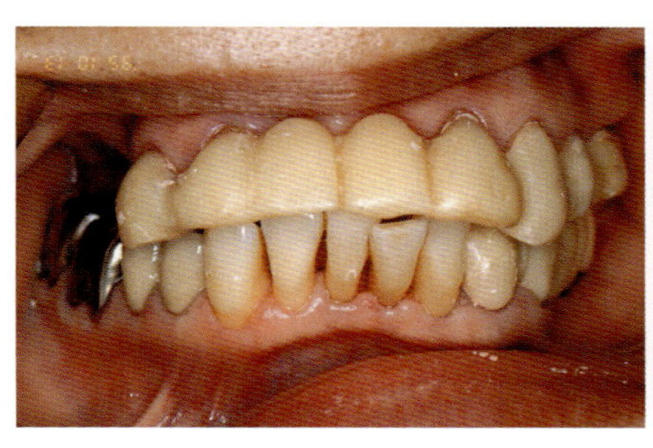

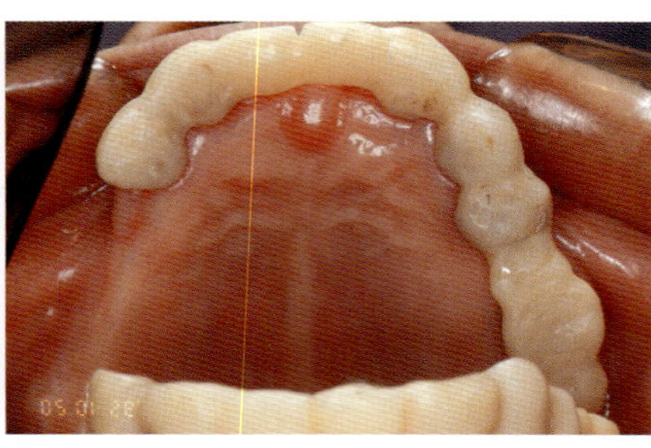

12-2　一次プロビジョナル装着時．初診時に装着されていた補綴装置が強烈であったため，口腔内写真を撮り忘れてしまった

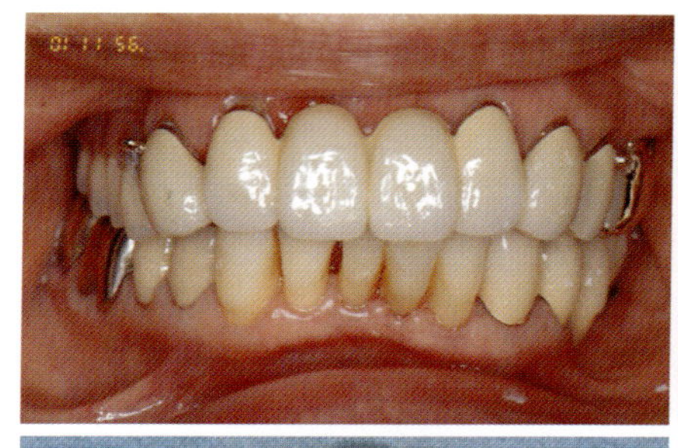
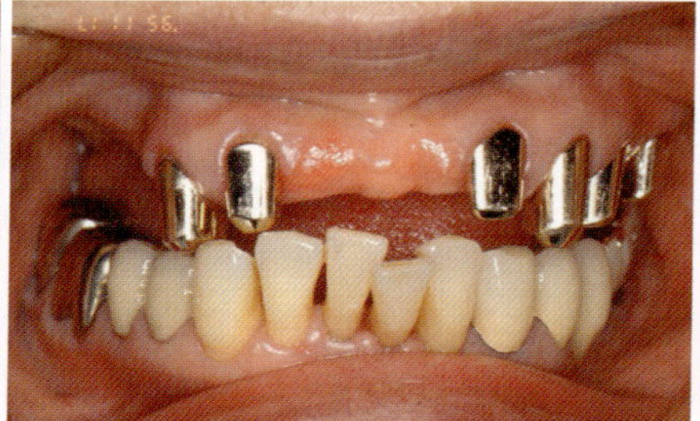
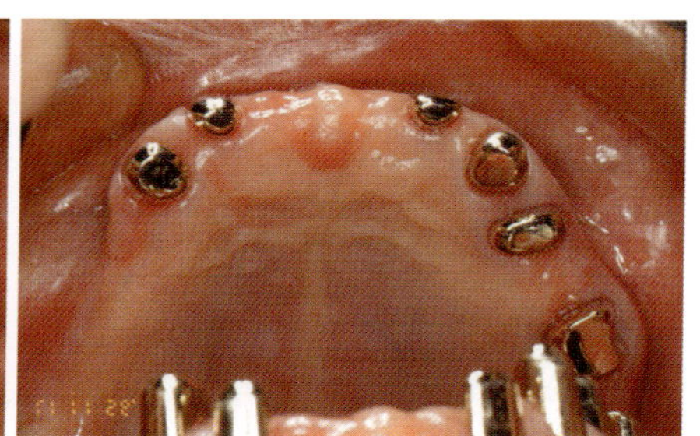
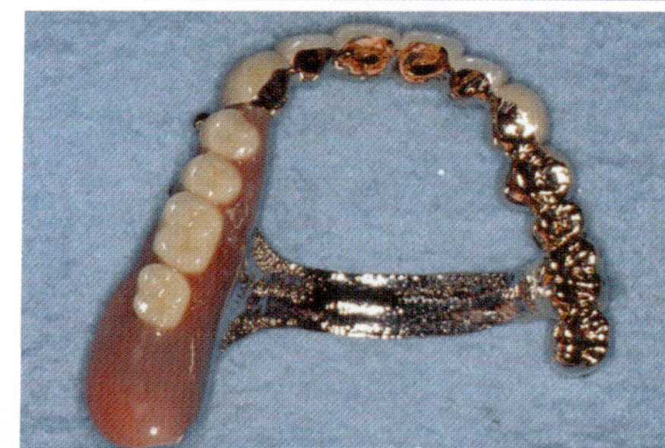
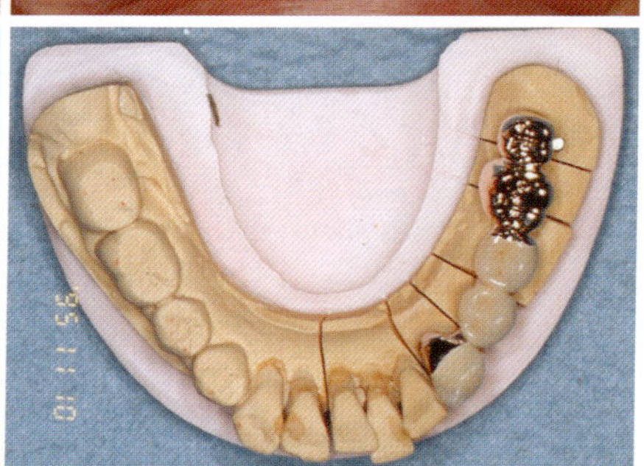
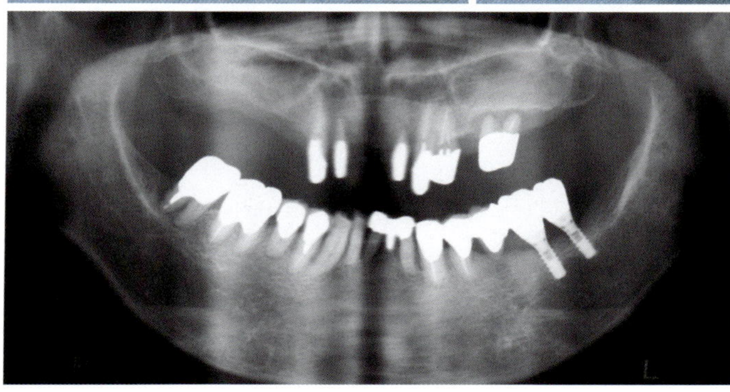

12-3 1995 年 11 月．約 1 年の歯周治療の後，補綴装置を装着した．歯周基本治療，歯周外科治療終了後，下顎左側遊離端欠損部には，インプラントを応用して天然歯と連結したセメント固定ブリッジを装着した．上顎は，|6 はトライセクションを行い状態の悪かった口蓋根を抜根した状態で 32|2346 を支台歯としたコーヌスデンチャーを装着した．義歯嫌いの患者へは，「取り外しのできるブリッジ」と説明して納得していただいた．その関係で義歯床面積が小さくなってしまったことが，術者としての不安要素となった

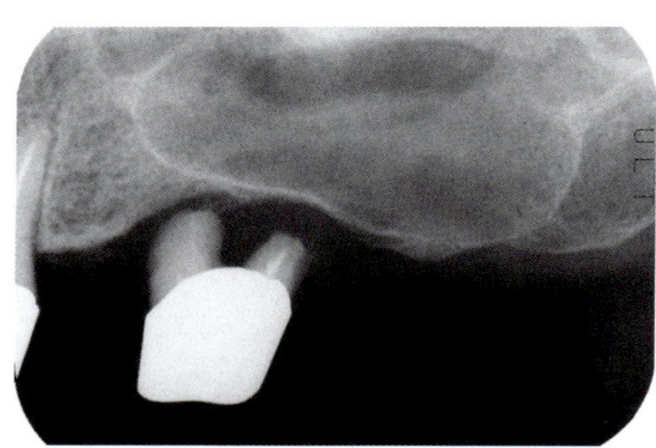

12-4 2005 年 9 月．トライセクションを行って支台歯とした |6 が約 10 年で抜歯となる．両側遊離端欠損となってしまうこと，下顎のインプラントが加圧因子となることから，左側遊離端欠損部にインプラントを埋入し，パーシャルデンチャーに組み込むこととした

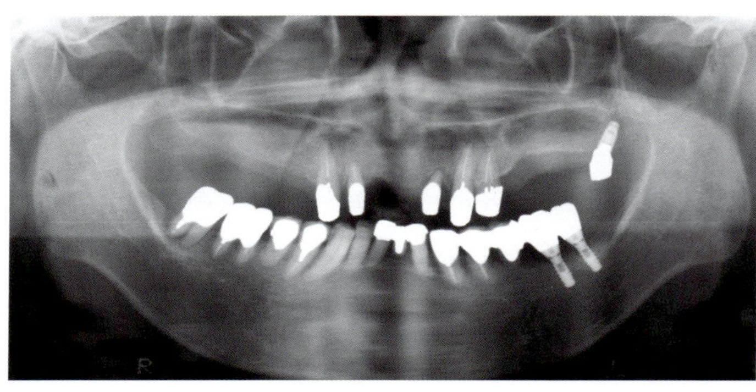

12-5 2007 年 3 月．上顎洞底を避けて |7 遠心部にインプラントを埋入

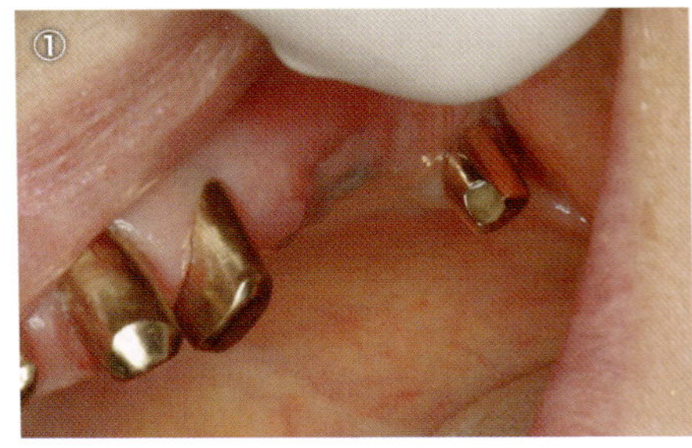
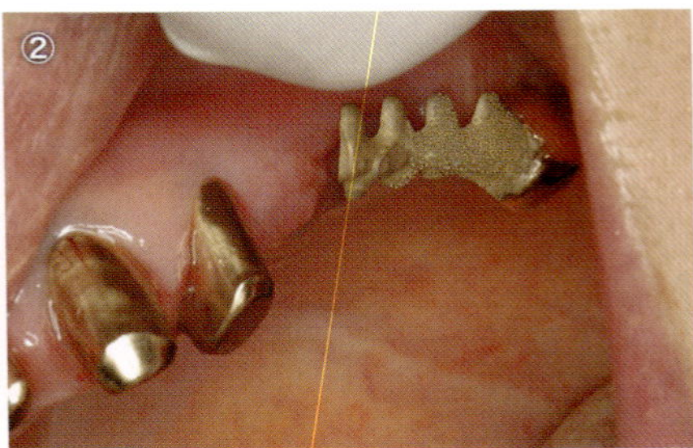
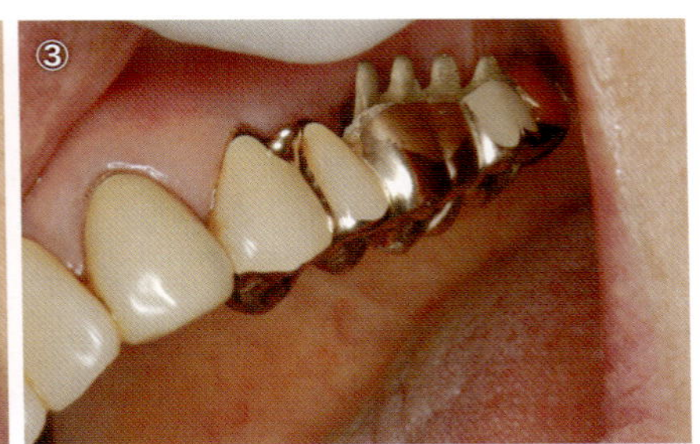

12-6　①インプラントに内冠部をスクリュー固定した．インプラントが傾斜埋入されているため，スクリューアクセスホールが近心に開口している．②外冠は既存の義歯に口腔内で取り込むための大きな把柄を付与している．③外冠装着後に既存義歯を装着．この後，咬合力をかけてスーパーボンドと即時重合レジン（ユニファスト）を使用し口腔内で固定している

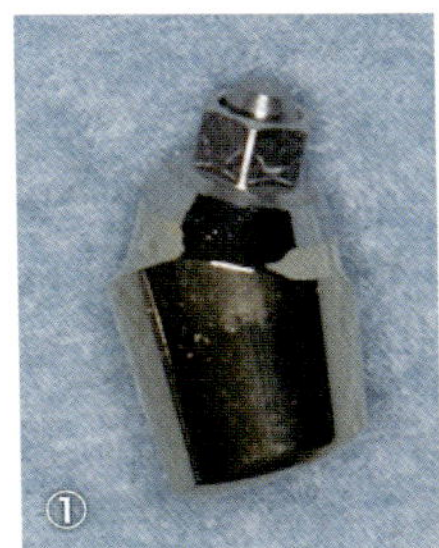
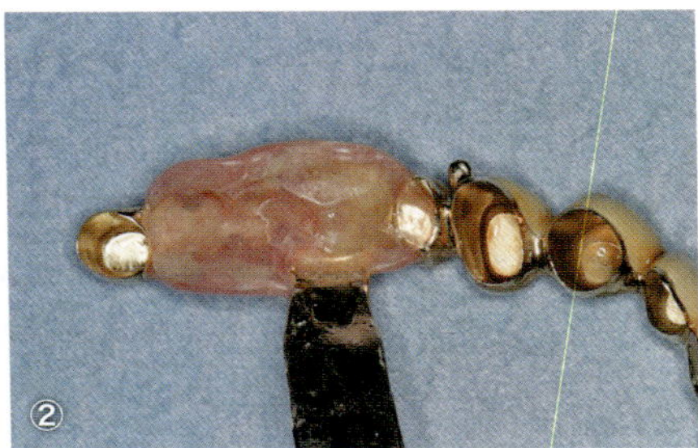

12-7　①インプラントアバットメントに内冠を鋳接した．上顎洞を避けて上顎洞後壁に沿ってフリーハンドでインプラントを埋入した．そのため，アバットメントスクリューのアクセスホールは近心に空いている．②既存のコーヌスデンチャーに組み込む．この時，咬合力をかけてクリーピング現象を起こしている義歯床下粘膜と，既存のコーヌス支台歯歯根膜の被圧変位量，インプラント部の被圧変位量の整合性を図ることが重要である．内冠は全周テーパー 6°，外冠はコーヌスではなく二重冠とし，維持力はなく，内冠天井に接触させ，支持と軸面の把持機能を与えてある

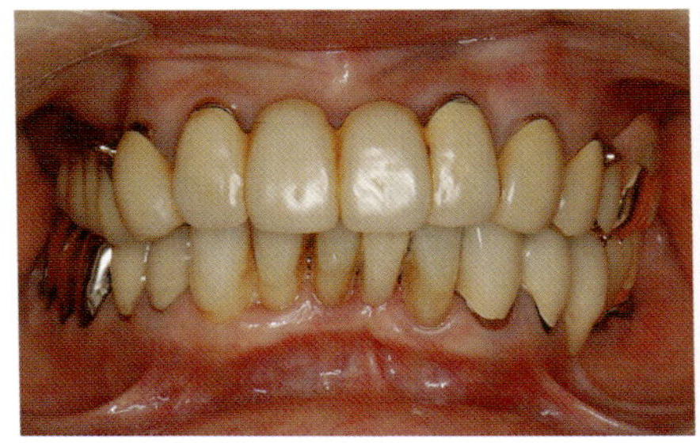
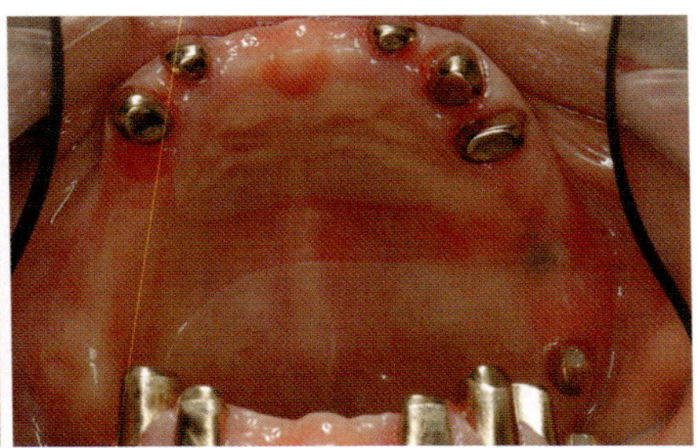

12-8　2012 年 6 月．|7 部インプラント埋入後 5 年．右側遊離端欠損部にもインプラント治療を提案したが，これ以上の外科処置は却下されてしまった．義歯は安定している．下顎インプラントも経過良好である

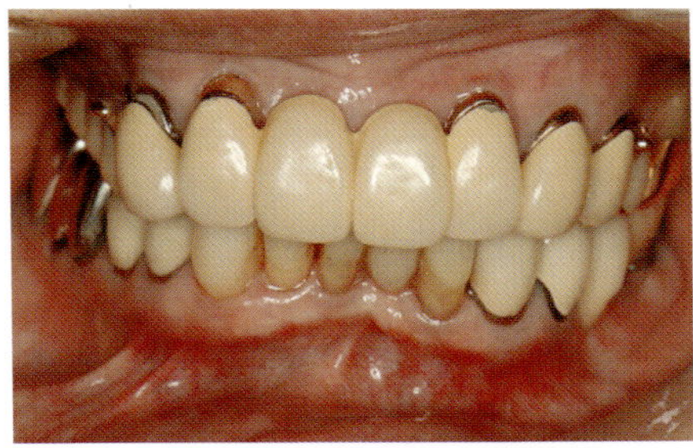
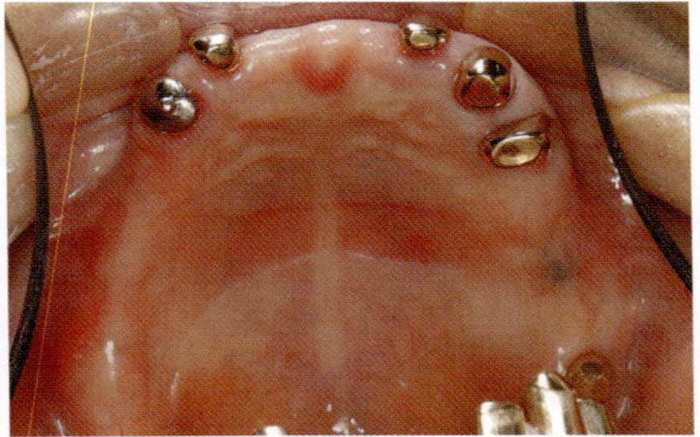
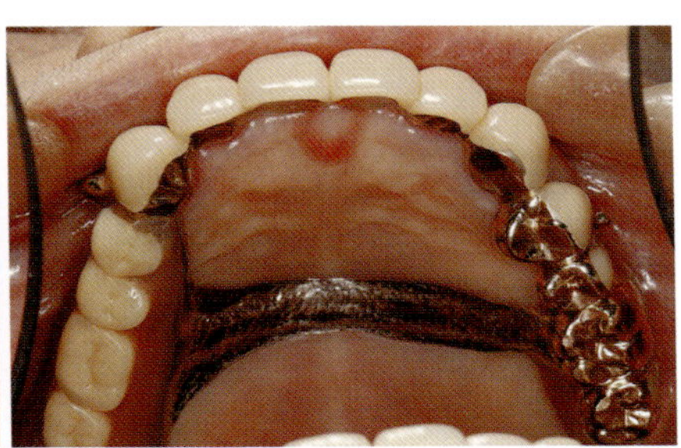
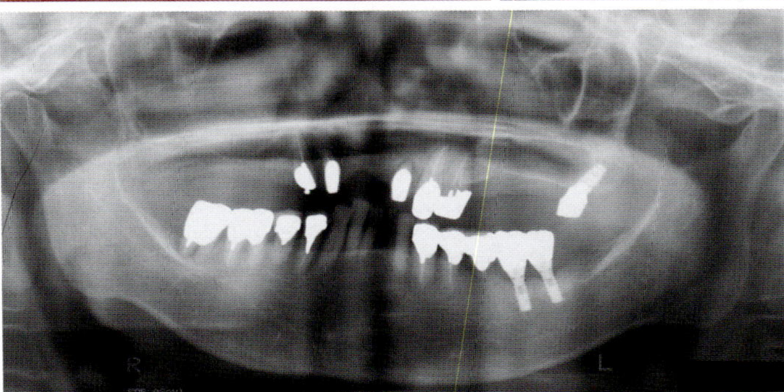

12-9　2014 年 9 月．初診より 20 年経過．3| の二次カリエスにより内冠とメタルコアが脱離した．外冠を継続使用するために OP アンカー変更した．7654| の人工歯の咬耗が著しいが，患者が不便を訴えないため継続使用している．インプラント部の骨吸収もない．7| 遠心根が不安である

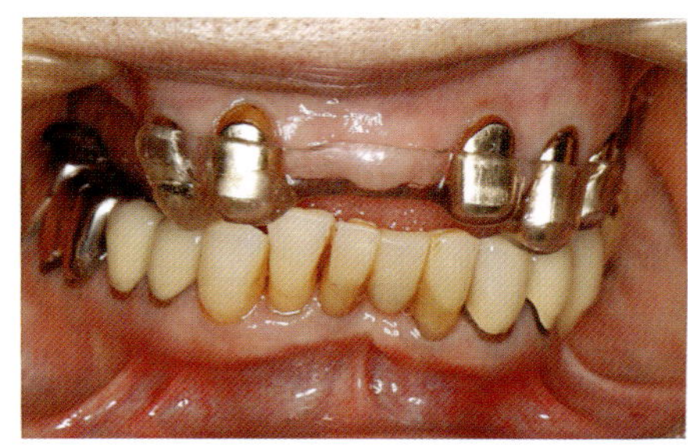
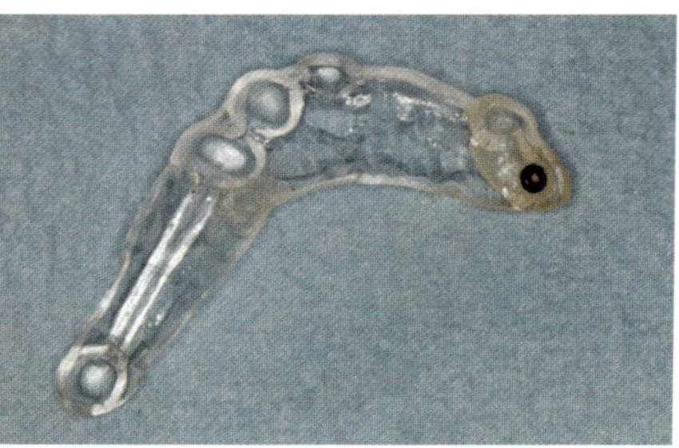

12-10 2014 年 9 月．夜間就寝時，義歯を使用していない時に，コーヌス内冠と対合歯の接触による外傷を回避するために，ナイトガードを使用している

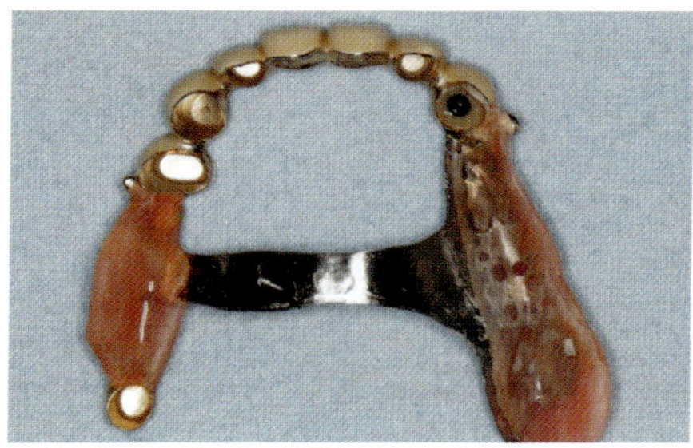
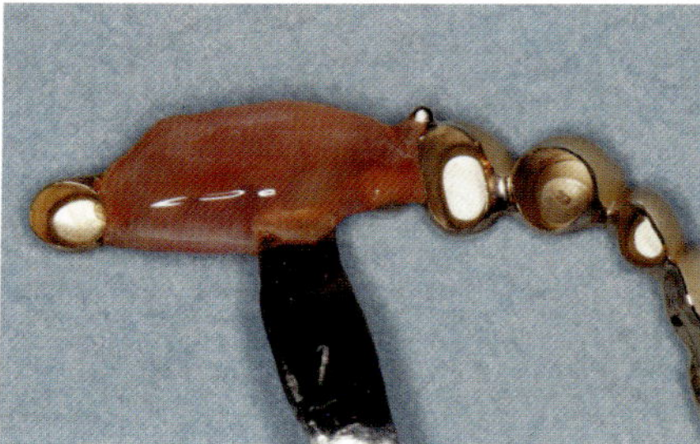
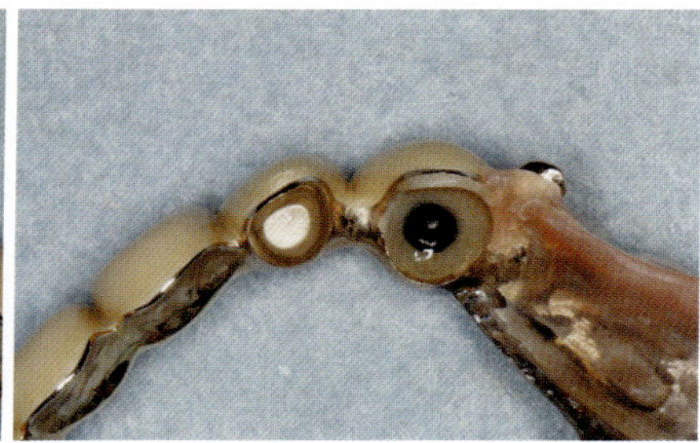

12-11 2014 年 9 月．改変を経て 20 年経過したコーヌスデンチャー．30 年経過した 2024 年現在も，7| が歯根破折で抜歯となった以外，上下顎とも補綴装置，インプラントともに良好に経過している

	3|	2|	|2	|3	|4	|6
2001.3	13	23.5	25.5	10	19	28
2003.11	8.6		*	9		
2012.7	8.6	37.6	*	13	28.6	(IP)1.3
2014.3	7	35.5	*	12	33	(IP)2
2014.9	6.6	33.6	*	14	25.6	

*動揺大きく計測不能

12-12 ペリオテスト値の推移．|2 は動揺が著しいが，コーヌスデンチャーを装着すると機能に問題がなく，患者も抜歯を希望しないため，そのまま使用している．2|4 も動揺しているが，コーヌスデンチャーの二次固定効果で使用できている

	7	6	5	4	3	2	3	4	5	6	7
2001.3	12.8	9.5	8.6	7.7	8.4		10.8	20.3	20.5	21.7	11.0
2003.10	18.8	12.5	11.3	12.6	3.9		11.2	12.4	19.9	21.6	12.3
2014.3	11.7	16.3	19.2	14.5				37.7	24.1	30.5	43.9
2014.8	8.0	18.4	12.1	5.9		25.8	23.2	32.7	31.9	41.0	43.5

12-13 咬合力測定値の推移（義歯を装着した状態）．咬合力はコーヌスデンチャーにありがちな高い値で，噛み過ぎに注意が必要である

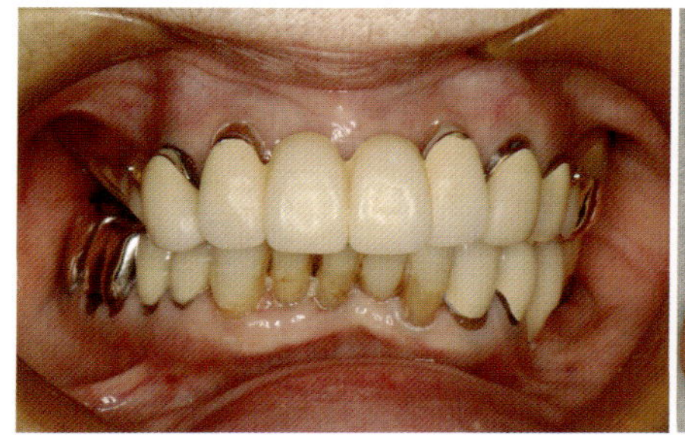
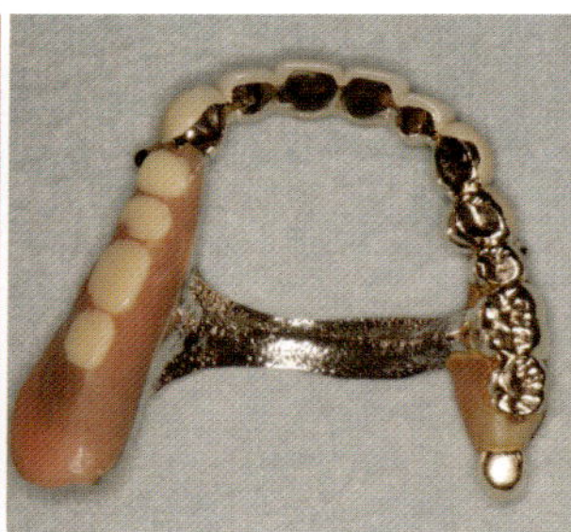
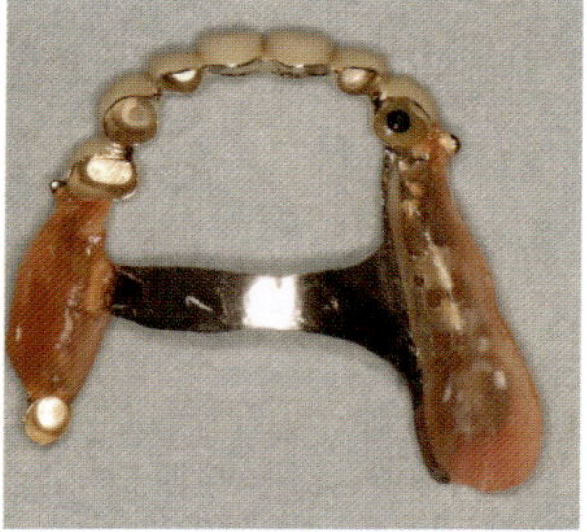

12-14 2024 年 5 月．患者は 88 歳．口腔粘膜湿潤度検査：8.3（27 未満），舌圧検査：22. 8 kpa（30kpa 未満），咀嚼能力検査：185mg/dl（100mg/dl）であった

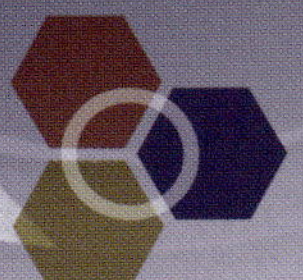

⑪インプラント患者のメインテナンス

芝原智恵（歯科衛生士）

インプラントを希望される患者さんの来院までの経緯はさまざまです．

インプラントを希望される方の主訴は，「義歯が合わない」「入れ歯を入れるのが嫌」「ブリッジにはできないと言われた」「事故で前歯を抜くことになった」「先天的に歯がない」などさまざまですが，**図2**のように，重度歯周病で悩んだあげく来院される方も多くいらっしゃいます．「噛めない」「人に歯を見られたくない」「口を開けて笑えない」「歯がなくなるのが嫌」「何本抜くのか，抜いたらどうなるのか」「インプラントにするといくらかかるのか」など，不安なことだらけです．

また，インプラント手術後も埋入したから治療が終わりではなく，インプラントを長持ちさせるためにも，術後のメインテナンスの必要性を理解してもらうことが重要です．メインテナンスでは残存歯の歯周病の進行，再発防止やカリエスチェックはもちろんのこと，インプラント周囲組織の異常を見逃さないようなチェックや，セルフケアのモチベーションが低下しないようサポートしていくことが，インプラントを長期安定させるための鍵になると思います．

このパートではまず，当院でのメインテナンスのシステムを一部紹介し，そのうえで，実際の重度歯周病の患者さんへのメインテナンスの実際を提示します．

【メインテナンスのチェック項目】

図3は当院でのメインテナンス時の診査項目，**図4**はメインテナンスの際に確認するセルフケアのチェックリストです．

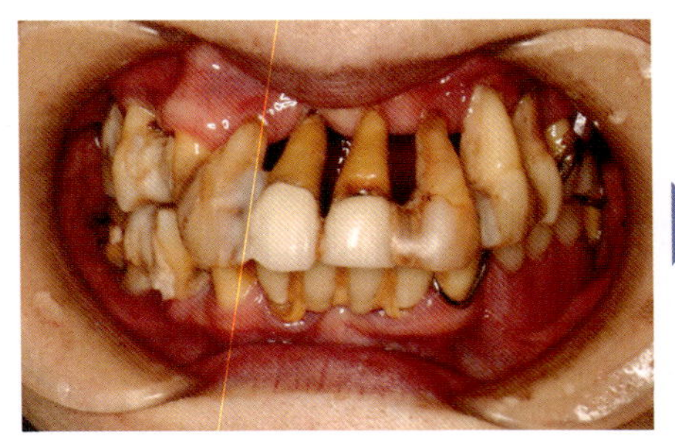

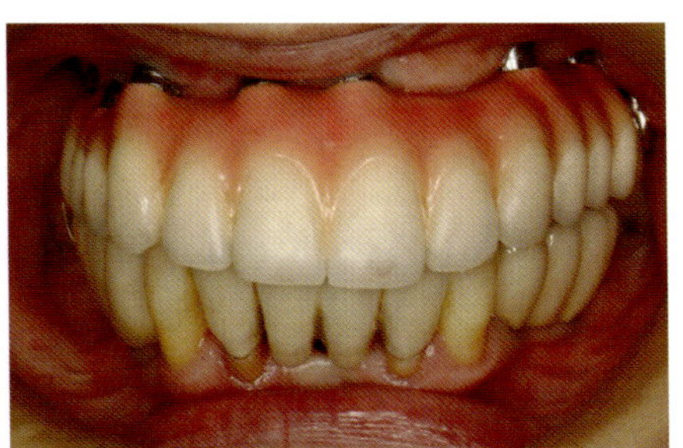

図2　重度歯周病に罹患している患者（52歳，女性）へのインプラント治療とメインテナンス
左：初診時，右：インプラント上部構造装着より13年8カ月経過

【メインテナンスに使用する器材】

また，当院で現在，メインテナンス時に使用している器材を**図 5** に示します．

インプラント部には主に，注水下にてロビンソンブラシ，コーンチップを使用しクリーニングしています．それに加え，必要に応じてスーパーフロス（Proxy Soft 3in1 Floss），P-max プラスチックチップ（白水貿易），ルシェロペリオブラシ（ジーシー）を使用します．

1．プラークコントロールができているか
- プラークの付着，歯石，ステインの沈着の確認と除去
- ブラッシング指導

2．視診，触診
- インプラント周囲粘膜の発赤，腫脹，退縮の有無
- エアにてインプラント周囲ポケット内の診査
- 歯肉縁下プラークの有無
- プローブ擦過による辺縁歯肉部の出血評価
- インプラント周囲粘膜の抵抗性の確認（滲出液，出血，排膿）
- インプラント上部構造の咬耗や破損，スクリューの緩みや破折の確認
- アクセスホール封鎖材の脱離
- 隣接歯とのコンタクト離開
- プラスチックプローブにて歯肉縁と上部構造のプラークを削ぎ取る

3．プラスチックプローブにてプロービング検査

4．インプラント体動揺度診査
- インプラント体および上部構造の動揺度の確認

5．X 線検査
- インプラント周囲骨状態の確認

6．細菌検査
- 歯周病ハイリスク患者

7．咬合診査

図 3　メインテナンス時の診査項目

【プラークコントロールが定着しているか】
- 現在のブラッシングの仕方，手技の問題
- 現在使用している歯ブラシや補助器具の確認
（消耗状態等の確認．患者にあった清掃器具の選択）
- 口腔内環境の把握（補綴の形態，小帯，舌圧，嘔吐反射など）
- 患者の生活背景の把握

図 4　メインテナンス時のセルフケアの確認

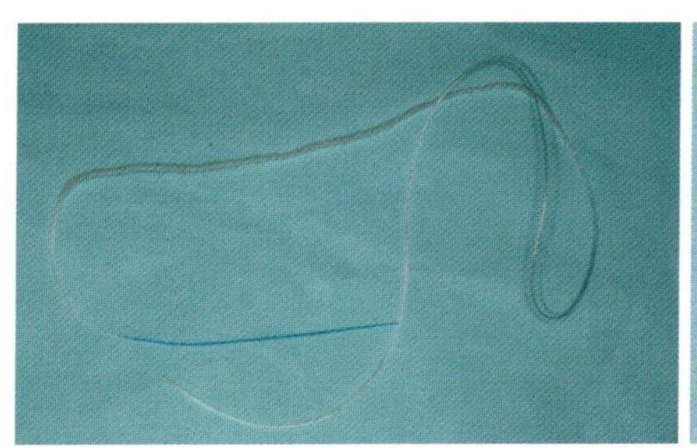
スーパーフロス（Proxy Soft 3in1 Floss）

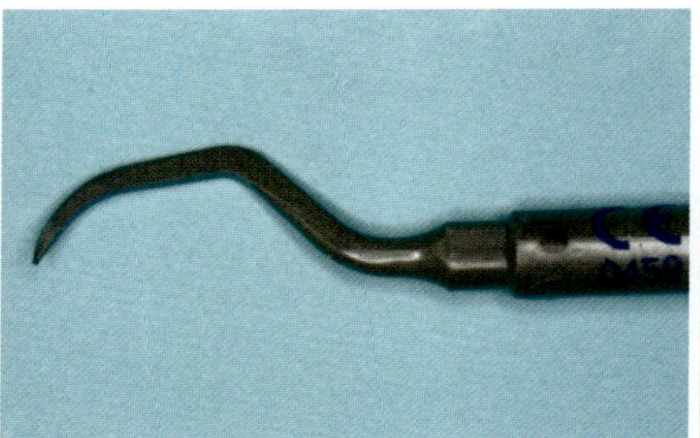
P-max プラスチックチップ（白水貿易）

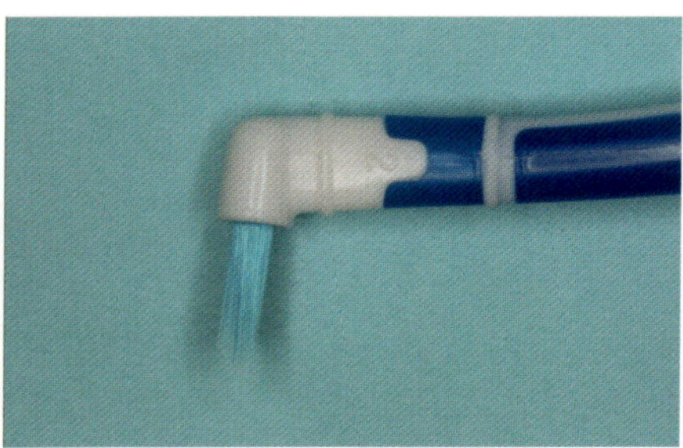
ルシェロペリオブラシ（ジーシー）

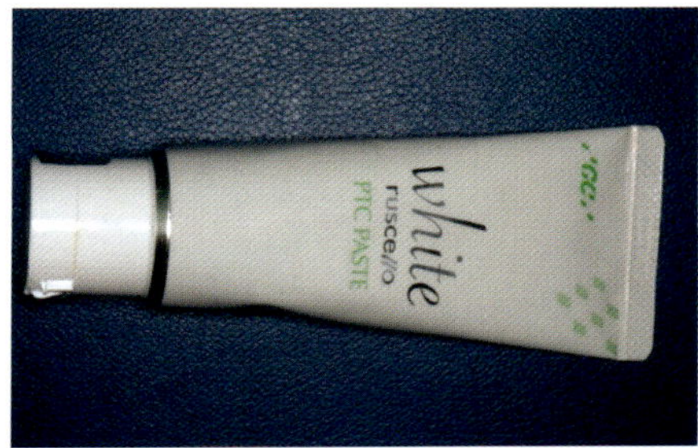

ルシェロホワイト PTC ペースト（ジーシー）

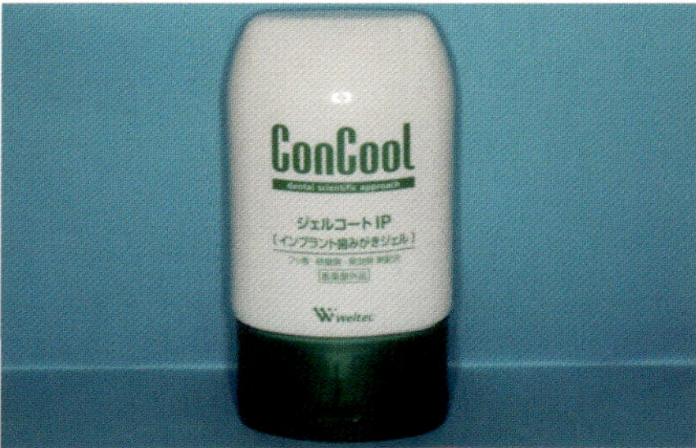

コンクールジェルコート IP（ウェルテック）

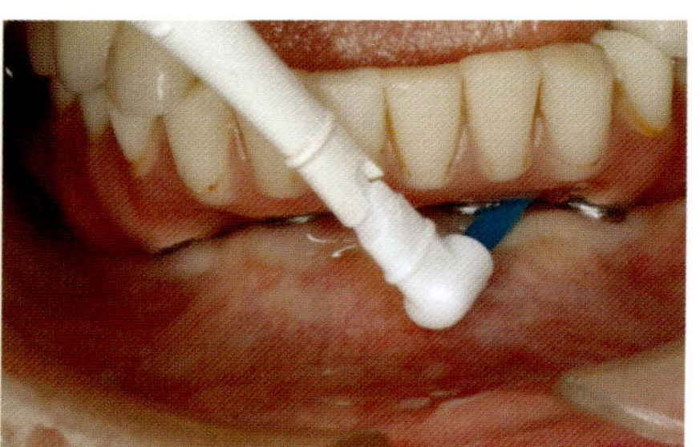
ルシェロペリオブラシ（ジーシー）を使用したインプラント周囲のクリーニング

図 5　当院でインプラント患者のメインテナンスにおいて使用している主な器材

ルシェロペリオブラシは術者用のハンドルは滅菌もでき，先端に装着するチップブラシのみ購入できるので，患者さんごとに名前を書いて保存しています．ブラシは細めですが毛先はコシがあり，大きな補綴が入ったインプラント周囲ではクリーニングしやすく，口が開きにくい方や口角炎ができやすい患者さん，臼歯部にスーパーフロスを入れるのが難しい方にも向いています．さらに，コンクールジェルコート IP（ウェルテック）を使用することにより，滑りもよく清掃できます．ルシェロペリオブラシは患者さん用にも販売されています．

補綴装置に着色がある場合は，ルシェロホワイト PTC ペースト（ジーシー）が使いやすいです．弱アルカリ性のペーストがステインを浮かせ，歯よりも軟らかい粒子がステインを除去する仕組みとなり，エナメル質にも補綴装置にも優しい PMTC ペーストといえます．

時間	磨き方	歯ブラシタイプ	
3 分以上	角度をつけている	小型・コンパクト	
	角度づけが苦手	極細毛	
3 分未満	力が強い	大型・幅広	
	角度づけが苦手	縦に見てドーム型	太さミックス
	ストロークが大きい	横から見て長さに差	

図 6　インプラント患者への歯ブラシ選択プログラム（埼玉県・高柳篤史先生のご厚意による）

歯みがき時間が 3 分未満で角度づけが苦手な方には，ドーム型や太さミックスのものを選択する．ブラッシングテクニックを駆使しなくても効率よく磨けるように設計されていて，ブラシ中央部の細い毛を周囲の毛が支えるようにして，フッ化物配合歯磨剤を歯間部に届ける．

歯みがき時間が 3 分未満でストロークが大きい方には長さに差のあるものを選択している．歯頸部，歯間部のプラークを短時間で効率的に落とすことを重視して設計されていて，植毛の配置や毛束の段差，毛先の加工が細部到達性と清掃効率の向上を目的に工夫されている．

歯みがき時間が 3 分以上で角度づけが苦手な方には，極細毛を選択する．毛先が細いだけではなく，毛束も細くなっているのが特徴で，歯ブラシの角度づけができなくても歯周ポケットや歯間乳頭部などへ毛先が到達しやすくなっている．ただし，毛先が細いと 1 回のストロークで除去できるプラークが少ないため，時間をかけたブラッシングが必要となる

歯みがき時間が 3 分未満で力が強い方には，大型・幅広のものを勧める．このタイプは，ストロークが安定しない方や，他の歯ブラシで改善しない方にも勧めている

【歯ブラシの選択】

プラークコントロールが良好で器用な方は３列の平らな歯ブラシで磨けますが，不器用な方，歯間ブラシなどの補助道具が習慣つかない，もしくはうまくできない方へは，**図６**の歯ブラシ選択プログラムで考えていきます．

図７の患者さんは，３カ月に一度は検診に来てくださり，口腔内への関心は高いのですが，なかなかブラッシングテクニックは上達しませんでした．ところが，歯ブラシを先細のディープクリーンに変えてもらったところ確実にプラークを除去できるようになりました．

プラークコントロールが改善するきっかけは人それぞれなので，これという答えはありませんが，いろいろなアプローチができるようにするためにも，患者さんとの会話は重要になってくると思います．

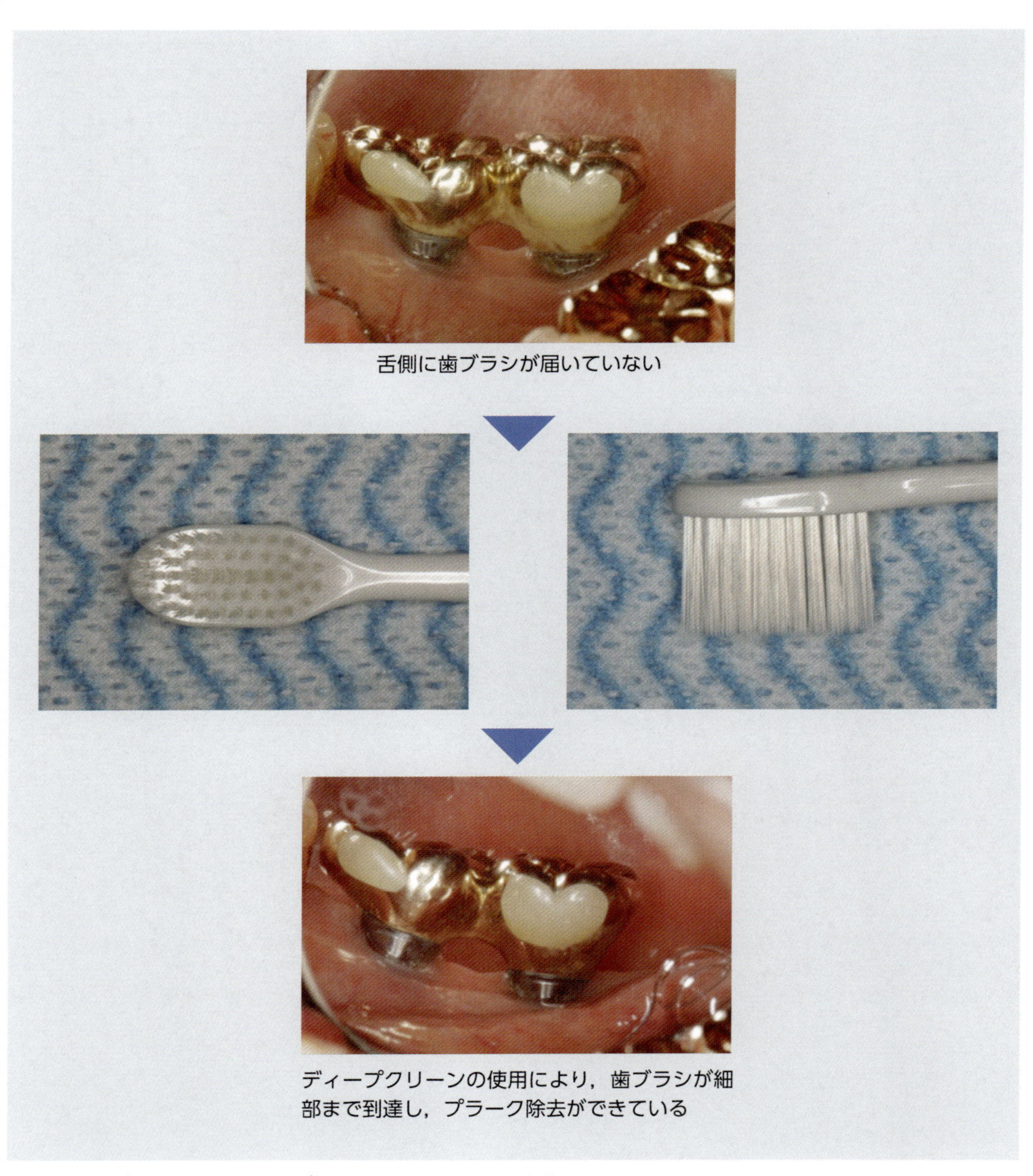

図７　歯ブラシの変更によるプラークコントロールの改善

【口腔機能検査】

メインテナンスでは，口腔機能低下症の検査と患者さんへのアンケートを行うようにしています．**図 8** は，259 頁にて症例 8 として紹介している患者さんでの，メインテナンス時の口腔機能精密検査，咀嚼機能評価，および口の中の健康に関するアンケートの実例です．

①　口腔機能精密検査

下位症状	検査項目	該当基準	検査値
口腔乾燥	口腔粘膜湿潤度	27未満	26．7
低舌圧	舌圧検査	30kPa未満	34．3 kPa
咀嚼機能低下	咀嚼能力検査	100mg/dL未満	93 mg/dL

②　咀嚼機能評価表

普通に食べられる食品に　「○」を
工夫すれば食べられる食品に　「△」を
食べられない食品に　「×」を
つけて下さい。

1	リンゴ丸かじり	○
	ガム	○
	貝柱の干物	○
	するめ	○
2	生あわび	○
	古いたくあん	○
	堅いせんべい	○
	堅いビスケット	○
3	たくあん	○
	ピーナッツ	○
	ビフテキ	○
	焼いたもち	○

4	ごぼう	○
	ポテトチップス	○
	かまぼこ	○
	もやし	○
5	煮たにんじん	○
	煮たいも	○
	煮たなす	○
	とうふ	○

Chewing function score
Number of ○ / 20 × 100
100

③　口の中の健康に関するアンケート

歯や口，義歯に関してお伺いします．
歯科的な問題や，**歯，口の中，義歯，かぶせ物等の問題**に関して，**最近 1 ヶ月**の状態をお答えください．

過去1ヶ月間に，次のようなことがありましたか？ 一番よくあてはまるものに○印をつけて下さい	全くない	ほとんどない	時々ある	よくある	いつも
見た目の良くない歯に気づいた	○				
歯，入れ歯，かぶせ物に，食べ物がはさまったりくっついたりした	○				
入れ歯やかぶせ物が，きちんと合っていないと感じた	○				
口の中につらい痛みを感じた	○				
あごや，あごの関節が痛んだ	○				
あごの関節の音に悩まされた	○				
熱いものや冷たいもので歯がしみた	○				
歯が痛んだ	○				
歯ぐきが痛んだ	○				
口の中にヒリヒリ痛むところがあった	○				
口の中が乾いた	○				
入れ歯やかぶせ物が不快だった	○				
歯科的な問題で，悩んだり不安を感じたりした	○				
歯科的な問題で，みじめな気持ちになった	○				
歯，口の中，入れ歯，かぶせ物の見た目が気に入らないと感じた	○				
入れ歯やかぶせ物の問題で，食べ物が食べられなかった	○				

歯，口の中，入れ歯，かぶせ物の問題により，過去 1 ヶ月間に，次のようなことがありましたか？ 一番よくあてはまるものに○印をつけて下さい	全くない	ほとんどない	時々ある	よくある	いつも
食べ物が噛みづらかった	○				
発音しにくかった	○				
外見が悪くなったと感じた	○				
口臭を感じた	○				
味覚が鈍くなったと感じた	○				
消化が悪くなったと感じた	○				
頬を咬んでしまった	○				
食べ物が飲み込みにくかった	○				
頭痛がした	○				
食べていて不快な感じがした	○				
人前を気にした	○				
気が張り詰めたり，緊張したりした	○				
話し方が不明瞭になった	○				
話す言葉を聞き間違えられた	○				
食べ物の風味や味わいが感じにくかった	○				
食べ物の食感が感じにくかった	○				
きちんと歯磨きできなかった	○				
特定の食品を避けなければならなかった	○				
食事が十分にとれなかった	○				
笑うことをためらった	○				

歯，口の中，入れ歯，かぶせ物の問題により，過去 1 ヶ月間に，次のようなことがありましたか？ 一番よくあてはまるものに○印をつけて下さい	全くない	ほとんどない	時々ある	よくある	いつも
食事を中断しなければならなかった	○				
眠りが妨げられた	○				
気が動転した	○				
リラックスできなかった	○				
ゆううつになった	○				
物事に集中できなかった	○				
少しでも恥ずかしい思いをした	○				
外出を避けた	○				
配偶者や家族に対して寛容でなかった	○				
周囲の人とうまくやっていけなかった	○				
周囲の人に対して少しでもイライラした	○				
日常の家事や仕事に差しさわった	○				
健康状態が悪くなったと感じた	○				
経済的な損失が生じた	○				
仲間とあまり楽しく過ごせなかった	○				
日常生活で満足していなかった	○				
まったく役目を果たせなかった	○				
仕事や家事で全力を尽くせなかった	○				

図 8　メインテナンス時の機能検査とアンケート（259 頁・症例 8 の患者の 2024 年 9 月のメインテナンス来院時）
①口腔機能精密検査（日本歯科医学会．口腔機能精密検査記録用紙[34] を使用）．
②咀嚼機能評価表（佐藤ら[35] の総義歯咀嚼機能評価表を使用）．
③口の中の健康に関するアンケート（日本補綴歯科学会．補綴歯科治療の難易度を測定するプロトコル[36] を使用）

当院では，インプラント希望の患者さんの問診票は一般の患者さんと別のものを使用しています（**図 9**）．

全身疾患の有無，薬の常用の有無はもちろんのこと，日常生活における習癖なども重要です．たとえば，プールに通っている方やサーフィンが趣味の方などは，水による感染を防ぐため，しばらくやめてもらいます．トランペットやサックスなどの管楽器奏者の方では，上顎洞付近にアプローチするソケットリフトやサイナスリフトを行うと上顎洞に圧がかかり悪影響を及ぼす恐れがあるかもしれません．花粉症の方では，くしゃみや鼻水をかむ際に上顎洞に圧がかかると同時に洞粘膜の炎症による肥厚を認める時がありますが，花粉症は歯科治療と関係ないと思って問診票に書いてない方も多いので，花粉症の時期や期間は人それぞれなので聞いておくとよいでしょう．

また，特に女性は骨粗鬆症の薬や，骨を強くしたいといって処方してもらっている予防薬のなかに，BP 製剤が含まれていることがあります．当院でも過去に，月1回の注射での BP 製剤投与を問診票に記入していなかった方もおられたので，注意が必要です．これらを踏まえて，一般の患者さんより細かく問診していくことになります．

インプラント手術前には歯肉の炎症も安定し，BOP は 9%，PCR は 7% と，目標値に到達しました．当院では，インプラント手術を行うための歯周環境の目標値として，BOP10 ～ 20%，PCR は 10%以下と設定しています．

インプラント手術の準備段階では，サージカルガイド製作の前に，見積もり金額の確認，治療の流れの確認，手術同意書の確認を行います（**図 9**）．

それから，平常時の血圧測定を行います．白衣を見ただけで血圧が上がる方，尿意で血圧が上がる方，自覚なく血圧が高い方もいます．緊張で血圧の変動が大きい方は手術中に中止する場合もあるので鎮静麻酔を勧めています．

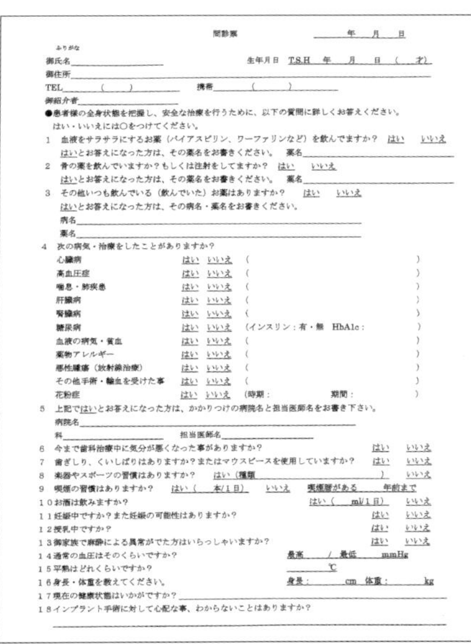

問診票　　年　月　日

ふりがな
御氏名　　生年月日 T.S.H　年　月　日（　才）
御住所
TEL　（　）　携帯　（　）
御紹介者

●患者様の全身状態を把握し、安全な治療を行うために、以下の質問に詳しくお答えください。
はい・いいえには○をつけてください。

1　血液をサラサラにするお薬（バイアスピリン、ワーファリンなど）を飲んでますか？　はい　いいえ
　はいとお答えになった方は、その薬名をお書きください。　薬名
2　骨の薬を飲んでいますか？もしくは注射をしてますか？　はい　いいえ
　はいとお答えになった方は、その薬名をお書きください。　薬名
3　その他いつも飲んでいる（飲んでいた）お薬はありますか？　はい　いいえ
　はいとお答えになった方は、その病名・薬名をお書きください。
　病名
　薬名
4　次の病気・治療をしたことがありますか？
　心臓病　はい　いいえ　（　）
　高血圧症　はい　いいえ　（　）
　喘息・肺疾患　はい　いいえ　（　）
　肝臓病　はい　いいえ　（　）
　腎臓病　はい　いいえ　（　）
　糖尿病　はい　いいえ　（インスリン：有・無　HbA1c：　）
　血液の病気・貧血　はい　いいえ　（　）
　薬物アレルギー　はい　いいえ　（　）
　悪性腫瘍（放射線治療）　はい　いいえ　（　）
　その他手術・輸血を受けた事　はい　いいえ　（　）
　花粉症　はい　いいえ　（時期：　期間：　）
5　上記ではいとお答えになった方は、かかりつけの病院名と担当医師名をお書き下さい。
　病院名
　科　担当医師名
6　今まで歯科治療中に気分が悪くなった事がありますか？　はい　いいえ
7　歯ぎしり、くいしばりはありますか？またはマウスピースを使用していますか？　はい　いいえ
8　楽器やスポーツの習慣はありますか？　はい（種類　）　いいえ
9　喫煙の習慣はありますか？　はい（　本/1日）　いいえ　喫煙歴がある　年前まで
10 お酒は飲みますか？　はい（　ml/1日）　いいえ
11 妊娠中ですか？また妊娠の可能性はありますか？　はい　いいえ
12 授乳中ですか？　はい　いいえ
13 御家族で麻酔による異常がでた方はいらっしゃいますか？　はい　いいえ
14 通常の血圧はそのくらいですか？　最高　/　最低　mmHg
15 平熱はどれくらいですか？　℃
16 身長・体重を教えてください。　身長：　cm　体重：　kg
17 現在の健康状態はいかがですか？
18 インプラント手術に対して心配な事、わからないことはありますか？

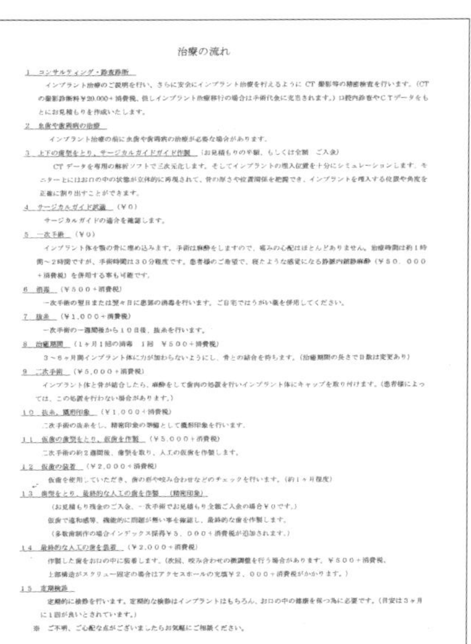

治療の流れ

1　コンサルティング・診査診断
　インプラント治療のご説明を行い、さらに安全にインプラント治療を行えるように CT 撮影等の精密検査を行います。（CT の撮影診断料￥20,000＋消費税、但しインプラント治療移行の場合は手術代金に充当されます。）口腔内診査やCTデータをもとにお見積もりを作成いたします。
2　虫歯や歯周病の治療
　インプラント治療の前に虫歯や歯周病の治療が必要な場合があります。
3　上下の歯型をとり、サージカルガイドガイド作製　（お見積もりの半額、もしくは全額　ご入金）
　CT データを専用の解析ソフトで三次元化します。そしてインプラントの埋入位置を十分にシミュレーションします。モニター上にはお口の中の状態が立体的に再現されて、骨の厚さや位置関係を把握でき、インプラントを埋入する位置や角度を正確に割り出すことができます。
4　サージカルガイド試適　（￥0）
　サージカルガイドの適合を確認します。
5　一次手術　（￥0）
　インプラント体を顎の骨に埋め込みます。手術は麻酔をしますので、痛みの心配はほとんどありません。治療時間は約1時間～2時間ですが、手術時間は30分程度です。患者様のご希望で、寝たような感覚になる静脈内鎮静麻酔（￥50，000＋消費税）を併用する事も可能です。
6　消毒　（￥500＋消費税）
　一次手術の翌日または翌々日に患部の消毒を行います。ご自宅ではうがい薬を併用してください。
7　抜糸　（￥1,000＋消費税）
　一次手術の一週間後から10日後、抜糸を行います。
8　治癒期間　（1ヶ月1回の消毒　1回　￥500＋消費税）
　3～6ヶ月間インプラント体に力が加わらないようにし、骨との結合を待ちます。（治癒期間の長さで日数は変更あり）
9　二次手術　（￥5,000＋消費税）
　インプラント体と骨が結合したら、麻酔をして歯肉の処置を行いインプラント体にキャップを取り付けます。（患者様によっては、この処置を行わない場合があります。）
10　抜糸、概形印象　（￥1,000＋消費税）
　二次手術の抜糸をし、精密印象の準備として概形印象を行います。
11　仮歯の歯型をとり、仮歯を作製　（￥5,000＋消費税）
　二次手術の約2週間後、歯型を取り、人工の仮歯を作製します。
12　仮歯の装着　（￥2,000＋消費税）
　仮歯を使用していただき、歯の形や咬み合わせなどのチェックを行います。（約1ヶ月程度）
13　歯型をとり、最終的な人工の歯を作製　（精密印象）
　（お見積もり残金のご入金、一次手術でお見積もり全額ご入金の場合￥0です。）
　仮歯で違和感等、機能的に問題が無い事を確認し、最終的な歯を作製します。
　（多数歯制作の場合インデックス採得￥5，000＋消費税が追加されます。）
14　最終的な人工の歯を装着　（￥2,000＋消費税）
　作製した歯をお口の中に装着します。（次回、咬み合わせの微調整を行う場合があります。￥500＋消費税、上部構造がスクリュー固定の場合はアクセスホールの充填￥2，000＋消費税がかかります。）
15　定期検診
　定期的に検診を行います。定期的な検診はインプラントはもちろん、お口の中の健康を保つ為に必要です。（目安は3ヶ月に1回が良いとされています。）
※　ご不明、ご心配な点がございましたらお気軽にご相談ください。

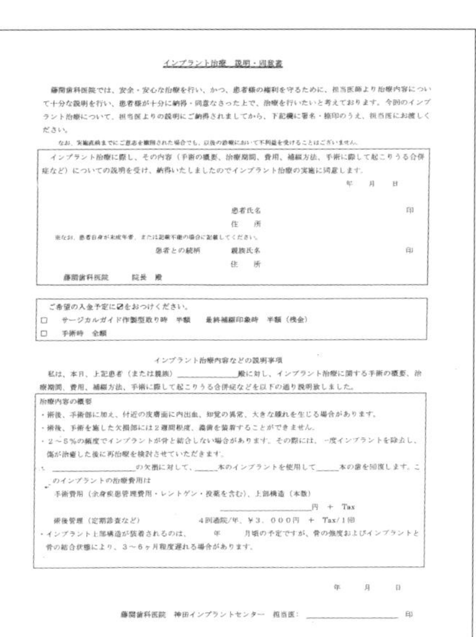

インプラント治療　説明・同意書

藤間歯科医院では、安全・安心な治療を行い、かつ、患者様の権利を守るために、担当医師より治療内容について十分な説明を行い、患者様が十分に納得・同意なさった上で、治療を行いたいと考えております。今回のインプラント治療について、担当医よりの説明にご納得されましてから、下記欄に署名・捺印のうえ、担当医にお渡しください。

なお、実施直前までにご意志を撤回された場合でも、以後の診療において不利益を受けることはございません。

インプラント治療に際し、その内容（手術の概要、治療期間、費用、補綴方法、手術に際して起こりうる合併症など）についての説明を受け、納得いたしましたのでインプラント治療の実施に同意します。
年　月　日
患者氏名　印
住　所
※なお、患者自身が未成年者、または記載不能の場合に記載してください。
患者との続柄　親族氏名　印
住　所
藤間歯科医院　院長　殿

ご希望の入金予定に☑をおつけください。
□　サージカルガイド作製型取り時　半額　最終補綴印象時　半額（残金）
□　手術時　全額

インプラント治療内容などの説明事項

私は、本日、上記患者（または親族）＿＿＿＿殿に対し、インプラント治療に関する手術の概要、治療期間、費用、補綴方法、手術に際して起こりうる合併症などを以下の通り説明致しました。

治療内容の概要
・術後、手術部に加え、付近の皮膚面に内出血、知覚の異常、大きな腫れを生じる場合があります。
・術後、手術を施した欠損部には2週間程度、義歯を装着することができません。
・2～5％の頻度でインプラントが骨と結合しない場合があります。その際には、一度インプラントを除去し、傷が治癒した後に再治療を検討させていただきます。
・＿＿＿＿の欠損に対して、＿＿本のインプラントを使用して＿＿本の歯を回復します。このインプラントの治療費用は
　手術費用（全身疾患管理費用・レントゲン・投薬を含む）、上部構造（本数）
　＿＿＿＿円　＋　Tax
　術後管理（定期診査など）　4回通院/年、￥3，000円　＋　Tax/1回
・インプラント上部構造が装着されるのは、　年　月頃の予定ですが、骨の強度およびインプラントと骨の結合状態により、3～6ヶ月程度遅れる場合があります。

年　月　日
藤間歯科医院　神田インプラントセンター　担当医：＿＿＿＿　印

図 9　インプラント希望の患者への問診票（左），治療の流れの確認（中央）と手術同意書（右）

問診票では，かかりつけの医科の病院名，主治医，バイアスピリンやワーファリンの服用の有無，BP 製剤やデノスマブ製剤の服用の有無，既往歴，アレルギー，飲酒，喫煙，身長，体重，平熱，インプラント治療について心配なこと，不安なことなどを書いてもらう欄があり，一般の患者より細かく問診している

インプラント手術の準備段階では，サージカルガイド製作の前に，見積もり金額の確認，治療の流れの確認，手術同意書の確認を行う．同意書には，術後に起こる可能性があるリスクの説明，費用，年４回の検診を受けてもらうことなどが記載されている

症例13は，本項の冒頭（**図2**）に紹介した，2009年2月初診の52歳の女性です．広汎型重度慢性歯周炎Stage Ⅳ・GradeC，と分類されます．

歯を残すには限界があり，インプラント治療を希望され，他院からの紹介で来院されました．欠損部は歯周病により抜歯とのこと．固定が取れてしまうのを心配なさっていました（**13-1，13-2**）．

歯科受診もクリーニングも1年ぶり．甘いものが好きで，チョコレートはよく食べるとのこと．歯みがきは1日3回，3分程度．3列で平らな歯ブラシを使っていて，歯間ブラシも使用しているとのことでした．

歯周基本治療としてスケーリング，TBIから開始しました．患者さんにプラークの付着部位を確認してもらい，歯間ブラシがうまくできないとのことだったので，臼歯部のブラシが入りやすい部位には歯間ブラシを，前歯にはワンタフトブラシ（ピーキュア／オーラルケア）を勧めたところ，使いやすいとのことでした．インプラント治療を決意してからは，歯みがきにも時間をかけるようになり，来院を重ねるごとに口腔内への関心も高まり，質問も増えてきました．

1カ月後，歯肉の炎症も減少し，BOPは46%から22%に，PCRは82%から19%になりました（**13-3**）．固定が限界で外れやすくなっていること，口腔内環境はよくなってきたものの噛めないことから，残念ながら上顎は⌊7 以外は抜歯，下顎は 7|7 と前歯ブリッジ部は残しましたが，654⌋ は抜歯となりました．抜歯後はテンポラリーデンチャーを装着しています．

サージカルガイドを用いてインプラントを埋入（**13-4，13-5**）．3カ月後にテンポラリーを

症例13　重度歯周病患者のインプラント治療とメインテナンス

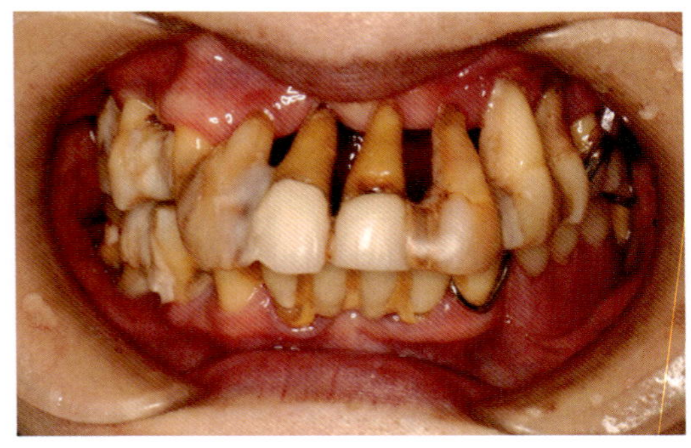

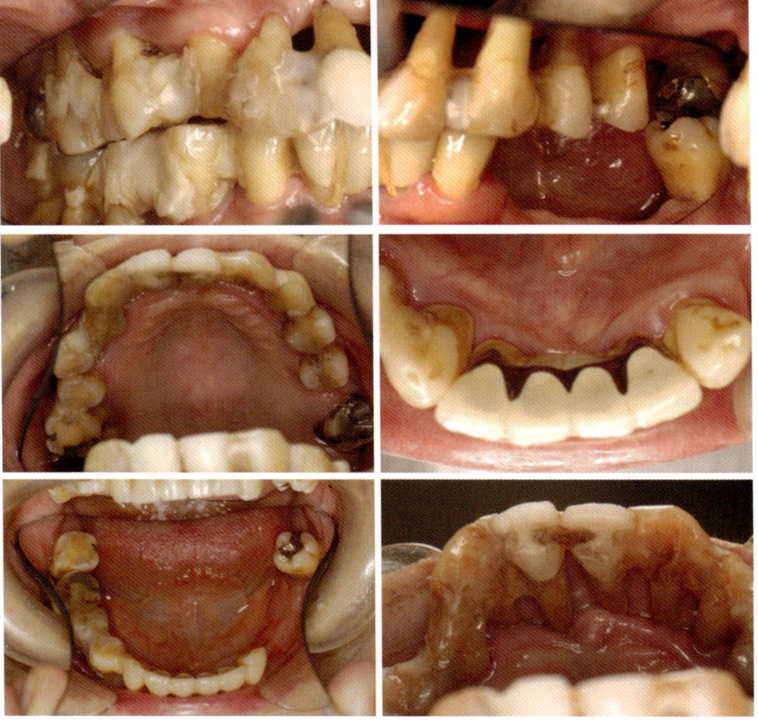

13-1　2009年2月．初診時
52歳．女性．会社員．既往歴・現病歴・喫煙：なし．
主訴：インプラントにしたい

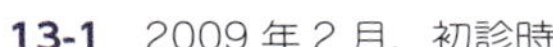
7654321｜12345 7
765432｜23 7

歯周病診断：広汎型Stage-Ⅳ Grade-C．広汎型重度慢性歯周炎
全顎的に固定されており，上顎前歯は根尖まで見えている．表面的には磨けているが，隣接面や固定セメントのアンダーカット部にはプラークの付着，歯肉縁上縁下の歯石沈着もあり歯肉には炎症も見られる

装着（**13-6**）．義歯からプロビジョナルブリッジになった際には，患者さんはたいへん喜ばれていました．その1年後に最終補綴を行っています（**13-7～13-10**）．

初診より10年4カ月．プラークコントロールは良好に経過しています（**13-11**）．歯肉も安定し，BOPは4％．現在，3カ月に一度の検診で来院．よく噛め，美味しく食事もとれて，人前でも口を開けて笑えるようになり，機能的，審美的，精神的にも回復し満足されています．

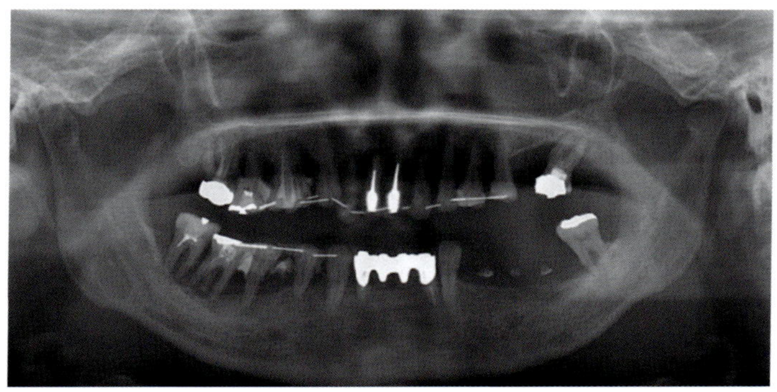

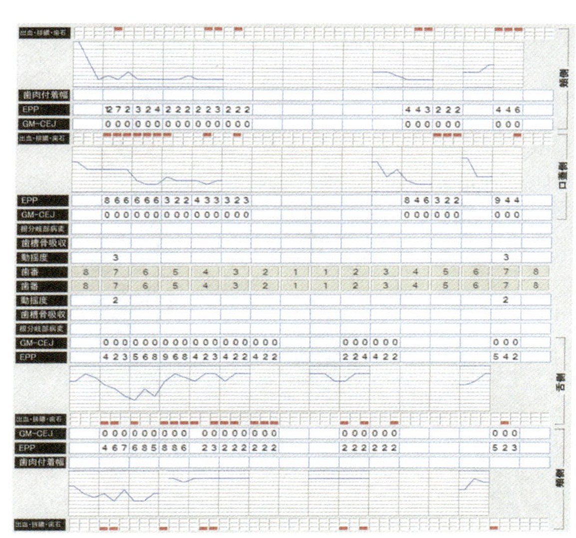

頬側	出血・排膿・歯石																
頬側	歯肉付着幅																
頬側	EPP		12 7 2	3 2 4	2 2 2	2 2 3	2 2 2						4 4 3	2 2 2		4 4 6	
頬側	GM-CEJ		0 0 0	0 0 0	0 0 0	0 0 0	0 0 0						0 0 0	0 0 0		0 0 0	
口蓋側	出血・排膿・歯石																
口蓋側	EPP		8 6 6	6 6 6	3 2 2	4 3 3	3 2 3						8 4 6	3 2 2		9 4 4	
口蓋側	GM-CEJ		0 0 0	0 0 0	0 0 0	0 0 0	0 0 0						0 0 0	0 0 0		0 0 0	
	根分岐部病変																
	歯槽骨吸収																
	動揺度		3													3	
	歯番	8	7	6	5	4	3	2	1	1	2	3	4	5	6	7	8
	歯番	8	7	6	5	4	3	2	1	1	2	3	4	5	6	7	8
	動揺度		2													2	
	歯槽骨吸収																
	根分岐部病変																
舌側	GM-CEJ		0 0 0	0 0 0	0 0 0	0 0 0	0 0 0	0 0 0			0 0 0	0 0 0				0 0 0	
舌側	EPP		4 2 3	5 6 8	9 6 8	4 2 3	4 2 2	4 2 2			2 2 4	4 2 2				5 4 2	
舌側	出血・排膿・歯石																
頬側	GM-CEJ		0 0 0	0 0 0	0 0 0	0 0	0 0 0	0 0 0			0 0 0	0 0 0				0 0 0	
頬側	EPP		4 6 7	6 8 5	8 8 6	2 3	2 2 2	2 2 2			2 2 2	2 2 2				5 2 3	
頬側	歯肉付着幅																
頬側	出血・排膿・歯石																

13-2 2009年2月．初診時
X線写真では全顎的に骨の吸収が見られ，歯周ポケット検査では臼歯部に6～10mm以上の歯周ポケットがあり．BOPは46％．PCRは82％

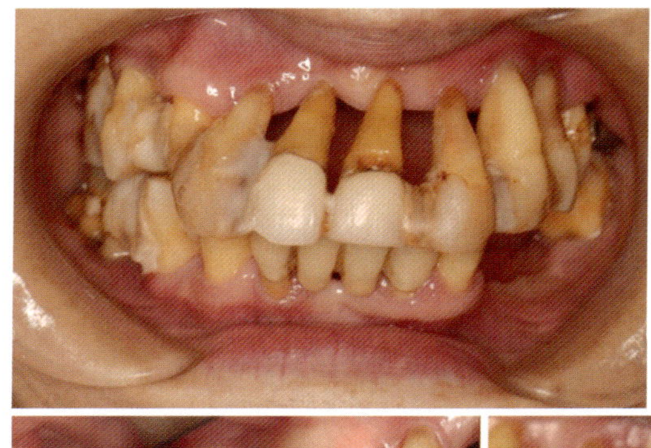

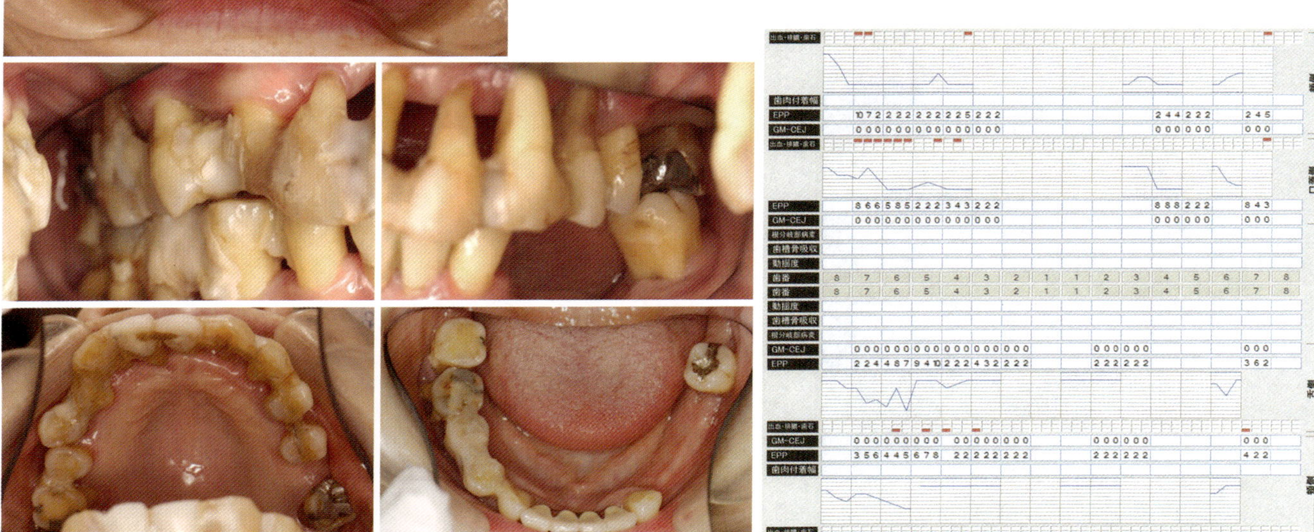

頬側	出血・排膿・歯石																
頬側	歯肉付着幅																
頬側	EPP		10 7 2	2 2 2	2 2 2	2 2 5	2 2 2						2 4 4	2 2 2		2 4 5	
頬側	GM-CEJ		0 0 0	0 0 0	0 0 0	0 0 0	0 0 0						0 0 0	0 0 0		0 0 0	
口蓋側	出血・排膿・歯石																
口蓋側	EPP		8 6 6	5 8 5	2 2 2	3 4 3	2 2 2						8 8 8	2 2 2		8 4 3	
口蓋側	GM-CEJ		0 0 0	0 0 0	0 0 0	0 0 0	0 0 0						0 0 0	0 0 0		0 0 0	
	根分岐部病変																
	歯槽骨吸収																
	動揺度																
	歯番	8	7	6	5	4	3	2	1	1	2	3	4	5	6	7	8
	歯番	8	7	6	5	4	3	2	1	1	2	3	4	5	6	7	8
	動揺度																
	歯槽骨吸収																
	根分岐部病変																
舌側	GM-CEJ		0 0 0	0 0 0	0 0 0	0 0 0	0 0 0	0 0 0			0 0 0	0 0 0				0 0 0	
舌側	EPP		2 2 4	4 8 7	9 4 10	2 2 2	4 3 2	2 2 2			2 2 2	2 2 2				3 6 2	
舌側	出血・排膿・歯石																
頬側	GM-CEJ		0 0 0	0 0 0	0 0 0	0 0	0 0 0	0 0 0			0 0 0	0 0 0				0 0 0	
頬側	EPP		3 5 6	4 4 5	6 7 8	2 2	2 2 2	2 2 2			2 2 2	2 2 2				4 2 2	
頬側	歯肉付着幅																
頬側	出血・排膿・歯石																

13-3 2009年3月．初診から約1カ月後，スケーリング終了時．
ブラッシングを頑張っていただけたことでプラークの付着も減り，患者自身もスキルアップを自覚してきている．
BOP46％→22％へ

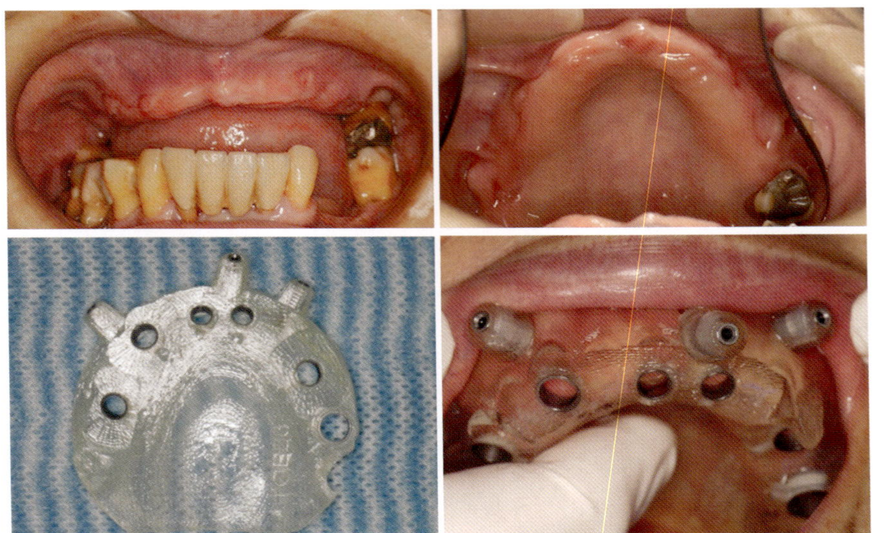

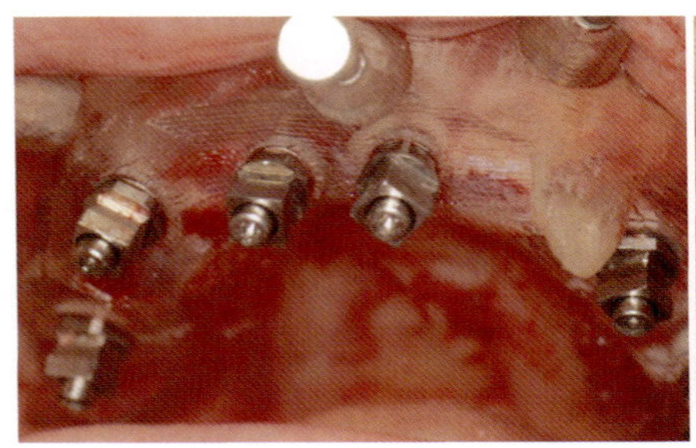

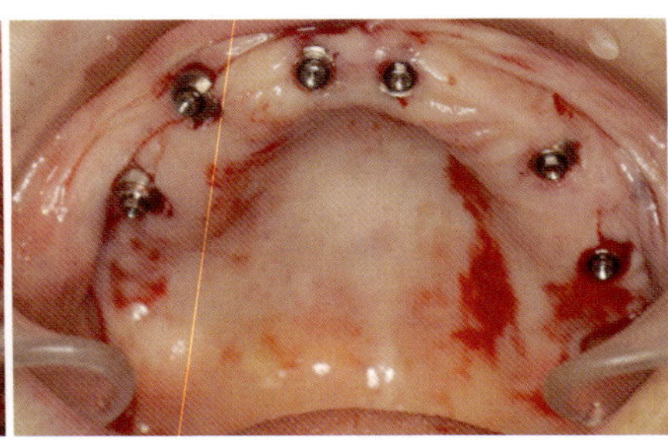

13-4　2009年7月．
この当時はノーベルガイドを使用していた．口腔内模型より仮想の歯を理想的に配置したプラスチック製のマウスピース，ラジオグラフィックガイドを装着しCBCT撮影を行い，画像をマッチングしてノーベルガイドを作っていく

13-5　2009年7月→10月
ガイドの穴に歯肉パンチでパンチングしシミュレーションどおり安全域に埋入している．一部インプラントの初期固定が得られなかったため，即時プロビジョナルを装着した．イミディエートファンクションは断念している

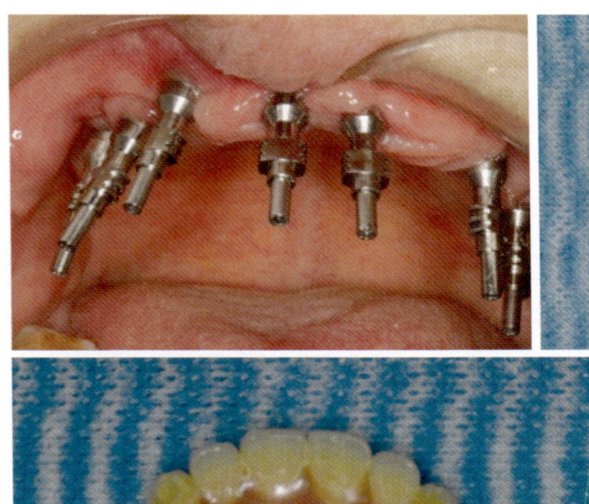

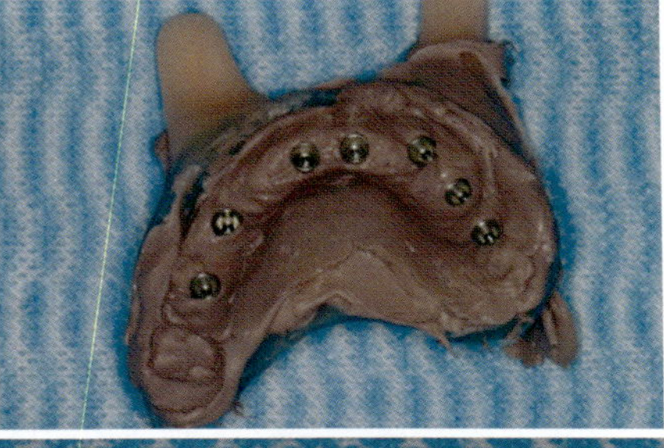

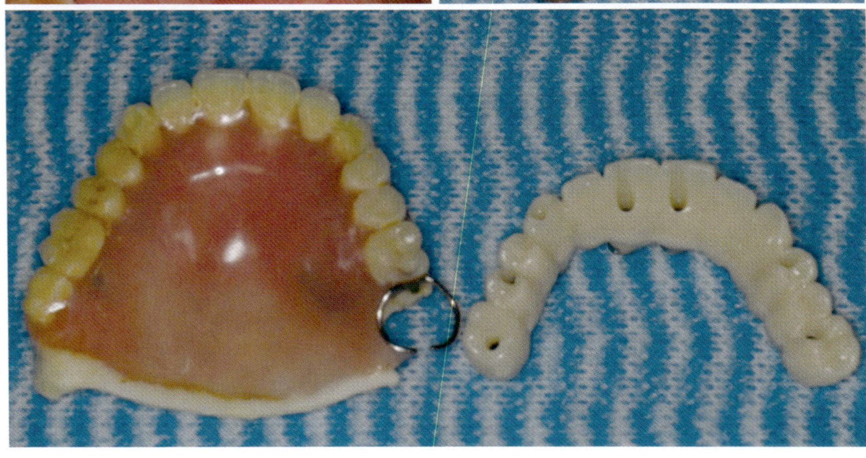

13-6　2010年1月．
3カ月後にプロビジョナルの印象を行い，プロビジョナルブリッジを装着
左：インプラント埋入後も使用したテンポラリーデンチャー．右：完成したプロビジョナルブリッジ

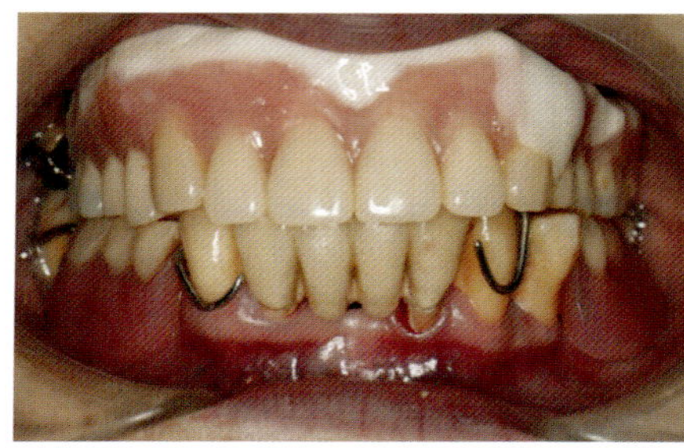

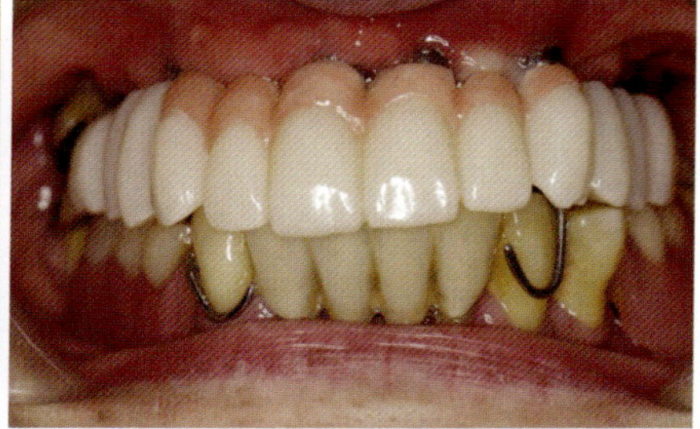

13-7 上顎がプロビジョナルブリッジで安定したので，下顎左右欠損部にもインプラント治療を行った

検査項目		今回の検査結果 2014/08/21	前回のデータ 2014/03/28
総菌数		400,000 cell	2,700,000 cell
P. gingivalis （*P. g.* 菌）	菌数	14,000 cell	51,000 cell
	対総菌数比率	3.5 %	1.9 %
A. actinomycetemcomitans （*A. a.* 菌）	菌数	32,000 cell	150,000 cell
	対総菌数比率	8.0 %	5.8 %
T. denticola （*T. d.* 菌）	菌数	---------	---------
	対総菌数比率	---------	---------
T. forsythia （*T. f.* 菌）	菌数	---------	---------
	対総菌数比率	---------	---------
P. intermedia （*P. i.* 菌）	菌数	---------	---------
	対総菌数比率	---------	---------
Red complex （*P. g.* ＋ *T. d.* ＋ *T. f.*）	菌数	---------	---------
	対総菌数比率	---------	---------

13-8 2014 年 8 月に 2 回の細菌検査を実施．メインテナンスを行っているにもかかわらず，Red Complex（*Pg*, *Aa*）が検出される

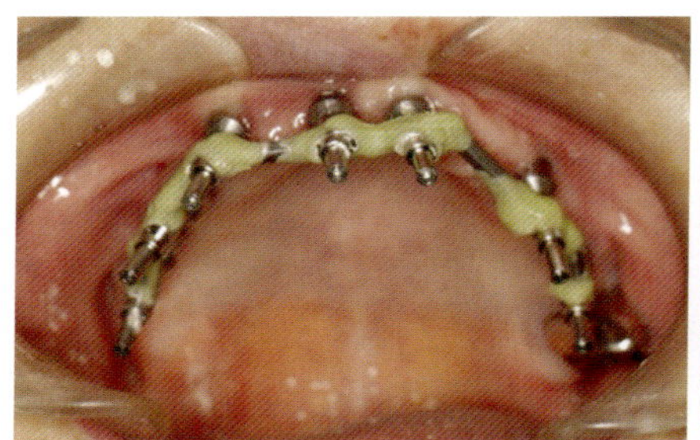

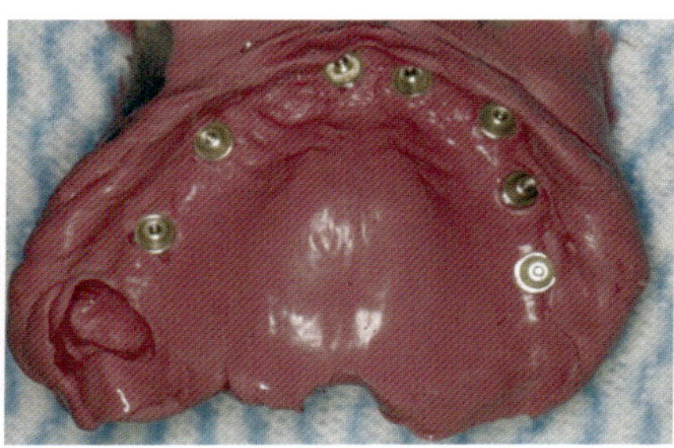

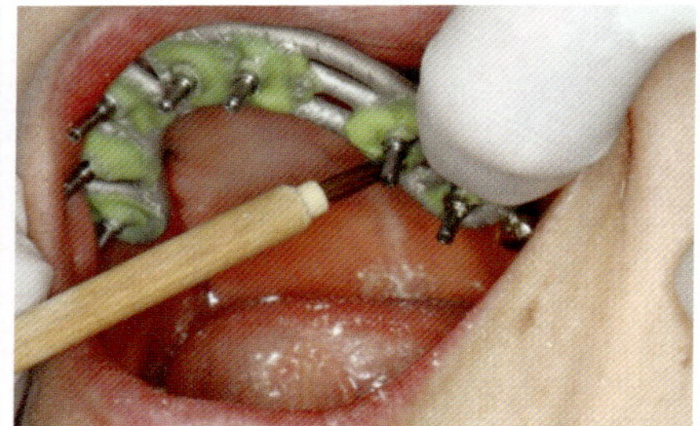

13-9 上顎の手術の約 1 年後に最終補綴の印象．インデックス採得はフィクスピード（ジーシー）にて 10 分間の固定

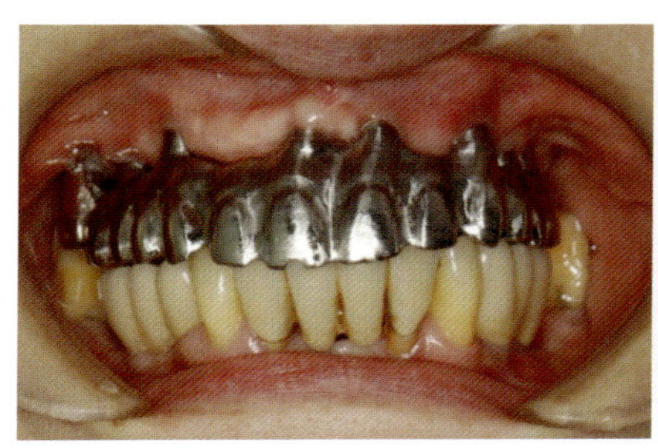

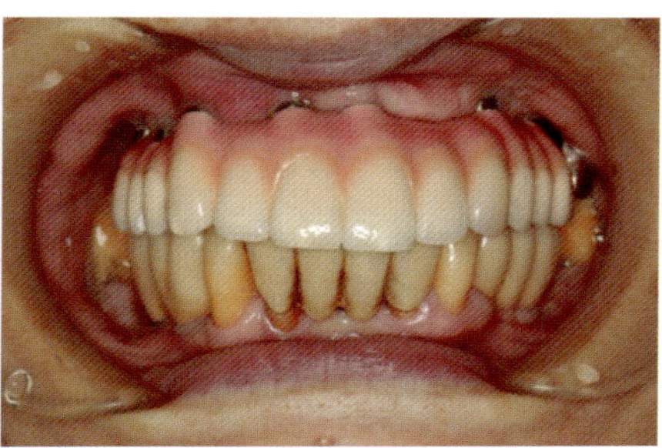

13-10 メタル試適の後，最終上部構造を装着した

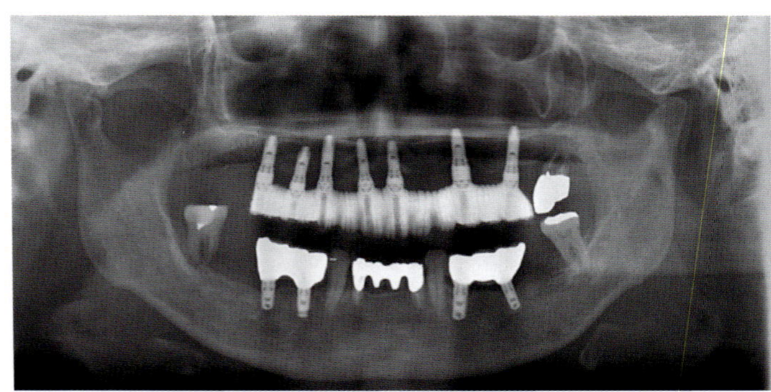

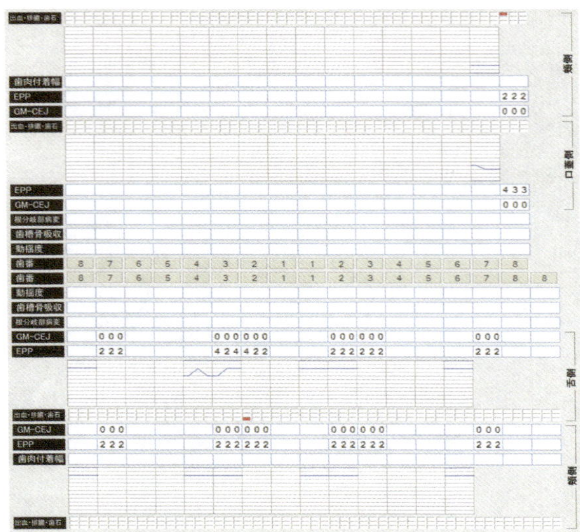

13-11　2019 年 6 月．初診より 10 年 4 カ月．プラークコントロールも良好で歯肉も安定し，BOP は 4%．現在，3 カ月に一度の検診で来院されている

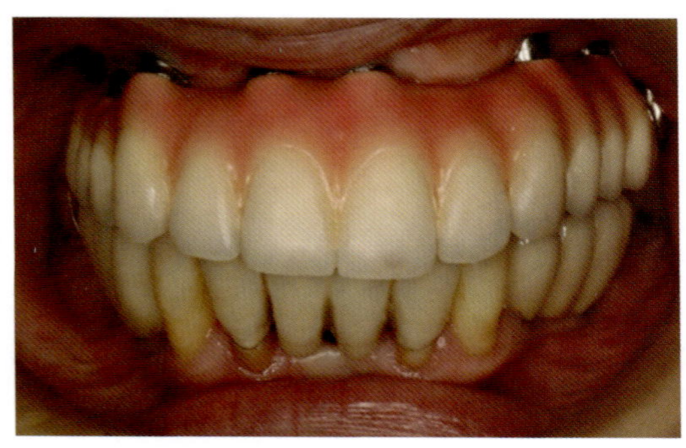

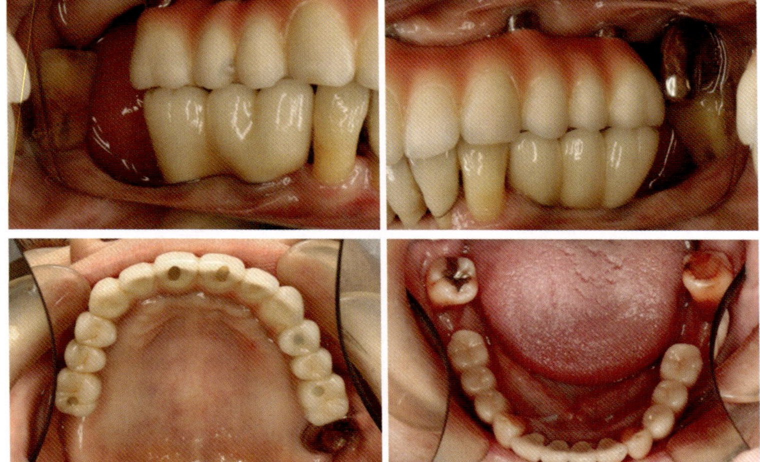

13-12　2024 年 6 月．よく噛め，美味しく食事も摂れており，人前でも口を開けて笑えるようになり，機能的，審美的，精神的にも回復し満足なさっている

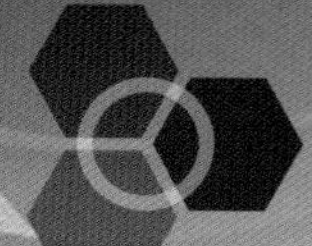

3．ロケーター，サージカルガイドを用いたIOD/IARPD臨床術式

①顎堤吸収量とアタッチメントの選択

IOD/IARPDのアタッチメントの選択にあたっては，インプラントを連結しなければならない場合はバー様式を，非連結の場合はボール，マグネット，ロケーター様式を選択することとしています．では，連結・非連結の判断はどのように行うべきでしょうか？　私は顎堤の吸収量，吸収状態が指標になると考えています．ここでは，下顎骨に限定して論を進めます．

下顎骨顎堤吸収の程度を示す指標に，American College of Prosthodontistsが提唱しているACP分類があります．これは，下顎骨の骨頂部から下顎下縁の垂直距離を計測して，その最小値で分類するもので，垂直的吸収量によってⅠ～Ⅳに分類されます．本書で紹介している当院のケースのいくつかに当てはめてみました（**図1**）．インプラント応用時にはこれから製作する義歯の外形そのままのテンプレートを装着し，CBCTにより骨幅（幅径）も診査し，サージカルガイドソフト上で上部構造に対するインプラント軸方向を理想的に配置し，ガイドを使用したガイデッドサージェリーにより正確に口腔内に再現することが重要ですが，**図1**のパノラマX線写真の症例はフリーハンド埋入を行っています．

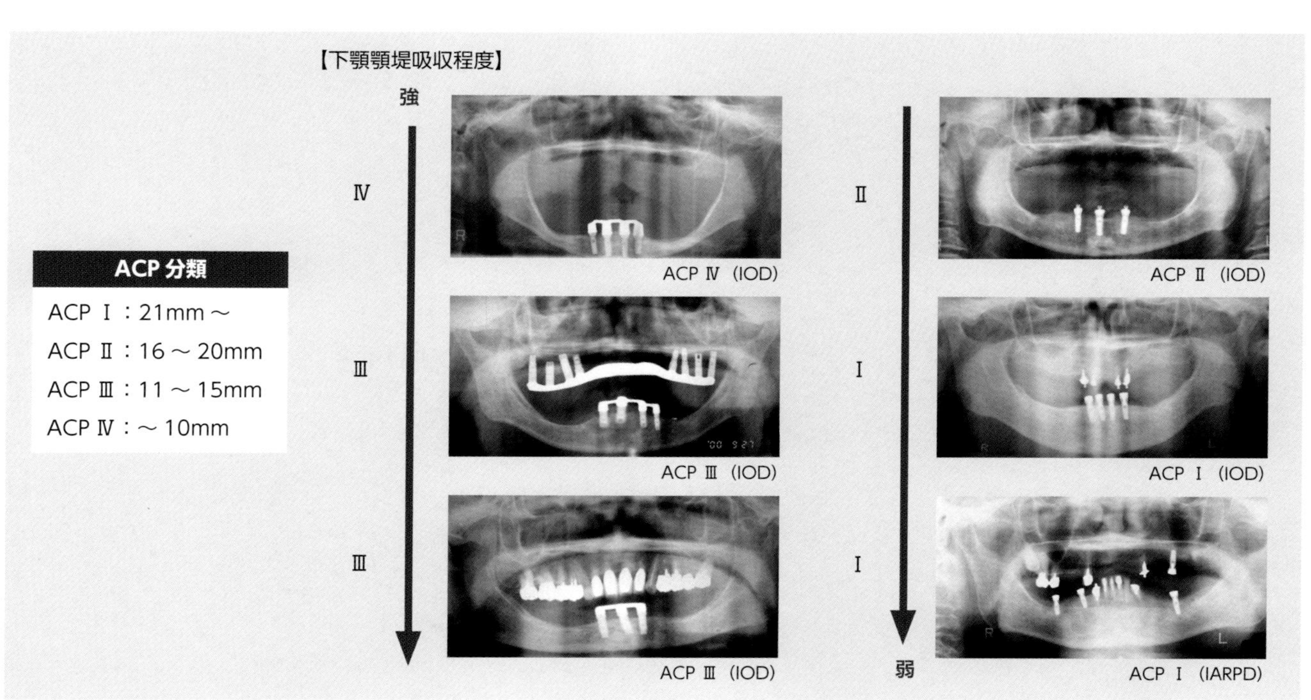

図1　ACP分類（McGarry[37,38]より）
歯槽骨頚部最小値の計測により，Ⅰ～Ⅳに分類．典型的な症例にACP分類を当てはめてみる

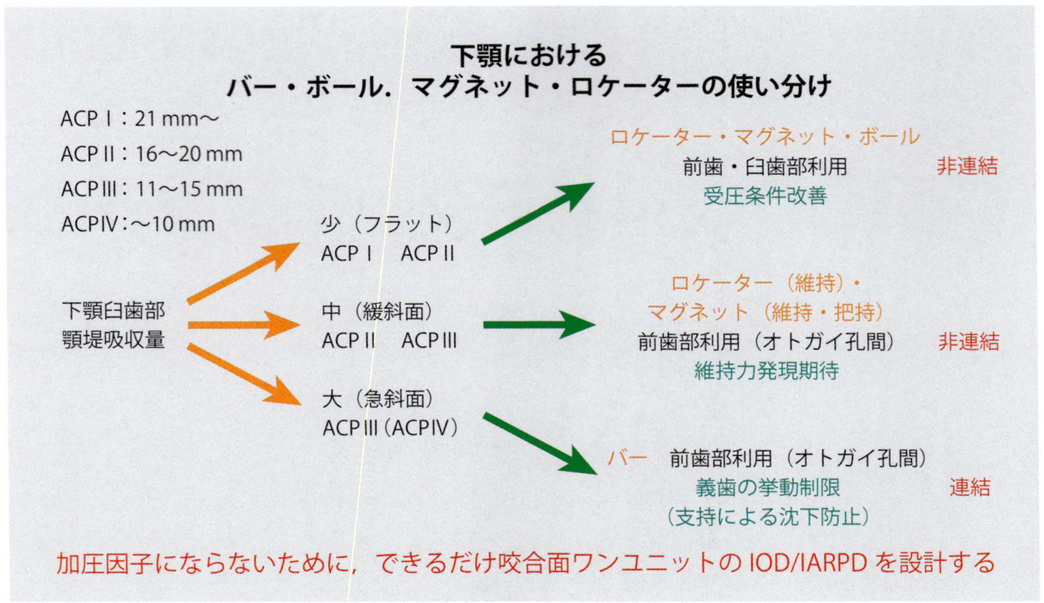

図2　ACP分類に基づく，私のアタッチメント選択基準
インプラントを連結しなければならない場合はバー様式を，非連結の場合はボール，マグネット，ロケーター様式を選択する

臼歯部での顎堤の吸収量が少ない—つまり多くの骨が残っている【ACP- I，ACP- II】では，前歯部・臼歯部領域にインプラントを埋入することで受圧条件を改善でき，歯列弓の四隅に支台を配置できるのです．このような症例でのアタッチメントには，ロケーター，マグネットやボールも使用できます．そして，インプラントは非連結で問題ないことが多いと考えます．ロケーター，マグネット，ボールの特徴については後述します．

中程度に吸収が進んだ【ACP- II，ACP- III】では，顎堤に一部斜面が生じるようになりますが，前歯部領域にはインプラントを埋入できることがほとんどです．対合関係にもよりますが，上顎臼歯部の加圧因子がそれほど強力でなければロケーターやマグネットを用い，インプラントは非連結で問題ないと思われます．

一方，【ACP- III，ACP- IV】では，Section 3-2「⑧IODの限界」で提示した症例10（186頁）のように，急斜面で臼歯部にほとんど高さがないようなケースになってきます．前歯部に埋入された左右最遠心部のインプラントは側方応力を受け続けることになるので，バーでインプラントを連結して補強しないと，インプラントのロストにつながると考えています．

ACP分類とアタッチメントに関する私の選択基準を**図2，3**にまとめます．いずれにしても，咬合面をワンユニット（1つの塊）として製作するオーバーデンチャーにすることが，IODのポイントと考えます．

Introduction（4頁）で紹介した2002年のThe McGill Consensus Statement on overdentures，2009年　のThe York Consensus Statement on mandibular two implant-supported overdentures，の2つのコンセンサスステイツメントにあるように，下顎無歯顎症例のIODでは，オトガイ孔間前歯部領域に2本のインプラントでの対応を推奨していますが，下顎顎堤の臼歯部での骨吸収状態や上顎の加圧因子などの対向関係の要素には何も触れていません．

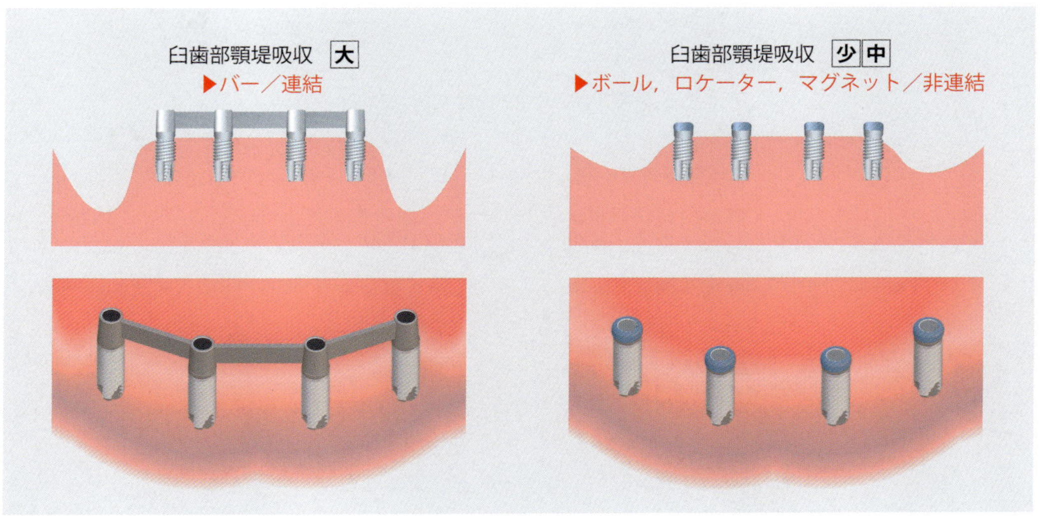

図3 顎堤の吸収状態から考えるアタッチメント選択．仮に4本のインプラントを使用したイメージ．McGill コンセンサスや York コンセンサスステイトメントにある2本のインプラントの使用でも適応できるが，バー連結でVシェイプの骨頂形態の場合，バーの走行と骨頂部の水平的位置関係のずれに注意が必要である

IOD/IARPD の応用にあたっては，垂直的，水平的，顎堤吸収量や，それに伴う上部構造とインプラント体に側方力がかからない埋入方向，つまりインプラント軸方向の関係，加圧因子となる対向関係などを十分に診査することが必要です．

【マグネット，ロケーターの利点・欠点・共通点】

マグネットとロケーターについて，現時点での私の考えをまとめてみたいと思います．

◆マグネット

《利点》

・磁性体とキーパーの形態から，強固な支持を獲得できる
・維持力が数値化された磁性体の選択が可能で，最大維持力以上の維持力を発現しない
・インプラント - クラウンレシオが有利
・磁力により，義歯装着時に義歯が誘導されて装着しやすい（セルフアジャスティング）
・指の力が弱い高齢者でも着脱が容易（片手で着脱でき巧緻性が低く，高齢者に最適）
・構造が単純でブラッシングしやすい
・側方に滑りを許容するため，インプラントへの側方力をある程度回避できる

《欠点》

・磁性体，キーパーとも鋳接は避ける（キーパーボンディング法）
・MRI 検査時に支障が出る
・義歯の水平移動を許容する場合があり，磁性体，キーパーが摩耗する（維持力低下につながる）
・磁性体に傷がついたり，磁力線を浴びると磁力がなくなる
・維持力の発現ストロークが短く，義歯の動きが大きいと義歯が外れることがある
・マグネットの交換頻度は少ないと言われているが，交換になった場合，義歯床内面のレジンを削合しなくてはならず，磁性体を傷つける可能性があり煩雑な作業となる
・磁性体自体が義歯床から脱落することがある

◆ロケーター

《利点》

・維持力を発揮して義歯の脱落を防止する
・インプラント - クラウンレシオが有利
・角度補正ができる（ただし，インプラント体はできるだけ平行になるよう埋入する）
・維持力調整時にメタルハウジングを義歯床内面からレジンを削合して取り外さなくても，ロケーターメールの交換が容易にできる（ロケーターコアツール使用）
・義歯床内へのメタルハウジング装着からリプレイスメール装着までシステム化されている（スペーサーがある）
・磁性体がないのでMRI検査に影響しない
・維持力の発現強度の違うリプレイスメールを選択することで，維持力の調整が瞬時に可能である（義歯内面を削ってメタルハウジングを取り出す必要がない）
・インプラント体に対する側方力をある程度回避できる

《欠点》

・維持力が強すぎる場合がある
・義歯装着の際，挿入位置の決定が難しいことがある
・角度の異なるロケーターアバットメントが複数存在する場合，装着が難しくなることがある
・支持，把持の機能は乏しい

◆共通点

・義歯の強度を確保するために，メタルスケルトンハウジングをメール上に設定する必要がある
・レジン床のみの場合，強度を確保するためのレジン床の厚みが必要であり，マグネットの磁性体またはロケーターのメタルハウジングの頂部から7～8mmのクリアランスが必要と考える
・磁性体やメタルハウジングの義歯への取り込みは，必ず使用義歯がセトリングした状態で手圧または咬合力をかけて行う
・常温重合レジンなどの硬化安定まで10分程度保持が必要
・遁路を設定する
・アンダーカット部は必ずブロックアウトする（私は寒天印象材など使用）
・レジン硬化後，キーパーまたはロケーターアバットメント周囲のインプラント周囲歯肉サルカス内にはみ出た義歯内面の余剰レジンは除去する

マグネットもロケーターも，それを使用して義歯が強固なリジッドサポートになることはありません．では，フレキシブルサポートでしょうか？　それも違います．その中間のような存在と考えています．

そもそも生体の骨，歯根膜，義歯床下粘膜は，オーダーの違う被圧変位量，被圧変位特性があります．剛体ではないので当然です．そのなかで臨床ではできるだけ動きの少ない義歯を目指しているのです．それぞれの使用にあたっては，テンポラリーデンチャーの活用で義歯が十分セトリングして，骨，歯根膜，義歯床下粘膜それぞれの整合性を得てから，マグネットやメタルハウジングを義歯に取り込むことが重要です．最終義歯でも同じ工程で行います．

マグネットは，磁性体による維持，根面板と同じ構造で支持がありますが，把持はありません．ロケーターは，維持はありますが支持，把持の効果は弱いと考えます．しかしながら，フルクラムラインを考えながら複数使用して歯列内配置を整え受圧条件を改善する，さらには義歯のRolling，Pitching，Yawingを抑えるように設計することで，きわめて動きの少ない義歯になると思っています．結果として，よく噛めて顎堤吸収を抑える義歯が完成するのです．

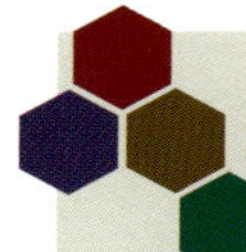

Step up のためのワンポイント 22

アタッチメントの種類

さまざまなアタッチメントのタイプを紹介します．

インプラント治療は 1987 年より治療オプションの一つとして取り組みました．IOD に取り組み始めた 1991 年頃は，バーアタッチメントを使用することがほとんどでした．当時は既製の CM バーか鋳造製作されたカスタムバーのみで，ボール，マグネット，ロケーターは存在しません．現在では多くの症例でマグネットやロケーターアタッチメントを使用しています．

ドルダーバー（CM バー）

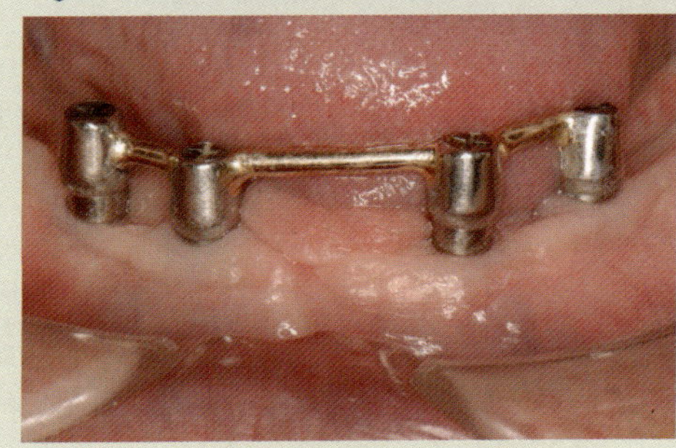

図 A　1991 年に初めてバー･クリップジョイントで行った IOD 症例の，26 年経過時点（2017 年）のメインテナンス時クリーニング後の状態

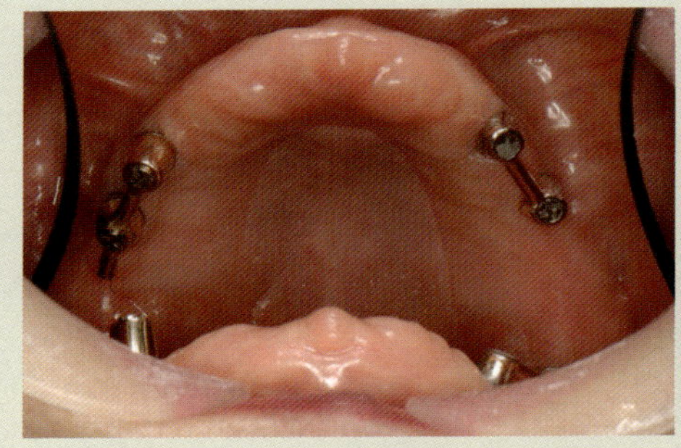

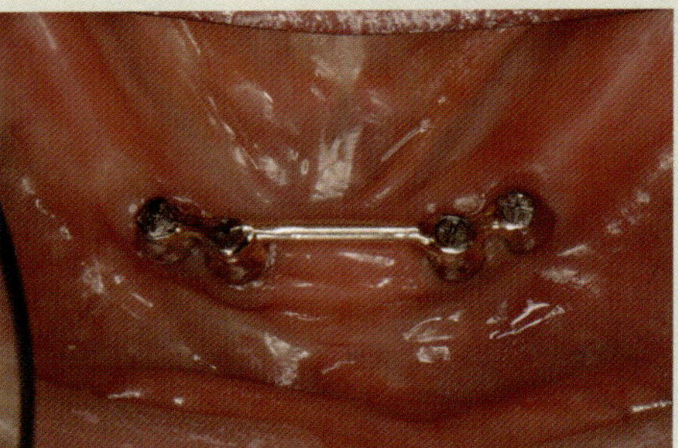

図 B　1993 年に，上下顎にバー，クリップジョイントを行った症例の 30 年経過時（2023 年）のメインテナンス時の状態（詳細は 179 頁・症例 8）

カスタムバー

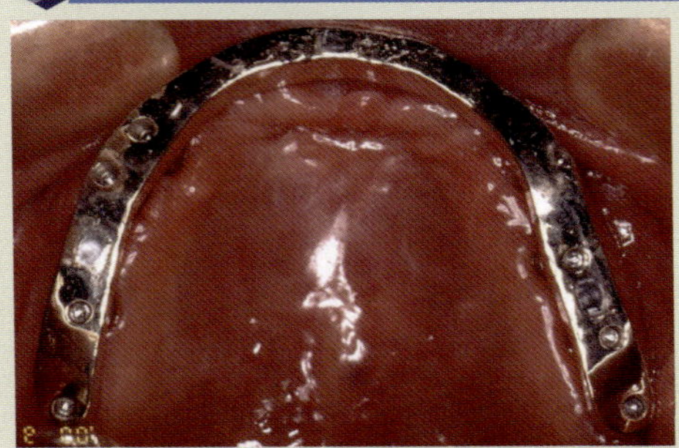

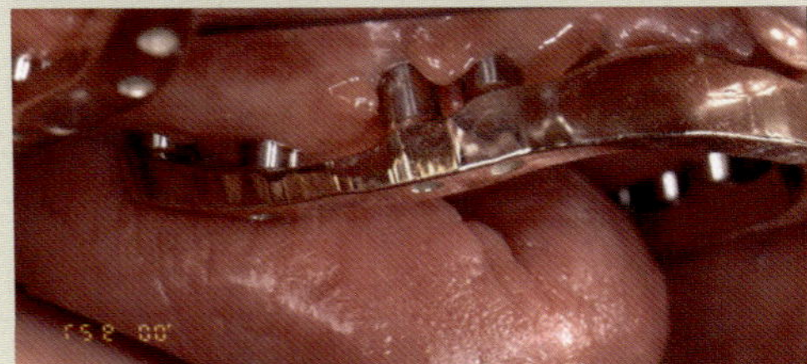

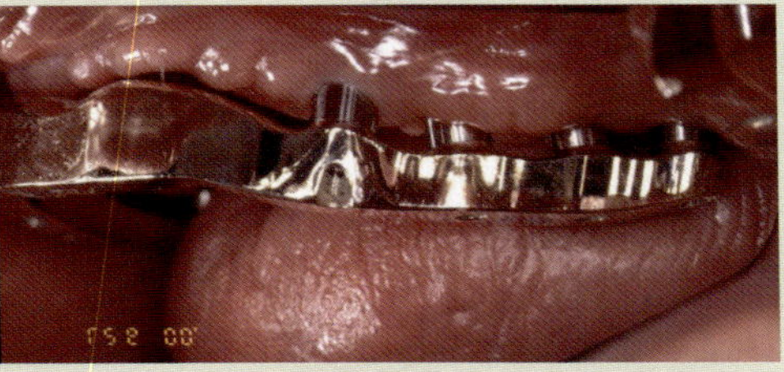

図C　2000年9月に，上顎前歯部の著しい骨吸収に対して臼歯部左右4本ずつ，計8本のインプラント支持によるカスタムバーを製作してIODを装着．バー上面で強固な支持，バー側面で把持，維持にはマグネットを3カ所埋め込み，2015年まで約16年使用

マグネット

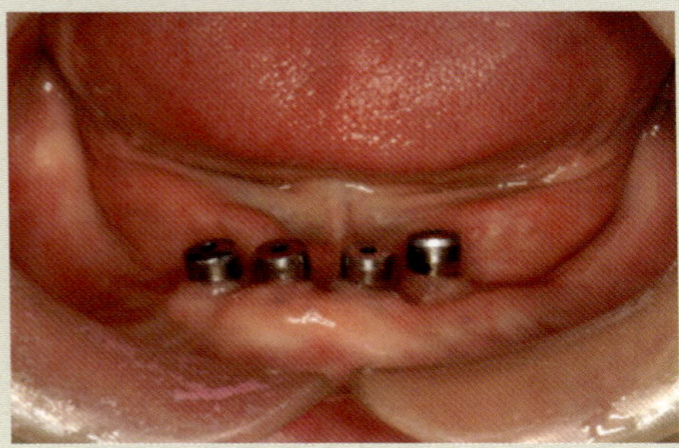

図D　2002年に下顎前歯部オトガイ孔間前歯部領域に4本のインプラントを埋入した症例．中央2本はフラット，両端にはドームのマグネットキーパーを装着し，12年経過時．顎堤形態はほぼフラットでインプラントは非連結としている．マグネットのシンプルな上部構造形態でプラッシングも容易

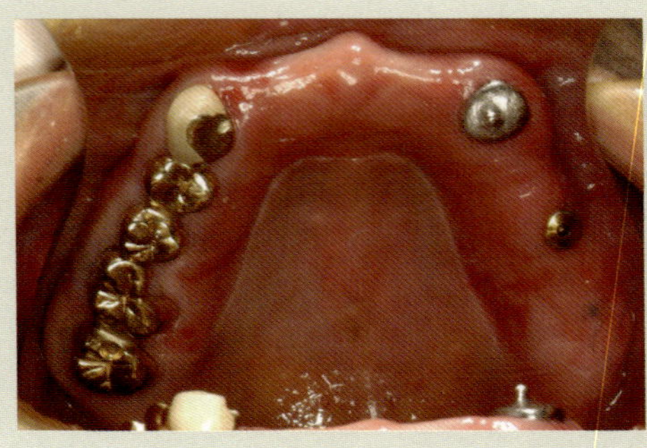

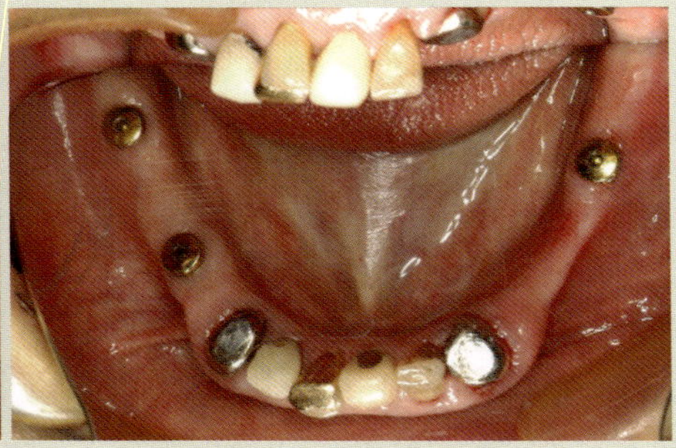

図E　2007年に受圧条件の改善と加圧因子対策としてインプラントを埋入し上部構造をマグネットとした．マグネットキーパー部に強固な支持を獲得でき，歯列内配置も改善できた．2024年現在，患者は91歳になるが，メインテナンスに通院してくれている（詳細は163頁・症例4）

ボールアタッチメント

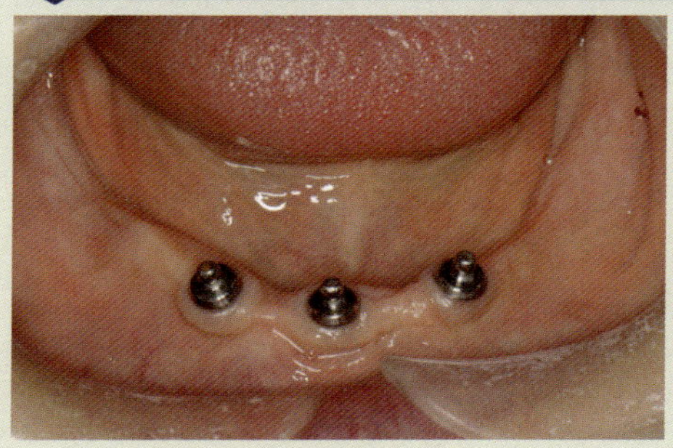

図 F　2001 年に下顎前歯部オトガイ孔間領域に 3 本のインプラントを埋入し，ボールアタッチメントを使用した症例の 15 年経過時（2016 年）．左右両端のボールアタッチメントは維持とわずかな支持を目的とし，中央のボールアタッチメントは義歯の後方沈下による離脱力に対抗するための維持を目的とした

ロケーターアタッチメント

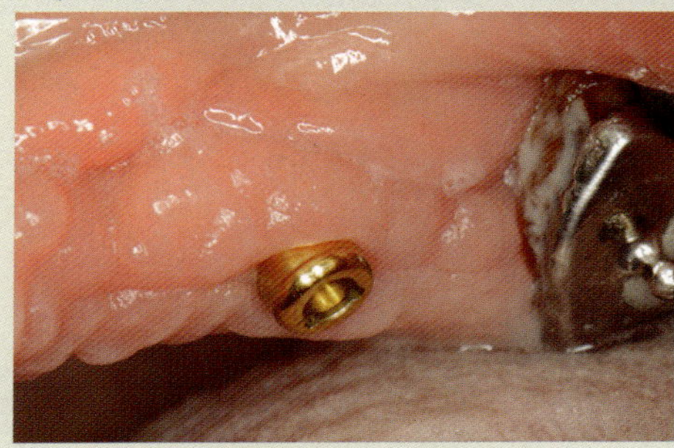
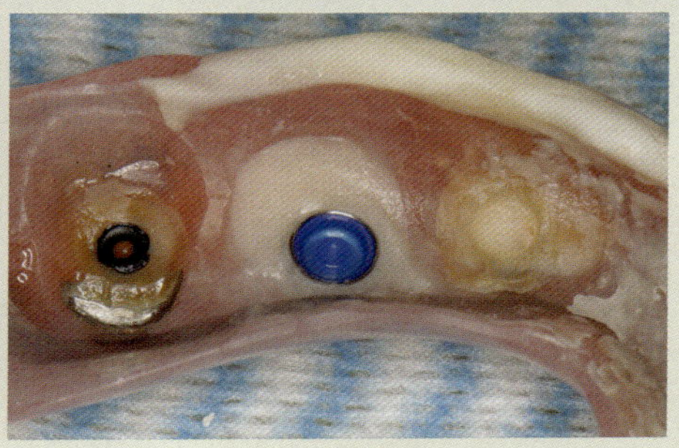

図 G　インプラントにロケーターメールを 30Ncm のトルクをかけて装着．その後，義歯床内にメタルハウジングとリプレイスメールを装着した（詳細は 221 頁・症例 1）

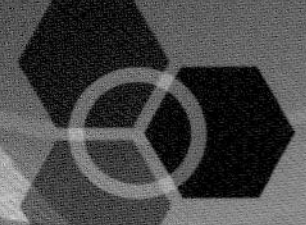

3．ロケーター，サージカルガイドを用いたIOD/IARPD臨床術式

②ロケーターアタッチメントの特徴と製作工程

前述の通り，IOD/IARPD のアタッチメントにはさまざまなタイプが存在します．

IOD/IARPD に取り組み始めた当初の症例は，バーアタッチメントを用いたケースがほとんどです．バーが歯列のアーチを外れなければ十分に機能するアタッチメントであり，適用範囲も広く，クリップで留めることで，維持力の確保に優れます．さらにそれ以上の効果として，バー構造をインプラントにスクリュー固定する天井部で支持が得られる点があげられます．安定性は抜群に優れています．ただ，バーアタッチメントはそのクリップが破損した際に，その修理が困難になること，またブラッシンクが難しい等の欠点がありました．

欠損歯列において，IOD や IARPD の症例が増えたことで，インプラントを非連結で応用する必要に迫られて，ボールアタッチメントやマグネット，最近ではロケーターが登場するようになってきたと考えています．私の臨床での使用感はボールアタッチメントはフィメールがメタルのものとプラスチックのものの 2 種類がありますが，いずれも耐久性に難点があり，交換も煩雑であること，マグネットは MRI 検査の際にキーパーも外して撮影しなければいけない場合があることなどの欠点もあります．現在では，どうしてもバーアタッチメントでインプラントを連結しなければならない症例でないかぎりは，マグネットやロケーターアタッチメントを用いています．マグネットについてはさまざまな解説書があり情報提供は十分であると考えられますので，本章では，ロケーターアタッチメントの実際の操作について，私が用いている Zest Anchors のロケーターシステム（**図 4**）を例に解説していきます．

ロケーターシステムのうち，まずインプラント側には，埋入する（されている）インプラントシステムやプラットフォームのタイプ，カラー部の高さなどにより，さまざまなタイプのアバットメントが用意されています．

また義歯側は，リプレイスメールの内部構造の違いから，2 つの種類があります（**図 5**）．メタルのハウジングがあり，その中にリテンションを司るリプレイスメールを装着することで，ロケーターアバットメントと義歯とがメールとフィメールの関係になることは共通ですが，リプレイスメール内部に突起があり 2 カ所で維持力が発生する Dual Retention のタイプと，突起のないタイプに分かれます．

「ロケーターメール」は，メール中央に突起があり内側と外側でリテンションを機能させます（Dual Retention 機構）．角度補正は 20° 以内となります．一方，「エクステンディッドレンジメール」は，メール中央の突起がなく外側のみでのリテンションを発揮するタイプですが，角度補正は 40 度まで可能となります．それぞれのタイプで，維持力の大きさにより複数のリプレイスメールが用意されています．

前者は，アライニングをしながらはまり込んでいく特徴があり，メタルハウジングの中でパーツが動きます．緩圧機構というほどではありませんが，義歯の動きを若干許容する構造となります．もちろん，粘膜面との被圧変位量の調整は，テンポラリーデンチャーでしっかり行っておくことが大前提です．さらに，複数本のインプラント埋入方向は，可能な限り平行であることが現実的と言えます．

アバットメントの高さについては，粘膜から出る部分で最低 1.5mm が必要となります．バー（クリップ），ボール，マグネットのアタッチメントでは，義歯のレジン内にそれぞれフィメールが組み込まれているため，メールの劣化による維持力低下やメールの破折等でのパーツ交換は義歯内面の義歯床レジンを削って行う必要がありました．しかしロケーターでは，メタルハウジングがすでに義歯床内に装着されているので，義歯床レジンを削って交換する必要がなく，メタルハウジング内に装着されるリプレイスメールをロケーターコアツールを使用して交換し，メタルハウジングにはめるだけですので，リプレイスメールを外すときも入れるときもとても簡単な操作となります（**図 6**）．義歯さえ壊れなければ，修理がとても楽なことも，ロケーターを選択する大きな理由になっています．

ロケーター（アバットメントーリプレイスメール）の構造　（資料提供：Zest Anchors）

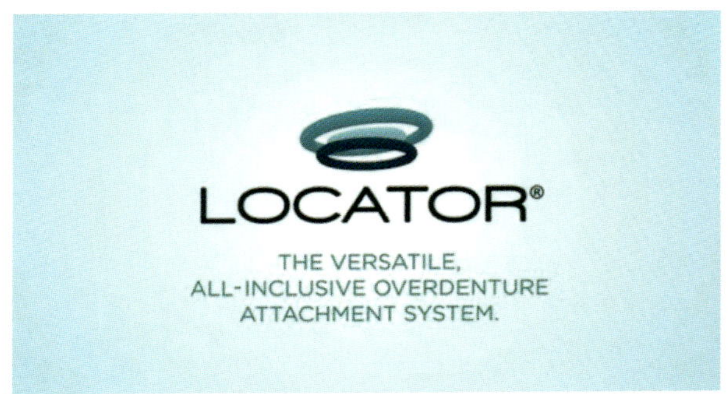

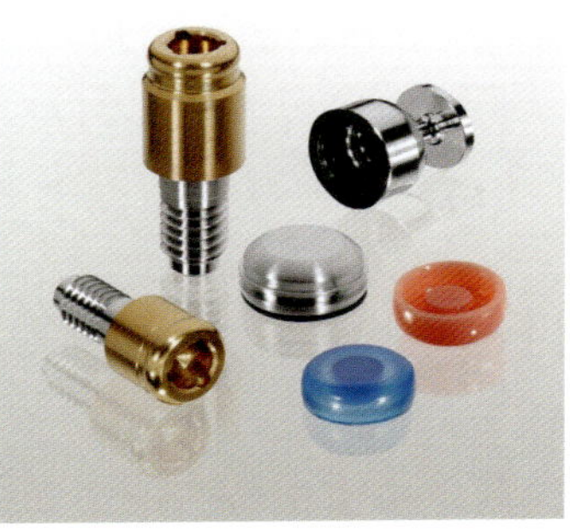

図 4-1　私が使用している Zest Anchors のロケーターシステム

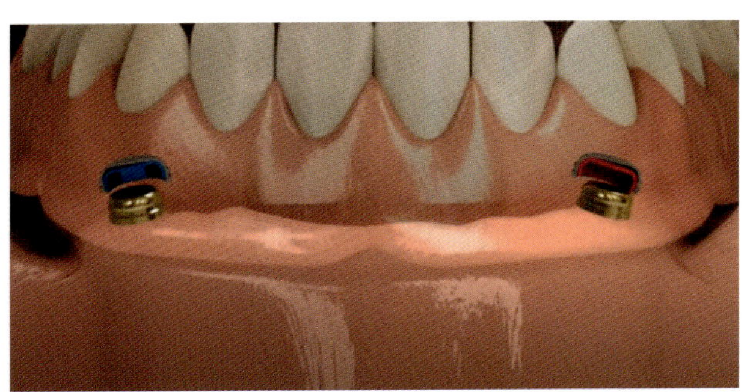

図 4-2　リプレイスメールには，許容される角度補正により 2 つのタイプがある

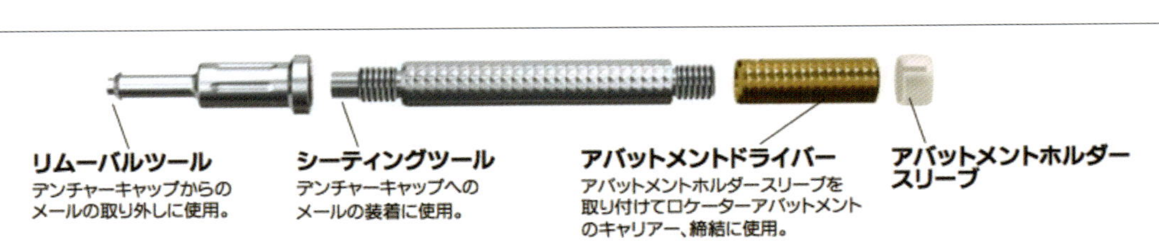

図 4-3　アバットメントの装着・締結から，リプレイスメールの装着・取り外しまでに使用する，ロケーターコアツール

リプレイスメールの構造　（資料提供：Zest Anchors）

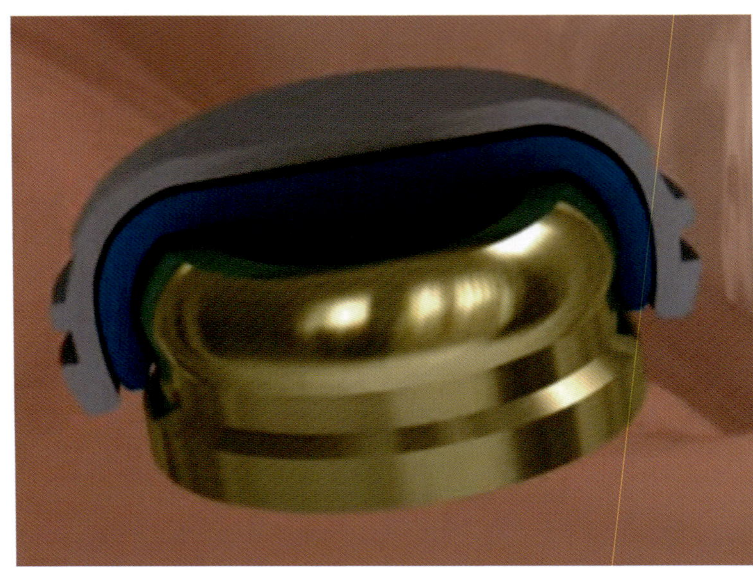

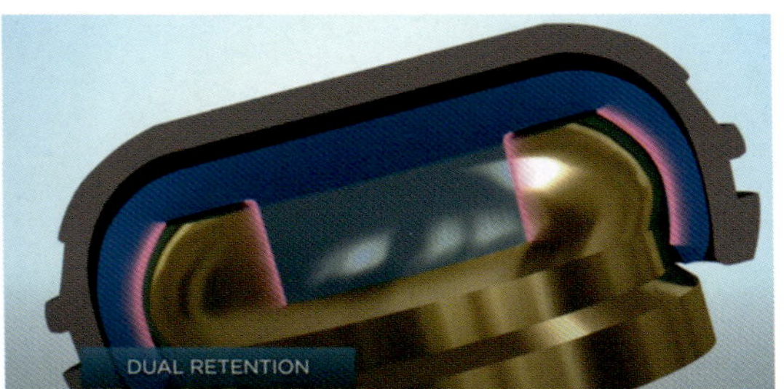

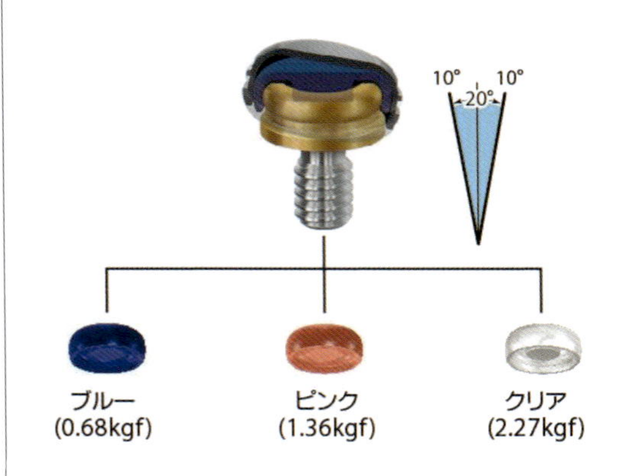

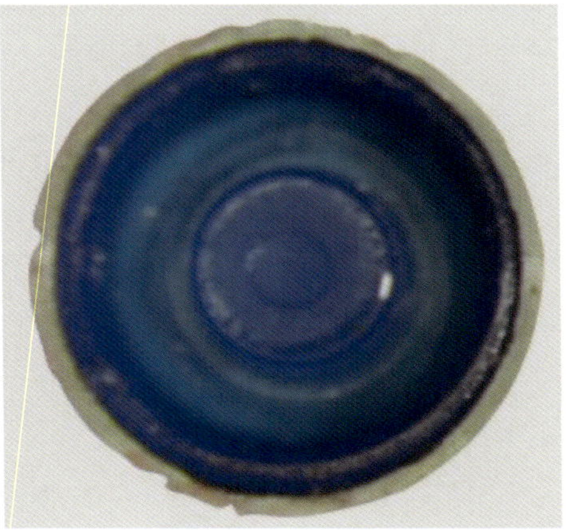

図 5-1　角度補正は 20° まで可能．若干の義歯の動きを許容する「ロケーターメール」．ロケーターアバットメント内側・外側と接することで，リテンション機構が存在している（Dual Retention）

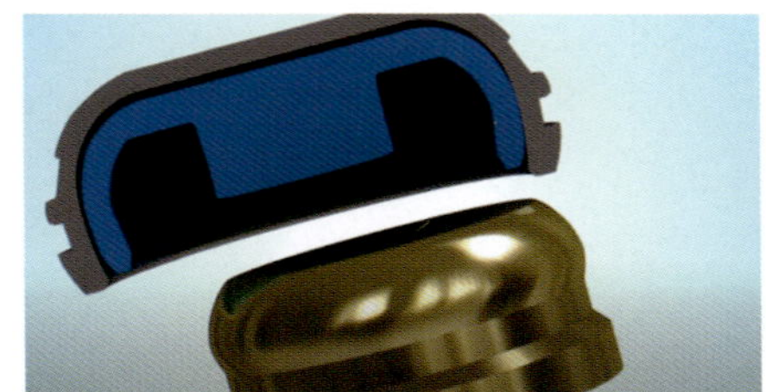

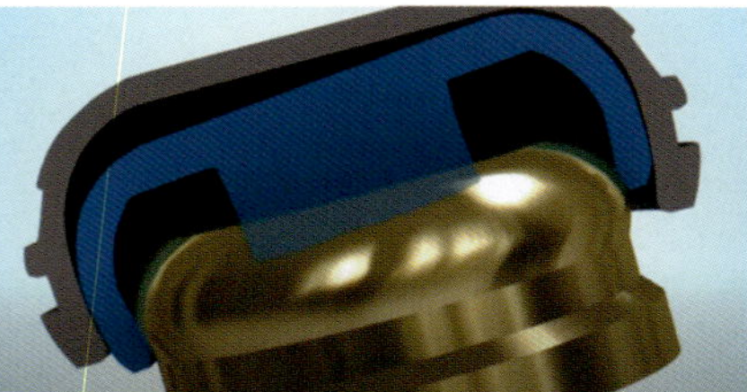

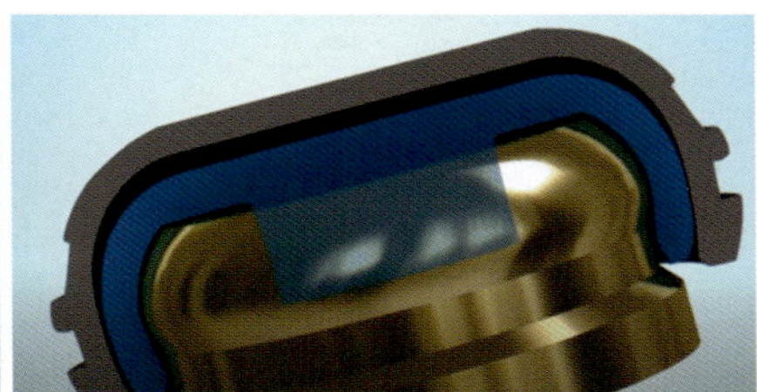

図 5-2　「ロケーターメール」は，アライニングしながらはまっていく．メタルハウジングの中でロケーターメールが動くことになる．若干の義歯の動きを許容する構造となっている

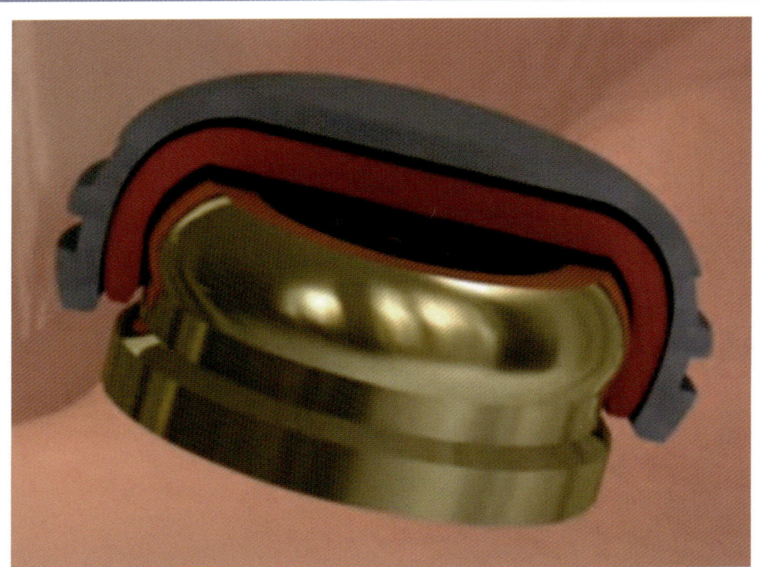

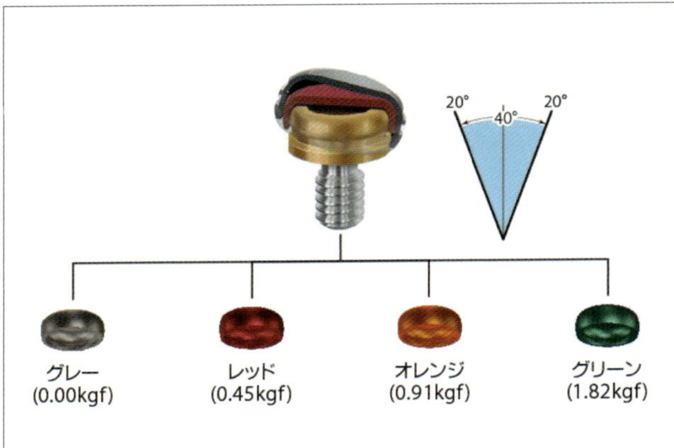

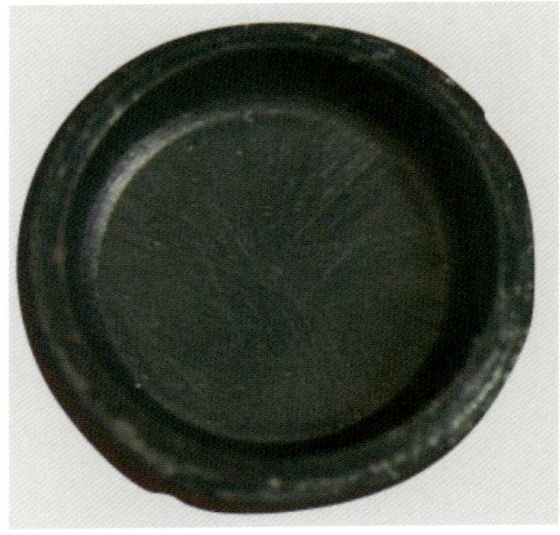

図 5-3 角度補正の許容は 40° まで可能な「エクステンディッドレンジメール」．ロケーターアバットメント外側に接することで，リテンションが発現する

ロケーターアバットメントの装着手順 （資料提供：Zest Anchors）

図 6-1 アバットメントの選択

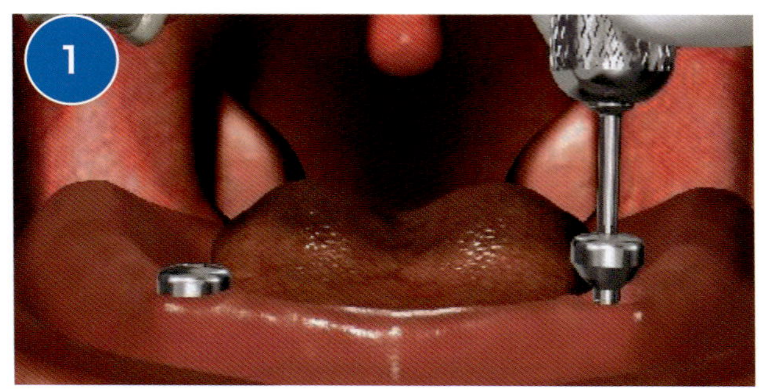

①ヒーリングカラーを取り外し，インプラントシステムとプラットフォームを確認する

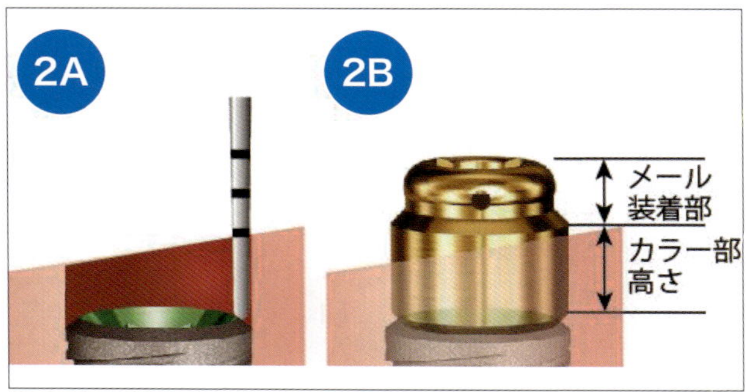

②ペリオプローブを使用して歯肉の最も高い部位を計測し，その測定値と一致するカラー部高さのロケーターアバットメント選択する．たとえば，歯肉高さが 2mm であれば，カラー部高さ 2mm のアバットメントを選択する

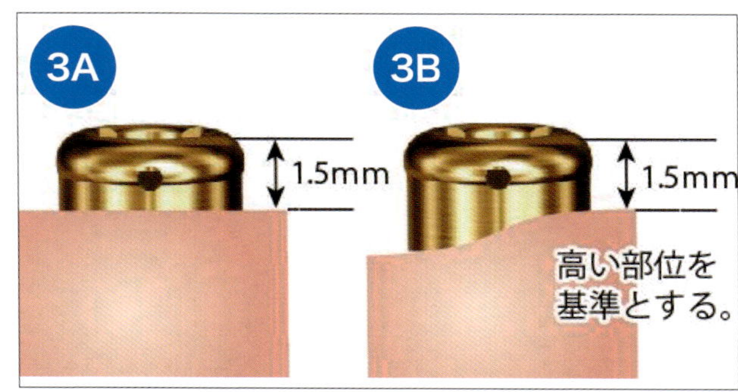

③アバットメントのカラー部（歯肉）より上の 1.5mm の部分に，メールは装着される

図 6-2 アバットメントの装着

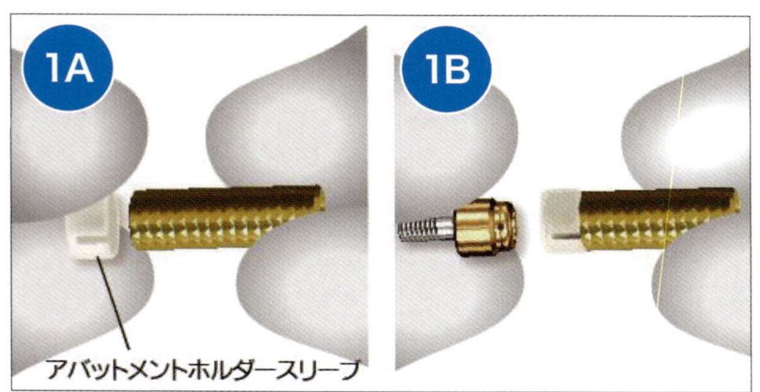

①コアツールのアバットメントドライバー部に，アバットメントホルダースリーブを取り付ける．アバットメントホルダースリーブに，インプラントごとに選択したロケーターアバットメントを装着する

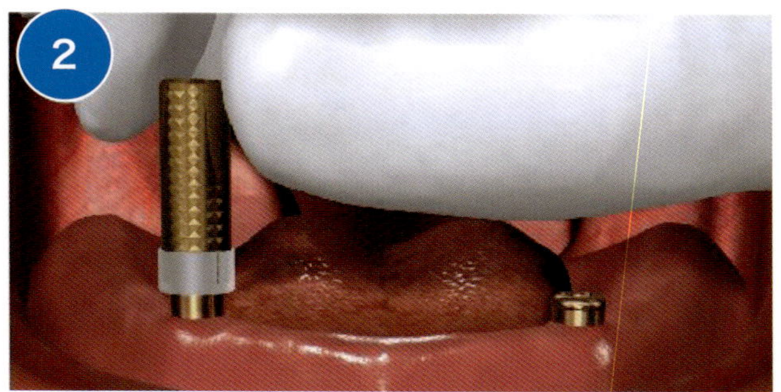

②インプラントにロケーターアバットメントを手指で締め込む．アバットメントがインプラントに完全に装着されたことを，装着面に対して真横から撮影した X 線写真にて確認する

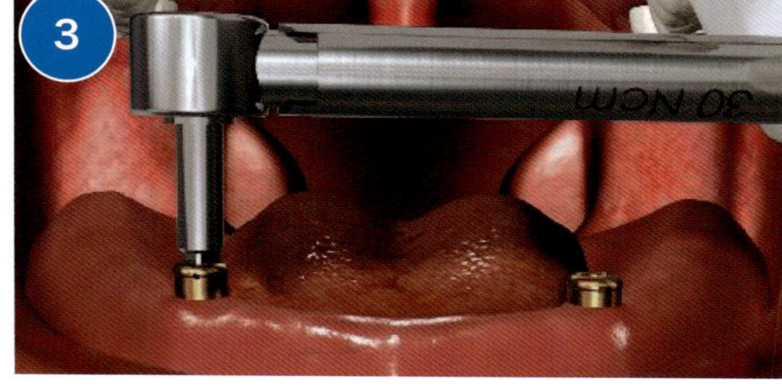

③トルクレンチとロケータードライバーを使用して，推奨トルク（30Ncm）でロケーターアバットメントを締結する

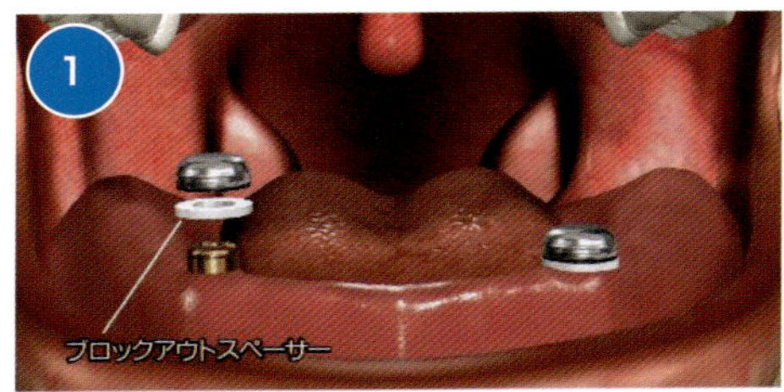

①各々のアバットメントに白色のブロックアウトスペーサー（メールプロセシングパック内）を取り付け，歯肉に軽く押し付ける．プロセシングメール（黒）があらかじめ装着されたデンチャーキャップを，アバットメントへしっかりと押し込む（ブロックアウトスペーサーを使用してもアンダーカットが残る場合は，ブロックアウトする）

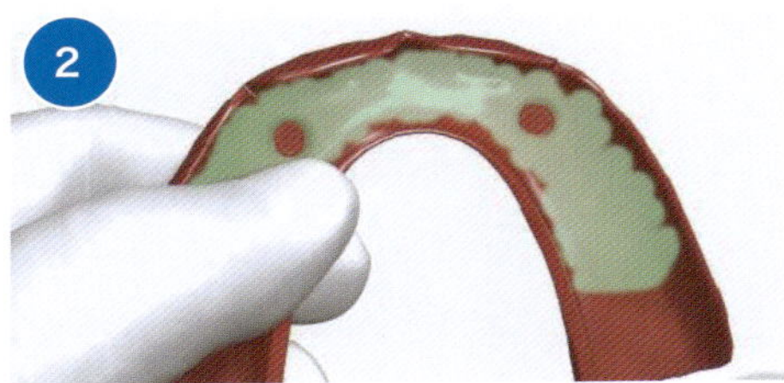

②デンチャーキャップのためのリリーフ部位をオーバーデンチャー上で確認するため，オーバーデンチャーの粘膜面に適当なフィットチェッカーを塗布し，デンチャーキャップの位置をマーキングする

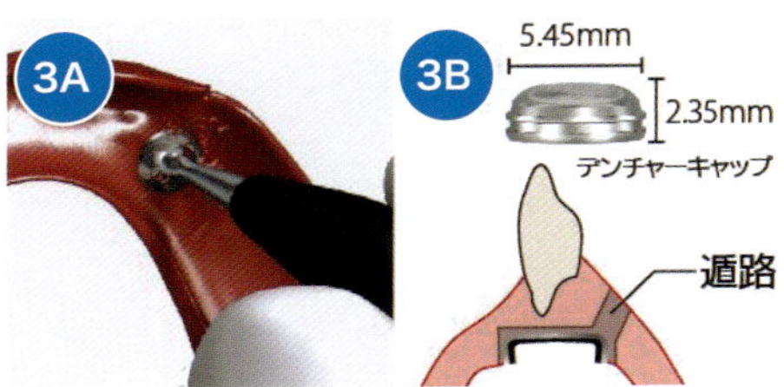

③マーキングされた部位をバーでリリーフする．リリーフ部位に干渉がないか確認するためと，余剰レジンを排出するためオーバーデンチャーの舌／口蓋側に遁路を付与しておく

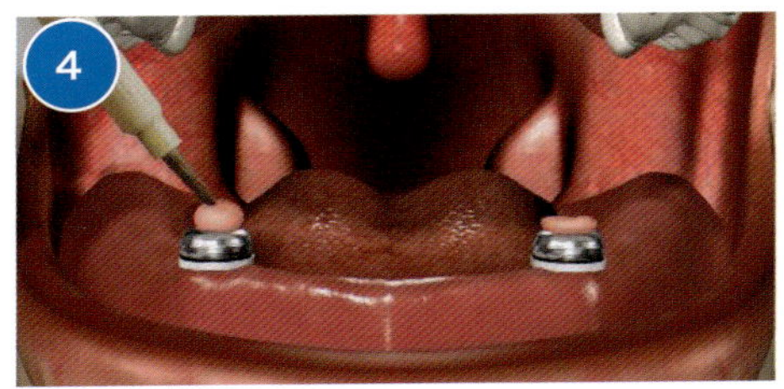

④通法に従いオーバーデンチャーのリリーフ部にレジンを填入し，口腔内のデンチャーキャップ上にオーバーデンチャーを装着する．レジンが固まる間，軽く口を閉じておく（硬化中は過度の咬合力を与えないこと）

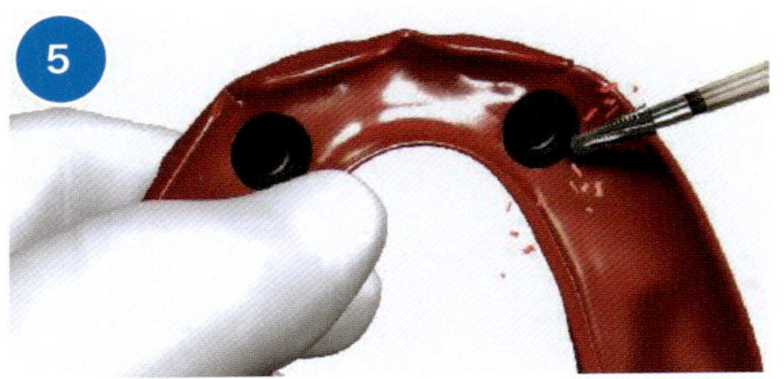

⑤アバットメントからオーバーデンチャーを外し，口腔内から取り出す．デンチャーキャップがオーバーデンチャーに確実に装着されていることを確認する．空隙があった場合はレジンで埋める．適当なバーで余剰レジンをオーバーデンチャー表面とともに除去，研磨する

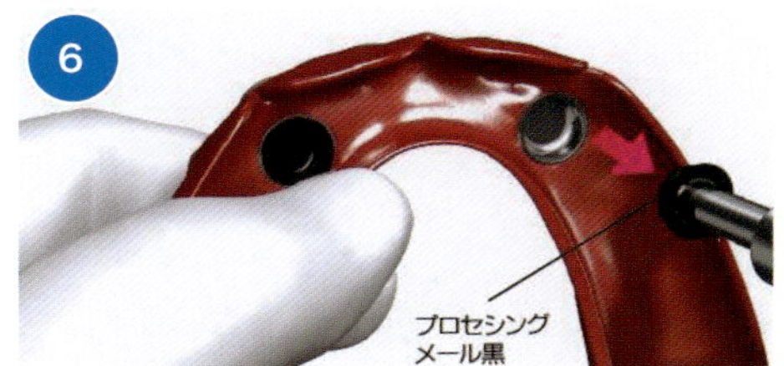

⑥コアツールリムーバーツールを使用して，プロセシングメール（黒）を取り外す

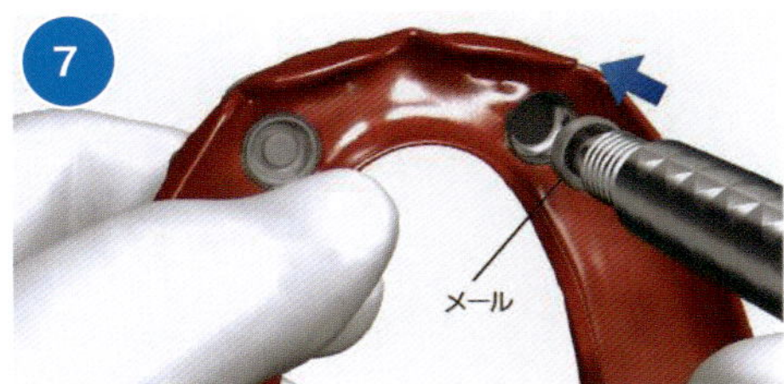

⑦シーティングツールを使用して，選択したメールをそれぞれのデンチャーキャップに装着する（患者が初めて使用する際は，最も弱い維持力のメールから始める）

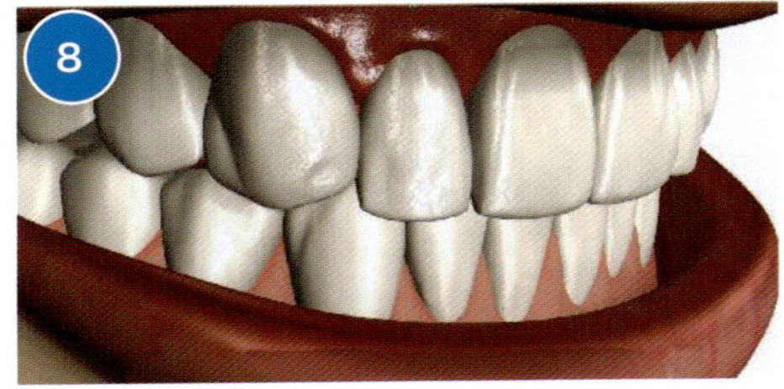

⑧完成したオーバーデンチャーのメールを口腔内のロケーターアバットメントに押し込みながらオーバーデンチャーを装着し，咬合を確認する．維持力が足りないようであれば，メールを取り外し，次のレベルの維持力のメールに交換する．オーバーデンチャーの着脱方法を患者に練習させる．
コアツールで除去する際に損傷を受けたメールや，使用し摩耗したメールは，オーバーデンチャーの維持機能を低下させるため再利用しないこと

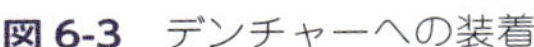
図 6-3　デンチャーへの装着

実際の製作過程を，症例で見ていきます（**症例1，2**）．

症例1は，⌊7 を失うと長い遊離端欠損となり予後が不安な状況でした．⌊7 は歯根が露出し，いつ抜けてもおかしくない状態であり，下顎左側の加圧因子ならびに⌊4 5 欠損相当部にしっかりした支持・把持・維持がほしいと考え，受圧条件の改善の観点からインプラントを1本埋入してIARPDを製作することとしました．インプラントはガイドを使用して埋入し，リプレイスメールは維持力の最も弱いブルーから使用していきます．リプレイスメールは経年的に消耗していきますので定期的な取り替えが必要ですが，他のアタッチメントと異なり，義歯内面を削る必要がなく，簡単な取り外しと装着が可能です．

IARPD装着後，約10年が経過しますが，安定して使用することができています．旧義歯に比べしっかりしたレストとクラスプとなっていますが，高額な金属床ではなく，強度的に十分な厚みを確保できるクリアランスがあったことで，レジン床で製作できまた1本のインプラントの使用で費用が抑えられ，とても喜んでもらえています．また，3級傾向で上顎欠損部の歯列アーチが内側に入っていて，通常の被蓋関係よりも，切端咬合の人工歯排列にすることで下顎前歯の突き上げがわずかに回避できたことも，義歯の安定に寄与していると考えています．

次に，マグネットを用いたIODから，アタッチメントをロケーターに変更し，IODを改変したのが**症例2**です．

2009年5月に 4|4 相当部インプラントにマグネットを設置したIODでしたが，2018年1月に 7⌋ が歯根破折で抜歯となってしまい，義歯の動揺が大きくなってきています．7⌋ 相当部にインプラントを1本埋入し，3本のインプラントのアタッチメントをロケーターに統一．その理由は，当初 4|4 部インプラントにかかる側方力を軽減するために，マグネットドーム状のキーパーを使用しましたが，義歯沈下防止には効果があったものの，義歯が側方に滑ってしまい，リジッドサポートできなくなったためです．マグネットドームキーパーには，義歯が側方に滑ったことによる傷が確認できます．

7⌋ 部インプラントはガイドを用いて埋入しています．すでに義歯を長く使用し粘膜がクリーピングを起こしているので，粘膜の性状は良好です．この当時のガイドはi-CATのシステムで，2mmのパイロットドリルで歯肉上から所定の深度まで，骨火傷を起こさないように，冷却に十分配慮しながらドリル形成します．注水に関しては，現在使用することの多いSMOPガイドのほうが，ガイドがカバーする面積が少ないので注水しやすいシステムになります．各システムに利点と欠点がありますので，理解して選択していただければと思います．

所定の深さまで形成後，ピンを外し，切開線を入れて粘膜骨膜弁を形成していきます．上顎の骨は柔らかいので，ドリリングはゆっくり超低速で削っていきます．治癒期間中は義歯内面をくり抜いて継続使用し，さらにセトリングさせます．

4|4 部のマグネットは，義歯の動きで滑ってしまっていることが，マグネットとキーパーのすり減った跡からわかります．古いマグネットとキーパーを外して，ロケーターに置き換えています．デンチャー側を少しくり抜いてロケーターのメタルハウジングを設置しました．ハウジング内に，症例1と同様に，ブルーのリテンションインサートをはめ込みます．リテンションインサートが消耗した際には，デンチャー側を削ることなく，簡単に交換できます．

7 4|4 の3カ所をロケーターアタッチメントとし，⌊7 は内冠タイプとし義歯に組み込む形としました．四隅の支台により受圧条件を改善でき，また旧義歯を改造して継続使用できています．10数年が経過しますが，安定して使用できています．

症例 1　インプラント埋入 → ロケーターアタッチメントの装着

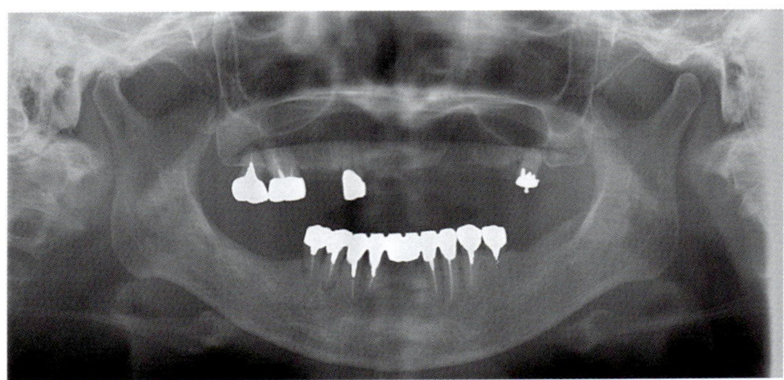

1-1　64 歳女性．OP アンカーが装着されていた ⌊3 が歯根破折で抜歯となり，OP アンカーの ⌊7 を失うと左側は長い遊離端欠損となってしまう状況．⌊7 は歯根が露出し，いつ抜歯となってもおかしくない．下顎は，現在の 5┬5 のブリッジで患者は十分満足しており，76|67 を義歯にはしたくないとの希望．2014 年 7 月にインプラント埋入

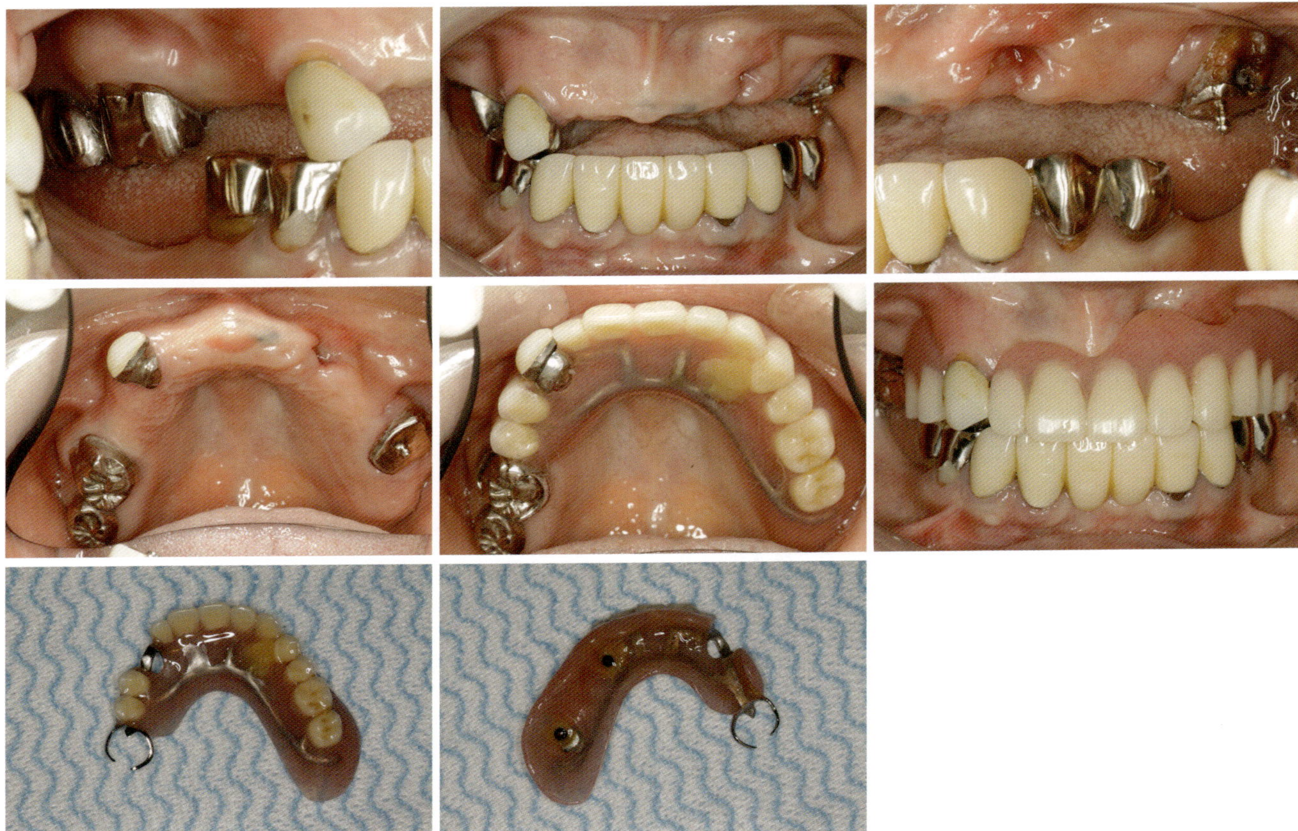

1-2　OP アンカーが装着されていた ⌊3 が歯根破折で抜歯となってしまった．約 6 年使用していたレジン床義歯には，6⌋ には近心ガイドプレーンと近心レストを設置．3⌋ はクラウンワークで舌面にシングラムレストを形成し，小臼歯化した形態を付与していた．6⌋ にはキャストエーカースクラスプをかけている．⌊7 はいつ抜けてもおかしくない状態なので，⌊45 欠損部にしっかりしたサポートがほしい．下段は使用されていた義歯

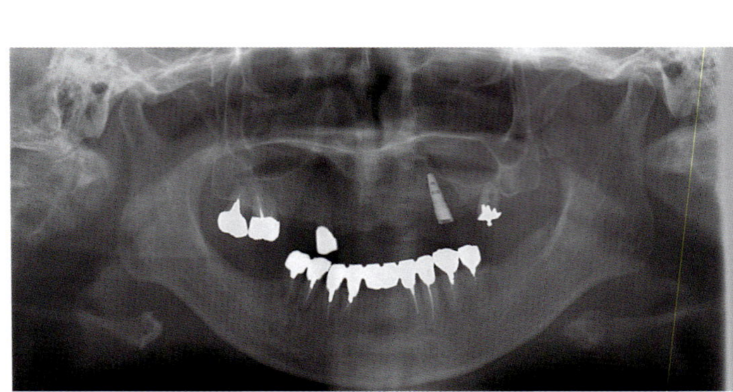

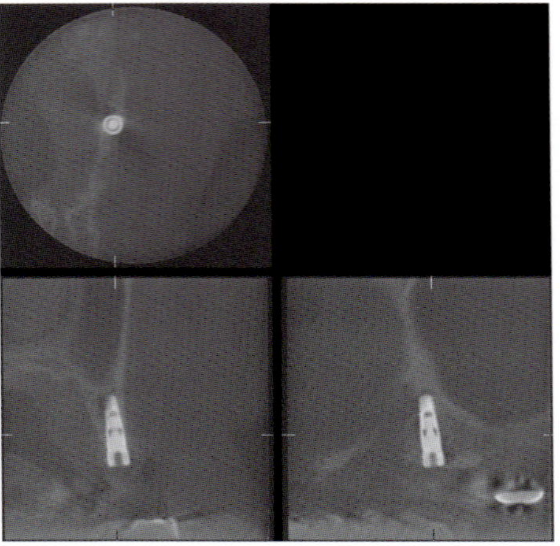

1-3 ⌊4 5 相当部にインプラントを埋入し，上顎はIARPDを計画した．骨幅が全体的に狭小であったが，⌊4 部に1本インプラントが埋入できた

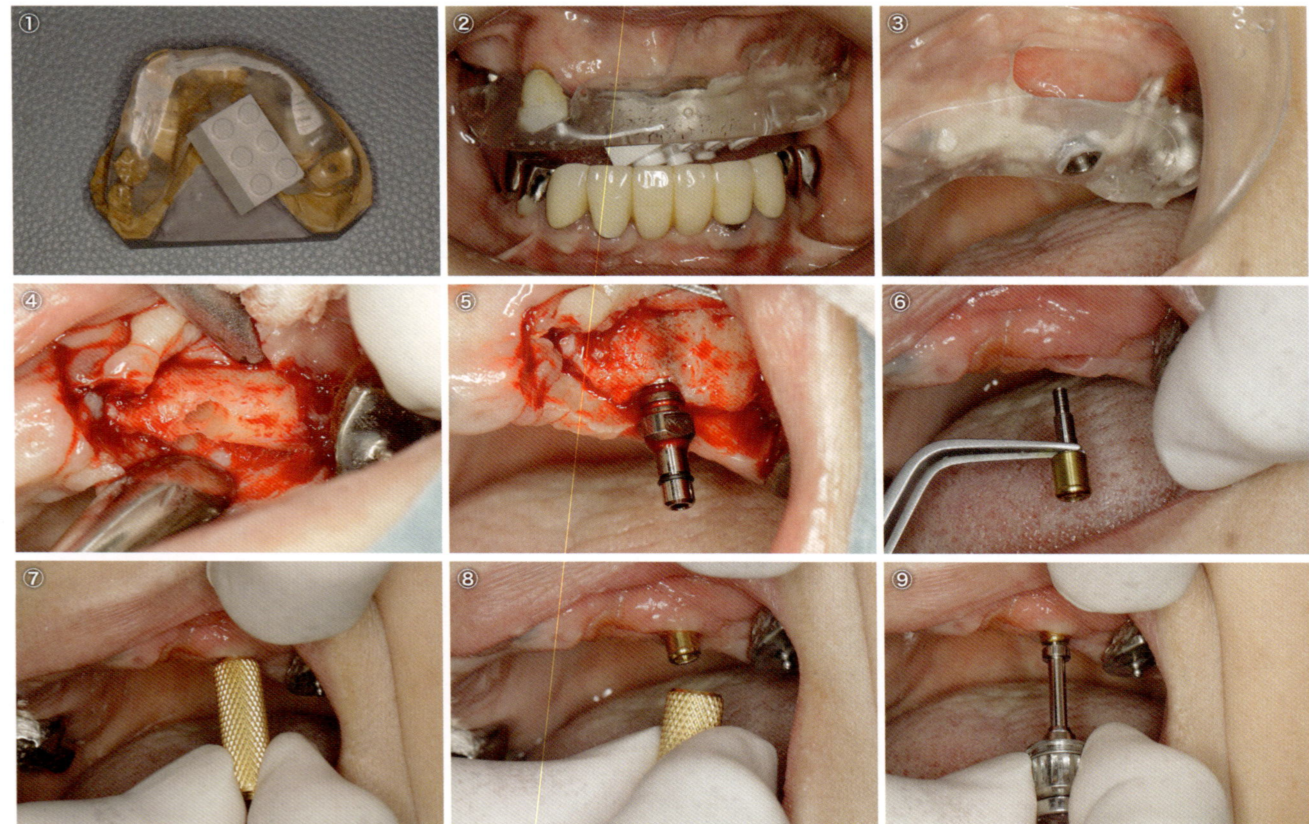

1-4 ①ガイド（当時使用していたエールガイド）を用いてインプラントを埋入．⑥〜⑨二次手術時にパンチングを行い歯肉を除去し，ロケーターコアツールのアバットメントドライバーでロケーターアバットメントを装着し，30Ncmのトルクをかけてインプラントフィクスチャーと合体させる

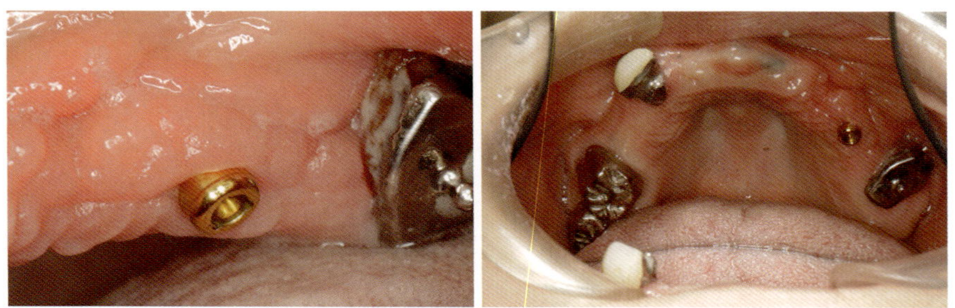

1-5 ロケーターアバットメント装着完了．1.5 mmの高さを確保している

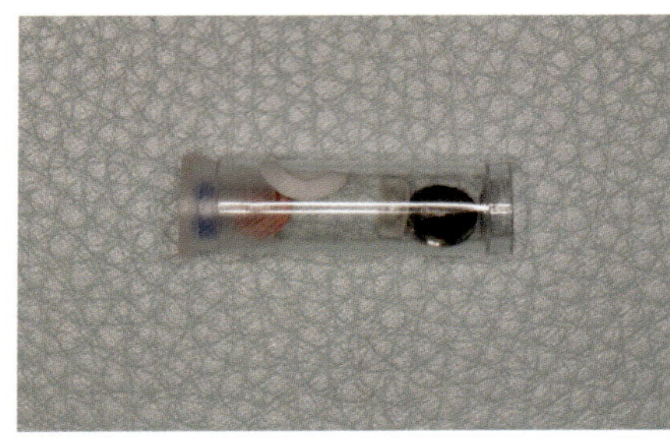
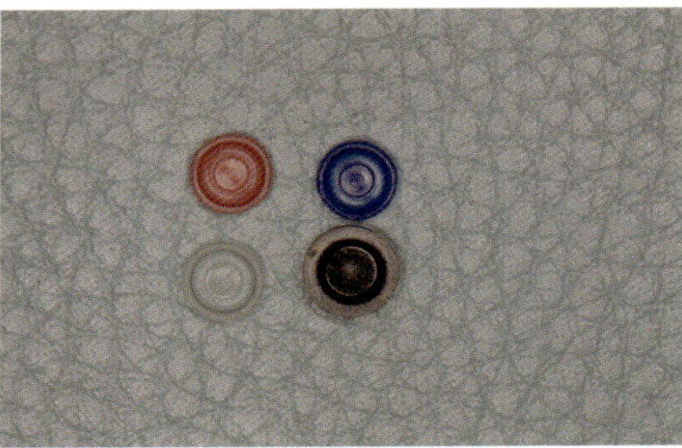

1-6　維持力の大きさが 3 種類から選択可能なパッケージ．リプレイスメールは維持力の小さいほうから青→ピンク→透明の順になっている．また，プロセシングインサート（黒）があらかじめ装着されているメタルハウジングとブロックアウトスペーサーも同封されている

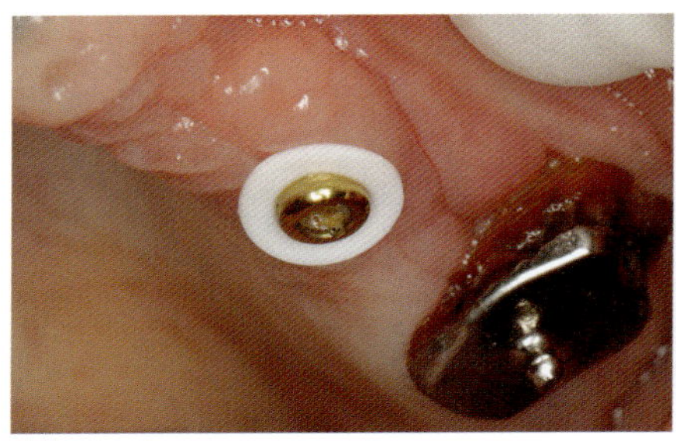
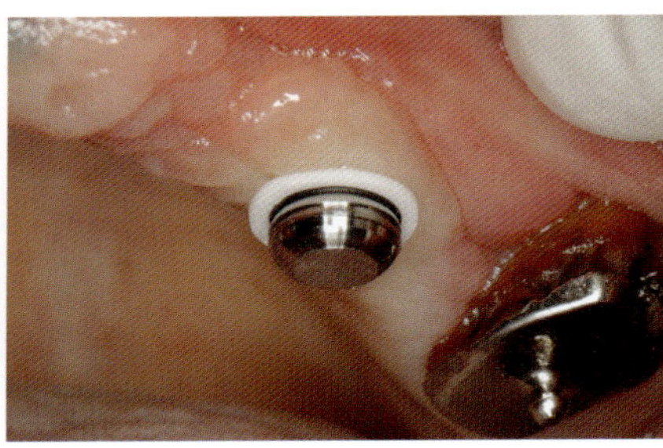

1-7　義歯床内面にメタルハウジングを装着するため，ロケーターブロックアウトスペーサーを装着し，その上からプロセッシングインサートがあらかじめ装着されているメタルハウジングを圧接する

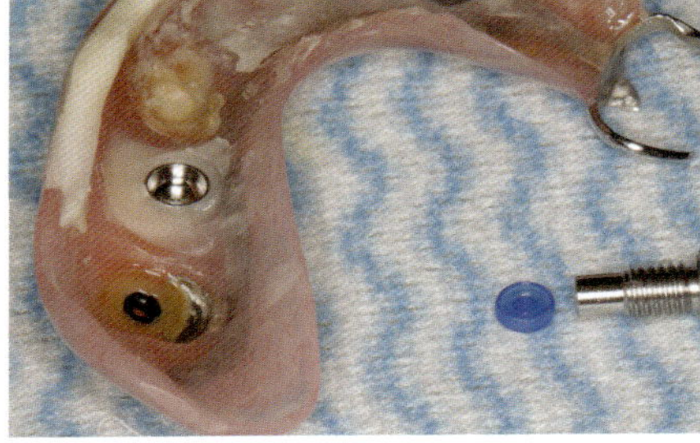
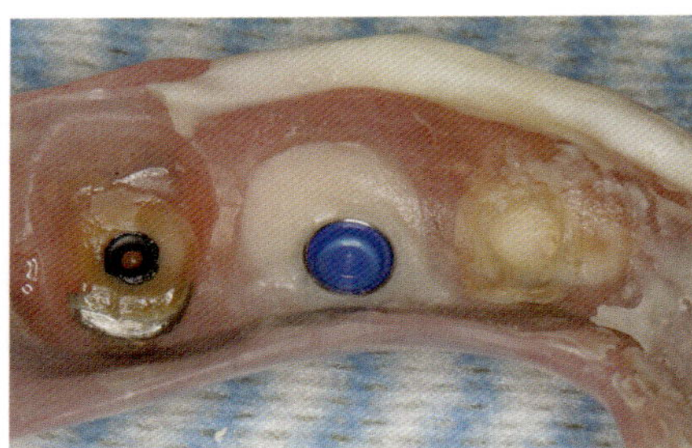
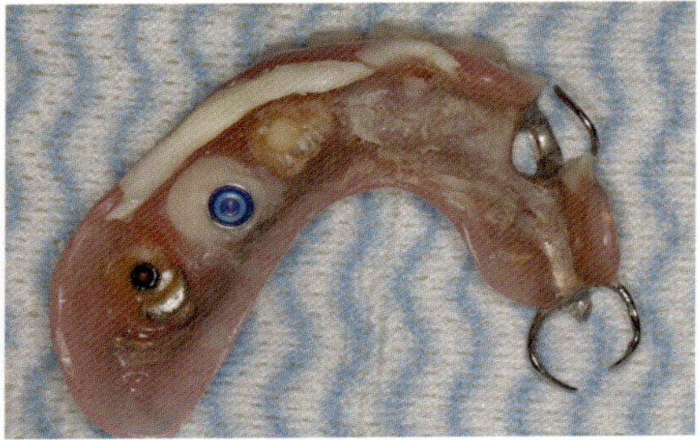

1-8　使用中の義歯内面のインプラント部位を削合して，ロケーターアバットメントが干渉しない状態で 1 カ月程度使用してセトリングさせている．その後，この義歯にメタルハウジングを咬合力をかけて装着した．リプレイスメールは，リテンションの一番弱いブルーから使用を始める．義歯のハウジング部にパチッとはめるだけで装着可能である．
義歯をさらに 1 カ月程度使用して，ロケーターが機能した機能圧で床下粘膜の被圧変位特性を調整（クリーピング）する．問題ないようなら最終義歯に移行する

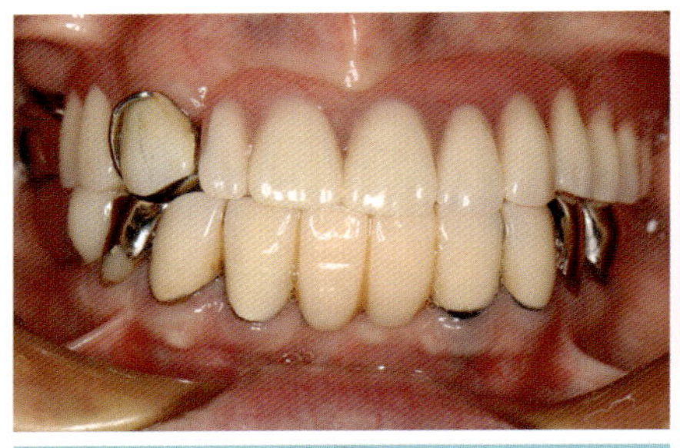
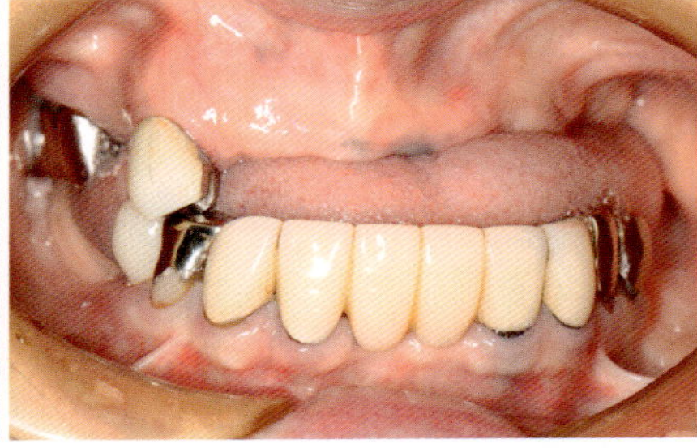
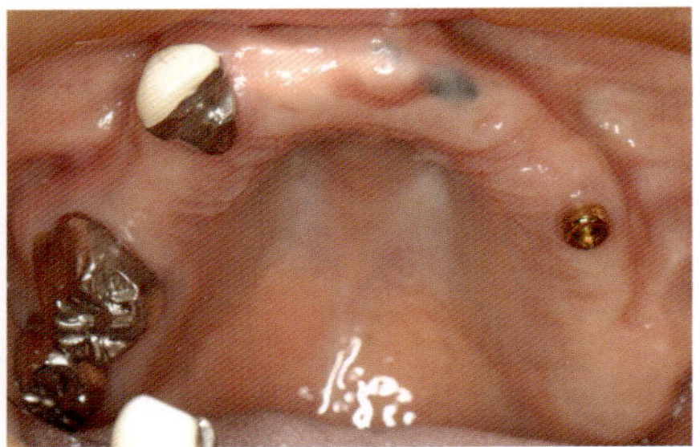
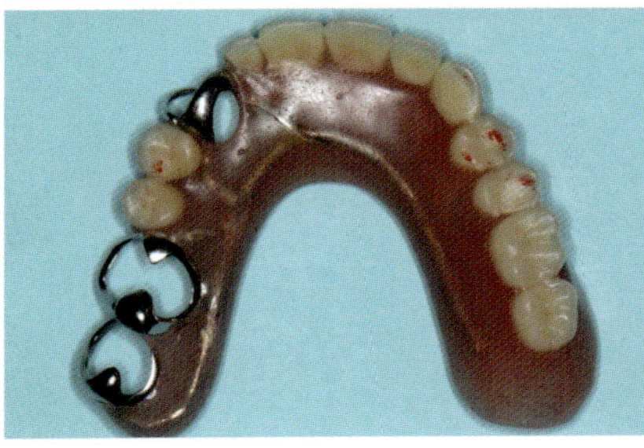
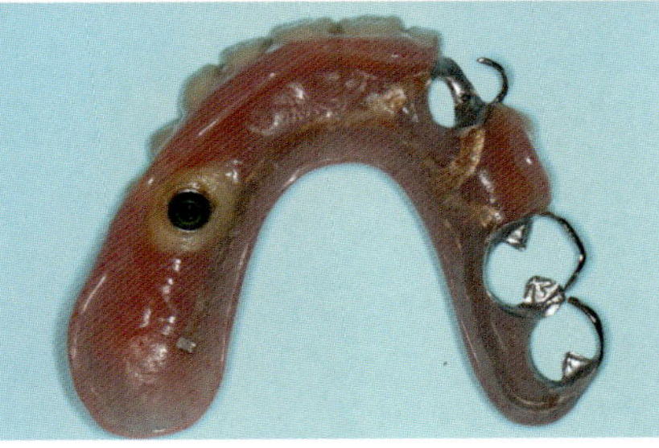

1-9　2024 年 9 月．IARPD 装着後 10 年経過．IARPD もレジン床義歯とし，クラスプは増員している．10 年間，インプラント部，義歯部に大きなトラブルもなく，安定して使用できており，患者満足度は高い．リプレイスメールの交換は 10 年間で 1 回である

症例 2　インプラント埋入 → ロケーターアタッチメントの装着

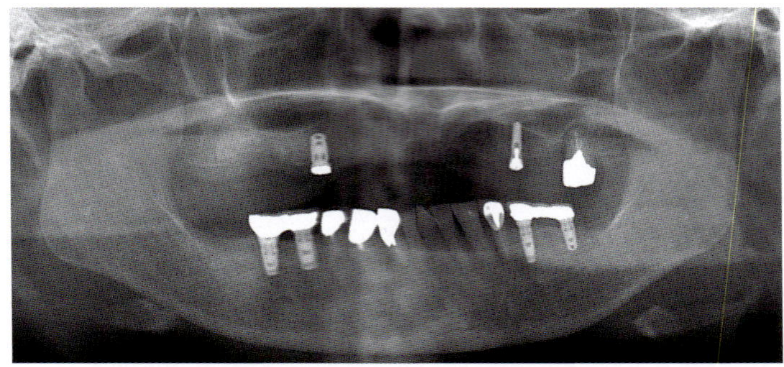

2-1　77歳，女性．4|4 部インプラントは2009年5月に同時埋入し，マグネットの支台装置で13年間使用していた．また |57 部インプラントは2007年11月に，65| 部インプラントは2008年7月に，7| 部インプラントは2018年5月に埋入している．
上顎はマグネットを設置した 4|4 相当部インプラントおよび 7|7 を支台としたIODであったが，2018年1月に 7| が歯根破折で抜歯となり，義歯が不安定になってきている．7| 相当部にインプラントを1本埋入し，またアタッチメントをロケーターに変更することとした．使用中の金属床義歯は継続使用する計画とした

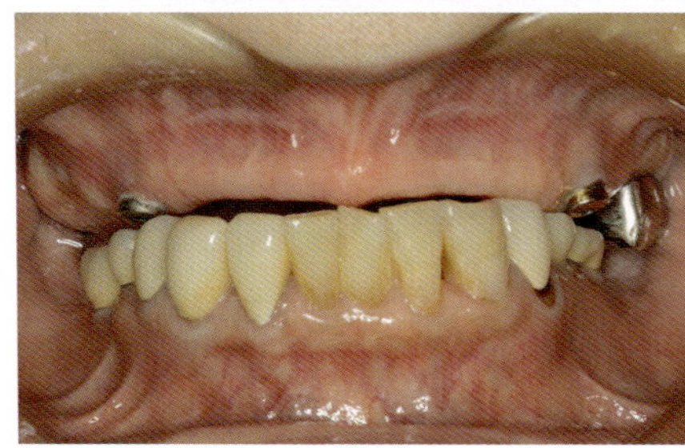

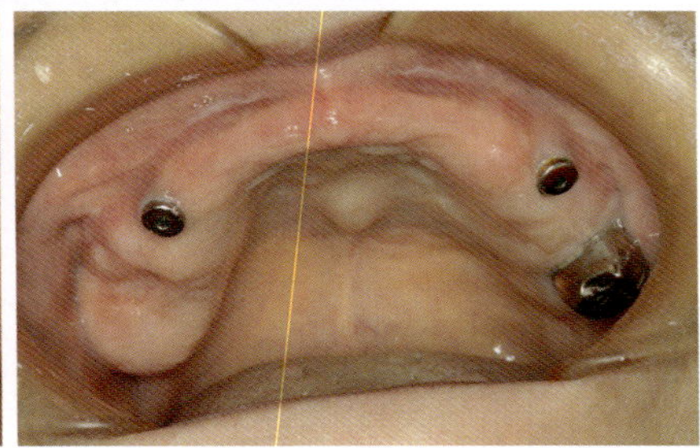

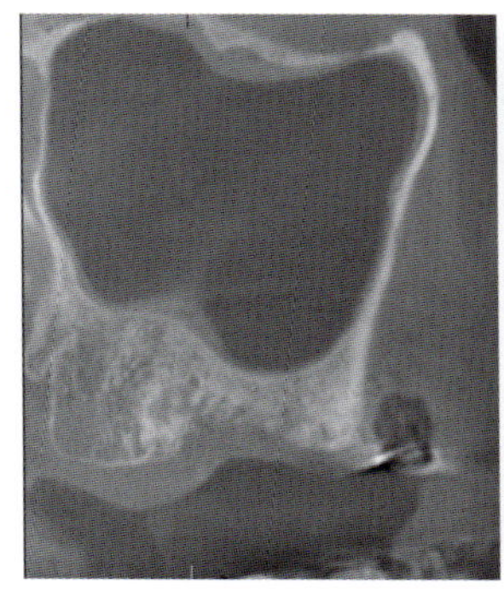

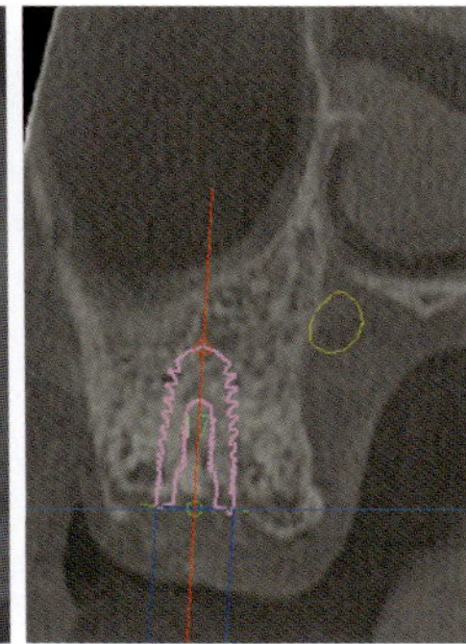

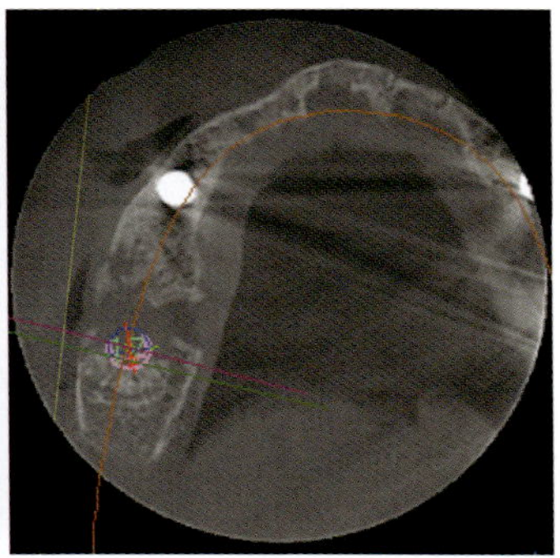

2-2　i-CATのガイドシステムによるシミュレーション

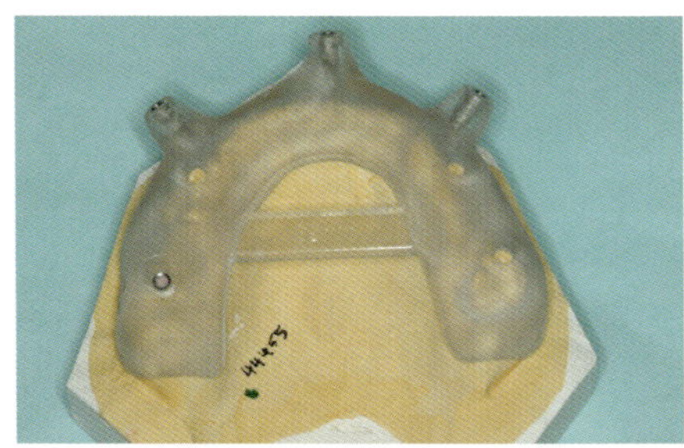

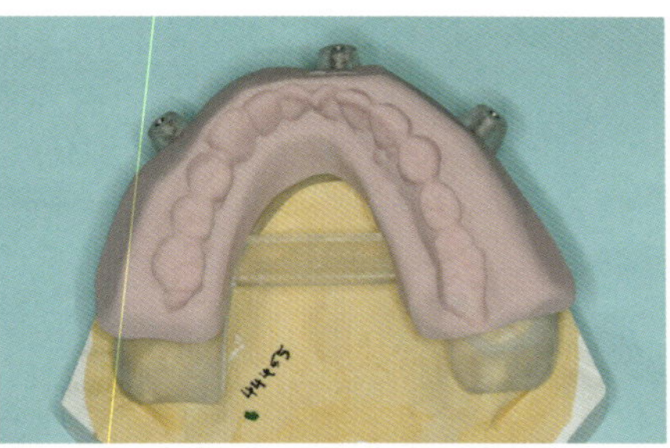

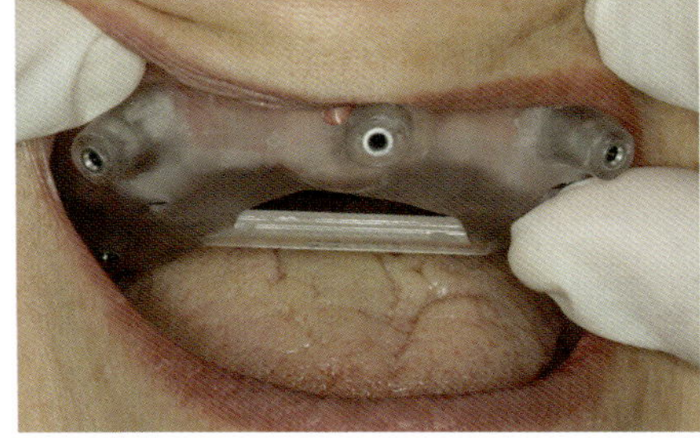

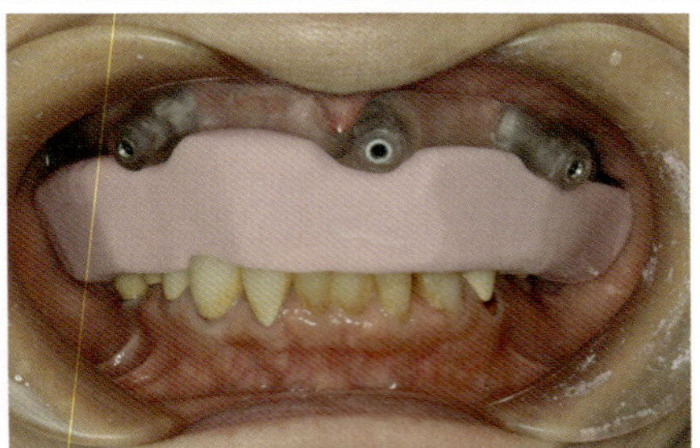

2-3　ガイドピンによりガイドを固定する．バイトブロックを噛んだ状態で固定することがポイント．
浸潤麻酔によって粘膜が変形してガイドの位置が狂ってしまうことを防止する目的である．
　浸麻針が粘膜に到達できるようにインプラント埋入部位ならびに固定ピン周囲のガイド面に穴をあけ，ガイドを装着し，バイトブロックを咬んだ状態で浸麻している

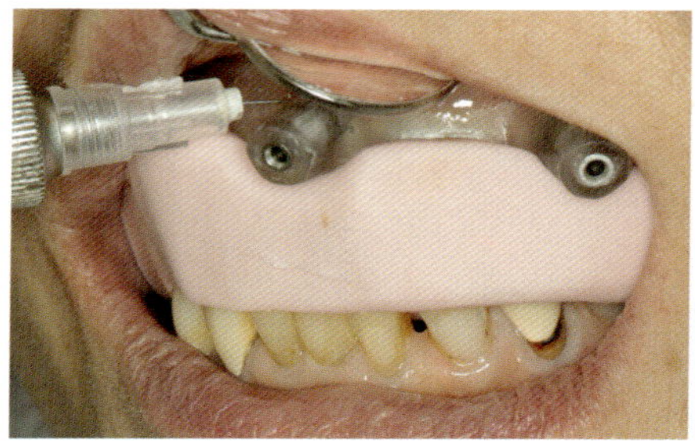
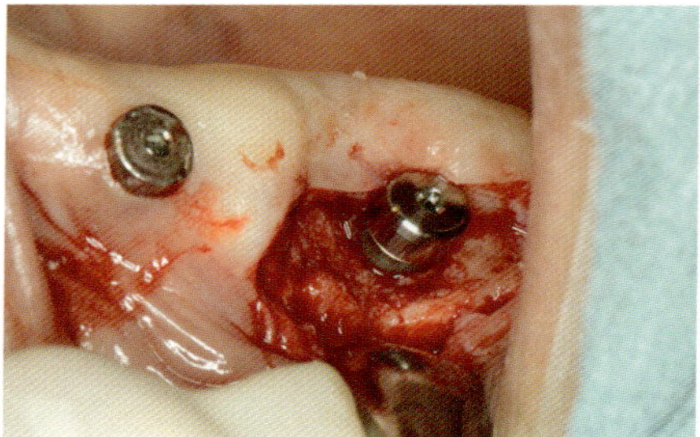
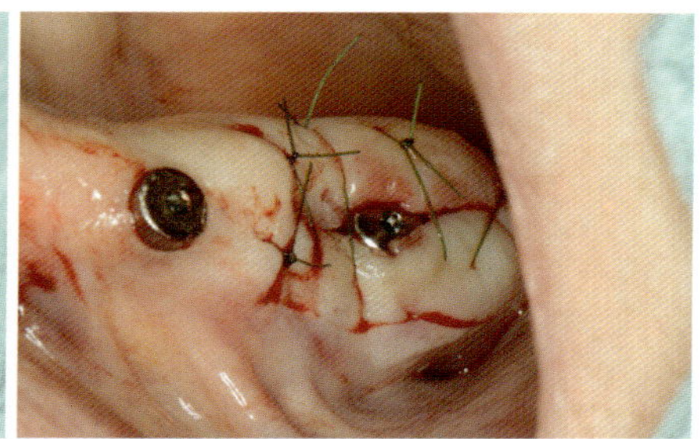

2-4　バイトブロックを噛んだ状態で浸潤麻酔を行い，3 カ所の固定ピンを，バイトブロックを咬合させたままドリリングし，固定ピンを装着後にバイトブロックを外す．その後，パイロットドリル用スリーブに粘膜上からドリリングを行う．パイロットドリルの所定深度まで形成後，ガイドを外し粘膜骨膜弁をフリーハンドで形成．ドリルを追加してフリーハンドでインプラントの埋入手術を行う．その後，ヒーリングカラーを装着し粘膜骨膜弁を縫合し，1 回法の埋入手術とした．抜糸後，治癒期間を設けてロケーターアバットメントをインプラントに装着する

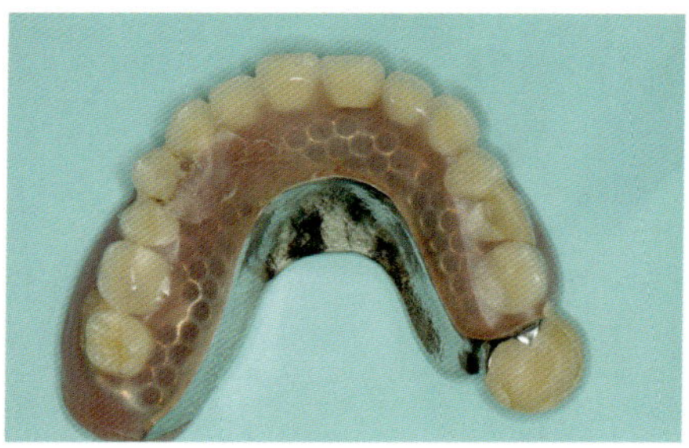
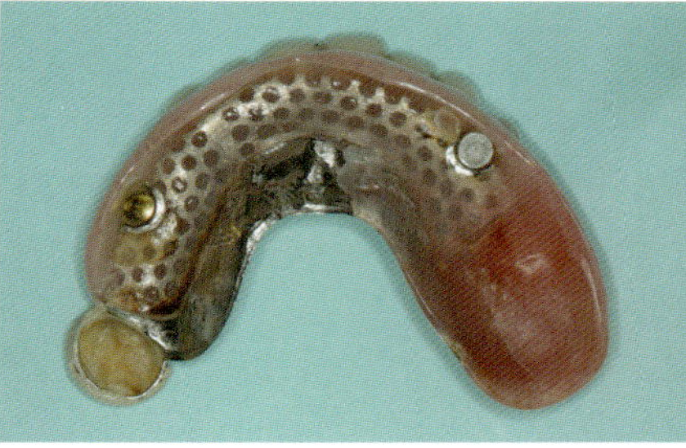
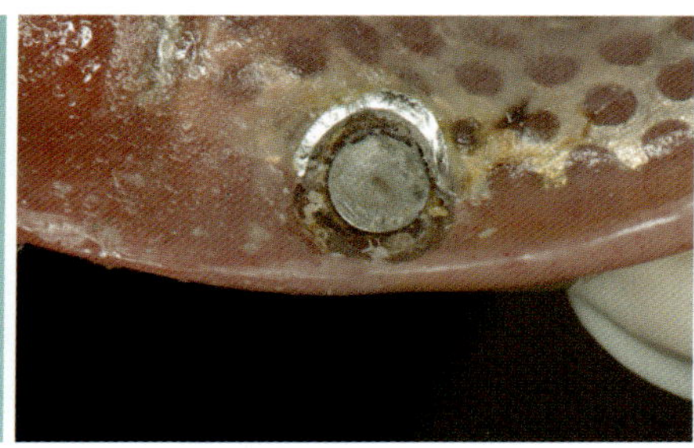

2-5　13 年使用後．マグネットは支持機構としては有効であるが，把持機構は有しないため，横方向に義歯が滑って移動してしまう．その結果，マグネット部ならびにメタルスケルトンハウジング部がすり減っている様子がわかる

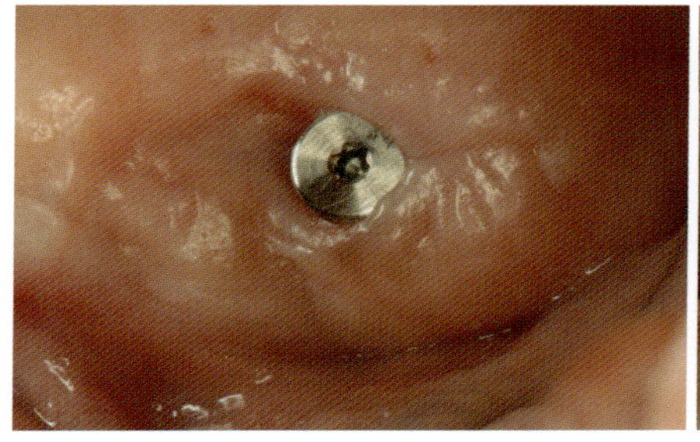

2-6　追加埋入したインプラントの治癒状態．既存のインプラントに装着されているマグネットをロケーターに交換して，新しく埋入したインプラントを含め，3 カ所のロケーターで義歯を維持する設計に変更した．3 カ所のロケーター装着により義歯の横方向への動きを抑制する把持効果も期待した

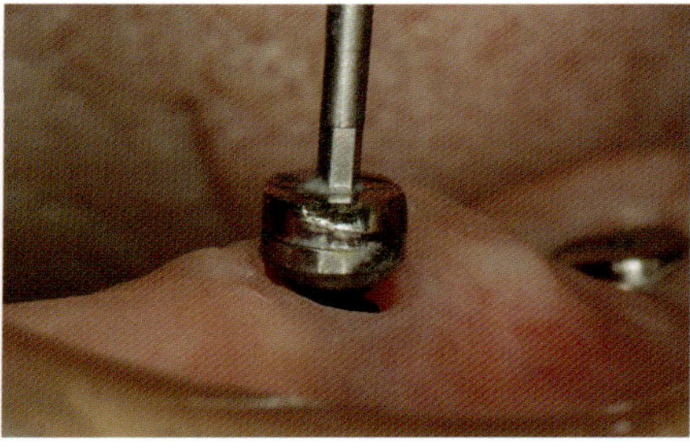

2-7　義歯に装着されていたマグネットと，インプラントに装着されていたマグネットキーパーを除去

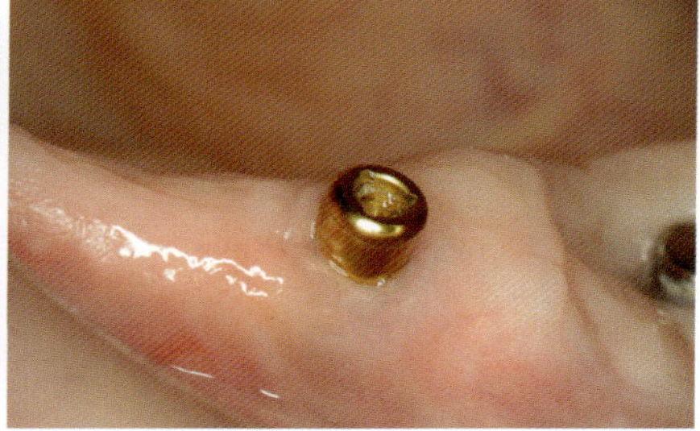

2-8　マグネットキーパー除去後に，ロケーターアバットメントを 30 Ncm のトルクで装着する

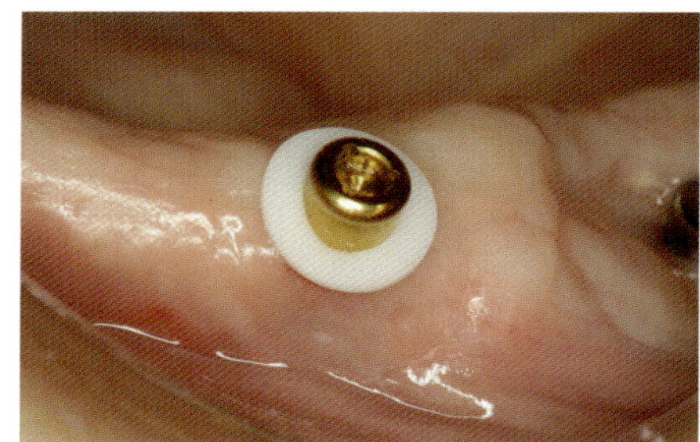
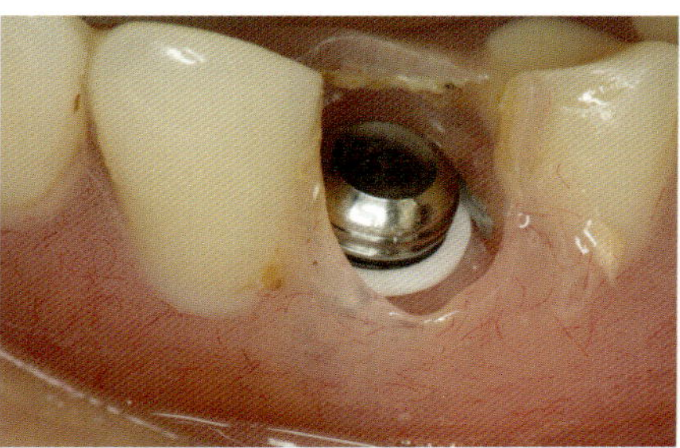
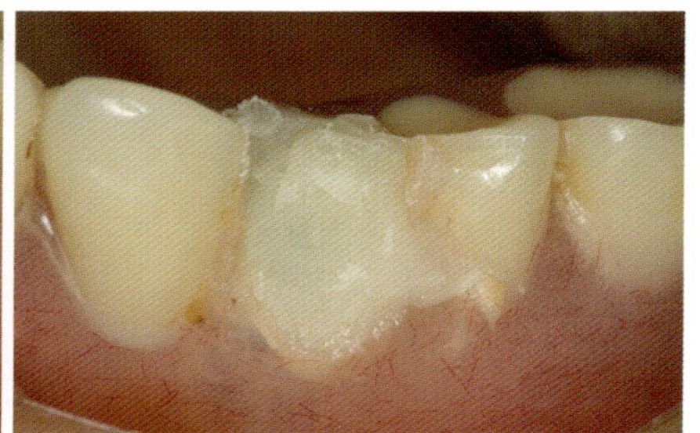

2-9　ロケーターブロックアウトスペーサーを装着して，プロセッシングインサートがあらかじめ装着してあるメタルハウジングを，ロケーターアバットメントにブロックアウトスペーサーの上から装着する．使用中の義歯を咬合させた状態で，即時重合レジンにて固定した．追加埋入したインプラントの治癒期間中は義歯内面をくりぬいて使用していた

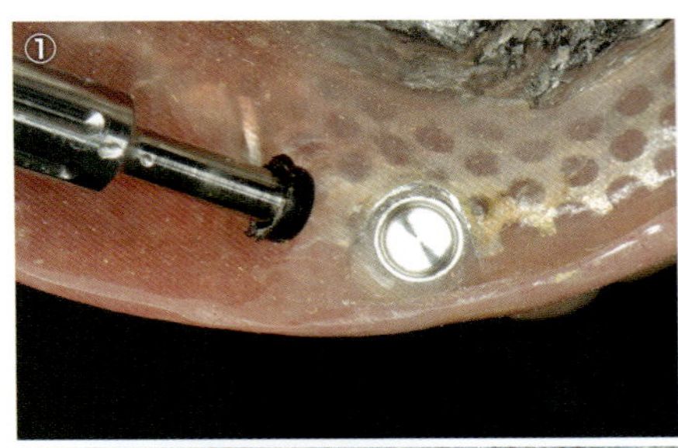
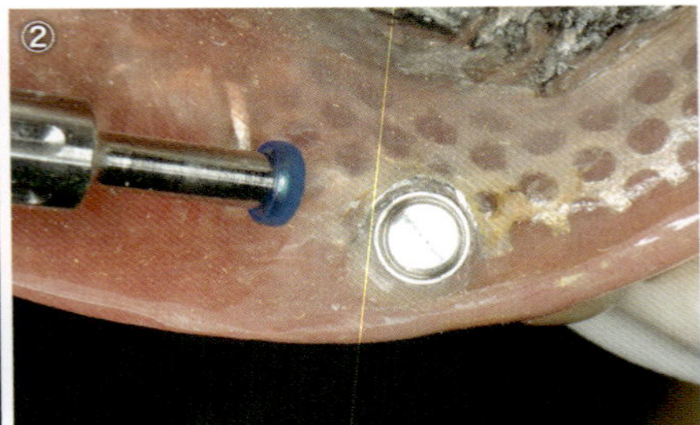
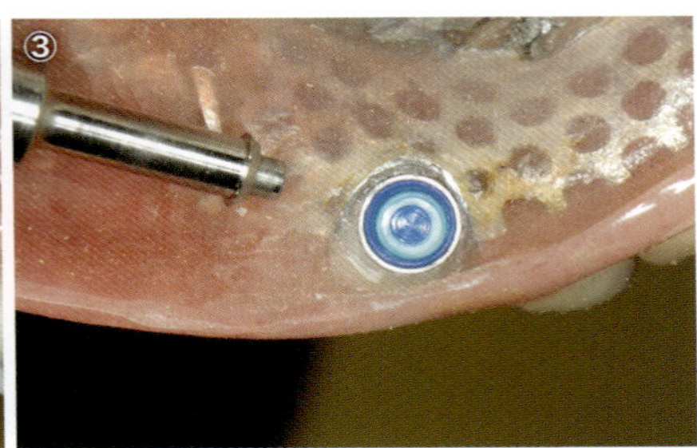
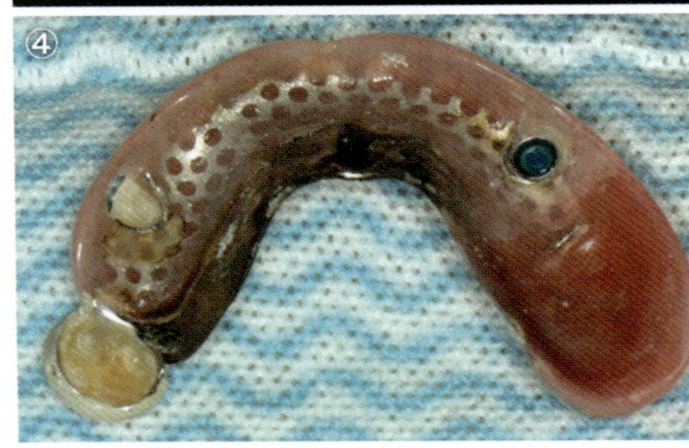

2-10　①義歯に装着されたメタルハウジングからプロセシングインサートを，リムーバルツールを使用して除去．プロセシングインサートには維持力は付与されておらず，あくまで位置決めのために使用する．②それと交換に，維持力が付与されているリプレイスメール（青：維持力が最も弱い）をメタルハウジングに装着する．③リムーバルツールでメタルハウジングにパチンと音がするまでリプレイスメールを押し込む．その状態でメタルハウジング内にリプレイスメールが保持され，リムーバルツールを回転させ中央部の突起が押し出される感覚でリムーバルツールが除去できる．④メタルハウジングとリプレイスメール（青）が義歯に装着された状態

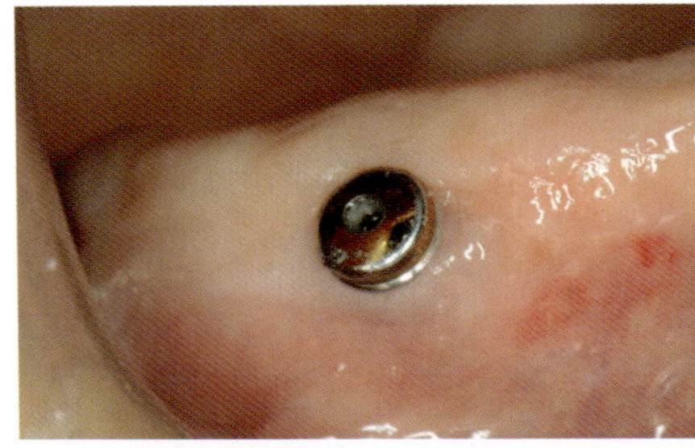
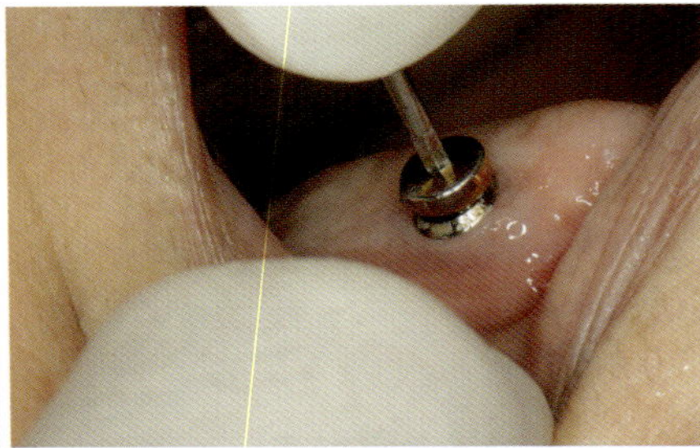
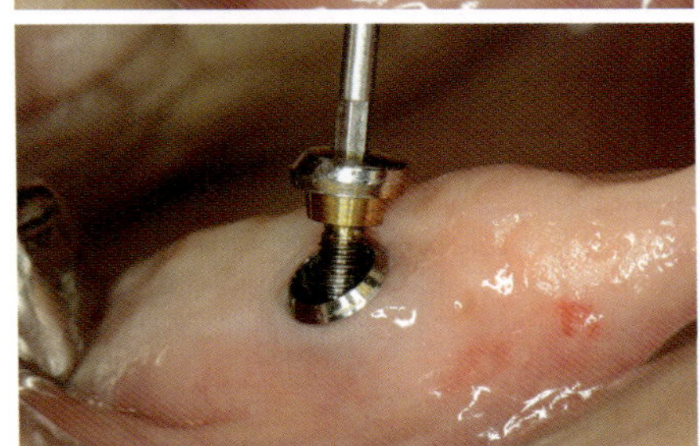
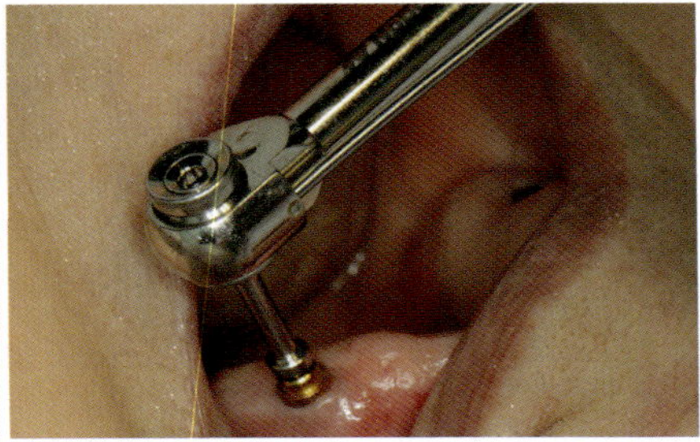

2-11　反対側も同様にマグネットからロケーターに交換した．インプラントに，ロケーターアバットメントを装着．義歯の水平方向の動揺によりキーパー部分の摩耗が顕著である．キーパーを外して，ロケーターアバットメントを30Ncmのトルクをかけて装着する

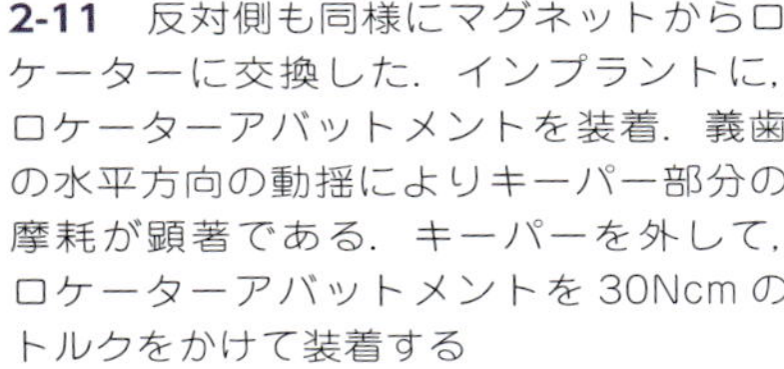

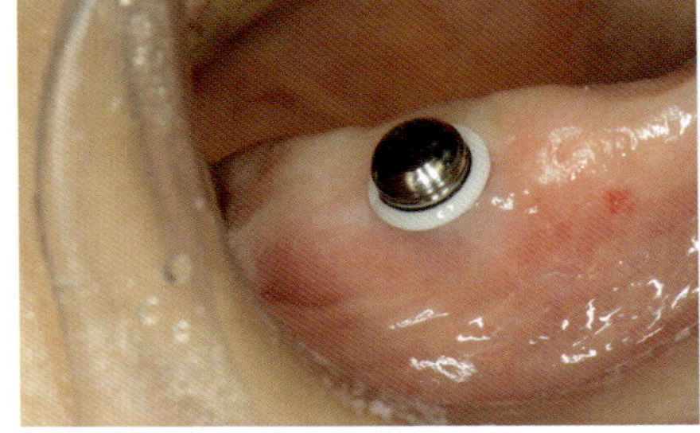
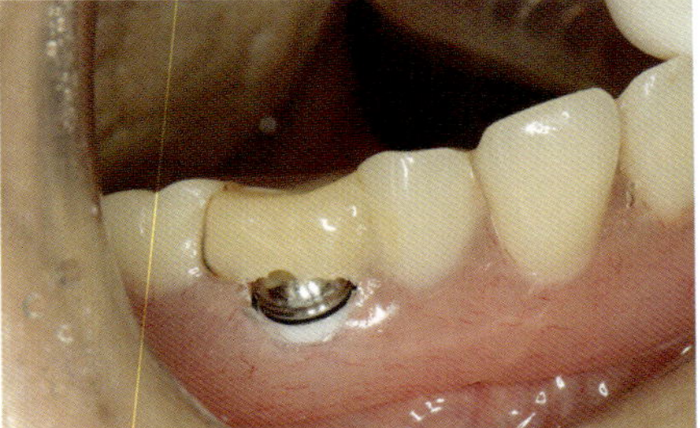

2-12　ロケーターアバットメント上に白いドーナツ状のブロックアウトスペーサーを装着して，黒いプロセッシングインサートが装着済みのメタルハウジングを，スペーサーの上からきっちり嵌まる位置まで装着する

義歯人工歯部とプロセシングハウジングとのスペースを確保する

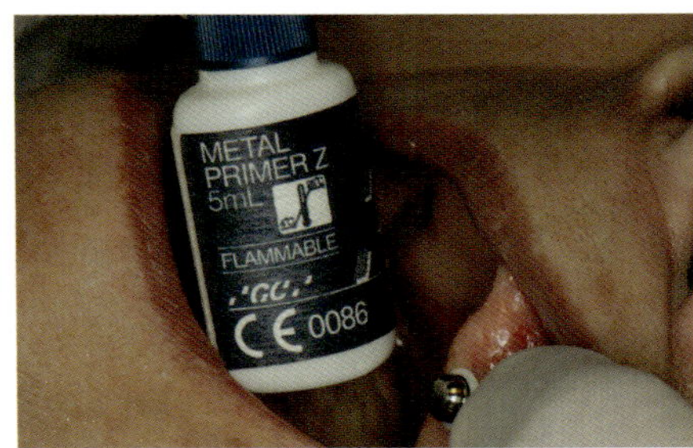

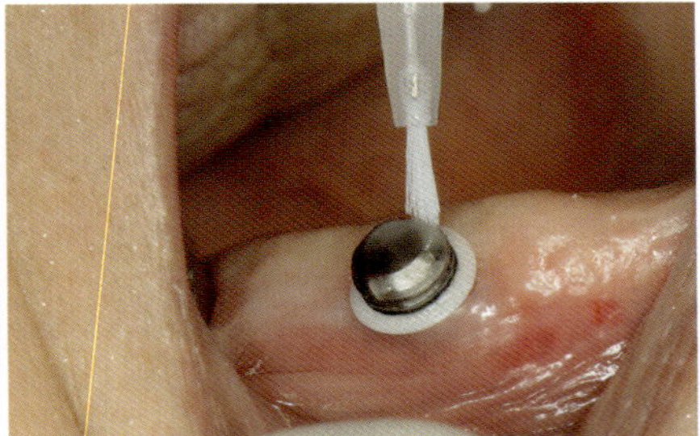
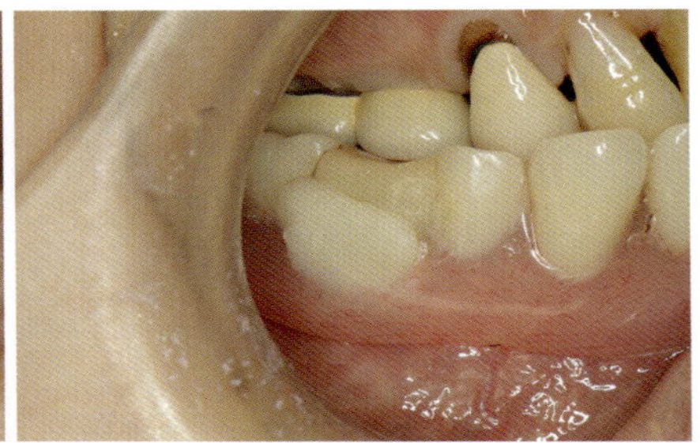

2-13　ロケーターのメタルハウジングにはメタルプライマーを塗布して，スーパーボンドを一層塗り込んでもよい．この症例ではプライマーのみの使用とし，即時重合レジンで留めている

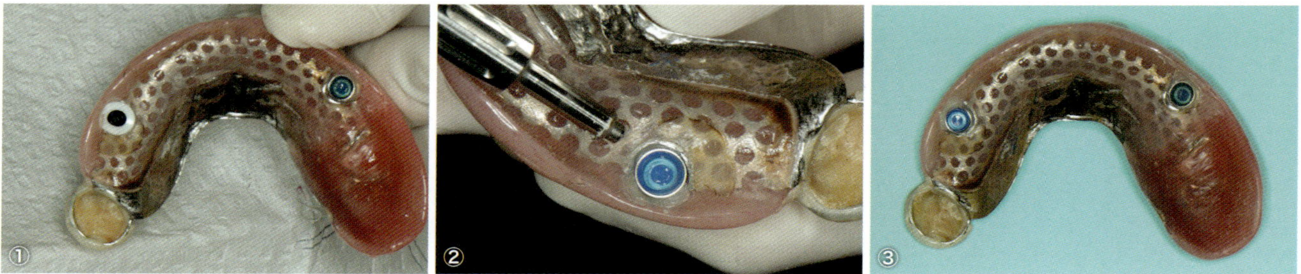

2-14 ①義歯内面にプロセシングインサートとメタルハウジングが取り込まれた状態．②③ブロックアウトスペーサーを除去した後にリムーバルツールを使用してプロセシングインサートを除去し，維持力の最も弱いリプレイスメール（青）を装着した

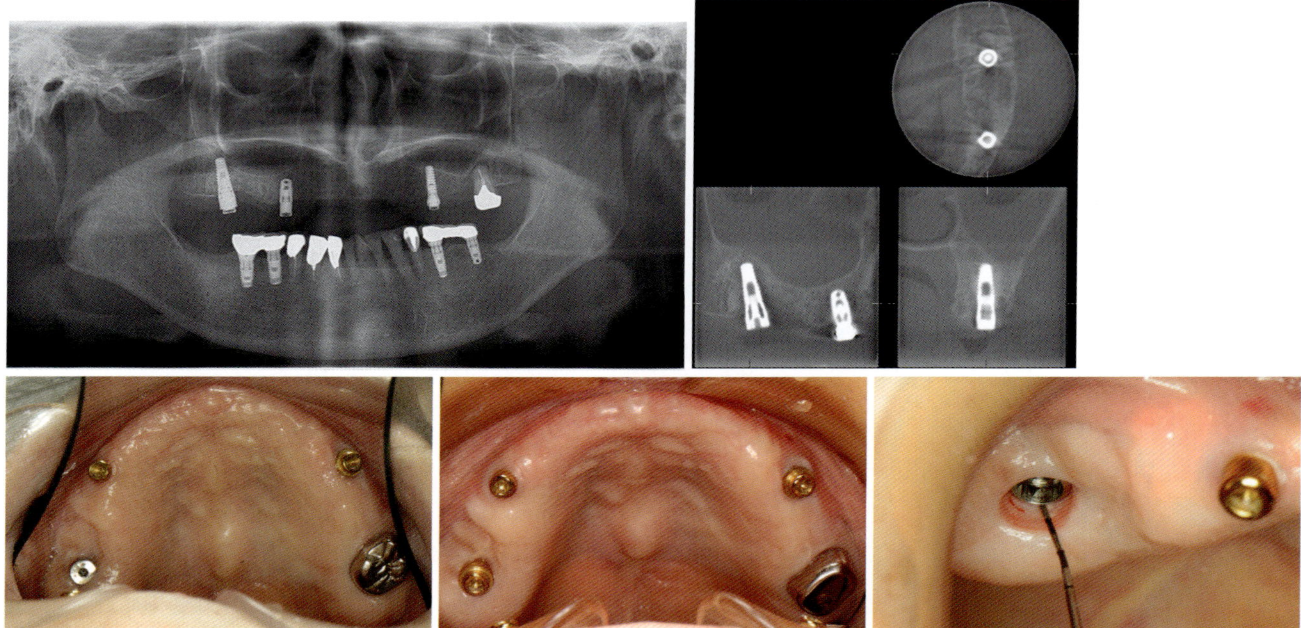

2-15 4|4 部インプラントのマグネットをロケーターに変更，7| 部とあわせ 3 カ所の支台をロケーターアタッチメントとした．|7 は内冠形態とし義歯に組み込み，受圧条件を改善した．
3 カ所のインプラントロケーターの維持と把持を期待し，1 カ所の天然歯に支持と把持，さらに義歯の粘膜負担により，義歯はきわめて安定した．義歯が十分にセトリングした状態であれば，ロケーターの適切な配置により受圧条件も改善できたと考えている

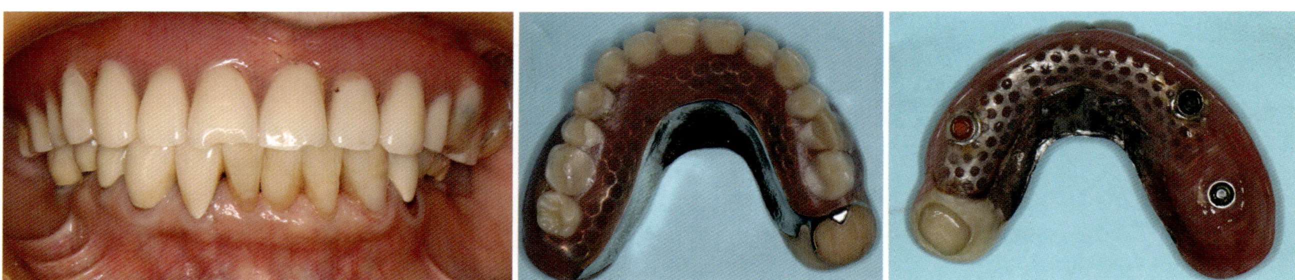

2-16 義歯改造後 10 年以上が経過．安定して使用できている．|4 部のリプレイスメールは，|7 に維持力がなく，支持と把持効果のみのため，リプレイスメールを青から次に維持力の強い赤に交換している

3．ロケーター，ガイドサージェリーを用いたIOD/IARPD臨床術式

③静的ガイドシステムと動的ガイドシステム

【静的ガイドシステム】

IODの臨床においては，CBCTと，義歯外形を表現した診断用テンプレートを口腔内に装着したCBCT撮影，さらにそのデータをインストールしたデジタルテクノロジーを活用したコンピュータ支援型インプラント手術のシステムを使用したシミュレーションに基づいた設計と，サージカルガイドを用いた埋入が，現在では必須となります．かつてインプラント治療に取り組み始めた当初は，直径5mmの金属球や直径2mmのセラミックボールをテンプレート上に接着し，それを装着して術前のパノラマX線写真を撮影し，当院のパノラマX線写真上では平均1.25倍の拡大率になることから，定規を当てて下顎管までの距離を測っていたような時代がありました．その後，ヘリカルCTを撮影センターにオーダーし，フィルムで戻ってくるというような時代を経て，Simplantの登場で自院のコンピューター上でのシミュレーションが可能になりました．現在はさらにシステムは進化し，シミュレーションに基づくガイドによるガイデッドサージェリーまで可能となっています．私は静的ガイドシステムとしてSMOPシステム（アルタデント）を多用しています（**図7**）．また，動的ガイドシステムとしてX-Guideシステム（NobelBiocare）を2023年6月より使用しています．

図8にSMOPガイド完成までの流れを示します．術前診断のCBCT撮影，テンポラリーデンチャー装着時の全顎IOS（プライムスキャン：シロナ），テンポラリーデンチャーを外した状態の全顎IOSの3つのデータをアルタデントとラボに送ります．数日後，当院にSMOPソフト画面上にCT画像とテンポラリーデンチャーさらに欠損顎堤の義歯床下粘膜情報がマッチングされた画像にインプラントが仮置きされた状態で返信され，SMOPプランニングソフト上で確認します．そのデータ上でインプラント埋入ポジションの術前プランニングを行っていきます（**図9**）．

シミュレーションが終了し，SMOPガイド製作依頼となります．3Dプランニングセンターから，完成したガイドの状態が送信され，納品後に実物のガイドを口腔内に試適して適合を確認してからインプラント埋入手術を行います（**図10**）．

SMOPプランニングソフトとSMOPガイドを使用することで，口腔内でのインプラントポジションがきわめて正確に再現できます．インプラントポジションが重要な審美エリアだけでなく，IOD/IARPDやGBRの際にも，補綴形態，骨の状態，歯肉の形態の診査に基づくポジションを確実に設定でき，患者満足度が高い安心安全なインプラント治療が可能になると考えています（**図11，12**）．

SMOPシステムは，ガイドが歯面を被覆する範囲が少なく，ドリリング時の注水が行いやすく，骨頂部が直視できること，スリーブとドリルが同じ径なのでガイドキー等の中間パーツの必要がないため，ドリリング時のドリルのブレがきわめて少なく，ガイドキーを保持する人

手の必要もないことが，大きな特徴と考えています（**図 13**）．また，設計の履歴が自身のPC 上に蓄積されていくことで，設計の振り返りができることも，重宝している理由です（**図 14**）．

SMOP システム（Swissmedia ／アルタデント）

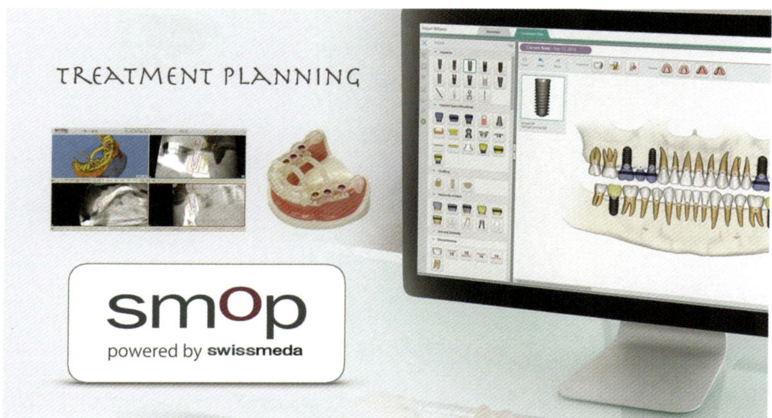

図 7　SMOP TREATMENT PLANNING システム（Swissmedia ／アルタデント）

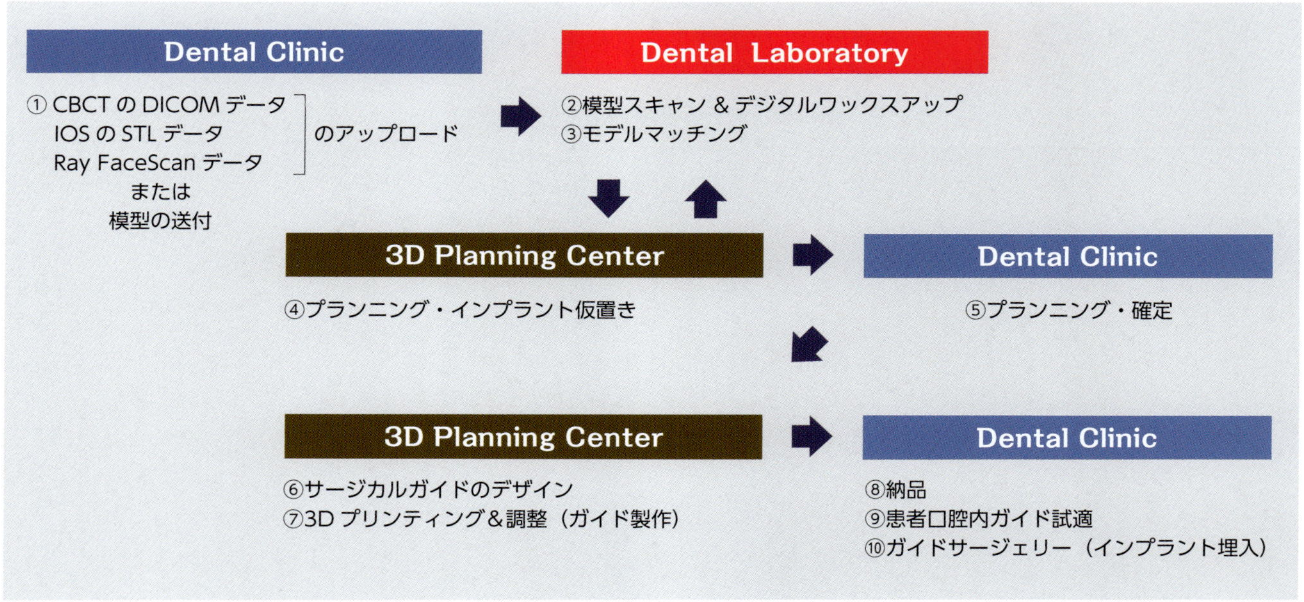

図 8　SMOP ガイド完成までのフローチャート

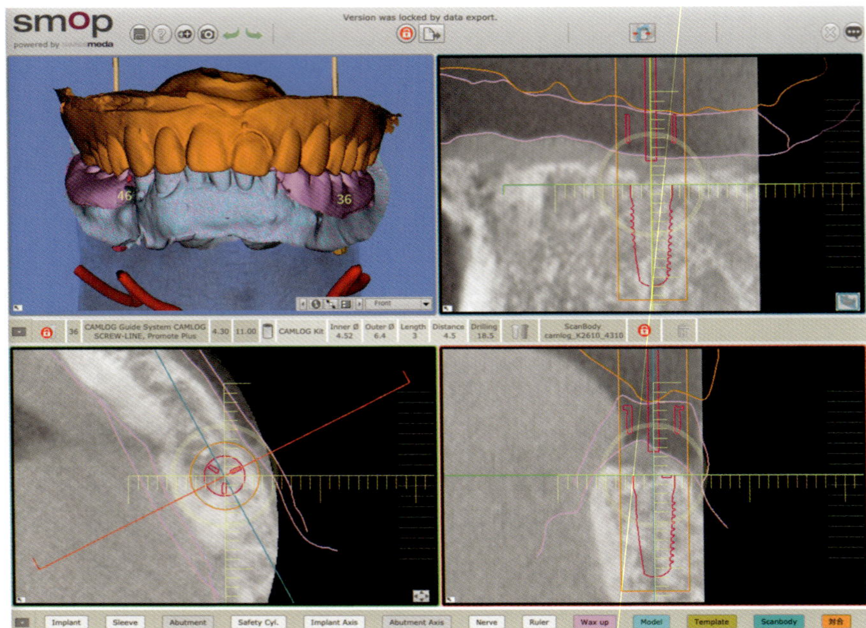

図9 3Dプランニングセンターから送られてきたSMOP画像の一例．4分割された画面は，左上に上顎義歯，下顎テンポラリーデンチャーの咬合状態，残存歯，歯肉，インプラント軸，下顎管などが表示されている．残りの3つの画面はCBCTの骨情報と義歯床下粘膜情報，義歯床外形から人工歯，上顎義歯と咬合関係などが矢状面，前頭面，水平面で表記されている．これらのデータはSMOPプランニングソフト上で自由に動かすことができ，拡大縮小やコントラストの調整はもちろん，画面に表示される情報を下段のアイコンから任意に設定することも可能で，表示したり不要な情報を消去したり自由に行える．
この画面では，インプラント部位，種類，サイズ，アバットメント情報，スキャンボディ情報などを示している．自身のプランニングが終了したらSMOPセンターにプランニング終了の一報を入れ，ガイド製作にとりかかってもらう

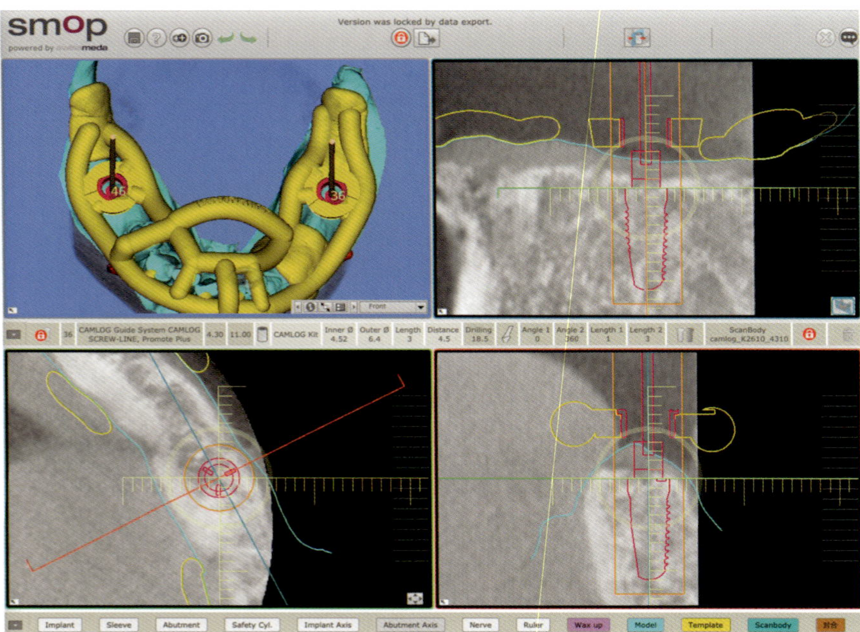

図10 完成したSMOPガイドのデータ
SMOPセンターから1～2週間後に，完成データと，3Dプリンティングされた実際に使用するCamlogガイドが送られてくる

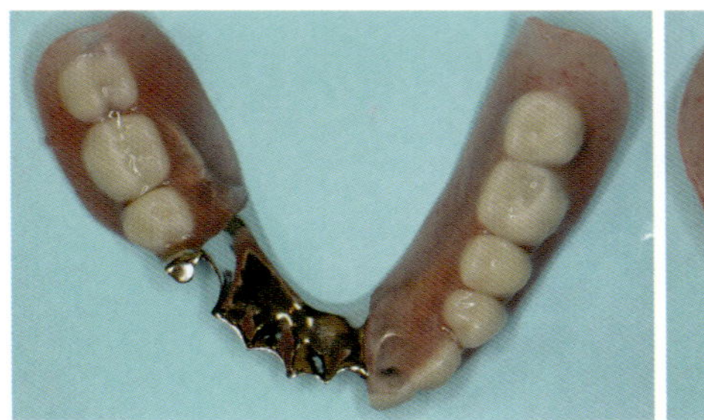

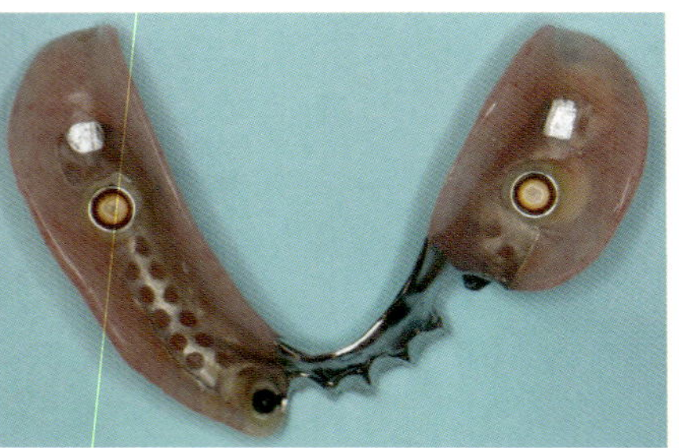

図11 約4年経過時のIARPD．義歯はきわめて安定しており，リテンションインサートの消耗はなく，一度も交換していない．義歯が十分セトリングした状態で口腔内で組み込まれたロケーターメタルハウジングならびにリプレイスメール（赤）は，もともとは維持力のみの開発コンセプトであるが，この症例のように支持，把持機能も担っているようである

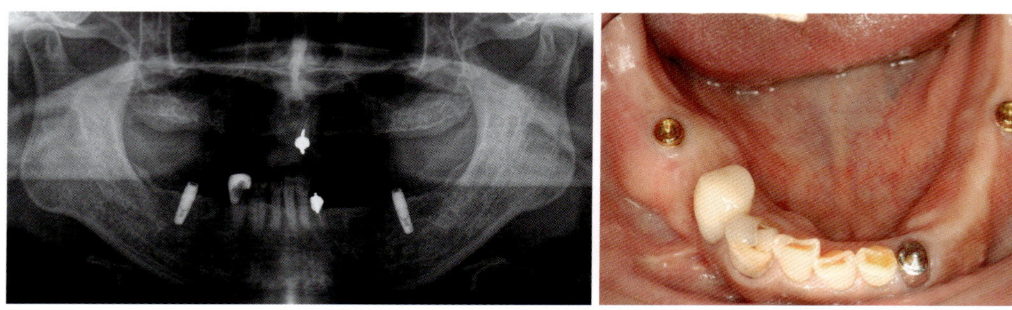

図 12　約 4 年経過時．インプラント頸部の骨吸収もなく安定している．初診時に不良であったブラッシングは患者の努力で改善した．インプラント周囲歯肉の状態も良好である

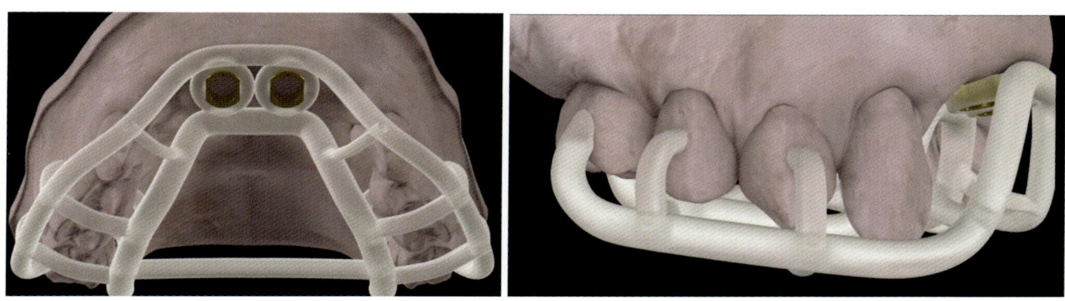

図 13　SMOP ガイドは他の多くのガイドと歯牙支持部分が異なり，歯の最膨隆部に小さな面接触で複数保持している．ガイドの精度の高さは特筆であり，適合の確認も容易である．さらにインプラント埋入部の骨面とインプラントの深度を術中確認できるほか，外部注水の冷却水も骨面到達しやすい

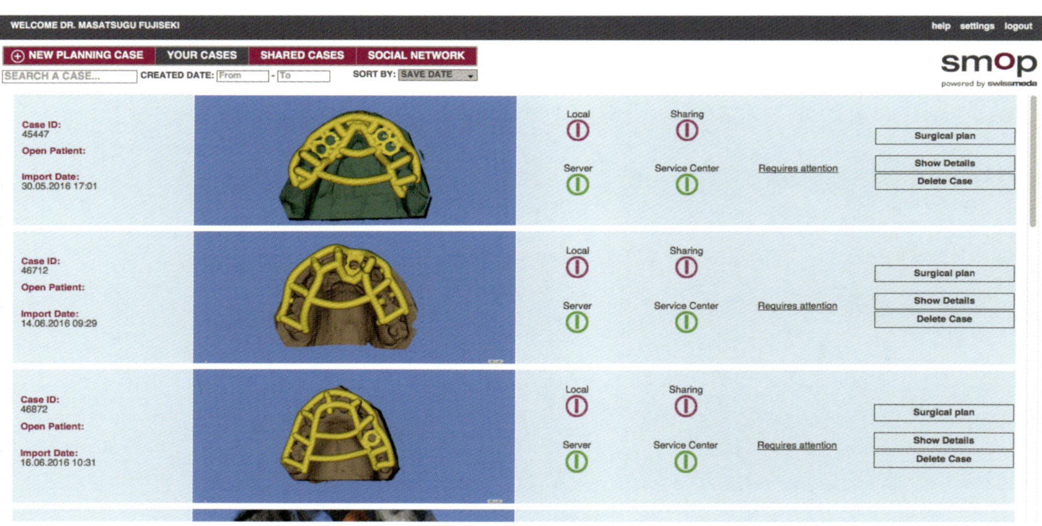

図 14　設計したガイドは自身の PC に蓄積され，いつでも参照可能

症例3は，2014年初診の60歳男性の上顎の治療です．

他院で埋入されたインプラントが次々にロストしている状況でした．初診の2～3年前からHbA1cが8.0台と糖尿病のコントロールが不良の状態で，その治療と並行してのIOD製作となりました．引き続き使用できそうな上顎インプラントは4本，当院で治療を開始し歯周基本治療中に上顎3本は自然脱落になりました．うち1本は前歯部に水平に埋入されている1本でした．2016年3月に上顎右側にインプラントを1本埋入して受圧条件の改善を図ることとし，SMOPによるシミュレーションを行います．糖尿病の治療とダイエットならびに歯周治療が功を奏し，2016年にはHbA1cは6.7にまで下がりました．使用していた上顎義歯は破折もあったため，歯周基本治療後に金属床義歯を製作しました．インプラントのロストによる骨欠損部位が多いことがシミュレーションからわかります．それらを避けてのガイドを用いた埋入を行います．

上顎右側頬側に大きな骨隆起があり，義歯床の形態に影響することがわかります．ピエゾサージェリーで骨隆起を除去し，粉砕してサイトランスグラニュールとともに骨欠損部に填入しています．6カ月後の二次手術においても同じガイドを使用することで，粘膜下のインプラントに正確にアプローチできるために，パンチングによる低侵襲な歯肉除去でカバースクリューを外すだけでアバットメントの装着が可能です．アタッチメントはまず|6部の既存のインプラントをロケーターに変更，当院で埋入した6|インプラント部もロケーター応用とし，義歯内面をくりぬいてメタルハウジングを設置しています．

インプラント埋入位置の術後CBCT評価では，スリーブ中心がインプラントのプラットフォーム，中間部，先端部の長軸方向と一致していることがわかり，精度よく埋入することができています（**3-11**）．

症例3　SMOPシステムによるIOD製作①

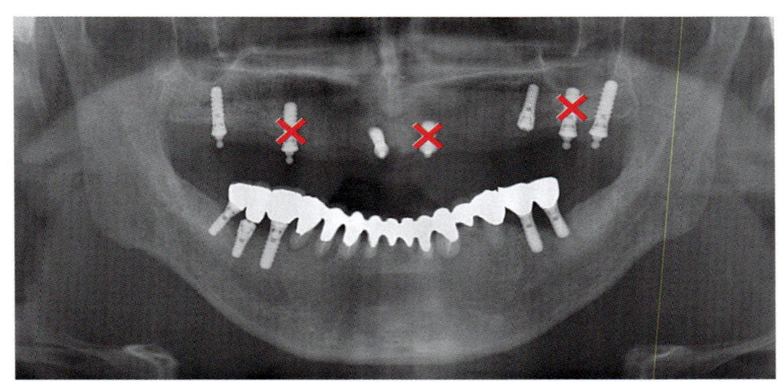

3-1　60歳，男性，2014年3月，初診時．
×部は歯周基本治療中に自然脱落のインプラント．右側最後方部に1本と左側臼歯部に2本のインプラントが残るが，受圧条件が悪くなるため，HbA1cが6台に改善した時点で，骨の条件が良好で受圧条件が改善できる6|部に1本の追加埋入を計画した

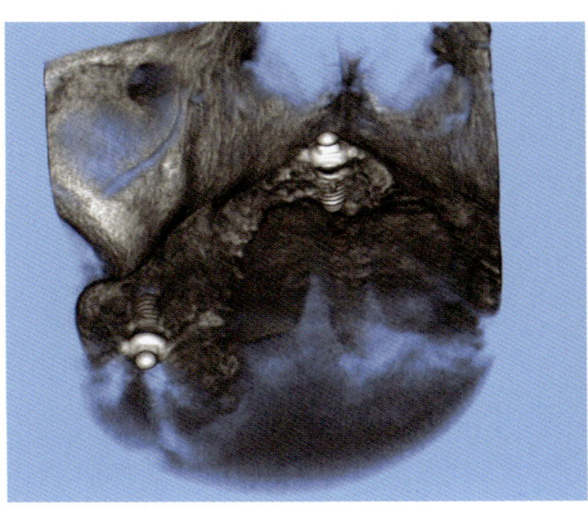

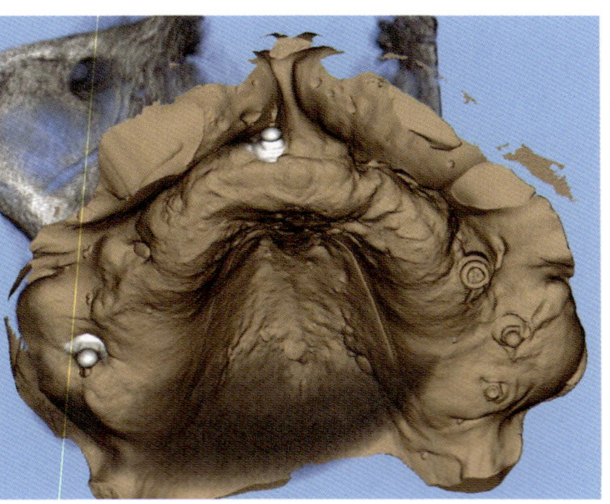

3-2　2016年3月．インプラント手術のためのCBCT撮影とSMOPガイドシミュレーションソフトでのプランニングを行った

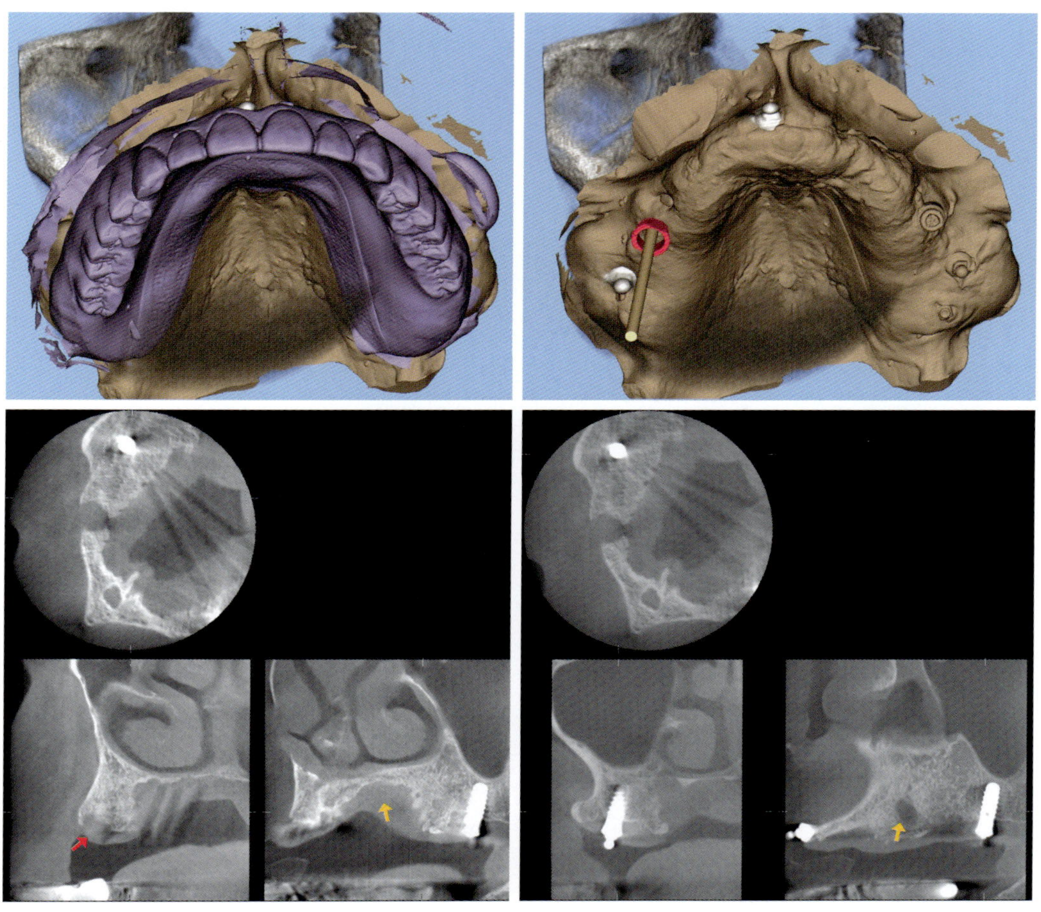

3-3 使用している金属床義歯をシミュレーションソフトに取り込み，骨の条件の良い部位に埋入ポジションを決定する．埋入予定部位の前方部にはインプラントロストによる大きな骨欠損が認められる（黄矢印）．さらに埋入予定部位にも骨欠損が確認できる（赤矢印）

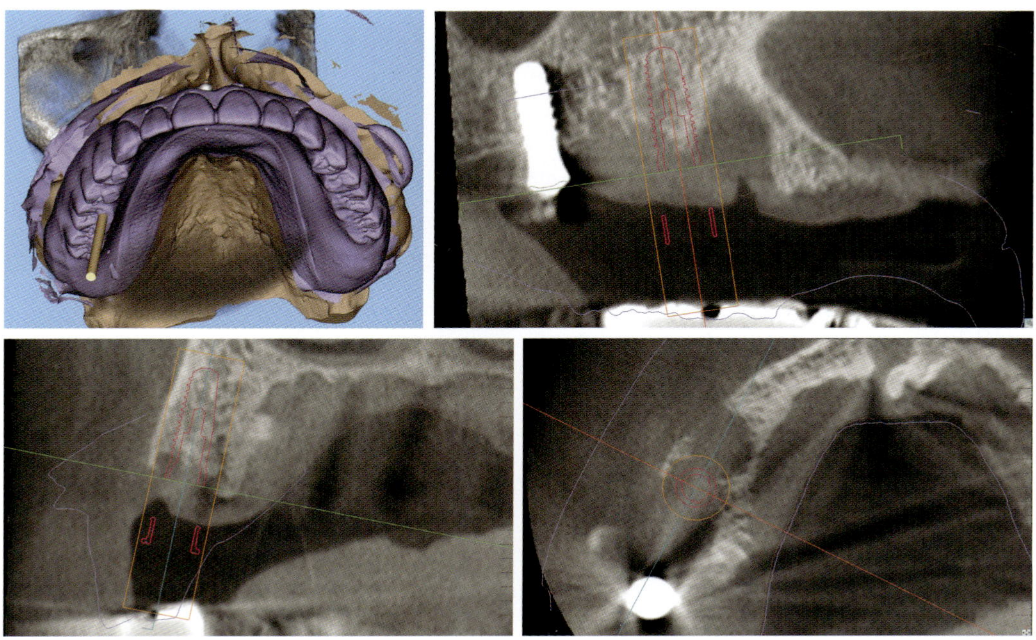

3-4 骨欠損部との関係を詳細に検討しインプラントポジションを決定する．さらに，使用している義歯の人工歯機能咬頭直下にインプラント長軸方向とも一致させて，埋入ポジションを決定した

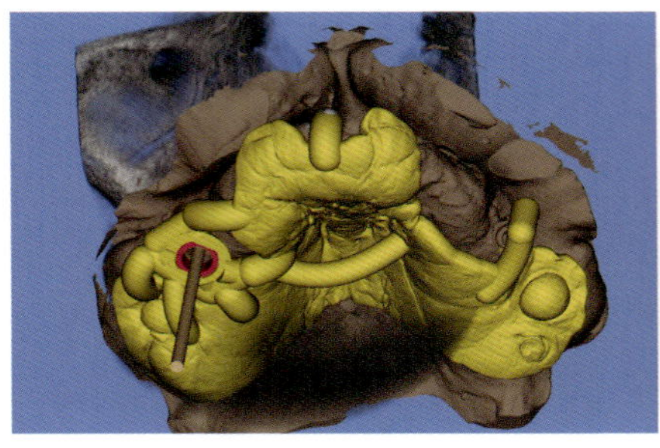

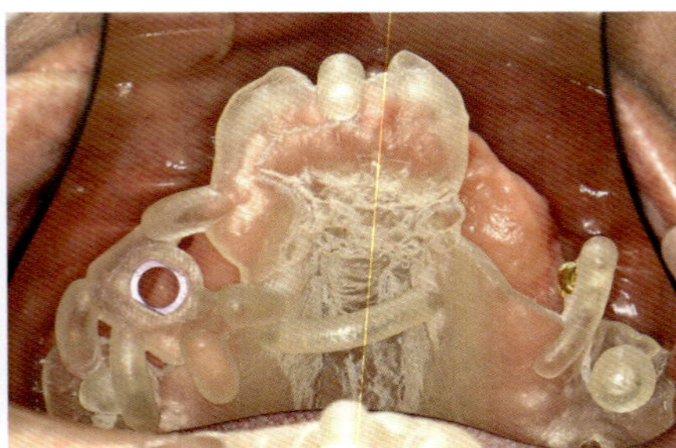

3-5 決定したデザインと製作されたサージカルガイド．既存のインプラントと口蓋正中部，上顎結節部の硬い粘膜を利用してガイドを支持させている．インプラント埋入部のスリーブは粘膜から離れている

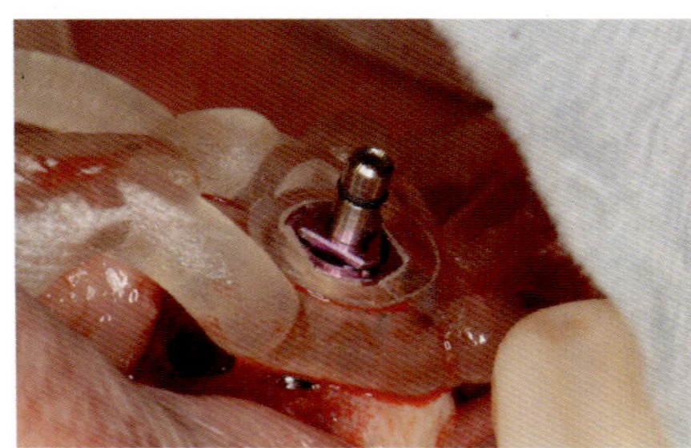

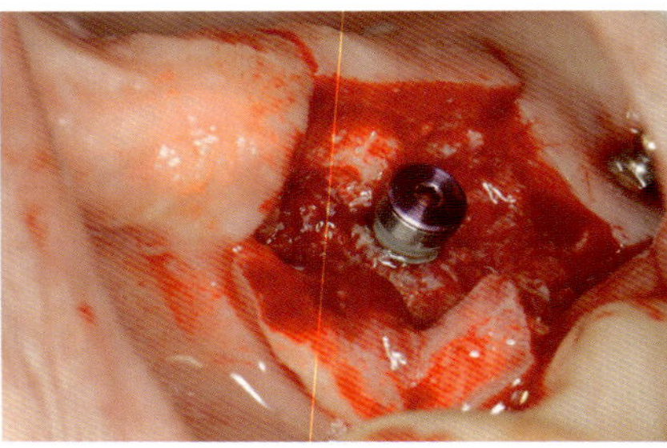

3-6 シミュレーションでインプラント埋入深度を決定しており，インプラントをガイド埋入してプランニングと一致した深度にした（左）．さらに，インプラント周囲に骨欠損があることがわかっていたので，GBRを行う．ガイドを用いてのインプラント埋入後．インプラントラフサーフェスが骨上に露出している（右）

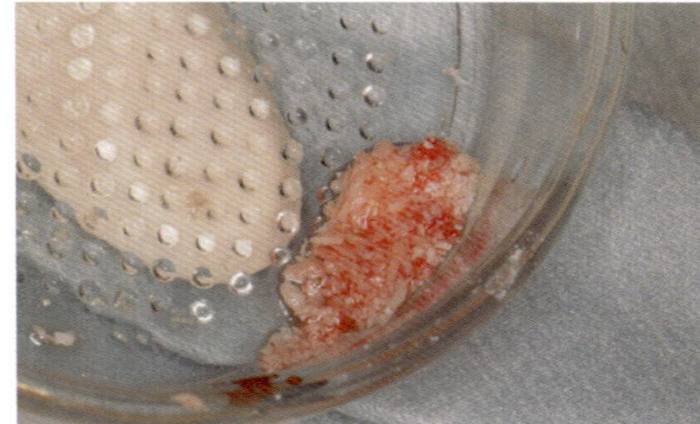

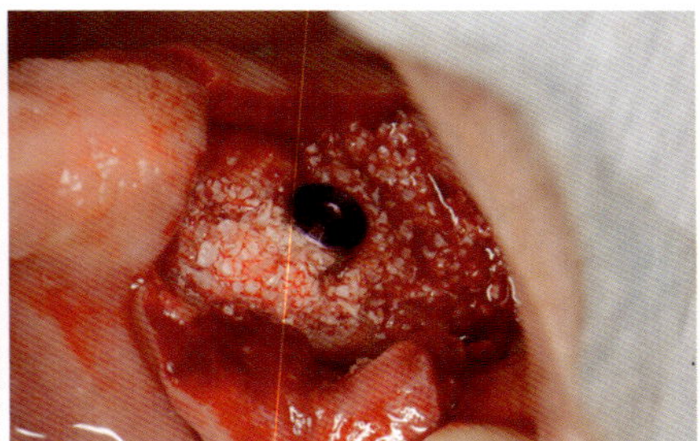

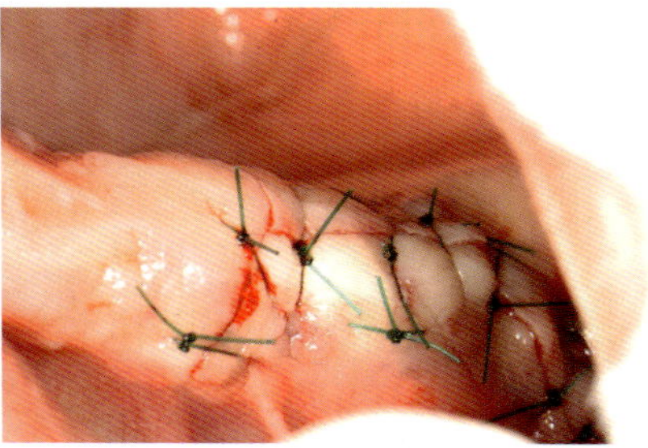

3-7 唇側の骨隆起をピエゾサージェリーで除去．粉砕してサイトランスグラニュールとともに填塞．吸収性メンブレンを設置して骨膜弁を閉鎖した

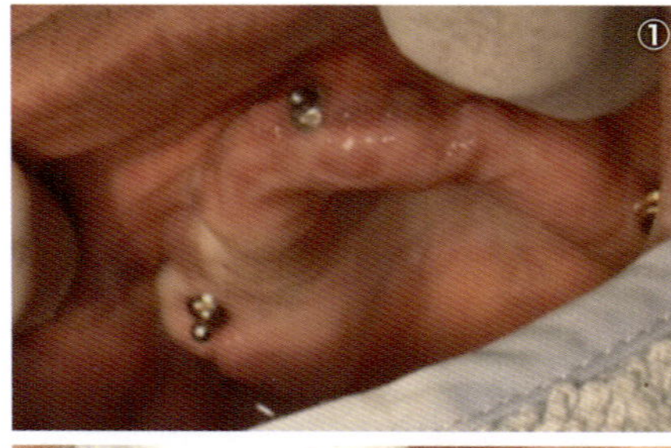

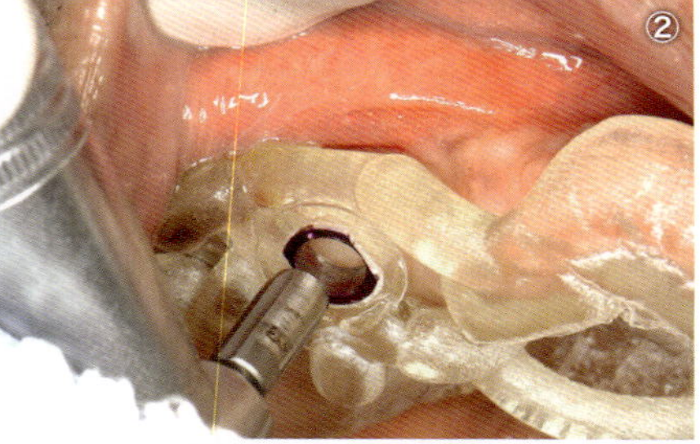

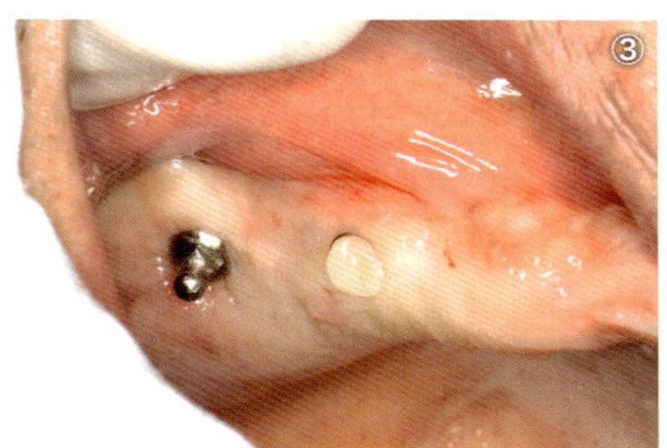

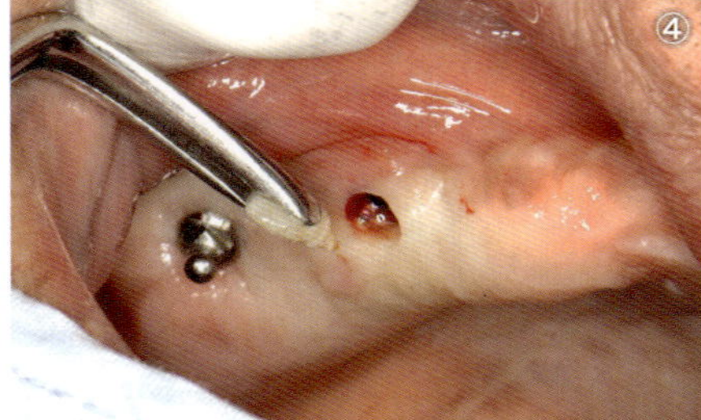

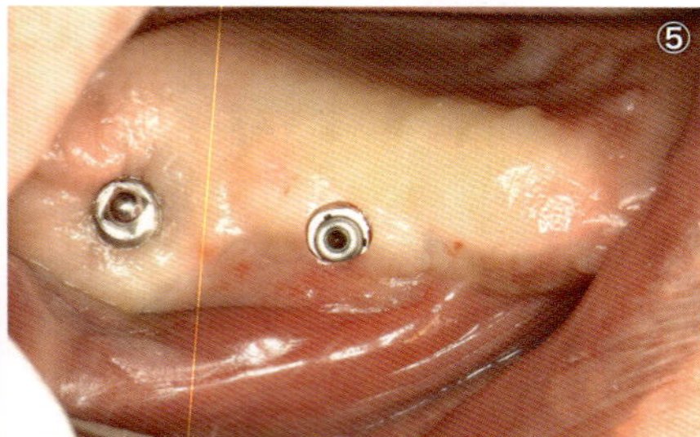

3-8 ①6カ月後の二次手術時．インプラント埋入部位より頬側には十分に厚い歯肉が存在するため，②～④保存しておいた一次手術時のガイドを使用して歯肉パンチングでカバースクリューを露出させる．④インプラントは正確にガイドスリーブ直下にあったため，歯肉パンチにより歯肉を除去すると，⑤インプラントカバースクリューが露出した．カバースクリューを除去してインプラントプラットフォームが確認できる．歯肉パンチングにより低侵襲なアプローチが可能となる

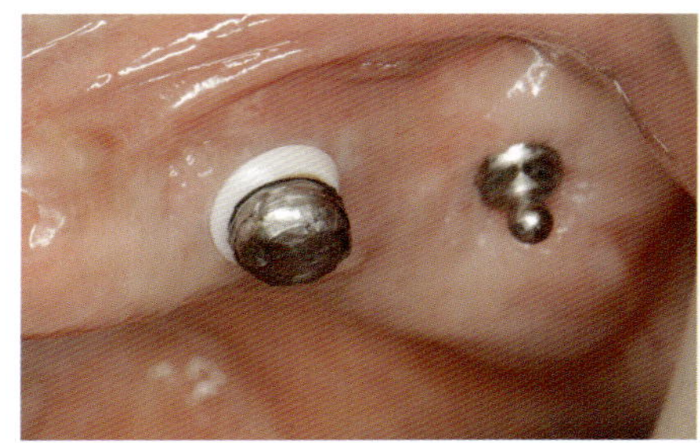
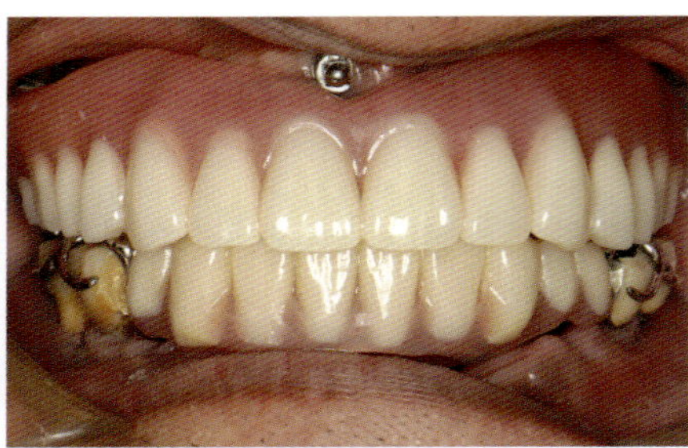

3-9 使用し続けている義歯内面をくり抜いてロケーターのメタルハウジングを設置している．上顎義歯は十分にセトリングしている．前歯部の水平方向に埋入されていた既存のインプラントは，義歯床の安定のために保存している

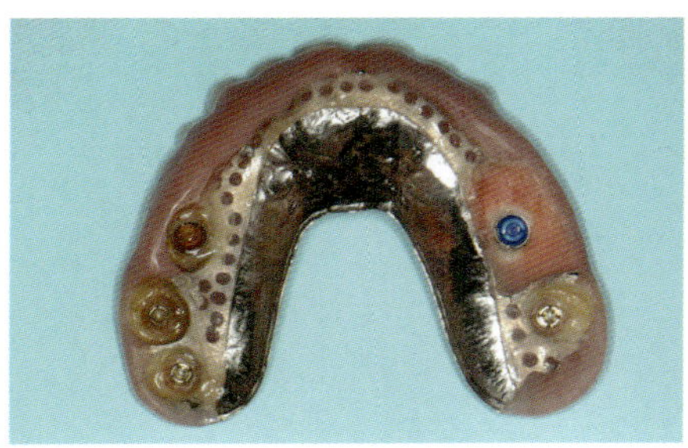
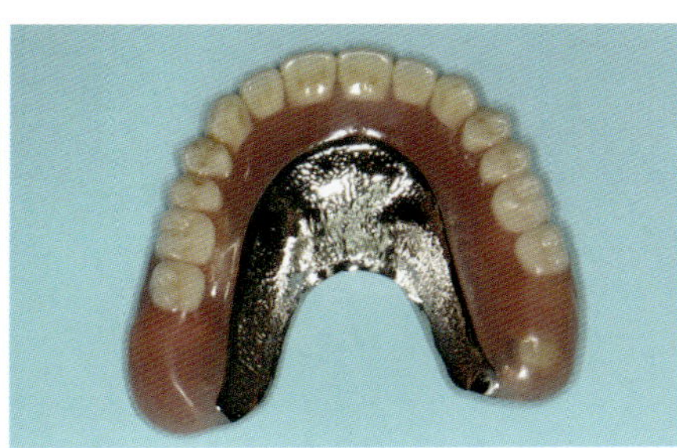

3-10 ロケーター，リプレイスメール（青）を，メタルハウジング内に装着．右は装着後の義歯．この状態で金属床義歯を継続使用していく

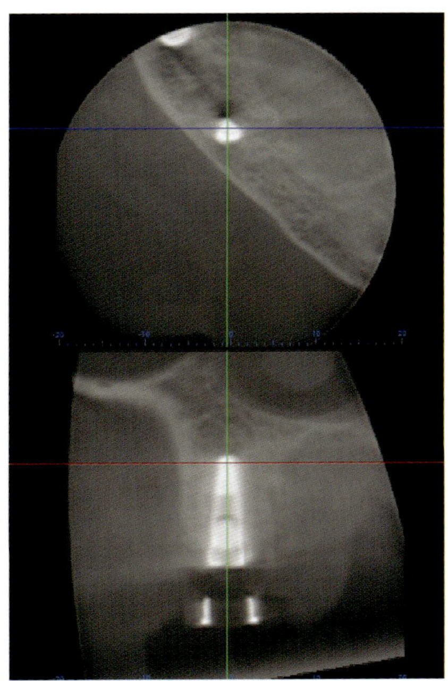

3-11 埋入後のポジションチェック．ガイドスリーブとインプラントの長軸の一致が確認できる

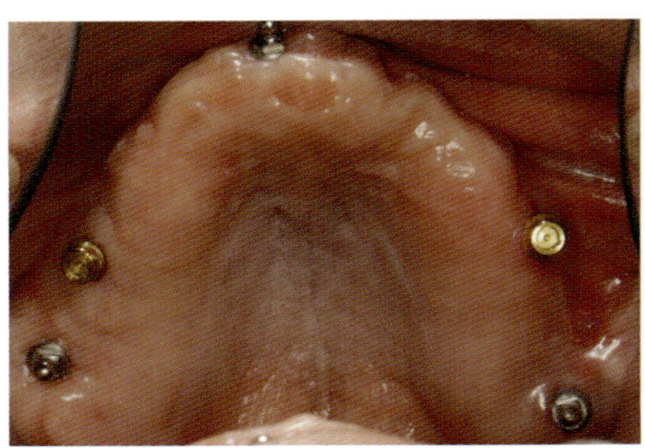
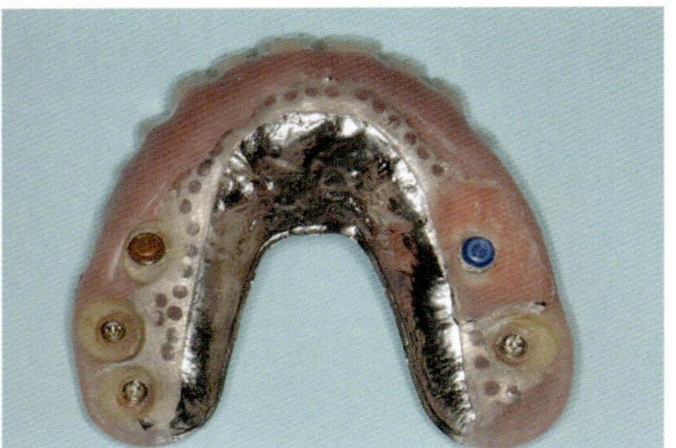

3-12 上顎右側の 1 本のインプラント追加で，維持力と，おそらく受圧条件が改善している

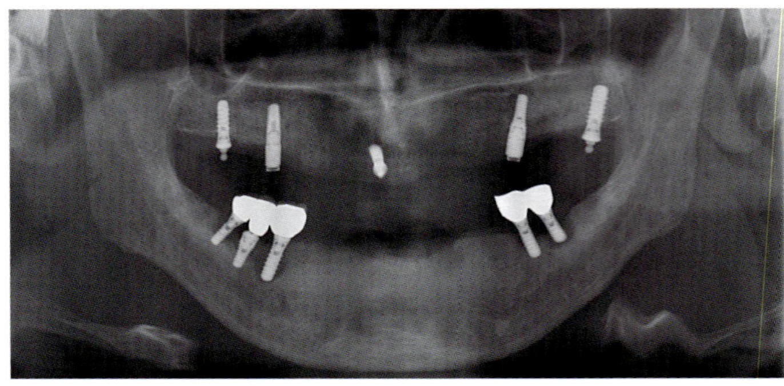

3-13 下顎はテンポラリーデンチャーを使用しながら，保存不可能なインプラント除去，さらに受圧条件が改善できる適正なポジションへの追加埋入を計画していく

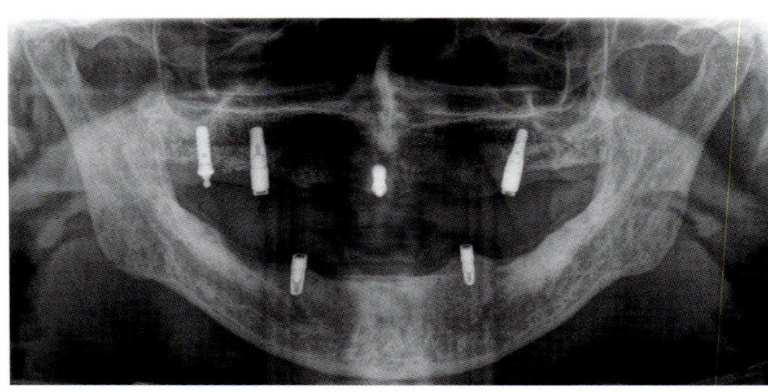

3-14 2024年5月．|7 部インプラントは2020年6月に自然脱落した．下顎両側のインプラントは，骨増生を併用して埋入している．初診から10年．6| 部インプラント埋入から8年．5|5 部インプラント埋入から6年が経過している

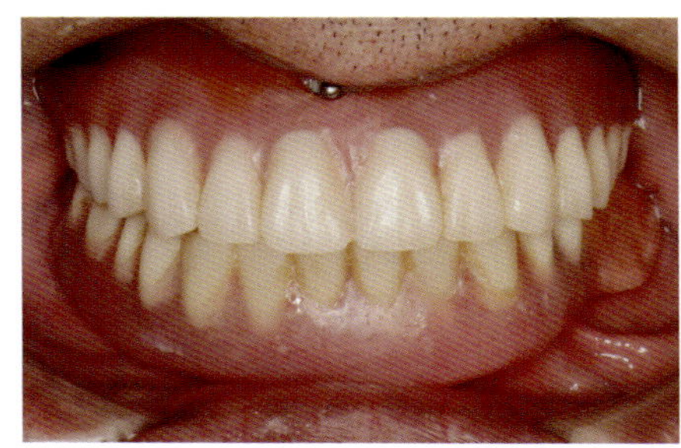

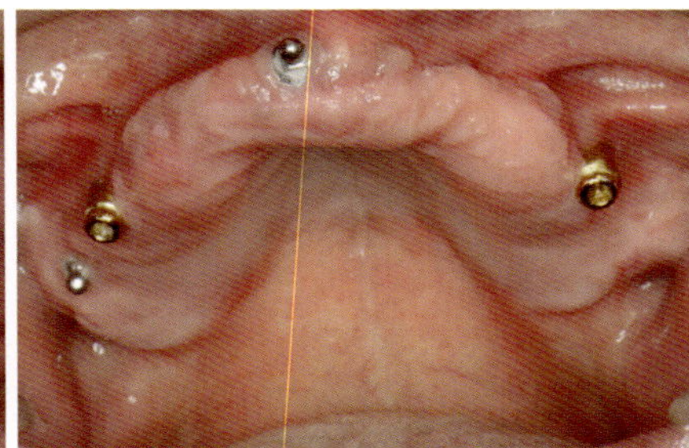

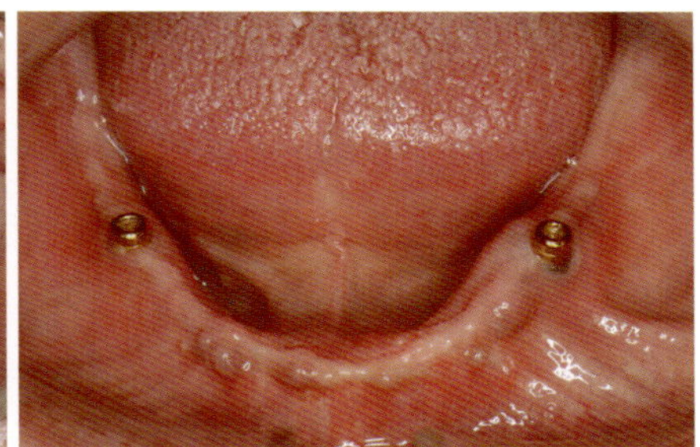

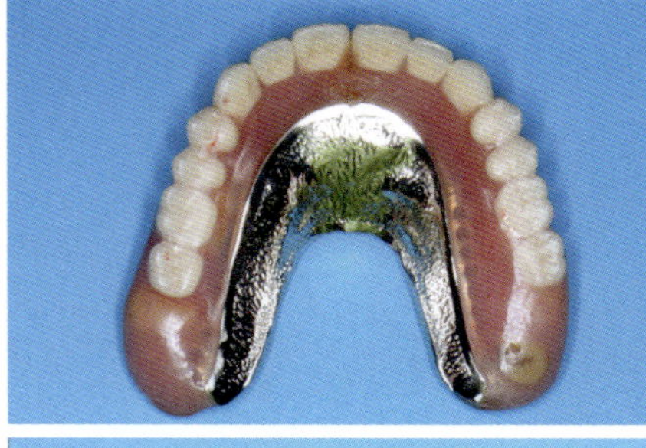

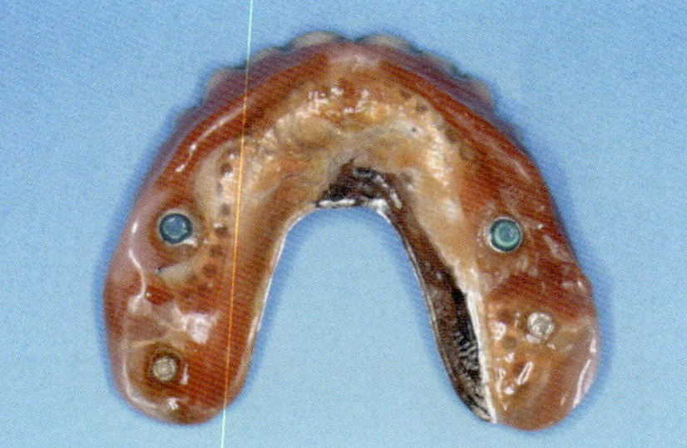

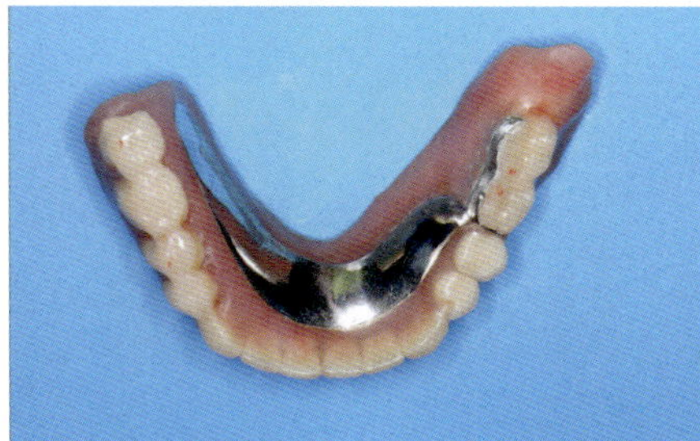

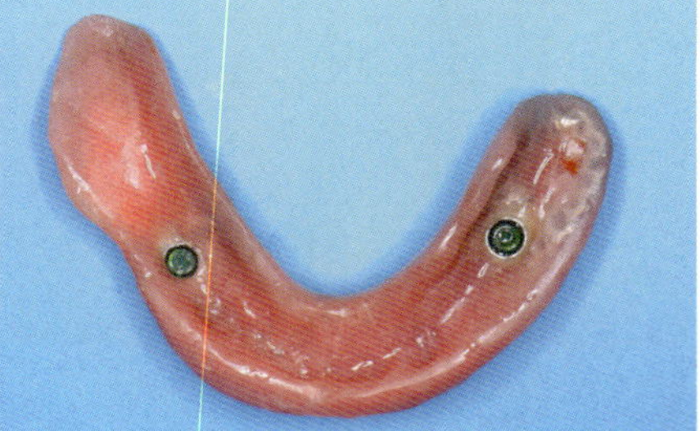

3-15 2024年5月．現在，インプラント，上下顎義歯ともに安定して機能している．患者はプラークコントロールが不良なため，1～3カ月ごとのメインテナンスに来院している．咀嚼機能に全く問題なく，上下IODを使用している

症例 4 は，2017 年 10 月初診の 79 歳の女性です．主訴は「上顎総義歯を作り直したい」．初診時，下顎はすべての歯が残存しており，装着されていた上顎総義歯はレジン床義歯で人工歯は著しく咬耗しており義歯床も不適合でした．また口蓋部のレジン床の厚みにも違和感を訴えており，金属床による総義歯を提案して製作し，2018 年 1 月に装着しました．しかしながら，金属床義歯は安定していたものの，金属床口蓋部の金属味に嫌悪感を訴え口蓋部の開放を希望されました．約 1 年間，微調整しながら使用してもらったのですが，仕方なくホースシュータイプのテンポラリーデンチャーを製作して口蓋部を開放したところ違和感は消失しました．もちろん，吸着が乏しかったため義歯安定剤の使用が必要になってしまいました．そこで，4｜4 部にインプラントを埋入し，ロケーターにより維持力を獲得する治療計画を説明して了解していただきました．

2019 年 3 月に，SMOP によるシミュレーションを行い，1 回法インプラントシステムである camlog isy インプラントを埋入しました．約 4 カ月の免荷期間の後，2019 年 7 月にロケーターフィメールをテンポラリーデンチャーに装着しました．その状態で 1 カ月使用し，金属床ホースシュータイプの IOD に移行しました．ロケーターの維持力により，義歯安定剤を使用する必要性がなくなり，口蓋部の違和感からも解放され，何でもよく噛めるとおっしゃり，患者満足度は非常に高い状態です．

この義歯でもう一つ配慮した点は咬合で，フルバランスドオクルージョンの咬合様式を付与して側方運動時にも均衡接触が獲得できています．

症例 4　SMOP システムによる IOD 製作②

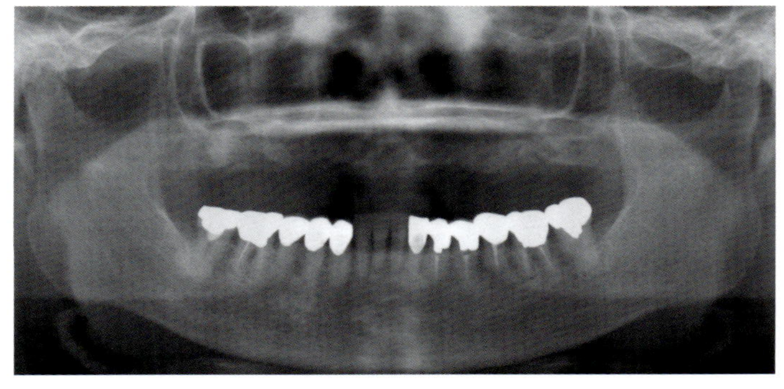

4-1　2017 年 1 月．初診時．下顎が 14 歯残存しており上顎は無歯顎で，すれ違い咬合のひとつのパターンである．上顎顎堤は，顎骨の吸収量はわずかであった

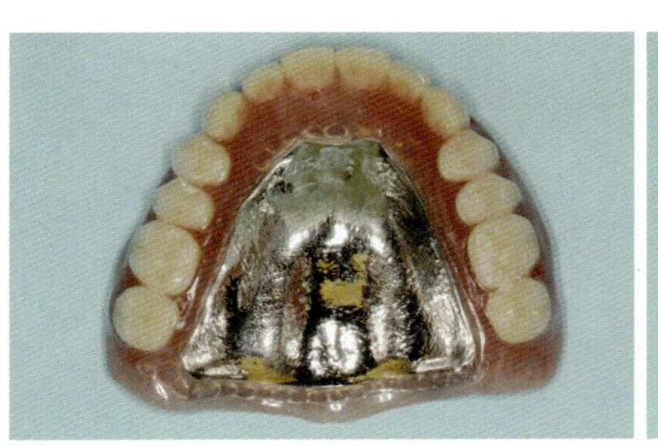

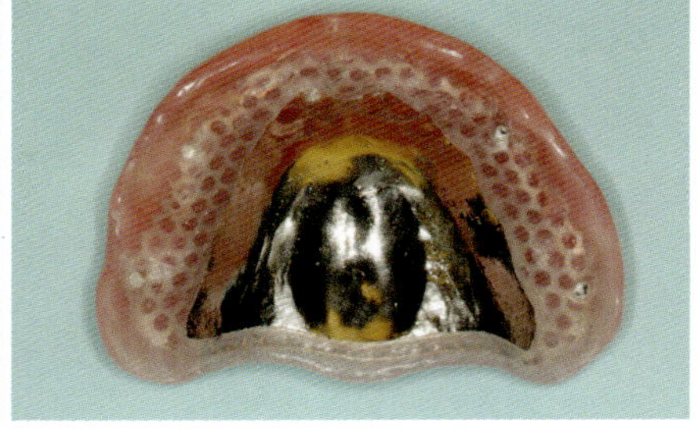

4-2　2018 年 1 月に装着した金属床義歯

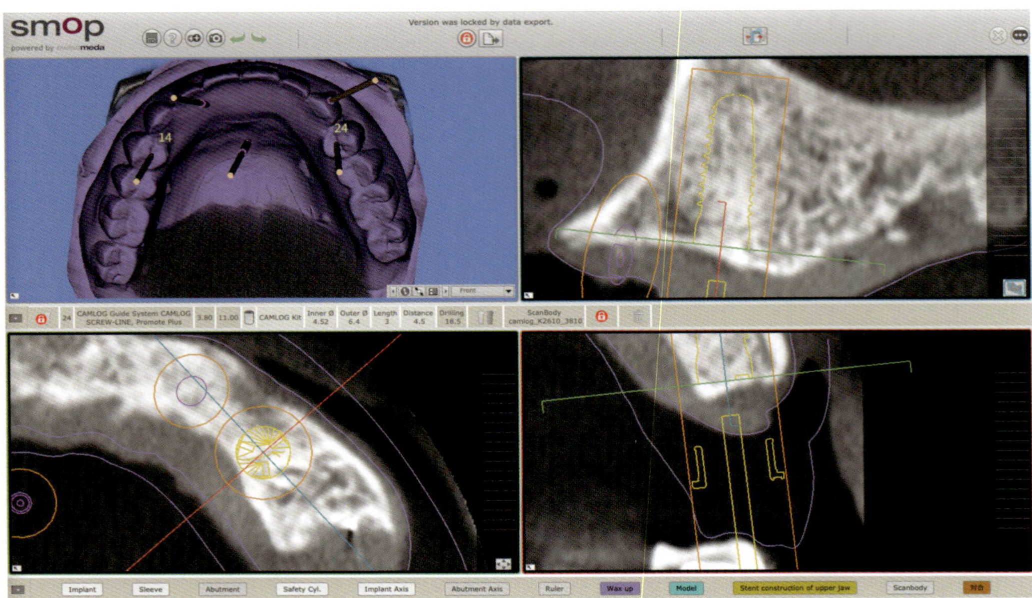

4-3　CBCTデータと，使用していた金属床の模型スキャニングデータをSMOPシミュレーション上でマッチングして，インプラント埋入プランニングを行った．4|4部人工歯中央にインプラント長軸が一致するように，骨情報を確認しながらトップダウンのイメージでインプラントポジションを決定した．ロケーターは義歯人工歯ならびに義歯床内部に完全に収まるスペースが確保できていることが，術前に確認できている

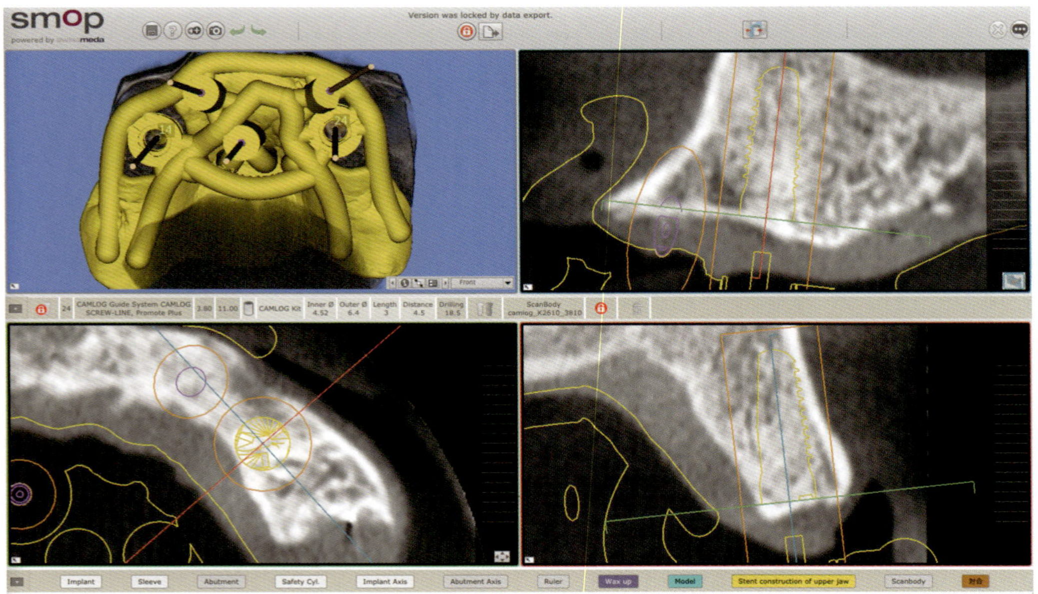

4-4　そのプランニングでのSMOPガイドの製作を，SMOPセンターに依頼した

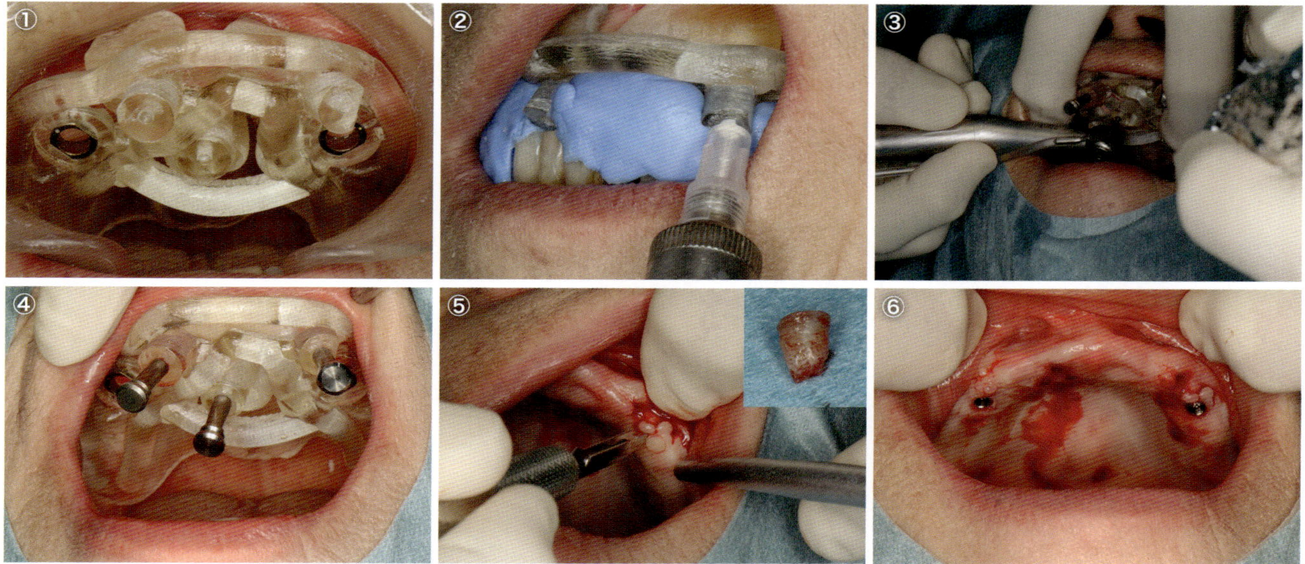

4-5 SMOP ガイドによるインプラント埋入
① SMOP ガイド試適の状態．粘膜支持タイプである
②浸潤麻酔によりガイド粘膜支持部の粘膜形態が変形して，ガイドが不適合になることを予防するため，バイトブロックを咬合した状態で固定ピンのアクセスホールやガイドの開放スペースから麻酔を行った
③バイトブロックの影響がない唇側 2 本の固定ピンはバイトブロックを咬合させたまま，固定ピンの形成・装着を行った．口蓋部の固定ピンのみバイトブロックを外して形成・装着した
④ 3 本の固定ピンでガイドを固定
⑤ガイドを使用して歯肉パンチを行い，ガイドを一度外して 15c ブレードを使用して完全に骨膜を切開した．右上は除去した歯肉
⑥ガイドを再装着してドリリングを行い，ガイドスリーブの位置を参考にしながら，isy インプラントを埋入した．残念ながら，この isy システムは，現在のところ Camlog ガイドシステムに追従していない

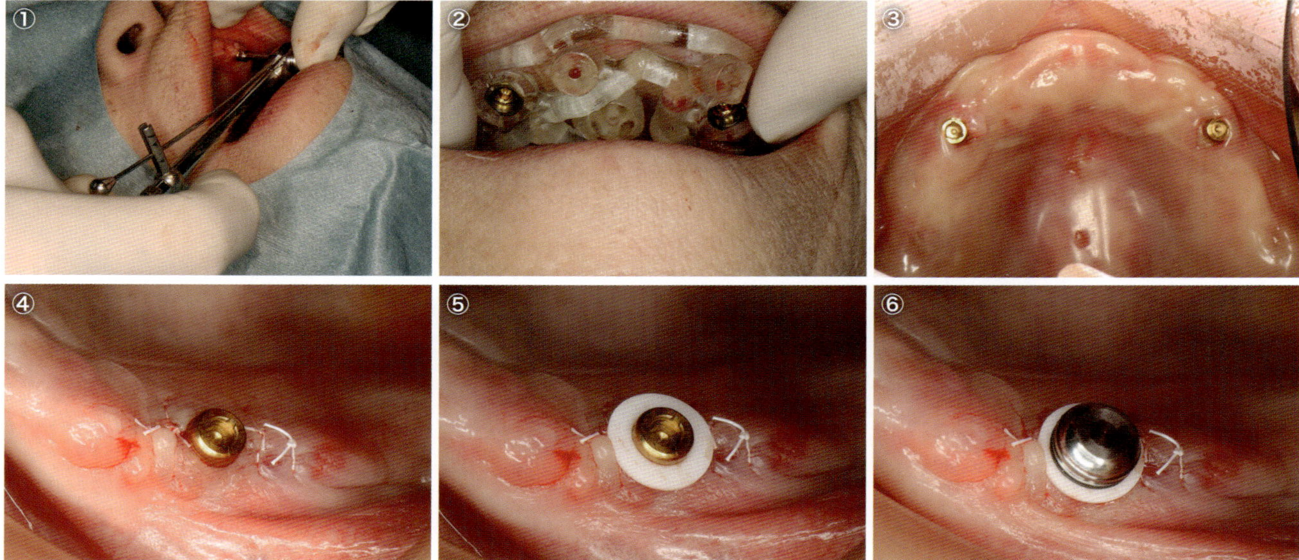

4-6 ロケーターアバットメントの装着
① SMOP プランニングによりあらかじめ用意した高さのロケーターメールを，30Ncm のトルクでインプラント埋入即時に装着した．ワンタイムワンアバットメントのコンセプトが実現できた
②ガイドを戻すとガイドスリーブの中心にロケーターが位置しており，きわめて正確にインプラント埋入が行えている
③この状態で約 4 カ月間，テンポラリーデンチャーを使用した．ロケーター部の内面はくり抜いて，義歯安定剤を使用してもらった
④～⑥約 4 カ月後，テンポラリーデンチャーにロケーターメタルハウジングを装着．テンポラリーデンチャーは咬合した状態でハウジングを取り込んだ．治癒期間中に一部の歯肉が増殖したため，結合組織を除去して，ロケーターメールが最低高で歯肉縁上 1.5mm の高さになるように調整した

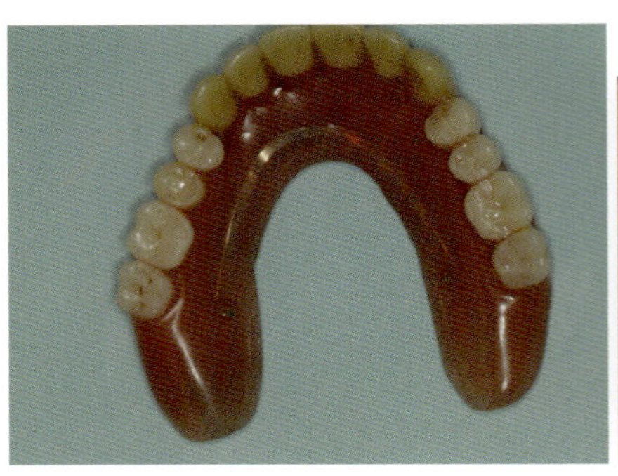

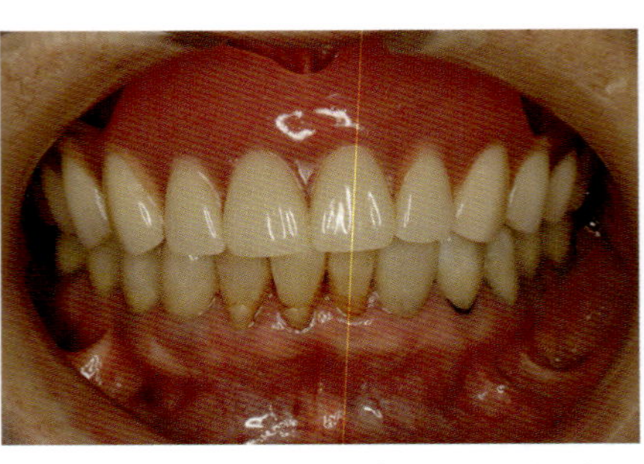

4-7　使用したテンポラリーデンチャー．ロケーターの装着で維持力が回復し，義歯安定剤は必要なくなった．この状態で約 1 カ月使用して金属床 IOD に移行した

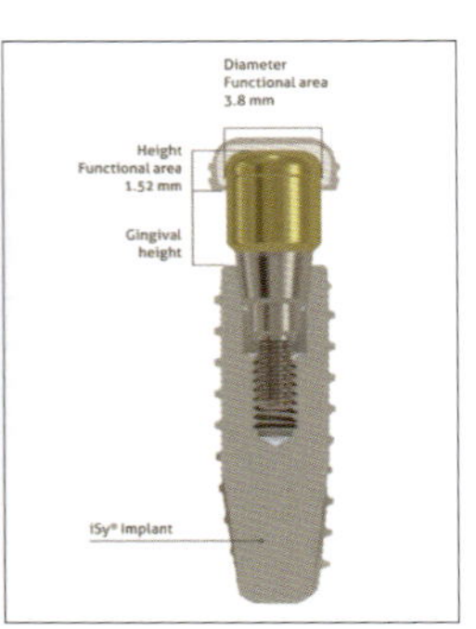

4-8　isy インプラントにロケーターを装着した状態．プラットフォームスイッチング機構が備わっている

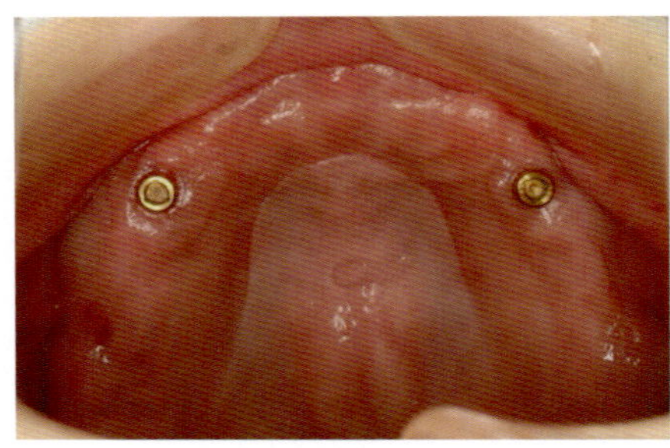

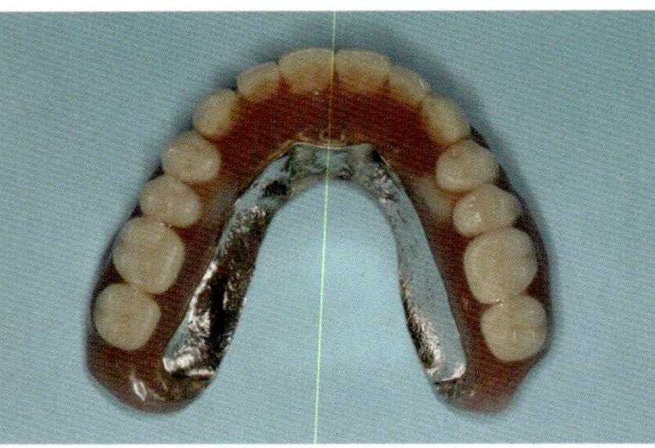

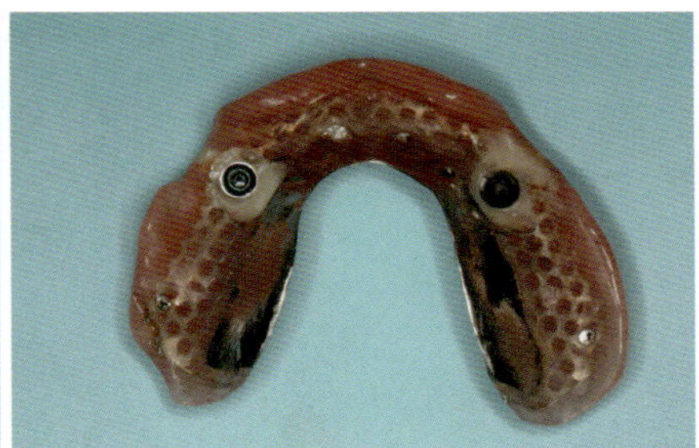

4-9　完成した金属床 IOD を装着し約 1 年経過時．義歯床下粘膜には義歯床外形が圧痕として綺麗に印記されていて，腫脹や発赤は認められない．義歯がきわめて安定してリジッドな状態であると考えている．義歯床縁の Co-Cr に対しては，違和感は訴えなかった

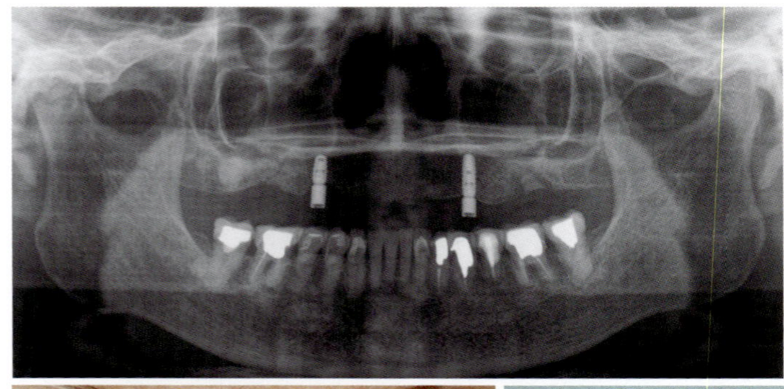

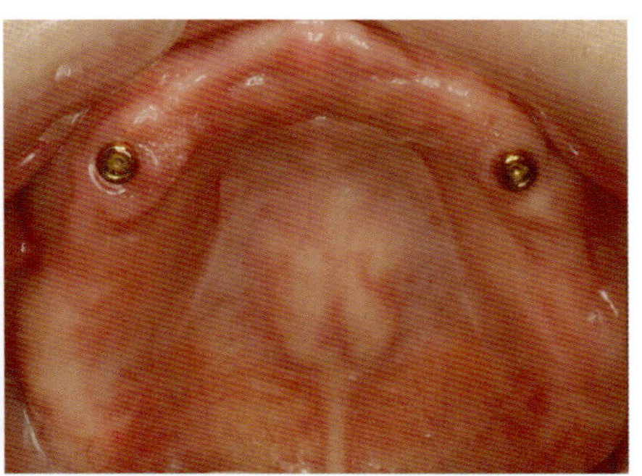

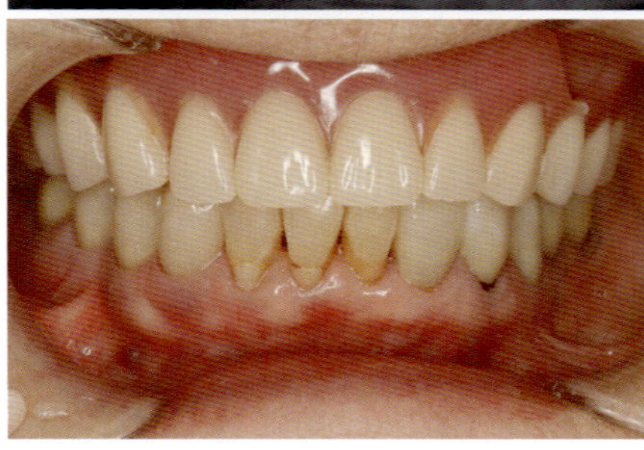

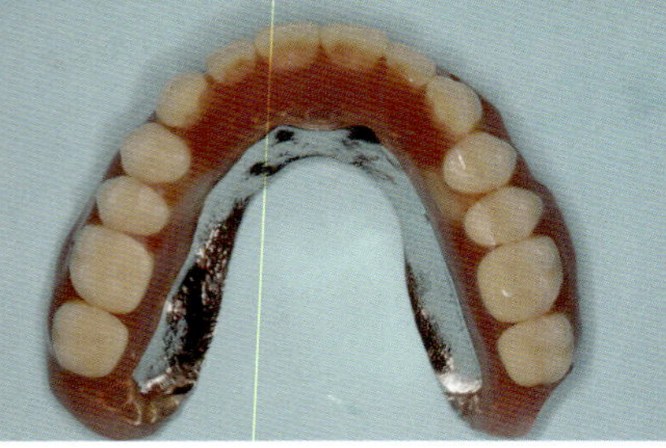

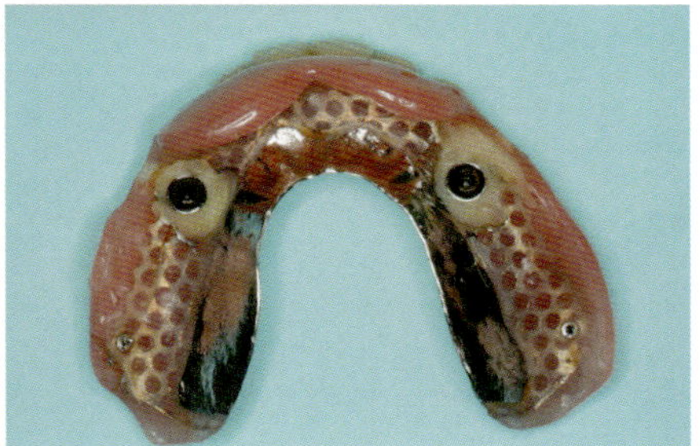

4-10　2024 年 4 月．約 5 年経過時．ロケーターリテンションメールの交換は 1 回もなく，義歯はきわめて安定している．パノラマ X 線写真でも，インプラント頸部の骨吸収はほとんど認められない

【フェイススキャニング】

デジタルテクノロジーの進歩により，歯科医療の現場にも臨床応用可能な高精度のデジタル機器が普及し始めています．その一つに RAY Face 3D Facial Scanner があります．当院では 2023 年 10 月に導入して稼働を始めました（**図 15〜20**）．

従来，前歯部審美領域の歯や顎堤の欠損における審美回復には，2D の口腔内写真撮影，印象採得，バイト採得後にプロビジョナルクラウンやテンポラリーデンチャーを応用して患者さんの感覚も取り入れながら試行錯誤的に最終補綴装置の形態を決定していく手法が一般的でした．患者満足を得るためには，試適を繰り返しラボとの密接なやりとりを何回となく行う必要がありました．

RAY Face 3D Facial Scanner は，６つのカメラを使用して患者の自然な笑顔をワンショット 0.5 秒でスキャンします．さらに連続 Multi Shot 機能が搭載され 3D 顔面像にレンダリングするための最適なキャプチャー画像を選択できます．さらに６つのカメラのうち２つのカメラは歯牙撮影専用のカメラであり，精度の高いメッシュデータを取得することができるうえ，IOS データや DICOM データとの整合性もより正確になっています．つまり，CBCT+IOS+FACE データを，AI テクノロジーを活かし自動でマッチングし，簡単に仮想患者データを作り出すことができるのです．この情報はラボとも共有することができ，理想の歯牙形態をラボでマッチングすることも可能ですし，2000 パターンの歯牙形態および排列がソフトに内蔵されているので，チェアサイドで患者と確認しながら選択することも可能です．患者説明ツールとしても非常に強力な効果があります．

さらにこのデータは，SMOP ソフト，後述する DTX studio™Implant ソフトにもマッチングさせることができ，インプラント治療のプランニングにたいへん有効です．

RAY Face 3D Facial Scanner（資料提供：RAY JAPAN）

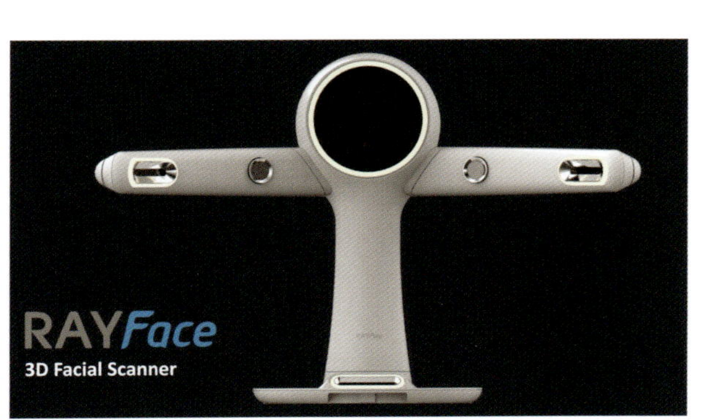

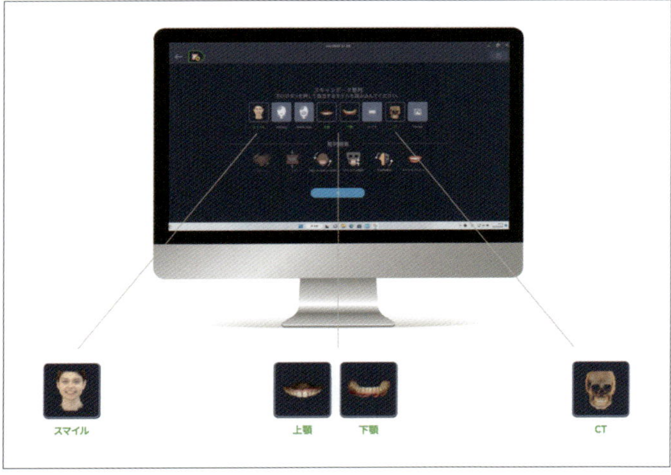

図 15　顔貌スキャンデータ，口腔内スキャンデータ，CT データがインポートされ，画面上でさまざまな操作が可能

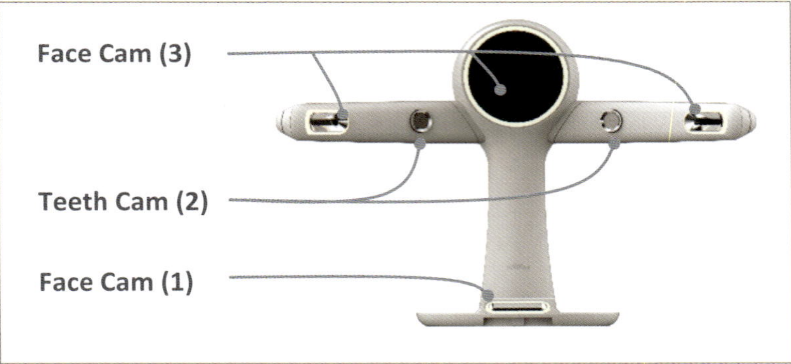

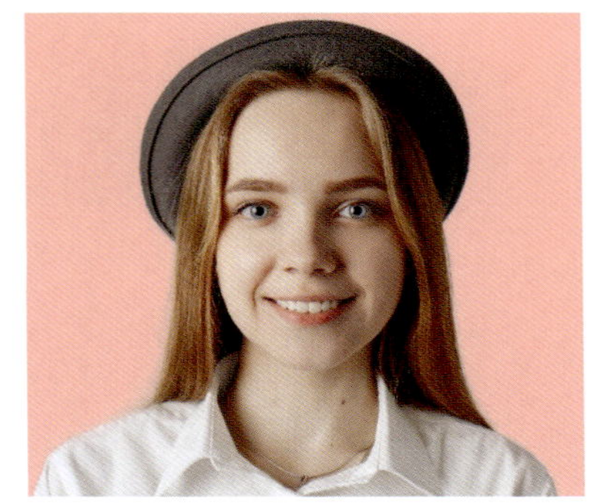

図16 One-shot scanning
RAYFaceには，6つのカメラ・光学センサを搭載し，患者の自然な笑顔を0.5秒以内にOne Shotでスキャンする．連続Multi Shot機能も搭載しており，3D顔画像にレンダリングするための最適なキャプチャ画像を選択できる

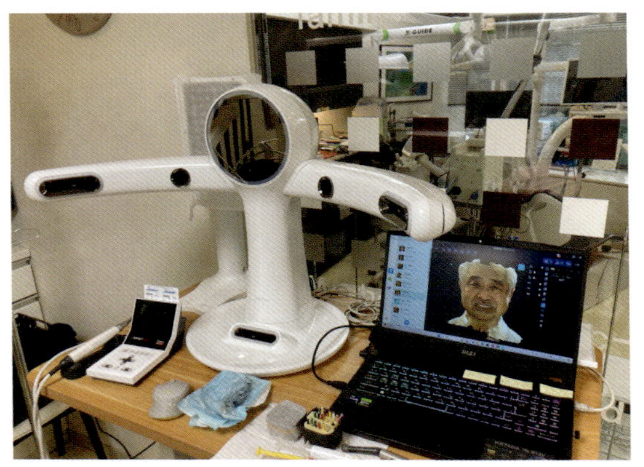

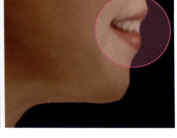

図17 当院に設置した状態．コンパクトにまとまった外観で，スペースをとらない

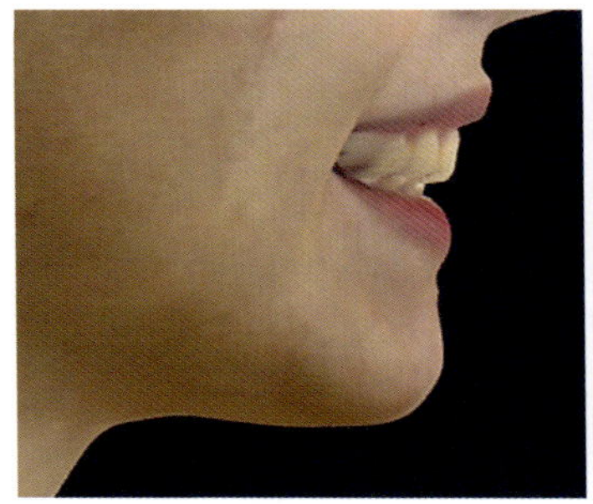

図18 Teeth Cam
6つのカメラセンサーのうち2つは歯牙撮影専用のカメラであり，精度の高いメッシュデータを取得することができるうえ，IOSデータやCBCTデータとのマッチングも正確である．左：RAY Faceで撮影，右：従来のスキャナーで撮影

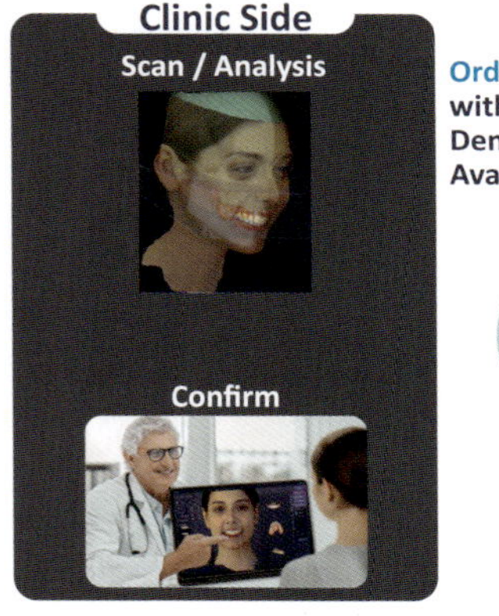

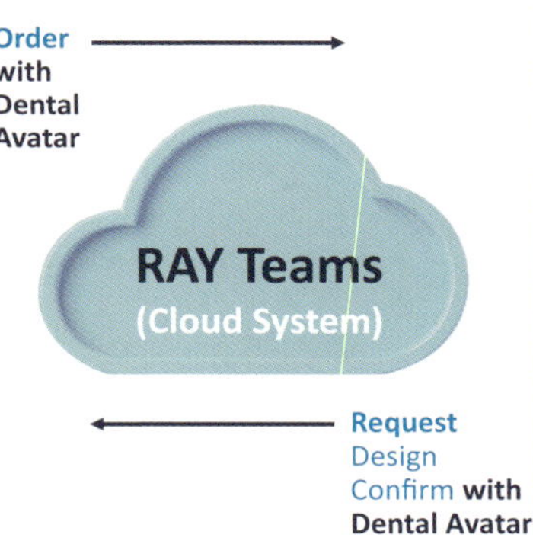

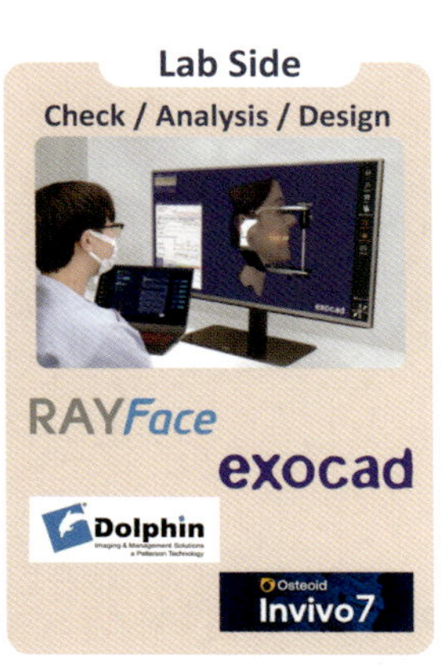

図19 ラボとのコミュニケーションは，クラウドを介しての情報共有により，チェック，分析，デザイン，確認がスムーズに行える

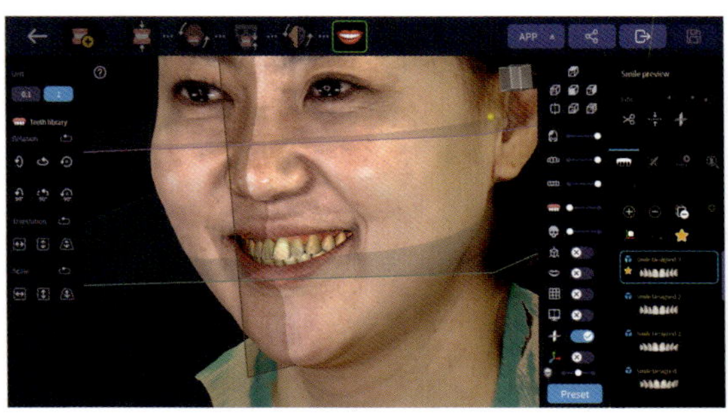

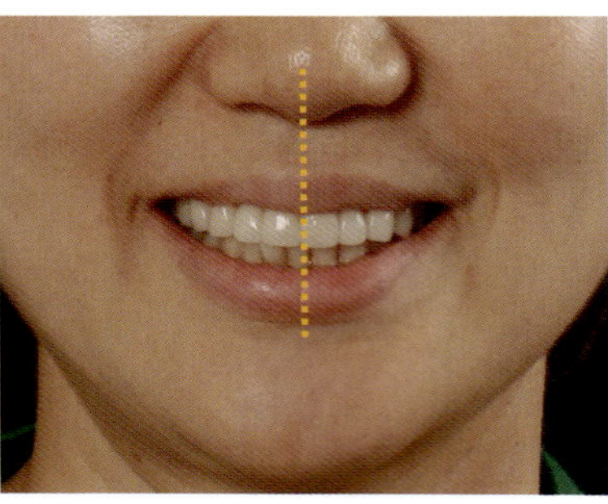

図20 従来，患者の顔情報（正中線と咬合面）を知らずに補綴装置を設計することに大きな問題があり，患者の満足度を低下させてきた．RAYFaceシステムにおける仮想患者技術（Dental Avatar）は，完全な患者データと顔データをラボに送信することで，コミュニケーションを強化できる．ラボは正確な補綴装置を提供することで再製作の回数を減らし，最終的に患者の満足度が向上する

症例 5 は，70 歳の男性で，当院で約 20 年ほど前から臼歯部のインプラント治療を行い，定期的にメインテナンスに来院されていました．コロナによりメインテナンスが一時中断していましたが，2023 年 12 月より再開しています．臼歯部のインプラントは経過良好でしたが，2| 先天欠如，1|3 を支台とした 2①|①②3 ブリッジに動揺が認められ経過観察としました．このブリッジは 20 数年前に他院にて装着されたものです．

2024 年 4 月の来院時，|3 はメタルコア部から破折し，1| は歯根破折の可能性があり著しい歯根膜空隙の拡大が認められ，ブリッジの動揺は顕著でした．CBCT 診査の結果，1| は抜歯と診断しました．|3 は横破折してメタルコアが脱離していましたが，有効な歯根長があるため保存することにしました．

ブリッジ除去後にテンポラリーデンチャーの装着を提案しましたが，患者が固定性プロビジョナルを希望したため，抜歯と同日にインプラント埋入，プロビジョナルブリッジ装着の治療計画を立案しました．つまりブリッジを除去後，1| は抜歯即時インプラント埋入，|2 欠損部はパンチングによるフラップレスでのインプラント埋入を行い，即時にスキャンボディを装着して口腔内スキャニングを行いラボにて製作されたインプラントプロビジョナルブリッジを装着．|3 はブリッジを切断し単冠を同時に仮着する計画を立案して患者の同意を得ました．

術前に CBCT 撮影，口腔内スキャニング，フェイススキャンを行い，ラボにてプロビジョナルブリッジの設計を行い，そのデータを SMOP ソフト上にインポートしました．患者さんにはブリッジ形態を RAY Face 画面上で確認してもらい了承を得ました．

SMOP シミュレーションソフトにて 1|2 部のインプラントポジションをクラウンゼニスからの埋入深度，スクリュー固定に必要な軸方向，骨情報を確認しながらインプラント種類，サイズ，ポジションなどを決定しました．それにより Camlog ガイドを SMOP プランニングセンターにて製作してもらいました．

手術当日，1| 抜歯，Camlog ガイドを使用してインプラントを埋入，メタルスキャニングポストを装着して口腔内スキャニングをプライムスキャン（シロナ）で行いました．ここまでの治療をほぼ 30 分で完了しています．スキャンデータをラボに送信して約 3 時間 30 分後には，プロビジョナルブリッジがクリニックに届きました．その間，患者さんには院外でリラックスした時間を過ごしていただきました．

同日にインプラントプロビジョナルブリッジを装着して，1| 抜歯窩にはサイトランスグラニュール（ジーシー）とドリルに付着して回収した自家骨を混ぜて填入しました．1| 部歯肉はフィクセーションスーチャーにより創面を固定・封鎖して処置を完了しました．このプロビジョナルの形態は，歯肉の変化が少なければデータをそのままジルコニア上部構造に反映して製作する予定です．

同日に抜歯からインプラント埋入，さらに形態の整ったプロビジョナルブリッジが装着できたことで，患者はたいへん満足しています．

症例5　RAY Face 3D Facial Scannerを活用したガイド製作とインプラント埋入

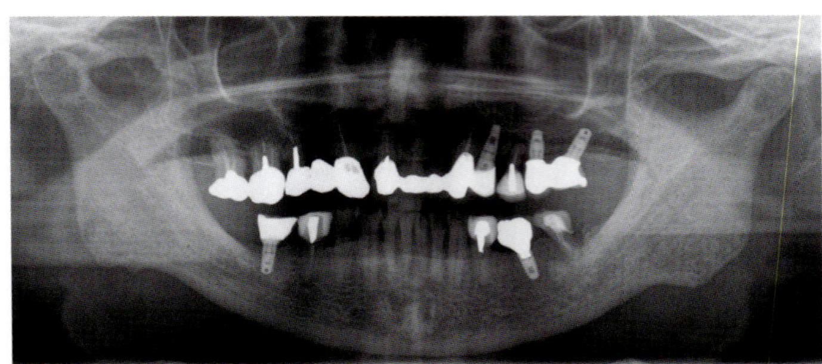

5-1　2023年12月．コロナで中断していたメインテナンスの再開希望で来院された．パノラマX線撮影，プロービング検査後に，全顎クリーニングを行った．臼歯部インプラントは約20年経過している部位もあるものの，いずれも経過良好であったが，20数年前に他院で装着された上顎ブリッジに動揺が認められた．デンタルX線画像診断の結果，1|に歯根膜空隙の拡大が認められた．2|は先天欠如している

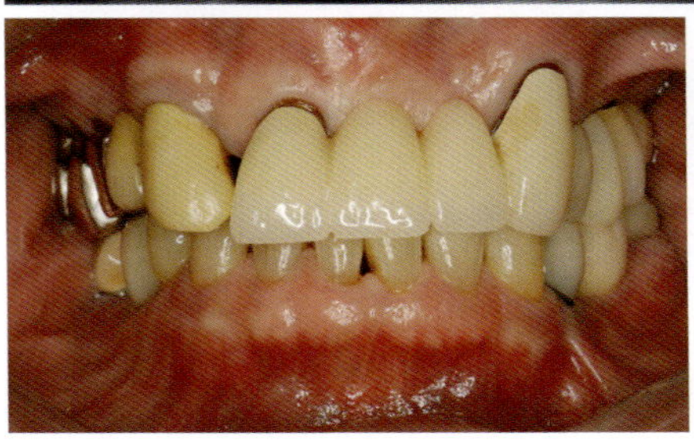

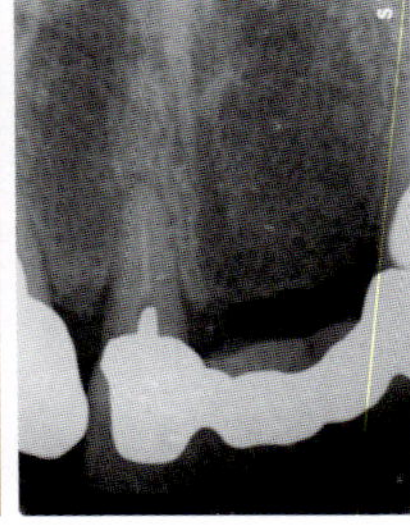

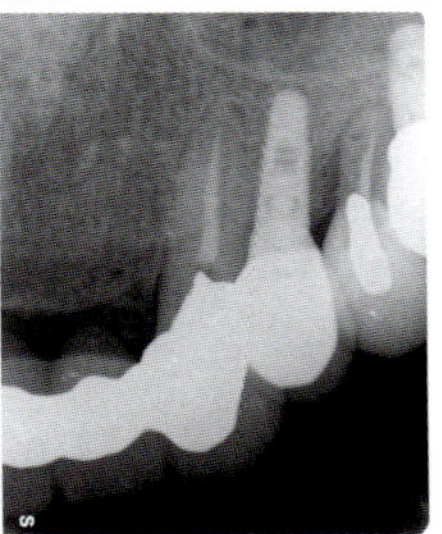

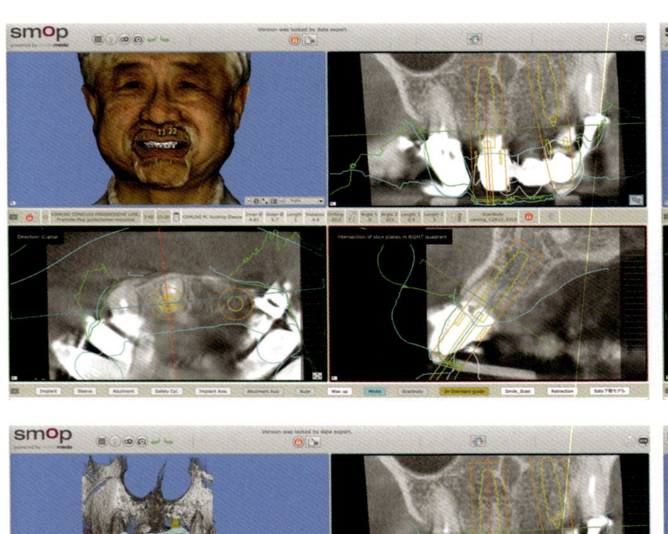

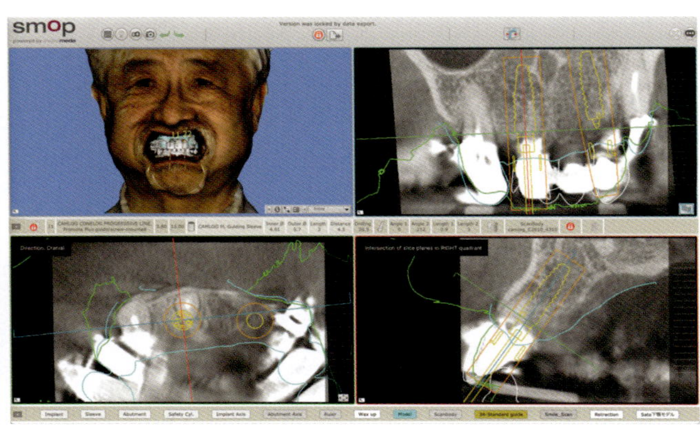

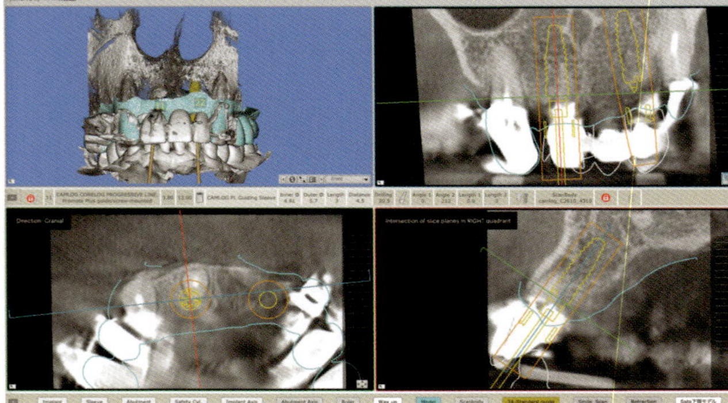

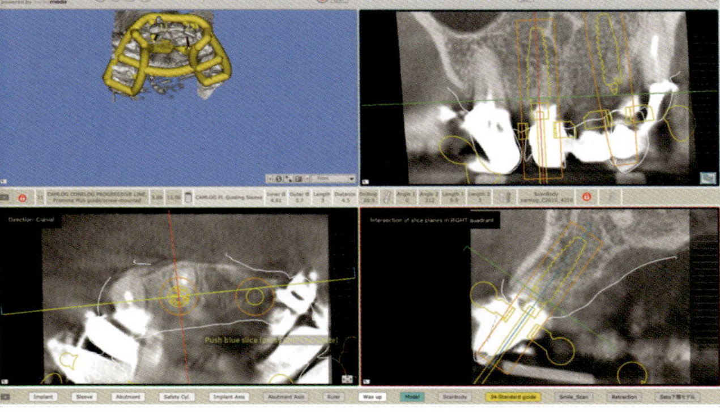

5-2　2024年1月．メインテナンス時．上顎ブリッジの著しい動揺がありCBCT画像診査を行った．1|は前年12月より歯根膜空隙の拡大が進行しており，歯根破折が疑われた．|3はメタルコア部から横破折しており遊離していた．ブリッジ除去，テンポラリーデンチャー装着．1|抜歯の可能性，|3再補綴などの治療内容の説明を行ったが，デンチャーの装着は拒否され，インプラント治療を希望された．
そこでRAY Faceによるフェイススキャニングを行い，ラボにて理想的な歯冠形態をデータ上に作成してもらい，患者に見せて了解を得た．フェイススキャンデータ，IOSデータ，CBCTデータをSMOPソフトにインポートしてインプラント埋入のプランニングを行い，Camlogガイドを製作した

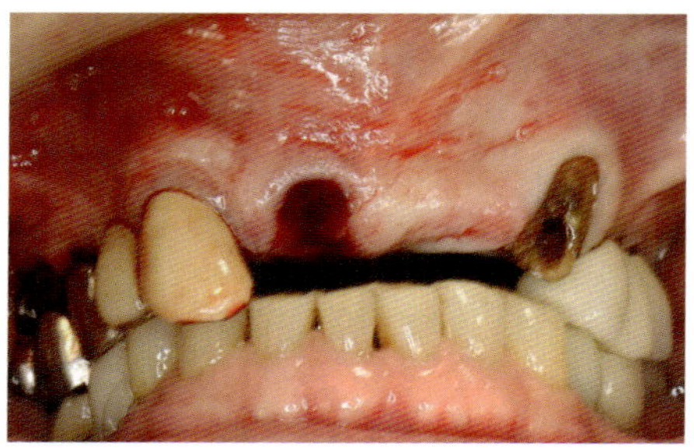
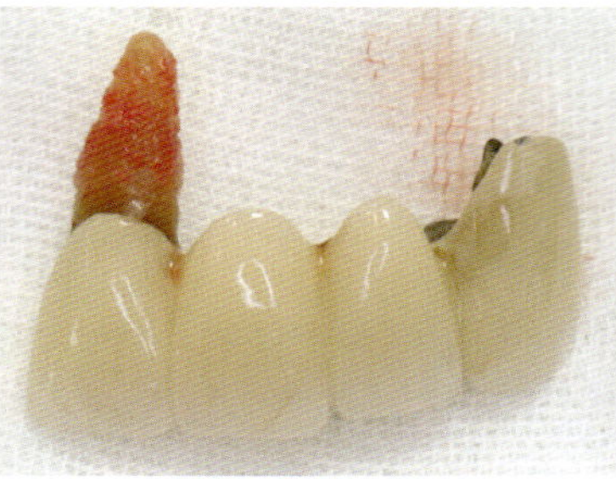

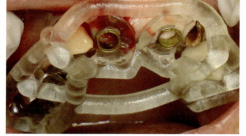

5-3 手術当日．1| の抜歯を行った．わずかに歯根に縦方向のクラックが確認できた

5-4 SMOP ガイドを装着して 1| 抜歯窩にインプラント埋入．|2 部は歯肉パンチング後にインプラント埋入を行った

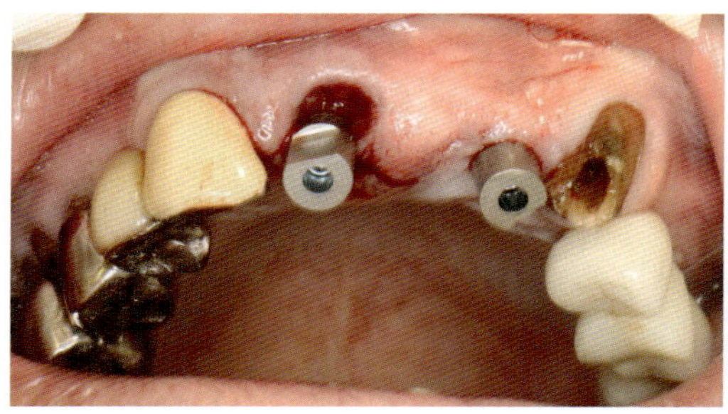
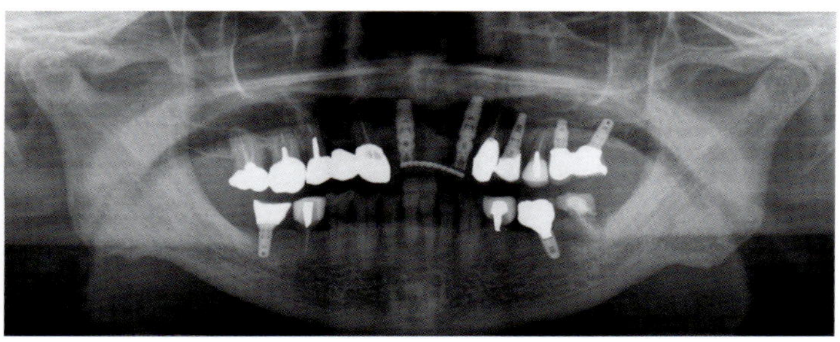

5-5 埋入後．メタルスキャンポストを装着して口腔内スキャニングをプライムスキャン（シロナ）で行い，データをラボに送信した．約 3 時間 30 分後にインプラントプロビジョナルブリッジがラボから届き，装着した．適合はたいへん良好で，確認のためにパノラマ X 線画像診査を行った

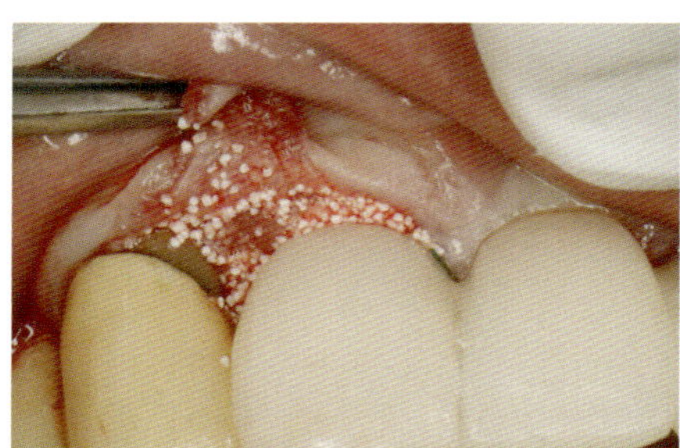
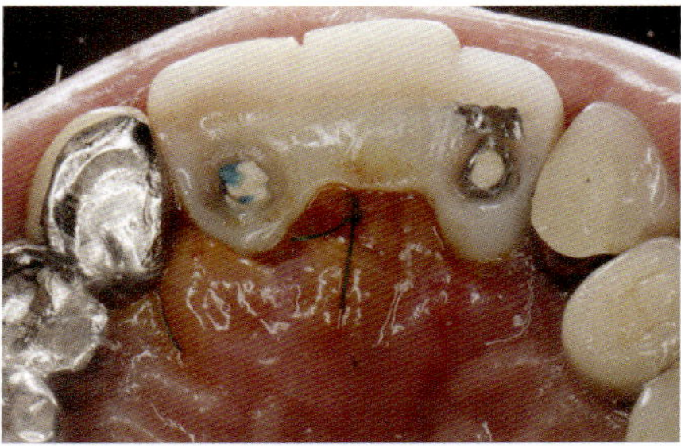
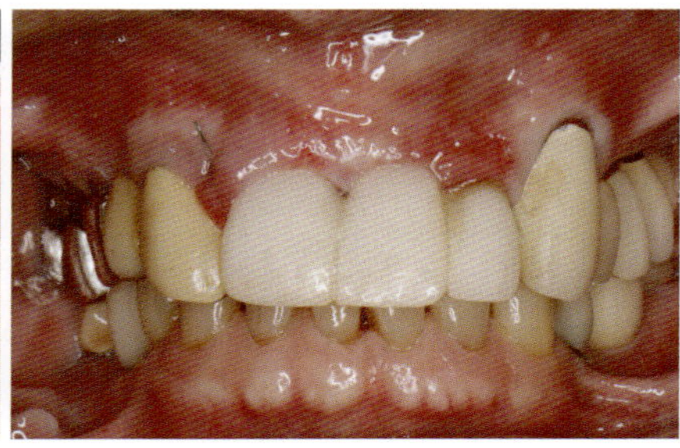

5-6 1| 抜歯窩にサイトランスグラニュール（ジーシー）と自家骨を混ぜて填入．
フィクセーションスーチャーにて歯肉弁を固定して処置を終了した．プロビジョナルブリッジは中心咬合位ならびに前方側方運動時に咬合接触はない

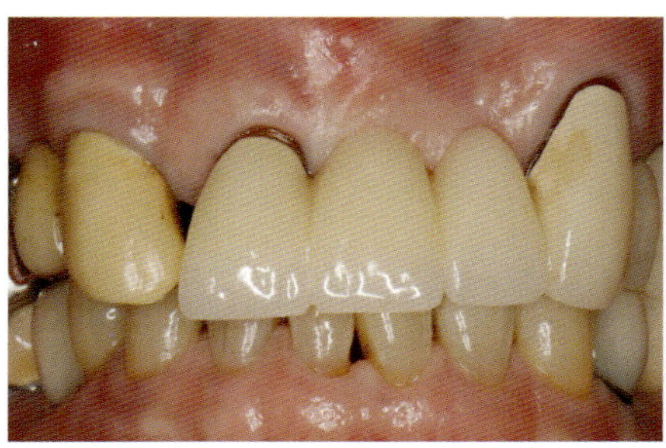
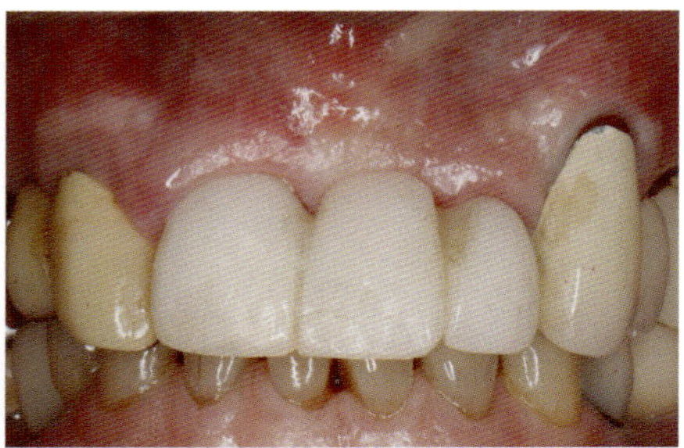

5-7 左：術前，右：約 50 日経過時．歯肉も安定して治癒は良好である．この時期，特にブリッジ部で噛まないように指導している

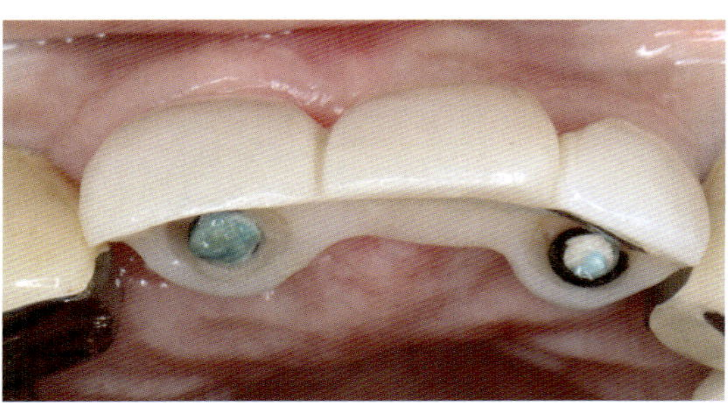

5-8 2024 年 5 月．プロビジョナルの状態．口蓋側歯肉も安定している

【コンピュータ支援サージェリーの動的ガイドシステム】

2020 年 9 月にノーベル・バイオケア・ジャパンより発売された，ダイナミック 3D ナビゲーションシステム「X- ガイド」を，当院では 2023 年 6 月より使用開始しています（**図 21〜24**）．その特徴は，まず術前に，CBCT データや Face Scan データならびに口腔内 IOS データを操作性に優れた DTX studio™Implant ソフトウェア上で正確にマッチングした状態で，補綴主導の埋入計画が直感的にビジュアル化できることです．

コンピュータ支援サージェリーの静的ガイドを使用する理由とも一致しますが，インプラント治療では CBCT データ，IOS データ，Face Scan データからシミュレーションソフト上でデジタルワックスアップ等の上部構造補綴形態を決定して，埋入部位の骨や解剖学的な情報も参考にしてインプラント埋入計画を術前に立案することが必須と考えています．そのことで安全に安心して埋入手術が行え，長期安定性に優れたインプラント治療となります．

この動的ガイドシステムの利点は，柔軟性の高いフリーハンド手術で高精度な治療を実現可能であること，術中に不可視であった骨内のドリル位置をリアルタイムで確認できること，開口量が限られている症例での応用が可能であること，サージカルガイドテンプレートのガイドスリーブが干渉する狭い歯間スペースでも埋入可能であること，術中のインプラント治療計画の変更にも臨機応変に対応可能であること，などが考えられます．当院ではまだ単歯欠損のみの応用ですが，今後，IOD や IARPD にも応用していくつもりです．なおシステムの詳細については中村社綱先生の論文[39,40]を参照ください．

X-Guide システム（Nobel Biocare）

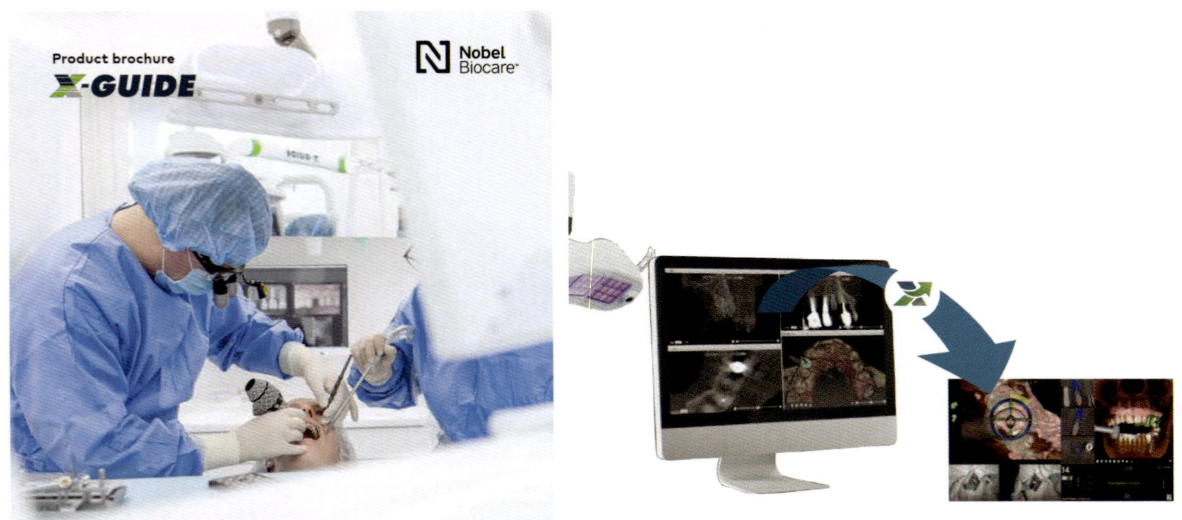

図 21　X-Guide システム（Nobel Biocare）
動的ガイドシステムとして開発された．術前の DTX studio™ Implant ソフトウェア上でインポートされた種々データをマッチングして，デジタルワックスアップを用いインプラント埋入ポジションを決定する．実際のインプラント埋入は，ナビゲーション画面を見ながら行っていく

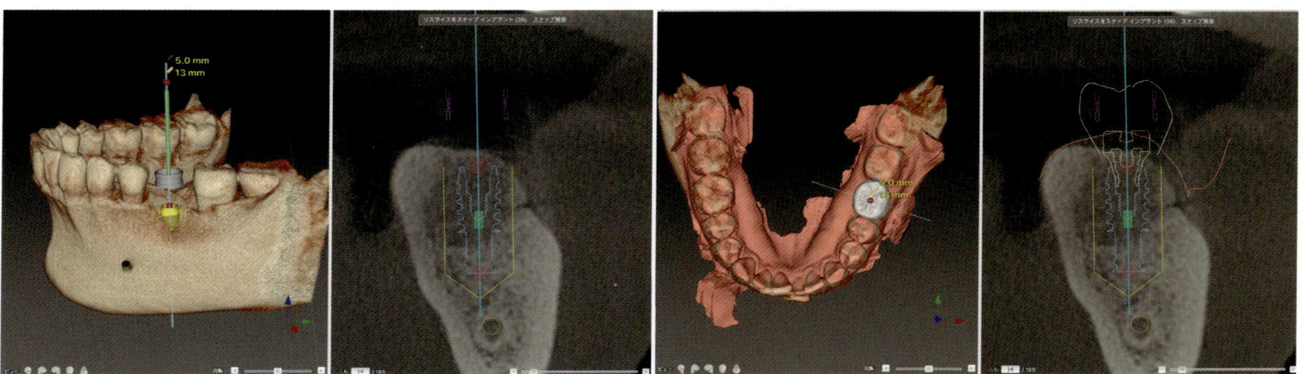

図 22　⌈6 部にインプラント埋入を計画している．CBCT 情報，IOS 情報が DT-X Studio Implant に正確にマッチングされ，デジタルワックスアップを参考に安全なポジションにインプラントを設置している

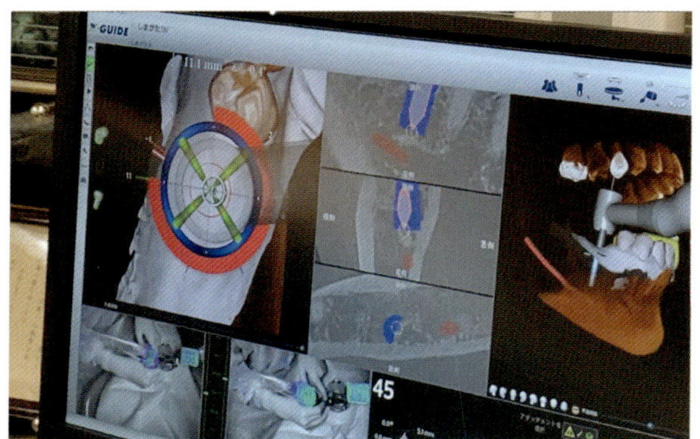

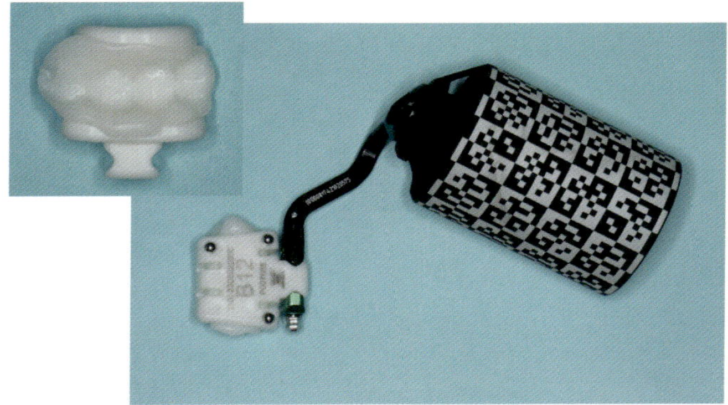

図 23　X- グリップとトラッカーにより，手術中にドリルの位置をリアルタイムに追跡するダイナミック 3D ナビゲーション・システム．インプラント埋入方向、角度、そして深さの精度と正確性を向上させることができる

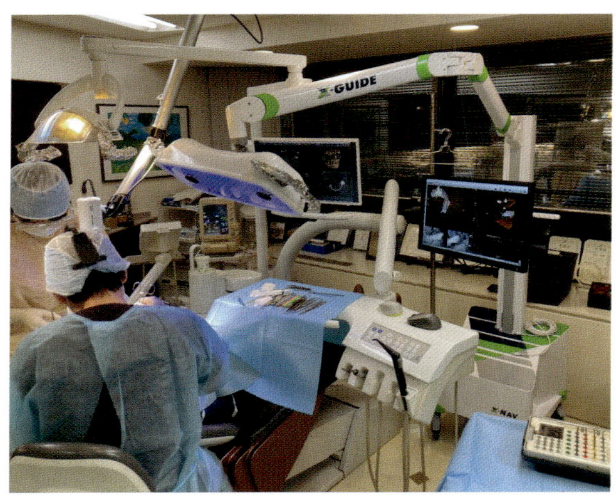

図 24　術者はドリル起始点を口腔内とモニターで確認した後は，モニターのみを見ながらドリリングを行っている．今まで見ることのできなかった骨内のドリル位置情報をリアルタイムで確認できる

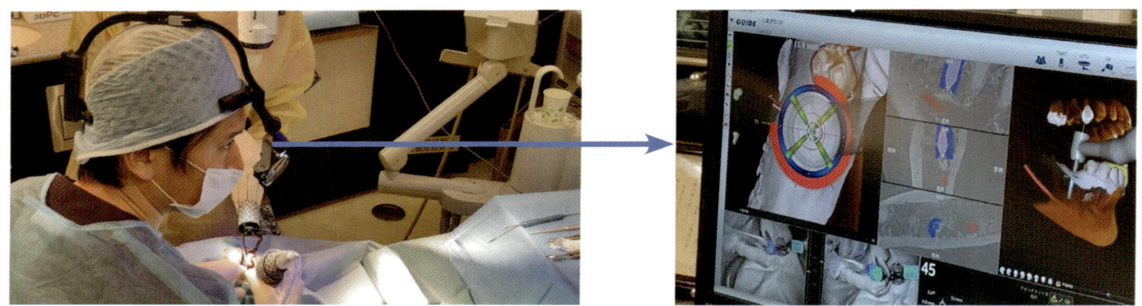

症例 6　X-Guideを用いたインプラント埋入

症例 6 は2023年1月初診の37歳，男性です．他院で数年前に行ったインプラントが動くということで来院．装着されていた上部構造は回転する状態でした．患者はブリッジ治療によりノンカリエスの天然歯を削合することは拒否しており，インプラント再治療を希望されました．

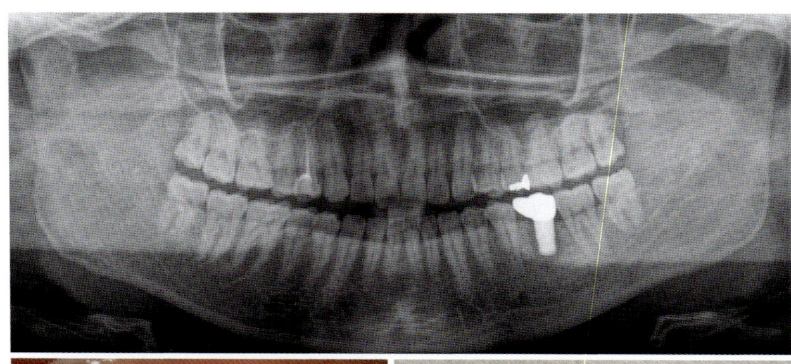

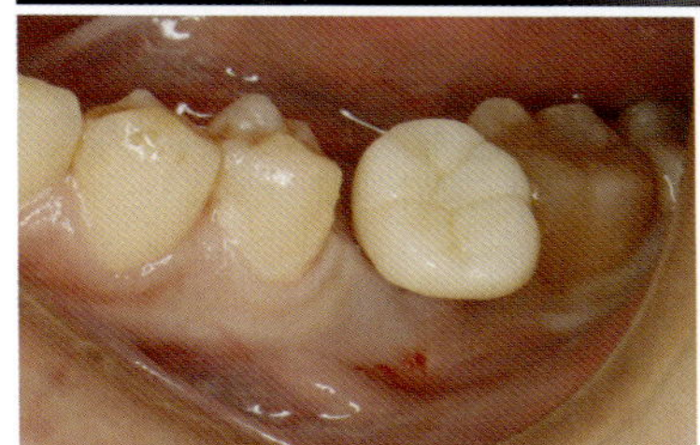

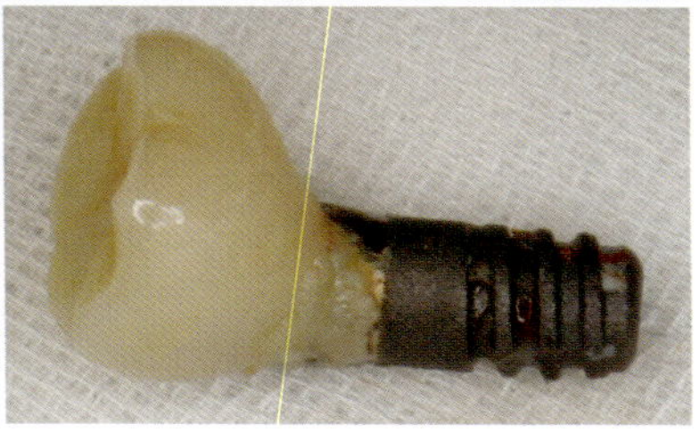

6-1　2023年1月．初診時
インプラント周囲に骨透過像が認められる．患者の全身状態は良好でカリエスも少なくペリオタイプでもない．原因は不明である．手指により逆回転して除去したインプラント体には骨の付着はなかった

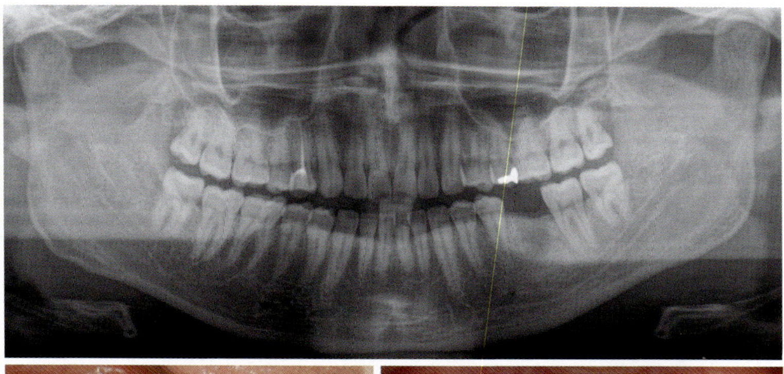

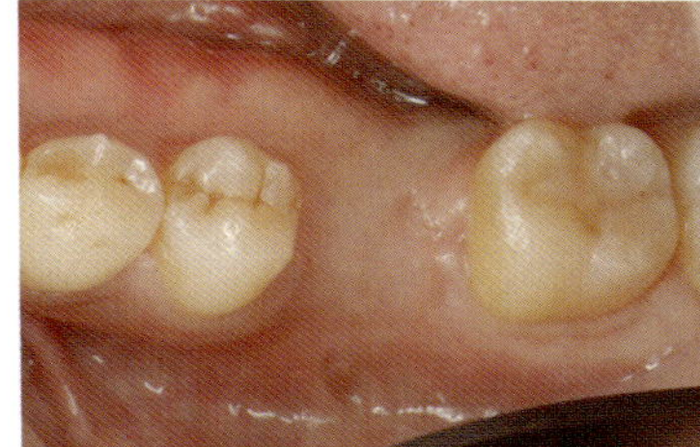

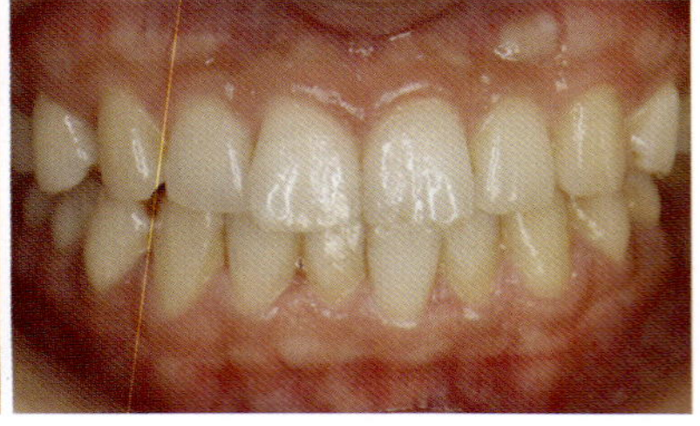

6-2　2023年9月にインプラントを埋入し，インプラント窩の治癒を6カ月待った時点でのパノラマX線画像と口腔内の状態．治癒は良好である

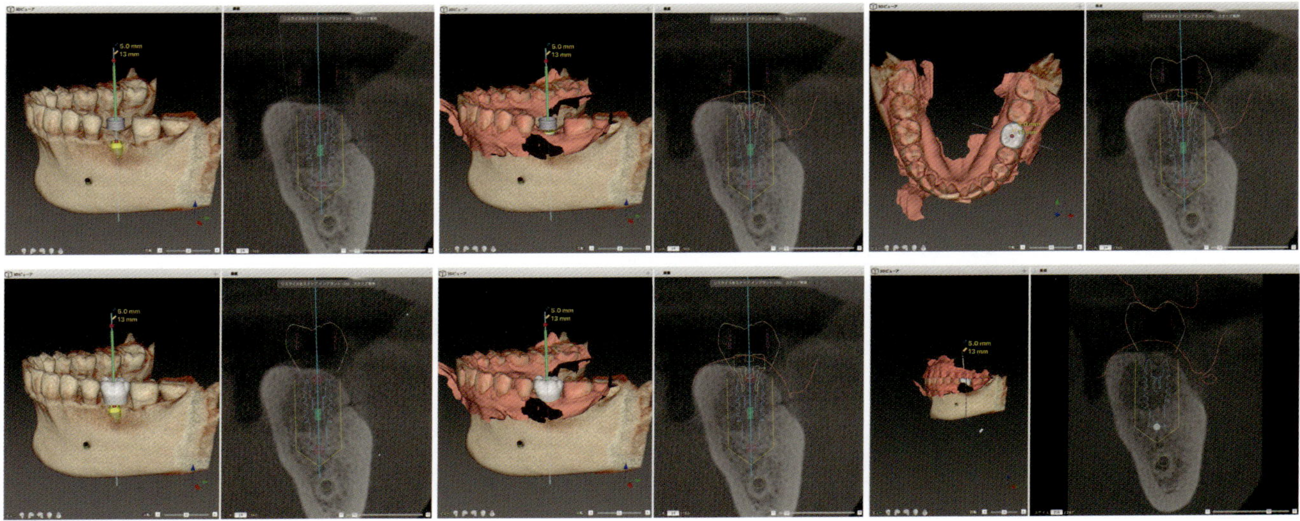

6-3　CBCT と IOS のデータを DTX studio™Implant ソフトウェア上でマッチングして，インプラント治療計画を立案した

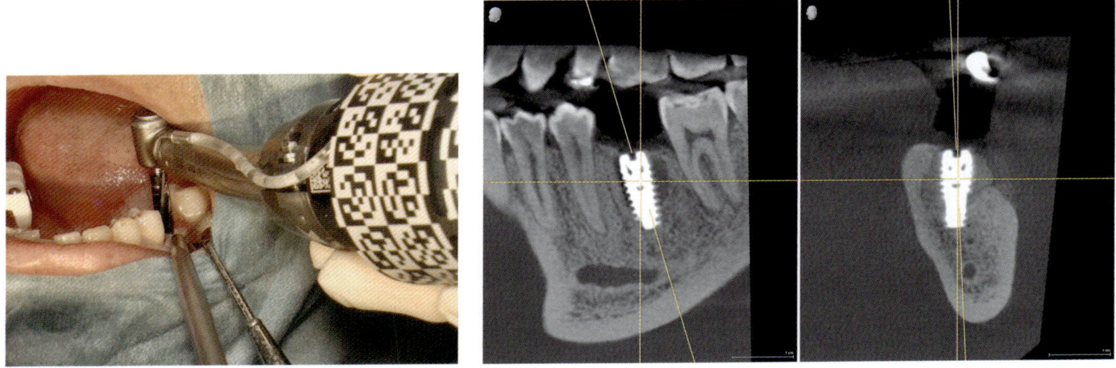

6-4　実際のドリリングの状態と埋入後の CBCT 診査．ほぼ予定どおりのポジションに埋入できた

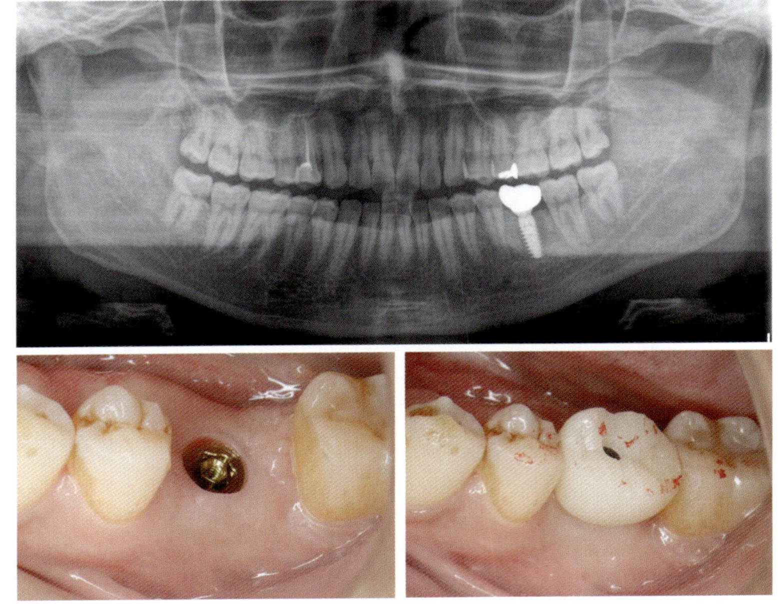

6-5　2024 年 4 月．ワンタイムワンアバットメントコンセプトの ON-1 アバットメントを使用して，プロビジョナルクラウンを経てチタンベースジルコニアクラウンを装着した

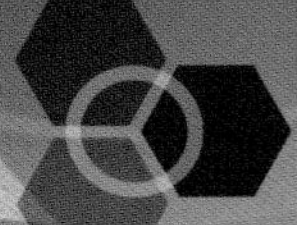

④金属床 PD→金属床IARPD への改変

引き続きシミュレーションとガイドを用いた症例を見ていきます．

症例７は上顎の金属床義歯が，５４| 支台歯の動揺のために安定せず，インプラントを２本を埋入して，同じく金属床 IARPD を製作した患者さんです．

SMOP シミュレーションで，６３| 部へのインプラントを埋入した IARPD を計画しました．動揺の著しい ５４| は，すぐに抜歯をしてしまうと上顎右側が長い遊離端欠損となってしまうことから，インプラントの埋入が終わるまでは歯周基本治療で炎症を抑えて，テンポラリーデンチャーのサポートに使用していきます．

４| の近心側には大きな骨欠損が認められ，このエリアを避けてのインプラント埋入となります．二次手術は症例３（232 頁）と同様に，埋入時のガイドを使用しての歯肉パンチングで低侵襲に行っています．その後，テンポラリーデンチャーにロケーターのハウジングを組み込み，引き続き使用していきます．ただし，歯肉パンチの適応症は，十分な幅の角化度の高い付着歯肉が存在し，パンチングにより歯肉を失ってもなおインプラント上部構造頚部周囲に付着歯肉幅が確保できることです．

この段階で ５４| を抜歯しています．５４| が抜歯になることから，臼歯部咬合支持が喪失し，EichnerB4，咬合三角第３エリアになってしまいます．上顎右側は ７６５４３| の長い遊離端欠損となり，受圧条件の悪化，ならびに ６５４| の加圧因子による義歯安定のリスク上昇が考えられます．骨の状態の良い ６３| 部にインプラントを埋入して支持の増加を計画しました．

７６５４３| 欠損では，義歯は ６５４| の加圧因子により沈下するとともに，三次元的にピッチング，ローリング，ヨーイングの動きは避けられません．インプラントにより支持を獲得する目論見なのですが，上部構造の選択には一考が必要です．インプラントは歯槽骨の条件が良く，咬合力がインプラント長軸方向にかかる埋入ができ，さらに義歯人工歯，義歯床内スケルトン部のメタルハウジングの構造内に収まる必要があります．インプラント上部構造の影響で口蓋側に義歯外形が出っ張ってしまうと，舌房が狭くなり患者さんからのクレームにつながるからです．

抜歯窩の治癒を待ち，テンポラリーからファイナルに移行します．テンポラリーで機能圧をかけ義歯がセトリングした状態にあるので，印象採得で義歯床下粘膜がクリーピングした状態を再現できていると考えられます．金属床の IARPD の製作を作業模型上で行えます．咬合平面の問題などはあるのですが，そこまで大きな治療を望まれませんでしたので，現状の下顎のまま治療を終了しています．

SMOP シミュレーションソフト上に義歯外形もマッチングできますので，インプラントの高径，さらに義歯のクリアランスを計測して最低限必要な上部構造高径を割り出します．この症例では，インプラント埋入ポジションが 5 4| の天然歯より口蓋側に位置します．そこでのクリアランスからバー・クリップ構造では，義歯人工歯・床部分を突き抜けてしまいます．ボールでは球形の一点に沈下圧力が集中しますので，メール・フィメールの摩耗や破折が考えられます．マグネットは維持力よりも垂直的な沈下防止の支持に期待できますが，水平的な横滑りの発生が考えられます．

ロケーターは基本的には維持力発現が主な作用になるコンセプトですが，実はリプレースメールやリテンションインサートは天井部で支持作用が期待でき，さらに最低でも歯肉頂から 1.5mm ある軸面で把持もわずかに期待できます．しかしながら，インプラントフィクスチャーには側方力がかかりますから，インプラントロストにつながる危険性もあるわけです．本症例での 6 3| 部の顎骨は優形，骨質も良好であり，太さ・長さとも大きめのサイズのインプラントが使用でき，強固なオステオインテグレーションの獲得が期待できます．しかしながら，「○ kgf の咬合力に対し，どのサイズのインプラントを使用し，骨質の分類がどの程度であれば大丈夫」といった診断基準は今のところありません．治療の成否は経過観察していくしかないのです．

今回は 3| 部はカムログプロモート ϕ 3.8 × 11mm，6| 部はカムログプロモート ϕ 4.3 × 9mm を選択して，ガイド埋入を行いました．上部構造の選択はロケーターとして SMOP 術前シミュレーションでロケーターメールの高さも事前に選択しました．

症例 7　金属床 PD →金属床 IARPD への改変

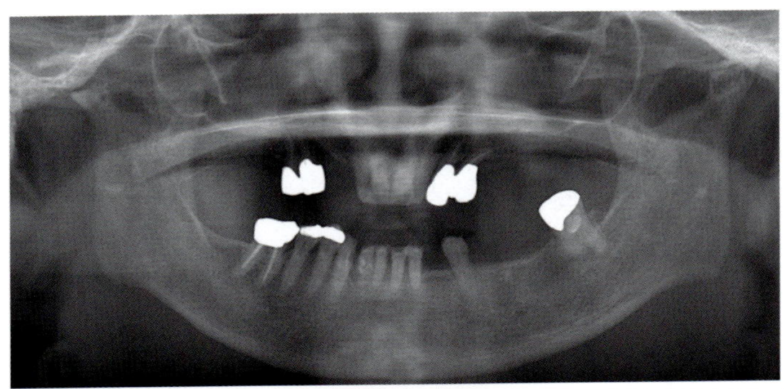

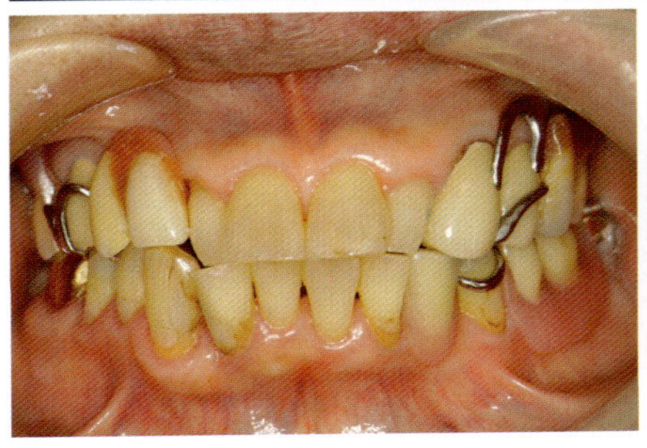

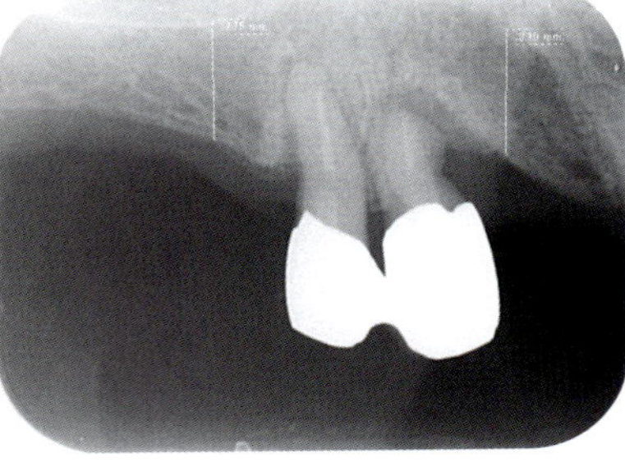

7-1　78 歳，女性．2014 年 2 月初診．パノラマ X 線写真からは，臼歯部咬合支持は 54|/54| のみで EichnerB3，宮地の咬合三角では現存歯数 17，咬合支持 6 カ所で第二エリア下部となり，第 3 エリアに進行しないように積極的な補綴介入が求められる状態．5 4| 根尖部は重度の歯周病による骨吸収が認められ，その他の歯も中等度の歯周病と診断される．デンタル X 線画像では，4| は根尖周囲に及ぶ骨吸収，5| も歯根全周に歯根膜腔隙の拡大が認められる．動揺度は 3 度で，保存不可能と診断

上下顎とも金属床義歯が装着され，咬合高径は保持されていたが，5 4| の動揺と上顎金属床の不適合により噛めない状態であった．下顎左側の片側金属床義歯は安定していたので，継続使用とした

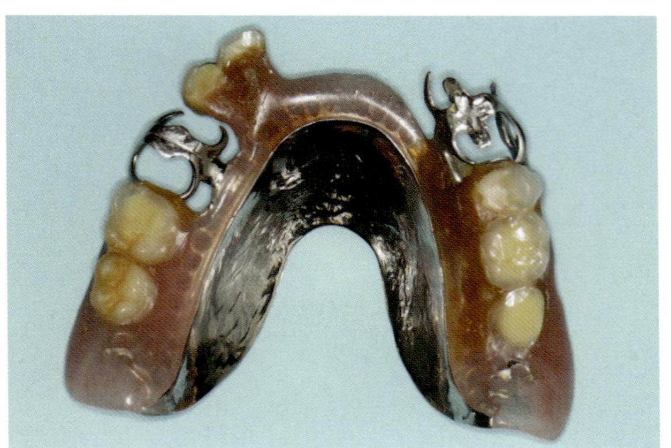

7-2　初診時に使用されていた金属床義歯．5 4|部は双子鉤で，スプーンカット状の浅いレストシートのみ，またガイドプレーンに対応する隣接面板が付与されていない．|3 4には深いボックス状のレストシートがあり，しっかりしたレストではあるものの，やはり隣接面板は付与されていない．義歯床外形は，口蓋はホースシュータイプ，前歯部舌側はミニマムカバレッジで開放してあったが，患者はかえって舌尖部の舌感が悪いとの感触だった

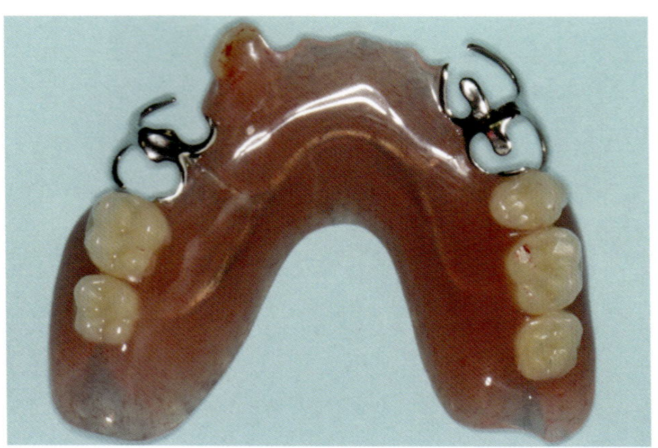

7-3　歯周基本治療と並行して治療用義歯（テンポラリーデンチャー）を製作した．クラスプの構造はそのままに，ただし隣接面板に相当するようレジンタッチで鉤歯に接触させた．また前歯部舌側はレジンアップとして歯の舌側豊隆部に移行的にし，口蓋側はホースシュータイプとして旧義歯とほぼ同じ義歯床外形とした

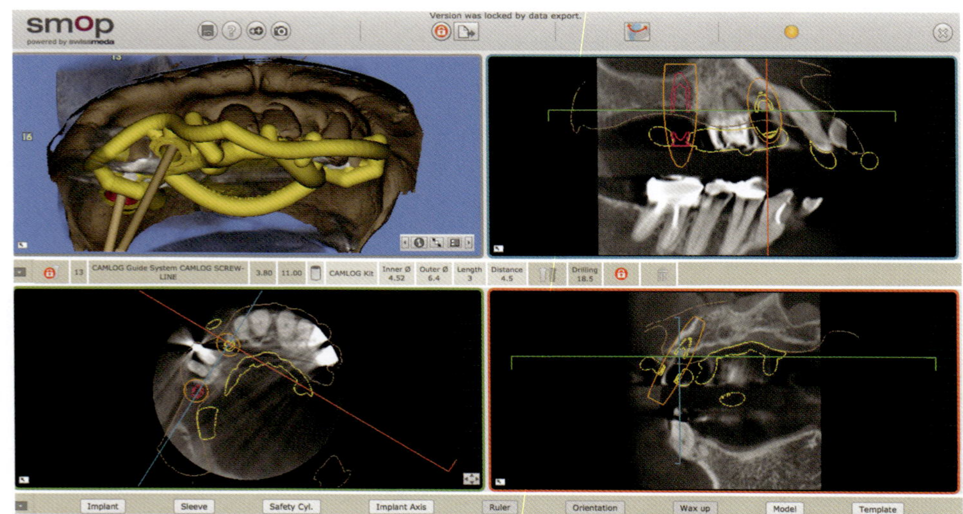

7-4　SMOPシステムにて，6 3|部への埋入をシミュレーション

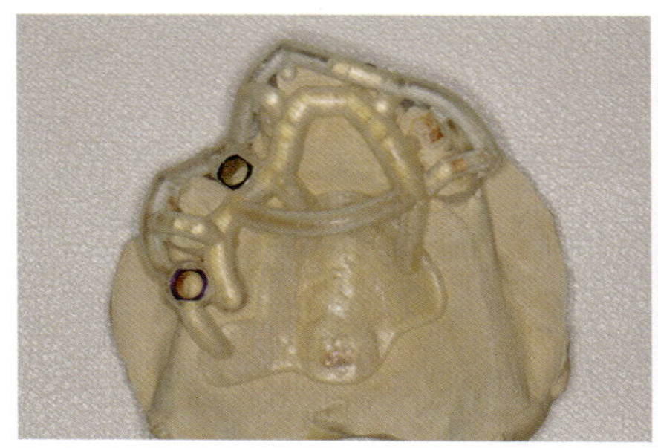

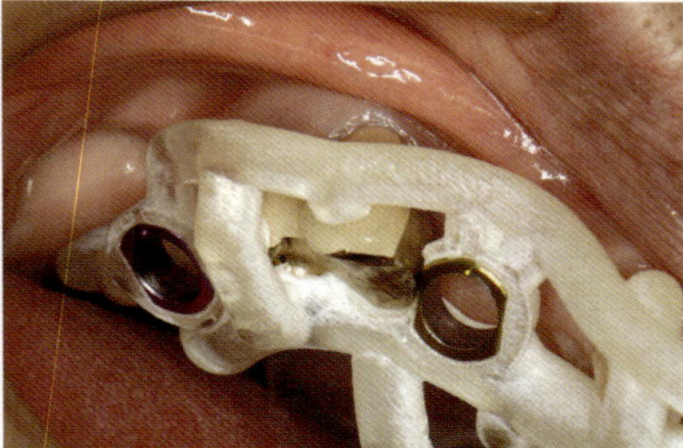

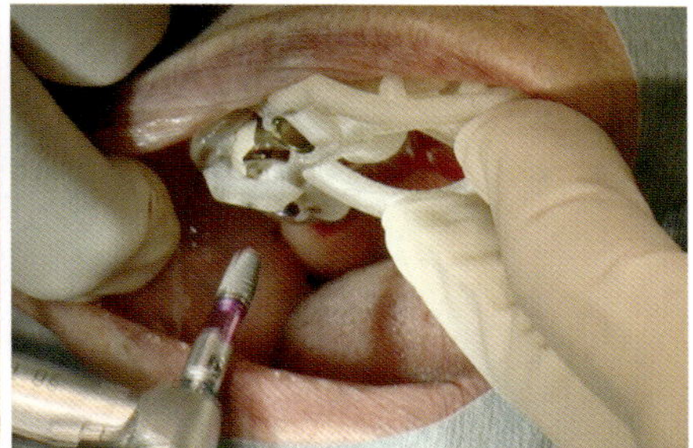

7-5　完成したガイドを用いたインプラント埋入

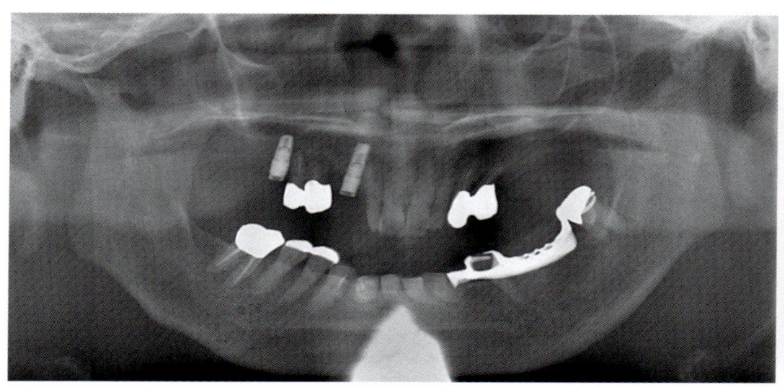
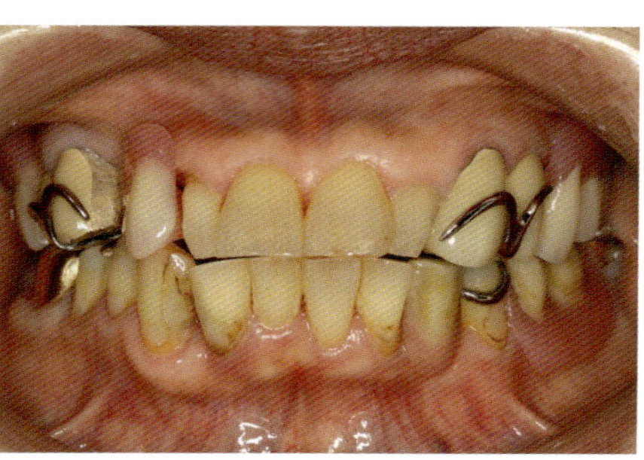

7-6　6 3| 部へのインプラント埋入．テンポラリーデンチャーは継続使用している

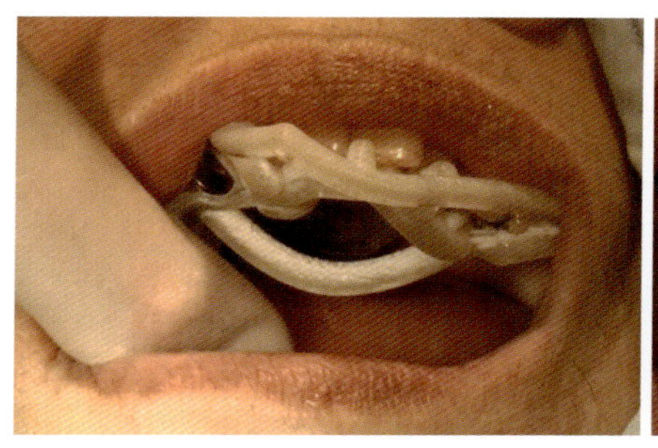
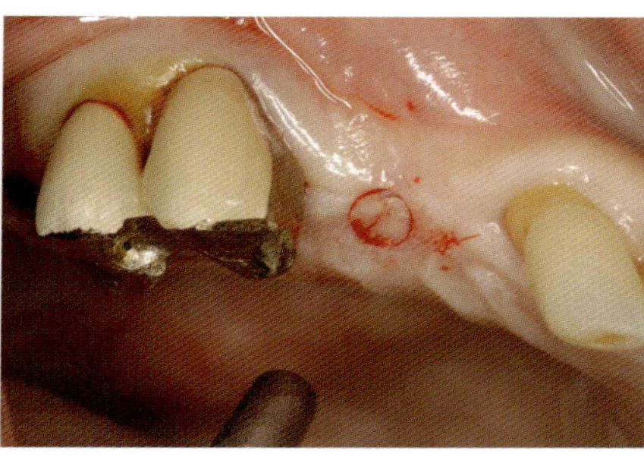
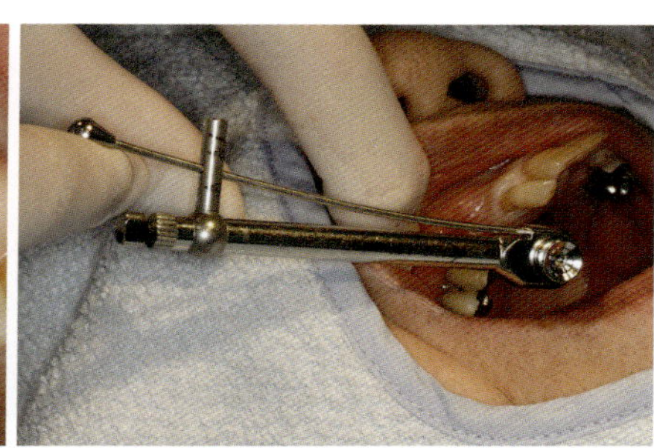

7-7　二次手術時は，埋入時のガイドを用いパンチングにより歯肉開窓し，ロケーターアバットメントの上部構造を 30Ncm の締結トルクで装着

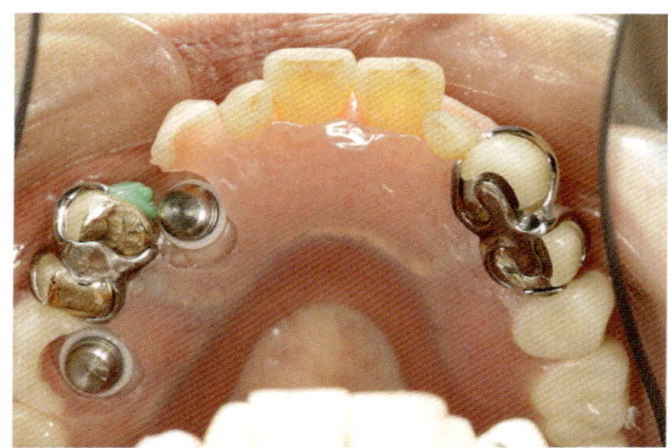
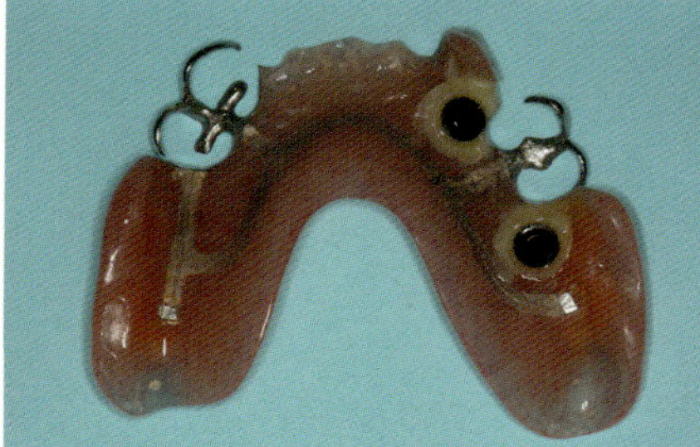
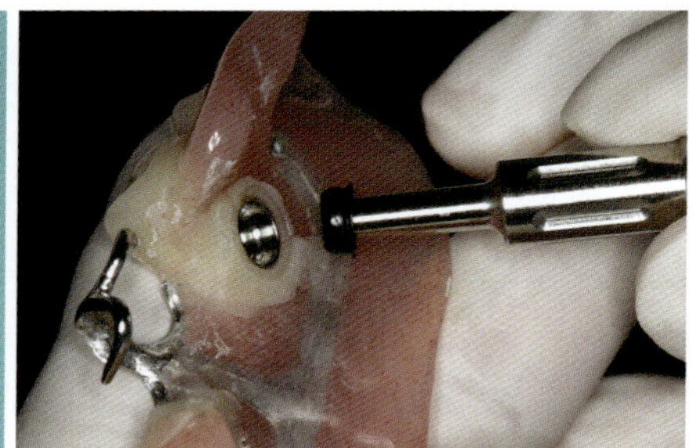
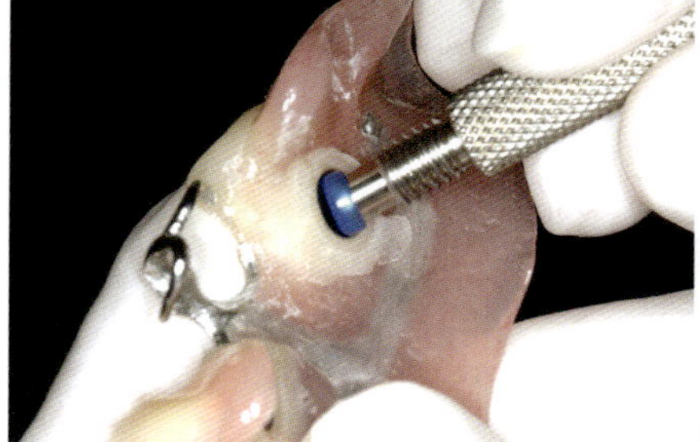
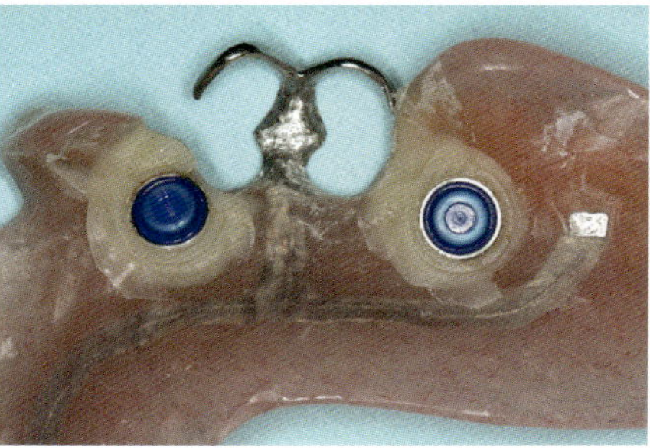

7-8　テンポラリーにハウジング，リプレイスメールを設置し使用してもらう

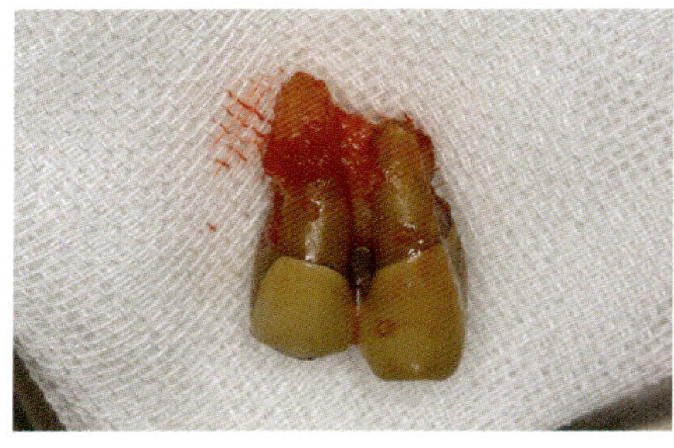
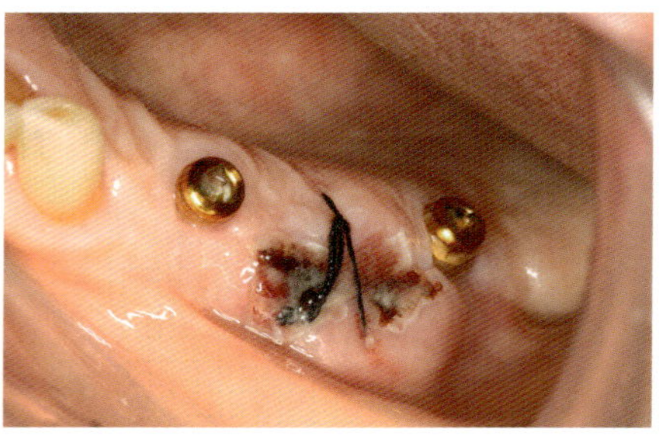

7-9　ロケーターが安定したタイミングで 5 4| を抜歯

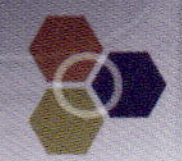

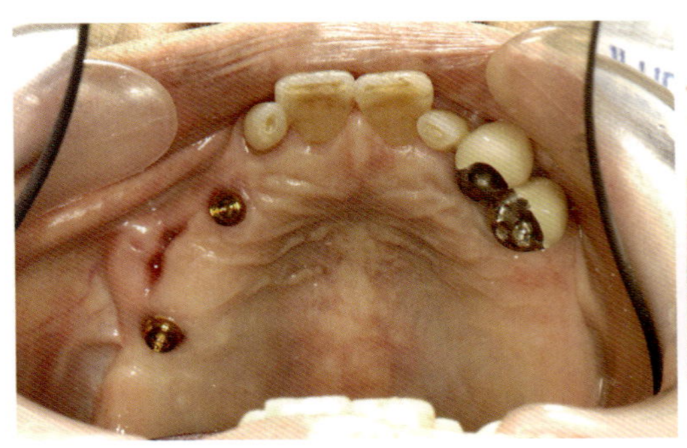

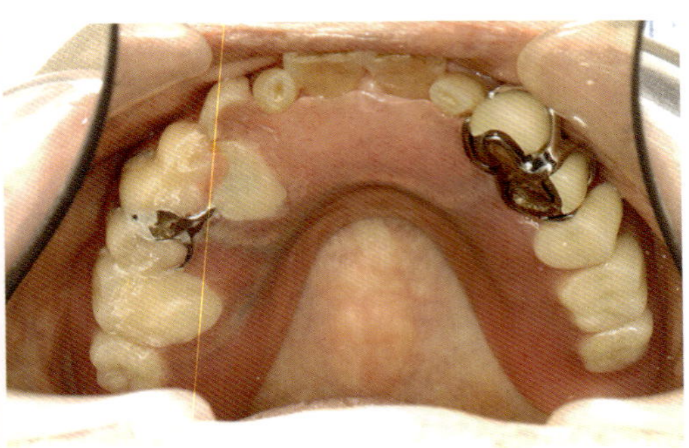

7-10　5 4| 部抜歯窩のポジションと歯槽骨頂ならびにインプラントポジションの水平的ディスクレパンシーが確認できる．しかしながら術前シミュレーションで義歯床にロケーターアバットメントやメタルハウジングの上部構造が収まることは確認できているので，テンポラリーデンチャーでの口蓋側の出っ張りはわずかで，患者に違和感はない

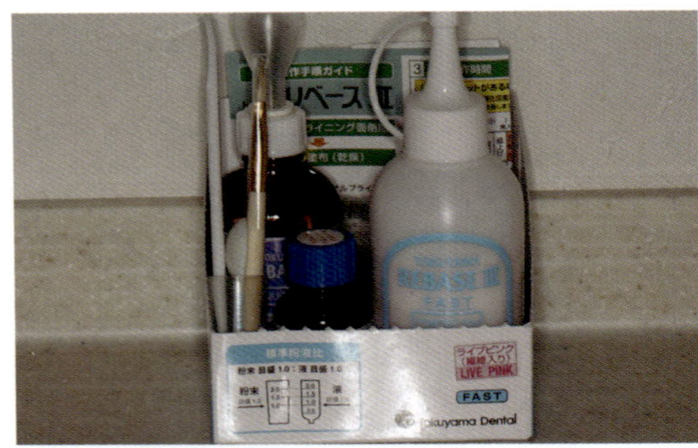

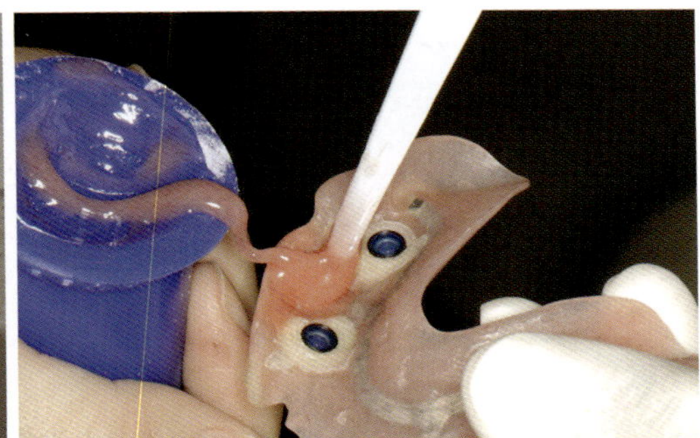

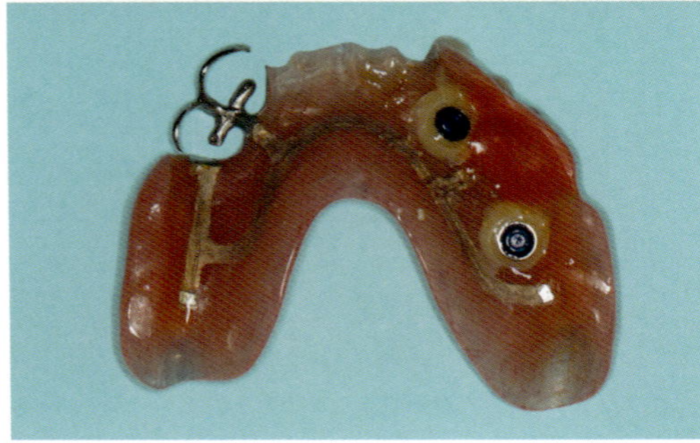

7-11　抜歯窩の治癒を待ってリライニング．テンポラリーデンチャーにはすでにロケーターメタルハウジングならびにリプレイスメール（青）が装着されて使用している．その状態で抜歯窩の治癒形態に合わせてリライニングしている．患者はどこも痛くなくしっかり噛めるので，テンポラリーデンチャーのままでもよいとの感想！

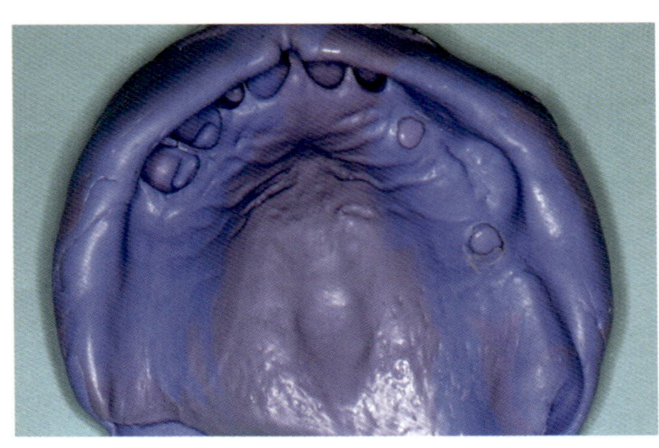

7-12　ファイナル金属床義歯製作のための印象採得テンポラリーデンチャーで十分な機能圧をかけている．テンポラリーデンチャーはセトリングしており，クリーピングした義歯床下粘膜の状態を印象採得する

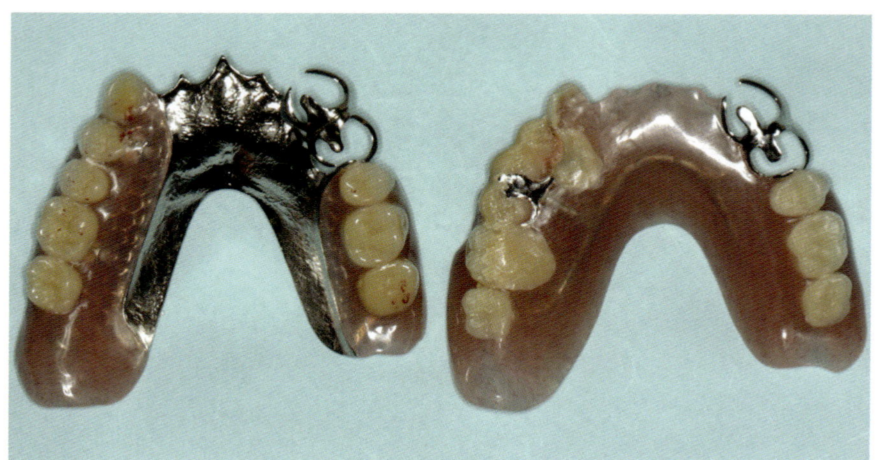

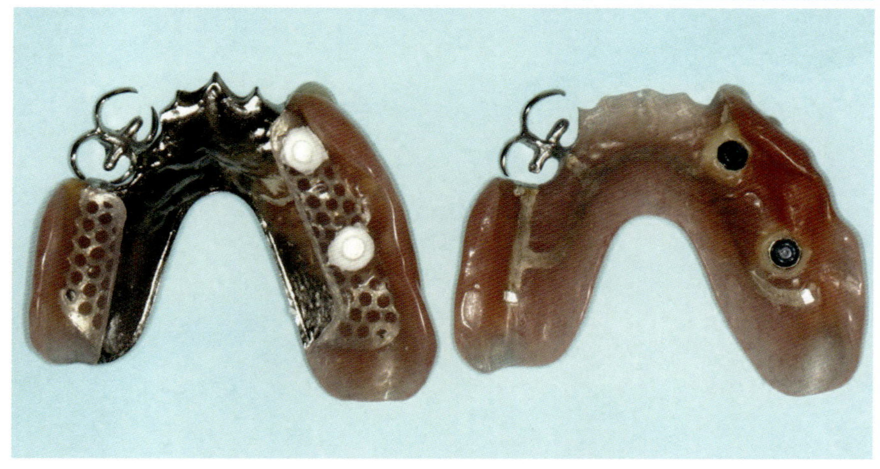

7-13　ファイナルの金属床義歯（左）とテンポラリーデンチャー（右）の比較．義歯床外形の形状は同様に製作している．さらに，⌊34 双子鉤は ⌊3 遠心，⌊4 近心に深いボックス形状のレストシートを形成し，⌊4 遠心面には大きなガイドプレーンを形成している．これもテンポラリーデンチャーと同じ形態をファイナルへ移行している．
ファイナルの金属床義歯にはまだメタルハウジングは組み込んでいない．少し使用して金属床義歯がセトリングしてから口腔内でメタルハウジングを取り込む．義歯床内面にロケーターアバットメントが干渉していないか，フィットチェッカーで確認している

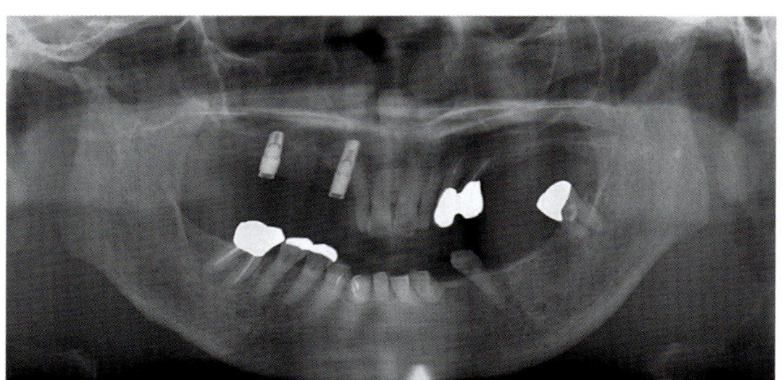

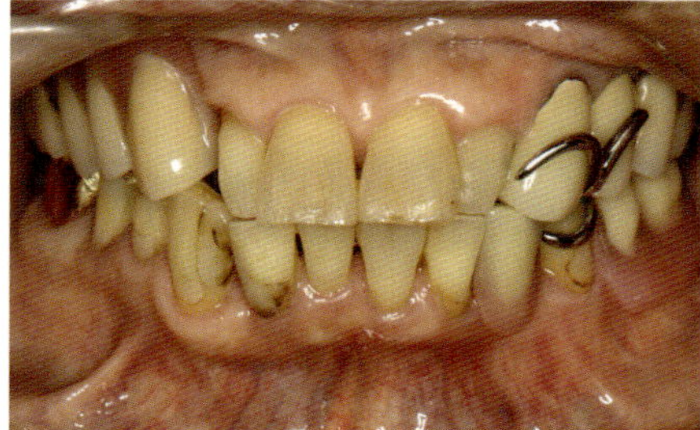

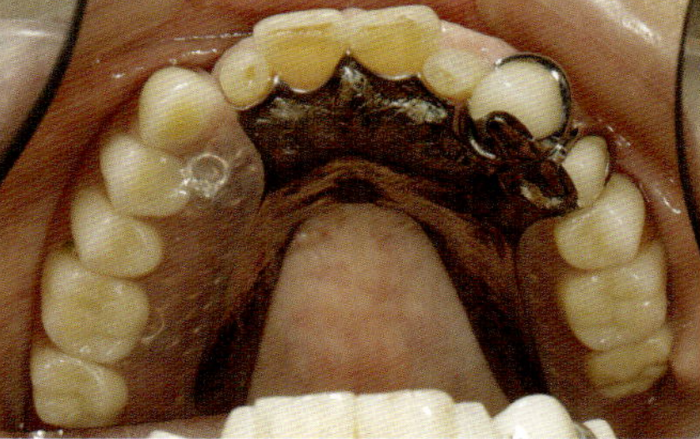

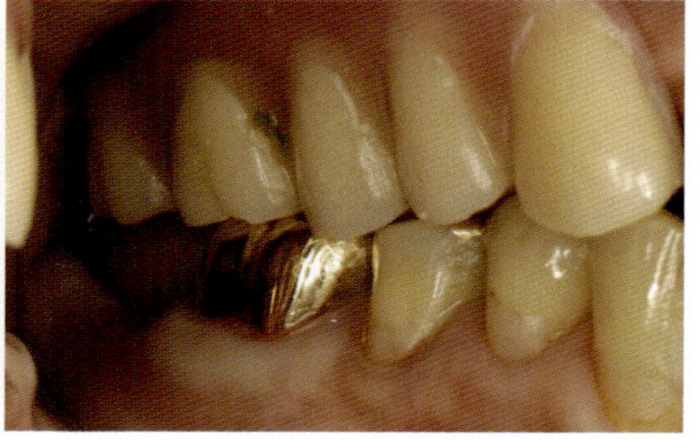

7-14　2016 年 6 月にロケーターを装着．同年 10 月に IARPD を装着．写真は装着後 7 年経過時の 2023 年 8 月．上顎 IARPD はきわめて安定し，咀嚼効率についても患者の満足を得られている

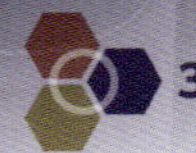

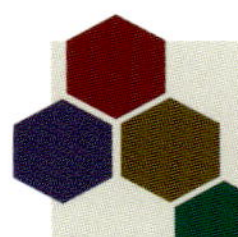

Step up のためのワンポイント 23

ガイド使用時の浸潤麻酔のコツ

浸潤麻酔を行うことによって粘膜は盛り上がります．粘膜支持のガイドを使用する際には，浸潤麻酔によってガイドの位置が変わってしまわないように，ガイドを固定するバイトブロックを咬んでもらった状態で，あらかじめ開けておいた多数の浸麻針が貫通する穴を通して浸潤麻酔を行います．

浸潤麻酔後も，少し時間をかけてバイトブロックを咬み続けてもらい，粘膜の形態を安定させることが肝心です．

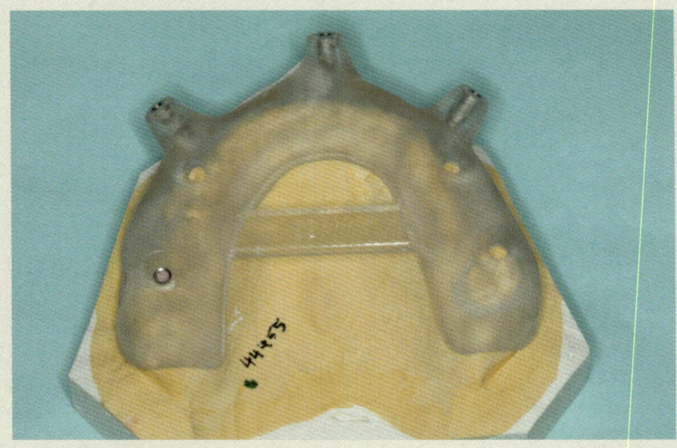

図A 6| 部にインプラント埋入予定のサージカルガイド．3|13 部にはガイドを固定するためのガイド固定ピン用のアクセスホールを設置した．|7 部には天然歯歯冠を直視できるようにしてガイドの位置の狂いを確認するインスペクションウィンドウを設定した

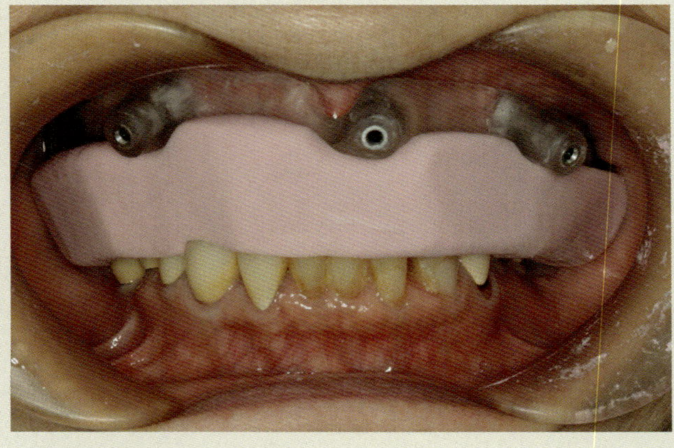

図B ガイドを口腔内に装着して，あらかじめ製作しておいたバイトブロックをしっかり噛んでもらう

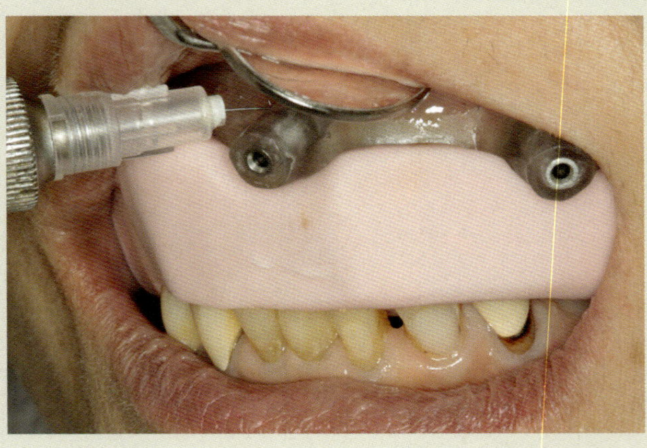

図C 浸麻針が貫通する穴から浸潤麻酔を行う．ガイド固定ピンのアクセスホールからも浸潤麻酔を行う．バイトブロックは，しばらく咬合した状態を保持してからガイドピンドリル形成を行い，ガイドピンを挿入してガイドを固定後，口腔外へ撤去する

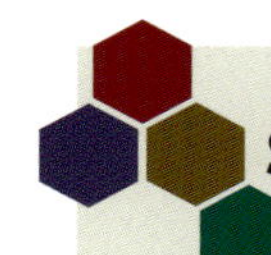

Step up のためのワンポイント 24

着脱方向とアンダーカット

IOD のプランニングを行う際，特に上顎の前歯部領域では，顎堤のアンダーカットを避けた義歯の着脱方向とインプラント埋入方向の関係が重要な検討事項になります．

図 A のような顎堤条件で通常の固定性のインプラント補綴を行う場合であれば，A のような埋入を行うことが多いはずです．ところが，IOD を装着する場合，顎堤のアンダーカットが存在するため，義歯の着脱方向は青い矢印の方向となります．義歯の着脱の際にアンダーカット部を通過するたびに義歯床が当たって痛みを伴うことが想像されます．前歯部唇側の義歯床はリップサポートのために必要な場合も多いはずです．また，インプラントの上にアバットメントが装着されることも考えると，口蓋側にかなり出っ張った義歯の形態となり舌房が狭くなることも考えられます．

そこで，IOD においては，**図 B** のような埋入を選択するほうが，前歯部領域ではアドバンテージが大きい場合があるのです．もちろん，臼歯部領域はインプラントの長軸方向に力をかけたいので，臼歯部と前歯部でインプラントを埋入する場合，使用する上部構造（マグネットやロケーター）等の角度補正の範囲内で，インプラントの埋入方向をシミュレーションソフト上で計画し，ガイドに反映してガイデッドサージェリーを行うわけです．あくまで前歯部領域でのプランニングです．そして，一定程度の角度補正が可能なマグネットやロケーターアタッチメントを用いることで，口蓋側への張り出しの少ない IOD の製作が可能となります．これらをシミュレーションしておくことが，IOD のプランニングでは重要となります．

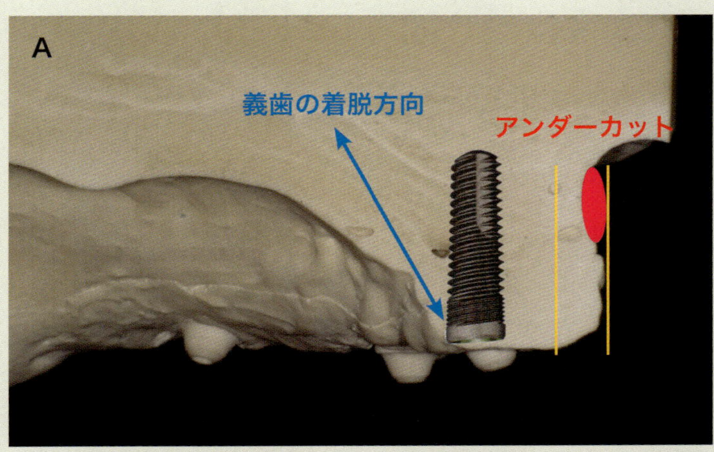

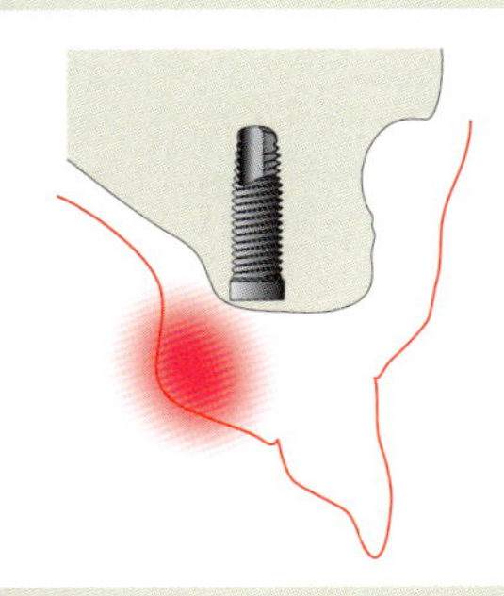

着脱方向に対してアンダーカットが生まれ，舌側に余剰な厚みが出てしまう

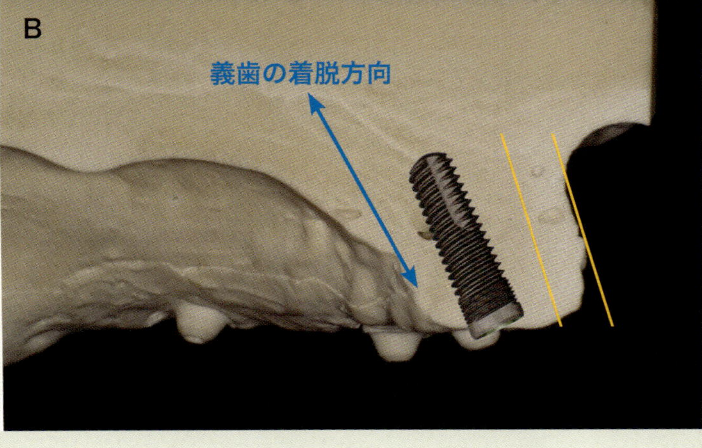

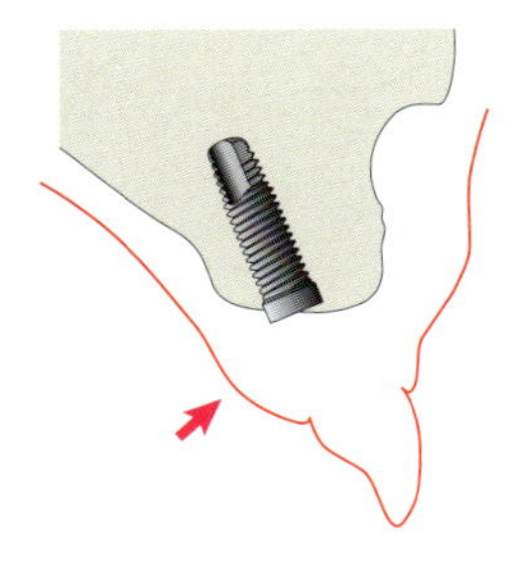

着脱方向に対して平行性をもたせることで，アバットメントを人工歯直下に設計できるため，余剰な厚みが出ない

図 A, B　義歯の着脱方向とアンダーカット
前歯部領域においては，B のような埋入のほうがアドバンテージが高い場合がある．IOD のプランニングにおける重要な検討事項となる

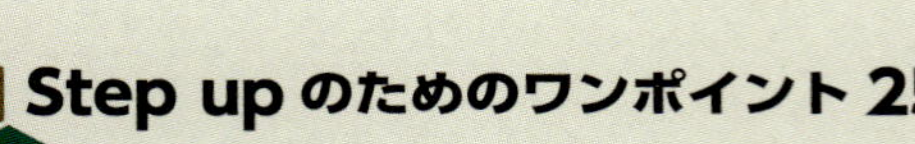

Step up のためのワンポイント 25

ジーシー　サイトランスグラニュール

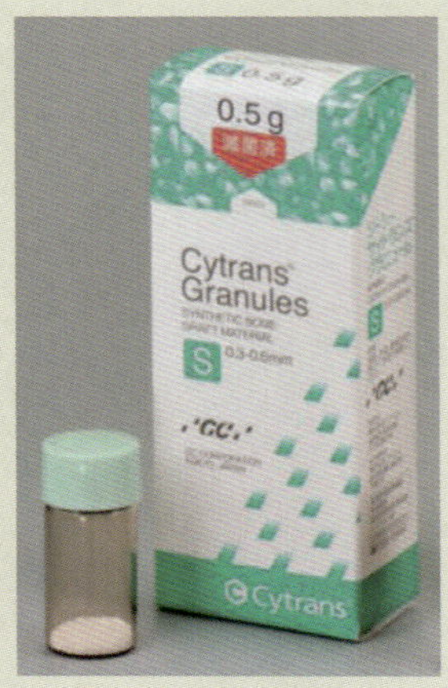

図A　サイトランスグラニュールSサイズのパッケージと内容バイアル

GBRの術式にサイトランスグラニュール（ジーシー）を用いることが多くなってきました（**図A**）．**図B, C**は当院で行ったGBR後のインプラント埋入時にトレフィンバーで採取した新生骨の標本です．ヘマトキシリン・エオジン（H&E）染色でも新生骨がみられるのですが，「カテプシンK」という薬剤を用いた免疫組織染色では，破骨細胞がサイトランス表面に観察され，サイトランスを貪食しながら周囲の骨形成にも関与していることが，ある程度わかりました．

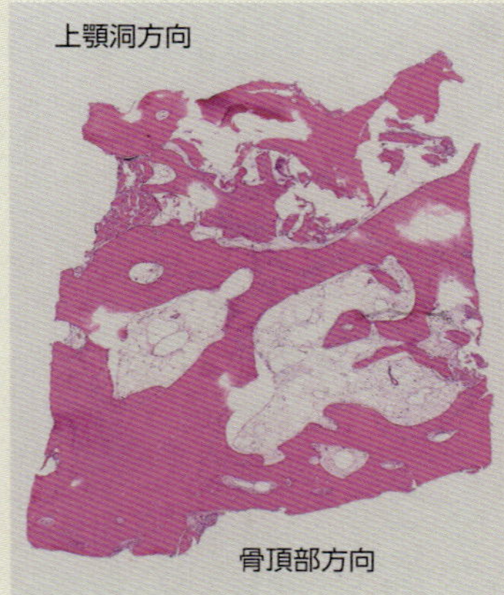

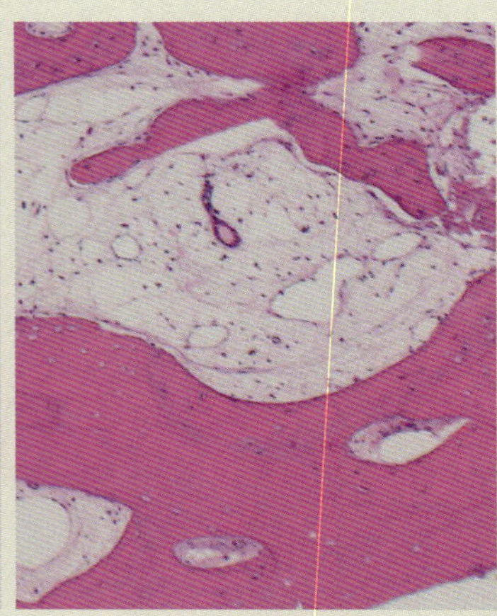

図B　42歳，女性．|5 部インプラント埋入予定部位の骨組織標本．サイナスリフトより6カ月経過後のインプラント埋入時に，トレフィンバーで埋入予定部位の骨を採取した．HE染色で新生骨が確認できる

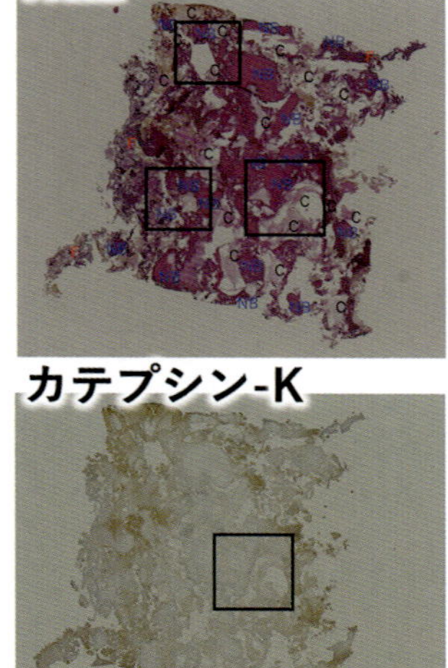

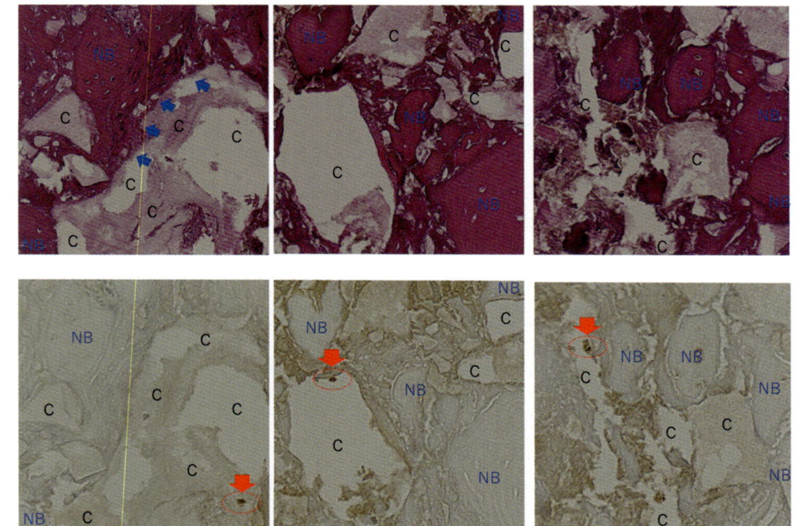

図C　59歳，女性．|67 部インプラント周囲組織標本．H&E，カテプシン-K免疫染色の結果，サイトランス（C）周囲での新生骨（NB）形成が進んでいる近傍にてカテプシン-K陽性（赤矢印）の破骨細胞が観察された．いずれの部位もサイトランス表面にて観察され，サイトランスを貪食しながら周囲の骨芽細胞（青矢印）の骨形成にも関与しているものと推察される．H&E染色スライド上で破骨細胞を認めない理由は，薄切りする際の面が同一でないためであると考えられる

症例 8 は，2010 年 4 月が初診の 45 歳の男性，重度の歯周病です．「噛めるようにしてほしい」とのことで，一見して当然噛めないだろうなと思える口腔内でした．

歯医者嫌いの患者さんで，まずはインプラントの話はせず，とにかく患者さんとの関係構築を優先します．テンポラリーデンチャーを製作して，天然歯をできるだけ残そうという治療です．初診時，HbAlc は 8.9 でした．下顎は何とか 4 本を残せるかどうか，上顎は残念ながら総義歯になります．「何とか噛めるようになった」状態で，初診から 3 〜 4 年が経過しています．

ようやく患者さんとの信頼が構築できつつあるタイミングで，よりしっかり噛めるようになるための提案をしていきます．下顎オトガイ孔間に 2 本のインプラントを埋入する設計です．ガイドを使って埋入し，使用中の金属床義歯を，レジンテンポラリーデンチャーに置き換え，その後，再度金属床義歯を製作しています．2|26 はインプラント治癒期間中まで保存し，抜歯になりました．5| は早晩抜歯となりそうですが，患者さんも納得済みです．これで，安定して噛めるようにしてほしいというリクエストには応えることができています．

症例 8　金属床 PD →金属床 IARPO への改変

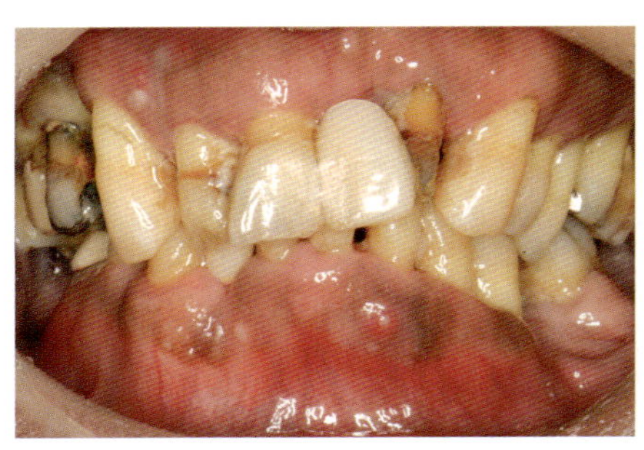

8-1　45 歳，男性．2010 年 4 月，初診時．「噛めるようにしてほしい」

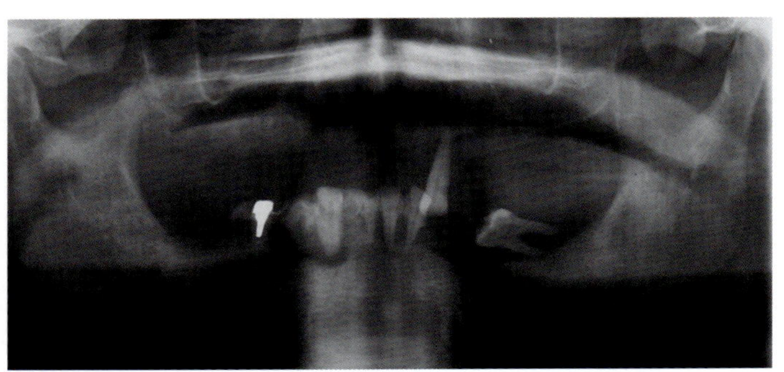

8-2　2010 年 11 月．歯周基本治療途中のパノラマ X 線写真．歯周基本治療を開始したが，ほとんど保存不可能であり，まず上顎の抜歯を行いテンポラリーデンチャーを装着した

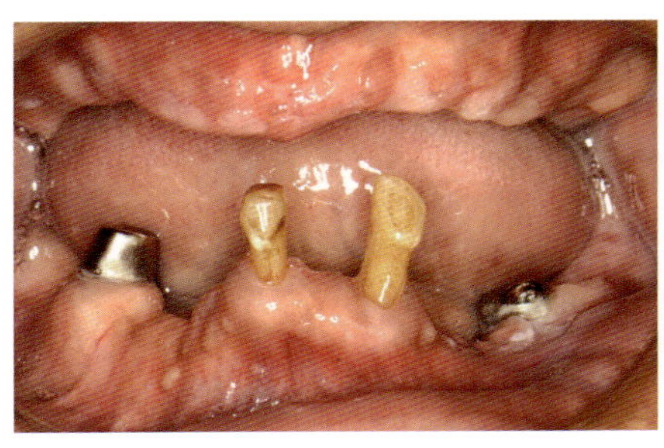

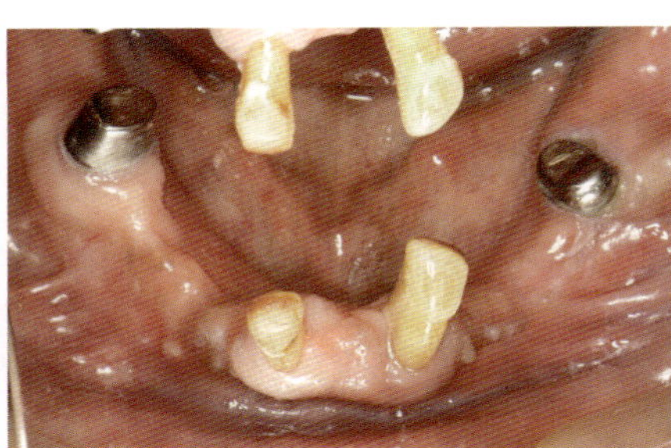

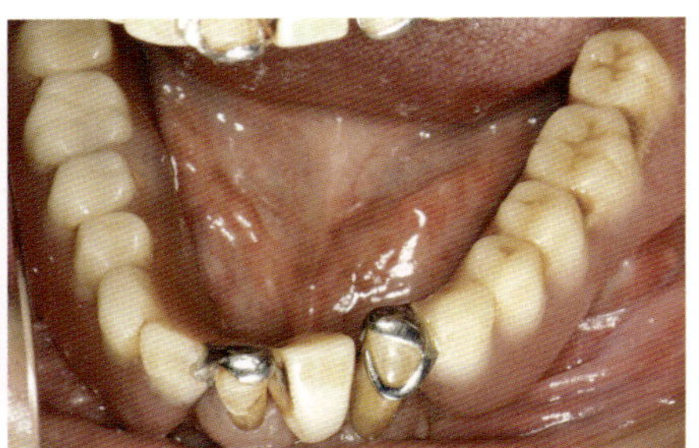

8-3　上顎は無歯顎となった．下顎は受圧条件を考え 4 本の歯を残してテンポラリーデンチャーを装着した．傾斜した |6 は近心根を保存して根面板で支持機能をもたせた

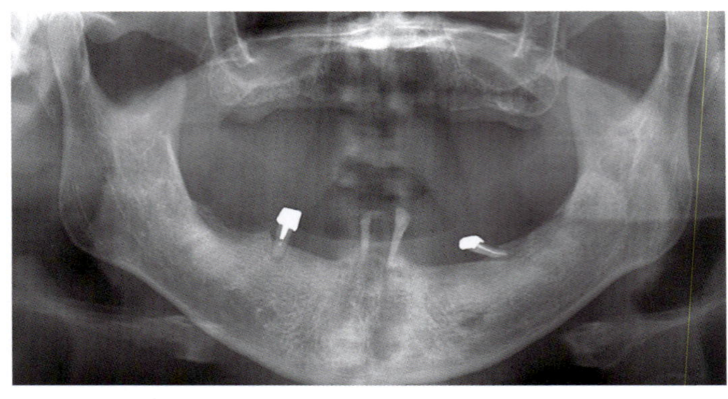

8-4　下顎は 5 1|2，|6 近心根の4本の天然歯を保存．何とか噛むことができる義歯を装着．この状態で約7年間メインテナンスを行ったが，|6 が抜歯になり 5| のコーピングした歯と 1|2 の3歯の残存となった．患者から「インプラントを使えばしっかり噛めるようになるのか？」との質問があり，IARPDの説明を行い，治療の同意を得た

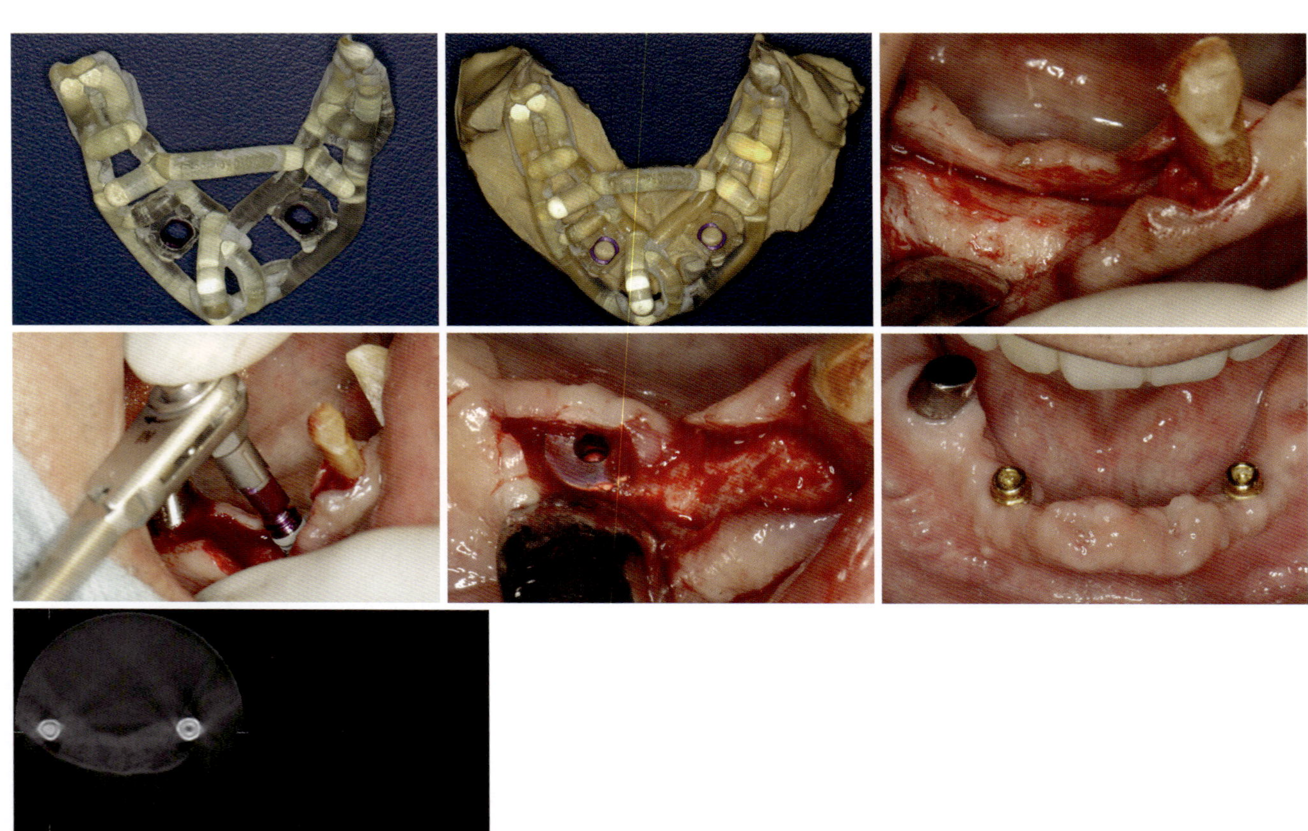

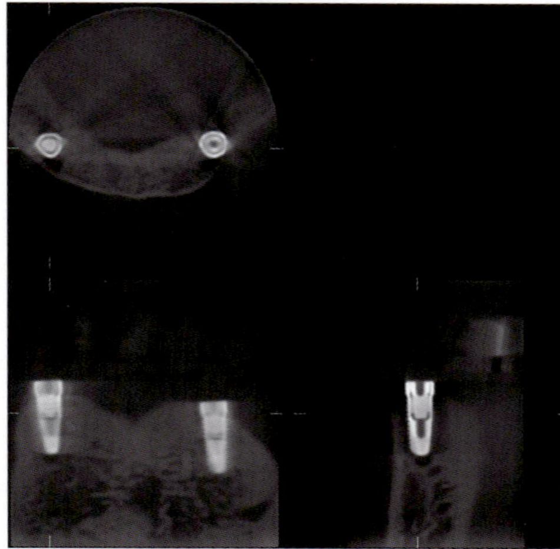

8-5　2017年6月．インプラント埋入
5 1|2 をガイド固定源として使用し，3|3 部に2本のインプラントを計画．二次手術後，ロケーターを装着して，動揺が増加していた 1|2 を抜歯した．5| の軸面のあるコーピングは温存している．動揺も改善している

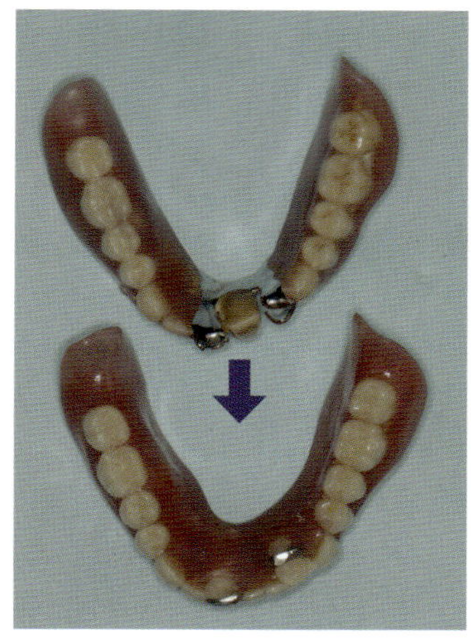
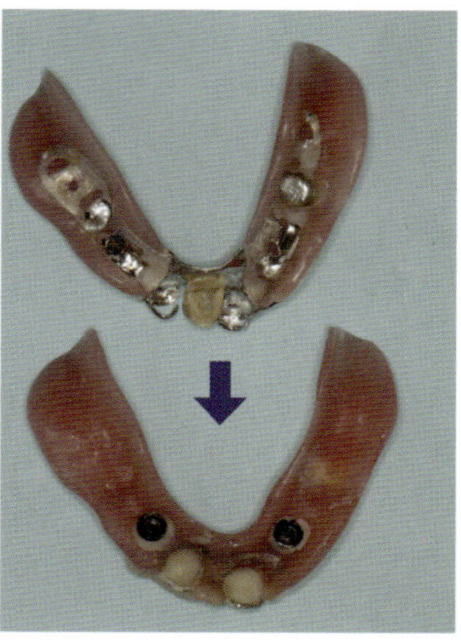

8-6 約7年使用中の金属床義歯をレジンのテンポラリーに置き換える（1|2 抜歯後）．レジンテンポラリーデンチャーにロケーターメタルハウジングとプロセシングインサートが装着されている

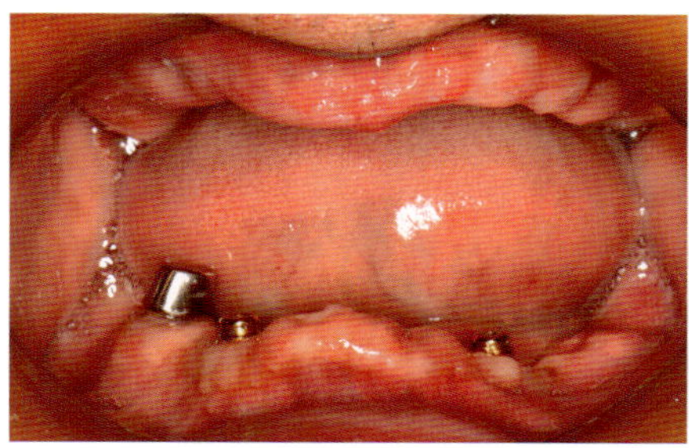
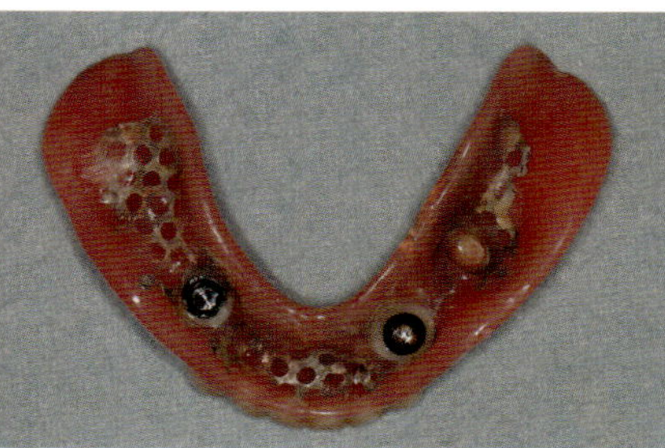
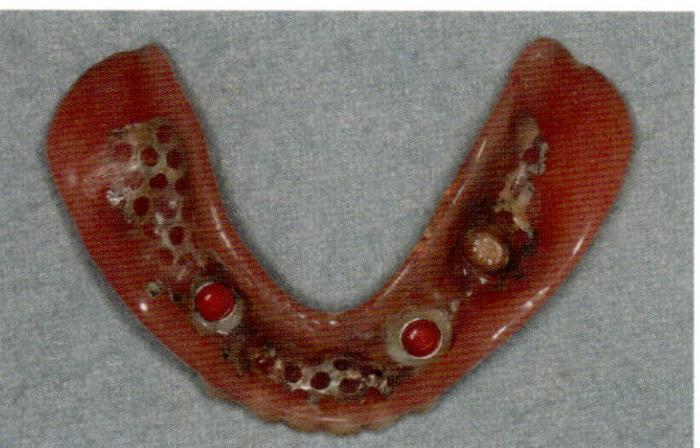

8-7 レジンテンポラリーデンチャーから金属床義歯へ変更して，咬合させた状態で再度プロセシングインサートが装着されているメタルハウジングを金属床義歯に組み込んだ．数カ月使用後，プロセシングインサートの天井部が裂開してきた．義歯全体の沈下が疑われ，セトリングが不十分と考察した．一度メタルハウジングを除去し，しばらくロケーターなしで義歯を使用してもらい，義歯床下粘膜に異常がないことを確認した．義歯がセトリングしたと判断し，メタルハウジングを再装着した．リプレイスメールは赤を使用している

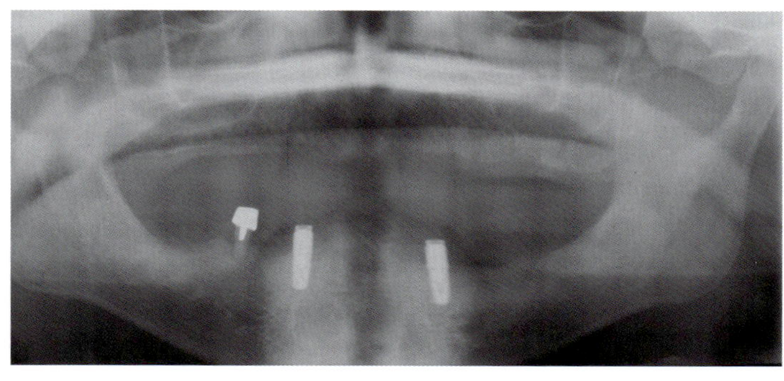

8-8 2024年9月．インプラント埋入後7年が経過．新製した金属床IARPD，インプラント，5|ともに安定している．患者のHbAlcは5.4と，非常に改善した

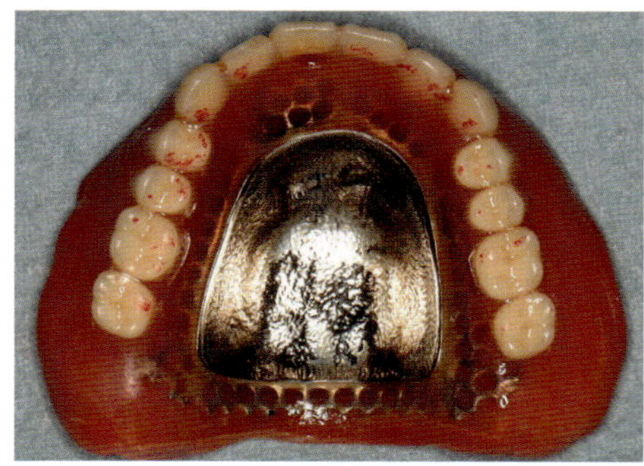
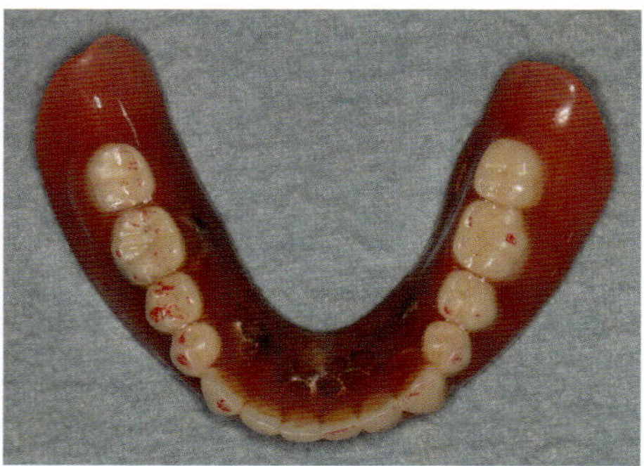

8-9 より安定して噛める義歯となり，患者の満足が得られている．リライニング，リプレイスメールの交換は行っていない

Step up のためのワンポイント 26

チタンメッシュによるGBR

インプラント埋入にあたり支持骨が不足する場合，自家骨等を用いチタンメッシュにより骨増生を行う場合があります（図A～F）.

その際，治癒期間中に粘膜の裂開により感染を起こしてしまうと増生骨が消失してしまうため，血液供給が確保されたフラップデザインと，減張切開やマルチレイヤーフラップ等を行ったテンションフリーで十分に伸展する粘膜骨膜弁が重要になります.

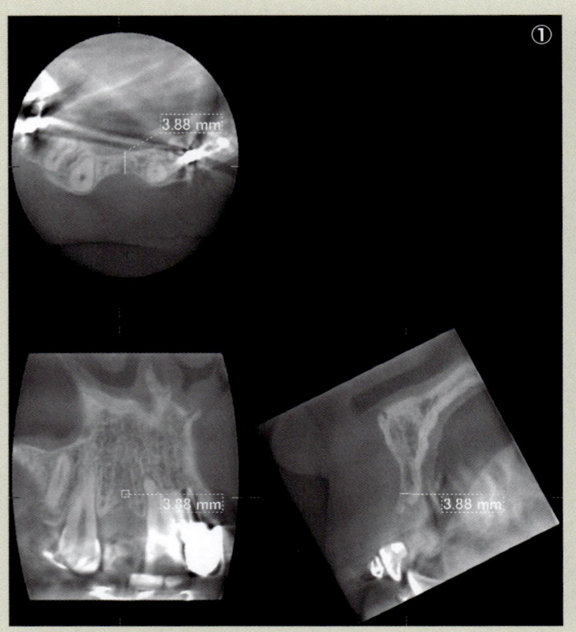

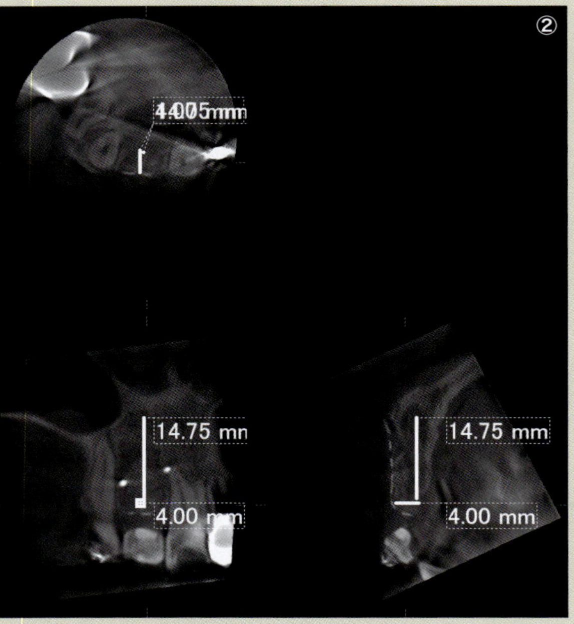

図A　①2008年11月. 初診時 2| 部にインプラント埋入を計画. 術前のCBCT診査で骨量が少ないことが確認できる.
②2010年10月. 増生後のCBCT画像. チタンメッシュと自家骨を使用してGBRを行った

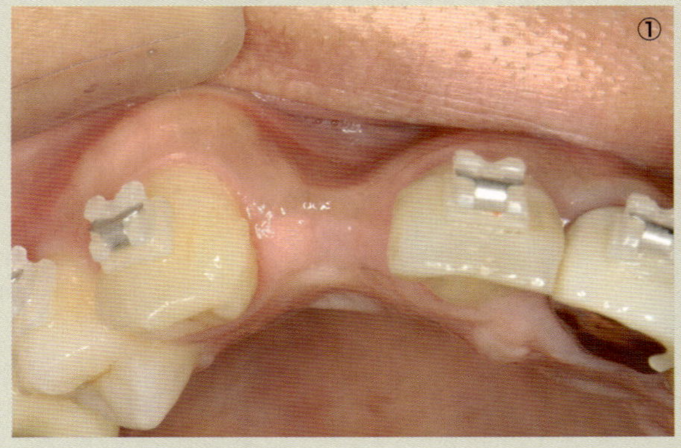

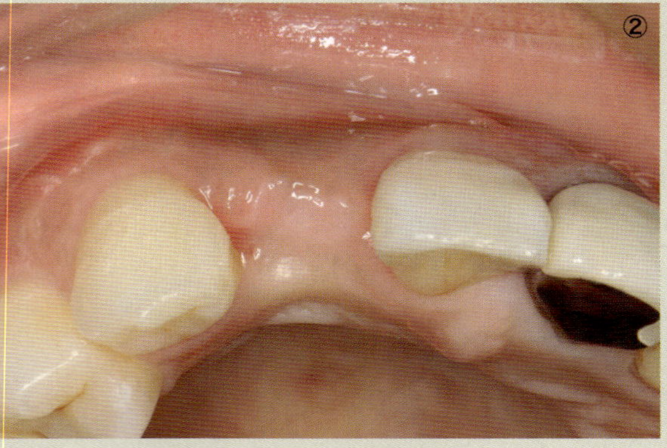

図B　①術前の顎堤. インプラント埋入に必要な骨幅が不足している. ②GBR後の顎堤. 骨幅は確保できた

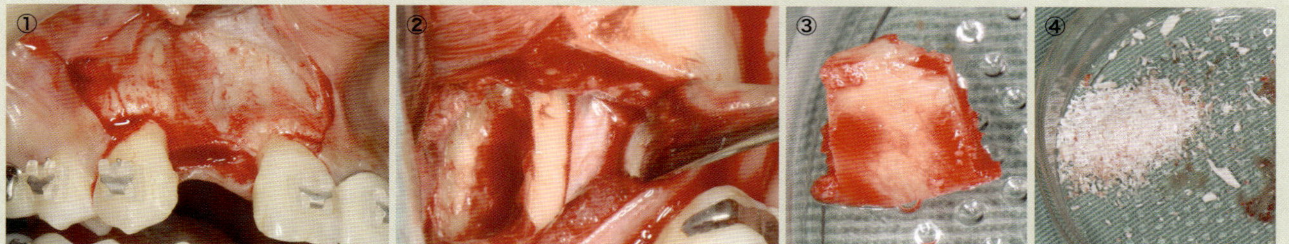

図 C　① GBR を行うためにフラップは基底面から可及的に大きく設定して血液供給に配慮した．②③下顎枝前縁（レイマス）からピエゾサージェリーを使用して自家骨を採取．④　採取した自家骨をボーンミルで粉砕した

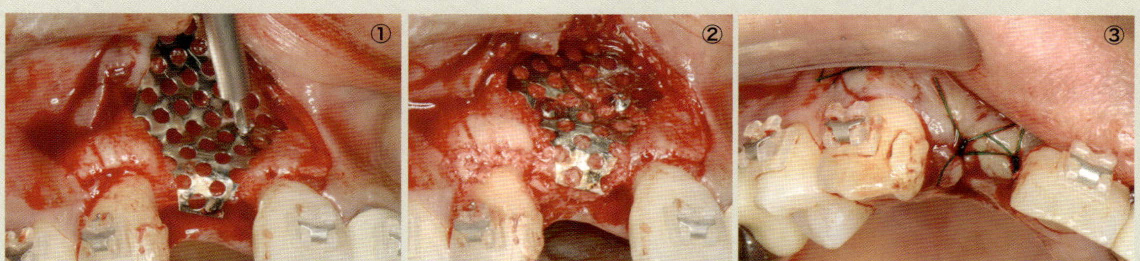

図 D　①移植部にチタンメッシュを設置してスクリューで近心側に一カ所だけ固定．②袋状にしたチタンメッシュと既存骨の間に粉砕した自家骨を填入した．填入後，チタンメッシュでスペースメイキングができるようにベンディングして遠心側にもスクリュー固定した．③粘膜骨膜弁に減張切開を加えテンションフリーな状態で緊密縫合した

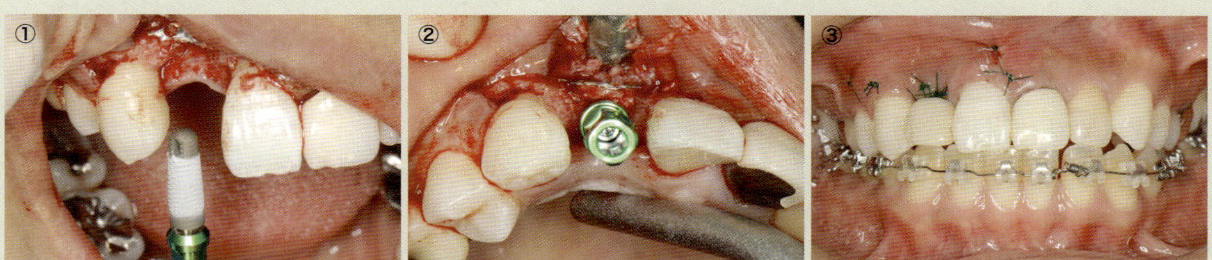

図 E　①② 2011 年 2 月．GBR から約 4 カ月後，インプラント埋入．新生骨はまだ脆弱なため，骨頂部のチタンメッシュを切り離し唇側のチタンメッシュは新生骨の保護として残したままでインプラント埋入を行った．③唇側のみのテンポラリーを両隣在歯に接着

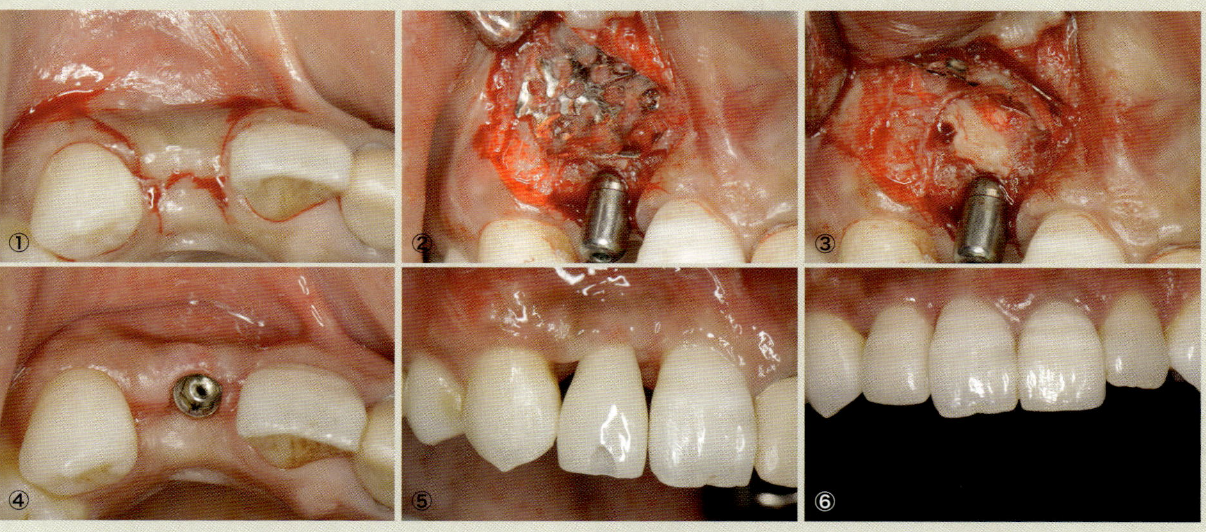

図 F　① 2011 年 5 月．GBR から約 7 カ月．インプラント埋入から約 3 カ月後に二次手術を行った．②チタンメッシュは一部新生骨と思われる骨様組織に覆われていた．③チタンメッシュを除去すると硬い新生骨が確認できた．④二次手術後のインプラントフィクスチャー．歯間乳頭部の歯肉はコル状に陥凹している．⑤一次テンポラリーを装着．下部鼓形空隙が大きくあいていてブラックトライアングルの状態になっている．⑥二次手術から 11 カ月経過．ファイナルクラウン装着後 6 カ月経過している．歯間乳頭部のブラックトライアングルは目立たなくなった．骨幅に余裕があると歯肉の成熟も良好であると思われる

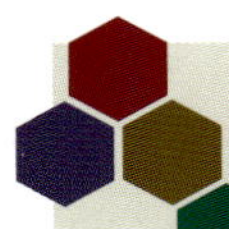

Step up のためのワンポイント 27

オトガイ部からの自家骨採取

オトガイ部からの自家骨の採取は，多くの自家骨を得られる利点の一方，熟練した技術が必要となる行為です．**図A～I**は，口腔外科専門医に依頼して，トレフィンバーで自家骨を採取してもらった例です．私にはとうてい行えない手技であり，どうしても自身で行う必要がある時には，ピエゾサージェリーで行っています．

術式には多くの注意点があり，特に歯が存在している状況下でオトガイ部にアプローチする場合は，根尖を傷つける可能性，また歯根膜の傷害による感覚異常を生じるリスクがあります．紹介した症例は，歯がない状況での採取であることを理解しておいてください．

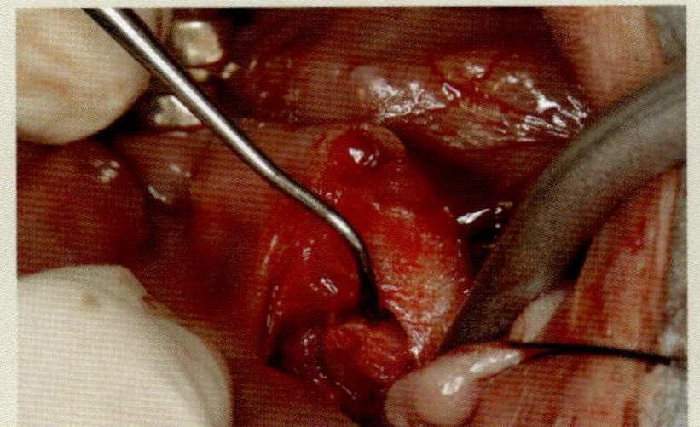

図A　トレフィンバーにて皮質骨を形成後，エキスカにて海綿骨も一緒に採取

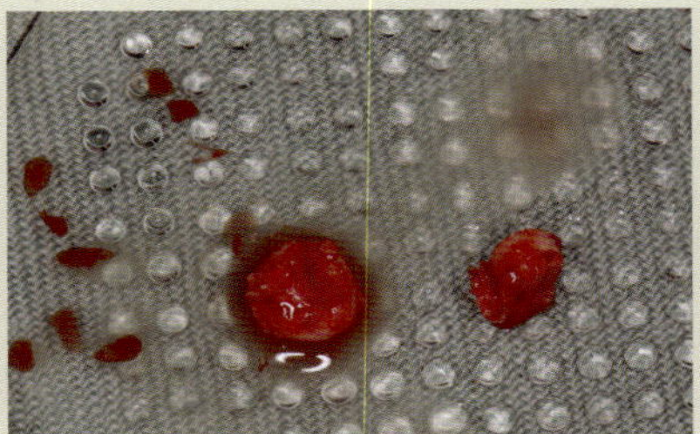

図B　採取された自家骨

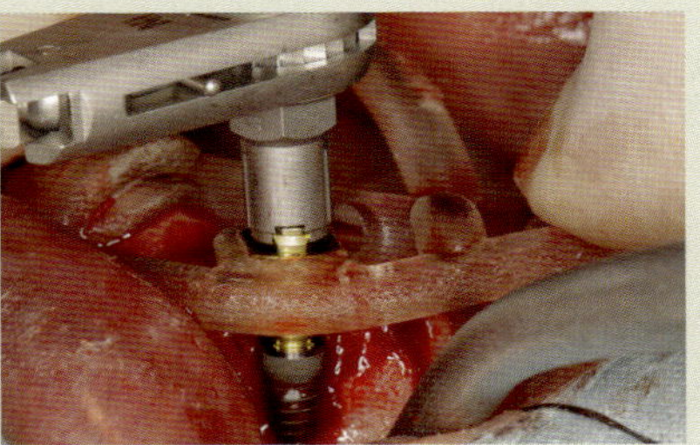

図C　インプラントをSMOPガイドを用い埋入

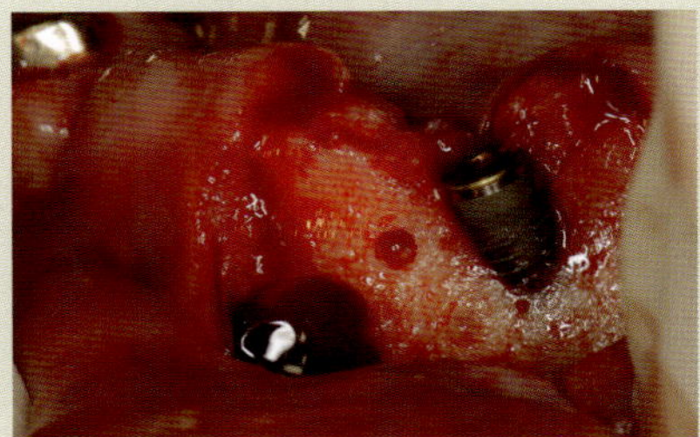

図D　頬側骨の不足により裂開している

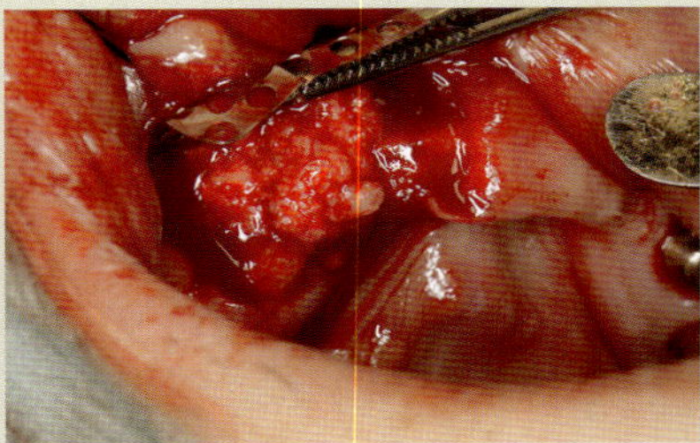

図E　ボーンミルで採取骨を粉砕して移植

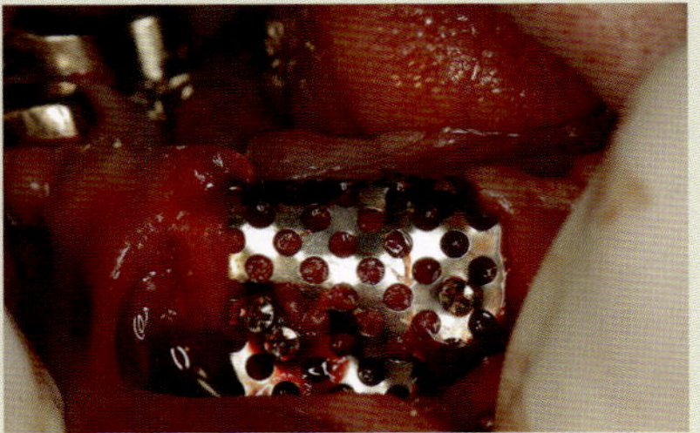

図F　チタンメッシュを使用してスペースメイキングした

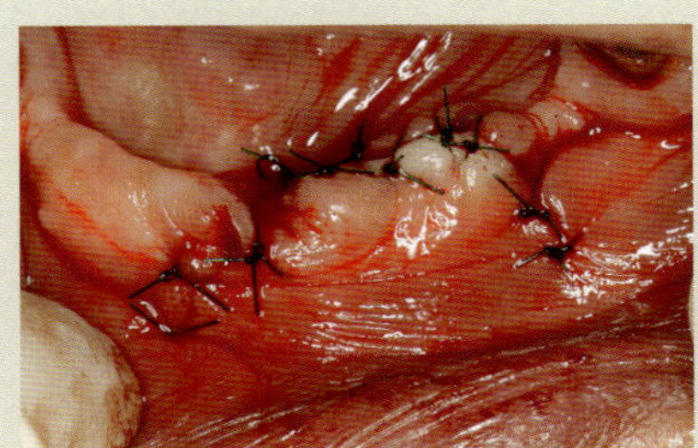

図G　減張切開を行い縫合

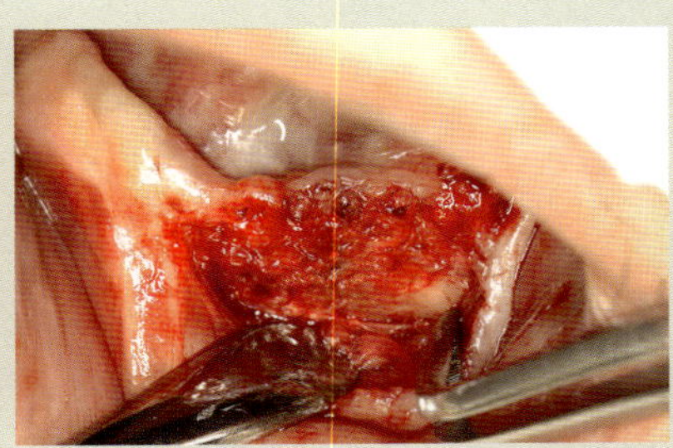

図H　二次手術を行うと，チタンメッシュはすべて新生骨に覆われていた

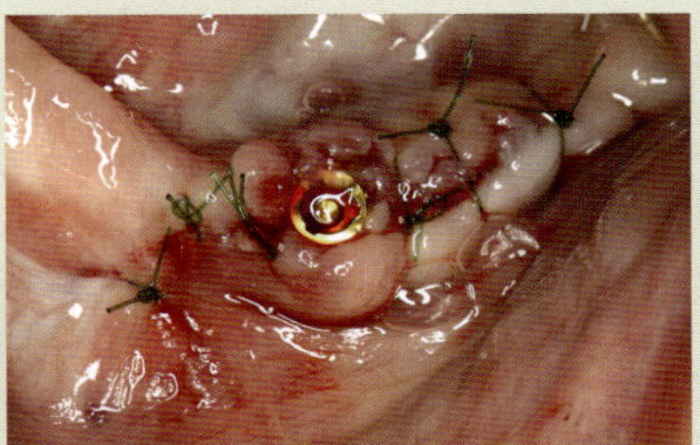

図I　チタンメッシュを除去しロケーターアバットメントを即時に装着して粘膜を縫合

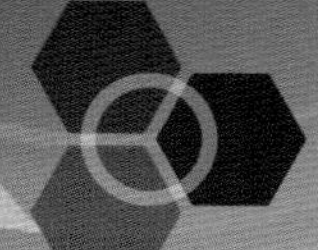

3．ロケーター，ガイドサージェリーを用いたIOD/IARPD臨床術式

⑤固定性から可撤性へ

症例 9 は，どうしても固定性補綴を希望された 56 歳の男性で，2007 年に来院されました．上顎の義歯が我慢の限界とのことでした．下顎右側にインプラントのブリッジが装着されており，前歯部の補綴と咬合平面が不一致な状態でした．ただし，下顎は治療しないでほしいとのことで，下顎前歯部をわずかに切削し，少しだけ咬合平面を揃える許可だけ得ることができました．

可撤性義歯から固定性のブリッジを強く希望されていました．インプラントによる術者可撤式固定性ブリッジを説明し同意を得ました．インプラント埋入後即時にプロビジョナルレストレーションを装着するイミディエートファンクションです．下顎を少しずつ削合して，上顎プロビジョナルを少しずつ改変して咬合平面を揃えていきました．4 カ月でファイナルを装着でき，術者としては自信のある補綴が行えたと考えていました．

ところが次の来院時,「先生，駄目だわ，これ」と．「えっ，何でですか！？」と聞くと，「家内が，“あなた歯が見えてないわよ”と言うんですよ．“あなた，大金つぎ込んだのに…”と言うんですよ」と…そう言われたら私も引けません．何がいけなかったのか，もう一回落ち着いて考えると，3 級傾向の顎堤で無理に固定性の補綴としたために，上下顎のアーチの関係で，上顎がいわゆる前突している状態になってしまい，唇側傾斜が強くスマイルラインも下顎前歯部しか見えない状態でした．そこで,「可撤性にさせてください．そのかわり，奥さまのクレームは解消します」と約束して，AGC 冠による可撤性の IOD の製作を行いました．

固定性の補綴と比較すると，歯冠部の長さの違いがわかります．固定性では上顎は歯頚ラインが内側に入っているので，スマイル時に上唇に隠れてしまっているのですが，可撤性への変更により唇側に張り出し，歯冠長も長くでき，唇側に床を付与することでリップサポートも可能な形態となりました．

患者さんが固定性補綴を希望する場面は多いと思いますが，無理をして固定性にしないほうがよいケースは存在します．やはり術前診断が重要と改めて感じた経験でした．

症例 9　IODへのインプラント支台の追加

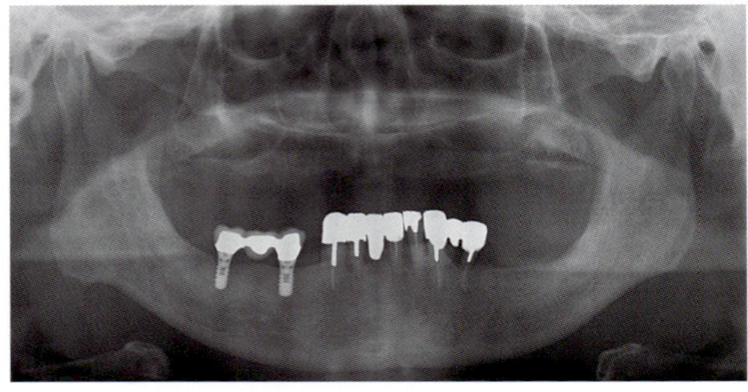

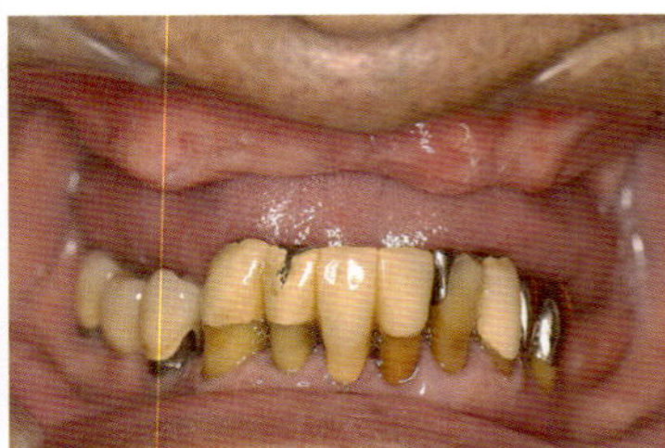

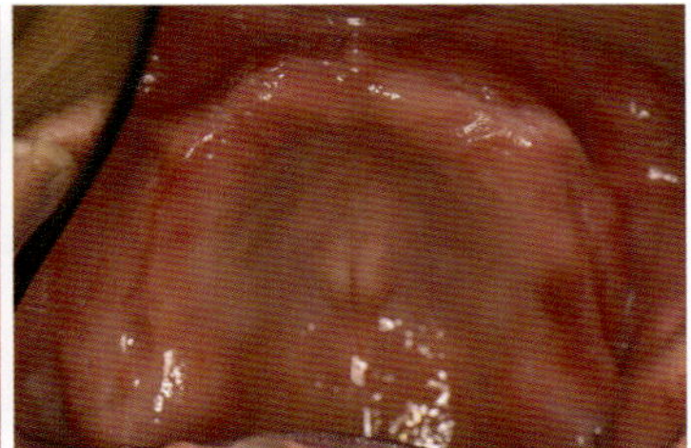

9-1　2007 年 9 月初診．56 歳，男性．下顎補綴装置は咬合平面が不揃いであった．上顎の顎堤は優形である

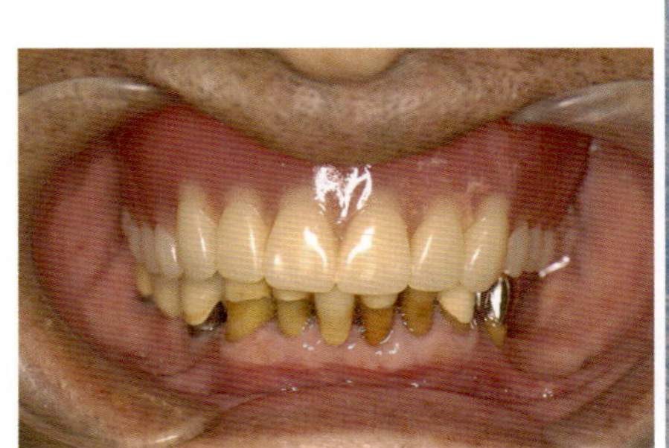

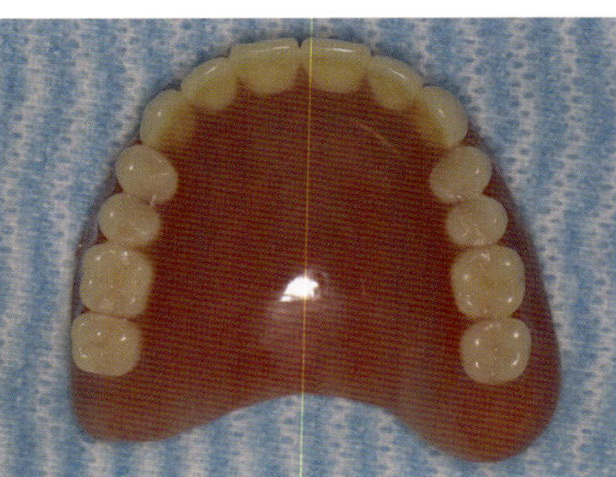

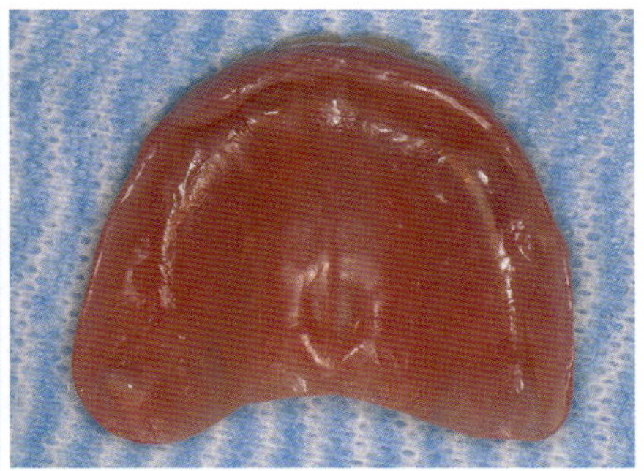

9-2　使用中の上顎義歯．「我慢の限界」とのこと．インプラントを埋入し固定性補綴とすることに．3 級傾向の上下顎関係で，上顎総義歯の前歯部人工歯が唇側に張り出して排列されていたため，食事中や会話時に義歯が頻繁に脱離した．上顎総義歯は複数の歯科医院で何個も製作されたが，結果は同じであった

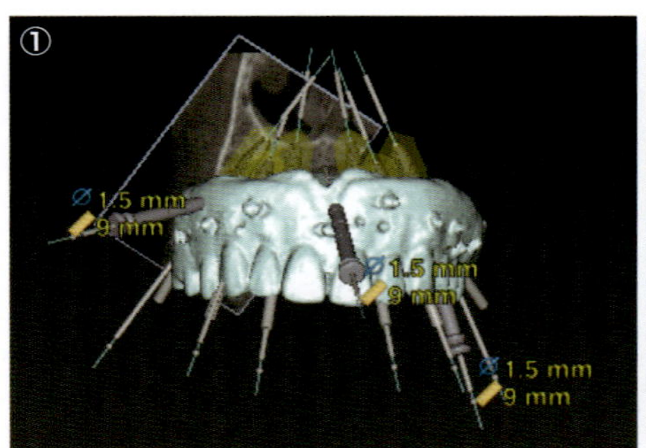

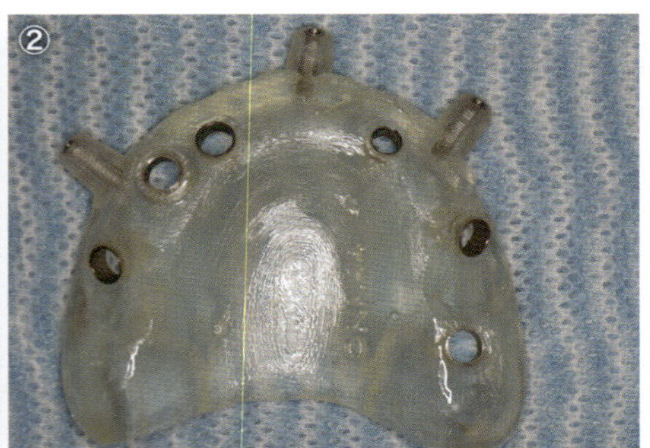

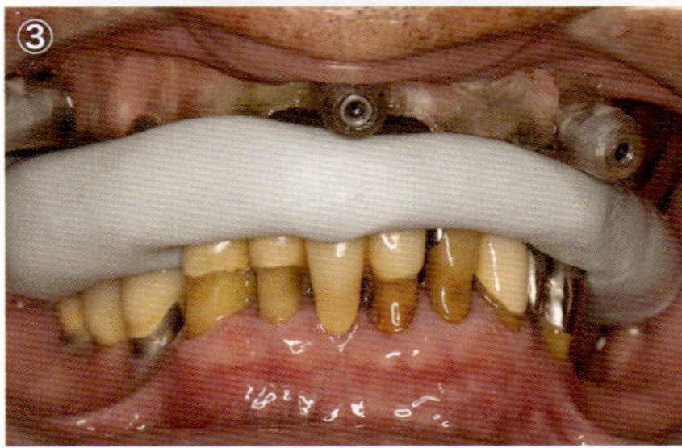

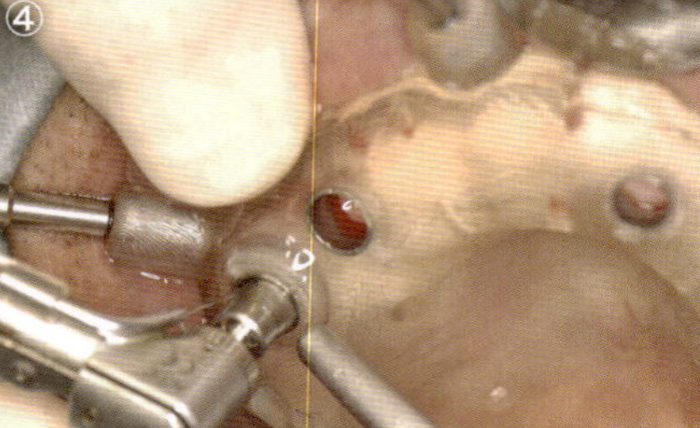

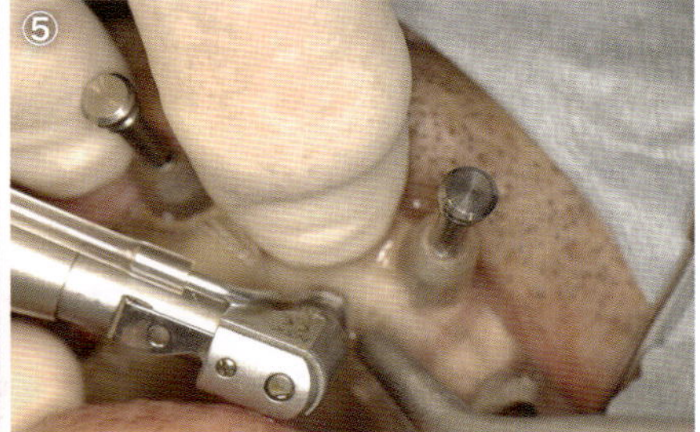

9-3　上顎への 6 本のインプラント埋入シミュレーションとガイドを用いた埋入．①Nobel Clinician ソフトでプランニングを行い，②Nobel Guide を使用して埋入を行った．③浸潤麻酔時，バイトブロックを使用してガイドを固定し変位を防止した．④⑤パンチングを行い，フラップレスでインプラント埋入を行った

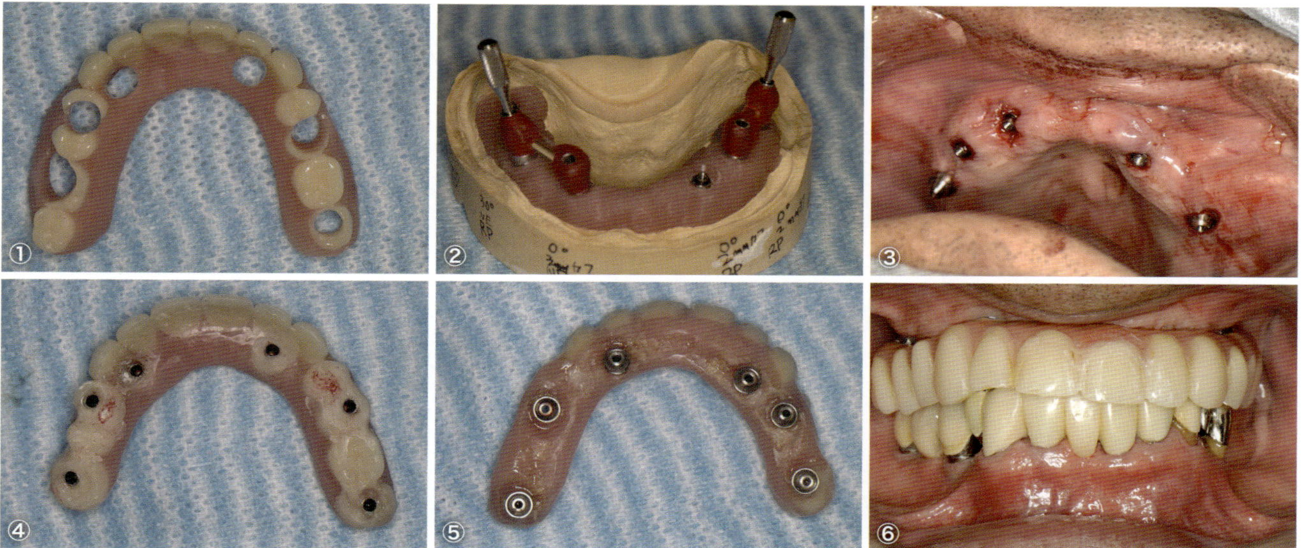

9-4 ①術前のシミュレーションからラボにて製作したプロビジョナルレストレーション．②シミュレーションソフトからあらかじめ用意しておいたストレートマルチユニットアバットメントならびに角度付きマルチユニットアバットメント．③ガイドを使用し，フラップレスでインプラント埋入を行った．その後，マルチユニットアバットメントを予定どおりインプラントに装着した．④マルチユニットアバットメントにテンポラリーシリンダーを植立して，プロビジョナルレストレーションを即時重合レジンにて固定した．⑤歯肉面の形態を仕上げた．⑥インプラント埋入と同時にプロビジョナルレストレーションを装着してイミディエートファンクションを行った

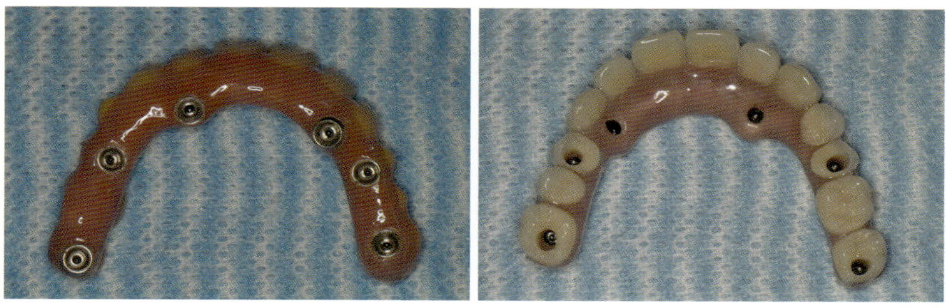

9-5 プロビジョナル装着の約4カ月後に完成したファイナルレストレーション

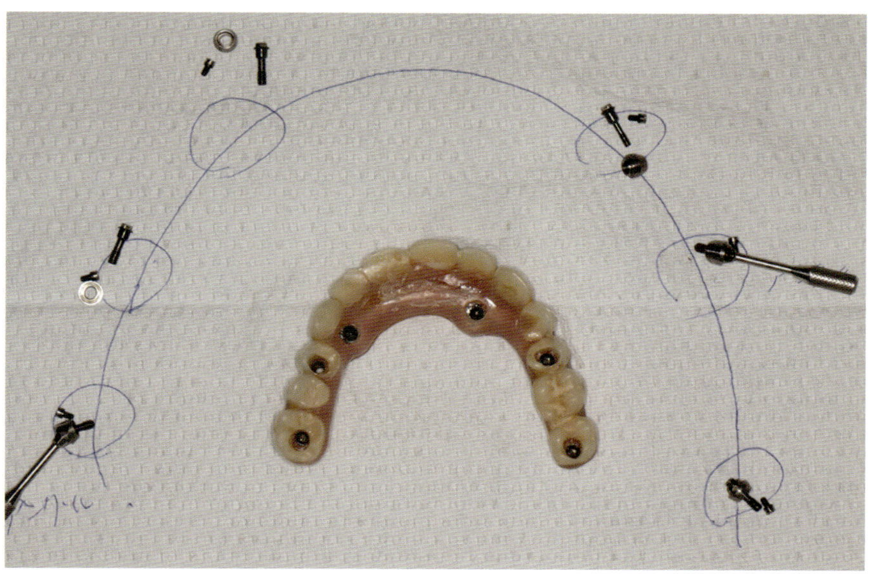

9-6 ファイナル義歯の装着．
術者としては満足してもらえる補綴であったが，次回来院時に想定外の反応となる．奥様からの「歯が見えないわよ」との指摘を受け，可撤性への変更を決断．固定性から可撤性への変更を余儀なくされ，再印象のため除去した上部構造とマルチユニットアバットメント．印象後，可撤性ブリッジが完成するまでマルチユニットとスクリュー固定上部構造は再装着して使用するため，部位ごとにパーツを並べて混乱を避けた

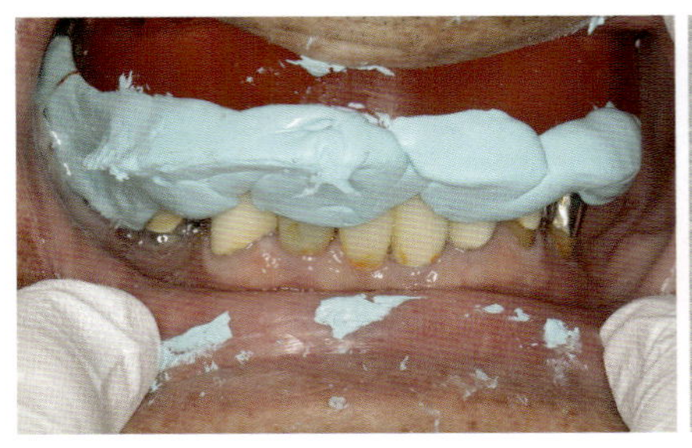

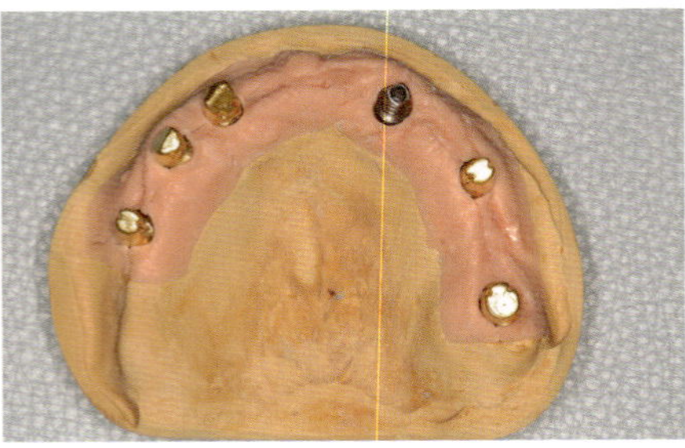

9-7　左：再咬合採得，右：軸面のあるスクリュー固定アバットメントを製作

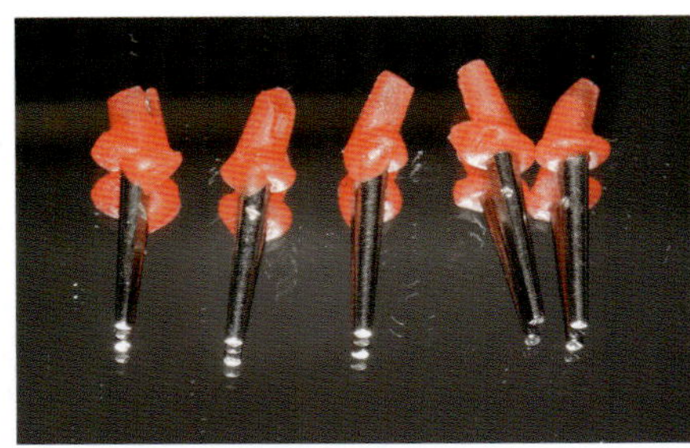

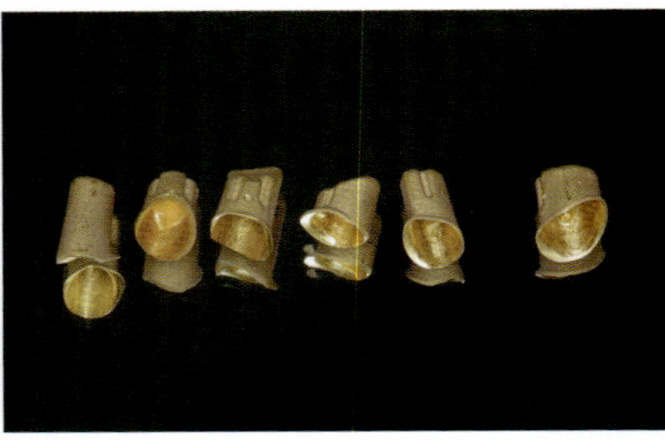

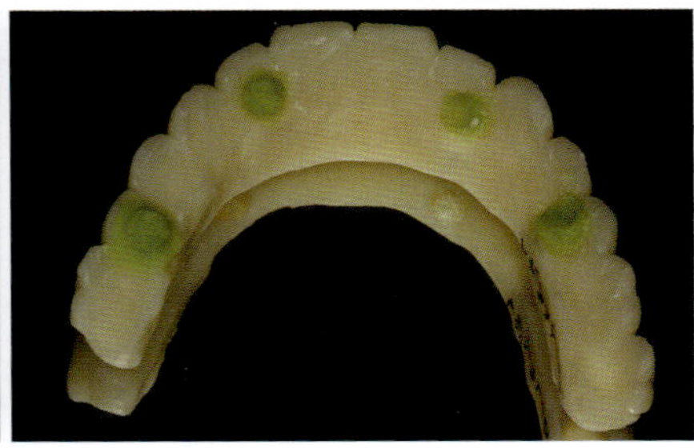

9-8　6 本のインプラントを AGC 冠とし，可撤性の IOD に改変していく．スマイルラインと前歯の見え方を確認するため，レジンで製作したモックアップモデル．この形態で仕上げることにした

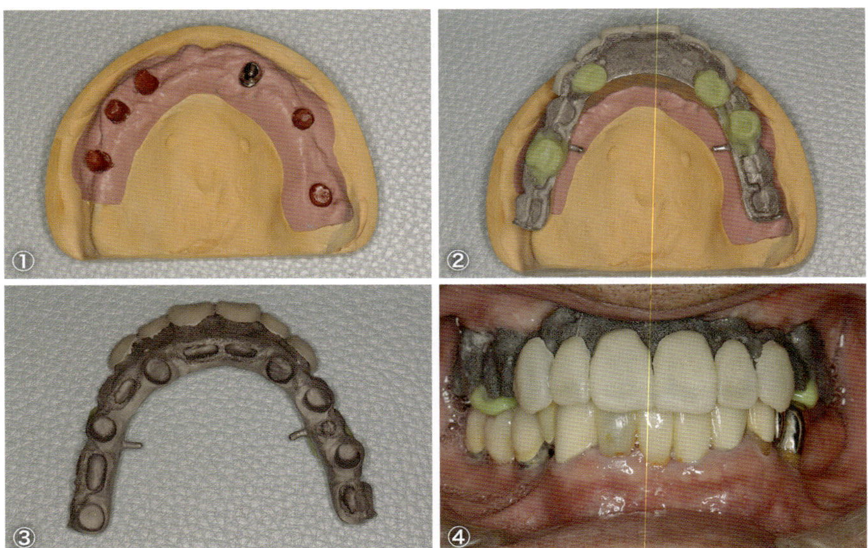

9-9　①完成したアバットメントを装着して印象採得し，AGC 冠を仮置きした．②そのうえでチタンメタルフレームを製作．③完成したチタンメタルフレームと仮排列した前歯部．このチタンフレームに AGC 冠を接着した．④口腔内で試適して前歯部の見え方を確認し，患者の了解を得た

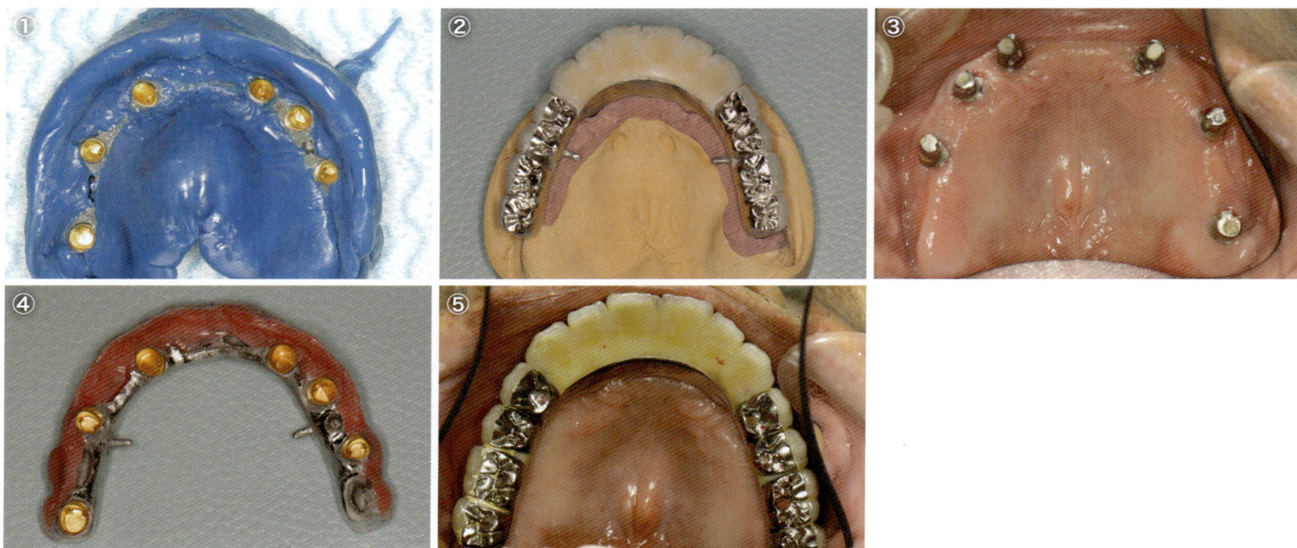

9-10 ① AGC 冠が接着されたチタンフレームを，取り込み印象でピックアップした．②完成した上部構造．③製作したアバットメントを，35Ncm で口腔内でインプラントと締結した．④チタンフレームに接着固定した AGC 冠とフレームワーク内面の状態．⑤装着された上部構造．前歯部は硬質レジン，臼歯部咬合面はメタルとし前装した

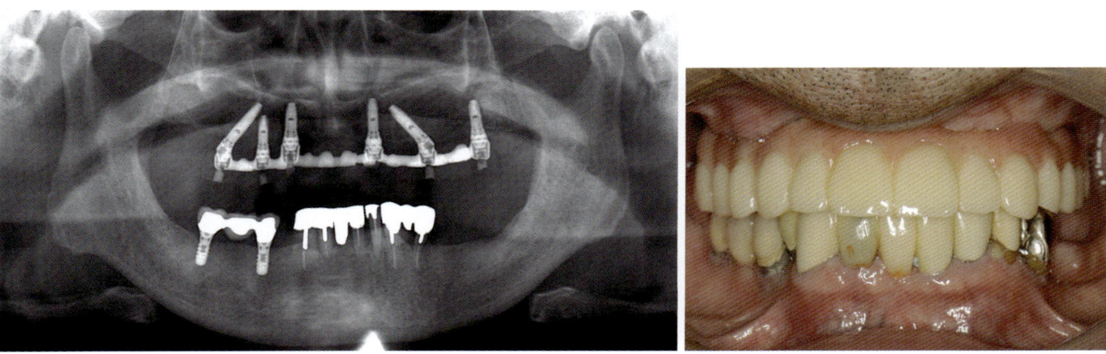

9-11 固定性インプラントブリッジ時．スマイル時に「歯が見えない」とクレーム

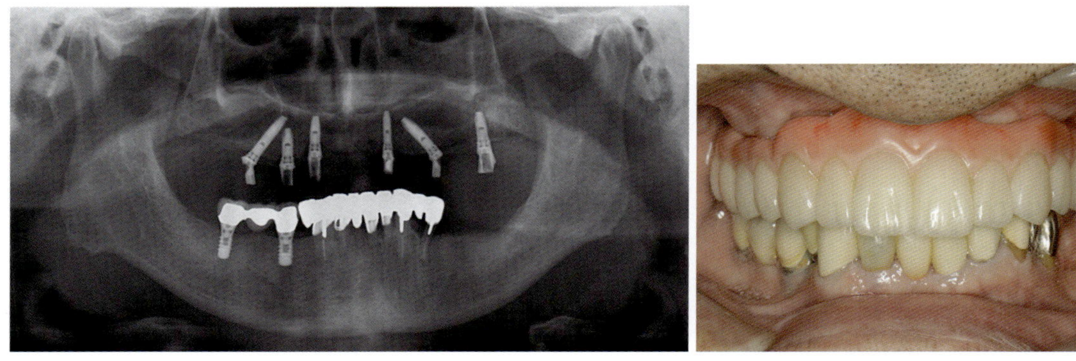

9-12 可撤性補綴への改変
前歯部の長さに注目．スマイル時の歯の見え方が改善した．前歯部の床を厚く付与して，傾斜していた前歯の歯頚部を前方に配置して歯軸を起こし，歯冠長を長くした．その結果，スマイル時に歯が見えるようになった．装着後 17 年が経過しているが，AGC 冠の維持力は良好で，大きなトラブルもなく経過している．可撤性にしたことで，インプラント周囲のブラッシングも良好である

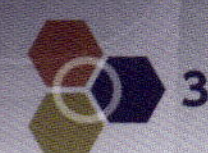

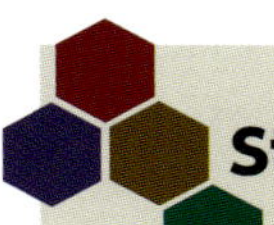

Step up のためのワンポイント 28

固定性補綴か？　可撤性 IOD か？

（Camlog SYSTEM 資料より）

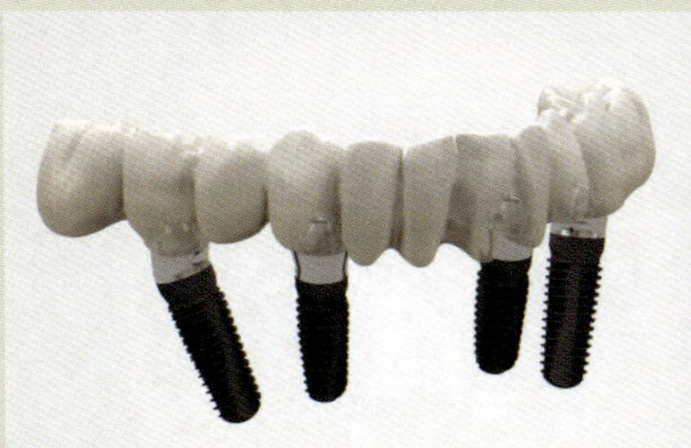

歯冠形態のみのインプラントブリッジ

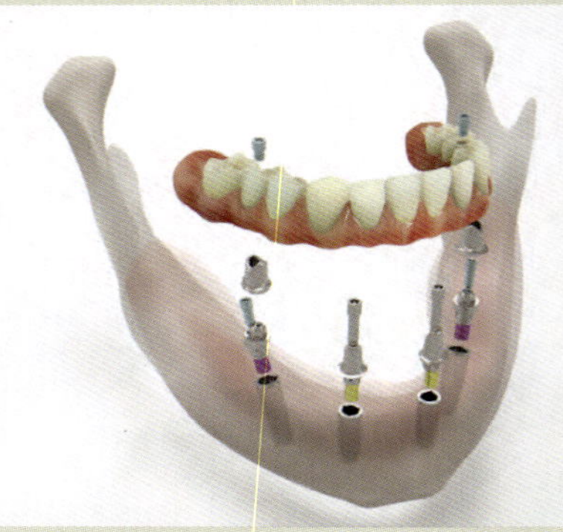

床付き固定性インプラントブリッジ

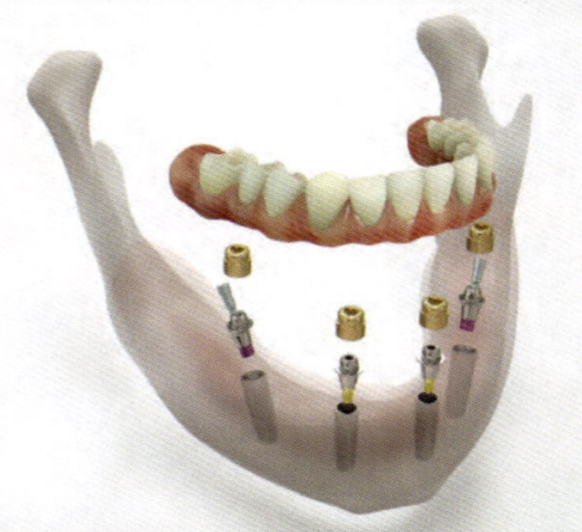

可撤性上部構造（埋入されたインプラントは変更していない）

インプラントによる欠損補綴を行う際，固定性と可撤性 IOD のどちらの設計とすべきでしょうか．

たとえば年齢が若く，埋入に関する条件がよい場合には，クラウンワークによる固定性のブリッジタイプにすることが多いと思います．だんだん歯肉が退縮してポンティック部の隙間が空いてきたということになると，歯肉つきの固定性補綴へと改変を考えるかもしれません．さらに高齢になって磨きにくいようなシチュエーションになると，上部構造をロケーターに改変して可撤性の IOD を選択して，患者さん自身が取り外してセルフケアを行いやすい形状に変更するかもしれません．

Zitzmann は，この選択について，フェイスサポートがあるかないか？　咬合関係は？　スマイルラインは？　といった，下表のような基準を示しています（**図 A**）[41]．スマイルラインは特に重要で，笑ったときに固定性上部構造の歯肉部と実際の歯肉の境界が見えてしまうと，患者さんのイメージがだいぶ悪くなります．また，粘膜の量，歯間乳頭の位置，発音障害の有無，コストの問題なども，設計を左右する要素になるでしょう．患者年齢（ライフステージ）によって改変できる上部構造の設計を考えることも必要になります．

Zitzmann の固定性かオーバーデンチャーかの選択チェックリスト

	固定性インプラント補綴		オーバーデンチャー		
フェイスサポート		不要		必要	
上下顎関係（Angle,Class）		Class Ⅰ / Ⅱ		Class Ⅲ	
スマイルライン		Low		Average	High
上唇の長さ（鼻下から人中）		Long（26～30mm）		Short（16～20mm）	
		Average（21～25mm）			
粘膜の量		厚い（整形可能）		薄い	
切歯乳頭位置		口蓋側		歯槽頂側	頬側
発言障害		なし		あり	
口腔衛生		困難		容易	
コスト		高コスト		低コスト	

図 A　Zitzmann による，固定性／オーバーデンチャーの選択のチェックリスト（Zitzmann ら[41]より）

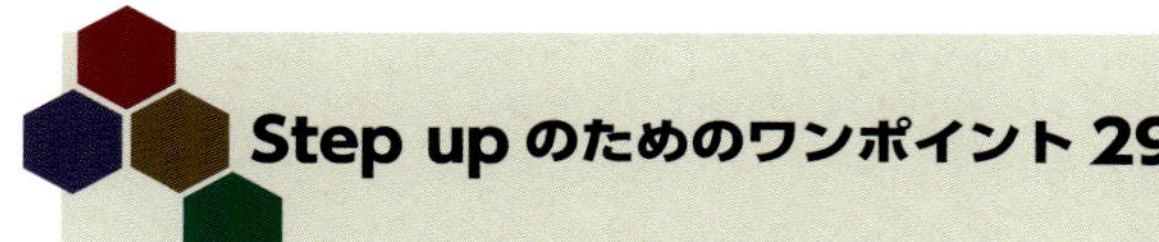

メインテナンスとインプラントの生存率

「メインテナンスが大切」であることに，今の時代，議論の余地はないでしょう．

2004 年に，当院でインプラント治療を行った患者さんの術後経過を調査しました（**図 A**）．152 症例中 94%，143 症例の追跡です． 1 年に 1 回以上のメインテナンスを継続している方が 109 症例，何かあったときに不定期に来院される方は 34 症例でした．前者を定期検診群，後者を非定期健診群とし，カプラン・マイヤー法の統計手法で 17 年間の生存率を算出しました．

結果は，定期検診群で 92%のインプラントが生存，非定期検診群では 67.6%という成績でした．トラブルには，インプラント周囲炎やインプラント体の破折など，さまざまな事象がみられました．いずれにしても，年 1 回のメインテナンスや，歯周病がベースのインプラント治療では，少なくとも 3 カ月に 1 回のメインテナンスが重要と言えます．

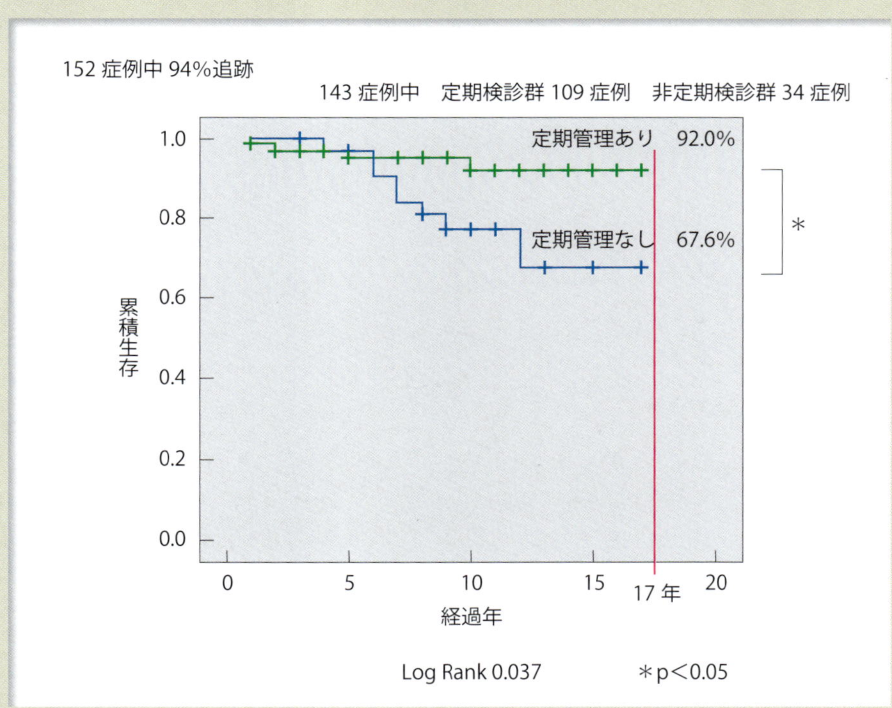

図 A　当院におけるメインテナンスの有無とインプラント生存率調査

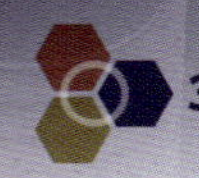

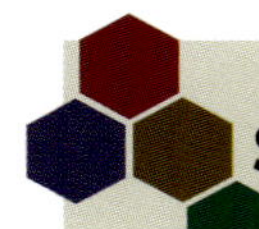

Step up のためのワンポイント 30

IOD/IARPD の臨床成績

当院で 2006 年 4 月～ 2024 年 4 月に行った IOD ／ IARPD 症例の臨床成績をまとめます（**図 A ～ E**）.

【生存率】	上顎		下顎		計	
ロケーター	70%	(19/27)	77%	(10/13)	73%	(29/40)
マグネット	82%	(9/11)	100%	(11/11)	91%	(20/22)
ヒーリング	0%	(0/1)	―――	(0/0)	0%	(0/1)
ボール	0%	(0/2)	100%	(4/4)	67%	(4/6)
バー	47%	(7/15)	100%	(19/19)	76%	(26/34)
二重冠	100%	(7/7)	―――	(0/0)	100%	(7/7)
計	67%	(42/63)	94%	(44/47)	78%	(86/110)

図 A　当院での IOD ／ IARPD 臨床成績

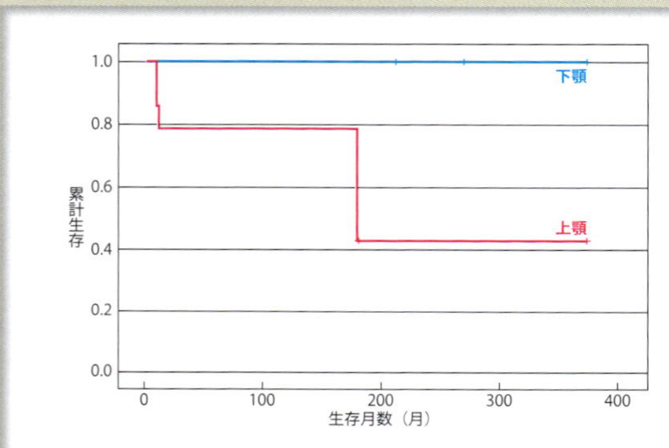

図 B　バーアタッチメントの生存率（上下顎別）

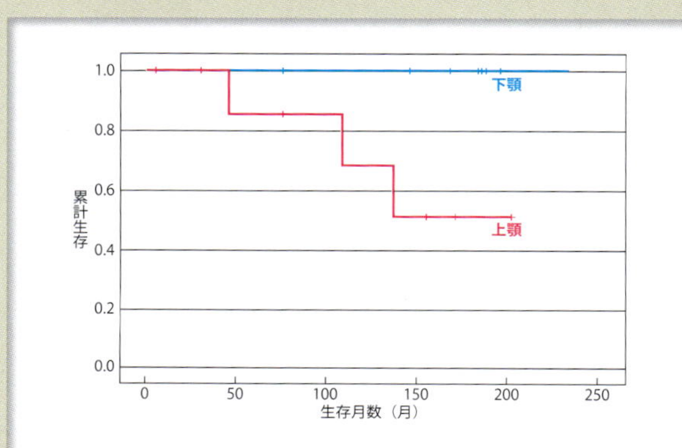

図 C　マグネットアタッチメントの生存率（上下顎別）

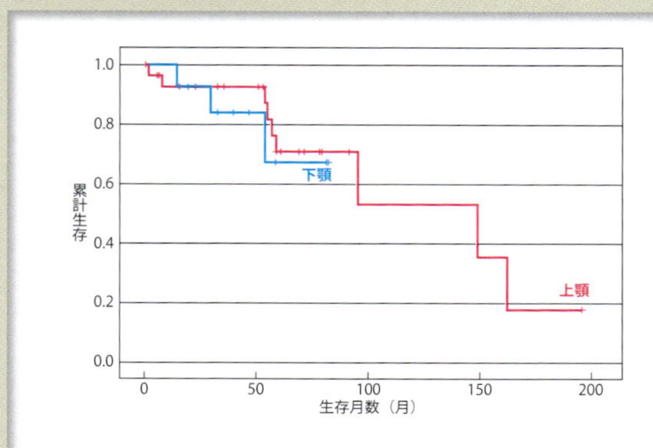

図 D　ロケーターアタッチメントの生存率（上下顎別）

図 B～D　インプラントのロストは上顎が多く，インプラントフィクスチャーのスレッド構造など，より高い初期固定（埋入トルク 35Ncm 以上，埋入時 ISO70 以上）が発現するような工夫が必要と思われます．さらに上顎欠損部顎堤の水平的吸収と人工歯の水平的位置のディスクレパンシーにより上顎インプラントに側方力がかかる状態も影響していると考えています

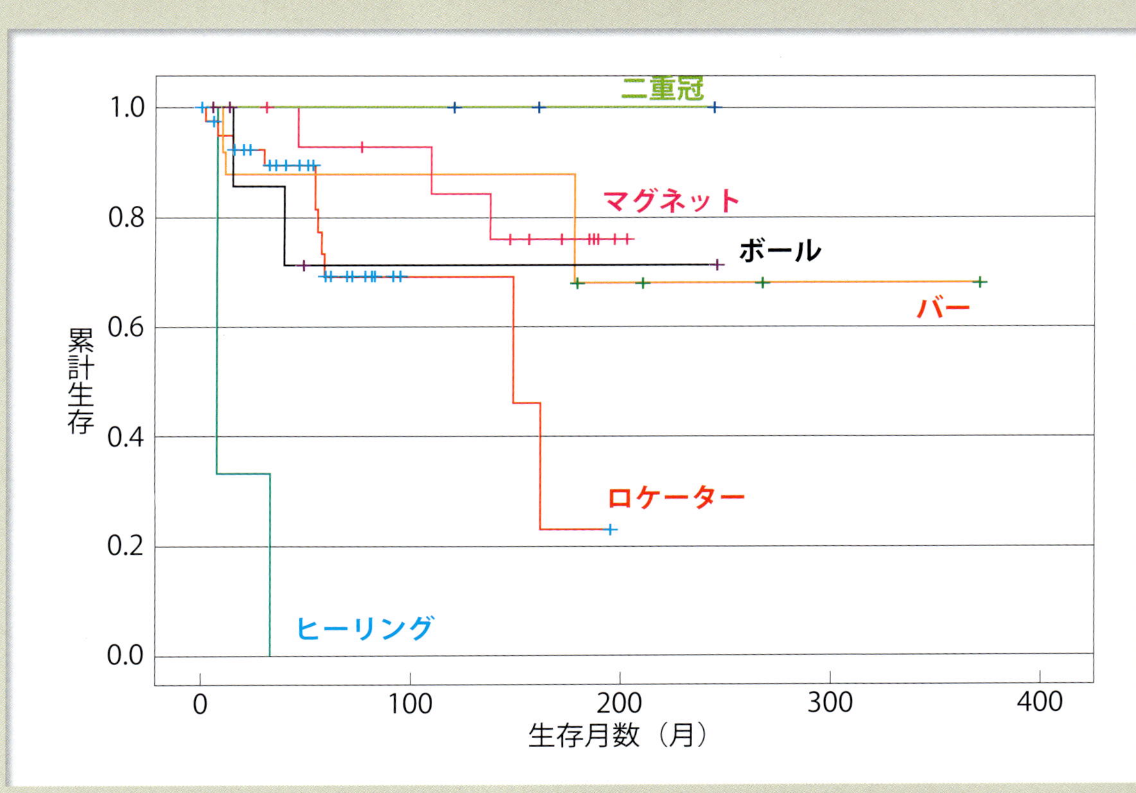

図 E　アタッチメント別の生存率
バーアタッチメントは、最長の 31 年の観察期間で、生存率は 68％であった。マグネットアタッチメントやボールアタッチメントも同様に 80％近くの生存率を示している。ロケーターアタッチメントの生存率が低いが、直近では最も使用頻度が高く，総数が最も多いことが影響している可能性がある

あとがき

1981年に歯科医師になった時から，パーシャルデンチャー，特にクラスプを使用しないアタッチメントに興味があり，東京歯科大学歯科補綴学第三講座（パーシャルデンチャー）故関根 弘教授に入局させていただきました．当時は緩圧機構のパーシャルデンチャーから非緩圧(リジッド) なパーシャルデンチャー（できるだけ動かない）の考え方に移行し始めていました．

入局1年目にはビーチアタッチメントを使用したパーシャルデンチャーを製作しましたが，ケルバーのコーヌスクローネ（リジッドサポート：きわめて動きの少ない義歯，リジッドコネクト：支台歯と支台装置がきわめて動かない）の考え方が医局にも伝わり，適正な内冠・外冠の維持力を求めるために埋没材の混水比をいろいろと調整するなどして実験を行いました．

1982年，医局員2年目に初めて挑戦したコーヌスデンチャーが本書157頁の症例3です．現在も経過観察を継続しており，支持を増員して歯列内配置を改善するためにインプラントを追加応用しましたが，上下義歯はきわめて安定した状態で，製作から40年を超えて機能しています．

この「経過観察」の重要性と，そのための資料としての口腔内写真の必要性やデンタル・パノラマX線写真の質へのこだわりを，私の歯科医人生の早い段階で徹底的に教えていただいたのが，スタディグループ救歯会のリーダー・黒田昌彦先生です．現在も月一回開催される例会や若い歯科医師向けの年間コース救歯塾の塾長として精力的に後輩の指導にあたられています．

さらに，本書巻頭に推薦の言葉をいただいた宮地建夫先生には，咬合三角に代表される欠損歯列の診断の重要性とそこから導かれる欠損補綴の考え方を，やはり早い段階で教授していただきました．

お二人は東京歯科大学の同級生で，東京歯科大学同窓会学術委員会の当時のリーダー的存在であり，東京歯科大学同窓会卒後研修セミナーの企画・運営を，私を含めた若い委員に厳しく指導されていました．私はそのセミナーで症例発表を数多く担当し，その経験が現在の日々の診療スタイルや自身のセミナー作りに役立っています．

さらに，お二人が所属されていたスタディグループ火曜会主宰の故金子一芳先生からも，宝物のような教えをたくさん頂戴しました．なかでも，患者さんに寄り添った治療の大切さ，個の多様性から考える「人・口・歯」の教えは，現在経過の長い多くの症例を拝見できていることの礎となっていると感じています．

私のインプラントとの出会いは，講座の先輩である小宮山彌太郎先生がスウェーデンに留学され，その関係でブローネマルク先生が東京歯科大学でインプラント手術を初めて行った 1983 年になります．ライブでオペ見学することができ（著名な口腔外科教授や医局員の先生方の背中越しにオペ室の一番後ろで台に乗って見学しました），いつか自分もあのような治療ができるようになりたいと思ったわけです．

開業した 1987 年よりインプラント治療を治療オプションの一つとして導入しました．初めは ITI インプラントを使用しましたが，その時の講師であられた熊本の故添島義和先生や中村社綱先生にはたいへんお世話になりました．

以来，ITI，スクリューベント，スイスプラス，ブローネマルク，ノーベル，レガシー，アストラ，ジーシー，カムログなどのインプラントを使用してきましたが，その使い方は「欠損歯列をしっかり診断したうえで天然歯を守るインプラントであってほしい」「受圧条件を改善して咬合支持を増やすためのインプラントであってほしい」という考えがベースになっています．そして，生体組織のもつ撓み量を上手に調整して整合性が得られた時，IOD・IARPD の良好な長期経過が得られるのです．

今回，本書の発刊にあたって，構想から7年が経過しました．その間いつも支えてくださった医歯薬出版「歯界展望」編集部・萩原 宏様，お名前を挙げさせていただいた先生方，さまざまな補綴装置を製作していただいた歯科技工所 J ユニット・堀越様，アミティー・加規新一様，メディナ・本橋 仁様，リアリティー・鵜澤 忍様，歯の工房・須山容明様，またインプラントセミナー講師の機会を与えてくださったインプラテックス元社長・高尾親久様，前社長・北山良計様，現社長・川合保成様，スタッフの辻 庸之様，アルタデント東京支社長・常田礼義様，スタッフの岩本 博様，smop チームの皆様，GC パーシャルデンチャーセミナーなどの講師の機会を与えてくださった鈴木 尚先生，中尾 祐様はじめ企画ご担当の皆様，東京都開業・鷹岡竜一先生，埼玉県開業・高柳篤史先生，野嶋昌彦先生はじめ救歯会の皆様，東京歯科大学クラウンブリッジ補綴学講座講師・四ツ谷 護先生，東京歯科大学名誉教授・下野正基先生，同・井上 孝先生，東京歯科大学口腔顎顔面外科学講座客員教授・高野正行先生，そして当院の歯科衛生士長・芝原智恵様はじめスタッフの皆様，さらに私を支え続けてくれている歯科医師の妻・雅子，歯科医師となった息子の元也，娘の聡子に感謝いたします．

本書が読者の皆様の明日の臨床の一助になれば幸いです．

2024 年 10 月　吉日

藤関雅嗣

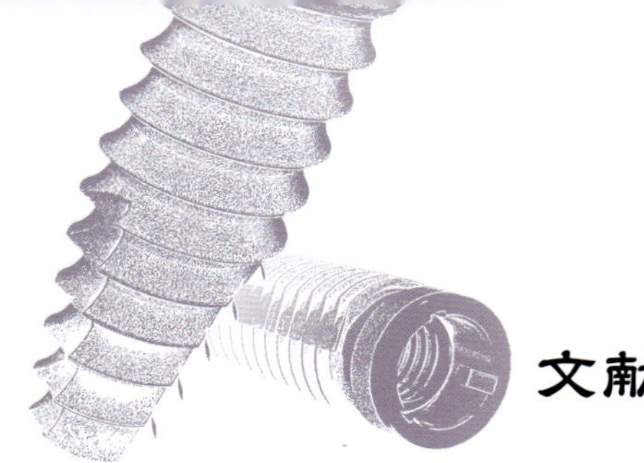

文献

【Introduction】

1）Feine JS, Carlsson GE, Awad MA, Chehade A, Duncan WJ, Gizani S, et al. The McGill consensus statement on overdentures. Montreal, Quebec, Canada. May24-25, 2002. Int J Prosthodont. 2002; 15(4): 413-414.
2）Thomason JM, Feine J, Exley C, Moynihan P, Muller F, Naert I, et al. Mandibular two implant-supported overdentures as the fi rst choice standard of care for edentulous patients-the York Consensus Statement. Br Dent J. 2009; 207(4): 185-186.
3）宮地建夫．症例でみる欠損歯列・欠損補綴―レベル・パターン・スピード．医歯薬出版，2011．

【Section 1】

1）平成 19（2007）年厚生労働省資料．社会医療診療行為別調査結果の概況．https://www.mhlw.go.jp/toukei/saikin/hw/sinryo/tyosa07/1-6.html
2）宮地建夫．欠損歯列の臨床評価と処置方針．医歯薬出版，1998．
3）鷹岡竜一ほか編．歯界展望別冊／ 10 歯前後欠損症例の「読み」と「打つ手」．医歯薬出版，2013．
4）宮地建夫．症例でみる欠損歯列・欠損補綴―レベル・パターン・スピード．医歯薬出版，2011．
5）黒田昌彦．コーヌスクローネ．医歯薬出版，1984．

【Section 2】

1）大澤一博．下顎有床義歯における臼歯部舌側床縁の条件が義歯の維持に及ぼす影響に関する研究．歯科学報，1974；74：1511-1553．
2）平田幹男．無歯顎粘膜の被圧縮度に関する臨床的研究．日補綴歯会誌．1959；3(1)：14-27．
3）溝上隆男．臼歯部における咀嚼圧の時相と負担機構とに関する研究．歯科学報．1966；66：217-272．
4）宮下恒太．顎粘膜の局所被圧変位度と咬合力による義歯床の沈下度とに関する研究．歯科学報．1966；70：38-68．
5）大島健嗣．総義歯床座粘膜の被圧縮時における荷重量および圧縮量に関する研究．日補綴歯会誌．1968；12(2)：245-291．
6）岸　正孝．歯槽堤粘膜の被圧変位性に関する加圧面の面積と変位量との関係についての実験的研究．歯科学報．1972；72：1043-1071．
7）佐藤志貴．口蓋粘膜のクリープと荷重量との関係．日補綴歯会誌．1979；23(1)：103-125．
8）鈴木みどり．粘膜調整による義歯床下粘膜の生理的回復と被圧変位量の経日的変化．日補綴歯会誌．2000；44(1)：43-52．
9）関根　弘．パーシャルデンチャーと咀嚼能力．尾花甚一ほか編集．パーシャルデンチャーの臨床．医歯薬出版，1977：135-153．
10）吉田元治．歯槽堤粘膜の加圧除去直後の回復状態と加齢との関係：下顎第一大臼歯部について．歯科学報．1996；96：1037-1059．
11）関根　弘．パーシャルデンチャーと支台歯の負担軽減．尾花甚一ほか編集．パーシャルデンチャーの臨床．医歯薬出版，1977：155-173．
12）柳川　浩．有床義歯における臼歯部人工歯の排列基準に関する歯槽堤の状態について．歯科学報．1968；68：767-797．
13）関根　弘，岸　正孝．維持装置と床をめぐって筋圧が義歯の維持に及ぼす影響について．日本歯科評論．1975；(394)：31-40．
14）関根　弘．臼歯排列法．河邊清治ほか監修．コンプリートデンチャーの臨床．医歯薬出版，1973：501-510．
15）加藤武彦．治療用義歯を応用した総義歯の臨床―いま総義歯に求められるもの．医歯薬出版，2002．
16）矢崎秀昭．下顎可撤性局部義歯が残存歯の歯齦に及ぼす影響について．歯科学報．1982；82：1627-

1667.
17）関根　弘．連結装置と床外形線．尾花甚一ほか編集．パーシャルデンチャーの臨床．医歯薬出版，1977：461-476.
18）関根　弘．キャスト・バー．歯科臨床技術講座６．医歯薬出版，1968；419-431.
19）三宅直晴．口腔内感覚点の分布について（第１報）上顎粘膜の感覚点について．歯科学報．1951；51：181-186.
20）関根　弘．MIP 維持装置の設計．歯科学報．1975；75：604-608.
21）Krol AJ，関根　弘訳．クロール パーシャルデンチャーデザイン―アイ・バー・クラスプ教本．医歯薬出版，1976.
22）Kratochvil FJ，平沼謙二，松元　誠訳．クラトビル パーシャルデンチャー．医歯薬出版，1989.
23）関根　弘．キャスト・クラスプ．押鐘　篤総編集．歯科ハンドブック（手技編）全訂改版（第２版）．文京書院，1979：574-579.
24）関根　弘．歯周疾患と補綴処置．日歯医学会誌．1987；6：131-136.

【Section 3】

1）Salama H, Salama MA, Garber D, Adar P. The interproximal height of bone: A guidepost to predictable aesthetic strategies and soft tissue contours in anterior tooth replacement. Pract Periodontics Aesthet Dent. 1998; 10(9): 1131-1141.
2）Touati B, Rompen E, Van Dooren E. A new concept for optimizing soft tissue integration. Pract Proced Aesthet Dent. 2005; 17(10): 711-712, 714, 715.
3）Nozawa T, Enomoto H, Tsurumaki S, Ito K. Biologic height-width ratio of the buccal supra-implant mucosa. Eur J Esthet Dent. 2006; 1(3): 208-214.
4）Phillips K, Kois JC. Aesthetic peri-implant site development. The restorative connection. Dent Clin North Am. 1998; 42(1): 57-70.
5）Lekholm U, Zarb GA. Patient selection and preparation. Brånemark PI, Zarb GA, Albrektsson T eds. Tissue integrated prostheses. Quintessence, 1985: 199-209.
6）Wennström JL, Derks J. Is there a need for keratinized mucosa around implants to maintain health and tissue stability? Clin Oral Implants Res. 2012; 23 Suppl 6: 136-146.
7）Tavelli L, Barootchi S, Ravidà A, Oh TJ, Wang HL. What is the safety zone for palatal soft tissue graft harvesting based on the locations of the greater palatine artery and foramen? A systematic review. J Oral Maxillofac Surg. 2019; 77(2): 271.e1-271.e9.
8）Jensen J, Sindet-Pedersen S, Oliver AJ. Varying treatment strategies for reconstruction of maxillary atrophy with implants: results in 98 patients. J Oral Maxillofac Surg. 1994; 52(3): 210-216, discussion 216-218.
9）Karabuda C, Arisan V, Özyuvaci H. Effects of sinus membrane perforations on the success of dental implants placed in the augmented sinus. J Periodontol. 2006; 77(12): 1991-1997.
10）Hernández-Alfaro F, Torradeflot MM, Marti C. Prevalence and management of Schneiderian membrane perforations during sinus-lift procedures. Clin Oral Implants Res. 2008; 19(1): 91-98.
11）Keller EE, Tolman DE, Eckert SE. Maxillary antral-nasal inlay autogenous bone graft reconstruction of compromised maxilla: a 12-year retrospective study. Int J Oral Maxillofac Implants. 1999; 14(5): 707-721.
12）Kasabah S, Krug J, Simůnek A, Lecaro MC. Can we predict maxillary sinus mucosa perforation? Acta Medica (Hradec Kralove). 2003; 46(1): 19-23.
13）Del Fabbro M, Testori T, Francetti L, Weinstein R. Systematic review of survival rates for implants placed in the grafted maxillary sinus. Int J Periodontics Restorative Dent. 2004; 24(6): 565-577.
14）Pjetursson BE, Tan WC, Zwahlen M, Lang NP. A systematic review of the success of sinus floor elevation and survival of implants inserted in combination with sinus floor elevation. J Clin Periodontol. 2008; 35(8 Suppl): 216-240.
15）Tong DC, Rioux K, Drangsholt M, Beirne OR. A review of survival rates for implants placed in grafted maxillary sinuses using meta-analysis. Int J Oral Maxillofac Implants. 1998; 13(2): 175-182.
16）Ericsson I, Lindhe J. Probing depth at implants and teeth. An experimental study in the dog. J Clin Periodontol. 1993; 20(9): 623-627.
17）和泉雄一ほか編著．新インプラント周囲炎へのアプローチ．永末書店．2007；28-31.

18）Doornewaard R, Jacquet W, Cosyn J, De Bruyn H. How do peri-implant biologic parameters correspond with implant survival and peri-implantitis? A critical review. Clin Oral Implants Res. 2018; 29 Suppl18(Suppl Suppl18): 100-123.
19）特定非営利活動法人日本歯周病学会編．歯周治療のガイドライン 2022．2022．
20）公益社団法人日本口腔インプラント学会編．口腔インプラント治療指針 2024．2024．
21）Fujiseki M, Matsuzaka K, Yoshinari M, Shimono M, Inoue T. An experimental study on the features of peri-implant epithelium: immunohistochemical and electron-microscopic observations. Bull Tokyo Dent Coll. 2003; 44(4): 185-199.
22）井上　孝，下野正基．インプラントと歯周組織．下野正基，飯島国好編集．治癒の病理臨床編第 4 巻インプラント．医歯薬出版，1996：242-260．
23）松下恭之，佐々木健一，郡　英寛，江崎大輔，春田明日香，古谷野　潔．インプラント咬合にエビデンスはあるか？　日補綴歯会誌．2008；52(1)：1-9．
24）藤関雅嗣．インプラント除去に至った長期症例から学ぶ（その 1）．日歯医師会誌．2002；55(4)：319-325．
25）藤関雅嗣．インプラント除去に至った長期症例から学ぶ（その 2）．日歯医師会誌．2002；55(6)：529-536．
26）上條雍彦．図説口腔解剖学．第 3 巻 脈管学（基礎編）．アナトーム社，1967：447．
27）後藤建機．歯牙の生理的動揺に関する実験的研究．歯科学報．1971；71(6)：1415-1440．
28）関根　弘，小宮山彌太郎，堀田宏巳ほか．支持機構と受圧感覚機構の特性．関根　弘，津留宏道編．インプラントの基礎と臨床，第 1 版．デンタルダイヤモンド社．1988：94-107．
29）Misch CE, Bides MW. Implant-protected occlusion. Int J Dent Symp. 1994; 2(1): 32-37.
30）Boldt J, Knapp W, Proff P, Rottner K, Richter EJ. Measurement of tooth and implant mobility under physiological loading conditions. Ann Anat. 2012; 194(2): 185-189.
31）山内六男．インプラントの咬合．（社）日本口腔インプラント学会ホームページ学術コンテンツ．https://www.shika-implant.org/shika/wp-content/uploads/2024/05/gakujutucontents_05.pdf
32）Misch CE. Contemporary implant dentistry 3rd Edition. Mosby, 2007.
33）Goodacre CJ, Bernal G, Rungcharassaeng K, Kan JY. Clinical complications with implants and implant prostheses. J Prosthet Dent. 2003; 90(2): 121-132.
34）日本歯科医学学会．口腔機能精密検査記録用紙．2022．https://www.jads.jp/assets/pdf/basic/r04/document-221207.pdf
35）佐藤裕二，石田栄作，皆木省吾，赤川安正，津留宏道．総義歯装着者の食品摂取状況．日補綴歯会誌．1988；32(4)：774-779．
36）日本補綴歯科学会．補綴歯科治療の難易度を測定するプロトコル．2020．https://hotetsu.com/files/files_723.pdf
37）McGarry TJ, Nimmo A, Skiba JF, Ahlstrom RH, Smith CR, Koumjian JH. Classification system for complete edentulism. Dent Today. 2001; 20(10): 90-95.
38）McGarry TJ, Nimmo A, Skiba JF, Ahlstrom RH, Smith CR, Koumjian JH. Classification system for complete edentulism. The American College of Prosthodontics. J Prosthodont. 1999; 8(1): 27-39.
39）中村社綱，山﨑　陽，中村典子．フル・デジタルソリューションによるインプラント治療のススメーナビゲーションシステムの変遷を踏まえて（前編）インプラント治療におけるフル・デジタルソリューションのワークフローと臨床．補綴臨床．2023；56(1)：11-33．
40）中村社綱，山﨑　陽，中村典子．フル・デジタルソリューションによるインプラント治療のススメーナビゲーションシステムの変遷を踏まえて（後編）補綴主導型インプラント治療で大切なこと．補綴臨床．2023；56(3)：19-54．
41）Zitzmann NU, Marinello CP. Treatment plan for restoring the edentulous maxilla with implant-supported restorations: removable overdenture versus fixed partial denture design. J Prosthet Dent. 1999; 82(2): 188-196.

著者紹介

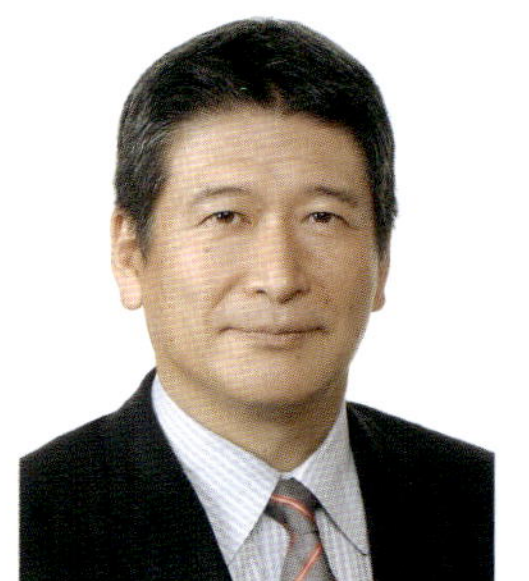

藤関雅嗣
FUJISEKI, Masatsugu
医療法人社団藤惣会藤関歯科医院・理事長

【経歴】

昭和 31 年 （1956 年）6 月 6 日生
昭和 50 年 （1975 年）3 月　東京都立九段高等学校卒業
昭和 56 年 （1981 年）3 月　東京歯科大学卒業
昭和 56 年 （1981 年）4 月　東京歯科大学歯科補綴学第三講座助手
昭和 59 年 （1984 年）4 月　柳川歯科医院勤務
昭和 62 年 （1987 年）4 月　藤関歯科医院開設（浅草診療所）
平成 13 年 （2001 年）4 月　東京歯科大学歯科補綴学第三講座非常勤講師
平成 15 年 （2003 年）6 月　学位受領（博士・歯学）東京歯科大学病理学講座
平成 18 年 （2006 年）4 月　藤関歯科医院開設（神田診療所）
令和 4 年　（2022 年）4 月　東京歯科大学パーシャルデンチャー補綴学講座臨床教授

【所属学会等】

（公社）日本補綴歯科学会　専門医（1998 年 4 月 24 日取得）
指導医（2008 年 4 月 14 日取得）
（公社）日本口腔インプラント学会　専門医（2009 年 2 月 6 日取得）
指導医（2022 年 3 月 27 日取得）
（特非）日本顎咬合学会　咬み合わせ認定医（1999 年 4 月 1 日取得）
（特非）日本歯科放射線学会　准認定医（2012 年 4 月 1 日取得）
（特非）日本歯周病学会　会員
camlog implant　公認インストラクター
Implant Direct　公認インストラクター
GC セミナー　講師
スタディグループ救歯会　会員

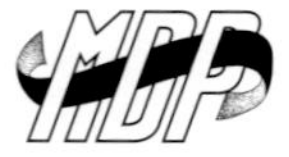

パーシャルデンチャーの基本を押さえた
IOD・IARPD の臨床　　ISBN978-4-263-46182-2

2024 年 11 月 5 日　第 1 版第 1 刷発行

著　者　藤　関　雅　嗣

発行者　白　石　泰　夫

発行所　医歯薬出版株式会社

〒113-8612 東京都文京区本駒込 1-7-10
TEL. (03)5395-7634(編集)・7630(販売)
FAX. (03)5395-7639(編集)・7633(販売)
https://www.ishiyaku.co.jp/
郵便振替番号　00190-5-13816

乱丁，落丁の際はお取り替えいたします　　印刷・三報社印刷／製本・榎本製本